Stefan Endres (Hrsg.)
**Facharztprüfung Innere Medizin**

Stefan Endres (Hrsg.)

# Facharztprüfung Innere Medizin

in Fällen, Fragen und Antworten

6., aktualisierte Auflage

Mit einem Geleitwort von Peter C. Scriba

Mit 237 Abbildungen

**Mit Beiträgen von**
Claudia Dechant, Michael Drey, Stefan Endres, Ulrich Hoffmann, Kathrin Kahnert, Diego Kauffmann-Guerrero, Volker Klauss, Andreas König, Pontus Mertsch, Susanne Nährig, Dennis Nowak, Uta Ochmann, Fuat S. Oduncu, Felix Röpcke, Harald Rupprecht, Stefan Schewe, Ralf Schmidmaier, Zulfiya Syunyaeva, Federico Tatò, Amanda Tufman, Andreas Völkl

Elsevier GmbH, Hackerbrücke 6, 80335 München, Deutschland
Wir freuen uns über Ihr Feedback und Ihre Anregungen an books.cs.muc@elsevier.com

ISBN 978-3-437-23336-4
eISBN 978-3-437-09848-2

**Alle Rechte vorbehalten**
6. Auflage 2019
© Elsevier GmbH, Deutschland

**Wichtiger Hinweis für den Benutzer**
Ärzte/Praktiker und Forscher müssen sich bei der Bewertung und Anwendung aller hier beschriebenen Informationen, Methoden, Wirkstoffe oder Experimente stets auf ihre eigenen Erfahrungen und Kenntnisse verlassen. Bedingt durch den schnellen Wissenszuwachs insbesondere in den medizinischen Wissenschaften sollte eine unabhängige Überprüfung von Diagnosen und Arzneimitteldosierungen erfolgen. Im größtmöglichen Umfang des Gesetzes wird von Elsevier, den Autoren, Redakteuren oder Beitragenden keinerlei Haftung in Bezug auf jegliche Verletzung und/oder Schäden an Personen oder Eigentum, im Rahmen von Produkthaftung, Fahrlässigkeit oder anderweitig, übernommen. Dies gilt gleichermaßen für jegliche Anwendung oder Bedienung der in diesem Werk aufgeführten Methoden, Produkte, Anweisungen oder Konzepte.

**Für die Vollständigkeit und Auswahl der aufgeführten Medikamente übernimmt der Verlag keine Gewähr.**
Geschützte Warennamen (Warenzeichen) werden in der Regel besonders kenntlich gemacht (®). Aus dem Fehlen eines solchen Hinweises kann jedoch nicht automatisch geschlossen werden, dass es sich um einen freien Warennamen handelt.

**Bibliografische Information der Deutschen Nationalbibliothek**
Die Deutsche Nationalbibliothek verzeichnet diese Publikation in der Deutschen Nationalbibliografie; detaillierte bibliografische Daten sind im Internet über http://www.d-nb.de/ abrufbar.

19  20  21  22  23     5  4  3  2  1

Für Copyright in Bezug auf das verwendete Bildmaterial siehe Abbildungsnachweis.

Das Werk einschließlich aller seiner Teile ist urheberrechtlich geschützt. Jede Verwertung außerhalb der engen Grenzen des Urheberrechtsgesetzes ist ohne Zustimmung des Verlages unzulässig und strafbar. Das gilt insbesondere für Vervielfältigungen, Übersetzungen, Mikroverfilmungen und die Einspeicherung und Verarbeitung in elektronischen Systemen.

Um den Textfluss nicht zu stören, wurde bei Patienten und Berufsbezeichnungen die grammatikalisch maskuline Form gewählt. Selbstverständlich sind in diesen Fällen immer alle Geschlechter gemeint.

Planung: Uta Lux, München
Projektmanagement und Herstellung: Petra Laurer, München
Redaktion: Sonja Hinte, Bremen
Satz: abavo GmbH, Buchloe
Druck und Bindung: Drukarnia Dimograf Sp.z o.o., Bielsko-Biala/Polen
Umschlaggestaltung: SpieszDesign, Neu-Ulm

Aktuelle Informationen finden Sie im Internet unter **www.elsevier.de**

# Zum Geleit

Die Innere Universitätsmedizin am Klinikum der Universität München ist durch Breite des Leistungsspektrums, Nähe zum Notfallgeschehen, vielseitige ambulante Spezialversorgung und enge Kooperation innerhalb der Grenzen des Fachgebiets und mit den Nachbarkliniken (Chirurgie, Frauenheilkunde, Psychiatrie, Dermatologie, Neurologie, Augen- und HNO-Heilkunde) gekennzeichnet. Die Autoren dieses Werkes haben sich jahrelang im Rahmen der Kurse für den Abschluss der Weiterbildung zum Internisten engagiert und fixieren hier ihre vielfältige Erfahrung. Dabei wird als didaktisches Instrument das Fachgespräch mit Fragen und Antworten eingesetzt, sodass ein interaktiver Text entsteht, der vermutlich einen höheren Lerneffekt aufweist. Der Herausgeber, Prof. Dr. Stefan Endres, macht sich hier neben seiner internistischen Kompetenz auch seine Kenntnisse als Kursdirektor der München-Harvard-Allianz für medizinische Ausbildung zunutze.

Ich wünsche diesem schönen Beispiel für den Wert der gesamtinternistischen Betrachtung den Erfolg, den es verdient.

Prof. Dr. med. Dr. h. c. Peter C. Scriba
Ehem. Direktor der Medizinischen Klinik Innenstadt
Klinikum der Universität München
Vorsitzender des Wissenschaftlichen Beirats der Bundesärztekammer

# Vorwort zur 6. Auflage

*"Tell me and I forget,
show me and I remember,
involve me and I learn"*
Benjamin Franklin

Sehr geehrte Frau Kollegin,
sehr geehrter Herr Kollege,

in Ihrer Hand halten Sie ein Lernbuch, kein Lehrbuch. Mit seiner Hilfe können Sie internistisches Wissen erarbeiten und vertiefen. Zwei Instrumente setzt das Buch dazu ein: Zum einen geht jeder Beitrag von einem konkreten Fallbeispiel aus; zum anderen werden Diagnostik und Therapie innerer Krankheiten in einem Wechselspiel von Fragen und Antworten dargestellt.

Die Fragestruktur hat drei Vorteile: Erstens stimuliert sie den Leser – oder besser ausgedrückt, den „Bearbeiter" –, aktiv Wissen zu formulieren (oder Wissenslücken zu identifizieren), statt passiv Information aus einem fortlaufenden Text aufzunehmen; zweitens ist die Fragesituation näher an der klinischen Praxis; und drittens – und nicht zuletzt – bilden die Fragen, ausgehend von einem individuellen Patienten, auch den Ablauf einer Facharztprüfung ab. Dass aktiv formuliertes Wissen um ein Vielfaches besser und länger im Gedächtnis bleibt, ist ein Grundcredo der Didaktik. Es werden Denk- und Gedächtnisprozesse gebahnt, wie sie in einem Prüfungsgespräch, aber auch im klinischen Alltag gefordert werden.

Dieses „aktive" Prinzip des Buchs deckt sich auch mit dem neuen Konzept der kompetenzbasierten Weiterbildung. Diese bildet den Kernpunkt der neuen Musterweiterbildungsordnung, die am 15. November 2018 vom Vorstand der Bundesärztekammer auf der Basis der Beschlüsse der Deutschen Ärztetage beschlossen wurde.

Zielgruppe des Buchs sind Sie, liebe Kolleginnen und Kollegen in der Weiterbildung zum Facharzt und zur Fachärztin für Innere Medizin. Insbesondere soll Sie dieses Lernbuch bei der Vorbereitung zur Facharztprüfung unterstützen. Bewusst orientiert sich die Kapitelgliederung an den acht Teilgebieten der Inneren Medizin. Viele der Fragen können sowohl für die Facharztprüfung wie auch für die Vorbereitung zu einer Teilgebietsprüfung genutzt werden, denn Internisten- und Teilgebietsprüfung unterscheiden sich mehr im Detailgrad der Antworten als in der Wahl der Fragen.

Die Innere Medizin ist das größte Gebiet der Medizin. 33 % aller Krankenhausbetten in Deutschland sind internistische Betten (Stand 2015, Statistisches Bundesamt). Entsprechend groß sind die einzelnen Teilgebiete. Lassen Sie sich von der Fülle des Stoffs nicht entmutigen. Sehen Sie vielmehr in der Breite der Inneren Medizin auch die enormen Möglichkeiten, dem Rat und Hilfe suchenden Patienten mit Diagnose und Therapie zu helfen.

Herausgeber und Verlag konnten für jedes der Teilgebiete jeweils einen klinisch hervorragend ausgewiesenen Autor gewinnen. Jeder dieser Autoren ist aktuell oder war früher Institutsdirektor, Oberarzt und/oder Bereichsleiter, in den meisten Fällen mit entsprechender Weiterbildungsermächtigung der Landesärztekammer. Die überaus große und positive Resonanz auf unser Facharztbuch seit der ersten Auflage im Jahr 2003 hat uns sehr gefreut. Die Akzeptanz des Buches hat alle zwei Jahre Neuauflagen möglich gemacht, sodass wir jetzt, nach fünfzehn Jahren, für Sie die 6. Auflage herausgeben können. Die Fallstudien wurden vollständig überarbeitet und, wo anwendbar, nach neuen Leitlinien aktualisiert. Für einige Teilgebiete kamen neue Fallstudien dazu, so auch ein neuer Fall einer geriatrischen Patientin.

Als Herausgeber danke ich den Autoren für die überaus kompetente, sorgfältige und praxisnahe Darstellung in ihren Kapiteln. Die Zusammenarbeit am Buch in dieser und den früheren Auflagen war fachlich und persönlich eine große Freude. Herausgeber und Autoren danken den Mitarbeitern und Mitarbeiterinnen des Elsevier Urban & Fischer Verlags für die professionelle und vertrauensvolle Kooperation: insbesondere Frau Uta Lux für die Planung des Projekts, Frau Petra Laurer für das Lektorat und Frau Sonja Hinte für die redaktionelle Bearbeitung. Sie haben mit großem Einsatz und Sachverstand zur Entstehung und Vollendung der aktuellen Auflage beigetragen.

Wir danken vielen Lesern, die uns wichtige Hinweise zu Inhalt und Darstellung der Fälle gegeben haben: Dr. med. Dominik Kaczmarek, Uniklinikum Bonn, Dr. med. Michaela von der Borch, Klinikum der Universität München, und Dr. med. Marine Hörz. Dr. med. Georg Wagner, Facharztpraxis in Moosburg an der Donau, und Dr. med. Felix Röpcke haben wichtige Anregungen zum Kapitel Gastroenterologie beigetragen. Besonders haben mich die sehr sorgfältigen Hinweise von Dr. med. Florian Steiner, Facharzt für Innere Medizin in Tarmstedt bei Bremen, gefreut. Professor Andreas Eigler, Chefarzt für Innere Medizin, Klinikum Dritter Orden in München, hat freundlicherweise sein Einverständnis zur Übernahme einzelner Abbildungen aus dem von ihm herausgegebenen Lehrbuch „Apparative und bildgebende Diagnostik" Elsevier 2016, gegeben.

Für Anregungen auch zur jetzt vorliegenden Auflage sind wir sehr dankbar (endres@lmu.de). Ihnen, sehr verehrte Frau Kollegin, lieber Herr Kollege, wünsche ich eine stressarme Vorbereitung auf die Facharztprüfung, einen befriedigenden Wissenszuwachs und vor allem – weiter oder wieder – Freude an der Inneren Medizin, zum Wohl Ihrer Patienten.

München, im Februar 2019
Prof. Dr. med. Stefan Endres

# Autorinnen und Autoren

**Dr. med. Claudia Dechant**
Rheumaeinheit
Medizinische Klinik und Poliklinik IV
Klinikum der Universität München
Pettenkoferstraße 8a
80336 München

**Priv. Doz. Dr. med. Michael Drey**
Bereichsleiter Akutgeriatrie
Medizinische Klinik und Poliklinik IV
Klinikum der Universität München
Ziemssenstraße 1
80336 München

**Prof. Dr. med. Stefan Endres**
Direktor der Abteilung für Klinische Pharmakologie
Medizinische Klinik und Poliklinik IV
Klinikum der Universität München
Lindwurmstraße 2a
80336 München

**Prof. Dr. med. Ulrich Hoffmann**
Leiter des Gefäß-Zentrums
Medizinische Klinik und Poliklinik IV
Klinikum der Universität München
Pettenkoferstraße 8a
80336 München

**Dr. med. Kathrin Kahnert**
Medizinische Klinik und Poliklinik V
Klinikum der Universität München
Ziemssenstraße 1
80336 München

**Dr. med. Diego Kauffmann-Guerrero**
Medizinische Klinik und Poliklinik V
Klinikum der Universität München
Ziemssenstraße 1
80336 München

**Prof. Dr. med. Volker Klauss**
Ehem. Leiter der Kardiologie Innenstadt
Medizinische Klinik und Poliklinik I
Kardiologische Fachpraxis Innenstadt
Sonnenstraße 17
80331 München

**Priv.-Doz. Dr. med. Andreas König**
Abteilung Innere Medizin/Kardiologie
Asklepios Stadtklinik Bad Tölz
Schützenstraße 15
83646 Bad Tölz

**Pontus Mertsch**
Medizinische Klinik und Poliklinik V
Klinikum der Universität München
Ziemssenstraße 1
80336 München

**Dr. med. Susanne Nährig**
Medizinische Klinik und Poliklinik V
Klinikum der Universität München
Ziemssenstraße 1
80336 München

**Prof. Dr. med. Dennis Nowak**
Direktor des Instituts und Poliklinik für
Arbeits-, Sozial- und Umweltmedizin
Klinikum der Universität München
Ziemssenstraße 1
80336 München

**Dr. med. Uta Ochmann**
Institut und Poliklinik für Arbeits-,
Sozial- und Umweltmedizin
Klinikum der Universität München
Ziemssenstraße 1
80336 München

**Priv.-Doz. Dr. med. Dr. phil. Fuat S. Oduncu,
MA, EMB, MBA**
Medizinische Klinik und Poliklinik III
Klinikum der Universität München
Ziemssenstraße 1
80336 München

**Dr. med. Felix Röpcke**
Johanna-Etienne-Krankenhaus
Abteilung für Innere Medizin
Am Hasenberg 46
41462 Neuss

**Prof. Dr. med. Harald Rupprecht**
Leitender Arzt
Medizinische Klinik V Klinikum Bayreuth GmbH
Preuschwitzer Straße 101
95445 Bayreuth

**Prof. Dr. med. Stefan Schewe**
Sonnen-Gesundheitszentrum
Sonnenstraße 27
80331 München

**Prof. Dr. med. Ralf Schmidmaier**
Stellvertr. Klinikdirektor
Medizinische Klinik und Poliklinik IV
Klinikum der Universität München
Ziemssenstr. 1
80336 München

**Zulfiya Syunyaeva**
Medizinische Klinik und Poliklinik V
Klinikum der Universität München
Ziemssenstraße 1
80336 München

**Prof. Dr. med. Federico Tatò**
Gefäßpraxis im Tal
Tal 13
80331 München

**Dr. med. Amanda Tufman**
Medizinische Klinik und Poliklinik V
Klinikum der Universität München
Ziemssenstraße 1
80336 München

**Dr. med. Andreas Völkl**
Medizinische Klinik und Poliklinik III
Klinikum der Universität München
Ziemssenstraße 1
80336 München

Nach der 5. Auflage ausgeschiedene Autoren:

**Prof. Dr. med. Martin Fischer, MME (Bern)**
Direktor des Instituts für Didaktik und
Ausbildungsforschung in der Medizin
Klinikum der Universität München
Ziemssenstraße 1
80336 München

**Prof. Dr. med. Rudolf Maria Huber**
Leiter der Sektion Pneumologie und
Thorakale Onkologie
Medizinische Klinik und Poliklinik V
Klinikum der Universität München
Ziemssenstraße 1
80336 München

# Abbildungsnachweis

Der Verweis auf die jeweilige Abbildungsquelle befindet sich bei allen Abbildungen im Werk am Ende des Legendentextes in eckigen Klammern.

| | |
|---|---|
| E324 | Underwood J C E. General & Systematic Pathology. 5. A. Philadelphia: Elsevier Churchill Livingstone, 2009 |
| E328 | Burkitt, Essential Surgery „H. George Burkitt, Clive R.G. Quick, Joanna B. Reed: ESSENTIAL SURGERY: PROBLEMS, DIAGNOSIS AND MANAGEMENT, Elsevier Ltd, 4th Edition 2007" |
| E355-24 | Goldman L. et. al. Cecil MEDICINE. 24. A. Philadelphia: Elsevier Saunders, 2012 |
| F538-005 | Allan B. Dunlap et al.: The fate of patients with retinal artery occlusion and Hollenhorst plaque, Journal of Vascular Surgery, Volume 46 Issue 6, December 2007, Pages 1125–1129, Elsevier |
| F848-001 | Fogo, A.: Diabetic Nephropathy, Atlas of Renal Pathology, American Journal of Kidney Diseases, Vol. 34 Issue 5, November 1999, with permission from Elsevier |
| F848-002 | Fogo, A.: Amyloid, Atlas of Renal Pathology, American Journal of Kidney Diseases, Vol. 32 Issue 5, November 1998, with permission from Elsevier |
| F849-001 | McMurray, John J. V. et al.: ESC Guidelines for the diagnosis and treatment of acute and chronic heart failure 2012, European Heart Journal, Vol. 33 Issue 14, July 2012, 1787–1847, Oxford University Press |
| G755 | Eigler, A.; Maier A.: Apparative und bildgebende Diagnostik: Prüfungsatlas für die Facharztprüfung Innere Medizin und Allgemeinmedizin, Elsevier, 2016 |
| L106 | Henriette Rintelen, Velbert |
| L157 | Susanne Adler, Lübeck |
| L231 | Stefan Dangl, München |
| M181 | Dr. med. Steffen Krautzig, Bad Münder |
| M589 | Prof. Dr. med. Volker Klauss, Leiter Kardiologie der LMU München-Innenstadt |
| M755 | PD Dr. Med. Thomas Schiele, München |
| M756 | Dr. med Andreas König, München |
| M1003 | Dr. med. Andreas Völkl, München |
| P062 | Prof. Dr. med. Harald Rupprecht, Klinikum Bayreuth GmbH |
| P088 | Prof. Dr. med. Stefan Endres, Leiter der Abteilung für Klinische Pharmakologie, Medizinische Klinik und Poliklinik IV, Klinikum der Universität München |
| P089 | Prof. Dr. med. Ulrich Hoffmann, Leiter des Gefäß-Zentrums, Medizinische Klinik und Poliklinik IV, Klinikum der Universität München |
| P090 | Prof. Dr. med. Rudolf Maria Huber, Leiter der Sektion Pneumologie und Thorakale Onkologie, Medizinische Klinik und Poliklinik V, Klinikum der Universität München |
| P091 | Priv.-Doz. Dr. med. Dr. phil. Fuat S. Oduncu, MA, EMB, MBA, Leiter der Hämatologie und Onkologie, Medizinische Klinik und Poliklinik IV, Klinikum der Universität München |
| P092 | Prof. Dr. med. Stefan Schewe, Ehem. Oberarzt der Rheumatologie Rheuma-Einheit, Medizinische Klinik und Poliklinik IV, Klinikum der Universität München |
| P093 | Prof. Dr. med. F. Tatò, Gefäßpraxis im Tal, München |
| P107 | Prof. Dr. med. Werner Pichler, Inselspital, Universitätsklinik für Rheumatologie, Immunologie und Allergologie, Bern |
| P380 | Prof. Dr. med. Ralf Schmidmaier, München |
| P524 | Dr. med. Claudia Dechant, München |
| P527 | Dr. med, Amanda Tufman, München |
| T127 | Prof. Dr. med. Dr. med. h. c. Peter C. Scriba, München |
| T798 | Prof. Dr. med. Jens Encke, Abteilung Innere Medizin, Johanna-Etienne-Krankenhaus gGmbH |
| T799 | Prof. Dr. E. O. Riecken |
| T1014 | Michael Oelckers, Ltd. Oberarzt Klinik für Innere Medizin, Albertinen-Krankenhaus /Albertinen-Haus gemeinnützige GmbH |
| W1024 | Global Initiative for Chronic Obstructive Lung Disease, Inc. |

# Abkürzungen und Akronyme

| | | | |
|---|---|---|---|
| ABSCT | Autologe Blutstammzellentransplantation | ENA | *Extractable nuclear antigens* |
| ACD | Anämie bei chronischer Erkrankung | ET | Essenzielle Thrombozythämie |
| AFP | α₁-Fetoprotein | FDG | Fluor-Desoxy-Glukose |
| AGS | Heterozygotes adrenogenitales Syndrom | FEV | Forciertes exspiratorisches Volumen |
| AIHA | Autoimmunhämolytische Anämie | FISH | Fluoreszenz-in-situ-Hybridisierung |
| ALL | Akute lymphatische Leukämie | FKDS | Farbkodierte Duplexsonografie |
| ALP | Alkalische Leukozytenphosphatase | FRC | Funktionelle Residualkapazität |
| AMA | Antimitochondriale Antikörper | FUO | Fieber unklarer Genese *(fever of unknown origin)* |
| AML | Akute myeloische Leukämie | | |
| ANA | Antinukleäre Antikörper | GAD | Glutaminsäure-Decarboxylase-Antikörper |
| ANCA | Antineutrophile zytoplasmatische Antikörper | GDM | Gestationsdiabetes |
| | | GEP-NET | Neuroendokriner Tumor des gastro-entero-pankreatischen Systems |
| AP | Angina pectoris | | |
| ARDS | *Acute respiratory distress syndrome* | GFR | Glomeruläre Filtrationsrate |
| ASR | Achillessehnenreflex | GvHD | Graft-versus-Host Disease |
| BAA | Bauchaortenaneurysma | HCC | Hepatozelluläres Karzinom |
| BAL | Bronchoalveoläre Lavage | HIT | Heparininduzierte Thrombozytopenie |
| BASMI | *Bath ankylosing spondylitis measurement index* | HPF | *High power field* |
| | | HNPCC | Hereditäres Non-Polyposis-coli-Kolonkarzinom |
| BGA | Blutgasanalyse | | |
| BMI | Body-Mass-Index | HOCM | Hypertrophische obstruktive Kardiomyopathie |
| BSG | Blutkörperchensenkungsgeschwindigkeit | | |
| CCC | Cholangiozelluläres Karzinom | HUS | Hämolytisch-urämisches Syndrom |
| CCP | Zyklisches citrulliniertes Peptid | IAA | Insulinautoantikörper |
| CCR | *Continued complete remission*, anhaltende komplette Remission | ICA | Zytoplasmatische Inselzellantikörper |
| | | ICD | Implantierbarer Cardioverter-Defibrillator |
| CCT | Kraniales Computertomogramm | IGF | *Insulin-like growth-factor* |
| CHOP | Cyclosphosphamid, Doxorubicin (= Hydroxydaunorubicin), Vincristin (= Onkovin) und Prednisolon (Polychemotherapie-Regime bei Non-Hodgkin-Lymphom) | INR | *International normalized ratio* |
| | | IPAH | Idiopathische pulmonalarterielle Hypertonie |
| | | IPF | Idiopathische pulmonale Fibrose |
| | | ISG | Iliosakralgelenk |
| CK | Kreatin(phospho)kinase | ITP | Immunthrombozytopenie |
| CLL | Chronische lymphatische Leukämie | KHK | Koronare Herzkrankheit |
| CMC | Karpometakarpalgelenk | LDH | Laktatdehydrogenase |
| CML | Chronische myeloische Leukämie | LWS | Lendenwirbelsäule |
| COPD | Chronisch obstruktive Bronchitis *(chronic obstructive pulmonary disease)* | MBL | Monoklonale B-Lymphozytose |
| | | MCV | Mittleres Erythrozytenvolumen |
| CPAP | *Continuous positive airway pressure* | MDS | Myelodysplastisches Syndrom |
| CPK | Kreatin-Phosphokinase | MELD | *Mayo end stage liver disease* |
| CRP | C-reaktives Protein | MGUS | Gammopathie unbekannter Signifikanz |
| CTEPH | Chronisch thromboembolische pulmonale Hypertonie | MIDD | *Monoclonal immunoglobulin deposition disease* |
| DAS | *Disease activity score* | MM | Multiples Myelom |
| DD | Differenzialdiagnose | MRD | Minimale residuale Erkrankung |
| DIP | Distale Interphalangealgelenke | NASH | *Nonalcoholic steatohepatitis* |
| DMARD | *Disease modifying antirheumatic drug* | NHL | Non-Hodgkin-Lymphom |
| DXA | Doppel-Photonen-Absorptiometrie | NMH | Niedermolekulare Heparine |
| ECMO | Extrakorporale Membranoxygenierung | NRTI | Nukleosidische reverse Transkriptase-Inhibitoren |
| ECOG-Status | Eastern Cooperative Oncology Group-Status | | |
| | | NSAID | Nichtsteroidale Antiphlogistika |
| EGFR | *Epidermal-growth-factor-Rezeptor* | PAH | Pulmonalarterielle Hypertonie |

| | | | |
|---|---|---|---|
| pAVK | Periphere arterielle Verschlusskrankheit | PTT | Partielle Thromboplastinzeit |
| PCH | Pulmonal kapilläre Hämangiomatose | PV | Polycythaemia vera |
| PCI | Perkutane koronare Intervention | PVOD | Pulmonale venookklusive Erkrankung |
| PCO | Syndrom der polyzystischen Ovarien | RA | Rheumatoide Arthritis |
| PCP | *Pneumocystis-jiroveci*-Pneumonie | RIND | Reversibles ischämisches neurologisches Defizit |
| PCR | Polymerase-Kettenreaktion | | |
| PEG | Perkutane endoskopische Gastrostomie | SLE | Systemischer Lupus erythematodes |
| PET | Positronen-Emissionstomografie | SMA | *Smooth muscle cell*-Antikörper |
| PGAS | Polyglanduläre Autoimmunsyndrome | TACE | Transarterielle Chemoembolisation |
| pHPT | Primärer Hyperparathyreoidismus | TBG | Thyroxinbindendes Globulin |
| PI | Protease-Inhibitoren | TEA | Thrombendarteriektomie |
| PIP | Proximale Interphalangealgelenke | TEE | Transösophageale Echokardiografie |
| PMF | Primäre Myelofibrose | TIA | Transitorisch ischämische Attacke |
| PNH | Paroxysmale nächtliche Hämoglobinurie | TIPSS | Transjugulärer intrahepatischer portosystemischer Stent-Shunt |
| PPHN | Persistierende pulmonale Hypertonie des Neugeborenen | TKI | Tyrosinkinaseinhibitoren |
| PSA | Prostata-spezifisches Antigen | TpT | Troponin T |
| PSR | Patellarsehnenreflexe | TSH | Thyroidea stimulierendes Hormon |
| PTA | Perkutane transluminale Angioplastie | TTE | Transthorakale Echokardiografie |
| PTC | Perkutane transhepatische Cholangiografie | TTP | Thrombotisch-thrombozytopenische Purpura |
| PTCA | Perkutane transluminale koronare Angioplastie | VEGF | *Vascular endothelial growth factor* |
| | | ZVD | Zentraler Venendruck |

# Inhaltsverzeichnis

| | | |
|---|---|---|
| **1** | **Angiologie** | |
| | Ulrich Hoffmann und Federico Tatò | 1 |
| 1.1 | Leitsymptom akuter **Beinschmerz** | 2 |
| 1.2 | Leitsymptom einseitige **Beinschwellung** | 7 |
| 1.3 | Leitsymptom **Belastungsschmerz** der unteren Extremität | 14 |
| 1.4 | Leitsymptom **Fieber** und Schwäche des linken Arms | 18 |
| 1.5 | Leitsymptom belastungsabhängiger **Fußschmerz** | 23 |
| 1.6 | Leitsymptom akrale **Nekrose** | 28 |
| 1.7 | Leitsymptom **Ödem** der unteren Extremitäten | 32 |
| 1.8 | Leitsymptom pulsatiler **Tumor** im Abdomen | 34 |
| 1.9 | Leitsymptom plötzlicher einseitiger **Visusverlust** | 39 |
| 1.10 | Leitsymptom anfallsartige **Weißverfärbung** der Finger | 42 |
| | | |
| **2** | **Endokrinologie** | |
| | Ralf Schmidmaier, mit einem Unterkapitel (2.3) von Felix Röpcke | 47 |
| 2.1 | Leitsymptom Flankenschmerz und **Abgeschlagenheit** | 49 |
| 2.2 | Leitsymptom **Adipositas** | 53 |
| 2.3 | Leitsymptom **Agitiertheit** Felix Röpcke | 56 |
| 2.4 | Leitsymptom **Diarrhö**, Bauchschmerzen | 61 |
| 2.5 | Leitsymptom vermehrter **Durst** und Kopfschmerzen | 62 |
| 2.6 | Leitsymptom zunehmende **Erschöpfbarkeit** und Übergewicht | 69 |
| 2.7 | Leitsymptom **Galaktorrhö** und sekundäre Amenorrhö | 75 |
| 2.8 | Leitsymptom **Gewichtsverlust** und sekundäre Amenorrhö | 76 |
| 2.9 | Leitsymptom **Gewichtszunahme** und Adynamie | 82 |
| 2.10 | Leitsymptom **Sturzneigung** | 85 |
| 2.11 | Leitsymptom Spannungsgefühl der **Hände** und Schmerzen in den großen Gelenken | 88 |
| 2.12 | Leitsymptom Druckgefühl am **Hals** | 90 |
| 2.13 | Leitsymptom akute einseitige **Halsschmerzen** mit Palpationsschmerz | 95 |
| 2.14 | Leitsymptom schmerzlose einseitige **Halsschwellung** | 97 |
| 2.15 | Leitsymptom **Herzklopfen** bei Anstrengung, Stimmungslabilität | 99 |
| 2.16 | Leitsymptom **Hirsutismus** | 105 |
| 2.17 | Leitbefund **Hyperlipoproteinämie** | 107 |
| 2.18 | Leitsymptom unerfüllter **Kinderwunsch** | 111 |
| 2.19 | Leitsymptom **Kopfschmerzen** | 114 |
| 2.20 | Leitsymptom schwindende **Muskelkraft,** Hautjucken, Candidose | 117 |
| 2.21 | Leitbefund **Nebennierenzufallstumor** | 120 |
| 2.22 | Leitsituation **Osteoporoserisiko** | 121 |
| 2.23 | Kurzfall Schenkelhalsfraktur | 127 |
| 2.24 | Leitsymptome **Pelzigkeitsgefühl** und Krämpfe | 129 |
| | | |
| **3** | **Gastroenterologie** | |
| | Stefan Endres | 133 |
| 3.1 | Leitsymptom **Bluterbrechen** | 134 |
| 3.2 | Leitsymptom akute **Diarrhö** | 142 |
| 3.3 | Leitsymptom **Dysphagie** | 144 |
| 3.4 | Leitsymptom **Fieber** | 146 |
| 3.5 | Leitsymptom **Ikterus** | 153 |
| 3.6 | Leitsymptom **Kurzatmigkeit** | 159 |
| 3.7 | Leitbefund **Leberrundherd** | 165 |
| 3.8 | Leitsymptom Schmerzen im **Oberbauch** | 172 |
| 3.9 | Leitsymptom **retrosternale** Schmerzen | 181 |

| | | | | | |
|---|---|---|---|---|---|
| 3.10 | Leitsymptom **Synkope** und positiver Test auf okkultes Blut . . . . . . . . . . . | 185 | 5.5 | Leitsymptom reversibler **Bewusstseins- und Tonusverlust** | 321 |
| 3.11 | Leitsymptom **Teerstuhl** . . . . . . . . . | 189 | 5.6 | Leitbefund große **Blutdruckamplitude** . . . . . . . . . . | 326 |
| 3.12 | Leitbefund **Transaminasenerhöhung I** . . . . . | 197 | 5.7 | Leitsymptom akute **Brustschmerzen I** . . . . . . . . . . . . . | 334 |
| 3.13 | Leitbefund **Transaminasenerhöhung II** . . . . . | 210 | 5.8 | Leitsymptom akute **Brustschmerzen II** . . . . . . . . . . . . | 340 |
| 3.14 | Leitsymptom Schmerzen im rechten **Unterbauch** . . . . . . . . . . . | 213 | 5.9 | Leitsymptom **Brustschmerzen unter Belastung** . . . . . . . . . . . . . | 346 |
| 3.15 | Leitsituation **Vorsorgeuntersuchung** . . . . . . . . | 221 | 5.10 | Leitsymptom akutes **Fieber** . . . . . . | 352 |
| | | | 5.11 | Leitsymptom **Herzrasen** . . . . . . . . | 358 |
| **4** | **Hämatologie und Onkologie** Andreas Völkl und Fuat Oduncu . . . | 231 | 5.12 | Leitbefund **Hypertonie** . . . . . . . . . . | 367 |
| | | | 5.13 | Leitsituation **präoperative kardiale Abklärung** . . . . . . . . . . . | 369 |
| 4.1 | Leitbefund hämolytische **Anämie I** . . . . . . . . . . . . . . . . . . . . | 232 | 5.14 | Leitsymptom **Ruhedyspnoe** . . . . . | 372 |
| 4.2 | Leitbefund hämolytische **Anämie II** . . . . . . . . . . . . . . . . . . . | 235 | **6** | **Nephrologie** |
| 4.3 | Leitbefund hämolytische **Anämie III** . . . . . . . . . . . . . . . . . . | 236 | | Harald Rupprecht, mit einem Unterkapitel (6.14) von Michael Drey . . . . . . . . . | 383 |
| 4.4 | Leitbefund **makrozytäre Anämie** | 241 | 6.1 | Leitsymptom **Agitiertheit** . . . . . . . | 384 |
| 4.5 | Leitsymptom **mikrozytäre Anämie** | 245 | 6.2 | Leitsymptom **Beinschwellung** und Hauteinblutungen . . . . . . . . . . . . . | 389 |
| 4.6 | Leitsymptom obere **Einflussstauung** . . . . . . . . . . . . . . | 249 | 6.3 | Leitsymptom zunehmende **Belastungsdyspnoe** und rote Flecken im Gesicht . . . . . . . . . . . . . | 397 |
| 4.7 | Leitsymptom **Fieber** . . . . . . . . . . . | 252 | | | |
| 4.8 | Leitsymptom **Gesichtsrötung** und Juckreiz . . . . . . . . . . . . . . . . . | 258 | 6.4 | Leitsymptom **Diarrhö** . . . . . . . . . . | 404 |
| 4.9 | Leitsymptom **Gewichtsverlust** . . . | 262 | 6.5 | Leitsymptom zunehmende **Fußschmerzen** . . . . . . . . . . . . . . . | 407 |
| 4.10 | Leitbefund **Leukozytose** . . . . . . . . | 265 | 6.6 | Leitsymptom **Gewichtszunahme** | 413 |
| 4.11 | Leitbefund **Lymphozytose** . . . . . . | 268 | 6.7 | Leitbefund **Hämaturie** . . . . . . . . . . | 417 |
| 4.12 | Leitbefund **Panzytopenie** . . . . . . . | 271 | 6.8 | Leitsymptom häufiger **Harndrang** und Miktionsbeschwerden . . . . . . | 421 |
| 4.13 | Leitbefund **monoklonale Gammopathie** . . . . . . . . . . . . . . . | 275 | | | |
| 4.14 | Leitbefund **Thrombopenie** . . . . . . | 280 | 6.9 | Leitsymptom schlecht einstellbare **Hypertonie** . . . . . . . . . . . . . . . . . . | 426 |
| 4.15 | Leitbefund **Lymphknotenschwellung** . . . . . . | 284 | 6.10 | Leitbefund **Mikrohämaturie** . . . . . | 431 |
| | | | 6.11 | Leitbefund gestörter **Säure-Basen-Haushalt** . . . . . . . . . . . . . . . . . . . | 437 |
| **5** | **Kardiologie** Volker Klauss und Andreas König . . . | 289 | 6.12 | Leitsymptom **Übelkeit** . . . . . . . . . . | 441 |
| 5.1 | Leitsymptom Umfangsvermehrung der **Beine** . . . . . . . . . . . . . . . . . . . . | 290 | 6.13 | Leitsymptom: Exzessive **Blutdruckerhöhung** und Anämie | 447 |
| 5.2 | Leitsymptom **Belastungsdyspnoe und Angina pectoris** . . . . . . . . . . | 297 | 6.14 | **Sturz** älterer Patientin Michael Drey . . . . . . . . . . . . . . . . . . . | 452 |
| 5.3 | Leitsymptom Belastungsdyspnoe . . | 307 | | | |
| 5.4 | Leitsymptom Zunehmende **Dyspnoe** und **Müdigkeit** . . . . . . . . . . . . . | 315 | | | |

| | | | | |
|---|---|---|---|---|
| **7** | **Pneumologie** | | **8** | **Rheumatologie** |

7 **Pneumologie**
Amanda Tufman unter Mitarbeit von Kathrin Kahnert (7.5, 7.6, 7.8), Diego Kauffmann-Guerrero (7.4, 7.11, 7.14), Pontus Mertsch (7.3, 7.9), Zulfiya Syunyaeva (7.7, 7.12), mit einem Unterkapitel (7.1) von Uta Ochmann und Dennis Nowak sowie einem Unterkapitel (7.13) von Susanne Nährig ............ 457

7.1 Leitsymptom **Appetitlosigkeit** und Gewichtsabnahme
Uta Ochmann und Dennis Nowak .. 458

7.2 Leitsymptom abnehmende körperliche **Belastbarkeit** ....... 462

7.3 Leitsymptom **Belastungsdyspnoe** und Allgemeinsymptome ........ 469

7.4 Leitsymptom **Dyspnoe** und Hustenreiz ................. 474

7.5 Leitsymptom akut zunehmende **Dyspnoe** ................. 478

7.6 Leitsymptom anfallsweise **Dyspnoe** ................. 483

7.7 Leitsymptom rezidivierende Dyspnoe ................... 489

7.8 Leitsymptom akutes hohes **Fieber** . 495

7.9 Leitsymptom subakutes **Fieber** ... 501

7.10 Leitsymptom anhaltender produktiver **Husten** und Abgeschlagenheit ... 503

7.11 Leitsymptom verstärkter produktiver **Husten** ............ 507

7.12 Leitsymptom **Leistungsminderung** und Husten .................. 511

7.13 Leitsymptom rezidivierende **Pneumonien**
S. Nährig .................. 515

7.14 Leitsymptom Tagesmüdigkeit ..... 520

7.15 Leitsymptom Belastungsdyspnoe nach Immuntherapie .......... 522

8 **Rheumatologie**
Stefan Schewe und Claudia Dechant ............... 527

8.1 Leitsymptom **Arthralgien** bei Hautveränderungen an den Unterschenkeln ............... 528

8.2 Leitsymptom diffuser wechselnder **Gelenkschmerz** .............. 533

8.3 Leitsymptom Fingergelenk- und **Hüftgelenkschmerzen** ......... 538

8.4 Leitsymptom **Knieschwellung** ... 544

8.5 Leitsymptom akuter **Kreuzschmerz** ............... 550

8.6 Leitsymptom symmetrische Schwellung der **Metakarpophalangealgelenke** . 556

8.7 Leitsymptom **Raynaud-Symptomatik** mit Arthralgien .............. 564

8.8 Leitsymptom **Schulterschmerzen** beidseits .................... 570

8.9 Leitsymptom Zehenschwellung ... 576

8.10 Leitsymptom unklares **Fieber** .... 583

**Verzeichnis der Diagnosen** ..... 591

**Verzeichnis der Leitsymptome und -befunde** ................ 599

**Register** .................... 607

# KAPITEL 1

Ulrich Hoffmann und Federico Tatò

# Angiologie

| | | |
|---|---|---|
| 1.1 | Leitsymptom akuter Beinschmerz | 2 |
| 1.2 | Leitsymptom einseitige Beinschwellung | 7 |
| 1.3 | Leitsymptom Belastungsschmerz der unteren Extremität | 14 |
| 1.4 | Leitsymptom Fieber und Schwäche des linken Arms | 18 |
| 1.5 | Leitsymptom belastungsabhängiger Fußschmerz | 23 |
| 1.6 | Leitsymptom akrale Nekrose | 28 |
| 1.7 | Leitsymptom Ödem der unteren Extremitäten | 32 |
| 1.8 | Leitsymptom pulsatiler Tumor im Abdomen | 34 |
| 1.9 | Leitsymptom plötzlicher einseitiger Visusverlust | 39 |
| 1.10 | Leitsymptom anfallsartige Weißverfärbung der Finger | 42 |

# 1 Angiologie

## 1.1 Leitsymptom akuter Beinschmerz

**KASUISTIK**

Ein 52-jähriger Mann stellt sich wegen seit drei Tagen bestehender Schmerzen im linken Unterschenkel vor. Die Schmerzen haben schlagartig begonnen und gehen mit Kälte- und Taubheitsgefühl des linken Fußes einher. Nachts kann der Patient wegen Schmerzen und Taubheitsgefühl im linken Vorfuß nicht schlafen, die Ruheschmerzen bessern sich durch Sitzen oder Aufstehen. Nach wenigen Schritten muss der Patient wegen krampfartiger Schmerzen in der linken Wade stehen bleiben.

### Welche Verdachtsdiagnose stellen Sie und welche Differenzialdiagnosen kommen infrage?
Die Verdachtsdiagnose lautet: akute Ischämie des linken Beins.
Mögliche Differenzialdiagnosen sind:
- tiefe Beinvenenthrombose
- Lumboischialgie oder andere Kompressionsneuropathie

### Welche klinischen Basisuntersuchungen führen Sie durch?
- Vitalparameter
- Inspektion der Extremität
- Pulsstatus
- Beurteilung der akralen Rekapillarisation
- kardiale und peripher-vaskuläre Auskultation
- Prüfung von Motorik und Sensibilität

### Welche apparative Untersuchung führen Sie durch?
Messung der systolischen Knöchelarteriendrücke mit cw-Doppler.

---

- **Vitalparameter:** Blutdruck 125/70 mmHg, Puls 110/min, absolut arrhythmisch, Atemfrequenz 14/min, Temperatur 36,8 °C.
- **Inspektion:** Der linke Fuß ist im Liegen blass und im Seitenvergleich kühl, es finden sich keine ischämischen Läsionen.
- **Pulsstatus der unteren Extremität:** rechts unauffällig, links Leisten- und Poplitealpuls normal, Fußpulse fehlend.
- **Auskultation:** keine pathologischen Herzgeräusche, Aorta sowie iliakal, inguinal und femoropopliteal beidseits ohne Strömungsgeräusche.
- **Rekapillarisation:** links stark verzögert.
- **Motorik und Sensibilität:** Motorik von Fuß und Zehen links vorhanden, grobe Kraft bei Dorsal- und Plantarflexion des Fußes seitengleich, Sensibilität im Bereich der Zehen und des Vorfußes li. gering eingeschränkt.
- **Systolische Knöchelarteriendrücke:** A. dorsalis pedis und A. tibialis posterior rechts 130 mmHg, über der linken A. dorsalis pedis schwaches, arterielles Doppler-Signal mit 30 mmHg, venöse Signale sind beidseits ableitbar.

---

### Welche Diagnose stellen Sie?
Es liegt ein akuter arterieller Verschluss des linken Beins in Höhe der distalen A. poplitea und/oder der Unterschenkelarterien vor (linke A. poplitea noch tastbar!).

### Wie beurteilen Sie den Schweregrad der vorliegenden Extremitätenischämie?
Nach der Fontaine-Klassifikation liegt eine periphere arterielle Verschlusskrankheit (pAVK) im Stadium III vor (nächtlicher Ruheschmerz). Die Fontaine-Klassifikation eignet sich allerdings vorwiegend für die Einteilung der chronischen pAVK. Für die akute Extremitätenischämie wird die Einteilung nach Rutherford bevorzugt (> Tab. 1.1). Durch die Berücksichtigung von Sensibilität, Motorik und Hämodynamik erlaubt diese Einteilung eine bessere Abschätzung der Prognose und des akuten Gefährdungsgrads der ischämischen Extremität.

**Tab. 1.1** Rutherford-Klassifikation der akuten Extremitätenischämie

| Stadium | Prognose | klinische Befunde | | Dopplersignale | |
|---|---|---|---|---|---|
| | | Sensibilitätsausfall | Muskelschwäche | arteriell | venös |
| I | Extremität nicht unmittelbar bedroht | nein | nein | ja | ja |
| IIa | Rettung der Extremität bei baldiger Revaskularisation | nein oder minimal (Zehen) | nein | ja/nein | ja |
| IIb | Rettung der Extremität bei sofortiger Revaskularisation | mehr als nur die Zehen | leicht | ja/nein | ja |
| III | Gewebsverlust oder irreversibler Nervenschaden nicht vermeidbar | komplett | Lähmung | nein | nein |

TASC II, Section E: Acute limb ischemia. European Journal of Vascular and Endovascular Surgery 2007; 33, Issue 1, Supplement 1, 45–53

### Wie schätzen Sie danach den Schweregrad der vorliegenden Ischämie ein?

Bei dem Patienten liegt eine kritische Extremitätenischämie mit geringem sensiblem Defizit, aber erhaltener Motorik und noch vorhandenem arteriellem Doppler-Signal vor. Damit handelt es sich um eine akute Ischämie im Stadium IIa.

### Wie unterscheidet sich das primäre Vorgehen in den vier Stadien der akuten Extremitätenischämie?

- **Stadium I:** Die Extremität ist nicht unmittelbar bedroht. Es besteht daher noch Zeit für eine weitergehende Diagnostik und für die elektive Durchführung der gewählten Therapieform. Es kommen konservative, interventionelle und chirurgische Therapieoptionen infrage.
- **Stadium IIa:** Die Extremität ist vital bedroht, eine Rettung der Extremität ohne Amputation ist durch baldige Revaskularisation möglich. Es besteht noch Zeit für eine morphologische Diagnostik (z. B. Angiografie). Je nach Befund sind sowohl interventionelle als auch chirurgische Therapieoptionen möglich.
- **Stadium IIb:** Die Extremität ist unmittelbar vital bedroht, eine Rettung der Extremität ohne Amputation oder mit Minoramputation (Zehen) ist durch sofortige Revaskularisation möglich. Je nach Befund sind sowohl interventionelle als auch chirurgische Therapieoptionen möglich. Die Revaskularisation sollte sofort, ohne zeitaufwändige Diagnostik, erfolgen (Duplexsonografie in der Regel ausreichend).
- **Stadium III:** Es ist bereits ein irreversibler Gewebsschaden eingetreten. Trotz Revaskularisation ist eine Majoramputation unumgänglich.

**Cave:** Die Übergänge zwischen den Stadien sind fließend. Insbesondere die Unterscheidung zwischen Stadium IIa und IIb kann schwierig sein. Als Grundregel sollte daher bei akuter Extremitätenischämie möglichst wenig Zeit verloren werden.

### Welche Allgemeinmaßnahmen sind unabhängig vom Stadium sofort erforderlich?

- Antikoagulation mit unfraktioniertem i. v. Heparin in PTT-wirksamer Dosis (Rezidivprophylaxe bei Embolie und Verhinderung einer lokalen Progression des Thrombus)
- Tieflagerung der Extremität
- Watteverband (verhindert Wärmeverlust und Druckschäden)
- falls erforderlich: Schmerzmedikation

### Welches sind die wichtigsten Ätiologien des akuten arteriellen Verschlusses?

- arterielle Embolie (70–80 %):
  - kardioembolisch (Vorhofflimmern, Herzwandaneurysma, Klappenersatz, Endokarditis, Herztumoren)

- arterio-arteriell (flottierende Thromben der Aorta, vorgeschaltete Stenosen, rupturierte Plaques, teilthrombosiertes Aneurysma der Aorta und der Becken- oder Beinarterien)
  - gekreuzte (paradoxe) Embolie bei offenem Foramen ovale
- arterielle Thrombose (20–30 %):
  - stenosierende oder dilatierende Arteriosklerose
  - thrombotischer Bypass-Verschluss
  - Aneurysma (besonders Popliteaaneurysma)
  - Kompressionssyndrome (popliteales Entrapment, zystische Adventitia-Degeneration, Thoracic-Outlet-Syndrom)
- andere:
  - Aortendissektion
  - Trauma
  - Vasospasmus (Ergotismus)
  - thermische und aktinische Schäden
  - myeloproliferative Syndrome
  - Vaskulitis
  - paraneoplastisch
  - iatrogen

> Der Patient hatte bisher eine uneingeschränkte Gehstrecke. An Vorerkrankungen ist eine chronisch-obstruktive Lungenerkrankung mit Lungenemphysem bekannt. Zwei Wochen zuvor wurde beim Hausarzt erstmals ein schneller, unregelmäßiger Puls festgestellt. Eine Behandlung wurde hierfür noch nicht begonnen, insbesondere eine Antikoagulation wird verneint.
> **Anamnestisch** finden sich keine Hinweise auf eine symptomatische koronare Herzerkrankung oder zerebrovaskuläre Erkrankung. An kardiovaskulären Risikofaktoren besteht ein langjähriger Nikotinkonsum von 20 Zigaretten pro Tag. Das in der Notaufnahme angefertigte EKG zeigt ein tachykardes Vorhofflimmern.

### Welche Ätiologie ist im vorliegenden Fall am wahrscheinlichsten?
Das Fehlen einer vorbestehenden Claudicatio intermittens, die normale Durchblutung des rechten Beins und das Vorhandensein von nichtantikoaguliertem Vorhofflimmern sprechen für das Vorliegen einer kardialen Embolie.

### Welche ist die aussagekräftigste Untersuchung zur Sicherung einer kardialen Emboliequelle?
Kardiale Thromben, insbesondere Vorhofthromben lassen sich nur mit der transösophagealen Echokardiografie zuverlässig nachweisen. Die definitive Emboliequellensuche sollte aber die Therapie der akuten Extremitätenischämie nicht verzögern und ist erst nach der Wiederherstellung der Perfusion der Extremität indiziert.

### Welche diagnostischen Schritte führen Sie als Nächstes durch?
- **Blutentnahme:** ischämiebedingte Erhöhung von Muskelenzymen? Vorbereitung für eine perkutane Intervention oder Operation (Blutbild, Retentionswerte, Elektrolyte, Gerinnung, Glukose, TSH).
- **morphologische Gefäßdiagnostik:** Klärung von Verschlusshöhe und -morphologie, Planung der Revaskularisation. Je nach Situation kann eine farbkodierte Duplexsonografie, eine MR- oder CT-Angiografie oder eine digitale Subtraktionsangiografie eingesetzt werden.

## Was sehen Sie auf dem farbkodierten Duplexsonogramm (➤ Abb. 1.1a und b)?

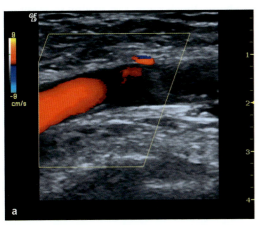 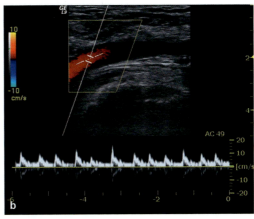

**Abb. 1.1 a, b** Farbkodiertes Duplexsonogramm [P093]

Gezeigt ist ein Längsschnitt durch die linke A. poplitea mit einem echoarmen Verschluss (➤ Abb. 1.1a). Das unmittelbar oberhalb des Verschlusses abgeleitete pw-Doppler-Signal (➤ Abb. 1.1b) zeigt einen Anschlagsfluss mit sehr niedriger Flussgeschwindigkeit.

> Die komplette **Duplexsonografie** der linksseitigen Becken-Bein-Arterien und der Bauchaorta zeigt neben dem distalen Popliteaverschluss links lediglich eine geringe Arteriosklerose ohne Stenosen oder Aneurysmen.
> **Labor:** Kreatinkinase mit 220 U/l (Norm < 180 U/l) und LDH mit 280 U/l (Norm < 250 U/l) gering erhöht. Blutbild, Retentionswerte, Elektrolyte, Gerinnung und TSH im Normbereich.

## Welche Therapieoptionen stehen zur Behandlung akuter arterieller Verschlüsse zur Verfügung?

- gefäßchirurgische Revaskularisation:
  - Embolektomie nach Fogarty
  - lokale Thrombektomie
  - Thrombendarteriektomie (TEA)
  - Bypass
- perkutane, kathetergestützte Verfahren (einzeln oder in Kombination):
  - lokale oder lokoregionäre Fibrinolyse
  - perkutane Aspirationsembolektomie
  - perkutane mechanische Thrombektomie
  - je nach Befund (z. B. vorbestehende Stenosen) Kombination mit perkutaner transluminaler Angioplastie (PTA) und Stenting
- konservative Therapie:
  - Antikoagulation
  - Prostaglandin-Infusionen (PGE$_1$, Ilomedin)
  - bei kompensierter Hämodynamik Gehtraining

**Cave:** Bei der akuten Ischämie kommt ein konservatives Vorgehen nur bei nicht vital gefährdeter Extremität (Stadium I) infrage, insbesondere wenn Kontraindikationen für invasive Eingriffe vorliegen.

## Welches Verfahren würden Sie im vorliegenden Fall wählen?

Perkutane Embolektomie, lokoregionäre Fibrinolyse oder chirurgische Fogarty-Embolektomie.

Suprainguinale und inguinale Verschlüsse sollten primär chirurgisch embolektomiert oder thrombektomiert werden. Femoropopliteale und krurale Verschlüsse können sowohl chirurgisch als auch perkutan rekanalisiert werden. Vorteile der perkutanen Verfahren sind neben der geringeren Belastung des Patienten das kleinere Gefäßtrauma, die höhere Selektivität im Bereich der Unterschenkelarterien und die Möglichkeit, zugrunde liegende Stenosen in gleicher Sitzung zu behandeln. Nachteil der perkutanen Revaskularisation ist der oft höhere Zeitaufwand. Die schwere Ischämie mit akut vital bedrohter Extremität ist daher weiterhin Domäne der Chirurgie.

> Aufgrund der peripheren Verschlusslokalisation entschied man sich im vorliegenden Fall für eine perkutane Katheterembolektomie. Noch am gleichen Tag erfolgte eine Femoralisangiografie in Interventionsbereitschaft (antegrader Zugangsweg!).

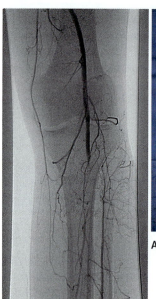

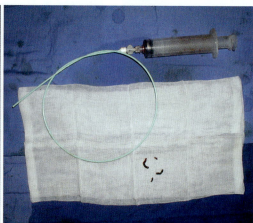

Abb. 1.3 Spritze mit Aspirationskatheter [P093]

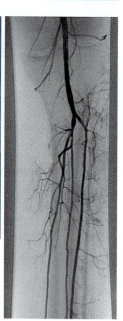

Abb. 1.2 Digitale Subtraktionsangiografie [P093]

Abb. 1.4 Digitale Subtraktionsangiografie, Abschlussbefund [P093]

### Beschreiben Sie die in ➤ Abb. 1.2 gezeigte digitale Subtraktionsangiografie (DSA)!

Die DSA zeigt eine glattwandige li. A. poplitea mit einem Verschluss im infragenualen Segment am Übergang zum Truncus tibiofibularis. Die Unterschenkelarterien füllen sich am proximalen Unterschenkel über dünne Kollateralen wieder auf. Das Fehlen einer Arteriosklerose und von großlumigen Kollateralen spricht ebenso wie der scharfe Gefäßabbruch für einen akuten, embolischen Verschluss.

> Nach der diagnostischen DSA erfolgt in gleicher Sitzung die perkutane **Aspirationsembolektomie**. ➤ Abb. 1.3 zeigt die Spritze mit Aspirationskatheter und die bei der Prozedur aspirierten Thromben. ➤ Abb. 1.4 zeigt den angiografischen Abschlussbefund mit wieder komplett durchgängiger popliteo-kruraler Strombahn.
> Postinterventionell ist der Patient beschwerdefrei. Die klinische, angiologische Untersuchung am Tag nach der Intervention zeigt eine normale Durchblutung des linken Beins mit tastbaren Fußpulsen und seitengleich normalen Knöchelarteriendrücken.

### Welche Gefahr droht nach Revaskularisation eines akuten arteriellen Verschlusses?
Es kann zu einem Reperfusionsschaden mit Kompartmentsyndrom und irreversiblen muskulären und neurogenen Schäden kommen.

### Wie können Sie das Auftreten eines Kompartmentsyndroms verhindern?
- rechtzeitige Revaskularisation
- postinterventionell engmaschige klinische Überwachung (Tastbefund, Sensibilität, Motorik, evtl. intramuskuläre Druckmessung)
- bei Verdacht auf Reperfusionsschaden frühzeitig Fasziotomie

### Nennen Sie weitere wichtige Manifestationen kardialer Embolien.
- ischämischer, zerebraler Insult: neurologische Symptomatik
- Niereninfarkt: Flankenschmerz, Anstieg von Kreatinin und LDH
- Mesenterialinfarkt: abdominale Klinik, Anstieg von LDH und Laktat

### Wie sollte der Patient nachbehandelt werden?
Zur Prophylaxe erneuter Embolien muss die Antikoagulation fortgeführt werden. Hierfür kann überlappend zum Heparin die orale Antikoagulation mit Phenprocoumon oder Warfarin begonnen werden. Die INR sollte zwischen 2,0 und 3,0 liegen, bevor das Heparin beendet wird. Alternativ kann die Therapie mit einem der neuen oralen Antikoagulanzien erfolgen: Rivaroxaban 1 × 20 mg/d, Apixaban 2 × 5 mg/d, Edoxaban 1 × 60 mg/d oder Dabigatran 2 × 150 mg/d (**cave:** Kontraindikationen, Niereninsuffizienz!). Bei diesen Präparaten wird ohne Überlappung von Heparin auf die orale Therapie umgestellt. Falls eine Kardioversion zur Wiederherstellung von Sinusrhythmus geplant ist, sollte der Patient vorher mindestens drei Wochen effektiv antikoaguliert gewesen sein. Alternativ muss vor der Kardioversion ein Vorhofthrombus mittels transösophagealer Echokardiografie (TEE) ausgeschlossen werden. Die Sicherheit dieses Vorgehens ist allerdings für Patienten, die – wie im vorliegenden Fall – kürzlich peripher embolisiert haben, nicht evaluiert. Bei tachykardem Vorhofflimmern sollte die Herzfrequenz medikamentös kontrolliert werden (Betablocker, Nicht-Dihydropyridin-Kalziumantagonisten, Amiodaron oder Digitalis).

#### LITERATUR
S3 Leitlinie pAVK. Diagnostik, Therapie und Nachsorge der peripheren arteriellen Verschlusskrankheit. VASA 2016; 45, Supplement 96.
TASC II, Section E: Acute limb ischemia. European Journal of Vascular and Endovascular Surgery 2007; 33(1), Supplement 1, 45–53.
2017 ESC guidelines on the diagnosis and treatment of peripheral arterial diseases, in collaboration with the European Society of Vascular Surgery (ESVS). Eur Heart J 2017; 00, 1–60, doi:10.1093/eurheartj/ehx095.

## 1.2 Leitsymptom einseitige Beinschwellung

### KASUISTIK
Ein 35-jähriger Mann stellt sich wegen seit zwei Tagen bestehender Schwellung und Schmerzen des rechten Unterschenkels vor. Es bestehen keine relevanten Vorerkrankungen.
Die **körperliche Untersuchung** zeigt den in ➤ Abb. 1.5 dargestellten Lokalbefund: Beinschwellung re. mit Wadenumfangsdifferenz von 4 cm, eindrückbares Ödem des re. Unterschenkels, Wadendruckschmerz und Druckschmerz entlang der tiefen Beinvenen re., gering vermehrte Venenzeichnung am re. Unterschenkel. Bis auf ein Hämatom an der medialen re. Wade (beim Sport angestoßen), ist die Haut unauffällig, keine Überwärmung, die Fußpulse sind seitengleich tastbar.

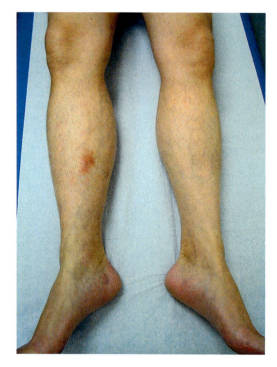

Abb. 1.5 Einseitige Beinschwellung, Befund [P093]

### Welche sind die wichtigsten Differenzialdiagnosen der einseitigen Beinschwellung?
- venöse Erkrankungen:
  - tiefe Beinvenenthrombose
  - Thrombo- und Varikophlebitis
  - chronische venöse Insuffizienz (primär bei Varikose oder sekundär bei postthrombotischem Syndrom)
- Lymphödem (primär oder sekundär)
- hereditäre Angiodysplasien (z. B. venöse Hypoplasien, Hämangiome, AV-Fisteln)
- muskuloskelettale Erkrankungen:
  - Baker-Zyste
  - Muskelfaserriss mit Hämatom
- infektiöse Erkrankungen:
  - Erysipel
  - Phlegmone

### Wie beurteilen Sie beim vorliegenden klinischen Befund die Wahrscheinlichkeit dieser Diagnosen?
Die einseitige, mäßig schmerzhafte Wadenschwellung mit eindrückbarem Ödem, einer Umfangsdifferenz > 3 cm und etwas vermehrter epifaszialer Venenzeichnung ist hochgradig verdächtig auf eine **tiefe Beinvenenthrombose**.

Das Fehlen eines schmerzhaft verhärteten, geröteten Venenstrangs spricht gegen eine **Thrombophlebitis**.

Bei Fehlen von sichtbaren Varizen, Hyperpigmentierung oder sonstigen trophischen Hautveränderungen (Stauungsdermatitis, Lipodermatosklerose, venöse Ulzera) besteht kein Anhalt für das Vorliegen einer **chronischen venösen Insuffizienz**.

Ohne Rötung, Überwärmung, inguinale Lymphknotenschwellung und Fieber ist ein **Erysipel** unwahrscheinlich.

Typisch für ein **Lymphödem** sind schmerzlose Schwellung, Induration, Beteiligung von Fußrücken und Zehen, vertiefte Hautfalten und normale Hautfarbe.

**Angiodysplasien** sind angeboren und gehen oft mit typischen Hautzeichen wie Himbeernävi, Naevus flammeus, Teleangiektasien und kutanen Hämangiomen sowie einer Asymmetrie der Extremitäten einher.

Ein **muskuloskelettales Problem** müsste anamnestisch weiter erhärtet werden (z. B. Knieprobleme, körperliche Belastung, akutes Schmerzereignis).

> Der Patient war am Tag vor Beginn der Beschwerden zehn Stunden Auto gefahren. Ein sonstiger Auslöser lässt sich nicht erfragen. Bisher waren keine Venenprobleme aufgetreten. Die Mutter und die Schwester des Patienten haben Beinvenenthrombosen gehabt.

### Welche weiteren Faktoren gehen in die Beurteilung der klinischen Wahrscheinlichkeit einer venösen Thrombose ein?

In den Algorithmen für die Diagnostik der venösen Thromboembolie ist die klinisch ermittelte Vortestwahrscheinlichkeit ein wichtiger Baustein im Entscheidungsbaum. Neben den oben genannten klinischen Befunden sprechen im vorliegenden Fall auch die kurz zurückliegende mehrstündige Autofahrt und die familiäre Belastung mit einer **hohen Vortestwahrscheinlichkeit** für das Vorliegen einer tiefen Beinvenenthrombose. Weitere Kriterien für die Beurteilung der Vortestwahrscheinlichkeit sind:

- frühere Thrombosen
- Zustand nach Operation oder Trauma
- Beinruhigstellung (Gips, Schiene)
- sonstige Immobilisation
- aktive Tumorerkrankungen
- Peri- und Postpartalphase
- orale Kontrazeption
- bekannte Thrombophilie
- Fehlen einer ebenso wahrscheinlichen alternativen Diagnose

### Welche diagnostischen Maßnahmen können Sie zur Abklärung des Thromboseverdachts einsetzen und wie ist deren Stellenwert?

- **Bestimmung der D-Dimer-Konzentration im Plasma:** Ein negatives D-Dimer schließt in Kombination mit einer niedrigen klinischen Wahrscheinlichkeit eine frische Thrombose weitgehend aus. Ein positives D-Dimer (> 0,5 µg/ml) hat aber eine sehr niedrige Spezifität (Erhöhung auch bei Operation, Entzündung, Blutung, Trauma, malignen Erkrankungen und in der Schwangerschaft). Der Stellenwert von D-Dimer liegt besonders in der Thrombose-Ausschlussdiagnostik bei ansonsten gesunden Patienten.
- **Kompressionssonografie:** Sie ist als nichtinvasives, bildgebendes Verfahren Methode der ersten Wahl. Für die proximale tiefe Beinvenenthrombose liegen sowohl Sensitivität als auch Spezifität > 95 %.
- **Phlebografie:** In den neuen deutschsprachigen Leitlinien wird die Phlebografie zur Diagnostik der akuten Venenthrombose nicht mehr aufgeführt. Bei Diskrepanz zwischen hoher klinischer Wahrscheinlichkeit und negativer Sonografie wird eine Wiederholung der Sonografie nach 4–7 Tagen empfohlen.

> Die D-Dimere sind mit 5.900 µg/l deutlich erhöht.

## Was sehen Sie in der Kompressionssonografie (➤ Abb. 1.6 und ➤ Abb. 1.7)?

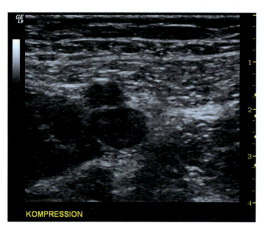

**Abb. 1.6** Kompressionssonografie: Querschnitt durch die rechte A. femoralis superficialis und V. femoralis [P093]

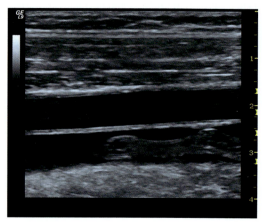

**Abb. 1.7** Kompressionssonografie: Längsschnitt durch die V. femoralis [P093]

➤ Abb. 1.6 zeigt einen sonografischen Querschnitt durch die rechte A. femoralis superficialis und V. femoralis in Oberschenkelmitte unter Kompression mit dem Schallkopf. Die Vene ist nicht kompressibel und erweitert (weiter als die kranial gelegene Arterie).

➤ Abb. 1.7 zeigt den sonografischen Längsschnitt durch die rechte V. femoralis superficialis in Höhe des proximalen Thrombusendes. Der Thrombuskopf ist noch umspült („flottierend").

## Welche Diagnose würden Sie daraufhin stellen?
Es liegt eine frische, idiopathische Oberschenkelvenenthrombose re. vor.

## Wie häufig sind Lungenembolien bei frischer Beinvenenthrombose?
Bei etwa 50 % der Patienten mit tiefer Beinvenenthrombose lässt sich szintigrafisch eine Lungenembolie nachweisen. Die meisten Lungenembolien sind asymptomatisch, etwa 20 % symptomatisch und 2 % fulminant.

## Welches sind die typischen Symptome und klinischen Zeichen der Lungenembolie?
- Dyspnoe, Tachykardie (häufigste Symptome)
- Husten, pleuritischer Thoraxschmerz, Hämoptoe (bei peripherer Lungenembolie mit Lungeninfarkt)
- Hypotonie, Synkope, Zyanose, Halsvenenstauung (bei zentraler Lungenembolie)
- subfebrile Temperatur
- Blutgasanalyse: $SaO_2 \downarrow$, $pO_2 \downarrow$, $pCO_2 \downarrow$
- EKG: Sinustachykardie, neu aufgetretenes Vorhofflimmern oder -flattern, kompletter oder inkompletter Rechtsschenkelblock, S in Ableitung I, Q in Ableitung III, negatives T in Ableitung III, T-Negativierung in den Ableitungen $V_1$ bis $V_4$, QRS-Achse > 90° (d. h. überdrehter Rechtstyp)
- Röntgen-Thorax: oft normal (!), fokale Gefäßrarefizierung (Westermark-Zeichen), peripheres, keilförmiges Infiltrat, Atelektase, Winkelerguss, erweiterte Hilusgefäße mit Kalibersprung

Bei gezielter Nachfrage gibt der Patient an, seit einem Tag Kurzatmigkeit beim Treppensteigen zu bemerken. Husten und atemabhängige Thoraxschmerzen werden verneint. Bei Erstvorstellung beträgt der Blutdruck 140/85 mmHg, der Ruhepuls ist regelmäßig mit 88/min, die Atemfrequenz ist 22/min. Auskultatorisch ist die Lunge unauffällig. Blutgasanalyse: $pO_2$ 79 mmHg, $pCO_2$ 26 mmHg, pH 7,45, Bikarbonat 18 mmol/l. EKG: Sinusrhythmus, Mitteltyp, Normalbefund, Röntgenbild des Thorax: Normalbefund.

## 1.2 Leitsymptom einseitige Beinschwellung

### Wie wahrscheinlich ist das Vorliegen einer Lungenembolie im vorliegenden Fall?
Die relative Tachykardie und Tachypnoe mit geringer Hypoxämie, Hypokapnie und respiratorischer Alkalose sind mit einer Lungenembolie gut vereinbar. EKG und Röntgen-Thorax haben eine niedrige Sensitivität, sodass Normalbefunde eine Lungenembolie nicht ausschließen.

### Welche weitergehenden diagnostischen Möglichkeiten haben Sie grundsätzlich bei Verdacht auf Lungenembolie?
Für die Diagnostik der Lungenembolie sind prinzipiell die folgenden Verfahren von Bedeutung:
- **D-Dimer-Bestimmung:** Ein negatives D-Dimer schließt bei nicht hoher Vortestwahrscheinlichkeit eine Lungenembolie aus.
- **Kompressionssonografie der Beinvenen:** Der Nachweis einer tiefen Beinvenenthrombose erübrigt beim kreislaufstabilen Patienten in der Regel eine pulmonale Diagnostik. Eine proximale Beinvenenthrombose findet man bei etwa 30 % aller Patienten mit Lungenembolie. Eine unauffällige Kompressionssonografie schließt daher eine Lungenembolie nicht aus.
- **Lungenperfusions- und Ventilationsszintigrafie:** gut validiertes Verfahren. Ein normales Perfusionsszintigramm schließt eine Lungenembolie aus. Bei diagnostischer Szintigrafie mit „mismatch" zwischen Perfusion und Ventilation liegt eine Lungenembolie mit über 90-prozentiger Wahrscheinlichkeit vor. Etwa 50 % der durchgeführten Szintigrafien sind allerdings nicht diagnostisch.
- **Spiral-Computertomografie (CT):** hat die Szintigrafie als Verfahren der ersten Wahl verdrängt. Moderne Mehr-Zeilen-Spiral-CTs erreichen heute auch für periphere Lungenembolien eine gute Sensitivität. Vorteile sind die sehr hohe Spezifität, die kurze Untersuchungszeit und die simultane, pulmonale Differenzialdiagnostik. Nachteile sind die Strahlen- und Kontrastmittelbelastung.
- **Pulmonalisangiografie:** Sie gilt als Goldstandard, ist aber aufwendig, invasiv und in der Aussagekraft nicht immer eindeutig. Sie ist in der Praxis selten erforderlich.

### Welchen Stellenwert hat die Echokardiografie?
Sie ist das Verfahren der ersten Wahl bei kreislaufinstabilen Patienten mit Lungenembolieverdacht: Sie ermöglicht den schnellen, nicht belastenden Nachweis einer akuten Rechtsherzbelastung und den Ausschluss wichtiger kardialer Differenzialdiagnosen. Bei stabilen Patienten ist der Einsatz fakultativ zur besseren Einschätzung der Prognose durch Beurteilung der rechtsventrikulären Funktion.

### Wie gehen Sie diagnostisch in unserem Fall weiter vor?
Der Patient hat eine gesicherte Beinvenenthrombose und ist kardiopulmonal weitgehend asymptomatisch. Die Diagnose einer Lungenembolie würde das weitere therapeutische Vorgehen nicht ändern. Die Sicherung der Diagnose Lungenembolie ist daher im vorliegenden Fall nicht zwingend erforderlich.

Wegen der angegebenen Belastungsdyspnoe entschieden sich die betreuenden Ärzte dennoch zu einer Spiral-CT des Thorax.

### Wie interpretieren Sie den Befund der CT (> Abb. 1.8)?

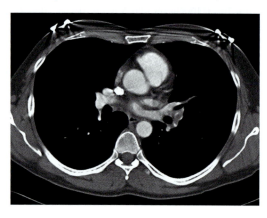

**Abb. 1.8** Spiral-CT des Thorax [P093]

Es zeigt sich eine Kontrastmittelaussparung im Bereich der Abzweigung der linken Oberlappenarterie. Der Befund entspricht einer segmentalen Lungenarterienembolie.

### Wie behandeln Sie den Patienten?

Die herkömmliche Therapie der venösen Thromboembolie besteht aus der sofortigen Antikoagulation mit einem parenteral verabreichten **Heparin oder Pentasaccharid.** Für diese initiale Antikoagulation bestehen folgende Optionen:
- unfraktioniertes Heparin i. v.: 5.000–10.000 U Bolus, dann Dauerinfusion mit 1.000–1.500 U/h, Therapieüberwachung durch PTT, Ziel: 70–80 s oder
- ein für die Therapie der tiefen Beinvenenthrombose zugelassenes niedermolekulares Heparin in der vom Hersteller empfohlenen Dosis (diese ist je nach Präparat unterschiedlich, teilweise gewichtsadaptiert, teilweise gewichtsunabhängig, manche Präparate werden einmal, manche zweimal täglich verabreicht), oder
- Fondaparinux (Arixtra®) 1 × 7,5 mg/d s. c. (bei einem Körpergewicht von 50–100 kg)

Überlappend zu dieser parenteralen Antikoagulation wird die Therapie mit einem oralen **Vitamin-K-Antagonisten** eingeleitet. Hierfür stehen Phenprocoumon (Marcumar®) und Warfarin (Coumadin®) zur Verfügung. Wenn die INR den Zielwert von 2,0–3,0 erreicht hat, kann die Antikoagulation mit Heparin beendet werden.

Alternativ zur o. g. Therapie stehen die direkten oralen Antikoagulanzien (DOAKs) zur Verfügung. Für die Therapie der venösen Thromboembolie sind die Faktor-Xa-Inhibitoren Rivaroxaban, Apixaban und Edoxaban sowie der Thrombinantagonist Dabigatran zugelassen. Mit Rivaroxaban und Apixaban kann die Therapie vom ersten Tag an oral erfolgen. Vor Beginn einer Antikoagulation mit Edoxaban oder Dabigatran sollten die Patienten hingegen mindestens 5 Tage mit einem niedermolekularen Heparin behandelt werden. Eine Überwachung der Gerinnung ist unter DOAKs nicht erforderlich. Bei eingeschränkter Nierenfunktion besteht besonders unter Dabigatran ein Kumulationsrisiko. Für alle DOAKs sollten die Kontraindikationen und die empfohlenen Dosisanpassungen bei Niereninsuffizienz und/oder hohem Alter beachtet werden.

Neben der Antikoagulation ist die Kompression die zweite Säule der Thrombosetherapie; sie ist für eine schnelle Rückbildung der subjektiven Beschwerden unerlässlich. Nach initialer Abschwellung mithilfe elastischer Binden wird ein Kompressionsstrumpf der Kompressionsklasse II angepasst.

Eine Immobilisation ist nicht erforderlich. Bei massiver Beinschwellung kann die kurzfristige Bettruhe mit Hochlagerung der Extremität das Abklingen der Symptome beschleunigen.

### Wann ist eine Therapie mit niedermolekularem Heparin problematisch?

Bei fortgeschrittener Niereninsuffizienz und bei massivem Übergewicht kann die übliche, gewichtsadaptierte Dosis zu Überdosierung führen. Hier empfiehlt sich die Überwachung der Therapie durch Messung der Anti-Faktor-Xa-Aktivität oder die Anwendung von unfraktioniertem Heparin unter PTT-Kontrolle.

### Welche gefährliche Nebenwirkung kann während der Heparintherapie auftreten?
Die heparininduzierte Thrombozytopenie (HIT). Sie tritt mit einer Häufigkeit von 0,5–5 % auf (bei niedermolekularem Heparin seltener). Es kommt zum Abfall der Thrombozyten um > 50 % durch Autoantikörper gegen Heparin-Plättchenfaktor-4-Komplexe, meist ab dem fünften Behandlungstag. Gefürchtete Komplikation der HIT sind disseminierte, arterielle und venöse Thromboembolien.
**Cave:** regelmäßige Thrombozytenkontrolle während der Heparintherapie!

### Wie lange sollte die Antikoagulation dauern?
- bei Thrombose mit klarem Auslöser (z. B. perioperativ, Gips): in der Regel drei Monate
- bei idiopathischer Erstthrombose: in der Regel sechs Monate, je nach Konstellation evtl. auch länger
- bei idiopathischer Rezidivthrombose: längere Antikoagulation, besonders bei rezidivierenden Thrombosen und Thrombophilie oder rezidivierenden Thrombosen ohne erkennbaren Auslöser eventuell unbefristete Antikoagulation

### Wie lange ist die Kompressionstherapie indiziert?
Die chronische Kompressionstherapie dient der Prophylaxe (und Therapie) des postthrombotischen Syndroms. Da nach proximaler tiefer Beinvenenthrombose die Venenklappen in der Regel irreparabel geschädigt sind, ist eine Kompressionstherapie dauerhaft erforderlich. Ein Unterschenkelkompressionsstrumpf der Klasse II ist fast immer ausreichend.

### Wann ist eine fibrinolytische Therapie indiziert?
Die systemische Fibrinolyse ist bei **tiefer Beinvenenthrombose** heute weitgehend obsolet (1 % Hirnblutungen!). Endovaskuläre, kathetergestützte Verfahren zur lokalen Thrombolyse und mechanischen Thrombektomie sind hingegen auf dem Vormarsch. Perkutane, venöse Rekanalisationen werden aber bisher nur in wenigen Zentren regelmäßig durchgeführt, und der klinische Stellenwert dieser Verfahren ist derzeit noch unklar.
Eine klare Indikation zu thrombusbeseitigenden Maßnahmen besteht dagegen bei **massiver Lungenembolie** mit Kreislaufinstabilität. Es kommen sowohl die systemische Fibrinolyse als auch perkutane Katheterverfahren mit lokaler Lyse und Thrombenextraktion sowie die chirurgische Embolektomie zum Einsatz. Bei kreislaufstabilen Patienten mit großer Lungenembolie und akuter Rechtsherzinsuffizienz (Zeichen der akuten Rechtsherzbelastung in der Echokardiografie, Erhöhung von Troponin T und BNP) ist die Indikation zur Fibrinolyse umstritten.

### Wann ist eine chirurgische Thrombektomie indiziert?
Bei jungen Patienten mit frischen, ausgedehnten Thrombosen der Beckenvenen und schwerwiegender Symptomatik kann eine chirurgische Thrombektomie erwogen werden. Dieses Verfahren kommt insbesondere bei deszendierenden Beckenvenenthrombosen mit noch intakter Beinstrombahn zum Einsatz. Eine seltene Indikation ist die Phlegmasia coerulea dolens (kompletter Verschluss der venösen Beinstrombahn mit massiver Druckerhöhung und sekundärer Ischämie) mit vitaler Gefährdung der Extremität.

### Wann ist ein Vena-cava-Filter indiziert?
Bei venöser Thromboembolie und absoluter Kontraindikation gegen eine Antikoagulation oder bei rezidivierender Thromboembolie trotz adäquater Antikoagulation.

> Wegen des Auftretens einer idiopathischen Beinvenenthrombose bei diesem jungen Patienten und der familiären Belastung erfolgte vor Beginn der Antikoagulation eine Blutentnahme zur Thrombophiliediagnostik. Hier zeigte sich eine heterozygote APC-Resistenz.

### Welche sind die wichtigsten Thrombophilien?
- hereditäre Thrombophilien (in abnehmender Häufigkeit): APC-Resistenz (Faktor-V-Leiden-Mutation), Prothrombinmutation, Protein-C-, Protein-S-, AT-III-Mangel
- erworbene Thrombophilien: Phospholipid-Antikörper, Lupus-Antikoagulans

### Wie häufig ist die APC-Resistenz und wie hoch ist das Thromboserisiko?
Etwa 5 % der Normalbevölkerung und 20 % der Patienten mit Thrombose sind Träger der Faktor-V-Leiden-Mutation. Das Thromboserisiko ist bei heterozygoter APC-Resistenz nur gering erhöht (0,25–0,45 %/Jahr). Das Risiko steigt aber um ein Vielfaches, wenn zusätzliche Mutationen (z. B. Prothrombinmutation) oder Risikofaktoren (z. B. orale Kontrazeption) hinzukommen.

### Welche Konsequenz ziehen Sie im vorliegenden Fall aus dem Nachweis einer heterozygoten APC-Resistenz?
Der Nachweis einer heterozygoten APC-Resistenz ist per se kein Grund für eine langfristige Antikoagulation (eine primär langfristige Antikoagulation wird nur für die homozygote APC-Resistenz, das Antiphospholipid-Antikörper-Syndrom und den AT-III-Mangel empfohlen).

Im vorliegenden Fall ist eine Antikoagulation für sechs Monate bis ein Jahr sinnvoll. Eine schlechte Rekanalisation der Thrombose, männliches Geschlecht und eine persistierende Erhöhung des D-Dimers scheinen mit einer höheren Rezidivgefahr einherzugehen. Diese Faktoren können evtl. bei der Entscheidungsfindung bezüglich der Antikoagulationsdauer hilfreich sein. Nach Beendigung der oralen Antikoagulation sollte dem Patienten eine situative Thromboseprophylaxe mit niedermolekularem Heparin in Risikosituationen empfohlen werden.

#### LITERATUR
S2-Leitlinie: Diagnostik und Therapie der Venenthrombose und der Lungenembolie. AWMF-Leitlinie 065/002; Stand 10.10.2015.
Antithrombotic therapy for VTE disease. CHEST guideline and expert panel report. CHEST 2016; 149: 315–352.
2014 ESC guidelines on the diagnosis and management of acute pulmonary embolism. Eur Heart J 2014; 35:3033–3080.

## 1.3 Leitsymptom Belastungsschmerz der unteren Extremität

**KASUISTIK**
Ein 65-jähriger Mann stellt sich wegen seit einem Jahr progredienten, belastungsabhängigen Schmerzen im Bereich des rechten Unterschenkels vor. Es bestehen ein Nikotinabusus, eine arterielle Hypertonie und eine Hypercholesterinämie.

### Welche Differenzialdiagnosen kommen infrage?
- periphere arterielle Verschlusskrankheit
- enger Spinalkanal („Claudicatio spinalis")
- Gonarthrose
- radikuläres Reizsyndrom
- Polyneuropathie

Der Patient berichtet über eine schmerzfreie Gehstrecke von etwa 200 m, bergauf kürzer als in der Ebene. Die Schmerzen zwingen zum stehen bleiben.
Die **körperliche Untersuchung** ergibt fehlende Pulse ab der rechten A. poplitea und ein hochfrequentes Strömungsgeräusch über dem Adduktorenkanal rechts.

## 1.3 Leitsymptom Belastungsschmerz der unteren Extremität

### Welche der oben genannten Diagnosen ist wahrscheinlich?
Eine periphere arterielle Verschlusskrankheit (pAVK).

### Welches ist die häufigste Ätiologie der pAVK, welches sind seltene Ursachen?
Die häufigste Ursache ist die Arteriosklerose (> 90 %). Seltenere Ursachen (< 10 % der pAVK) betreffen vor allem jüngere Patienten. Dies sind:
- Embolie (arterio-arteriell, kardial), meist akute Symptomatik (➤ Kapitel 1.1)
- entzündliche Gefäßerkrankungen (v. a. Thrombangiitis obliterans, Großgefäßvaskulitis; ➤ Kapitel 1.4)
- Gefäßtraumata und Kompressionssyndrome
- Z.n. Radiatio
- Ergotismus

### Welche weiteren diagnostischen Basismaßnahmen ergreifen Sie zum objektiven Nachweis einer pAVK?
- **systolische Knöchelarteriendruckmessung** mit dem cw-Doppler mit Bestimmung des Knöchel-Arm-Index zum Nachweis eines hämodynamisch signifikanten Strombahnhindernisses in Ruhe (ein Index < 0,9 spricht mit hoher Wahrscheinlichkeit für eine pAVK)
- evtl. **Druckmessung nach Belastung** (20 Zehenstände oder Laufbandergometrie) bei normalem Index und suggestiver Anamnese; pathologisch bei Abfall des Knöchelarteriendrucks unter 90 % des Systemdrucks = Nachweis einer pAVK
- evtl. **Mehretagen-Oszillogramm,** vor allem bei Mediasklerose, d. h. nichtkompressiblen Knöchelarterien (Index > 1,4; gehäuft bei Diabetes mellitus, Niereninsuffizienz); qualitative Veränderung der Volumenpulskurve als Hinweis für ein vorgeschaltetes arterielles Strombahnhindernis (**Cave:** pulsatiles Vorfußoszillogramm schließt in der Regel eine kritische Extremitätenischämie aus)
- **Laufbandergometrie** zur objektiven Bestimmung der schmerzfreien Gehstrecke (3,2 km/h; 10 % Steigung)

### Wie definieren Sie den Schweregrad einer pAVK?
Die **Schweregradeinteilung nach Fontaine** basiert auf rein klinischen Kriterien:
- **Stadium I:** asymptomatisch
- **Stadium II:** Claudicatio intermittens, kompensierte arterielle Durchblutungsstörung
  - **Stadium IIa:** Gehstrecke > 200 m, häufig geringe Beeinträchtigung der Lebensqualität
  - **Stadium IIb:** Gehstrecke < 200 m, häufig deutliche Beeinträchtigung der Lebensqualität
  - **Stadium IIc:** komplizierte Claudicatio = traumatische Läsion auf dem Boden einer kompensierten arteriellen Durchblutungsstörung
- **Stadium III:** ischämischer Ruheschmerz, dekompensierte arterielle Durchblutungsstörung, intermittierend nächtliche oder permanente Ruheschmerzen (**Cave:** Das Stadium III ist passager und mündet schlussendlich entweder in eine ischämische Läsion oder verbessert sich in das Stadium II).
- **Stadium IV:** ischämisch bedingte Nekrose, in der Regel akral (letzte Wiese); zu unterscheiden sind Stadium IIc und Stadium IV, da sie eine grundsätzlich unterschiedliche Prognose quoad extremitatem haben! In den Stadien III und IV besteht per definitionem eine kritische Extremitätenischämie.

Im angloamerikanischen Schrifttum setzt sich immer mehr die **Einteilung der pAVK nach Rutherford** durch, die neben der reinen klinischen Information auch die Ergebnisse der Knöchelarteriendruckmessung, der qualitativen Beurteilung des Doppler-Signals und des Vorfußoszillogramms berücksichtigt.

> In Ruhe besteht ein Knöchel-Arm-Index rechts von 0,7 und links von 1,0. Der Patient berichtet über eine stark eingeschränkte Mobilität infolge der Wadenclaudicatio.

### Welche weiterführenden diagnostischen Maßnahmen zur morphologischen/hämodynamischen Charakterisierung der pAVK stehen zur Verfügung?

- **Duplexsonografie:** Sie ist keine Methode zur primären Diagnostik einer pAVK. Ihr Einsatz erfolgt zur Beantwortung spezieller Fragestellungen auf der Basis der klinischen Untersuchung und einfacher apparativer Tests (z. B. Verschlusslänge, Schweregrad einer Stenose). Im Stadium II ist sie häufig ausreichend zur Planung einer Katheterrevaskularisation.
- **Konventionelle Angiografie:** Sie ist ebenfalls keine Methode zur Primärdiagnostik! Sie ist nur bei geplanter Revaskularisation indiziert, falls die Information der Duplexsonografie nicht ausreicht. **Cave:** eingeschränkte Nierenfunktion und/oder Diabetes mellitus (Gefahr der kontrastmittelinduzierten Nephropathie). Es ist auf ausreichende Hydrierung zu achten. Metformin muss 48 Stunden vor Angiografie, Diuretika und NSAID eventuell kurzfristig abgesetzt werden. Die angiografische Darstellung ist auf das für die Therapieplanung nötige Maß zu beschränken (z. B. selektive Femoralisangiografie).
- **MR-Angiografie:** Ersetzt zunehmend die konventionelle Angiografie in der Planung der Revaskularisation. Stellt wie die konventionelle Angiografie morphologische und keine hämodynamischen Informationen zur Verfügung. Sie birgt kein Risiko einer kontrastmittelinduzierten Nephropathie. **Cave:** möglicherweise gehäuftes Auftreten einer nephrogenen systemischen Fibrose bei niereninsuffizienten Patienten nach Gabe von Gadolinium als MR-Kontrastmittel.
- **CT-Angiografie:** kann die konventionelle Angiografie ersetzen. Vorteil: nichtinvasiv, zusätzlich Informationen über umgebende Strukturen. Nachteil: eingeschränkte Darstellung kalzifizierter Gefäße, Kontrastmittelgabe, Strahlenexposition.

### Nennen Sie die Therapieziele im Stadium II einer pAVK.

- Senkung der kardiovaskulären Morbidität und Mortalität
- Verbesserung der Mobilität

### Wie beurteilen Sie den Patienten hinsichtlich seines kardiovaskulären Risikos?

Patienten mit pAVK (auch asymptomatische!) weisen ein hohes Risiko für kardiovaskuläre Ereignisse auf. Dies rührt von der Koinzidenz von pAVK mit der koronaren Herzkrankheit (KHK) und zerebrovaskulären Verschlusskrankheit her. Die pAVK ist eine Markererkrankung für kardiovaskuläre Ereignisse (Myokardinfarkt, Apoplex und vaskulärer Tod). Hinsichtlich des kardiovaskulären Risikos ist sie der KHK mindestens gleichzusetzen.

### Was sind die wichtigsten sekundärprophylaktischen Maßnahmen zur Senkung des kardiovaskulären Risikos?

- antithrombotische Therapie mit Acetylsalicylsäure 75–325 mg/d (z. B. Aspirin®), alternativ Clopidogrel 75 mg/d (z. B. Plavix®)
- Behandlung von Hypertonie, Hypercholesterinämie und Diabetes mellitus
- Elimination des Nikotinkonsums (stärkster Risikofaktor für Entstehung und Progression der pAVK)

Wie beurteilen Sie die Duplexsonografie der A. femoralis superficialis des Patienten (➤ Abb. 1.9, ➤ Abb. 1.10)?

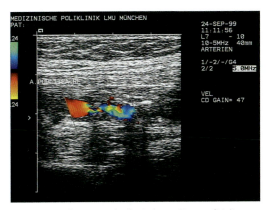

**Abb. 1.9** Duplexsonografie der A. femoralis superficialis, Farbdarstellung der Flussgeschwindigkeiten [P093]

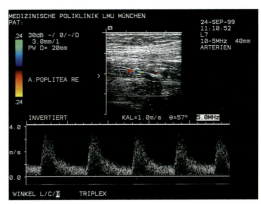

**Abb. 1.10** Duplexsonografie der A. femoralis superficialis, pw-Doppler [P093]

In der Farbdarstellung der Flussgeschwindigkeiten (➤ Abb. 1.9) ist eine deutliche Flussbeschleunigung mit turbulentem Fluss im Sinn einer Stenose erkennbar. Im pw-Doppler (➤ Abb. 1.10) finden sich maximale systolische Flussgeschwindigkeiten von 4 m/s. In Kenntnis der prästenotischen Geschwindigkeit von 1 m/s bestätigt die Untersuchung damit das Vorliegen einer hochgradigen Stenose der A. femoralis superficialis (Index der maximalen Flussgeschwindigkeiten intra-/prästenotisch von 4; Normalwert: 1).

Der Patient fragt nach den therapeutischen Optionen zur Verbesserung seiner Gehfähigkeit. Welche therapeutischen Möglichkeiten nennen Sie ihm?
- **Gehtraining,** am besten überwacht in Gruppen: Der therapeutische Nutzen als Basistherapie im Stadium II ist belegt. Wegen konkomitierender Erkrankungen (degenerative Gelenkerkrankungen, kardiopulmonale Probleme) und fehlender Motivation profitiert aber nur etwa ein Drittel der Patienten.
- **vasoaktive Substanzen:** Der beste Wirksamkeitsnachweis besteht für Cilostazol 2 × 100 mg (Pletal®), einen Phosphodiesterase-III-Hemmer mit thrombozytenaggregationshemmenden Eigenschaften. Häufigste NW: Kopfschmerzen, Flush und Durchfälle. Vasoaktiva sind indiziert, wenn die Lebensqualität erheblich eingeschränkt und andere therapeutische Optionen nicht sinnvoll sind oder nicht infrage kommen. Daten zur Langzeitbehandlung liegen nicht vor.
- **perkutane Kathetertherapie:** Die Indikation ist relativ und abhängig von der Einschränkung der Mobilität und der Lebensqualität sowie der Morphologie der Obstruktion. Sehr gut geeignet sind kurzstreckige iliakale und femoro-popliteale Stenosen oder Verschlüsse. Bei längerstreckigen subakuten thrombotischen femoro-poplitealen Verschlüssen kann eventuell die Indikation zur lokalen Thrombolyse und Thrombenextraktion vorliegen.
- **chirurgische Revaskularisation:** Auch hier ist die Indikation abhängig von der Einschränkung der Lebensqualität. Infrage kommen vorwiegend Verschlüsse der Beckenetage und Stenosen der A. femoralis communis oder A. profunda femoris. Eine chirurgische Revaskularisation unterhalb des Leistenbands ist im Stadium II nur in Ausnahmefällen indiziert.

**LITERATUR**
Umfassende aktuelle, nationale und internationale Leitlienien siehe S3 Leitlinie pAVK. Diagnostik, Therapie und Nachsorge der peripheren arteriellen Verschlusskrankheit. VASA 2016; 45, Supplement 96.
ACC/AHA Guidelines for the Management of Patients With Peripheral Arterial Disease. Circulation 2018; 137 (20).
2017 ESC guidelines on the diagnosis and treatment of peripheral arterial diseases, in collaboration with the European Society of Vascular Surgery (ESVS). Eur Heart J 2017; 00, 1–60, doi:10.1093/eurheartj/ehx095.

## 1.4 Leitsymptom Fieber und Schwäche des linken Arms

**KASUISTIK**

Eine 32-jährige Sekretärin klagt seit drei Monaten über fast tägliche Fieberschübe bis etwa 39 °C, Nachtschweiß, verminderte Leistungsfähigkeit, ungewollte Gewichtsabnahme von 5 kg und Schmerzen im Bereich von Schultern und Nacken. Darüber hinaus ist ihr eine schnelle Ermüdbarkeit des linken Arms aufgefallen. Bis auf die üblichen Kinderkrankheiten sei sie immer gesund gewesen, und sie nimmt keine Medikamente ein. Während der vergangenen fünf Jahre hat sie Urlaubsreisen in Mexiko, Kenia, Thailand und zuletzt vor sechs Monaten in Marokko unternommen. Seit Beginn der Symptome war sie mehrfach beim Hausarzt. Hier wurden „Entzündungszeichen" im Blut festgestellt, die Ursache für die Beschwerden blieb aber unklar.

### Wie lautet Ihre Verdachtsdiagnose?

Es handelt sich um Fieber unklarer Genese (FUO „fever of unknown origin"), eine länger als drei Wochen anhaltende, wiederkehrende Temperaturerhöhung über 38,3 °C, deren Ursache nach drei Tagen stationärer Abklärung oder drei ambulanten Untersuchungen unklar bleibt.

### Was sind die wichtigsten Ursachen von FUO?

Es gibt mehr als 200 bekannte Ursachen von FUO, die wichtigsten sind:
- Infektionen:
  - Endokarditis
  - Tuberkulose
  - abdominale Abszesse
  - Hepatitiden
  - HIV
- maligne Erkrankungen:
  - Hodgkin- und Non-Hodgkin-Lymphome
  - solide Tumoren (besonders Nierenzellkarzinom, Lebertumoren)
- entzündliche Systemerkrankungen:
  - systemischer Lupus erythematodes
  - Panarteriitis nodosa
- Wegener-Granulomatose[1]:
  - rheumatoide Arthritis
  - M. Still
  - Riesenzellarteriitis und Takayasu-Arteriitis
  - Sarkoidose
- medikamenteninduziertes Fieber („drug fever")
- artifizielles Fieber („febris factitia")

Trotz langwieriger und aufwendiger Diagnostik werden auch heute noch bis zu 30 % der Patienten mit FUO ohne Diagnose entlassen.

### Worauf achten Sie bei der körperlichen Untersuchung besonders?
- Erytheme, Exantheme, Petechien, unguale Splinter-Hämorrhagien, Osler-Knötchen
- oraler Soor

---

[1] Aufgrund der NSDAP-Mitgliedschaft von Friedrich Wegener empfehlen das American College of Rheumatology und die American Society of Nephrology, von Granulomatose mit Polyangiitis, GPA, (englisch: granulomatosis with polyangiitis) zu sprechen.

## 1.4 Leitsymptom Fieber und Schwäche des linken Arms

- Lymphknotenvergrößerungen
- pathologische Herzgeräusche
- Hepatosplenomegalie
- pathologische Gelenkbefunde
- fehlende oder abgeschwächte periphere Pulse, Strömungsgeräusche, Blutdruckdifferenz
- pathologische neurologische Befunde

**Körperlicher Untersuchungsbefund:** Größe 161 cm, Gewicht 58 kg, RR 95/70 mmHg rechts, links nicht hörbar, Puls 90/min regelmäßig, Temperatur 38,2 °C, Atemfrequenz 13/min. Blasse Haut und Schleimhäute, keine vergrößerten Lymphknoten tastbar, 2/6 spindelförmiges Systolikum mit Punctum maximum über der Aortenklappe und Erb ohne Fortleitung, Leber nicht vergrößert, Milz nicht tastbar. Die übrige körperliche Untersuchung einschließlich der orientierenden neurologischen Untersuchung war unauffällig.

### Wie interpretieren Sie den körperlichen Untersuchungsbefund?

Pathologisch sind die subfebrile Temperatur, die Blässe, der etwas erhöhte Ruhepuls, der rechts niedrige und links nicht messbare Blutdruck und das leise Systolikum.

Das Systolikum könnte Folge von Anämie und Tachykardie sein, eine Endokarditis muss aber ausgeschlossen werden. Der links nicht auskultierbare Blutdruck ist verdächtig auf eine arterielle Durchblutungsstörung des linken Arms. Die übrige körperliche Untersuchung ist unergiebig.

### Welche Basisdiagnostik ist bei FUO sinnvoll?

- ausführliche Anamnese (einschließlich Reiseanamnese) und körperliche Untersuchung
- Differenzialblutbild
- BSG, CRP, Routine-Chemie mit Leberwerten, Bilirubin und LDH, Elektrophorese
- Suchtest für antinukleäre und antizytoplasmatische Antikörper, Rheumafaktor
- Hepatitis- und HIV-Serologie
- bei Jugendlichen und jungen Erwachsenen EBV-Serologie
- Tuberkulin-Test
- drei Blutkulturen zu unterschiedlichen Zeitpunkten
- Röntgenbild des Thorax
- Echokardiografie
- Sonografie des Abdomens, evtl. CT Abdomen

Weitergehende diagnostische Maßnahmen sollten durch die Ergebnisse von Anamnese, körperlicher Untersuchung und der o. g. Basisdiagnostik geleitet werden. Insbesondere eine serologische „Schrotschussdiagnostik" ist nicht sinnvoll.

Tabelle (> Tab. 1.2) zeigt die Ergebnisse relevanter **Laboruntersuchungen** zum Zeitpunkt der stationären Aufnahme. Alle übrigen unter „Basisdiagnostik bei FUO" genannten Tests wurden durchgeführt und erbrachten Normalbefunde.

### Wie interpretieren Sie diese Laborbefunde?

Es bestehen eine normozytäre Anämie, eine Thrombozytose, ein erhöhtes CRP und eine Sturzsenkung. Diese Befunde sind vereinbar mit einer schweren systemischen Entzündung und helfen ätiologisch nicht weiter.

### Welche weitere Diagnostik ist im vorliegenden Fall sinnvoll?

- ausführliche klinische Gefäßuntersuchung
- arterielle Duplexsonografie

**Tab. 1.2** Relevante Laboruntersuchungen bei Fieber unklarer Genese

| | Normbereich | Tag 1 | | Normbereich | Tag 1 |
|---|---|---|---|---|---|
| Hämoglobin (g/dl) | 12,0–15,5 | 9,0 | Eiweiß (g/dl) | 6,0–8,5 | 7,7 |
| MCV (fl) | 80–96 | 88,9 | Albumin (g/dl) | 3,5–5,0 | 3,5 |
| MCH (pg) | 28–33 | 29,3 | GOT (U/l) | < 33 | 16 |
| Leukozyten (G/l) | 4–11 | 6800 | GPT (U/l) | < 35 | 7 |
| Thrombozyten (G/l) | 150–400 | 508 | GGT (U/l) | < 38 | 20 |
| BKS 60 min (mm) | < 30 | > 120 | AP (U/l) | < 135 | 92 |
| BKS 120 min (mm) | | > 120 | LDH (U/l) | < 250 | 125 |
| CRP (mg/dl) | < 0,5 | 10,3 | CK (U/l) | < 155 | 54 |
| Kreatinin (mg/dl) | 0,5–1,0 | 0,6 | ANA | | negativ |
| K$^+$ (mmol/l) | 3,5–5,0 | 3,8 | ANCA | | negativ |
| Na$^+$ (mmol/l) | 135–145 | 136 | | | |

Die ausführliche **Gefäßuntersuchung** zeigt einen rechts abgeschwächten und links fehlenden Brachialis-, Radialis- und Ulnarispuls, alle übrigen peripheren Pulse sind normal, es lässt sich ein hochfrequentes Strömungsgeräusch rechts infraklavikulär und in der rechten Axilla auskultieren. Zervikal, abdominal und im Verlauf der Beinarterien bestehen keine weiteren Strömungsgeräusche. Mit dem cw-Doppler wird der systolische Druck in der A. brachialis rechts mit 100 mmHg und links mit 75 mmHg gemessen. Die systolischen Knöchelarteriendrücke betragen rechts 135 mmHg und links 145 mmHg. Die Temporalarterien sind unauffällig. **Duplexsonografisch** findet sich beidseits im Verlauf der A. carotis communis der in ➤ Abb. 1.11 gezeigte Befund. Die linke A. axillaris ist dünn und echoarm verschlossen. Im Bereich der rechten A. subclavia und A. axillaris findet sich der in ➤ Abb. 1.12 gezeigte Befund.

### Wie lautet Ihre Diagnose?

Die Kombination von verdickten Arterienwänden im Bereich der großen, supraaortaler Äste, langstreckigen Stenosen und Verschlüssen der A. axillaris, hohen humoralen Entzündungsparametern und negativer Immunserologie erlaubt die Diagnose einer **Großgefäßvaskulitis**.

Weibliches Geschlecht, Alter unter 40 Jahren und Befall der großen supraaortalen Äste sind typisch für die **Takayasu-Arteriitis**.

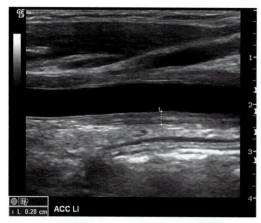

**Abb. 1.11** Duplexsonogramm, Befund im Verlauf der A. carotis communis [P093]

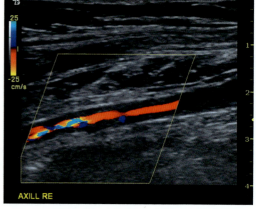

**Abb. 1.12** Duplexsonogramm, Befund im Bereich der rechten A. subclavia und A. axillaris [P093]

### Wie häufig ist die Takayasu-Arteriitis?
Laut älterer Literatur beträgt die jährliche Inzidenz bei Kaukasiern 1–3 neue Fälle pro Million, während die Erkrankung in Asien häufiger ist. Neuere Erfahrungen lassen allerdings vermuten, dass die Erkrankung auch in Europa deutlich häufiger ist als bisher angenommen.

### Welche Arterien sind bei der Takayasu-Arteriitis am häufigsten betroffen?
- Aorta, A. subclavia und A. axillaris (70 %)
- A. carotis (50 %)
- Nieren- und Mesenterialarterien (30 %)
- Vertebralarterien (10 %)
- Pulmonalarterien (bis zu 50 %, meistens asymptomatisch)

### Gibt es andere Großgefäßvaskulitiden?
Die **Riesenzellarteriitis** ist die häufigste Großgefäßvaskulitis (15–25 Fälle pro 100.000 bei Personen über 50 Jahre). Typischerweise befällt sie die Arterien des Kopfes **(Arteriitis temporalis).** Ein extrakranieller Befall großer und mittelgroßer Arterien ist aber möglich. Am häufigsten ist mit etwa 15 % die Beteiligung der A. axillaris. Die Riesenzellarteriitis ist eine wichtige Ursache von FUO bei alten Menschen.

Eine Beteiligung der Aorta und ihrer zentralen Äste im Rahmen von Vaskulitiden kleiner und mittelgroßer Arterien (z. B. Lupus erythematodes, Wegener-Granulomatose, Panarteriitis nodosa) ist möglich, aber sehr selten.

### Wie wird die Diagnose gesichert?
- Bei der Riesenzellarteriitis kann die Diagnose durch Biopsie der A. temporalis histologisch gesichert werden.
- Bei der Takayasu-Arteriitis ist eine Biopsie der betroffenen Arterien meistens nicht möglich. Die Diagnose wird daher in der Regel klinisch gestellt.

### Was ist das histopathologische Korrelat der Riesenzellarteriitis und der Takayasu-Arteriitis?
Dichte lymphozytäre Infiltrate ($CD4^+$-T-Zellen) in der Media und Adventitia evtl. mit Riesenzellen an der Grenze zur Intima. Diese zelluläre Entzündung kann sowohl zur Stenose und zum Verschluss als auch zur Ektasie betroffener Arteriensegmente führen. Aortenaneurysmen und Dissektionen sind gefürchtete Spätkomplikationen der Großgefäßvaskulitiden.

### Woran sollte man bei peripheren arteriellen Verschlüssen und hohen systemischen Entzündungszeichen differenzialdiagnostisch außerdem denken?
- Endokarditis mit peripherer Embolie
- mykotisches Aneurysma mit thromboembolischen Komplikationen (z. B. bei i. v. Drogenabusus!)

### Welche bildgebenden Verfahren werden zusätzlich zur Duplexsonografie für die Diagnostik der Großgefäßvaskulitis eingesetzt und was sind ihre Indikationen?
- **CT** und **MRT:** besonders nützlich für die Abklärung der sonografisch schlecht zugänglichen Aortenabschnitte. Hier können diese Schnittbildverfahren eine entzündliche Wandverbreiterung mit Kontrastmittelaufnahme aufdecken. Die MR-Angiografie ermöglicht die nichtinvasive Erfassung arterieller Stenosen und Verschlüsse.
- **Digitale Subtraktionsangiografie** (DSA) dient heute vorwiegend der Planung und Durchführung von Gefäßinterventionen.
- **$^{18}$F-Deoxyglukose-Positronenemissionstomografie** ($^{18}$F-FDG-PET; ➤ Abb. 1.13) kann bereits vor dem Auftreten manifester Gefäßstenosen eine arterielle Entzündung nachweisen. Einige neue Algorithmen zur Abklärung von FUO haben die $^{18}$F-FDG-PET als Ganzkörper-Screening-Verfahren nach negativer Basisdiagnostik aufgenommen.

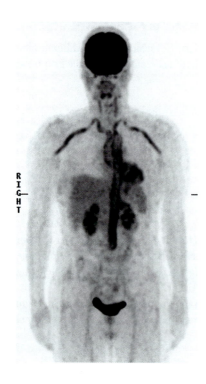

**Abb. 1.13** $^{18}$F-Deoxyglukose-Positronenemissionstomografie bei Großgefäßvaskulitis [P093]

### Wie würden Sie die Patientin behandeln?
Kortikosteroide sind die Initialtherapie der Wahl. Üblich ist Prednison in einer Anfangsdosis von 50–80 mg/d (1 mg/kg KG). Nach Normalisierung der Entzündungsparameter wird die Dosis langsam (maximal 10 % pro Woche) bis auf eine möglichst niedrige Erhaltungsdosis reduziert. Die Gesamtdauer der Therapie beträgt in der Regel nicht unter zwei Jahre.

> Unter Prednison 60 mg/d wurde die Patientin fieberfrei und die Allgemeinsymptome verschwanden innerhalb weniger Tage. Nach zwei Wochen hatten sich auch die humoralen Entzündungsparameter normalisiert. Die linksseitige Arm-Claudicatio besserte sich im Verlauf mehrerer Monate und wurde bald als subjektiv nicht wesentlich limitierend empfunden. Die Prednisondosis wurde innerhalb von drei Monaten bis auf 15 mg/d reduziert. Anschließend kam es zu einem erneuten Anstieg der BSG auf 60 in der 1. Stunde und des CRP auf 4,6 mg/dl. Die Patientin klagte über Schwitzen und Myalgien im Nackenbereich.

### Wie häufig sind Rezidive bei der Takayasu-Arteriitis?
Bis zu 50 % der Patienten haben einen chronisch-aktiven oder häufig rezidivierenden Verlauf.

### Welche Therapieoptionen haben Sie bei rezidivierender Takayasu-Arteriitis?
- Die Prednisondosis sollte zunächst erhöht werden, um erneut eine Remission zu induzieren.
- Zum Erhalt der Remission und Reduktion des Prednisonbedarfs kann das Prednison mit einem zweiten Medikament kombiniert werden. Zu folgenden Substanzen liegen veröffentlichte Erfahrungen in kleinen Studien oder Fallserien vor:
    - Methotrexat
    - Azathioprin
    - Cyclophosphamid
    - TNFα-Blocker (Infliximab, Adalimumab, Etanercept)
    - IL-6-Blocker (Tocilizumab)

**Welchen Stellenwert haben Gefäßoperationen und Katheterinterventionen bei diesen Patienten?**
- Die Indikation zu invasiven Gefäßeingriffen sollte bei Vaskulitis sehr streng gestellt werden.
- Revaskularisierende Maßnahmen sollten möglichst erst erfolgen, wenn die Vaskulitis nicht mehr aktiv ist.
- Die am häufigsten bei diesen Patienten vorliegenden Obstruktionen der Schulterarterien werden in der Regel sehr gut durch Kollateralen kompensiert. Gefäßeingriffe in dieser Region sind daher nur selten nötig.

**Wie ist die Prognose der Großgefäßvaskulitiden einzuschätzen?**
Unter adäquater Therapie haben die Riesenzellarteriitis und die Takayasu-Arteriitis eine sehr gute Prognose. Der häufig chronisch-rezidivierende Verlauf erfordert besonders bei der Takayasu-Arteriitis regelhaft eine langjährige immunsuppressive Therapie. Die Nebenwirkungen der Therapie stehen mit zunehmender Behandlungsdauer oft im Vordergrund.

### LITERATUR
Hellmich B. Management der Polymyalgia rheumatica und der Großgefäßvaskulitiden. Internist 2016; 57: 1069–1078.
Johnston SL, Gompels MM. Takayasu arteritis: a review. J Clin Pathol 2002; 55: 481–486.
Kerr GS, Hallahan CW, Giordano J, Leavitt RY, Fauci AS, Rottem M, Hoffman GS. Takayasu Arteriitis. Arch Intern Med 1994; 120: 919–929.
Knockaert DC, Vanderschueren S, Blockmans D. Fever of unknown origin in adults: 40 years on. J Intern Med 2003; 253: 263–275.
Koster MJ, Matteson EL, Warrington KJ. Recent advances in the clinical management of giant cell arteritis and Takayasu arteritis. Curr Opin Rheumatol 2016; 28: 211–217.
Morad O, Palda V, Detsky AS. A comprehensive evidence-based approach to fever of unknown origin. Arch Intern Med 2003; 163: 545–551.
Tatò F, Hoffmann U. Giant cell arteritis: a systemic vascular disease. Vasc Med 2008; 13(2): 127–40.
Weyand CM, Goronzy JJ. Immune mechanisms in medium and large-vessel vasculitis. Nat Rev Rheumatol 2013; 9: 731–740.
Weyand CM, Goronzy JJ. Giant-cell arteritis and polymyalgia rheumatica. N Engl J Med 2014; 371: 50–57.

## 1.5 Leitsymptom belastungsabhängiger Fußschmerz

### KASUISTIK
Ein 21-jähriger Mann klagt seit drei Monaten über zunehmende Schmerzen, Kälte- und Taubheitsgefühl im rechten Fuß nach 400 m Gehen. Durch stehen bleiben verschwinden die Beschwerden innerhalb weniger Minuten. Vor einem Jahr sei eine „Venenentzündung" am rechten Unterschenkel aufgetreten.
Der Patient raucht seit fünf Jahren bis zu 40 Zigaretten pro Tag. Als Kind sei eine Episode einer „Herzrhythmusstörung" aufgetreten. Weitere Erkrankungen oder Beschwerden werden verneint, der Patient ist sportlich, die körperliche Belastbarkeit ist gut.

**Was könnte die Ursache der rechtsseitigen Fußschmerzen sein?**
- periphere arterielle Verschlusskrankheit (pAVK) vom Unterschenkeltyp mit Fuß-Claudicatio
- orthopädische Erkrankungen:
  - statische Fehlbelastung durch Fehlstellung des Fußes, Hüft- oder Kniegelenks
  - degenerative oder entzündliche Veränderungen von Gelenken, Sehnen oder Bändern
- neurologische Erkrankungen:
  - radikuläre Symptomatik
  - Tarsaltunnelsyndrom
  - Polyneuropathie

> Die **Inspektion** der unteren Extremität ist unauffällig. Der Pulsstatus ist an beiden Armen und am linken Bein normal. Am rechten Bein ist der Leistenpuls normal, der Popliteapuls leicht verbreitert, die Fußpulse fehlen. Arterielle Strömungsgeräusche lassen sich nicht auskultieren. Der Puls ist regelmäßig, der systemische Blutdruck 115/80 mmHg. Folgende, systolische Knöchelarteriendrücke werden mit dem cw-Doppler gemessen: A. dorsalis pedis re. 80 mmHg, li. 120 mmHg; A. tibialis posterior re. 90 mmHg, li. 120 mmHg. Die segmentale Oszillografie zeigt eine deutlich pathologische Volumen-Pulskurve am rechten Fuß und an der rechten Großzehe, die anderen Segmente sind normal.

### Wie interpretieren Sie den körperlichen Untersuchungsbefund?

Die fehlenden Fußpulse, die reduzierten Knöchelarteriendrücke rechts mit einem Knöchel-Arm-Index < 0,9 und die pathologische Oszillografie beweisen eine arterielle Durchblutungsstörung. Der tastbare rechte Popliteapuls und die auf den rechten Fuß beschränkte Symptomatik sind vereinbar mit einer rechtsseitigen pAVK vom Unterschenkeltyp.

### Welche besonderen Differenzialdiagnosen der pAVK bestehen beim jungen Menschen?

- Thrombangiitis obliterans (Winiwarter-Buerger)
- Embolie (kardial, arterio-arteriell, gekreuzt bei offenem Foramen ovale)
- popliteales Entrapment
- zystische Adventitia-Degeneration
- Vaskulitiden (Takayasu-Arteriitis, Panarteriitis nodosa, M. Wegener, Vaskulitiden bei Kollagenosen)
- Ergotismus
- Dissektion (spontan oder traumatisch)
- Gefäßtrauma mit Thrombose/Embolie
- fibromuskuläre Dysplasie
- prämature Arteriosklerose (Progerie)
- Pseudoxanthoma elasticum
- Gefäßtumoren

### Welche Differenzialdiagnosen sind im vorliegenden Fall wahrscheinlich?

- Thrombangiitis obliterans
- Embolie
- Poplitea-Entrapment-Syndrom

### Was sind die charakteristischen klinischen Merkmale der Thrombangiitis obliterans?

- Alter < 45 Jahre
- Raucher
- überwiegend männliches Geschlecht
- schubweiser Verlauf
- Verschlüsse infrapoplitealer Arterien mit typischer Morphologie in der Angiografie: segmentale Verschlüsse, Korkenzieherkollateralen, diffus verminderter Gefäßdurchmesser, Vasospasmus
- Auch wenn nur eine Extremität klinisch symptomatisch ist, lässt sich in der Regel klinisch und/oder angiografisch eine Beteiligung beider Beine und der oberen Extremität (pathologische Faustschlussprobe) nachweisen
- Thrombophlebitis saltans (bei etwa 30 %)
- kein Vorliegen von Diabetes mellitus, Autoimmunerkrankungen, Emboliequellen und Thrombophilie

Die Diagnose Thrombangiitis obliterans ist eine Ausschlussdiagnose!

### Wie häufig ist die Thrombangiitis obliterans?
In Mitteleuropa macht die Thrombangiitis obliterans etwa 5 % der pAVK-Fälle aus. Weltweit gibt es große regionale Unterschiede (80 % bei Aschkenasim-Juden, 60 % in Indien, Korea, Japan und Afrika und bis 40 % im ehemaligen Jugoslawien).

### Was ist das histopathologische Korrelat der Thrombangiitis obliterans?
Für das frische Stadium ist der Gefäßverschluss durch einen zellreichen, entzündlichen Thrombus charakteristisch. Mikroabszesse und mehrkernige Riesenzellen können vorhanden sein. Anders als bei der Arteriosklerose und anderen systemischen Vaskulitiden bleibt die normale Struktur der Gefäßwand, einschließlich der Lamina elastica interna, erhalten.

### Wie wird die Thrombangiitis obliterans behandelt?
- absolute Nikotinkarenz
- in den pAVK-Stadien III und IV Prostaglandin i. v.: $PGE_1$ (Prostavasin®) oder Ilomedin (Iloprost®)

Eine chirurgische oder perkutane Revaskularisation ist meist nicht möglich und im floriden Stadium kontraindiziert. Der Nutzen antiinflammatorischer Pharmaka und von Antikoagulation ist umstritten. Besonders bei fortgeführtem Rauchen sind wiederholte Amputationen oft unvermeidlich.

### Was spricht im vorliegenden Fall gegen eine Thrombangiitis obliterans?
Das streng auf ein Bein beschränkte Befallsmuster.

### Wie klären Sie eine mögliche Emboliequelle ab?
- EKG, eventuell 24-Stunden-EKG: Vorhofflimmern
- transthorakale und transösophageale Echokardiografie:
  - Vorhofthromben, Vorhofmyxom
  - offenes Foramen ovale
  - Endokarditis
  - Vitien
  - Ventrikelaneurysma, Akinesie, Ventrikelthromben
  - schlechte Pumpfunktion
  - rupturierte Plaques im Aortenbogen
- Duplexsonografie der Aorta abdominalis und der Becken-Bein-Arterien: Aneurysmen, Dissektionen oder rupturierte Plaques

> Der Patient ist wegen der geschilderten Symptome bereits vor zwei Monaten in einem auswärtigen Krankenhaus untersucht und mit der Verdachtsdiagnose Thrombangiitis obliterans entlassen worden. Im Rahmen dieser Abklärung erfolgten ein Ruhe- und 24-Stunden-EKG sowie eine transthorakale und eine transösophageale Echokardiografie. Diese Untersuchungen zeigten keinen pathologischen Befund.

### Was spricht im vorliegenden Fall für ein popliteales Entrapment?
Das popliteale Entrapment ist die häufigste Ursache nichtarteriosklerotischer Aneurysmen der A. poplitea und liegt bis zu 5 % der Popliteaverschlüsse zugrunde. In diesem Fall sprechen mehrere Aspekte für das Vorliegen:
- Der verbreiterte, rechte Poplitealpuls ist ein Hinweis auf ein Aneurysma oder eine Ektasie der A. poplitea.
- Embolische Verschlüsse von Unterschenkelarterien sind eine typische Komplikation des Poplitea-Entrapment-Syndroms.

- Das popliteale Entrapment manifestiert sich meist einseitig. Männer im jungen Erwachsenenalter sind am häufigsten betroffen.

### Wie klären Sie den Verdacht auf ein popliteales Entrapment ab?
- Klinischer Provokationstest zum Nachweis einer Kompression der A. poplitea durch Anspannung der Wadenmuskulatur: Die aktive Plantarflexion des Fußes führt zum Verlust des cw-Doppler-Signals über der A. tibialis posterior. **Cave:** Dieser Test ist bei über 50 % der asymptomatischen Bevölkerung positiv. Die Diagnose eines Poplitea-Entrapment-Syndroms erfordert daher auch den Nachweis einer Schädigung der A. poplitea durch die chronische Kompression oder einer neurologischen Komplikation durch Kompression des N. tibialis.
- Nachweis einer Pathologie der A. poplitea (Ektasie, Aneurysma, Verschluss) durch die Duplexsonografie
- digitale Subtraktionsangiografie eventuell unter Provokation:
  - exakte Darstellung der Ausdehnung der poplitealen Schädigung
  - Höhe und Morphologie der Kompression unter Provokation
  - Darstellung der Unterschenkelgefäße, Ausmaß der peripheren Embolisation.
- eventuell Schnittbilddiagnostik (CT oder MR) zur Identifikation der komprimierenden Struktur

> Im klinischen Provokationsmanöver verschwindet das Doppler-Signal über der re. A. tibialis posterior bereits bei geringer Plantarflexion des Fußes.

### Was sehen Sie in der Duplexsonografie (➤ Abb. 1.14)?

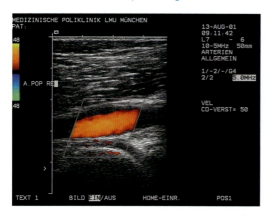

**Abb. 1.14** Duplexsonografie bei V. a. popliteales Entrapment [P093]

Es zeigt sich eine spindelförmige Ektasie der rechten A. poplitea.

## 1.5 Leitsymptom belastungsabhängiger Fußschmerz

Was sehen Sie in der digitalen Subtraktionsangiografie (DSA; ➤ Abb. 1.15, ➤ Abb. 1.16, ➤ Abb. 1.17 unter Provokation durch Plantarflexion des Fußes)?

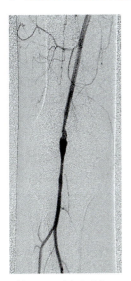

**Abb. 1.15** Digitale Subtraktionsangiografie: Ektasie [P093]

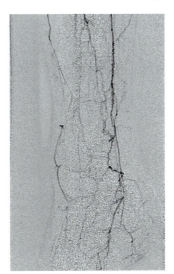

**Abb. 1.16** Digitale Subtraktionsangiografie: Verschluss der A. tibialis anterior und der A. tibialis posterior rechts [P093]

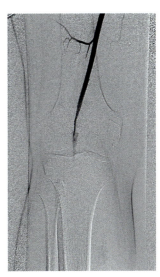

**Abb. 1.17** Digitale Subtraktionsangiografie unter Plantarflexion [P093]

Die DSA bestätigt die Ektasie (➤ Abb. 1.15) und zeigt einen Verschluss der A. tibialis anterior und der A. tibialis posterior rechts (➤ Abb. 1.16). Unter Provokation durch Plantarflexion des Fußes ist ein Verschluss der A. poplitea in Höhe des Kniegelenkspalts durch Kompression von außen zu erkennen (➤ Abb. 1.17).

### Welche Diagnose stellen Sie nun?
Es handelt sich um ein Poplitea-Entrapment-Syndrom mit peripherer Embolisation.

### Welche anatomischen Strukturen können dem Entrapment zugrunde liegen?
- abnormer, nach medial verlagerter Verlauf der A. poplitea mit Unterkreuzung des medialen Gastroknemiuskopfs
- aberrant verlaufende Muskelzüge oder Bänder in der Fossa poplitea
- funktionelles Entrapment mit normaler Anatomie durch hypertrophierte Wadenmuskulatur

### Welche Therapie ist angezeigt?
Eine chirurgische Dekompression der A. poplitea, die Resektion des geschädigten Popliteasegments und der Ersatz durch ein Veneninterponat sind indiziert. Wenn die embolischen Verschlüsse der Unterschenkelarterien frisch sind und eine klinisch relevante Ischämie vorliegt, sollte zusätzlich eine Rekanalisation der kruralen Strombahn durch perkutane, kathetergestützte Verfahren angestrebt werden.

### LITERATUR
ACC/AHA Guidelines for the management of patients with peripheral arterial disease. J Am Coll Cardiol 2006; 47: 1239–1312.
2011 ACCF/AHA Focused update of the guideline for the management of patients with peripheral artery disease (updating the 2005 guideline). J Am Col Cardiol 2011; 58: 2020–45.
S3-Leitlinie zur Diagnostik und Therapie der peripheren arteriellen Verschlusskrankheit (PAVK). VASA Volume 38, Supplement S/75, 2009.
TASC II. European Journal of Vascular and Endovascular Surgery 2007; 33, Issue 1, Supplement 1: 45–53.

## 1.6 Leitsymptom akrale Nekrose

**KASUISTIK**

Ein 78-jähriger Mann berichtet über eine langjährig bestehende Claudicatio intermittens der Waden beidseits, die schmerzfreie Gehstrecke beträgt etwa 100 Meter. Seit drei Monaten nimmt die Wadenclaudicatio links zu. Seit sechs Wochen hat er nächtliche Schmerzen im Vorfuß links, die Nachtruhe ist gestört. Der Patient verbringt einen Teil der Nachtruhe im Stuhl sitzend, da hierdurch die Schmerzen gelindert werden. Seit einer Woche hat er eine schmerzhafte Läsion im Bereich der DIV links.
**Anamnestisch** sind ein Diabetes mellitus Typ 2, eine medikamentös behandelte Hypertonie und Hypercholesterinämie sowie ein Zustand nach Myokardinfarkt zu erfragen.

### An welche Differenzialdiagnosen (mit ihrer typischen Klinik) denken Sie?

- arteriosklerotisch bedingte periphere arterielle Verschlusskrankheit (pAVK) im Stadium einer chronisch kritischen Extremitätenischämie
- Cholesterinkristallembolie: Livedo reticularis, bilaterale schmerzhafte akrale Läsionen, Blut- und Urineosinophilie (passager), Entzündungszeichen, Anstieg des Serumkreatinins, eventuell krisenhafter Blutdruckanstieg mit kardialer Dekompensation
- diabetisches Fußsyndrom: diabetische Neuropathie und Osteoarthropathie (Charcot-Fuß) mit Entwicklung eines Malum perforans, eventuell zusätzlich pAVK (diabetische Makroangiopathie). **Cave:** bei jedem diabetischen Fußsyndrom pAVK ausschließen, eventuell mit Osteomyelitis.

Bei der **körperlichen Untersuchung** findet sich eine Tachyarrhythmie mit peripherem Pulsdefizit, über den Lungen beidseits basal feuchte Rasselgeräusche. Die Pulse der unteren Extremitäten sind ab der A. poplitea beidseits nicht mehr tastbar. Die 4. Zehe links ist schwarz-bläulich verfärbt und sehr druckschmerzhaft. Die deutliche entzündliche Rötung hat auf den Vorfuß übergegriffen (➤ Abb. 1.18).

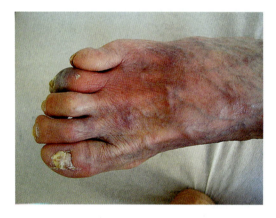

Abb. 1.18 Untersuchungsbefund: deutliche entzündliche Rötung des Vorfußes [P093]

### Welche diagnostischen Maßnahmen ergreifen Sie?

- EKG
- Röntgen-Thorax
- Messung des Knöchel-Arm-Index
- Labor (v. a. Entzündungsparameter, Serumkreatinin)

Im EKG findet sich Vorhofflimmern mit tachykarder Kammerfrequenz und Zeichen eines alten Vorderwandinfarkts. Der Röntgen-Thorax zeigt Umverteilungszeichen und einen vergrößerten Herzschatten. Die systolischen Knöchelarteriendrücke betragen beidseits > 220 mmHg bei einem Blutdruck von 160/90 mmHg (Mediakalzinose).
**Laborwerte**: C-reaktives Protein 5 mg/dl, Leukozyten 11.400/µl, Serumkreatinin 2,4 mg/dl.

### Welche weitere Diagnostik veranlassen Sie, um die Durchblutungssituation an der unteren Extremität einschätzen zu können (Knöchelarteriendrücke nicht verwertbar aufgrund der Mediasklerose)?

- **Oszillografie:** Ein nicht mehr pulsatiles Vorfußoszillogramm spricht für eine dekompensierte Durchblutungssituation.
- **transkutane Sauerstoffdruckmessung:** Werte unter 30 mmHg am Vorfuß im Liegen sprechen für eine kritische Ischämie.

### An welche Ursache der Niereninsuffizienz ist neben der diabetischen Nephropathie zu denken?

An eine bilaterale Nierenarterienstenose auf dem Boden der generalisierten Arteriosklerose.
    **Cave:** Kreatininanstieg unter Therapie mit ACE-Hemmern.

### Welche Methoden eignen sich zum Ausschluss oder Nachweis einer Osteomyelitis des Fußskeletts?

- konventionelle Röntgenaufnahme in zwei Ebenen
- Magnetresonanztomografie (sehr sensitiv, wenig spezifisch)
- Sondierung mit der Knopfsonde (Knochen sondierbar = Osteomyelitis)

Das Oszillogramm weist auf eine kritische Ischämie des linken Beins hin. Kein Nachweis einer Osteomyelitis oder einer diabetischen Osteoarthropathie.

### Wann besteht die Indikation zur Angiografie im Stadium der kritischen Extremitätenischämie (pAVK III/IV)?

Es besteht eine absolute Indikation, da die Möglichkeiten zur Revaskularisation (insbesondere chirurgisch) nur auf Basis einer Angiografie ausreichend beurteilbar sind (in der Regel Mehretagenproblem). Wichtig ist eine ausreichend gute Darstellung der Unterschenkel- und Fußarterien (krurale/pedale Bypässe). Am besten gelingt dies durch selektive Darstellung.

Die Angiografie der Beingefäße (➤ Abb. 1.19a–d) zeigt ausgeprägte arteriosklerotische Veränderungen der Beingefäße mit einem langstreckigen femoro-poplitealen Verschluss, einem Verschluss der A. profunda femoris sowie Verschlüssen aller drei Unterschenkelarterien.

### Welche therapeutischen Grundsätze verfolgen Sie?

- **kardiale Rekompensation:** Eine manifeste Herzinsuffizienz oder Anämie kann eine grenzwertig kompensierte pAVK in eine kritische Extremitätenischämie überführen.
- **Revaskularisation:** Diese Maßnahme steht – wenn immer möglich – bei der kritischen Extremitätenischämie an erster Stelle (nach entsprechender kardialer Rekompensation).
- **lokale Maßnahmen:** Eine adäquate lokale Therapie ischämischer Läsionen ist in seiner Bedeutung für den Extremitätenerhalt nicht zu unterschätzen.
- **medikamentöse Verbesserung der akralen Durchblutung** mit Prostanoiden, wie Alprostadil 1–2 × 40 µg/d in 50–250 ml isotonischer NaCl i. v. (z. B. Pridax®). **Cave:** Kontraindikationen manifeste Herzinsuffizienz und symptomatische koronare Herzkrankheit.
- **Bekämpfung der Infektion:** Bei systemischen Entzündungszeichen oder erheblicher lokaler Inflammation sind Antibiotika mit guter Gewebegängigkeit indiziert.

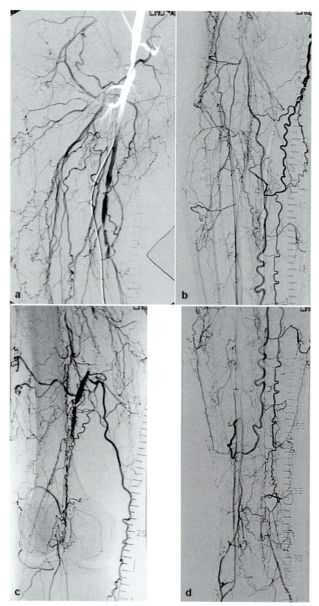

**Abb. 1.19 a-d** Das Angiogramm der Beingefäße zeigt ausgeprägte arteriosklerotische Veränderungen der Beinarterien mit einem langstreckigen femoro-poplitealen Verschluss, einem Verschluss der A. profunda femoris und Verschlüssen aller drei Unterschenkelarterien [P089]

- **Schmerztherapie:** Verbesserung der akralen Durchblutung durch Senkung des Sympathikotonus (Opioide evtl. in Kombination mit nichtopioiden Analgetika und/oder Antidepressiva). Das Fußende des Betts ist tief zu lagern (**Cave:** Zunahme eines entzündlichen Ödems = Verschlechterung der Fußdurchblutung).
- **Sekundärprophylaxe** der Arteriosklerose.

### Welches sind die wichtigsten Maßnahmen der lokalen Therapie ischämischer akraler Hautdefekte?
- trockene Wundbehandlung mit austrocknenden antiseptischen Tinkturen
- Wunddébridement bei Nekrosen
- bei Einschmelzungen chirurgische Entlastung
- keine haftenden Verbandsmaterialien (z. B. Pflaster)
- interdigitale Mulleinlagen (Verhinderung von Druckulzera interdigital)
- Wattestiefel (mechanischer Schutz, Wärmeverlust)
- druckentlastender Verbandsschuh

### Welche sind die therapeutischen Optionen zur Revaskularisation?
- **perkutane Kathetertherapie:** Da sie weniger invasiv ist als die Chirurgie, ist sie Methode der ersten Wahl, wenn technisch möglich (meist multimorbide Patienten mit hohem OP-Risiko). Im vorliegenden Fall bei langstreckigem femoro-poplitealem Verschluss ist sie technisch nicht möglich.
- **Revaskularisation durch Bypass,** am besten anhand einer autologen Vene. Bei hohem OP-Risiko kommen eventuell regionale Anästhesieverfahren infrage. Im vorliegenden Fall ist ein femorokruraler Venenbypass die beste therapeutische Option.

### Wann ist eine Amputation indiziert?
Die Indikation besteht, wenn es keine Möglichkeit zur Revaskularisation gibt und konservative Maßnahmen ohne Erfolg bleiben. Man unterscheidet Minoramputationen (Zehen-, Strahl- oder Vorfußamputationen mit funktionellem Erhalt der Extremität) und Majoramputationen (Unterschenkel- oder Oberschenkelamputation mit Notwendigkeit der Prothesenversorgung). Wichtig sind die Rehabilitationsmaßnahmen vor allem nach einer Major-Amputation.

### Wie schätzen Sie die Prognose eines Patienten im Stadium III oder IV einer pAVK ein?
- **Quoad vitam:** hohe kardiovaskuläre Morbidität und Mortalität; Ein-Jahres-Mortalität 20 %, Fünf-Jahres-Rate 50 %.
- **Quoad extremitatem:** Majoramputationsrate bei der kritischen Extremitätenischämie bis zu 20 %; Diabetiker mit 10- bis 15-fach höherem Risiko einer Amputation als Nichtdiabetiker; nur bei 40 % der Majoramputierten Wiedererlangung der vollen Mobilität (rollstuhlunabhängig).

**LITERATUR**
Umfassende aktuelle, nationale und internationale Leitlinien zum Management der pAVK in:
S3-Leitlinie pAVK. Diagnostik, Therapie und Nachsorge der peripheren arteriellen Verschlusskrankheit. VASA 2016; 45, Supplement 96.
ACC/AHA Guidelines for the Management of Patients With Peripheral Arterial Disease. Circulation 2018; 137 (20).
2017 ESC guidelines on the diagnosis and treatment of peripheral arterial diseases, in collaboration with the European Society of Vascular Surgery (ESVS). Eur Heart J 2017; 00, 1–60, doi:10.1093/eurheartj/ehx095.

# 1.7 Leitsymptom Ödem der unteren Extremitäten

**KASUISTIK**
Eine 32-jährige Patientin präsentiert sich mit einer beidseitigen ausgeprägten Unterschenkel- und Fußrückenschwellung, die die Zehen mit einbezieht. Die Symptomatik sei progredient seit dem Kindesalter. Es besteht ein Schweregefühl beider Beine. Ansonsten fühlt sich die Patientin gesund.

## Welches sind pathophysiologische Ursachen der Ödembildung?
- erhöhter kapillärer Druck (erhöhtes Plasmavolumen durch Natriumretention, Störung des venösen Rückflusses, erniedrigter arteriolärer Widerstand)
- Hypoalbuminämie (Proteinverlust, erniedrigte Proteinsynthese)
- erhöhte kapilläre Permeabilität
- lymphatische Obstruktion, z. B. bei Fehlbildung
- erhöhter interstitieller onkotischer Druck

## Welche Differenzialdiagnosen ziehen Sie in Betracht?
- Herzinsuffizienz
- Nierenerkrankungen einschließlich nephrotischen Syndroms
- Medikamenteneinnahme (z. B. Diuretika, Kalziumantagonisten, Minoxidil, Diazoxid, Östrogene)
- venöse Erkrankungen: tiefe Venenthrombose, chronische venöse Insuffizienz, Angiodysplasie
- gastrointestinale Erkrankungen: Leberzirrhose, Malabsorption, Malnutrition
- Lymphödem
- Lipödem (kein eigentliches Ödem, sondern von Hüften abwärts bis Knöchel unproportionierte Fettgewebsansammlung)
- andere: Diabetes mellitus, Hypothyreose, allergische Reaktion einschließlich Angioödem

Anamnestisch ist keine Medikamenteneinnahme zu eruieren.
Im **Untersuchungsbefund** zeigt sich eine übergewichtige Patientin mit lokal beidseits teigigen, schwer eindrückbaren, ausgeprägten Schwellungen beider Unterschenkel, Fußrücken und Zehen mit Faltenbildung (> Abb. 1.20).
Veruccae im Bereich der Zehen. Stemmer-Zeichen beidseits positiv (fehlende Abhebbarkeit der Zehenhaut). Die sonstigen körperlichen Befunde sind unauffällig.
Ein Duplex der Venen, eine Sonografie des Abdomens, Labor und Urinstatus sind unauffällig.

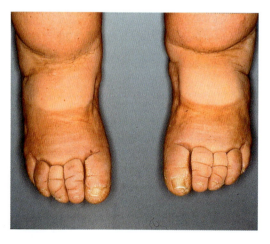

**Abb. 1.20** Untersuchungsbefund: ausgeprägte Schwellungen beider Unterschenkel, Fußrücken und Zehen [P089]

### Welche ist die wahrscheinliche Diagnose?
Es liegt mit hoher Wahrscheinlichkeit ein primäres Lymphödem vor, da keine Anhaltspunkte für alternative Ursachen bestehen und klinisch ein klassischer Befund präsentiert wird.

### Welche Formen des Lymphödems kennen Sie?
An **primären Formen** sind zu nennen:
- das seltene kongenitale hereditäre Lymphödem (Typ Milroy) mit Lymphödem bereits bei Geburt. Es wird autosomal-dominant vererbt, gelegentlich besteht eine Assoziation mit intestinaler Lymphangiektasie und Cholestase.
- das hereditäre Lymphödem (Typ Meige). Es beginnt im Kindesalter oder in der Pubertät (praecox). Der Erbgang ist autosomal-dominant.
- das sporadische Lymphödem (tarda). Es manifestiert sich erst im Erwachsenenalter, meist über 30 Jahre.

Sekundär tritt ein Lymphödem auf, z. B. postoperativ (Mastektomie, peripherer Bypass), bei Malignom (Prostatakarzinom, Ovarial- oder Endometriumkarzinom), nach Bestrahlung, bei Selbststau (Selbstbeschädigung) oder infektiös (Erysipel, Filariose → weltweit häufigste Ursache des sekundären Lymphödems).

### Wie manifestieren sich ein primäres und sekundäres Lymphödem typischerweise klinisch?
Das **primäre Lymphödem** betrifft meist Frauen. Es beginnt in etwa 75 % unilateral, in 25 % bilateral. Bei einseitigem Beginn bildet sich später bei etwa 25 % ein kontralaterales Ödem aus. Auslösende Faktoren eines subklinischen Ödems sind Schwangerschaft oder lokales Trauma (Distorsion, Kontusion). Die Ausbreitungsrichtung ist in der Regel von distal nach proximal.
Bei **sekundärem Lymphödem** dominieren die Symptome der Grunderkrankung; es kann bi- oder unilateral auftreten und breitet sich häufig von proximal nach distal aus.

### Wie lautet die gebräuchliche klinische Stadieneinteilung des Lymphödems?
- Stadium I: eindrückbares, weiches Ödem, Rückbildung auf Hochlagerung
- Stadium II: nicht eindrückbares Ödem, fehlende Rückbildung auf Hochlagerung
- Stadium III: Elephantiasis

### Welche bildgebenden Verfahren dienen der Darstellung des Lymphgefäßsystems?
- **indirekte Lymphografie:** subdermale Injektion eines wasserlöslichen Kontrastmittels, Darstellung epifaszialer peripherer Lymphkollektoren (keine Darstellung der kutanen Lymphkapillaren)

**ZUSATZINFORMATION**
Die direkte Lymphografie ist obsolet.

- **Lymphszintigrafie:** interdigitale Injektion eines lymphpflichtigen radioaktiven Tracers; qualitative Beurteilung der Transportfunktion

Diese Verfahren sind selten erforderlich. Das Lymphödem ist primär eine klinische Diagnose nach Ausschluss sekundärer Ödemursachen.

### Welchen Stellenwert haben Ultraschall, MRT und CT in der Diagnostik des Lymphödems?
Sie dienen in aller Regel der Abklärung sekundärer Ursachen, wobei MRT und Ultraschall die Differenzierung von Phlebödem (subkutanes und muskuläres Ödem) und Lymphödem (Ödem nur subkutan) ermöglichen.

## Was sind mögliche Komplikationen des Lymphödems?
- rezidivierende Erysipele: Verschlechterung des Lymphödems durch Obliterationen kutaner Lymphgefäße im Rahmen der Infektion (Mykose als Eintrittspforte!)
- fibrotischer Umbau des Ödems mit Einschränkung der Beweglichkeit, vor allem im Sprunggelenk
- Hyperkeratose und Bildung von Verrucae (häufig bei Elefantiasis)
- sehr selten maligne Entartung (Lymphangiosarkom): Vorkommen bei massivem Armlymphödem nach Mastektomie (Stewart-Treves-Syndrom) oder bei Filariose (multiple bläulich-rötliche oder livide Hautläsionen, subkutane Knötchen)

## Welche präventiven Maßnahmen empfehlen Sie der Patientin?
- Vermeidung von Hitzeapplikation an den betroffenen Extremitäten
- Hochlagerung der Beine, wenn immer möglich
- Vermeidung einschnürender Kleidungsstücke
- penible Hauthygiene (Vermeidung sekundärer Infektionen)

## Welche therapeutischen Optionen kennen Sie?
- **Kompressionstherapie:** in der Anfangsphase mit nichtelastischen Kurzzugbinden im Rahmen einer komplexen Entstauungstherapie mit manueller Lymphdrainage (mehrere Wochen), dann graduierte Kompressionsstrümpfe (distal höherer Druck als proximal). Frühzeitige und konsequente Kontrolle des Ödems verhindert die Progression!
- **intermittierende externe pneumatische Kompression** (bei fehlendem Ansprechen auf manuelle Lymphdrainage und Kompression)
- **Diuretika:** häufig wenig effektiv (insbesondere bei fibrösem Umbau); eventuell in der Anfangsphase einer komplexen Entstauungstherapie zeitlich limitiert über etwa zwei Wochen

## Welche Kontraindikationen für eine manuelle Lymphdrainage sind zu beachten?
- Erysipel oder aktive Entzündung der betroffenen Extremität
- Neoplasie
- akute tiefe Venenthrombose
- dekompensierte Herzinsuffizienz
- lokal über bestrahltem Hautareal

### LITERATUR
S2k Leitlinie Diagnostik und Therapie der Lymphödeme. AWMF Reg.-Nr. 058-001 http://www.awmf.org/uploads/tx_szleitlinien/058-001l_S2k_Diagnostik_und_Therapie_der_Lymphoedeme_2017-05.pdf.

## 1.8 Leitsymptom pulsatiler Tumor im Abdomen

### KASUISTIK
Eine 73-jährige Patientin mit arterieller Hypertonie wird zur besseren Blutdruckeinstellung zum Internisten überwiesen. An weiteren kardiovaskulären Risikofaktoren bestehen ein langjähriger Nikotinkonsum und eine Hypercholesterinämie. Wesentliche Begleiterkrankungen sind eine aktuell asymptomatische koronare Herzerkrankung mit Z. n. Myokardinfarkt und PTCA vor zwei Jahren, eine chronisch-obstruktive Bronchitis (COPD) und eine chronische Niereninsuffizienz im Stadium III (Serumkreatinin 1,3 mg/dl, berechnete GFR 42,8 ml/min).
Bei der **körperlichen Untersuchung** fällt eine verbreitert tastbare Pulsation der abdominalen Aorta auf.
Das **Routinelabor** ist bis auf die bekannte Niereninsuffizienz unauffällig.

## 1.8 Leitsymptom pulsatiler Tumor im Abdomen

### Welche Verdachtsdiagnose stellen Sie?
Der verbreiterte Aortenpuls bei einer Patientin mit multiplen Gefäßrisikofaktoren und manifester Arteriosklerose lässt ein Bauchaortenaneurysma (BAA) vermuten.

### Wie klären Sie den Befund weiter ab?
- abdominale Sonografie
- bei speziellen Fragestellungen zusätzlich farbkodierte Duplexsonografie (FKDS)

### Was sehen Sie in der B-Bild- und Duplexsonografie (➤ Abb. 1.21, ➤ Abb. 1.22, ➤ Abb. 1.23)?

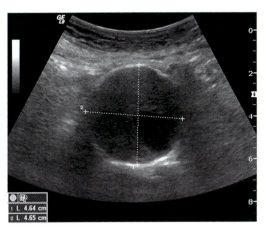

Abb. 1.21 B-Bild-Sonografie: Querschnitt [P093]

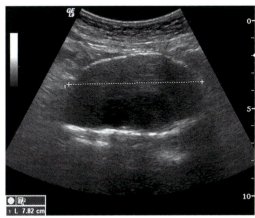

Abb. 1.22 B-Bild-Sonografie: Längsschnitt [P093]

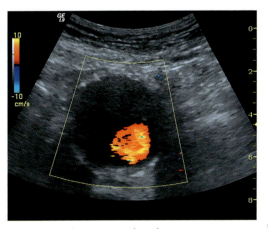

Abb. 1.23 Duplexsonogramm [P093]

Die B-Bild-Sonografie zeigt im Quer- (➤ Abb. 1.21) und Längsschnitt (➤ Abb. 1.22) ein infrarenales BAA mit einem maximalen Durchmesser von 4,65 cm und einer Länge von fast 8 cm. Der breite, sehr echoarme Thrombusmantel ist im B-Bild kaum sichtbar, wird aber leicht erkennbar durch Zuschalten der FKDS.

> Eine Nachfrage beim Hausarzt ergibt, dass ein BAA bereits seit zwei Jahren bekannt ist. Bei der letzten Ultraschalluntersuchung zehn Monate zuvor lag der maximale Durchmesser bei 3,9 cm.

### Welche Ätiologien des infrarenalen BAA kennen Sie?
- meist arteriosklerotisch (> 90 %)
- seltene Ursachen:
  - idiopathische Mediadegeneration (Erdheim-Gsell)
  - inflammatorisches Aneurysma
  - bakterielle Infektion (mykotisches Aneurysma)
  - Vaskulitis (Takayasu-, Riesenzellarteriitis)
  - Trauma (Aneurysma spurium)
  - hereditäre Bindegewebserkrankungen (Marfan-, Loeys-Dietz-, Ehlers-Danlos-Syndrom)

### Was sind die wichtigsten Risikofaktoren für das BAA?
- Alter
- männliches Geschlecht
- arterielle Hypertonie
- Rauchen
- familiäre Belastung

### Nennen Sie bitte die typischen Komplikationen des BAA.
- Ruptur
  - frei
  - gedeckt
  - mit Penetration angrenzender Organe
- Kompression umliegender Strukturen
  - Arrosion von Wirbelkörpern
  - Harnstau (häufig bei inflammatorischem Aneurysma)
- periphere Embolisation aus dem Thrombusmantel
  - embolische Verschlüsse der iliakalen, femoro-poplitealen oder kruralen Strombahn
  - Cholesterinembolisation
- thrombotischer Verschluss mit akuter Durchblutungsstörung der unteren Extremität (selten)

### Wie hoch ist das Rupturrisiko von BAA?
Bei einem Aneurysmadurchmesser < 5,0 cm liegt die Rupturgefahr unter 1 % pro Jahr. Bei einem Durchmesser > 5,0–5,5 cm steigt das Rupturrisiko steil an. Je nach Studie wird die Rupturrate von BAA mit einem Durchmesser > 5,5 cm mit 10–30 % pro Jahr angegeben.

### Welche weiteren Risikofaktoren der BAA-Ruptur neben dem Durchmesser kennen Sie?
- schnelle Größenzunahme (> 0,4 cm/Jahr)
- unkontrollierte Hypertonie
- weibliches Geschlecht
- Rauchen
- obstruktive Ventilationsstörung

### Wie gefährlich ist die BAA-Ruptur?
Die BAA-Ruptur geht mit einer Mortalität von etwa 80 % einher. Wenn ein Patient mit BAA-Ruptur die Klinik erreicht, hat der notfallmäßige Aortenersatz eine Mortalität von etwa 50 %. In letzter Zeit gewinnt die notfallmäßige endovaskuläre Versorgung rupturierter Aneurysmen mit Stents zunehmend an Bedeutung.

### Wie hoch ist die Mortalität des elektiven, chirurgischen Aortenersatzes bei BAA?
In großen Studien lag die Mortalität des elektiven, abdominalen Aortenersatzes bei 3–5 %.

### Welche Alternative zum chirurgischen Aortenersatz mittels Rohr- oder Y-Prothese gibt es?
Das Aneurysma kann endovaskulär mittels Stentprothese ausgeschaltet werden.

### Welchen Stellenwert haben endoluminale Verfahren aktuell?
Bisherige randomisierte Studien haben gezeigt, dass die perioperative Mortalität bei endovaskulärer Therapie des BAA bei 1–2 % liegt und somit deutlich niedriger ist als bei der konventionellen Operation. Bei geeigneter Morphologie des Aneurysmas setzt sich dieses Therapieverfahren daher immer mehr durch, besonders bei älteren Patienten mit höherem Operationsrisiko.

Wichtigster Nachteil des endovaskulären Verfahrens ist eine höhere Rate an Spätkomplikationen (Leckage, Stentruptur, Stentmigration), die mit Folgeeingriffen behandelt werden müssen. Daraus ergibt sich die Notwendigkeit einer engmaschigen und teuren (Sonografie, CT) Nachkontrolle dieser Patienten. Darüber hinaus sind nicht alle Aneurysmen für eine endovaskuläre Therapie geeignet. Voraussetzungen sind:
- ausreichender Abstand zu den Nierenarterien
- Möglichkeit der distalen Stentverankerung in den Iliakalarterien
- geeigneter iliakaler Zugangsweg

Durch technische Fortschritte (bessere Stentmaterialien, „gebranchte" Prothesen) können heute immer mehr Aneurysmen endovaskulär versorgt werden.

### Wann besteht eine Therapieindikation?
- In der Regel wird eine Therapieindikation ab einem Durchmesser von 5,0–5,5 cm gesehen.
- Indikationen für eine Therapie bereits bei einem kleineren Durchmesser sind das Auftreten von Symptomen, eine schnelle Größenzunahme oder morphologische Hinweise auf eine drohende oder gedeckte Perforation.

### Wie beurteilen Sie das Aneurysma im vorliegenden Fall und welche Konsequenzen ziehen Sie?
Das Aneurysma der Patientin ist mit einem maximalen Durchmesser von 4,7 cm noch nicht dringend therapiebedürftig. Allerdings sprechen die Größenzunahme von fast 8 mm in zehn Monaten, das weibliche Geschlecht, der fortbestehende Nikotinkonsum, die schlecht eingestellte Hypertonie und die COPD für eine höhere Rupturgefahr. Eine endovaskuläre Therapie könnte in diesem Fall erwogen werden, wenn das BAA morphologisch hierfür geeignet ist.

### Welche weitere bildgebende Diagnostik brauchen Sie, um die Eignung des BAA für eine endovaskuläre Therapie abzuklären?
Eine abdominale CT-Angiografie mit dünnen Schichten (1–3 mm).

> Die CT-Angiografie zeigt das BAA im Querschnitt (➤ Abb. 1.24) und in den koronaren Rekonstruktionen (➤ Abb. 1.25a und b). In der kraniokaudalen Ausdehnung reicht das Aneurysma von unmittelbar unterhalb der rechten Nierenarterie bis an die Aortengabel. Es zeigen sich ausgedehnte Verkalkungen der Aortenbifurkation und der abgebildeten Segmente der Iliakal- und proximalen Femoralarterien.

### Wie beurteilen Sie die CT?
Da das BAA bis an die Nierenarterie heranreicht, besitzt es keinen „Hals", um den Stent kranial zu verankern. Zusätzlich fand sich bds. eine dünne und massiv arteriosklerotisch veränderte Iliakalstrombahn, die nicht für

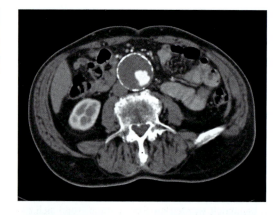

**Abb. 1.24** CT-Angiogramm im Querschnitt [P093]

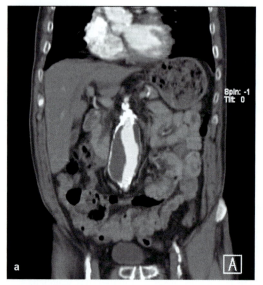 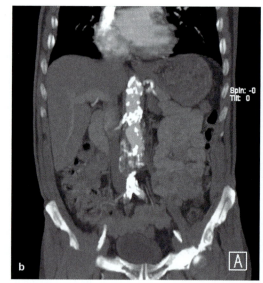

**Abb. 1.25 a, b** CT-Angiogramm: koronare Rekonstruktionen [P093]

einen Aortenstent passierbar erscheint. Dieses Aneurysma ist daher morphologisch ungünstig für eine endovaskuläre Stentprothese.

### Wie würden Sie die Patientin behandeln?

Für einen offenen Aortenersatz besteht bei einem Durchmesser unter 5,0 cm und multimorbider, älterer Patientin (KHK, COPD, Niereninsuffizienz) keine eindeutige Indikation. Um die Wachstumstendenz zu überprüfen, sollte das Aneurysma kurzfristig (in drei Monaten) sonografisch kontrolliert werden. Gleichzeitig sollten die Blutdruckeinstellung optimiert und die Patientin zum Nikotinverzicht motiviert werden.

Die Patientin wird unter einer antihypertensiven Therapie, bestehend aus ACE-Hemmer, Schleifendiuretikum und Betablocker, normoton. Die Hypercholesterinämie wird mit einem Statin behandelt und die Patientin erhält ASS 100 mg/d zur Thrombozytenaggregationshemmung.
Bei der nächsten **sonografischen Verlaufskontrolle** des Aneurysmas nach drei Monaten ist der maximale Durchmesser konstant geblieben. Die Fortführung der konservativen Therapie unter regelmäßiger Überwachung der Aneurysmagröße wird vereinbart.

Welche peripheren Gefäße sind nach der infrarenalen Aorta am häufigsten von Aneurysmen betroffen?
- Iliakalarterien
- A. poplitea

Welches sind die wesentlichen Komplikationen des Popliteaaneurysmas?
Das Popliteaaneurysma wird meist durch einen thrombotischen Verschluss und/oder der peripheren Embolisation in die Unterschenkelarterien symptomatisch. Diese Komplikation führt häufig zu einer schweren, extremitätengefährdenden Ischämie des Unterschenkels und des Fußes. Die Ruptur eines Popliteaaneurysmas ist hingegen sehr selten.

Wie wird das Popliteaaneurysma behandelt?
Wegen des hohen Risikos thromboembolischer Komplikationen wird ab einem Durchmesser von 2,0–2,5 cm die prophylaktische Ausschaltung mittels femoropoplitealem Bypass empfohlen. Patienten mit Popliteaaneurysma, die nicht operiert werden, sollten oral antikoaguliert werden.

**LITERATUR**
2014 ESC guidelines on the diagnosis and treatment of aortic disease: document covering acute and chronic aortic diseases of the thoracic and abdominal aorta of the adult. Eur Heart J 2014; 41:2873–926.
Blankensteijn JD et al. Two-year outcomes after conventional or endovascular repair of abdominal aortic aneurysms (DREAM trial). N Engl J Med 2005; 352: 2398–405.
Chaikof EL et al. The Society of Vascular Surgery practice guidelines on the care of patients with abdominal aortic aneurysm. J Vasc Surg 2018; 67: 2–77.
The United Kingdom EVAR Trial Investigators. Endovascular versus open repair of abdominal aortic aneurysm. N Engl J Med 2010; 362:1863–71.

## 1.9 Leitsymptom plötzlicher einseitiger Visusverlust

**KASUISTIK**
Ein 68-jähriger Mann berichtet über einen plötzlich aufgetretenen, rechtsseitigen vollständigen Visusverlust, der seit einer Stunde besteht. Daneben „Kribbeln" und Taubheitsgefühl im linken Arm. An Vorerkrankungen sind bekannt: langjähriger Hypertonus und Z. n. koronarer Bypass-Operation wegen koronarer Dreigefäßerkrankung.

Welche Differenzialdiagnosen sind in Betracht zu ziehen?
- Apoplex
- transitorisch ischämische Attacke
- intrazerebrale Blutung
- Subarachnoidalblutung
- Subduralhämatom
- Sinusvenenthrombose
- Anfallsleiden
- intrakranielle Raumforderung

Welches sind die wahrscheinlichsten Differenzialdiagnosen?
Ischämischer Insult und transitorisch ischämische Attacke (TIA).

Welches sind die wichtigsten Ursachen eines ischämischen Insults oder einer TIA?
- obliterierende Arteriosklerose der extrakraniellen Karotisstrombahn (meist A. carotis interna)
- obliterierende Arteriosklerose der intrakraniellen Hirnarterien (meist Karotissiphon, A. cerebri media)

- zerebrale Mikroangiopathie (lakunäre Infarkte)
- kardiale Embolie (Vorhofflimmern, linksventrikuläres Aneurysma, Mitralvitium, offenes Foramen ovale) oder Embolie aus Aorta ascendens/Aortenbogen (arteriosklerotisch)
- Dissektion (fibromuskuläre Dysplasie, Marfan-Syndrom)
- entzündliche Gefäßerkrankungen (Riesenzellarteriitis, Morbus Takayasu; **Cave:** Sturzsenkung!)

### Wie unterscheidet sich die typische Klinik zerebrovaskulärer Durchblutungsstörungen im Versorgungsgebiet der A. carotis interna und des vertebrobasilären Stromgebiets?

- A. carotis interna:
  - kontralaterale Hemiparese, Dyspraxie
  - kontralaterale Hypo- oder Parästhesie
  - ipsilaterale Visusstörungen (Amaurosis fugax, homonyme Hemianopsie)
  - Dysarthrie, Dys- oder Aphasie
- vertebrobasilär:
  - Ataxie
  - Drehschwindel
  - bilaterale Parese oder Dysästhesie
  - Sturzattacken (Drop Attacks) ohne Bewusstseinsverlust
  - Dysarthrie, Schluckstörung
  - Visusstörungen

### Welche typischen anamnestischen und klinischen Befunde würden Sie bei der Riesenzellarteriitis und welche beim Morbus Takayasu erwarten?

- **Riesenzellarteriitis:** Alter > 50 Jahre, Allgemeinsymptomatik, neu aufgetretene Kopfschmerzen, Druckschmerz und/oder Pulslosigkeit der Temporalarterie(n), eventuell Kau-Claudicatio, plötzliche Erblindung, Strömungsgeräusch A. axillaris, eventuell Befunde einer Polymyalgia rheumatica (➤ Kap. 1.4)
- **Morbus Takayasu:** Alter < 40 Jahre, Allgemeinsymptomatik (im Akutstadium), abgeschwächte Pulse der A. brachialis, Stenosegeräusch über A. subclavia oder Aorta, Claudicatio der Beine, Sehstörungen bis Erblindung, Hypertonie (renovaskulär; ➤ Kap. 1.4)

> Bei der **körperlichen Untersuchung** beträgt der Blutdruck 170/100 mmHg, beim Visus rechts ist die Unterscheidung hell/dunkel möglich, es besteht eine Hyposensibilität der linken oberen Extremität. Labor und EKG sind unauffällig.

### Welche weiteren diagnostischen Maßnahmen veranlassen Sie?

- Computertomografie des Schädels: Differenzierung zwischen akuter Ischämie und Hämorrhagie
- Farbduplexsonografie: extrakranielle Obstruktionen der supraaortalen Arterien (Stenosen, Verschlüsse, Dissektion, Wandverdickung)
- EKG und Langzeit-EKG: Vorhofflimmern. Bei Schrittmacherträgern Auslesen des Schrittmachers.
- transthorakale ggf. transösophageale Echokardiografie: Vorhofthrombus, offenes Foramen ovale, Septumaneurysma, Vitium, Hypo-/Akinesien, Plaques Aorta ascendens und Bogen

### Welchen Stellenwert hat die Magnetresonanztomografie im Abklärungsgang zerebraler Ischämien?

- als angiografisches Verfahren (MRA) vor allem zur Darstellung intrakranieller Gefäße (Aneurysmen, arteriovenöse Malformationen, Stenosen) und entzündlicher Gefäßerkrankungen
- als Diffusions-MRT zum Frühnachweis einer gestörten Blut-Hirn-Schranke, z. B. als Ausdruck einer Ischämie
- als konventionelle MRT zum Nachweis von Hirnstammischämie oder Sinusvenenthrombose

## Wann ist eine konventionelle selektive Angiografie indiziert?

In der Regel bei unklaren Befunden, z. B. Verdacht auf Dissektion, DD: Verschluss oder höchstgradige Stenose, entzündliche Gefäßerkrankung oder im Rahmen eines geplanten interventionellen Rekanalisationsversuchs (Thrombektomie). Die Komplikationsrate (bleibende neurologische Defizite) der selektiven Angiografie liegt bei 0,5–1 %. In der Regel ist bei Verdacht auf ein ischämisches Ereignis eine Duplexsonografie, eventuell in Kombination mit MRT, ausreichend zum Nachweis oder Ausschluss einer extrakraniellen Karotispathologie (auch hinsichtlich Operation).

> Das CT ist unauffällig.
> Die **Duplexsonografie** (➤ Abb. 1.26) zeigt eine hochgradige, > 70-prozentige Stenose der A. carotis interna rechts (Pfeil). Im Verlauf der diagnostischen Maßnahmen bildet sich die neurologische Symptomatik vollständig zurück.

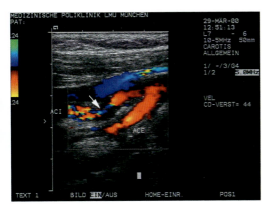

**Abb. 1.26** Stenose der A. carotis interna rechts (Pfeil) [P093]

## Wie lautet die Stadieneinteilung der zerebralen Durchblutungsstörung?

- Stadium I: asymptomatisch
- Stadium II: symptomatische Stenose mit passageren neurologischen Ausfällen
  - transitorisch ischämische Attacke (TIA), Verschwinden nach 24 Std. (weitgehend). Warnzeichen: 10 % erleiden kompletten Apoplex im folgenden Jahr!
  - reversibles ischämisches neurologisches Defizit (RIND), komplette Rückbildung nach mehr als 24 Stunden (heute nicht mehr gebräuchlich)
- Stadium III: „progressive stroke": Steigerung der Symptomatik, nur teilweise reversibel
- Stadium IV: „complete stroke": irreversible Schädigung

## Welche therapeutischen Maßnahmen kommen für den Patienten mit TIA in Betracht?

- Sekundärprophylaxe (Patient gehört zur vaskulären Hochrisikopopulation)
  - Acetylsalicylsäure 100 mg/d (z. B. Aspirin®) oder primär Kombination aus Dipyridamol 200 mg und Acetylsalicylsäure 25 mg (z. B. Aggrenox®)
  - bei rezidivierenden Ereignissen Clopidogrel 75 mg/d (Plavix®) oder Dipyridamol 200 mg und Acetylsalicylsäure 25 mg (z. B. Aggrenox®). Eine duale Plättchenhemmung mit ASS und Clopidogrel ist wahrscheinlich nur in den ersten Wochen nach der akuten Ischämie von Vorteil. Anschließend häufigere zerebrale Blutungsereignisse unter der Kombination
  - Behandlung der kardiovaskulären Risikofaktoren, hier der Hypertonie (z. B. ACE-Hemmer), Statintherapie
- Revaskularisation der Karotisstenose

## Wann besteht prinzipiell die Indikation zur Revaskularisation einer Karotisstenose?

- bei asymptomatischer Karotisstenose (Rate zerebraler ischämischer Ereignisse unter bester medikamentöser Therapie ca. 1 %/Jahr) Indikation nur unter folgenden Bedingungen zu erwägen:
  - > 70-prozentige progrediente Stenose
  - Lebenserwartung > 5 Jahre
  - sehr niedrige perioperative Komplikationsrate (inkl. Angiografie), d. h. erfahrenes Zentrum mit ausgewiesen niedriger Komplikationsrate (< 3 %)
- symptomatische Karotisstenose (Rate zerebraler ischämischer Ereignisse unter Acetylsalicylsäure 10–15 % im 1. Jahr, dann abfallend):
  - > 70-prozentige Stenose (klarer Benefit für operierte Patienten)
  - > 50-prozentige Stenose bei Rezidiv unter Thrombozytenaggregationshemmung
  - perioperative Komplikationsrate (30 Tage) < 6 %

**Cave:** Die Stenose muss die symptomatische Seite versorgen! Zerebrale Ischämie und ipsilaterale Karotisstenose legen nicht zwingend eine Kausalität zugrunde. Alternative Ursachen müssen berücksichtigt werden (Vorhofflimmern, Aortenplaques, zerebrale Mikroangiopathie).

## Welche Verfahren stehen für eine Revaskularisation zur Verfügung?

Die chirurgische Thrombendarteriektomie (TEA) ist die Therapie der Wahl. Das interventionelle Stenting der A. carotis interna mit oder ohne Neuroprotektion ist eine Alternativmethode, die zunehmend eingesetzt wird. Die derzeit publizierten vergleichenden Studien TEA versus Stenting deuten auf eine Gleichwertigkeit beider Verfahren hin (mehr perioperative Myokardinfarkte bei der TEA, mehr nicht einschränkende ischämische Ereignisse beim Stenting).

### LITERATUR
Aktuelle nationale Leitlinie: S3-Leitlinie zur Diagnostik, Therapie und Nachsorge der extracraniellen Carotisstenose; AWMF-Registernummer 004/028. http://www.awmf.org/leitlinien

## 1.10 Leitsymptom anfallsartige Weißverfärbung der Finger

### Was erkennen Sie auf diesem Bild (➤ Abb. 1.27)?

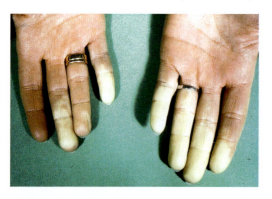

**Abb. 1.27** Weißfärbung der Finger [P089]

Eine deutliche Weißverfärbung aller Langfinger links und der Finger 3 und 5 rechts, gering auch Finger 4 rechts.

## 1.10 Leitsymptom anfallsartige Weißverfärbung der Finger

**KASUISTIK**

Eine 32-jährige Patientin berichtet über eine seit einigen Monaten zunehmende, attackenartig auftretende Weißverfärbung aller Langfinger beider Hände. Auslösende Ereignisse sind Kälteexposition und emotionaler Stress. Während dieser Phasen Taubheitsgefühl und Kribbelparästhesien akral. Nach einigen Minuten Blauverfärbung, dann Rötung und Verschwinden der Parästhesien. Bisher keine akralen Läsionen. Schwellneigung der Finger. In den letzten Monaten wechselnde Arthralgien.

### Welches Phänomen beschreibt die Anamnese?

Das Raynaud-Phänomen. Es ist attackenartig auftretend, typischerweise dreiphasig (weiß – blau – rot = Ischämie, Zyanose, Hyperämie), eine reine Blauverfärbung ist jedoch auch möglich. Abzugrenzen ist das Phänomen von reiner Kälteempfindlichkeit (häufig, nicht attackenartig auftretend) oder der Akrozyanose.

### Welche beiden Formen des Raynaud-Phänomens sind zu unterscheiden?

- **primäres Raynaud-Phänomen:** rein vasospastische Erkrankung, keine Hand- oder Fingerarterienverschlüsse, keine Ulzera, keine kapilläre Mikroangiopathie, prognostisch benigne
- **sekundäres Raynaud-Phänomen:** häufig Unterarm-, Hand- und Fingerarterienverschlüsse nachweisbar, breites differenzialdiagnostisches Spektrum, Prognose abhängig von der Grunderkrankung

### Welche anamnestischen Angaben sprechen für eine primäre Form?

- weibliches Geschlecht
- Alter unter 30 Jahre
- symmetrischer Befall der Langfinger (Aussparung des Daumens)
- Beginn der Symptomatik in der Pubertät
- asthenischer Körperbau
- Neigung zur Hypotonie
- Migräne
- positive Familienanamnese

**ZUSATZINFORMATION**

Bei klarer anamnestischer Zuordnung zur primären Form und typischen klinischen Befunden sind häufig keine weiteren diagnostischen Maßnahmen erforderlich.

### Welche Grunderkrankungen können Ursache eines sekundären Raynaud-Phänomens sein?

- **rheumatische Erkrankungen:** Sklerodermie, Mischkollagenose, CREST-Syndrom, Lupus erythematodes, Polymyositis, Dermatomyositis, Sjögren-Syndrom
- **Thrombangiitis obliterans** (bei ca. 25 % der Fälle, Befall der Unterschenkelarterien)
- **embolische Erkrankungen:**
  - kardial
  - aus Stenose der A. subclavia (bilaterale Blutdruckmessung, zusätzliche arteriosklerotische Manifestationen in anderen vaskulären Territorien)
  - Thoracic-Outlet-Syndrom
  - Hypothenar-Hammer-Syndrom (Arbeitsanamnese mit repetitiver Traumatisierung des Hypothenars und der A. ulnaris, Aneurysmabildung, Embolisation! Betroffene Berufsgruppen: Schlosser, Schreiner, Mechaniker)
- **Vibrationssyndrom** (Arbeitsanamnese! Presslufthammer, Kettensäge)
- **Medikamente und Toxine** (entweder aggravierend oder kausal): Chemotherapeutika, Interferon, Nikotin, Narkotika, Sympathomimetika, Ciclosporin, Kokain, Polyvinylchlorid, Ergotamin, Clonidin

- **andere Erkrankungen:** paraneoplastisch, Hypothyreose, Kälteagglutininkrankheit, Kryoglobulinämie, Kryofibrinogenämie, Neuropathie (z. B. Karpaltunnelsyndrom)

Die Einseitigkeit des Befunds oder einseitige Symptomatik an einzelnen Fingern spricht für embolische Ursache (kardial, Subklaviastenose, Thoracic-Outlet-, Hypothenar-Hammer-Syndrom). Die Symptomatik entspricht häufiger einer akralen Ischämie als einem Raynaud-Phänomen. Eine beidseitige Symptomatik spricht für eine systemische Erkrankung/Ursache.

### Welche weiteren diagnostischen Maßnahmen mit welcher Fragestellung ergreifen Sie?
- **Faustschlussprobe:** klinischer Test zur Überprüfung der Durchgängigkeit der Unterarmarterien, des Hohlhandbogens, Hinweise auf Digitalarterienverschlüsse
- **akrale Zehn-Finger-Oszillografie:** Hinweise für Unterarm-, Hand- und Fingerarterienverschlüsse (pathologische Ergebnisse nur nach max. peripherer Vasodilatation, z.B. zwei Hübe Nitro sublingual oder Warmwasserbad verwertbar)
- **Duplexsonografie:** Aneurysma der A. subclavia bei Thoracic-Outlet-Syndrom, Subklaviastenose; bei Verdacht auf Hypothenar-Hammer-Syndrom Nachweis eines Aneurysmas der A. ulnaris
- **Langzeit-EKG und Echokardiografie:** kardiale Emboliequelle
- **Kapillarmikroskopie:** Nachweis einer kapillären Mikroangiopathie (frühes Zeichen einer Sklerodermie oder Mischkollagenose)
- ggf. **Angiografie** bei unklarer Ätiologie von Unterarm-, Hand- oder Fingerarterienverschlüssen oder vor geplanter Thrombolyse und zur Dokumentation des Therapieerfolgs

> Die Faustschlussprobe und das akrale Oszillogramm weisen auf multiple Fingerarterienverschlüsse beidseits hin. In der Lupenvergrößerung der Kapillarmikroskopie des linken Zeigefingers der Patientin sind deutlich dilatierte Nagelfalzkapillaren neben avaskulären Arealen erkennbar. Es ist der typische Befund einer Mikroangiopathie.

### Wie lautet Ihre Verdachtsdiagnose?
Es liegt ein sekundäres Raynaud-Phänomen bei V. a. Kollagenose vor, am ehesten Sklerodermie oder Mischkollagenose.

### Wie therapieren Sie die Patientin hinsichtlich des Raynaud-Phänomens?
- allgemeine Empfehlungen:
  - Kälteschutz (warme Kleidung, Handschuhe)
  - Vermeidung von Nässe
  - kein Nikotin
  - Vermeidung von vasokonstriktorisch wirkenden Medikamenten
  - Biofeedback, Stressreduktion
- medikamentöse Empfehlungen:
  - Mittel der ersten Wahl: Kalziumantagonisten, wie Nifedipin retard 30–60 mg/d p. o. (z. B. Adalat®); Reduktion von Schwere und Frequenz der Attacken (**Cave:** bei primärem Raynaud Verstärkung der schon vorhandenen Hypotonie; häufiger Grund für Therapieabbruch!)
  - ersatzweise Versuch mit Sympatholytika, wie Prazosin 2 × 1–5 mg/d p. o. (z. B. Minipress®, Wirkung häufig nur für einige Wochen), Angiotensin-II-Rezeptor-Antagonisten, wie Losartan 25–100 mg/d p. o. (z. B. Lorzaar®), oder selektive Inhibitoren der Serotonin-Wiederaufnahme, wie Fluoxetin 20–40 mg/d p. o. (z. B. Fluxet®)
  - Sildenafil 1–3 × 20 mg/d p. o. (z. B. Revatio®). **Cave:** nur zugelassen bei gleichzeitig bestehender pulmonaler Hypertonie

Unter Allgemeinmaßnahmen und Nifedipin oral bessern sich die Beschwerden zunächst. Nach sechs Monaten treten plötzlich eine akute Ischämie der Finger 3 und 4 der rechten Hand und Ruheschmerzen auf, es entwickelt sich eine akrale Läsion.

### Wie therapieren Sie die akute digitale Ischämie?
- trockene Wundbehandlung
- Wattehandschuh
- ausreichende Schmerztherapie (= sympathikolytisch)
- Acetylsalicylsäure 100 mg/d (z. B. Aspirin®), eventuell Antikoagulation mit Heparin
- Iloprost 0,5–2 ng/kg KG/min für 1–2 Wochen (z. B. Ilomedin®)
- evtl. mit Sildenafil 1–3 × 20 mg/d (z. B. Revatio®). **Cave:** nur zugelassen bei gleichzeitig bestehender pulmonaler Hypertonie
- evtl. Endothelin-Rezeptor-Antagonist, z. B. Bosentan (Tracleer® 2 × 62,5 mg inital, Erhaltungsdosis 2 × 125 mg), bei gleichzeitig nachgewiesener pulmonaler Hypertonie und zur Reduzierung der Anzahl neuer digitaler Ulzerationen
- evtl. lokale intraarterielle Thrombolyse, z. B. Urokinase 100.000 E Loading Dose, 500.000 E/6 h alle 12 Stunden, parallel therapeutische Heparinisierung mit unfraktioniertem Heparin. **Cave:** Kontraindikationen
- eventuell lokale digitale Sympathektomie bei therapierefraktären Fällen

### LITERATUR
Belch J et al. ESVM guidelines – the diagnosis and management of Raynaud's phenomenon. Vasa 2017; 46: 413–423
Wigley FM et al. Raynaud's Phenomenon. N Engl J Med 2016; 375: 556–565.
Riemekasten D. et al. Digitale Ulzera bei systemischer Sklerose: Diagnostik und Therapie. Deut Mediz Wochenschrift 2012; 137: 34–40.

# KAPITEL 2

Ralf Schmidmaier, mit einem Unterkapitel (2.3) von Felix Röpcke

# Endokrinologie

| | | |
|---|---|---|
| 2.1 | Leitsymptom Flankenschmerz und Abgeschlagenheit | 49 |
| 2.2 | Leitsymptom Adipositas | 53 |
| 2.3 | Leitsymptom Agitiertheit<br>Felix Röpcke | 56 |
| 2.4 | Leitsymptom Diarrhö, Bauchschmerzen | 61 |
| 2.5 | Leitsymptom vermehrter Durst und Kopfschmerzen | 62 |
| 2.6 | Leitsymptom zunehmende Erschöpfbarkeit und Übergewicht | 69 |
| 2.7 | Leitsymptom Galaktorrhö und sekundäre Amenorrhö | 75 |
| 2.8 | Leitsymptom Gewichtsverlust und sekundäre Amenorrhö | 76 |
| 2.9 | Leitsymptom Gewichtszunahme und Adynamie | 82 |
| 2.10 | Leitsymptom: Sturzneigung | 85 |
| 2.11 | Leitsymptom Spannungsgefühl der Hände und Schmerzen in den großen Gelenken | 88 |
| 2.12 | Leitsymptom Druckgefühl am Hals | 90 |
| 2.13 | Leitsymptom akute einseitige Halsschmerzen mit Palpationsschmerz | 95 |
| 2.14 | Leitsymptom schmerzlose einseitige Halsschwellung | 97 |
| 2.15 | Leitsymptom Herzklopfen bei Anstrengung, Stimmungslabilität | 99 |
| 2.16 | Leitsymptom Hirsutismus | 105 |
| 2.17 | Leitbefund Hyperlipoproteinämie | 107 |
| 2.18 | Leitsymptom unerfüllter Kinderwunsch | 111 |

| | | |
|---|---|---|
| 2.19 | **Leitsymptom Kopfschmerzen** | 114 |
| 2.20 | **Leitsymptom schwindende Muskelkraft, Hautjucken, Candidose** | 117 |
| 2.21 | **Leitbefund Nebennierenzufallstumor** | 120 |
| 2.22 | **Leitsituation Osteoporoserisiko** | 121 |
| 2.23 | **Kurzfall Schenkelhalsfraktur** | 127 |
| 2.24 | **Leitsymptome Pelzigkeitsgefühl und Krämpfe** | 129 |

## 2.1 Leitsymptom Flankenschmerz und Abgeschlagenheit

**KASUISTIK**

Ein 43-jähriger selbstständiger Installateur hatte vor drei Tagen erstmals krampfartige Schmerzen in der linken Flankenregion. Auf Nachfrage klagt er über Abgeschlagenheit und vermehrten Durst seit einigen Monaten. Er müsse häufiger, auch nachts, Wasser lassen. Der Urin sei sehr hell. Seit vier Wochen könne er schwere Gegenstände nicht mehr heben. Bei seiner Buchhaltung könne er sich nicht mehr gut konzentrieren.
Bei der **körperlichen Untersuchung** des normgewichtigen Patienten finden Sie Normalbefunde bis auf eine Klopfempfindlichkeit des linken Nierenlagers und schwer auslösbare Achillessehnenreflexe beidseits.

### Welche Differenzialdiagnosen ziehen Sie in Betracht?
- Diabetes mellitus
- Hyperkalzämie
- Hyperthyreose

Gegen eine Hyperthyreose spricht die Hyporeflexie, auch die Klopfempfindlichkeit des Nierenlagers passt nicht dazu. Ein Diabetes mellitus muss nach den Kriterien der Deutschen Diabetes-Gesellschaft ausgeschlossen werden. Die Symptome und Befunde passen zur klinischen Manifestation einer Hyperkalzämie bei primärem Hyperparathyreoidismus.

### Nennen Sie die klinischen Manifestationen des chronischen primären Hyperparathyreoidismus.
- **Harnwege:** einzelne Steine, Ausgusssteine, Nephrokalzinose, Blasensteine, Nierenversagen, Polyurie, Polydipsie
- **Skelettsymptome:** Ostitis fibrosa cystica generalisata (von Recklinghausen), verminderte Knochendichte, Fragilitätsfrakturen
- **intestinale Manifestationen:** Übelkeit, Erbrechen, Pankreatitis, Gallensteine, Ulcera ventriculi
- **Herz-Kreislauf-Manifestationen:** QT-Zeit-Verkürzung, tachykarde Rhythmusstörungen, Hypertonie
- **neuromuskuläre Funktionsstörungen:** Hemmung der neuromuskulären Impulsübertragung (Hyporeflexie), Koma

Diese Organmanifestationen finden sich nur bei fortgeschrittenen Fällen des primären Hyperparathyreoidismus (pHPT). Meist wird die Diagnose Hyperparathyreoidismus durch Screening-Untersuchung (Hyperkalzämie) im asymptomatischen Stadium gestellt.

### Welche orientierenden Untersuchungen leiten Sie ein?
Neben dem Ausschluss eines Diabetes mellitus muss der Nachweis einer parathormonabhängigen Hyperkalzämie geführt werden:
- eiweißkorrigiertes Kalzium im Serum (erwarteter Befund: > 2,65 mmol/l)
- anorganisches Phosphat im Serum (erwarteter Befund: erniedrigt)
- intaktes Parathormon (erwarteter Befund: erhöht)
- Kalzium im 24-Stunden-Urin (erwarteter Befund: erhöht)
- Phosphat im 24-Stunden-Urin (erwarteter Befund: erhöht)
- Kreatinin im Serum (erwarteter Befund: normal)

### Nennen Sie Ursachen der Hyperkalzämie.
Hyperkalzämie durch **Steigerung der Kalziumfreisetzung** aus dem Skelett:
- primärer und tertiärer Hyperparathyreoidismus (*nicht* sekundärer Hyperparathyreoidismus, hier ist das erniedrigte Serumkalzium ja die Ursache der vermehrten Parathormonsekretion!)

- paraneoplastische Hyperkalzämie (Parathormon-*related protein*, PTHrP; 1,25-[OH]$_2$-Vitamin D$_3$)
- Hyperthyreose
- Nebennierenrindeninsuffizienz
- Vitamin-A-Intoxikation
- Osteolysen (multiples Myelom)
- Immobilisation

Hyperkalzämie durch **erhöhte intestinale Kalziumabsorption**:
- Vitamin-D-Überdosierung
- gesteigerte 1α-Hydroxylase-Aktivität in granulomatösen Lymphknoten (Sarkoidose, Morbus Hodgkin, Tuberkulose) → vermehrte Bildung von 1,25(OH)$_2$-Vitamin D$_3$
- (exzessive Kalziumzufuhr, z. B. Milch-Alkali-Syndrom)

Hyperkalzämie durch **Verminderung der renalen Kalziumexkretion**:
- benigne familiäre hypokalziurische Hyperkalzämie
- Thiaziddiuretika
- Exsikkose, akutes Nierenversagen

> **Zusammengefasst:** Durch die Konstellation „intaktes Parathormon erhöht bei Hyperkalzämie" steht – bei sonst gesundem Patienten – die Diagnose primärer Hyperparathyreoidismus (pHPT). In Frage käme differenzialdiagnostisch noch ein tertiärer (sekundär autonomer) Hyperparathyreoidismus, zum Beispiel bei langjähriger schwerer Niereninsuffizienz.

### Was ist die Ursache eines pHPT?
Epithelkörperchenadenome (Adenome der Nebenschilddrüse)

### Welche Organmanifestationen des pHPT untersuchen Sie genauer?
Bei zahlreichen Patienten (> 50 %) finden sich keine Symptome bzw. Organmanifestationen der Hyperkalzämie. Zu beachten sind:
- Herzrhythmusstörungen: EKG, Langzeit-EKG
- Urolithiasis, Nephrokalzinose, Pankreatitis, Cholelithiasis: abdominale Sonografie
- Skelettdemineralisierung: Frakturanamnese, Osteodensitometrie (zur Einschätzung der Operationsindikation)

Die weitere Diagnostik erfolgt symptomabhängig.

### Wann ist die Indikation zur operativen Therapie des pHPT gegeben?
- Kalzium im Serum > 0,25 mmol/l über der Norm
- Hyperkalziurie (> 10 mmol/d) und Nephro- oder Urolithiasis
- eingeschränkte Nierenfunktion (Kreatinin-Clearance < 60 ml/min)
- verminderte Knochendichte (T-Score < 2,5) und/oder vertebrale Fraktur
- Alter < 50 Jahre

### Welche Lokalisationsdiagnostik ist wünschenswert?
**Die Sonografie der Halsregion:** Epithelkörperchenadenome sind dorsal der Schilddrüsenkapsel an den oberen und unteren Polen zu suchen. Sie sind von ovalärer Form, glatt abgegrenzt und gegenüber gesundem Schilddrüsengewebe hypoechogen. Probleme sind die häufig geringe Größe, die schlechte Unterscheidbarkeit

von hypoechogenen Schilddrüsenknoten und die mögliche Dystopie (auch bezüglich der Zahl von Epithelkörperchen besteht hohe Variabilität).

> **ZUSATZINFORMATION**
> Die Epithelkörperchenszintigrafie (bzw. SPECT) mit Technetium-99 m-Sestamibi erlaubt das Erkennen vermehrter Anreicherung in aktiven Adenomen. Kongruente Befunde in beiden Verfahren, Sonografie und Szintigrafie, erhöhen die Treffsicherheit der präoperativen Lokalisation. Gelingt mit beiden Verfahren kein Nachweis eines vergrößerten Epithelkörperchens, widerlegt das einen biochemisch gesicherten pHPT nicht! Auch die nach der biochemischen Sicherung ermittelte Operationsindikation ändert sich nicht. Die intraoperative Lokalisation durch den erfahrenen Chirurgen ist die treffsicherste Methode.

### Wie sehen die Grundzüge der kausalen Therapie des pHPT aus?
- operationsvorbereitende Senkung des Kalziumspiegels auf < 3 mmol/l
- bei „Ein-Drüsen-Krankheit" Entfernung des Adenoms
- bei „Mehr-Drüsen-Krankheit" 7/8-Resektion oder totale Parathyreoidektomie und Implantation von Epithelkörperchengewebe in Muskelgewebe des Unterarms oder der Halsmuskulatur

> **ZUSATZINFORMATION**
> Eine intraoperative Erfolgskontrolle kann durch Dokumentation des Abfalls des intakten Parathormons nach Entfernung eines verdächtigen Adenoms (Schnelltest im Blut) durchgeführt werden; eine minimal-invasive Operation ist in ausgewählten Fällen möglich.

### Es gibt obligate präoperative Untersuchungen der Halsregion vor der kausalen Therapie des pHPT. Nennen und begründen Sie diese.
Sie betreffen die Schilddrüse: Erforderlich ist der Ausschluss oder Nachweis von morphologischen und funktionellen Schilddrüsenerkrankungen, da diese gleichzeitig saniert werden sollten, um Zweitoperationen zu vermeiden. Besondere Beachtung verlangt die mögliche Koexistenz eines medullären Schilddrüsenkarzinoms bei MEN Typ 2.

Die Diagnostik umfasst die TSH-Bestimmung, die Sonografie und bei fokalen Veränderungen die Szintigrafie sowie ggf. auch die Feinnadelpunktion mit Zytologie. Bei unifokalen sonografischen Befunden ist außerdem eine Kalzitoninbestimmung erforderlich.

> **ZUSATZINFORMATION**
> **Wichtiges zur postoperativen Therapie**
> Die Nachsorge gehört in die Hand des Spezialisten: Postoperativ kann ein (meist passagerer) Hypoparathyreoidismus auftreten, der mit Kalzium und Kalzitriol behandelt wird.
> Bei präoperativ stark stimuliertem Knochenstoffwechsel (alkalische Phosphatase) kann es postoperativ zu einem hohen Kalziumsog des Skeletts kommen (*„hungry bone syndrome"*). Die Gabe von Kalzium und Vitamin D kann das regulativ erhöhte iPTH senken und die Hypokalzämie ausgleichen.

### Woran müssen Sie bei jungen Patienten mit primärem Hyperparathyreoidismus denken?
An erbliche Hyperkalziämiesyndrome:
- multiple endokrine Neoplasie Typ 1 (MEN 1) mit Nebenschilddrüsenhyperplasie (Leittumor), Hypophysenadenomen, GEP-Tumoren (Inselzelltumor, Gastrinom)
- multiple endokrine Neoplasie Typ 2 (MEN 2) mit Nebenschilddrüsenhyperplasie, Phäochromozytom, medullärem Schilddrüsenkarzinom (Leittumor) sowie eventuell Neurinomen und Skelettanomalien bei Typ 2b
- familiäre hypokalziurische Hyperkalzämie (FHH)

Bei Auftreten eines pHPT in jungem Alter (< 30 Jahre), insbesondere in Form einer Mehrdrüsenkrankheit, oder bei zusätzlichem endokrinen MEN-Tumor sollte eine genetische Diagnostik erfolgen. Bei Nachweis einer MEN sollten auch die Kinder der Patienten getestet werden.

### Kennen Sie den Begriff „asymptomatischer Hyperparathyreoidismus"?
Charakteristisch ist in diesem Fall eine Hyperkalzämie
- ohne Symptome der Hyperkalzämie
- ohne sekundäre Organmanifestationen.

### Was ist ein sekundärer Hyperparathyreoidismus?
Chronisch niedrige Kalziumspiegel führen zur regulativen Stimulation der Parathormonsekretion, die durch Anheben des Serumkalziumspiegels supprimierbar ist. Ursachen sind ein Mangel des Pro-Hormons 25-OH-Vitamin-$D_3$ oder eine reduzierte Aktivierung des Pro-Hormons zum aktiven 1,25-(OH)2-Vitamin-$D_3$ durch Abnahme der 1α-Hydroxylase-Aktivität bei chronischer Niereninsuffizienz.

Unbehandelt kann der sekundäre in den tertiären, d. h. sekundär autonomen Hyperparathyreoidismus übergehen, wenn es zur Hyperplasie und Adenombildung der Epithelkörperchen kommt. Ein sekundärer HPT bei pHPT-bedingter Niereninsuffizienz wird als quartärer, die tertiäre Form davon (Entkopplung) als quintärer HPT bezeichnet.

### Wie erkennen Sie eine Tumorhyperkalziämie und welche pathophysiologischen Ursachen kennen Sie?
Das durch den Tumor freigesetzte Kalzium supprimiert das Parathormon:
- Manche Tumoren sezernieren paraneoplastisch das sogenannte PTH-related Peptide (PTHrP) das ebenfalls Parathormonaktivität besitzt.
- In granulomatösen Lymphknoten des Morbus Hodgkin kann es zur verstärkten 1α-Hydroxylase-Aktivität kommen, dadurch zum Anstieg von aktivem 1,25-$(OH)_2$-Vitamin $D_3$.
- Osteoklastenaktivierung im Tumormikromileu bei Knochenmarkkarzinose oder multiplem Myelom.

### Welche Verfahren zur Therapie der Hyperkalzämie jeder Genese kennen Sie?
- Therapie der Grunderkrankung
- Unterbrechung jeglicher Kalziumzufuhr
- Rehydratation bei Exsikkose unter Vermeidung von Hypokaliämie und Hypervolämie: Trinkmenge von ca. 3 l pro Tag reicht häufig schon aus, um ausreichend Kalzium auszuscheiden
- nach Volumenausgleich: Kalziurese mit Schleifendiuretika (Furosemid, Torsaemid) unter Flüssigkeits- und Kaliumsubstitution
- Hemmung der Kalziumfreisetzung aus dem Knochen: Bisphosphonate i. v. oder Densosumab s. c. (Denosumab für diese Indikation nicht zugelassen! Bisphopshonate sind jedoch bei höhergradiger Niereninsuffizienz kontraindiziert)
- Kalzimimetika (erhöhen die Sensitivität des Calcium-sensing-Rezeptors): Cinacalcet
- Glukokortikoide hemmen die Vitamin-D-Wirkungen an Darm und Knochen (daher v. a. bei Tumorhyperkalzämie und Vitamin-D-Intoxikationen, nicht aber bei pHPT)
- Dialyse

**LITERATUR**
Bilezikian JP, Brandi ML, Eastell R, Silverberg SJ, et al. Guidelines for the management of asymptomatic primary hyperparathyroidism: Summary statement from the Fourth International Workshop. J Clin Endocrinol Metab 2014; 99(10): 3561–3569.

## 2.2 Leitsymptom Adipositas

**KASUISTIK**

Eine 29-jährige Frau sucht wegen Übergewicht die Sprechstunde auf. Eine Adynamie bestehe nicht. Die Patientin berichtet von unerfülltem Kinderwunsch, die Periode sei regelmäßig. Sie habe eine sitzende Bürotätigkeit und treibe keinen Ausgleichssport.
**Untersuchungsbefund:** 168 cm, 89 kg. Keine vermehrte Gesichtsbehaarung, deutliche Akne sowie ypsilonförmige Sexualbehaarung bis zum Nabel. Der Blutdruck beträgt 140/85 mmHg, Taillenumfang 92 cm. Es besteht ein normales Muskelrelief der Extremitäten. Keine Striae, Integument unauffällig.
**Laborbefunde:** Gesamt-Cholesterin 240 mg/dl, LDL-Cholesterin 150 mg/dl, Triglyzeride 230 mg/dl, HDL-Cholesterin 35 mg/dl, Blutzucker nüchtern 128 mg/dl, Estradiol niedrig. Alle übrigen Routinewerte sind unauffällig.

### Welche Verdachtsdiagnosen ziehen Sie in Betracht?
- Cushing-Syndrom
- Adipositas vom Typ des metabolischen Syndroms

Gegen ein Cushing-Syndrom sprechen die fehlende Adynamie und das normale Muskelrelief; im Zweifelsfall sollte ein 1mg-Dexamethason-Hemmtest (fehlende Suppression?) unter stressfreien Bedingungen und/oder die Bestimmung des Mitternachtsspeichelkortisols (fehlende physiologische Nachtabsenkung?) und/oder der Kortisolmenge im 24-h-Urin-Sammelurin (vermehrte Ausscheidung?) erfolgen.

Sie stellen die Diagnose Adipositas vom Typ des metabolischen Syndroms.

### Nennen Sie die Symptome und Befunde des metabolischen Syndroms.
- abdominal-viszerale Adipositas
- atherogenetische Dyslipämie
- erhöhter arterieller Blutdruck
- Insulinresistenz mit und ohne Glukoseintoleranz
- Thromboseneigung

### Welche Kriterien gehen in die Diagnostik ein?
Für das metabolische Syndrom existieren verschiedene Definitionen: Aus 1998 eine Definition der WHO und aus 2006 eine Definition des National Expert Panel on Detection, Evaluation, and Treatment of High Blood Cholesterol in Adults (NCEP-ATP-III). Die hier genannte Definition ist die am häufigsten verwendete und stammt von der International Diabetes Federation (IDF) aus dem Jahre 2005. Drei der fünf Kriterien müssen erfüllt sein (> Tab. 2.1).

**Tab. 2.1** Diagnosekriterien des metabolischen Syndroms

| | |
|---|---|
| Abdominale Adipositas | Bauchumfang in Nabelhöhe: Männer ≥ 94 cm, Frauen ≥ 80 cm |
| Triglyzeride | ≥ 150 mg/dl |
| HDL-Cholesterin | Männer: < 40 mg/dl, Frauen: < 50 mg/dl |
| Blutdruck | ≥ 130/85 mmHg (breite Manschette) |
| Nüchternblutzucker | ≥ 100 mg/dl oder Diabetes mellitus |

### Nennen Sie die Hauptursachen von Adipositas und metabolischem Syndrom.
Entscheidend ist die Imbalance zwischen Energiezufuhr und Verbrauch bei geringerer körperlicher Aktivität (moderner Lebensstil) im Vergleich zu Normalgewichtigen. Wenig definierte genetische Faktoren spielen für die Fettverteilung eine Rolle, wie aus Familienuntersuchungen und Adoptionsstudien abzuleiten ist.

### Nennen Sie Folgestörungen und -erkrankungen bei metabolischem Syndrom.
- Störungen des Kohlenhydratstoffwechsels
- Dyslipoproteinämie
- Hyperurikämie/Gicht
- Störungen der Hämostase
- chronische Inflammation
- kardiovaskuläre Erkrankungen
- Demenz
- Nierenerkrankungen
- hormonelle Störungen (Frau: Hyperandrogenämie, PCOS; Mann: erniedrigter Testosteronspiegel, Einschränkungen der Fertilität)
- pulmonale Komplikationen (Restriktion, Schlafapnoe)
- gastrointestinale Erkrankungen (Gallensteine, Fettleberhepatitis)
- degenerative Erkrankungen des Bewegungsapparats
- Karzinome
- psychosoziale Konsequenzen
- erhöhtes Operations- und Narkoserisiko
- eingeschränkte Aktivitäten des täglichen Lebens

### Was ist der Körpermasseindex (Body-Mass-Index, BMI)?
Der Body-Mass-Index (BMI) ist ein Maß für den Fettanteil des Körpers, berechnet aus Gewicht (kg) geteilt durch das Quadrat der Körperlänge (m). Nicht aussagekräftig ist der BMI u. a. bei Hochleistungssportlern und bei Ödemen.

### Beispiel: Welchen Body-Mass-Index hat ein 80 kg schwerer Mann, der 200 cm groß ist?
Der BMI beträgt 80 kg/(2 m × 2 m) = 20,0 kg/m² (klinische Angabe häufig ohne Angabe der Einheiten).

### Was ist der Normbereich für den Körpermasseindex (entspricht Normalgewicht)?
Normalgewicht: BMI 18,5–24,9. Ab einem BMI von 30 spricht man von Adipositas:

**ZUSATZINFORMATION**

| Untergewicht | BMI | < 18,5 kg/m² |
|---|---|---|
| Normalgewicht | BMI | 18,5–24,9 kg/m² |
| Übergewicht | BMI | 25–29,9 kg/m² |
| Adipositas Grad I | BMI | 30–34,9 kg/m² |
| Adipositas Grad II | BMI | 35–39,9 kg/m² |
| Adipositas Grad III | BMI | > 40 kg/m² |

### Kennen Sie neben der stammbetont-abdominalen Adipositas weitere Verteilungsformen?

Die stammbetonte Adipositas entspricht dem androiden Verteilungstyp und die gluteal-femorale dem gynoiden Verteilungstyp. Letzterem wird auch bei Insulinresistenz und Hypertriglyzeridämie mäßiger Ausprägung ein geringeres vaskuläres Risiko zugeordnet als der anderen Form.

### Welche Therapiestrategien sind empfehlenswert?

Die aktuelle Adipositas-Leitlinie empfiehlt: Durch eine Gewichtsabnahme verbessern sich – bei adipösen Patienten deutlicher als bei übergewichtigen – kardiovaskuläre Risikofaktoren (z. B. Diabetes mellitus Typ 2, Dyslipidämie, Hypertonie), Adipositas-assoziierte Erkrankungen (z. B. atherosklerotische Erkrankungen, degenerative Krankheiten des Bewegungsapparates), endokrine und psychosoziale Störungen. Grundlage jedes Gewichtsmanagements soll ein Basisprogramm sein, das die Komponenten Ernährungs-, Bewegungs- und Verhaltenstherapie umfasst (AWMF-Leitlinie Prävention und Therapie der Adipositas).

Um das Körpergewicht zu reduzieren, sollte durch eine Reduktionskost ein tägliches Energiedefizit von etwa 500 kcal/d, in Einzelfällen auch höher angestrebt werden. Übergewichtige und adipöse Menschen sollen auf die gesundheitlichen Vorteile (metabolische, kardiovaskuläre und psychosoziale) der körperlichen Aktivität hingewiesen werden, die unabhängig von der Gewichtsreduktion entstehen.

Drastisch kalorienreduzierte Ernährungsformen (< 1.000 kcal pro Tag) in Form von Formula-Diäten bei einem BMI > 30 kg/m² gehören unter strikte ärztliche Kontrolle unter Beachtung der Kontraindikationen (Alter > 60 Jahre, Schwangerschaft, Stillzeit, Heranwachsende, chronische Erkrankungen außer Diabetes mellitus Typ 2). Die Indikation sollte unter medizinischen Gesichtspunkten gestellt werden.

Extrem kalorienreduzierte und einseitige Ernährungsweisen sind nicht zu empfehlen, sie gehören ggf. in die Hand des Spezialisten. Vor „Außenseiterdiäten" sei gewarnt.

> Dieser Patientin empfehlen Sie die langfristig einzuhaltende Mischkost von 1.200–2.000 kcal und körperliche Aktivität unter Kontrolle des Körpergewichts.

### Stehen medikamentöse Strategien zur Verfügung?

Eine medikamentöse Therapie soll nur unter Weiterführung einer konsequenten Basistherapie (Ernährungs-, Bewegungs-, Verhaltenstherapie) erfolgen. Seit langem besteht die Therapieoption mit der intestinalen Lipase Orlistat (Xenical®).

Seit 2015 ist der GLP1-Agonost Liraglutid, der unter dem Handelsnamen Victoza® bereits seit vielen Jahren zur Diabetestherapie zugelassen ist, unter dem Namen Saxenda® auch für Adipöse ab einem Body-Mass-Index (BMI) von 30 kg/m² sowie Übergewichtige ab einem BMI von 27 kg/m², wenn eine weitere gewichtsassoziierte Komorbidität, z.B. Prädiabetes oder Typ-2-Diabetes, Bluthochdruck, Dyslipidämie oder obstruktive Schlafapnoe, vorliegt, zugelassen. Nicht zur Gewichtsreduktion eingesetzt werden sollen Amphetamine, Diuretika, HCG, Testosteron, Thyroxin und Wachstumshormone.

### Welche weiteren nicht-medikamentösen Therapieoptionen stehen zur Verfügung?

Bariatrische Chirurgie. Die Indikation zu einem adipositaschirurgischen Eingriff soll interdisziplinär gestellt werden. Dies betrifft üblicherweise Patienten, bei denen die konservativen Behandlungsmöglichkeiten ohne befriedigenden Erfolg bleiben: Adipositas Grad III (BMI ≥ 40 kg/m²) oder Adipositas Grad II mit erheblichen Komorbiditäten. Die Indikation kann auch primär gestellt werden, wenn ein befriedigender Erfolg nicht erreichbar scheint, z. B. bei Immobilisation, sehr hohem Insulinbedarf und/oder BMI > 50. Ein für alle Patienten pauschal zu empfehlendes Verfahren existiert nicht. Als effektive operative Verfahren zur Therapie der Adipositas gelten Magenband, Schlauchmagen, Roux-Y-Magen-Bypass oder biliopankreatische Teilung mit duodenalem Switch.

## Wie sehen Sie die Prognose der Adipositas nach erfolgreicher Gewichtsreduktion?

Die Adipositas ist als chronische Erkrankung mit hoher Rezidivneigung anzusehen. Daher sollten dem Patienten über die Phase der Gewichtsabnahme hinaus geeignete Maßnahmen zur langfristigen Gewichtsstabilisierung empfohlen werden. Dennoch bleiben die Langzeiterfolge unbefriedigend (Rückfallquote 80–90 %).

### LITERATUR
Wirth A et al. Interdisziplinäre Leitlinie der Qualität S3 zur „Prävention und Therapie der Adipositas". AWMF-Leitlinie 050-001, Stand 30.4.2014 , gültig bis 30.4.2019.

Dietrich A et al. Chirurgie der Adipositas und metabolischer Erkrankungen. AWMF-Leitlinie 088-01, Stand 1.2.2018, gültig bis 31.12.2022.

## 2.3 Leitsymptom Agitiertheit
Felix Röpcke

### KASUISTIK
Eine 32-jährige Patientin mit Typ-1-Diabetes wurde zur elektiven Arthroskopie in die Klinik für Orthopädie aufgenommen. Nach unkompliziert verlaufener Operation klagt sie am dritten postoperativen Tag über Übelkeit und Erbrechen. Als hinzugerufener internistischer Konsilarius finden Sie eine agitierte, tachypnoeische Patientin vor.

### Welche Differenzialdiagnosen sind in Erwägung zu ziehen?
- Hyperglykämie mit Ketoazidose
- Hypoglykämie
- postoperatives Stressulkus
- Gastroenteritis
- Wundinfektion
- psychogenes Erbrechen mit Hyperventilation

### Welche Untersuchungen veranlassen Sie zunächst?
Labor, inklusive Blutgasanalyse; Abdomensonografie.

Blutbild, Serumchemie und Gerinnungswerte ergeben keinen wegweisenden Befund, die durchgeführte Abdomensonografie ist unauffällig. Der Blutzucker liegt bei 324 mg/dl.

### Wie interpretieren Sie die Blutgasanalyse (➤ Tab. 2.2)?

**Tab. 2.2** Blutgasanalyse der Patientin

| Probentyp | |
|---|---|
| Temperatur | 37 °C |
| pH | 7,07 |
| $pCO_2$ | 15 mmHg |
| $pO_2$ | 118 mmHg |
| ABE | −25,6 mmol/l |
| $HCO_3^-$ | 4,3 mval/l |
| $SaO_2$ | 97,3 % |

Der pH-Wert liegt < 7,4, es liegt also eine Azidose vor. Der Base Excess ist stark erniedrigt. Damit handelt es sich um eine primär metabolische Azidose.

$PCO_2$ ist stark erniedrigt im Sinne eines Versuchs der respiratorischen Kompensation. Zusammenfassend handelt es sich um eine dekompensierte metabolische Azidose mit frustranem Versuch der respiratorischen Kompensation durch Hyperventilation.

### Könnte es sich auch um ein primär respiratorisches Problem bei Hyperventilation handeln?

Nein. Durch die Abatmung des $CO_2$ wäre der pH-Wert alkalisch im Sinne einer primär respiratorischen Alkalose. Da die metabolische Kompensation einer respiratorischen Alkalose mehrere Tage braucht, wäre in der Akutsituation nur ein leichtgradig verminderter Base Excess zu erwarten.

### Wie lautet also Ihre Verdachtsdiagnose?

Metabolische Azidose bei Diabetes mellitus Typ 1: Höchstwahrscheinlich handelt es sich um eine Ketoazidose.

### Wie lässt sich Ihre Verdachtsdiagnose bestätigen?

- Bestimmung der Anionenlücke: $(Na^+) - [(HCO_3^-) + (Cl^-)]$. Der Normwert liegt bei $12 \pm 4$ mmol/l. Durch den vermehrten Anfall der negativ geladenen Ketonkörper β-Hydroxybutyrat und Azetoazetol als Anionen vergrößert sich im Rahmen einer Ketoazidose die Anionenlücke.
- Nachweis von Ketonkörpern im Urin und im Serum.

### Wie äußert sich eine Ketoazidose klinisch?

- Azetongeruch ex ore
- Hyperventilation (Kußmaul-Atmung)
- Polydipsie und Polyurie
- rezidivierendes Erbrechen
- Pseudoperitonismus
- Vigilanzstörungen bis hin zum Coma diabeticum

### Welche weiteren Komplikationen sind zu befürchten?

- Minderperfusion der Nieren mit drohendem Nierenversagen
- Hyperkaliämie durch Freisetzung von $K^+$ aus dem Intrazellularraum mit möglichen Herzrhythmusstörungen
- durch Azidose verminderte Katecholaminsensibilität der Gefäßmuskulatur

### Wie behandeln Sie die Patientin?

- Insulingabe. Blutzuckersenkung nicht schneller als 50 mg/dl pro Stunde.
- i. v. Flüssigkeitssubstitution: 1.000 ml in der ersten Stunde, danach nach ZVD und Urinausscheidung bis 500 ml/h.
- Anlage einer Magensonde aufgrund Magenatonie mit Pseudoperitonismus und Erbrechen.
- Monitoring des Kaliumspiegels, häufig Kaliumsubstitution trotz initialer Hyperkaliämie, da im Rahmen des Azidoseausgleichs extrazelluläres Kalium wieder in die Zellen aufgenommen wird.
- In aller Regel Überwachung auf der Intensivstation.
- Nur selten besteht die Indikation zum Azidoseausgleich durch Bikarbonatgabe. Die symptomatische Therapie steht im Vordergrund!

Trotz der von Ihnen eingeleiteten Maßnahmen kommt es zu rezidivierendem, unstillbarem Erbrechen. In der Folge entwickelt die Patientin eine progrediente Dyspnoe. Auf der Intensivstation lassen Sie eine **Röntgen-Thorax-Aufnahme** anfertigen (➤ Abb. 2.1). Zum Vergleich liegt der präoperativ erhobene Ausgangsbefund vor (➤ Abb. 2.2).

## Wie interpretieren Sie die Röntgen-Thorax-Aufnahmen (➤ Abb. 2.1, ➤ Abb. 2.2)?

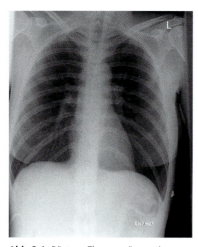

**Abb. 2.1** Röntgen-Thorax: präoperativer Ausgangsbefund [T798]

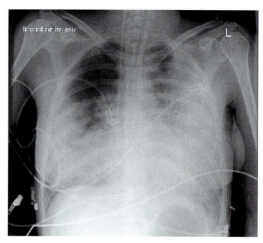

**Abb. 2.2** Röntgen-Thorax-Aufnahme auf der Intensivstation [T798]

Die Röntgen-Thorax-Aufnahme auf der Intensivstation zeigt das Vollbild eines ARDS mit bilateralen ausgedehnten Verschattungen.

> Im weiteren Verlauf wird die Patientin intubationspflichtig. Sie entwickelt ein akutes Nierenversagen und ist hoch dosiert katecholaminpflichtig.
> Noch innerhalb der ersten 24 h nach Aufnahme auf die Intensivstation ist auch unter invasiver Beatmung keine ausreichende Oxygenierung mehr möglich, die Patientin verstirbt, bevor eine notfallmäßig angemeldete Verlegung zur extrakorporalen Membranoxygenierung (ECMO) durchgeführt werden kann.

## Wie ist das perioperative Management des Typ-1-Diabetes, um solche Komplikationen nach Möglichkeit zu vermeiden?

- Weitergabe der Insulin-Basalrate
- perioperativ bei kleinen Eingriffen subkutane Insulingabe, bei größeren i. v. Insulin-Therapie mit postoperativer Intensivüberwachung
- postoperativ Weiterführung der i. v. Insulin-Therapie bis 1 h nach erster Mahlzeit. Erste subkutane Insulingabe überlappend vor der ersten Mahlzeit

## Worin unterscheidet sich die Hyperglykämie des Diabetes mellitus Typ 1 von der des Diabetes mellitus Typ 2 (➤ Tab. 2.3)?

**Tab. 2.3** Typische Unterschiede in der Laborkonstellation beim Diabetes mellitus Typ 1 und Typ 2

| Diabetes mellitus Typ 1 | Diabetes mellitus Typ 2 |
| --- | --- |
| absoluter Insulinmangel | relativer Insulinmangel |
| rasche Dekompensation | schleichender Beginn |
| Hyperglykämie > 350 mg/dl | Hyperglykämie > 600 mg/dl |
| Ketonurie: im Urinstix Aceton +++ | kaum Ketonurie |
| Anionenlücke > 12 mmol/l | Anionenlücke < 12 mmol/l |

## Kurzfall Dysurie

**KASUISTIK**
Eine 30 Jahre alte Patientin stellt sich morgens um vier Uhr in der Klinikambulanz mit einem hoch fieberhaften Infekt mit Dysurie und Pollakisurie vor. Außerdem beschreibt sie ein seit Wochen erhöhtes Durstgefühl. Der initial gemessene Blutzucker liegt bei 295 mg/dl. Ein Diabetes mellitus war bei der Patientin bisher nicht bekannt.

### Wie lautet Ihre Verdachtsdiagnose?
Harnwegsinfekt bei Erstdiagnose eines Diabetes mellitus.

### Welche Subtypen des Diabetes mellitus Typ 1 kennen Sie?
- Subtyp A: chronische, immunvermittelte Erkrankung, als Sonderform (sehr selten): LADA, *latent autoimmune diabetes with onset in adults*
- Subtyp B: idiopathisch

### Diabetes mellitus Typ 2 beruht auf einer gestörten Insulinsekretion und einer Insulinresistenz. Wie werden andere, seltenere spezifische Typen von Diabetes mellitus eingeteilt?
- MODY *(maturity onset diabetes of the young)*. Genetische Defekte in der Betazellfunktion (autosomal-dominant). Kein Nachweis von Autoantikörpern, keine Adipositas, Manifestation vor dem 25. LJ
- genetischer Defekt der Insulinwirkung
- pankreatopriv
- endokrinopathisch (z. B. bei M. Cushing, Hyperthyreose)
- medikamentös (z. B. bei Steroidtherapie)
- seltene infektionsbedingte, immunologische oder genetische Formen
- Gestationsdiabetes

### Welche Antikörper lassen Sie bei V. a. einen Diabetes mellitus Typ 1 bestimmen?
- Anti-GAD-Antikörper (Glutamat-Dehydrogenase-Antikörper, z. B. bei LADA)
- Ia2a-Antikörper (Tyrosin-Phosphatase-Antikörper)
- IAA (Insulin-Autoantikörper: 90 % positiv bei Kindern, 20 % bei Erwachsenen)
- ZnT8-Antikörper (Anti-Zinktransporter-8-Antikörper)

### Welche Therapieschemata kommen für die Insulinbehandlung des Diabetes mellitus Typ 1 infrage?
- intensivierte konventionelle Insulintherapie
- Insulinpumpentherapie
- konventionelle Insulintherapie

**ZUSATZINFORMATION**
Die kontinuierliche Blutzuckermessung über Nadelelektroden ermöglicht Patienten, beliebig oft (kontinuierlich!) ihren Blutzucker zu bestimmen mit der Möglichkeit, einen Trend so frühzeitig zu erkennen, dass es erst gar nicht zur Über- oder Unterzuckerung kommt. In einem Leitlinien-Addendum von 2012 findet sie bereits für Patienten mit Hypoglykämieneigung Erwähnung, seit 2016 fallen die Geräte zur kontinuierlichen Blutzuckermessung unter die GKV-Erstattung.

### Was sind die Grundzüge (Tagesverteilung, Insulinart) der konventionellen und der intensivierten konventionellen Insulintherapie?
- konventionelle Insulintherapie: morgens und abends Mischinsulin im Verhältnis ⅔ zu ⅓, oder auch: morgens Mischinsulin, mittags Normalinsulin, abends Mischinsulin

- intensivierte konventionelle Insulintherapie: Basisinsulingabe von 40–50 % des Tagesbedarfs abends. Die restlichen 50–60 % als Normalinsulin zu den Mahlzeiten

### Über welche möglichen Langzeitkomplikationen des Diabetes mellitus Typ 1 müssen Sie im Verlauf Ihre Patientin aufklären?

- Makroangiopathie: z. B. als koronare Herzerkrankung: Die Hälfte aller Diabetiker stirbt am Myokardinfarkt.
- Nephropathie: diabetische Nephrosklerose: Ein Drittel aller Diabetiker entwickelt eine diabetische Nephropathie, ca. 50 % aller Dialysepatienten sind Diabetiker.
- Retinopathie: 90 % nach 15 Jahren bei Typ-1-Diabetikern, im Gegensatz zu 25 % nach 15 Jahren bei Typ-2-Diabetikern
  - nichtproliferative Retinopathie
  - proliferative Retinopathie
  - diabetische Makulopathie
- diabetische Neuropathie:
  - distal-symmetrische Polyneuropathie mit Frühsymptom des verminderten Vibrationsempfindens
  - autonome Neuropathie mit Herzbeteiligung: Arrhythmieneigung, fehlender Ischämieschmerz, asympathikotone orthostatische Hypotonie; gastrointestinale Beschwerden: Gastroparese, Obstipation, Inkontinenz
- diabetisches Fußsyndrom:
  - neuropathischer Fuß
  - Neuroosteoarthropathie (Charcot-Fuß)
  - ischämischer Fuß bei pAVK

### ZUSATZINFORMATION

Stadieneinteilung der diabetischen Nephropathie nach Deutscher Diabetes-Gesellschaft (DDG):
- Nierenschädigung mit normaler Nierenfunktion, Serumkreatinin i. N.
  - I a Mikroalbuminurie (Albumin/Kreatinin-Quotient bei Frauen 30–300 mg/l, bei Männern 20 bis 200 mg/l)
  - I b Makroalbuminurie (Albumin/Kreatinin-Quotient bei Frauen > 300 mg/l, bei Männern > 200 mg/l)
- Nierenschädigung mit Niereninsuffizienz
  - 2 leichtgradig, GFR 60–89 ml/min, Albumin/Kreatinin-Quotient im Urin > 300 mg/l bei Frauen, > 200 mg/l bei Männern
  - 3 mäßiggradig, GFR 30–59 ml/min, Albumin/Kreatinin-Quotient im Urin > 300 mg/l bei Frauen, > 200 mg/l bei Männern
  - 4 hochgradig, GFR 15–29 ml/min, Albumin/Kreatinin-Quotient abnehmend
  - 5 terminal, GFR < 15 ml/min, Albumin/Kreatinin-Quotient abnehmend

### LITERATUR

Haak T et al. Therapie des Typ-1-Diabetes. AWMF-Leitlinie 057-013, Stand 28.3.2018, gültig bis 27.03.2023.
Nationale Versorgungsleitlinie Therapie des Typ-2-Diabetes. AWMF-Leitlinie nvl-001, Stand 30.9.2013, gültig bis 1.8.2018 (aktuell in Überarbeitung).
Schlosser M et al. Nephropathie bei Diabetes. Diabetologie 2017; 12 (Suppl 2): S115–S120.

## 2.4 Leitsymptom Diarrhö, Bauchschmerzen

### KASUISTIK
Sie finden einen 57-jährigen Mann, der über wässrige Stuhlentleerungen klagt, die mehrmals täglich auftreten und von krampfartigen Bauchschmerzen begleitet werden. Diese Beschwerden bestehen bereits seit einigen Wochen. Er habe 4–5 kg Gewicht abgenommen. Seit zwei Wochen komme es immer wieder zu plötzlicher Rötung des Gesichts und des Halses, verbunden mit Hitzegefühl. Manchmal bekomme er jetzt Atemnot.
Sie erfahren aus der **Familienanamnese**, dass ein älterer Bruder vor 3 Jahren wegen einer Erkrankung der Nebenschilddrüsen operiert worden sei, der sich jetzt nicht wohlfühle und von Ihnen untersucht werden möchte.

#### Welche Verdachtsdiagnose haben Sie?
- Alkoholismus? Der Patient trinkt keinen Alkohol.
- Climacterium virile? Stimme, Bartwuchs und äußeres Genitale sind altersgerecht, die Gonadotropine sind nicht erhöht, freies Testosteron ist nicht erniedrigt.
- Flush bei metastasiertem neuroendokrinem Tumor (Karzinoidsyndrom)?

Zum Zeitpunkt der Untersuchung besteht keine Flush-Symptomatik. Die **klinische Untersuchung** der Thoraxorgane ergibt keine Auffälligkeiten; der Blutdruck beträgt 155/90 mmHg bei einer Herzfrequenz von 88/min bei regelmäßiger Aktion. Die Untersuchung des Abdomens ergibt eine weiche Bauchdecke, sehr lebhafte Darmgeräusche und eine derb tastbare Leber. In der **Abdomensonografie** finden sich multiple metastasenverdächtige Rundherde.

#### Wie lautet Ihre Verdachtsdiagnose jetzt?
Neuroendokriner Tumor des gastroenteropankreatischen Systems (GEP-NET) mit Flush-Syndrom.

#### Welche prinzipiell unterschiedlichen Fragen sind zu klären? Finden Sie eine hormonelle Aktivität, welche die Symptomatik erklärt?
Die Bestimmung der 5-Hydroxyindolessigsäure im angesäuerten 24-Stunden-Urin wird mit 25 mg in 24 Stunden erhöht gemessen (normal bis 10 mg/24 Stunden).

### ZUSATZINFORMATION
Das **Flush-Syndrom** wird durch Bradykinin ausgelöst; die Durchfälle durch Serotonin. Karzinoide können zahlreiche Amine und Polypeptide bilden und sezernieren.

#### Gibt es diätetische Einflüsse auf diesen Befund?
Ja, 5-Hydroxytryptamin-reiche Nahrungsmittel (Nüsse, Ananas, Avocado, Bananen).

#### Wo suchen Sie den Serotonin produzierenden Tumor?
Vorkommen im Pankreas, im gesamten Magen-Darm-Trakt und z. B. im Bronchialsystem ist möglich, Prädilektionsort ist das Ileum/Appendix (80 % der Fälle).

#### Nehmen Sie Stellung zur Dignität des vermuteten Karzinoids.
Im vorliegenden Fall besteht der Verdacht auf ein malignes, metastasiertes Karzinoid, da ein metastasenverdächtiger sonografischer Befund der Leber vorliegt. Bei intestinalem Karzinoid wird das Serotonin in der Leber abgebaut. Zum Karzinoidsyndrom kommt es bei Lebermetastasen, wenn Serotonin in die systemische Zirkulation gelangt.

*Nennen Sie drei Verfahren zur Suche nach dem Primärtumor.*
- Endoskopie des Gastrointestinaltrakts einschließlich Endosonografie.
- MRT/CT des Abdomens.
- GEP-NET und deren Metastasen können Somatostatin-Rezeptoren exprimieren und sind dann mittels Oktreotidszintigrafie oder der wesentlich spezifischeren Somatostatinrezeptor(SSTR)-PET/CT (Bsp. [68]Gallium-DOTA-TATE-PET/CT) zu erkennen.

*Gibt es einen Tumormarker für alle GEP-NET?*
Immunhistologisch sind GEP-NET durch die Expression von pan-neuroendokrinen Markern wie Chromogranin A und Synaptophysin gekennzeichnet. Chromograninin A kann bei fast allen GEP-NET im Serum nachgewiesen werden (hohe Sensitivität). Allerdings kann Chromogranin A auch bei chronisch-atropher Gastritis, Niereninsuffizienz sowie PPI-Einnahme falsch hoch sein (geringe Spezifität). Daher sollte Chromogranin erst bei Tumornachweis, nicht aber zum allgemeinen Screening eingesetzt werden.

*Bewerten Sie die Familienanamnese der beiden Brüder.*
Vermutlich gehören sie einer Familie an, in der eine multiple endokrine Neoplasie Typ 1 (MEN Typ 1) vorkommt.

**ZUSATZINFORMATION**
Wichtigster histologischer **Prognosefaktor** ist der Proliferationsmarker Ki-67. Nach dessen Expression richtet sich die WHO-Klassifikation der GEP-NET.

| WHO 1 | NET G1 | Ki-67 ≤2 % |
|---|---|---|
| WHO 2 | NET G2 | Ki-67 3–20 % |
| WHO 3 | NEC (neuroendokrines Karzinom) G3 | Ki-67 >20 % |

**WEITERFÜHRENDE LITERATUR**
Öberg K, Knigge U, Kwekkeboom D, Perren A, ESMO Guidelines Working Group. Neuroendocrine gastro-entero-pancreatic tumors: ESMO Clinical Practice Guidelines for diagnosis, treatment and follow-up. Ann Oncol 2012; 23 Suppl 7:vii124–30.

## 2.5 Leitsymptom vermehrter Durst und Kopfschmerzen

**KASUISTIK**
Ein 18-jähriger Mann stellt sich mit seit einem halben Jahr zunehmendem Durst sowie Kopfschmerzen vor. Er friere leicht. Sofort fällt die helle Stimme auf. Bei der **körperlichen Untersuchung** finden Sie eine sehr helle, kühle Haut, sehr geringe Körperbehaarung und ein infantiles Genitale. Der Patient ist 158 cm groß, Gewicht 57 kg. Bradykardie von 52/min.

*Welche Verdachtsdiagnosen ergeben sich prima vista?*
- Hypogonadismus
- Minderwuchs
- Diabetes insipidus centralis vs. renalis

*Welche anamnestischen Informationen benötigen Sie zur Lokalisation der Symptomatik?*
Bestehen Sehstörungen?

> Es bestehen anamnestisch Sehstörungen im Sinn einer bilateralen Hemianopsie seit etwa 4 Wochen, die Sie durch die sogenannte Fingerperimetrie orientierend bestätigen können.

Wie lange dauern die Kopfschmerzen bzw. der vermehrte Durstbereits an?

> Die Kopfschmerzen bestehen seit 4 Tagen.
> Der vermehrte Durst ist bereits vor längerer Zeit aufgetreten, die Trinkmenge beträgt am Tag etwa 5 l, nachts noch mal 3 l.

Die Kombination dieser Angaben spricht gegen einen Diabetes insipidus renalis.

### Welchem Organsystem ordnen Sie nach den klinischen Kriterien die Symptomatologie zu?
Die Kombination von eindeutigen Zeichen des Hypogonadismus, Verdacht auf Hypothyreose, Diabetes insipidus centralis, Zeichen der lokalen Raumforderung wie Sehstörungen und Kopfschmerzen ist suggestiv für eine Erkrankung des hypothalamisch-hypophysären Bereichs.

### Welche Befunde können die Symptome erklären?
- **suprasselläre Raumforderungen:** Makroadenome der Hypophyse, Kraniopharyngeome, Metastasen, sellanahe Meningeome, Germinome
- **suprasselläre Infiltrate:** Sarkoidose, Tuberkulose, Lymphome, Abszesse, Aneurysmen
- **Traumen** (in diesem Fall ohne Anhalt)

### Welche diagnostischen Maßnahmen sind unter welcher Fragestellung zu ergreifen?
**Kernspintomografie** der Cisterna opticochiasmatica und der Sellaregion in Dünnschichttechnik:
- supraselläre Gewebsvermehrung mit Anhebung und oder Verlagerung des Chiasma opticum und des Hypophysenstiels, Kompression des dritten Ventrikels von kaudal und Erweiterung der inneren Liquorräume: Hydrocephalus internus occlusus?
- intraselläre Anteile?

Augenärztliche **Untersuchung der Gesichtsfelder:**
- Gesichtsfelddefekte, z. B. Defekt der lateralen Gesichtsfelder bei Verlust der Funktion nasaler Retinaanteile (bitemporale Hemianopsie)?
- Stauungspapille?

Abklärung der **hypothalamisch-hypophysären Funktionen**, sogenannte diagnostische Paare:
Hypophysenvorderlappen:
- Mangel an Wachstumshormon bei niedrigem IGF-1?
- Prolaktin erhöht („Entkoppelungshyperprolaktinämie")? Prolactin-Inhibiting-Faktor (Dopamin gelangt nicht zu den laktotropen Zellen des HVL)?
- Mangel an Testosteron bei niedrigen bis nicht messbaren Gonadotropinen (sekundärer Hypogonadismus)?
- Mangel an Thyroxin bei niedrigem TSH (sekundäre Hypothyreose)?
- Mangel an Kortisol bei niedrigem ACTH (sekundäre Nebennierenrindeninsuffizienz)?

Hypophysenhinterlappen:
- erniedrigte Urinosmolalität bei relativ zu hoher spontaner Serumosmolalität (Diabetes insipidus)?

**Funktionstests zur Abklärung der hypothalamisch-hypophysären Funktionen**: da ein Hormon*mangel* nachgewiesen werden soll, müssen *Stimulations*tests der verschiedenen Achsen erfolgen (↔ im Gegensatz dazu werden bei Verdacht auf Hormonexzess Suppressionstests durchgeführt!):

- Beim **Insulinhypoglykämietest (IHT)** stimuliert der durch die Gabe von Insulin induzierte Blutzuckerabfall auf < 40 mg/dl physiologischerweise die Sekretion von Wachstumshormon (GH), ACTH und Kortisol sowie Prolaktin. Ein fehlender GH-Anstieg beweist die Insuffizienz der somatotropen Achse, ein fehlender Kortisol-Anstieg die Insuffizienz der kortikotropen Achse. Eine länger bestehende sekundäre Nebennierenrindeninsuffizienz demaskiert sich auch im **ACTH-Kurztest** durch eine ungenügende Stimulation des Serum-Kortisols nach ACTH-Gabe. Der Insulinhypoglykämietest dient der Sicherung einer verminderten Stressfähigkeit, also einer partiellen sekundären Nebennierenrindeninsuffizienz, oder wird bei nur kurzer Anamnese durchgeführt.
- Bleibt ein GH-Anstieg im **GHRH/Arginin-Test** aus, weist dies auf eine Insuffizienz der somatotropen Achse hin. Arginin stimuliert die Wachstumshormonsekretion durch Suppression der Somatostatinsekretion. Wachstumshormon-Releasing-Hormon (GH-RH) stimuliert ebenfalls (unzuverlässig) die Wachstumshormonsekretion.

Die Diagnose des sekundären Hypogonadismus und der sekundären Hypothyreose wird anhand der basalen Hormonparameter gestellt, hierzu sind keine Stimulationstests notwendig: Charakteristisch ist die Konstellation niedriger Spiegel der peripheren Hormone bei inadäquat niedrigen Hypophysenhormonen. Releasing-Hormon-Tests ergeben keine weiteren richtungweisenden Befunde.

### Wie wird der klinische Verdacht auf Diabetes insipidus weiter abgeklärt?

Mit dem sogenannten Durstversuch, einem Stimulationstest für die Sekretion des antidiuretischen Hormons ADH. Er dient dem Nachweis eines Diabetes insipidus durch Beweis der fehlenden Konzentrationsfähigkeit der Nieren.

### Kennen Sie die Prinzipien der Durchführung des Durstversuchs?

Unter überwachter Flüssigkeitskarenz wird die Urinausscheidung in zweistündlichen Intervallen gesammelt und das Körpergewicht kontrolliert – erwartet wird eine zum Urinvolumen korrespondierende Abnahme des Körpergewichts (Überwachung der Compliance des Patienten!). Gemessen werden Blutdruck, Körpergewicht, Urinvolumen, spezifisches Gewicht bzw. Osmolalität, Serumnatrium und Osmolalität in zweistündlichen Intervallen.

Bei Diabetes insipidus ist ein Anstieg der Serumosmolalität bei fehlendem Anstieg der Urinosmolalität und weiterer Urinausscheidung trotz Flüssigkeitskarenz zu erwarten. Bei Normalpersonen kommt es zu einem Anstieg der Urinosmolalität auf > 1.000 mosmol/kg $H_2O$ und einem Rückgang des Urinvolumens. Als **Abbruchkriterien** gelten:
- Abnahme des Körpergewichts um ca. 3 %
- Blutdruckabfall
- Anstieg des Serumnatriums auf > 145 mmol/l
- Plasmaosmolarität > 300 mosmol/l

### Wie erfolgt die Differenzialdiagnose zwischen Diabetes insipidus centralis und renalis?

Die Differenzialdiagnose zwischen Diabetes insipidus renalis (fehlendes Ansprechen der Sammelrohre auf ADH) und centralis erfolgt durch Injektion eines synthetischen Präparats von antidiuretischem Hormon (Minirin) vor Beendigung des Durstversuchs, wenn kein Hinweis auf eine hypothalamisch-hypophysäre Erkrankung besteht. Nur bei Diabetes insipidus centralis kommt es anschließend zur Abnahme des Urinvolumens und zum Anstieg der Urinosmolalität.

### Wie beurteilen Sie die Dringlichkeit der weiteren Diagnostik?
Wegen der Schädigung des Chiasma opticum und des klinischen Verdachts auf eine Blockade des Foramen Monroi hat in diesem Fall die weitere Diagnostik notfallmäßig zu erfolgen!

Grundsätzlich sollte bei gegebenem Verdacht auf eine Insuffizienz des hypothalamisch-hypophysären Systems eine zügige Untersuchung erfolgen, da krisenhafte Verschlechterungen einer sekundären Nebennierenrindeninsuffizienz, irreparable Verschlechterungen des Sehvermögens und Exsikkose zu vitalen Bedrohungen führen können.

### Welche morphologischen Befunde erwarten Sie?
Zu erwarten ist ein raumfordernder Prozess im suprasellären Bereich mit Beeinträchtigung des Chiasma opticum und des dritten Ventrikels.

> In unserem Fall zeigt sich **kernspintomografisch** eine große, suprasellär gelegene zystische Raumforderung mit Kalkeinlagerungen, die den Boden des dritten Ventrikels erreicht, diesen komprimiert und eine Erweiterung der inneren Liquorräume verursacht. Sie verlagert den Hypophysenstiel nach links lateral und das Chiasma opticum nach kranial. Der Augenarzt beschreibt eine bitemporale Hemianopsie bei beidseitiger nasaler Papillenatrophie, die rechts stärker ausgeprägt ist als links.
> Das radiologisch am Handwurzelskelett bestimmte Knochenalter liegt vier Jahre unter dem chronologischen Alter.

### Welche funktionellen Befunde erwarten Sie?
Funktionell ist eine inkomplette Insuffizienz von Hypophysenvorder- und -hinterlappen wahrscheinlich.

> Die **hormonelle Analytik** ergibt:
> - Gonadotropine und Testosteron erniedrigt
> - TSH niedrig normal, $FT_4$ erniedrigt
> - Wachstumshormon und IGF-1 erniedrigt = kein Stimulationstest präoperativ erforderlich
> - Serumosmolalität an der oberen Grenze der Norm, Urinosmolalität niedriger als Serumosmolalität = kein Durstversuch erforderlich
> - unauffälliger ACTH-Kurztest mit regelrechter Stimulation des Serum-Kortisols

### Welche Diagnose stellen Sie?
Es besteht der dringende Verdacht auf ein supraselläres Kraniopharyngeom mit Hypophysenvorderlappeninsuffizienz und Diabetes insipidus centralis und Foramen-Monroi-Blockade mit Hydrocephalus internus occlusus sowie Chiasma-Syndrom.

Für ein Kraniopharyngeom spricht die Kernspintomografie: Die Verkalkungen und zystischen Anteile in dem weitgehend suprasellären Tumor sind charakteristisch.

### Welche therapeutischen Schritte sind einzuleiten?
Akut ist die neurochirurgische Behandlung anzustreben, Ziel ist eine möglichst vollständige Resektion des Tumorgewebes.

### Sind spezifische präoperative Maßnahmen zur Minderung des Operationsrisikos zu ergreifen?
Es bedarf einer Kortisol-Substitution, da prä- und intraoperativ die Stressfähigkeit infolge der Nebennierenrindeninsuffizienz eingeschränkt, möglicherweise auch dauerhaft geschädigt ist.

### Ist mit einer Restitutio ad integrum zu rechnen?
Die Prognose ist, bezogen auf die einzelnen Problemkreise, unterschiedlich:
- Kopfschmerzen: ja

- Visusschädigung: vermutlich nicht, da bereits eine Papillenatrophie vorliegt
- Diabetes insipidus: vermutlich nicht
- Postoperativ ist eine komplette, vermutlich dauerhafte Hypophysenvorderlappeninsuffizienz zu erwarten

### ZUSATZINFORMATION
Komplette **Hypophysenvorderlappeninsuffizienz** bedeutet das Vorliegen von
- vollständigem Wachstumshormonmangel, nachweisbar mit zwei unabhängigen Funktionstests (Insulinhypoglykämietest und GHRH/Arginin-Test),
- vollständigem ACTH-Mangel mit sekundärer Nebennierenrindeninsuffizienz,
- (un)vollständigem TSH-Mangel mit erniedrigtem freiem $T_4$ als Ausdruck der sekundären Hypothyreose,
- vollständigem Gonadotropinmangel mit niedrigen gonadalen Steroiden bei Männern und Frauen (sekundärer Hypogonadismus), Prolaktin kann nachweisbar bleiben.

### Wie sieht die postoperative Behandlung aus?
- Fortführung der Kortisolsubstitution
- nach Überprüfung der Hypophysenvorder- und -hinterlappenfunktionen Substitution der fehlenden peripheren Hormone

### Welche Medikamente setzen Sie bei kompletter Hypophysenvorderlappeninsuffizienz ein?
- sekundäre Nebennierenrindeninsuffizienz: Kortisol
- sekundäre Hypothyreose: Thyroxin
- sekundärer Hypogonadismus: Testosteron beim Mann (Hormonersatz-Therapie bei der Frau)
- Minderwuchs: Wachstumshormon
- Diabetes insipidus: Desmopressin

### Sind morphologische Kontrolluntersuchungen indiziert?
Wegen möglicher Persistenz von Tumorresten und damit bestehender Rezidivgefahr sind kernspintomografische Kontrollen erforderlich.

### Ist zu einem späteren Zeitpunkt die Möglichkeit der Fertilitätsinduktion gegeben?
Durch Behandlung mit Gonadotropinen lassen sich Gonadenreifung und Spermiogenese induzieren, sodass prinzipiell die Fertilität erreichbar sein kann.

### Welche allgemeinen Informationen geben Sie dem Patienten zur Durchführung der Substitutionstherapie postoperativ?
Er muss wissen, dass die Kortisol- und Thyroxinsubstitution lebenswichtig sind, die Substitution der Sexualhormone für Lebensqualität und Bewegungsapparat Bedeutung hat.

Ein optimales Behandlungsergebnis der präpubertal manifest gewordenen Hypophysenvorderlappeninsuffizienz hinsichtlich des möglichen Längenwachstums und der Induktion der gonadalen Reifung kann nur durch die auch zeitlich richtige Kombination von Wachstumshormon, eventuell Gonadotropinen und gonadalen Steroiden erreicht werden. Daher müssen diese Patienten unverzüglich in spezialisierten Zentren behandelt werden, ehe gonadale Steroide eingesetzt werden.

### Welche Aufklärung erfolgt zur Kortisolsubstitution?
Wichtig sind kurze Wirkungsdauer von Kortisol und die notwendige Sorgfalt bei der Medikamenteneinnahme: Beispiel für eine Substitutionstherapie: morgens 15 mg, mittags 5 mg, abends 5 mg Hydrokortison. (Es gibt unterschiedliche Empfehlungen.) Richtgrößen dabei sind Allgemeinbefinden, Blutdruck und Elektrolyte; Kortisol im Serum ist wegen kurzer Halbwertszeit nicht aussagefähig.

Es ist eine Anpassung an Belastungssituationen jeder Art erforderlich, so die Erhöhung der oralen Dosis bei sportlichen Belastungen auf z. B. die doppelte Dosis. Bei schweren Erkrankungen (Unfälle, Operationen u. Ä.) intravenöse Infusion von 100 mg Hydrokortison alle sechs bis acht Stunden. Um diese Anpassung zu ermöglichen, ist ein entsprechender Notfallausweis erforderlich. Angehörige sollten in die Schulung einbezogen werden.

### Welche Aufklärung erfolgt zur Schilddrüsenhormonsubstitution?

Thyroxin wird wegen der langen Halbwertszeit in einer Dosis gegeben: 125–150 μg/d, Richtgröße bei sekundärer Hypothyreose ist das $fT_4$ (nicht das TSH!). Thyroxin sollte auf nüchternen Magen 30 Minuten vor dem Essen eingenommen werden. Wird eine Dosis vergessen, sollte sie nachträglich eingenommen werden (Halbwertszeit ca. 1 Woche), damit die Wochendosis konstant bleibt.

### Welche Aufklärung erfolgt zur Testosteronsubstitution?

Für Testosteron gibt es verschiedene Applikationsformen: i. m. Depot, transdermal. Transdermale Präparate werden unterschiedlich gut vertragen. Der Vorteil gegenüber den intramuskulären Depotpräparaten liegt in der gleichmäßigeren Hormonfreisetzung und -wirkung. Überdosierungszeichen ist das Auftreten einer Gynäkomastie. Als Richtgrößen dienen Virilisierung, eventuell Östrogenspiegel. Kontraindikationen sind (V. a.) Prostatakarzinom, Polyglobulie, Kinderwunsch (hier müssen Gonadotropine gegeben werden!), kriminelles Sexualverhalten, unbehandelte Schlafapnoe.

### Welche Aufklärung erfolgt zur Substitution von antidiuretischem Hormon?

Der Bedarf an Desmopressin muss individuell getestet werden (0,2–1,2 mg/d). Abends genügt oft eine Dosis von 0,2 mg zur Erhaltung der Nachtruhe. Tagsüber kann der Patient die Dosis und den Zeitpunkt der Applikation an seine Lebensumstände anpassen. Bei interkurrenten Erkrankungen, die die Zufuhr von Flüssigkeiten einschränken, muss die Dosis angepasst werden, um eine schwere Exsikkose zu vermeiden.

### Kennen Sie Besonderheiten der Wachstumshormonsubstitution?

Indikation und Durchführung gehören in die Hand des Endokrinologen. Die Entscheidung muss vor der Testosteronbehandlung getroffen werden, da ein Aufholen des Längenwachstums nur möglich ist, solange die Epiphysenfugen der langen Röhrenknochen offen sind. Dies sollte angestrebt werden.

### Wie verhindern Sie möglichst sicher eine krisenhafte Stoffwechselentgleisung bei Patienten mit hypothalamisch-hypophysären Erkrankungen?

Um die Notwendigkeit der Substitutionstherapie und ihrer bedarfsgerechten Anpassung bei Unfällen und schweren Erkrankungen für Ärzte und Sanitätspersonal erkennbar zu machen, muss der Patient einen sogenannten Notfallausweis erhalten und bei sich tragen, der Diagnose und Therapie (Medikamente und Dosierung) sowie Anschrift und Telefonnummern des betreuenden Arztes enthält.

## Kurzfall Krampfanfall

**KASUISTIK**

Ein 39-jähriger Patient kollabiert an der Bushaltestelle und erleidet einen generalisierten tonisch-klonischen Krampfanfall, der durch den herbeigerufenen Notarzt durch Gabe eines Benzodiazepins durchbrochen werden kann. Bei Krankenhausaufnahme berichtet der Patient er sei völlig gesund, habe bisher nie Krampfanfälle gehabt. Als 8-Jähriger sei er an einem Kraniopharyngeom operiert worden und nehme seither Minirin 1× täglich ein. Seit einigen Tagen habe er einen grippalen Infekt, daher habe er den Rat seiner Freundin befolgt, viel zu trinken.

### Welchen Laborparameter halten Sie in dieser Situation für besonders wichtig?

Das Serum-Natrium. Der Patient hat offensichtlich einen Diabetes insipidus seit seiner Kindheit und nimmt eine gleichbleibende Dosis von antidiuretischem Hormon ein. Sein Körper kann also auf die vermehrte Wasserzufuhr nicht reagieren, er kann das zusätzlich zugeführte Wasser nicht ausscheiden. Die Konzentration von Natrium im Serum fällt ab. Wichtig: Die Hyponatriämie zeigt immer ein Zuviel von Wasser an, nicht einen Mangel von Natrium! Die Osmoregulation erfolgt beim Gesunden durch ADH und Durst. Daher sind gleichzeitige Schädigungen von Hypothalamus (Durstzentrum) und Hypophysenhinterlappen (ADH) besonders problematisch, weil der Patient beide Steuerelemte der Osmoregulation verloren hat. Die Volumenregulation erfolgt über das Renin-Angiotensin-Aldosteronsystem bzw. die natriuretischen Peptide (BNP, ANP). Hier werden Natrium und Wasser gleichphasig ausgeschieden oder zurückgehalten, die Konzentration von Natrium ändert sich nicht. Nur bei sehr starken Volumenverlusten (z.B. schweren Blutungen) wird das RAAS durch ADH unterstützt, dann kommt es durch die übermäßige ADH-Ausschüttung auch hier zur Hyponatriämie.

### Es zeigt sich ein Serum-Natrium von 118 mmol/l. Was ist zu tun?

Es handelt sich um einen Notfall! Die Hyponatriämie ist schwer (Definition ≤120 mmol/l), symptomatisch (Krampfanfall) und eher akut als chronisch. Es besteht die Gefahr der weiteren Verschlechterung des offensichtlich vorhandenen Hirnödems (Krampfanfall!) mit der Gefahr der tödlichen Herniation. Das Natrium wird durch Infusion von 3-prozentiger Kochsalzlösung unter intensivmedizinischen Bedingungen (Kontrolle des Natriums) substituiert. Ziel ist ein rascher Anstieg um 4–6 mmol/l, um die Herniation zu verhindern; dieser darf aber nicht >8 mmol/l in 24 h betragen, weil es sonst zur osmotischen Demyelinisierung kommen kann.

### Gibt es auch andere Situationen in denen eine Fehlregulation der ADH-Sekretion zu Hyponatriämie führt?

Eine sehr häufige Ursache der Hyponatriämie ist das **Syndrom der inadäquaten ADH-Sekretion (SIADH)**. Ursachen sind häufig Medikamente (Psychopharmaka, NSAR, Zytostatika), ZNS- (Infektion, Blutung, Tumore) oder Lungenerkrankungen (Infektionen, Malignome, Asthma/COPD, Beatmung). Diagnostisch müssen eine Hypervolämie (Leber-, Nieren-, Herzinsuffizienz) und eine Hypovolämie klinisch und/oder anhand der Natriumkonzentration im Urin (>30mmol/l zeigt Euvolämie an!) ausgeschlossen werden. Dass ADH „inadäquat" ausgeschüttet wird, zeigt sich an der Urinosmolalität: Obwohl das Serum hypoosmal ist, besteht im Urin weiterhin eine Osmolalität > 100 mmosmol/kg. D.h. es wird trotz des Wasserüberschusses im Serum weiterhin Wasser über die Niere zurückgehalten. Wichtig: Die Therapie besteht in einer Trinkmengenrestriktion (ca. 800 ml/Tag), nicht in der Infusion von physiologischer Kochsalz-Lösung. Letzteres ist eine häufige Fehlvorstellung: Die Hyponatriämie ist kein Mangel an Natrium (sondern ein Zuviel an Wasser) und die Zufuhr von NaCl 0,9 % gleicht nicht den angeblichen Natriummangel aus (sondern kann die Überwässerung weiter verstärken!). RAAS und ANP sind ja normalerweise funktionsfähig. Natrium kann also ausgeschieden werden (RAAS/ANP), das Wasser wird aber im Sammelrohr inadäquat zurückgehalten, Hyponatriämie und Hirnödem verstärken sich.

## 2.6 Leitsymptom zunehmende Erschöpfbarkeit und Übergewicht

**KASUISTIK**

Der 58-jährige technische Zeichner berichtet über zunehmende Erschöpfbarkeit und gesteigertes Schlafbedürfnis. Seine Muskelkraft habe nachgelassen, seit längerer Zeit leide er unter Hautjucken. Manchmal müsse er häufiger Wasser lassen als früher, in den letzten Monaten habe er 3 kg an Gewicht abgenommen. Bei körperlicher Anstrengung trete vor allem bei Kälte ein Ziehen im linken Arm auf. Pelzigkeit in den Beinen habe er nie bemerkt. Er rauche fünf Zigaretten am Tag und trinke 1,5–2 l Bier.

### Wie lautet Ihre Verdachtsdiagnose?
Wahrscheinlich liegt ein Diabetes mellitus Typ 2 vor.

Der **klinische Untersuchungsbefund** erbringt 182 cm, 97 kg; Blutdruck 220/110 mmHg, Herzfrequenz 76/min, regelmäßige Aktion. Zu beobachten sind ein müder Gesichtsausdruck, trockene Haut und Schleimhäute. Zu den Thoraxorganen: lauter erster Herzton, systolisches Geräusch über der Aortenklappe; vesikuläres Atemgeräusch ohne Nebengeräusche. Der abdominale Tastbefund zeigt: Leber weich und indolent tastbar, 2 cm unter dem Rippenbogen, Milz nicht tastbar, viriler Behaarungstyp. Die peripheren Pulse sind bis auf die A. tibialis posterior links gut tastbar; Oberflächen- und Tiefensensibilität intakt. Die Reflexabläufe sind regelrecht.

### Beurteilen Sie die körperlichen Untersuchungsbefunde.
Es bestehen Übergewicht, arterielle Hypertonie und der Verdacht auf eine periphere arterielle Verschlusskrankheit.

**Laborbefunde:** Blutzucker 220 mg/dl zwei Stunden postprandial; Kreatinin 1,6 mg/dl; Hämoglobin 16 g/dl; Hämatokrit 42 %, Thrombozyten 230.000/μl; Natrium 143 mmol/l; Kalium 4,1 mmol/l; Gesamt-Cholesterin 280 mg/dl; LDL-Cholesterin 195 mg/dl, Triglyzeride 290 mg/dl; $HbA_{1c}$ 8,5 %; Fruktosamin (Eiweiß Korr) 310 μmol/l; Urinbefund: Glukose einfach positiv, Ketone negativ, Sediment unauffällig, keine Proteinurie.

### Beurteilen Sie die Laborbefunde.
Es bestehen eine Hyperglykämie mit Glukosurie ohne Hinweise auf eine Ketoazidose sowie eine Erhöhung der glykierten Proteine ($HbA_{1c}$).

Bei erhöhtem Kreatinin, grenzwertig hohem Hämoglobin und hohem Natrium im Serum kann eine Exsikkose vorliegen. Eine weitere Klärung der Nierenfunktion (Hypertonie) und Überprüfung einer Mikroalbuminurie (diabetische Nephropathie) sind notwendig.

Es liegt eine atherogene kombinierte Hyperlipoproteinämie vor.

### Wie sichern Sie die Diagnose?
- Durch den $HbA_{1c}$ von ≥ 6,5 % gilt die Diagnose als bewiesen.
- Die Diagnose kann durch eine Nüchtern-Plasma-Glukose > 125 mg/dl am Folgetag bestätigt werden.
- in Zweifelsfällen oraler Glukosetoleranztest mit 75 g Glukose: Plasmaglukose nach 2 Stunden > 200 mg/dl.

Im vorliegenden Fall besteht kein Zweifel an der Diagnose: Der Nüchtern-Blutzucker bei Wiederholung und $HbA_{1c}$ sind eindeutig pathologisch.

### Wie sieht Ihr weiteres Vorgehen zur Bestandsaufnahme diabetesabhängiger Komplikationen, auch im weiteren Verlauf, aus?

**Basisdiagnostik:**
- **Anamnese:** Gewicht/BMI, ggf. Taillen-Größen-Relation (Gewichtsverlauf, Übergewicht), Blutdruck, Fußstatus, körperliche Aktivität, Ernährungsgewohnheiten, Rauchen, durchgeführte Diabetesschulung, Selbstkontrolle der Plasmaglukose, Hypoglykämien, Depression, erektile Dysfunktion
- **Körperliche und apparative Untersuchungen:** Gewicht, Blutdruck, periphere Arterien, Augen- und Fußuntersuchungen, Untersuchungen des peripheren Nervensystems, Untersuchung der Injektionsstellen bei insulinbehandelten Menschen mit Diabetes
- **Laborwerte:** Plasmaglukose, $HbA_{1c}$, Kreatinin, Kalium, Lipidprofil, Urinanalysen, Ketonkörper im Urin (nur bei hohen Glukosewerten)

**Screening auf Folge- und Begleiterkrankungen:**
- Screening auf eine **diabetische Neuropathie** ab dem Zeitpunkt der Diagnosestellung einmal jährlich.
- Screening auf eine **Nephropathie:** einmal jährlich Albuminurie.
- Screening auf **Fußläsionen:** ohne klinische Befunde einer sensomotorischen Neuropathie sollen mindestens einmal jährlich Fußuntersuchungen durchgeführt werden. Liegen bereits klinische Befunde einer sensomotorischen Neuropathie vor, sollen die regelmäßigen Untersuchungen auf Fußläsionen alle 3–6 Monate erfolgen.
- Screening auf **Netzhautkomplikationen:** ab dem Zeitpunkt der Diagnosestellung einmal jährlich, bei Retinopathie und/oder Makulopathie Kontrollintervalle nach Maßgabe des Augenarztes.
- **Abschätzung des makro- und mikrovaskulären Gesamtrisikos:** mindestens alle 1–2 Jahre vaskuläre Risiken evaluieren (Hypertonie, Raucherstatus), Lipide und Kreislaufparameter (Blutdruckmessung sowie Pulsmessung an verschiedenen Orten) sowie ggf. Mikroalbuminurie messen.
- Untersuchung auf eine **depressive Störung:** Bei entsprechenden Verdachtsmomenten sollte gezielt nach depressiven Störungen befragt werden.

### Nennen Sie die Ziele der Therapie des Diabetes mellitus.
- Erhaltung bzw. Wiederherstellung der Lebensqualität
- Kompetenzsteigerung (Empowerment) der Betroffenen im Umgang mit der Erkrankung
- Verminderung eines Krankheitsstigmas
- Behandlungszufriedenheit
- Förderung der Therapieadhärenz
- Reduktion des Risikos für kardiale, zerebrovaskuläre und sonstige makroangiopathische Folgekomplikationen
- Vermeidung und ggf. Behandlung mikrovaskulärer Folgekomplikationen (Erblindung, Dialyse, Neuropathie)
- Vermeidung und ggf. Behandlung des diabetischen Fußsyndroms
- Vermeidung und ggf. Behandlung von Symptomen durch die Verbesserung der Stoffwechseleinstellung
- Minimierung der Nebenwirkungen der Therapie und der Belastungen des Patienten durch die Therapie (Medikalisierung)
- Reduktion von Morbidität und Mortalität

### Für welche Parameter ist eine Zielvereinbarung mit dem Patienten erforderlich?
- Lebensstil
- Glukosestoffwechsel: Blutzucker prä- und postprandial, $HbA_{1c}$
- Lipidstatus
- Körpergewicht
- Blutdruck

### Welche grundsätzlichen Therapievorschläge besprechen Sie mit dem Patienten?

Zur Basistherapie gehören strukturierte Schulung, Ernährung (hier auch die Gewichtsreduktion), körperliche Aktivität sowie Nikotinkarenz.

Bei Menschen mit Typ-2-Diabetes soll zur Prävention von Folgekomplikationen ein $HbA_{1c}$-Korridor von 6,5–7,5 % unter Berücksichtigung der individualisierten Therapieziele angestrebt werden. Eine Absenkung des $HbA_{1c}$-Werts auf unter 6,5 % sollte nur in Ausnahmefällen erfolgen, z. B. wenn durch eine alleinige Änderung des Lebensstils erreichbar.

Ist o. g. Zielkorridor nach 3–6 Monaten nicht erreicht, ist eine medikamentöse Intervention erforderlich. Üblicherweise wird mit einer Monotherapie begonnen, 1. Wahl ist Metformin!

Bei Unverträglichkeit oder Kontraindikation kann mit einer anderen Monotherapie begonnen werden, z. B.:
- Insulin
- Sulfonylharnstoff oder Glinid
- DPP-4(Dipepdidyl-Peptidase)-Inhibitor
- α-Glukosidase-Hemmer: z. B. Acarbose
- SGLT-2-Inhibitor *(sodium-dependent glucose transporter)*

Wird der Zielkorridor weiterhin nicht erreicht, kann eine Zweifachkombination erwogen werden: Metformin plus:
- DPP-4-Inhibitor
- GLP1-Rezeptoragonist
- α-Glukosidase-Hemmer
- Insulin (häufig Verzögerungsinsulin)
- SGLT-2-Inhibitor
- Sulfonylharnstoff oder Glinid

Die vierte Stufe besteht aus einer alleinigen Insulintherapie oder einer Kombination von oralen Antidiabetika und Insulin.

### Wie wirkt Metformin? Wann wird Metformin eingesetzt?

Es hemmt als Biguanid die Glukogenese in der Leber, vor allem nachts, und induziert keine Hypoglykämie. Es ist das Medikament der ersten Wahl für adipöse Typ-2-Diabetiker.

### Nehmen Sie Stellung zur Therapie mit Sulfonylharnstoffderivaten.

Sie erhöhen die glukoseinduzierte Insulinsekretion und können somit zur Hypoglykämie führen. Sie sind ungeeignet zur Langzeittherapie übergewichtiger Typ-2-Diabetiker.
Glinide haben eine den Sulfonylharnstoffderivaten ähnliche Wirkung.

### Wann ist bei einem Typ-2-Diabetiker die Insulintherapie indiziert?

Aufgrund des Nutzennachweises in klinischen Endpunktstudien kann die Therapie mit Insulin als Monotherapie bereits in der ersten Therapielinie bei Metformin-Kontraindikationen eingesetzt werden. Bei Nichterreichen der Therapieziele kann Insulin mit Metformin kombiniert oder als intensivierte Therapie angewendet werden.

### Was sind SGLT-2-Inhibitoren?

Durch Hemmung des Natrium-Glukose-Transporters in der Niere wird die renale Glukoseabsorption gehemmt. Aufgrund dieses Wirkmechanismus kommt es neben der Blutglukosesenkung (Senkung des $HbA_{1c}$ im Vergleich mit Placebo um 0,54 bis 0,68 %) zu einem Gewichtsverlust (im Mittel um 2–3 kg) sowie zur

Reduktion des Blutdrucks (im Mittel 4 mmHg systolisch, 2 mmHg diastolisch). Die EMPAREG-Studie zeigte einen Vorteil bezüglich der Gesamtmortalität. Der Substanz werden positive Effekte auf Herzinsuffizienz und Nierenfunktion zugeschrieben. Klinisch relevant sind gehäufte urogenitale Infektionen durch die Glukosurie.

### Nehmen Sie Stellung zur antihypertensiven Therapie von Diabetikern.
ACE-Hemmer oder Sartane sind die Antihypertensiva der ersten Wahl, da diese neben Blutdrucksenkung auch die Progression der diabetischen Nephropathie vermindern. Ziel sind Blutdruckwerte < 140/80 mmHg.

### Wann fällen Sie eine Entscheidung für eine lipidsenkende medikamentöse Therapie?
Der Diabetes mellitus stellt per se einen Risikofaktor für kardiovaskuläre Erkrankungen dar. Daher ist eine Senkung von LDL-Cholesterin < 100 mg/dl oder zumindest eine Strategie der fixen Statindosis erforderlich.

### Welches sind die typischen Komplikationen des Diabetes mellitus Typ 2?
Sie unterscheiden sich im Prinzip nicht von den Komplikationen des Diabetes mellitus Typ 1.

**ZUSATZINFORMATION**
Da ein Typ-2-Diabetes bei Diagnose meist schon länger bestanden hat (etwa fünf Jahre), sind typische Komplikationen häufig bereits bei Diagnosestellung vorhanden.

**WEITERFÜHRENDE LITERATUR**
Nationale Versorgungsleitlinie Therapie des Typ-2-Diabetes. AWMF-Leitlinie nvl-001, Stand 30.9.2013, gültig bis 1.8.2018 (aktuell in Überarbeitung).

**KASUISTIK**
Die 21-jährige Tochter des Patienten stellt sich bei Ihnen vor, weil sie in der 8. Woche schwanger ist. Sie fragt nach einem Risiko für sich und ihr Kind durch die familiäre Häufung des Diabetes mellitus.

### Welche weiteren Informationen benötigen Sie?
Die Patientin ist 172 cm groß, wiegt 65 kg und ist beschwerdefrei. Sie ernährt sich mit Obst, frischem Gemüse, versucht, wenig tierische Fette zu essen. Dreimal in der Woche isst sie Fleisch, einmal Seefisch. Sie trinkt Wasser, Tee, am Abend Apfelschorle. Seit Bekanntwerden der Schwangerschaft erhält sie Nahrungsergänzungsmittel mit Jod, Folsäure und weiteren Vitaminen.

### Welche diagnostischen Maßnahmen ergreifen Sie?
Sie messen den Nüchternblutzucker (Ergebnis: 70 mg/dl) und den Wert eine Stunde nach einer kohlenhydratreichen Mahlzeit (Ergebnis: 135 mg/dl).

### Wie gehen Sie weiter vor?
Zunächst raten Sie, die Ernährungsweise beizubehalten und für körperliche Bewegung zu sorgen. Sie versorgen die Patientin mit einem Blutzuckermessgerät und überprüfen die dokumentierten Blutzuckerwerte etwa alle 2 Wochen.

### Führen Sie eine orale Glukosebelastung durch? Wenn ja, wann?
Ja, zwischen der 24. und 28. Woche, da zwar keine individuellen Risiken erkennbar sind, die Familienanamnese aber Belastungsfaktoren enthält.

### Wo liegt der Unterschied zwischen dem „50-g-oGTT" und dem „75-g-oGTT"?
Seit 2011 (Beschluss des Gemeinsamen Bundesausschusses) wird jeder Schwangeren als Kassenleistung ein 50-g-Screening-oGTT zwischen der 24. und 28. SSW angeboten. Dieser kann unabhängig von der letzten Nahrungsaufnahme und der Tageszeit erfolgen. Liegt die Plasmaglukose nach 1 Stunde bei ≥ 200 mg/dl, liegt ein Diabetes vor, bei Werten zwischen 135 und 199 mg/dl wird ein 75-g-oGTT durchgeführt.

Frauen mit erhöhtem Gestationsdiabetes(GDM)-Risiko sollten primär einen 75-g-oGTT erhalten. Dieser wird morgens nüchtern nach mindestens 8-stündiger Nahrungskarenz im Sitzen (kein Umhergehen!) durchgeführt.

Ein Gestationsdiabetes mellitus (GDM) ist definiert als eine Glukosetoleranzstörung, die erstmals in der Schwangerschaft mit einem 75-g-oralen-Glukosetoleranztest (oGTT) diagnostiziert wird. Die Definition des manifesten Diabetes entspricht der außerhalb einer Schwangerschaft, er gehört nicht in die Kategorie des GDM.

Ein GDM liegt vor, wenn mindestens einer der folgenden drei Grenzwerte (venöses Plasma!) überschritten wird (➤ Tab. 2.4).

**Tab. 2.4** Grenzwerte der venösen Plasmaglukose im 75-g-oGTT für die Definition eines Gestationsdiabetes

| Messzeitpunkt | venöses Plasma | |
|---|---|---|
| | (mg/dl) | (mmol/l) |
| nüchtern | < 92 | < 5,1 |
| nach einer Stunde | < 180 | < 10,0 |
| nach zwei Stunden | < 153 | < 8,5 |

### Welche Grundsätze der Therapie des GDM kennen Sie?
Die Blutzuckerzielwerte in der Schwangerschaft liegen – bei jeder Form des Diabetes – insgesamt deutlich niedriger als außerhalb der Schwangerschaft. Unterzuckerungen müssen unbedingt vermieden werden. Daher ist eine intensive Schulung aller Patientinnen notwendig. Der Insulinbedarf jeder Schwangeren steigt ab dem 2. Trimenon kontinuierlich an und erreicht zum Ende der Schwangerschaft das 2- bis 3-Fache des Ausgangswerts. Wichtig für die werdende Mutter: Ein GDM lässt sich meist ohne Insulin behandeln und verschwindet fast immer nach Ende der Schwangerschaft.

### Welche Konsequenzen kann ein Gestationsdiabetes für die werdende Mutter haben?
Akute Folgen für die Mutter sind ein erhöhtes Risiko für Harnwegs- und vaginale Infektionen mit hierdurch gesteigerter Frühgeburtsrate, Präklampsien, Makrosomien des Fetus mit Kaiserschnittentbindungen, Schulterdystokien (= Einstellungsanomalie des Schultergürtels im Bezug zum Kopf während der Geburt), höhergradigen Dammrissen und transfusionpflichtigen postpartalen Blutungen in der Folge. Langzeitfolgen für die Mutter sind ein erhöhtes Diabetesrisiko im späteren Leben (7- bis 10-fach im Vergleich zu glukosetoleranten Schwangeren) sowie ein Wiederholungsrisiko für GDM (20–50 %).

### Welche Konsequenzen kann ein Gestationsdiabetes für das Kind haben?
Die mütterliche Hyperglykamie führt zu erhöhter fetaler Insulinsekretion sowie Einlagerung von Glykogen und Fett mit Makrosomie und Zunahme des Bauchumfangs sowie reduzierter fetaler Surfactantbildung. Frühgeburtlichkeitsrate und Gefahr eines intrauterinen Fruchttods sind gesteigert. Langzeitfolgen für das Kind umfassen ein erhöhtes Risiko im Kindes- und Jugendalter für Übergewicht/Adipositas, gestörte Glukosetoleranz/Diabetes, metabolisches Syndrom und erhöhten Blutdruck.

## Kurzfall erstmalig festgestellter Diabetes mellitus

**KASUISTIK**
Der 73-jährige Patient sucht Sie auf, weil sein Hausarzt einen Diabetes mellitus festgestellt hat.

### Welche Veränderungen fallen bei dem Patienten auf (➤ Abb. 2.3 und ➤ Abb. 2.4)?

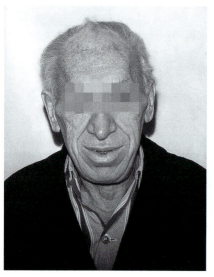

Abb. 2.3 Patient mit Diabetes mellitus [T127]

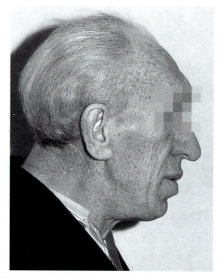

Abb. 2.4 Patient mit Diabetes mellitus [T127]

Prominente supraorbitale Wülste, prominente Jochbögen, tiefe Nasolabialfalte, vergröberte Gesichtszüge mit grobporiger Haut und wulstigen Lippen.

### Was ist ein sekundärer Diabetes mellitus?
Eine diabetische Stoffwechsellage als Symptom einer übergeordneten Grunderkrankung wird sekundärer Diabetes mellitus genannt.

### Welche Ursachen (= Grunderkrankungen) für einen sekundären Diabetes mellitus gibt es?
- Cushing-Syndrom
- Akromegalie
- Glukagonom
- Phäochromozytom
- Pankreaserkrankungen (= pankreatopriver Diabetes mellitus), z. B. chronische Pankreatitis, Z. n. Pankreasresektion

### Welche Erkrankung ist die wahrscheinliche Ursache für den sekundären Diabetes mellitus dieses Patienten?
Hier liegt eine Akromegalie zugrunde.

### LITERATUR
Nationale Versorgungsleitlinie Therapie des Typ-2-Diabetes. AWMF-Leitlinie nvl-001, Stand 30.9.2013, gültig bis 1.8.2018 (aktuell in Überarbeitung).
Schäfer-Graf U. Gestationsdiabetes mellitus (GDM), Diagnostik, Therapie und Nachsorge. AWMF-Leitlinie 057-008. Stand 28.2.2018 , gültig bis 27.2.2023.

## 2.7 Leitsymptom Galaktorrhö und sekundäre Amenorrhö

**KASUISTIK**
Eine 46-jährige Patientin klagt über eine sekundäre Amenorrhö seit über 6 Monaten und eine Galaktorrhö aus beiden Mammae. Die Patientin hat zwei Kinder. Sie nimmt keine regelmäßige Medikation ein.

### Wie lautet Ihre Arbeitsdiagnose?
Hyperprolaktinämie bei Prolaktinom.

### Welche Medikamente können eine Hyperprolaktinämie hervorrufen?
- Dopaminantagonisten (u. a. Metoclopramid, Butyrophenone)
- Dopamin freisetzende Substanzen (u. a. Methyldopa, Reserpin)
- Östrogene
- Opiate

### Welche spezifischen Anamnesefragen sind wichtig?
Sie fragen nach Hinweisen auf ein Chiasmasyndrom (Gesichtsfeldeinschränkung insbesondere bitemporal?), nach vermehrten Kopfschmerzen und nach der Trinkmenge, die bei deutlicher Erhöhung für eine Funktionseinschränkung der Neurohypophyse sprechen kann.

### Es finden sich keine anamnestischen Hinweise auf eine größere hypophysäre Raumforderung. Was tun Sie jetzt?
Sie bestimmen das Serumprolaktin ohne vorherige klinische Untersuchung der Mammae. Bei einem eindeutig erhöhten Wert sollten laborchemisch die anderen Achsen der Adenohypophyse untersucht werden: ACTH und Kortisol für die adrenokortikotrope Achse plus ggf. CRH-Test; TSH und $fT_4$ für die thyreotrope Achse plus ggf. TRH-Test; IGF-1 und Wachstumshormon plus ggf. GHRH-Test für die somatotrope Achse sowie LH/FSH und Estradiol für die gonadotrope Achse plus ggf. GnRh-Test. Außerdem sollte eine Kernspintomografie der Sella erfolgen.

Das Prolaktin ist auf das Zehnfache der Norm erhöht. Bezüglich der übrigen Funktionsachsen der Adenohypophyse finden sich normale Werte. In der Kernspintomografie zeigt sich eine 6 mm durchmessende hypophysäre Raumforderung.

### Wie behandeln Sie? Wie planen Sie das Follow-up?
Sie behandeln mit dem Dopaminagonisten Cabergolin (2 × 0,5 mg pro Woche) in einschleichender Dosierung wegen der gastrointestinalen Nebenwirkungen. Die Gabe sollte vorzugsweise abends erfolgen. Alternativ kann Quinagolid 75 µg oder Bromocriptin 2,5 mg jeweils abends gegeben werden.

Eine erneute MR-Untersuchung ist nach 6–12 Monaten Therapiedauer erforderlich, um eine Größenabnahme zu dokumentieren. Bei Verkleinerung der hypophysären Raumforderung ist im Verlauf keine weitere Bildgebung mehr erforderlich. Die medikamentöse Therapie mit dem Dopaminagonisten muss wahrscheinlich über mehrere Jahre erfolgen. Auslassversuche sind meist nicht erfolgreich. Wegen beschriebener Herzklappenfibrosen unter hohen Dosen von Cabergolin (bei Patienten mit M. Parkinson) sollten auch Patienten mit Prolaktinomen unter Cabergolin regelmäßig auskultiert und im Zweifelsfall eine Echokardiografie veranlasst werden.

## 2.8 Leitsymptom Gewichtsverlust und sekundäre Amenorrhö

**KASUISTIK**

Eine 42-jährige Frau wird von ihrer Tochter in die Sprechstunde begleitet, weil sie sich sehr schwach und müde fühlt. Sie habe seit einem Jahr 10 kg an Gewicht verloren und leide häufig unter Übelkeit. Erbrechen aber müsse sie sich nur selten. Auch Bauchschmerzen habe sie selten, Durchfall bestehe nicht. Die Periode habe vor 7 Monaten ausgesetzt.

### Welche Differenzialdiagnosen ziehen Sie zunächst in Erwägung?
- Nebennierenrindeninsuffizienz
- Hyperkalzämiesyndrom
- chronisch-entzündliche Darmerkrankung
- Hyperthyreose
- konsumierende Tumorerkrankung
- chronische Infektion, z. B. Tuberkulose

Bei der **körperlichen Untersuchung** fällt die relativ dunkle, kühle Haut auf. Es bestehen eine deutliche Muskelschwäche und eine arterielle Hypotonie von 85/60 mmHg bei einer Herzfrequenz von 76/min. Herz- und Lungenbefund sind klinisch unauffällig. Abdomen weich, Darmgeräusche unauffällig. Lymphknoten- oder Milzvergrößerungen sind nicht tastbar.

### Wie sieht jetzt Ihre Bewertung der Differenzialdiagnosen aus?
Gegen eine Hyperthyreose sprechen die Hypotonie, die kühle Haut und die fehlende Tachykardie, gegen eine chronisch-entzündliche Darmerkrankung die fehlenden Durchfälle und der fehlende Bauchschmerz bei unauffälligem abdominalem Tastbefund. Auch subfebrile Temperaturen sind nie aufgefallen. Eine Hyperkalzämie ist laborchemisch auszuschließen. Suggestiv für eine primäre Nebennierenrindeninsuffizienz sind neben den Beschwerden die Hyperpigmentation, auch der Handlinien und Ellenbogen, die Adynamie und die Hypotonie.

### Wodurch wird eine sekundäre (hypophysäre) Nebennierenrindeninsuffizienz klinisch unwahrscheinlich, wie wird sie ausgeschlossen?
Die Hyperpigmentation ist wegweisendes klinisches Zeichen der ACTH-Mehrsekretion als Zeichen für eine primäre Nebennierenrindeninsuffizienz. Der Nachweis eines erhöhten ACTH bei erniedrigtem Kortisol zeigt eine primäre Insuffizienz der Nebenniere an. Eine Hypophyseninsuffizienz als Ursache des niedrigen Kortisol (sekundäre NNR-Insuffizienz) ist damit ausgeschlossen.

### Welche Ursachen kann die primäre Nebennierenrindeninsuffizienz der Patientin haben?
- Autoimmunadrenalitis (80–90 %)
- bilaterale granulomatöse Entzündungen: Tuberkulose, Sarkoidose
- Lymphom
- bilaterale intraadrenale Blutung
- bilaterale Metastasen (z. B. Bronchialkarzinom, Lymphom)
- Medikamente (z. B. Mitotan, Etomidat, Ketoconazol)

### Welche weiteren Fragen stellen Sie?
- Gibt es Hinweise auf organspezifische Autoimmunerkrankungen in der Familie?
- Hat die Patientin eine Tuberkulose durchgemacht?
- Besteht eine vermehrte Blutungsneigung?

## 2.8 Leitsymptom Gewichtsverlust und sekundäre Amenorrhö

Auf die erste Frage lautet die Antwort, die Großmutter mütterlicherseits habe eine sehr dunkle Haut gehabt und sei früh an „Kreislaufschwäche" verstorben. Die beiden letzteren Fragen werden verneint.

### Welche Laboruntersuchungen führen Sie zur Bestätigung der Verdachtsdiagnose primäre Nebennierenrindeninsuffizienz durch?
Laborbefunde:
- ACTH im Plasma basal (erwarteter Befund: erhöht)
- Kortisol im Serum (erwarteter Befund: erniedrigt)
- Natrium und Kalium im Serum (erwarteter Befund: Natrium erniedrigt, Kalium erhöht [nicht obligat])

### Mit welchem Funktionstest weisen Sie die primäre Nebennierenrindeninsuffizienz nach?
- ACTH-Kurztest: Bestimmung des basalen Kortisols morgens (physiologisch höchste Spiegel am frühen Morgen, daher fällt hier ein Mangel noch am ehesten auf), dann Gabe von 250 µg synthetischem ACTH, erneute Bestimmung von Kortisol nach 30 min
- erwartete Befunde bei primärer Nebenierenrindeninsuffizienz: erniedrigter Basalwert, fehlende Stimulierbarkeit. ACTH erhöht
- Sinnvoll ist die zusätzliche Bestimmung von TSH und Nüchternglukose zur Abklärung bzgl. weiterer Manifestationen eines autoimmun-polyglandulären Syndroms (APS)
- Zusätzlich kann das Serum-DHEAS bestimmt werden, das in der Regel bei Nebennierenrindeninsuffizienz erniedrigt ist

### Wie bewerten Sie die sekundäre Amenorrhö der Patientin?
Sie kann unspezifische Folge der ausgeprägten Nebennierenrindeninsuffizienz und damit reversibel sein, sie kann jedoch auch Folge einer gleichzeitig vorliegenden primären immunogenen Ovarialinsuffizienz sein.

### ZUSATZINFORMATION
Die Klärung erfolgt nach Einstellung der Kortisolsubstitution durch Bestimmung von Estradiol und basalen Gonadotropinspiegeln:
- Bei primärer, hier dann immunogener Ovarialinsuffizienz sind niedrige Östrogen- und erhöhte Gonadotropinspiegel zu erwarten.
- Im Fall einer transienten Ovarialinsuffizienz bei schwerer NNR-Insuffizienz wären diese Hormone nach Besserung des Allgemeinzustands altersentsprechend normal und ein Wiedereinsetzen der Menstruation zu erwarten.

Die Befundkonstellation während schwerer Allgemeinerkrankung würde einem sekundären Hypogonadismus mit niedrigen Gonadotropinen und niedrigen Östrogenspiegeln entsprechen. Die Bestimmung vor Kortisolsubstitution führt nicht weiter und ist unwirtschaftlich.

**Merke:** In der Endokrinologie werden Insuffizienzen der hormonproduzierenden Drüse selbst als „primär" (Beispiel: Testosteron aus dem Hoden oder Kortisol aus der Nebenniere) bezeichnet. „Sekundär" sind solche Störungen, die die Steuerungshormone (der Hypophyse: LH/FSH bzw. ACTH) betreffen.

### Welche weiteren organspezifischen Autoimmunerkrankungen gehören zu den autoimmun-polyglandulären Syndromen (APS)?
- zu APS 1: mindestens zwei der folgenden: Hypoparathyreoidismus, mukokutane Candidiasis und/oder primäre Nebennierenrindeninsuffizienz. Dazu noch möglich: primärer Hypogonadismus, Autoimmunthyreoiditis, seltener perniziöse Anämie und Autoimmunhepatitis. Das APS1 tritt im Kinder- und Jugendalter auf und wird autosomal-rezessiv vererbt.
- zu APS 2: Diabetes mellitus Typ 1, primäre Nebennierenrindeninsuffizienz, Autoimmunthyreopathie (Hashimoto oder Basedow), daneben auch Sprue, Vitiligo, Perniziosa oder primäre Ovarialinsuffizienz. Die APS 2 wird aktuell in weitere Syndrome unterteilt, wobei klinisch alle APS, die nicht APS 1 entsprechen, zunächst als APS 2 bezeichnet werden.

**Cave:** auch andere systemische Erkrankungen können zu polyglandulären Insuffizienzen führen, z. B. eine hereditäre Hämochromatose oder eine HIV-Infektion.

Auf der anderen Seite muss bei (mehreren) Autoimmunendokrinopathien immer an eine Nebennierenrindeninsuffizienz (auch im weiteren Verlauf) als eine der potenziell lebensbedrohlichen Manifestationen gedacht werden!

Bei dieser Patientin spricht die Familienanamnese zunächst für eine Autoimmunadrenalitis im Sinne des APS 2.

### Welche therapeutischen Maßnahmen ergreifen Sie?
- Unmittelbar nach der biochemischen Diagnosestellung bei schlechtem Allgemeinbefinden eventuell parenterale Substitution, ggf. stationäre Therapie mit 100 mg Hydrokortison-Bolus und anschließend 200 mg/24 h als Perfusor unter Volumensubstitution. Therapie darf durch weitere ätiologische Abklärung nicht verzögert werden!
- Einleitung der oralen Kortisolsubstitution mit ca. 25–30 mg Hydrokortison i. d. R. als 2-Dosis-Regime entsprechend dem physiologischen Spiegelverlauf, also ca. 2/3 der Dosis morgens (z. B. 20–10–0 mg). Es gibt keinen Laborparameter, der zuverlässig eine adäquate Substitution anzeigen kann, die individuelle Dosierung muss also klinisch gefunden werden (keine Hyperkortisolismuszeichen, keine Hypokortisolismuszeichen).
- Bei anhaltender Hypotonie trotz ausreichender Kortisolsubstitution Mineralokortikoidsubstitution mit Fludrokortison 0,05–0,2 mg/d (z. B. Astonin H®) als tägliche Einmaldosis (nicht bei sekundärer Nebennierenrindeninsuffizienz, hier ist das RAAS intakt!).
- Stellt sich heraus, dass eine primäre Ovarialinsuffizienz besteht, sollte gynäkologischerseits eine sequenzielle Östrogen-/Gestagensubstitution eingeleitet werden.

### Nennen Sie wichtige Inhalte des Aufklärungsgesprächs.
- Die Kortisolabhängigkeit ist vermutlich lebenslang irreversibel.
- Es besteht ein gravierender Unterschied von Substitutions- und Pharmakotherapie: Hinzuweisen ist besonders auf lebensbedrohliche Folgen von Therapieunterbrechungen und auf nicht zu erwartende Nebenwirkungen im Sinne des Hyperkortisolismus bei richtiger Dosierung. Dieser Aspekt betrifft Körpergewicht, Mondgesicht und Plethora sowie den Knochenstoffwechsel.
- Die Belastungsabhängigkeit der erforderlichen Kortisoldosierung muss ggf. mit Anpassung der Dosierung nach oben ausgeglichen werden, um krisenhafte Verschlechterung der NNR-Insuffizienz zu vermeiden. Faustregel: 5–10 mg „extra" vor intensiver körperlicher Belastung (z. B. sportliches Training), Verdopplung der Dosis bei leichten Erkrankungen (z. B. grippaler Infekt) bis zur Rekonvaleszenz, Perfusor mit 100–200 mg/24h bei schweren Operationen/Intensivaufenthalten.
- Bei Erbrechen/Diarrhö muss eine parenterale Substitution erfolgen.
- Der sogenannte Notfallausweis enthält Diagnose, Therapie, Dosierungsanweisungen bei interkurrenten Erkrankungen und Operationen sowie ärztliche Kontaktadressen.

### Welche Kontrolluntersuchungen führen Sie durch?
- initial kurzfristige Überprüfung von Allgemeinbefinden, Blutdruck, Serumelektrolyten und harnpflichtigen Substanzen
- längerfristig Kontrollen in 3- bis 6-monatlichen Intervallen unter Berücksichtigung eines APS 2: Nüchternglukose und TSH.

### Warum ist eine Kortisolkontrolle nicht sinnvoll?
Es ist nicht sinnvoll, exogen zugeführtes Hormon mit kurzer Halbwertszeit zu messen, da infolge der kurzen Halbwertszeit die Serumwerte keinen Rückschluss auf die optimale Dosierung erlauben. Bei im Allgemeinen rückläufiger Pigmentation ist keine ACTH-Kontrolle erforderlich.

> Sie werden 6 Monate später notfallmäßig zu der Patientin gerufen. Sie hatte auf Rat einer Freundin („Kortison ist so gefährlich") die Medikation seit einer Woche abgebrochen. Sie liegt im Bett, hat seit 48 h erbrochen. Es zeigen sich stehende Hautfalten, das Abdomen ist gespannt, die Patientin wirkt verlangsamt und kaltschweißig, der Blutdruck beträgt 65/50 mmHg.

### Wie lautet Ihre Verdachtsdiagnose?
Es liegt eine Addison-Krise mit Pseudoperitonitis vor.

> Also hat Ihr Aufklärungsgespräch keinen anhaltenden Erfolg gehabt.

### Wie verhalten Sie sich?
Sofortige Klinikeinweisung (Intensiv- oder Überwachungsstation) unter der Diagnose „Addison-Krise mit Pseudoperitonitis", da diese lebensbedrohlich ist und die intravenöse Kortisolsubstitution, Korrektur des Flüssigkeits- und Elektrolythaushalts und Überwachung erfordert.

### Müssen Sie zuvor eine notfallmäßige Behandlung durchführen?
Ja, da aber in keiner Notfalltasche injizierbares Hydrokortison bevorratet wird, kann als Kompromiss dienen: 25 mg Prednisolon i. v., möglichst gleichzeitig mit erster Volumengabe (500 ml). Wichtig ist die Information an die weiterbehandelnden Kollegen über Anamnese und frühere Befunde.

> Die Patientin hat die Addison-Krise gut überstanden, Sie haben das Aufklärungsgespräch unter Einbindung der Angehörigen wiederholt. Nach einem Jahr berichtet sie über erneut aufgetretene Ermüdbarkeit, jetzt mit verstärktem Kälteempfinden und einer Gewichtszunahme von 4 kg in 3 Monaten. Es besteht eine Obstipation.

### Welche weitere Manifestation des APS 2 vermuten Sie?
Die Symptome deuten auf eine Hypothyreose hin. Die Kombination mit einem Morbus Addison spricht für eine primäre Hypothyreose.

> Palpatorisch ist die Schilddrüse klein, etwas druckempfindlich. Die Haut ist trocken und rau. Das Gesicht erscheint verquollen, die Finger sind geschwollen. Die Herzfrequenz beträgt 60/min. Der Achillessehnenreflexablauf ist langsam.

### Welche technischen Untersuchungen führen Sie durch?
Eine Schilddrüsensonografie als morphologische Diagnostik. Die Indikation ist bei jeder Schilddrüsenkrankheit mit der Fragestellung nach Größe und Echogenität, Knotenbildung und deren Charakteristik sowie Hyperperfusion gegeben.

Folgender Befund ist bei immunogener Hypothyreose typisch: beidseits homogene Echoarmut mit dorsaler Schallverstärkung, keine Knoten, kleine Lappenvolumina, evtl. vermehrte Perfusion.

### Warum sehen Sie keine Technetiumszintigrafie vor?
Die Bestätigung der verminderten Technetiumaufnahme in eine kleine Schilddrüse ergibt keine weiterführende Information.

### Welche Laboruntersuchungen brauchen Sie zur Beurteilung der Schilddrüsenfunktion?
Benötigt werden basaler TSH-Spiegel, freies Thyroxin ($fT_4$) (➤ Tab. 2.5).

**Tab. 2.5** Laborkonstellation bei verschiedenen Formen der Hypothyreose

| Erkrankung | basaler TSH-Spiegel | freies Thyroxin |
|---|---|---|
| manifeste primäre Hypothyreose | deutlich erhöht | erniedrigt |
| latente (subklinische) primäre Hypothyreose | erhöht | noch im Referenzbereich |
| sekundäre Hypothyreose | niedrig | erniedrigt, freies Trijodthyronin erniedrigt |

Erwartet wird ein TSH von > 10 µE/ml und ein erniedrigtes freies Thyroxin. TSH unterliegt einer Zirkadianrhythmik mit den höchsten Spiegeln nachts. Daher zeigen Patienten, die nachts über die Notaufnahme ins Krankenhaus kommen, häufig fälschlicherweise die Konstellation einer subklinischen Hypothyreose!

Positive Antikörper gegen Schilddrüsenperoxidase (TPO-AK, Anti-Tg-AK) ermöglichen die Zuordnung der Hypothyreose zur Immungenese.

### Warum ist die Bestimmung des freien Trijodthyronins (fT$_3$) bei erhöhtem TSH verzichtbar?

Unter vermehrter TSH-Stimulation kann T$_3$ trotz Hypothyreose kompensatorisch normal oder sogar erhöht sein oder länger als T$_4$ normal bleiben, sodass noch normale oder erhöhte Spiegel des Gesamt-T$_3$ oder freien T$_3$ die Hypothyreose nicht ausschließen. Die Untersuchung wäre zumindest unwirtschaftlich. Nur bei schwerkranken Patienten und erniedrigtem TSH hilft fT$_3$ zur weiteren Befundinterpretation bzgl. des Low-T$_3$-Syndroms.

### Nennen Sie die Hauptursachen einer Hypothyreose.

Primäre Hypothyreose:
- nach Behandlung von Schilddrüsenerkrankungen (postoperativ, nach Radiojodtherapie)
- transient bei Überdosierung antithyreoidaler Substanzen, bei subakuter und postpartaler Thyreoiditis
- Autoimmunthyreoiditis (AIT)
- extremer Jodmangel (angeboren, z. B. als endemischer Kretinismus)
- konnatale Athyreose

Sekundäre Hypothyreose: hypothalamisch-hypophysäre Erkrankungen

### Nennen Sie Symptome der manifesten Hypothyreose.
- Müdigkeit, Schwäche
- motorische Verlangsamung
- trockene Haut, raue Haut und Haare
- Kälteintoleranz, kühle Haut
- Obstipation
- verminderte Schweißabsonderung
- periorbitale Schwellungen
- Heiserkeit
- Gewichtszunahme
- Bradykardie
- Parästhesien, verlangsamte Reflexrelaxation
- verminderte Hörfähigkeit
- Depression
- Libidoverlust

### Wie ergänzen Sie in diesem Fall die Substitutionstherapie?

In der Regel wird die Thyroxintherapie einschleichend begonnen, z. B. mit 50 µg/d auf nüchternen Magen, 30 min vor dem Frühstück. Die Steigerung erfolgt nach 1–2 Wochen um 25 µg bis zu einer Zieldosis von 1,5 µg/kg Körpergewicht/d bei normaler Resorption. Bei Einnahme von Protonenpumpeninhibitoren oder Typ-A-Gastritis sind meist höhere Dosen erforderlich. Die TSH-Kontrolle erfolgt 4–6 Wochen nach letzter Dosisänderung.

## Kurzfall Adynamie und Gewichtszunahme

**KASUISTIK**

Die 56-jährige Patientin wird von ihrer Tochter in die Sprechstunde begleitet. Die Patientin selbst gibt spontan keine Beschwerden an, die Tochter berichtet über Antriebslosigkeit und Inaktivität der Mutter. Sie habe in den letzten 10 Monaten 12 kg an Gewicht zugenommen, esse aber nicht mehr als früher. Sie bewege sich jedoch immer weniger. Auffälligerweise ziehe sie immer warme Kleidung an. Nach dem Tod des Ehemanns vor einem Jahr sei sie nicht mehr zum Hausarzt gegangen.

### Was fällt Ihnen an der Patientin auf (➤ Abb. 2.5)?

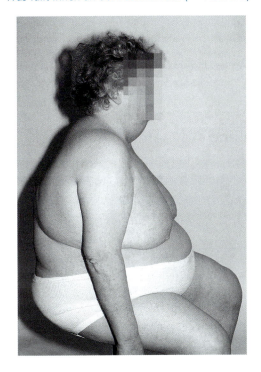

**Abb. 2.5** Patientin in der Untersuchungssituation [T127]

Die schlaffe Körperhaltung, die struppigen Haare und die Hyperkeratosen an der Streckseite des rechten Unterarms.

### Erwarten Sie Auffälligkeiten an Pulsfrequenz und Blutdruck?

Die Herzfrequenz liegt bei 58/min bei einem Blutdruck von 160/95 mmHg.

## Welche blutchemischen Untersuchungen führen Sie orientierend durch (➤ Tab. 2.6)?

**Tab. 2.6** Laborchemische Untersuchungen

| Untersuchung | Fragestellung | Ergebnis |
|---|---|---|
| kleines zelluläres Blutbild | Ausschluss Anämie | Hb: normal |
| Blutzucker und HbA$_{1c}$ | Frage Diabetes mellitus | Befunde im Grenzbereich |
| Kreatinin | Frage Nierenfunktion | Kreatinin 1,45 mg/dl |
| TSH basal | Frage Hypothyreose | TSH 97 µE/ml |

## Welche anamnestischen Informationen hätten Sie vorher erfragen sollen?
- Medikamentenanamnese: keine Tabletten seit einem Jahr, früher regelmäßig Schilddrüsenhormontabletten
- Vorerkrankungen: Schilddrüsenoperation vor 12 Jahren wegen eines Kropfes

## Wie lautet die Diagnose bei dieser Patientin?
Thyreoprive Hypothyreose aufgrund der Non-Compliance der Patientin. Diese ist bei Hypothyreose relativ häufig, wenn die Antriebsminderung zum Tragen kommt.

### LITERATUR
Bancos I, Hahner S, Tomlinson J, Arlt W. Diagnosis and management of adrenal insufficiency. Lancet Diabetes Endocrinol 2015; 3:216-26.
Pearce SH, Brabant G, Duntas LH, Monzani F, Peeters RP, Razvi S, Wemeau JL. 2013 ETA Guideline: Management of subclinical hypothyroidism. Eur Thyroid J 2013; 2: 215–28.

# 2.9 Leitsymptom Gewichtszunahme und Adynamie

### KASUISTIK
Ein 37-jähriger Schreinermeister berichtet über nachlassende Muskelkraft. Gleichzeitig seien seine Schultern breiter und sein Bauch dicker geworden, Arme und Beine aber dünner. Rückenschmerzen seien neuerdings dazugekommen. Niemand glaube ihm seine Beschwerden, weil er immer gut aussehe. Medikamente nehme er nicht ein.

## Welche Differenzialdiagnosen der Bauchumfangsvermehrung kommen in Betracht?
- alimentäre Adipositas
- Leberzirrhose
- Cushing-Syndrom

Die **körperliche Untersuchung** zeigt ein volles, etwas gerötetes Gesicht, schlanke Extremitäten mit schwachem Muskelrelief, der Stamm ist mäßig adipös. Der Blutdruck beträgt 168/90 mmHg, der Blutzucker 190 mg/dl eine Stunde postprandial.

## Bewerten Sie die klinischen Symptome im Hinblick auf die genannten Differenzialdiagnosen.
Gegen eine alimentäre Adipositas sprechen die Fettverteilung und die Muskelatrophie. Gegen eine Leberzirrhose sprechen das „blühende" Aussehen, die Fettverteilung (Fettanlagerung am Schultergürtel) und der klinische Ausschluss von Aszites- und sogenannten Leberhautzeichen.

### Welche Laboruntersuchung veranlassen Sie zur ersten Differenzierung?

Es empfiehlt sich ein 1-mg-Dexamethason-Hemmtest: Nach Abnahme einer Serumprobe am Vormittag erfolgt die Einnahme von 1 mg Dexamethason (z. B. Fortecortin®) um 22 Uhr und die erneute Kortisolbestimmung am folgenden Morgen um ca. 9 Uhr. Die Supprimierbarkeit des Kortisolspiegels schließt ein Cushing-Syndrom mit an Sicherheit grenzender Wahrscheinlichkeit aus. Fehlende Supprimierbarkeit ist auch möglich bei schwerer Depression, Adipositas und chronischem Alkoholismus. Bei hohem klinischen Verdacht oder grenzwertigen Befunden sollte zudem die Messung des freien Kortisols im 24-h-Sammelurin und des „Mitternachtkortisols" (im Serum oder Speichel) erfolgen.

> Es besteht kein Hinweis auf eine Depression oder chronischen Alkoholismus. Bei dem Patienten ist der Kortisolspiegel (am Morgen nach abendlicher Dexamethason-Einnahme) nicht supprimierbar. Die Ausscheidung des freien Kortisols im 24-Stunden-Urin ist erhöht. Damit ist der Hyperkortisolismus gesichert.

### Welcher Laborwert gibt den nächsten Hinweis darauf, wo sich das endokrinologische Problem befindet?

Das basales Plasma-ACTH.

Ein erniedrigtes basales ACTH beweist das ACTH-unabhängige = adrenales Cushing-Syndrom. In der Nebenniere wird durch ein Adenom (oder eine mikro/makronoduläre Hyperplasie, selten Karzinom) zu viel Kortisol gebildet. Durch das negative Feedback wird über Hypopthalamus/Hypophyse die ACTH-Sekretion gedrosselt. Als nächster Schritt kann eine Bildgebung (CT oder MRT) der Nebennieren veranlasst werden.

Ist das basale ACTH nicht erniedrigt, liegt ein ACTH-abhängiges Cushing-Syndrom vor, das biochemisch weiter abgeklärt werden muss. In der Nebenniere wird zu viel Kortisol gebildet, weil zu viel Steuerungshormon ACTH ausgeschüttet wird.

### Wo wird beim ACTH-abhängigen Cushing-Syndrom das ACTH gebildet?

**ACTH-abhängiges Cushing-Syndrom** infolge
- eines adrenokortikotropen (= ACTH-produzierenden) Hypophysenadenoms (synonym Morbus Cushing im engeren Sinne, synonym zentrales Cushing-Syndrom).
- einer ektopen ACTH-Produktion, ektopen CRH-Produktion (synonym ektopes Cushing-Syndrom), gemeint ist die paraneoplastische Produktion in einem Tumor, zum Beispiel einem Lungenkarzinom.

### Wie kann mit hormonellen Funktionstests die Frage nach dem Ort der ACTH-Produktion weiter abgeklärt werden?

- hoch dosierter 8-mg-Dexamethason-Hemmtest
- CRH-Stimulationstest: Kortisol und ACTH vor und nach Gabe von CRH

Bei hypophysärem Cushing-Syndrom (Morbus Cushing) ist die Regulation der ACTH- und Kortisol-Sekretion noch erhalten: Kortisol steigt nach CRH-Gabe an und ist durch 8 mg Dexamethason supprimierbar.

Bei ektopem Cushing ist die Regulation aufgehoben (keine Stimulierbarkeit, keine Suppression). Bei dieser Konstellation ist die Suche nach dem ACTH/CRH-produzierenden Tumor erforderlich! Tumorsuche, in erster Linie nach einem kleinzelligen Bronchialkarzinom (CT Hals/Thorax/Abdomen, ggf. Gallium-DOTATATE-PET/CT).

### Welche weitere Untersuchung führen Sie bei der Befundkonstellation: ACTH basal (inadäquat zum Kortisol) erhöht, durch CRH stimulierbar, im hoch dosierten Dexamethason-Hemmtest partiell supprimierbar durch?

Kernspintomografie der Sellaregion in Dünnschichttechnik.

Der Nachweis der zu postulierenden bilateralen Nebennierenrindenhyperplasie trägt nicht zur Entscheidungsfindung bei und sollte daher unterbleiben! Außerdem könnten sich in der Nebenniere hormoninaktive

Inzidentalome befinden. Daher gilt der wichtige Leitsatz der Endokrinologie: bildgebende Diagnostik erst, wenn die Organdiagnose biochemisch gesichert ist!

### Welchen Test kann man bei ACTH-abhängigem Cushing-Syndrom zu weiteren Abklärung durchführen, wenn sich aus CRH-Test und hoch dosiertem Dexamethason-Hemmtest inkongruente Ergebnisse ergeben?
Durchführung eines Sinus-petrosus-inferior-Katheters am spezialisierten Zentrum: 5 min nach CRH-Gabe wird zentral und peripher ACTH bestimmt. Bei hohem Quotienten zentral/peripher liegt wahrscheinlich ein hypophysäres Cushing-Syndrom vor, bei niedrigem Quotienten ein ektopes Cushing-Syndrom.

### Wie wird das Nebennierenrindenadenom behandelt?
Mittels laparoskopischer unilateraler Adrenalektomie.

### Wie wird das Hypophysenadenom behandelt?
Durch eine transsphenoidale Adenomektomie (neurochirurgischer Eingriff).

> **ZUSATZINFORMATION**
> **Welche Besonderheiten gibt es im postoperativen Verlauf nach Entfernung eines Kortisol produzierenden Nebennierenrindenadenoms?**
> Die ACTH-Produktion ist supprimiert, die kontralaterale Nebennierenrinde ist atrophiert. Die Restitution der ACTH-Sekretion mit typischem Tagesrhythmus kann Monate (bis Jahre) dauern, anschließend kommt es zur Regeneration des verbliebenen Nebennierenrindengewebes. So lange besteht Substitutionspflicht mit Hydrokortison, das in adäquater Dosis nicht suppressiv wirkt. An Notfallausweis denken!
> **Welche Besonderheiten gibt es im postoperativen Verlauf nach selektiver Entfernung eines ACTH-produzierenden Hypophysenadenoms?**
> Eine transiente sekundäre Nebennierenrindeninsuffizienz bis zum Wiedereintritt der ACTH-Sekretion aus den verbliebenen kortikotropen Zellen des Hypophysenvorderlappens ist wahrscheinlich. So lange besteht Substitutionspflicht mit Hydrokortison, das in adäquater Dosis nicht suppressiv wirkt. An Notfallausweis denken!

## Kurzfall Adipositas

> **KASUISTIK**
> Die 29-jährige Patientin kommt wegen ihres Übergewichts in die Sprechstunde. Der Hausarzt hatte einen postprandialen Blutzucker von 135 mg/dl gemessen, die Leukozyten lagen bei 10.000/µl.

### Wie bewerten Sie die Striae distensae(➤ Abb. 2.6)?
Striae sind unspezifische Zeichen einer raschen Gewichtszunahme, der rötliche Aspekt ist aber zusammen mit weiteren Symptomen eines Hyperkortisolismus suggestiv auf das Vorliegen eines Cushing-Syndroms.

### Welches Verfahren setzen Sie zu dieser Differenzialdiagnose ein?
Im niedrig dosierten Dexamethason-Hemmtest ist bei alimentärer Adipositas Kortisol supprimierbar, beim Cushing-Syndrom fehlt diese Supprimierbarkeit.

> Bei der Patientin beträgt der Kortisolspiegel im Dexamethason-Hemmtest 8 mg/dl (also nicht supprimierbar).

Die Differenzialdiagnose zwischen zentralem und adrenalem Cushing-Syndrom ist damit aber weiterhin offen.

> Die weitere Untersuchung ergibt ein ACTH-unabhängiges Cushing-Syndrom, also ein adrenales Cushing-Syndrom.

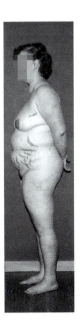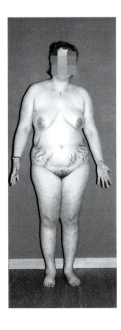

Abb. 2.6 Patientin in der Untersuchungssituation [T127]

## 2.10 Leitsymptom Sturzneigung

**KASUISTIK**

Eine 74-jährige Patientin ohne wesentliche Begleiterkrankungen und ohne Medikamenteneinnahme ist wiederholt gestürzt, dabei hat sie sich zweimal den distalen Radius gebrochen, erst links, ein Jahr später rechts. Beide Male wurde eine Knochendichtemessung mittels DXA durchgeführt, die jeweils den Befund einer Osteopenie erbracht hatte (minimaler T-Score -1,1). Bei genauerer Sturzanamnese berichtet die Patientin über eine allgemeine Gangunsicherheit, kein Dreh- oder Schwankschwindel. Die Stürze verlaufen ohne Bewusstlosigkeit, die Vorstellung bei der Neurologin blieb ergebnislos (keine Polyneuropathie, keine Epilepsie). Die Patientin berichtet über für sie auffällige Konzentrationsstörungen, die sie auf ihr Alter zurückführt, auch ihre Mutter habe eine Alzheimer-Demenz gehabt.

### An welche Differenzialdiagnosen denken Sie bei der Sturzneigung?
- Störungen des Gleichgewichtsorgans (Innenohr). Die Patientin verneint aber Schwindel.
- Störungen des visuellen Systems. Die Patientin geht regelmäßig zum Augenarzt und hat eine Lesebrille.
- Neurologische Ursachen (Morbus Parkinson, Polyneuropathie, Multiple Sklerose, Schlaganfall, Normaldruckhydrozephalus). Die neurologische Untersuchung war diesbezüglich unauffällig.
- Medikamentös. Die Patientin nimmt keine Medikamente ein.
- Orthopädisch/Bewegungsapparat (Arthrose, Sarkopenie, Spinalkanalstenose).
- Psychogen (Angststörung, phobischer Schwankschwindel).
- Arterielle Hypotonie. Liegt nicht vor, eine 24-Stunden-Blutdruckmessung war unauffällig.
- Hypoglykämie. Ein Insulinom erscheint unwahrscheinlich, bei älteren Patienten mit Insulintherapie ist dies eine wichtige Differenzialdiagnose.
- Elektrolytentgleisung.

### Welche Elektrolytentgleisung kann Konzentrationsstörungen (und vermehrte Stürze) verursachen?
Eine Hyponatriämie.

> Das Serumnatrium beträgt 126 mmol/l. Die übrigen Routinelaborparameter sind unauffällig.

### Welche Einteilungen der Hyponatriämie kennen Sie?

| Nach Biochemie | mild | 130–135 mmol/l |
| --- | --- | --- |
| | moderat | 125–129 mmol/l |
| | ausgeprägt | <125 mmol/l |
| Nach Zeit | akut | <48 h |
| | chronisch | >48 h |
| Nach Symptomen | moderat | Übelkeit, Verwirrtheit, Kopfschmerzen |
| | schwer | Erbrechen, kardiorespiratorische Beeinträchtigung, Somnolenz, Krampfanfälle, Koma |

Bei unserer Patientin handelt es sich um eine biochemisch moderate, chronische, moderat-symptomatische Hyponatriämie.

Das pathophysiologische Korrelat der schweren Symptome ist ein Hirnödem. Das Risiko für eine tödliche Herniation ist besonders hoch bei akutem Auftreten der Hyponatriämie (z. B. postoperativ), einer biochemisch sehr schweren (<120 mmol/l) Hyponatriämie und erfordert dann eine sofortige intensivmedizinische Behandlung, um den Wasser-Elektrolythaushalt langsam (!) auszugleichen (sonst droht eine osmotische Demyelonisierung).

Ca. 15% der Patienten in der Notaufnahme haben eine Hyponatriämie, es ist die häufigste Elektrolytstörung überhaupt. Bei einem Drittel der Patienten kommt es einer Studie zufolge zu signifikanten Managementfehlern.

### Was ist ihr nächster diagnostischer Schritt?
Bestimmung von Glukose im Serum und der Serumosmolalität.

Bei ausgeprägter Hyperglykämie befinden sich so viele osmotisch wirksame Moleküle im Serum, dass die Natriumkonzentratioin abfällt, die Serumosmolalität aber normal bleibt.

Bei der genannten Patientin ist (wie in den meisten Fällen, die Serumglukose im Normbereich, aber die Serumommolalität erniedrigt, es handelt sich also um eine hypotone Hyponatriämie.

### Was ist die pathophysiologische Ursache einer Hyponatriämie?
Ein Wasserüberschuss. Es ist eine weit verbreitete Fehlannahme, ein erniedrigtes Serumnatrium würde einen Natriummangel anzeigen. Das Renin-Angiotensin-Aldosteronsystem (RAAS) reguliert das Volumen im Körper (Gegenspieler sind die natriuretischen Peptide ANP und BNP). Durch Rückresorption von Natrium in der Niere wird auch Wasser zurückgehalten, die Natriumkonzentration bleibt gleich. Der Wasserhaushalt wird durch das antidiuretische Hormon (ADH) des Hypophysenhinterlappens reguliert. ADH bewirkt im Sammelrohr einen Rückfluss von Wasser (ohne dass Natrium folgen kann), dadurch fällt die Natriumkonzentration ab. **Merke:** RAAS = Volumenregulation, ADH = Osmoregulation!

### Was sind häufige Ursachen der Hyponatriämie?
Zunächst alle Formen der „Überwässerung" (sog. **hypervoläme Hyponatriämie**), also hydropische Dekompensation einer Herz-, Leber- oder Niereninsuffizienz. Es bilden sich Ödeme und Körperhöhlenergüsse

(Pleuraerguss, Aszites); dadurch wird das RAAS maximal aktiviert, um das intravasale Volumen wieder auszugleichen. Die Natriumkonzentration im Serum bleibt konstant. Reicht diese Regulation nicht aus, beginnt der Körper zusätzlich über ADH Wasser zurückzuhalten. Jetzt kommt es zur Hyponatriämie durch einen Wasserüberschuss. Hier muss die Grunderkrankung behandelt werden.

Aber auch die „Entwässerung" (**sog. hypovoläme Hyponatriämie**) kann zur Hyponatriämie führen. Renale (z. B. Diuretika, besonders HCT) oder extrarenale (z. B. Diarrhö) Wasserverluste führen zunächst zur RAAS-Aktivierung (s. o.) und wenn dies nicht ausreicht auch zur ADH-Ausschüttung, wodurch es zur Hyponatriämie kommt. Therapie ist der Flüssigkeitsausgleich, wodurch die ADH-Ausschüttung wieder abnimmt und die Hyponatriämie beseitigt wird.

In vielen Fällen liegt aber klinisch (körperliche Untersuchung) weder eine Hyper- noch eine Hypovolämie vor, man spricht dann von der **normovolämen, hypotonen Hyponatriämie**. Obwohl das effektive arterielle Blutvolumen nicht durch Hyper- oder Hypovolämie (s. o.) erniedrigt ist, wird dennoch inadäquat ADH ausgeschüttet, man spricht vom **Syndrom der inadäquaten ADH-Sekretion (SIADH)**. Diagnostisches Zeichen ist die Urin-Osmolalität im Spot-Urin > 100 mOsm/kg. D. h. der Urin ist nicht maximal verdünnt, obwohl im Serum zu viel Wasser vorhanden sind, dies deutet auf die ADH-Fehlregulation hin. Die gleichzeitige Urin-Natrium-Konzentration >30 mmol/l zeigt an, dass das ADH-Sekretion nicht stimuliert wurde, weil das RAAS nicht ausreicht (eine Natrium-Konzentration < 30 mmol/l im Urin wäre ein Hinweis auf eine maximale Natrium-Wasser-Rückresorption im Sinne einer hyper- oder hypovolämen RAAS-Aktivierung, s. o.). Eine Urin-Osmolalität < 100 mOsm/kg wäre ein Hinweis auf eine psychogene Polydipsie oder den sehr seltenen Fall einer „Biertrinkerhyponatriämie".

### KASUISTIK
Die Natriumkonzentration im Urin beträgt 45 mmol/l, die Urin-Osmolalität 470 mOsm/kg. Klinisch keine Zeichen der Hyper- oder Hypovolämie. Blutdruck unauffällig.

## Kennen Sie Ursachen des SIADH?
- Erkrankungen der Lunge (Lungenkarzinom, Pneumonie, Aspergillose, Tuberkulose, COPD, Pneumothorax, PEEP-Beatmung, Mukoviszidose, Mesotheliom, Asthma)
- Erkranungen des ZNS (Enzephalitis, Meningitis, Subarachnoidalblutung, Schädel-Hirn-Trauma, multiple Sklerose, senile Hirnatrophie, Guillain-Barre-Syndrom)
- Medikamente (Zytostatika, NSAR, Psychopharmaka, HCT)
- Andere (AIDS, Schmerz, Nebennierenrindeninsuffizienz, Hypothyreose)

## Was ist das Behandlungsprinzip des SIADH?
Die Flüssigkeitsrestriktion (und die Behebung von Ursachen, s.o.), *nicht* die Gabe von „Kochsalzlösung"!

Rechenbeispiel: Patient mit Serum-Na 120 mmol/l, Urin 600 mosmol/kg. Gabe von 1.000 ml NaCl 0,9 % (= 154 mmol/l Na und 154 mmol Cl = 308 mosmol). Das ANP/RAAS scheidet das Kochsalz wieder aus (Patient hat ja keine Hypovolämie), aufgrund der inadäquaten ADH-Sekretion kann die Niere aber nicht ausreichend verdünnen (Urin 600 mosmol/kg). Die 308 mOsmol Kochsalz werden mit ca. 500 ml Wasser ausgeschieden. Es bleibt also ein Wasserüberschuss von +500 ml im Körper zurück, die Hyponatriämie verstärkt sich! Schlimmstenfalls kann eine Herniation ausgelöst werden.

## 2.11 Leitsymptom Spannungsgefühl der Hände und Schmerzen in den großen Gelenken

**KASUISTIK**

Ein 35-jähriger Maschinenschlosser sucht wegen Beschwerden in den Händen und Schwierigkeiten bei feinen Arbeiten die Sprechstunde auf. In den Händen habe er ein Spannungsgefühl. Auch in Hüft- und Kniegelenken habe er immer wieder Schmerzen. Er schwitze leicht. Außerdem seien seine Schuhe zu eng geworden.
**Untersuchungsbefund:** verbreiterte Interphalangealgelenke der Hände, breites Handgelenk, Hyperhidrosis, dicke, blasse Haut, auffällig tiefe Nasolabialfalte, prominente Stirnhöcker.

### Welche Differenzialdiagnosen bedenken Sie?
- Polyarthrose
- Hypothyreose
- Akromegalie

Lebensalter und Veränderungen der Gesichtszüge sowie die Verformung der Gelenke sprechen gegen eine Polyarthrose. Die ossären Verbreiterungen der Gelenke und die Hyperhidrosis passen nicht zur Hypothyreose.

### Welche weiteren Fragen stellen Sie?
- Hat die Muskelkraft nachgelassen?

Körperliche Schwerarbeit bereite ihm mehr Schwierigkeit als vor etwa einem Jahr.

- Bestehen Störungen der Vita sexualis?

Er habe kaum Interesse am Beischlaf mit seiner Frau, die Ehe sei aber harmonisch.

### Nennen Sie die Ursache einer Akromegalie.
Es handelt sich um einen Wachstumshormonüberschuss infolge eines somatotropen Hypophysenadenoms. Tritt der Wachstumshormonüberschuss präpuberal auf, resultiert ein Gigantismus. Bei Persistenz über die Pubertät entsteht ein Mischbild. Die Wachstumshormonwirkung wird durch IGF-1 (Insulin-Like-Growth-Faktor) vermittelt.

**ZUSATZINFORMATION**

Die ektope Bildung von Wachstumshormon-Releasing-Hormon ist eine extreme Rarität, z. B. in neuroendokrinen Tumoren des Gastrointestinaltrakts.

### Warum klagen Patienten mit Hypophysenvorderlappeninsuffizienz spontan selten über Potenzstörungen?
Weil bei Androgenmangel die Libido fehlt. Gleiches gilt für den primären Hypogonadismus (Gonadotropine erhöht, gonadale Steroide erniedrigt).

### Welche Symptome der Akromegalie kennen Sie?
Das Krankheitsbild ist charakterisiert durch eine Vergrößerung der Akren (Ehering passt nicht mehr, steigende Schuh- und Handschuhgröße) und Veränderungen der Gelenkflächen (appositionelles Knochenwachstum) mit konsekutiver Arthrose/akromegaler Arthropathie. Haut und Hautanhangsorgane werden di-

cker und größer, es resultieren die veränderten Gesichtszüge und die Hyperhidrosis. Weichteil- und Knochenwachstum sind Ursache des Karpaltunnelsyndroms. Durch Wachstum innerer Organe (Viszeromegalie) kann unter anderem eine Kardiomegalie mit deletären Folgen entstehen. Folge der Insulinresistenz kann ein sekundärer Diabetes mellitus sein. Störungen der Sexualfunktionen im Sinn des sekundären Hypogonadismus sind Mensesanomalien bis zur sekundären Amenorrhö bzw. Störungen von Libido und Potenz und Spermiogenese.

Sehstörungen bis zum ausgeprägten Chiasmasyndrom sind von der Größe des Hypophysenadenoms abhängig.

### Welche diagnostischen Schritte leiten Sie ein?

Die Bestimmung des Wachstumshormonspiegels ist nicht sinnvoll, da hGH episodisch sezerniert werden und die Spiegel physiologisch stark schwanken. IGF-1 ist dagegen ein geeigneter Screeningparameter, jedoch von der Lebersyntheseleistung abhängig. Spezieller ist die Bestimmung von IGFBP-3 und ALS (Acid Labile Subunit).

Zum Beweis des Wachstumshormonüberschusses wird ein oraler 75-g-Glukosetoleranztest mit Bestimmung von hGH, Glukose und Insulin durchgeführt. Bei Akromegalie ist hGH nicht supprimierbar bzw. sogar paradox ansteigend. Eine fehlende Supprimierbarkeit kommt jedoch auch vor bei Leber- und Nierenerkrankungen, Mangelernährung/Anorexie oder Schwangerschaft/Pubertät/Östrogeneinnahme. Anhand des Verlaufs von Glukose und Insulin kann eine Insulinresistenz diagnostiziert werden.

Bei fehlender hGH-Supprimierbarkeit ist eine bildgebende Diagnostik der Sellaregion (MRT) zum Adenomnachweis indiziert. Biochemisch muss dann ein Ausfall der Hypophysenvorderlappenfunktion überprüft werden (kortikotrop: Kortisol/ACTH, ACTH-Kurztest, DHEA-S; thyreotrop: TSH, $fT_3$/$fT_4$; gonadotrop: LH, FSH, Estradiol, bei Männern auch Testosteron und SHBG; Prolaktin). Die Abklärung der Wachstumshormonwirkungen auf Herz (EKG, Langzeit-EKG, Herzechokardiografie), innere Organe (Abdomensonografie), Prostatahyperplasie (Urologie) und Skelettsystem (klinisch-funktionelle Untersuchung, radiologische Darstellung der großen Gelenke und der Wirbelsäule) ist indiziert.

### ZUSATZINFORMATION
Die kurative Therapie der Akromegalie besteht in der transsphenoidalen Hypophysenadenomektomie. Medikamentös stehen Somatostatinanaloga (Octreotid, Lanreotid, ggf. Pasireotid), Dopaminagonisten (Cabergolin) und Wachstumshormonrezeptorantagonisten (Pegvisomant) zur Verfügung.

### Welche weiteren hormonaktiven Hypophysenadenome kennen Sie?

Prolaktinome induzieren bei Frauen das Amenorrhö-Galaktorrhö-Syndrom, die Galaktorrhö ist nicht obligat. Bei Männern kommt es zum sekundären Hypogonadismus. Prolaktinome kommen als Mikro- und Makroadenome vor. **Cave:** Fehldiagnosen (fälschlicher Verdacht auf Prolaktinom) sind nicht selten, denn schwere Hypothyreosen, Schwangerschaft, Östrogentherapie, Stress und vor allem dopaminantagonistisch wirkende Medikamente erhöhen den Prolaktinspiegel; hormoninaktive Hypophysentumoren bewirken eine Entzügelungshyperprolaktinämie.

Prolaktinome werden medikamentös mit dopaminagonistisch wirkenden Medikamenten behandelt.

### ZUSATZINFORMATION
TSH-produzierende Hypophysenadenome sind sehr selten, sie bedingen eine zentrale Hyperthyreose mit normalem oder erhöhtem TSH.

### Welche Methoden klären den hypophysären Lokalbefund?

Die Kernspintomografie in Dünnschichttechnik.

## ZUSATZINFORMATION
Häufig liegt bei Diagnosestellung ein Makroadenom vor, das im CT erkennbar ist. Die Beziehung zwischen Hypophysenstiel, Adenom, Chiasma opticum und Sinus cavernosus ist jedoch im MRT-Bild präoperativ besser zu beurteilen. Doppeluntersuchungen mit bildgebenden Verfahren sind zu vermeiden!

Zusätzlich bedarf es der augenärztlichen Überprüfung des Gesichtsfelds.

### Welche therapeutischen Möglichkeiten bestehen?
Die Therapie der Wahl ist die transsphenoidale Adenomektomie durch einen (unbedingt in der Hypophysenchirurgie erfahrenen) Neurochirurgen.

## ZUSATZINFORMATION
Die vollständige Beseitigung des Wachstumshormonüberschusses gelingt dadurch nur bei etwa 30 % der Patienten, der Erfolg ist auch abhängig von der Adenomgröße.

### Welche Nachsorge ist notwendig?
- Überprüfung des Behandlungserfolgs: Ausschluss/Nachweis eines persistierenden Wachstumshormonüberschusses (Wachstumshormonbestimmung [basal und im oGTT] und IGF-1)
- Ausschluss postoperativer Hypophysenvorderlappeninsuffizienz
- Überprüfung von Gesichtsfeldläsionen
- kernspintomografische Überprüfung des morphologischen Behandlungserfolgs

### Welche weitere fachfremde Behandlung steht zur Verfügung?
Verschiedene Verfahren der Strahlentherapie können mit starker Verzögerung zur Beseitigung des Wachstumshormonüberschusses führen, es kommt aber bei mehr als der Hälfte der Patienten langfristig zur Hypophysenvorderlappeninsuffizienz.

## 2.12 Leitsymptom Druckgefühl am Hals

### KASUISTIK
Eine 23-jährige Verkäuferin sucht wegen eines Druckgefühls am Hals die Sprechstunde auf. Sie könne keine Halskette mehr tragen, alle Pullover störten. Das mache sie nervös. Sie neige zu Herzklopfen und niedrigem Blutdruck. Auf Nachfrage erinnert sie sich, dass ihr oft kalt sei, wenn es anderen zu warm ist. Die Verdauung sei unverändert, das Gewicht konstant. Die Periode sei seit 3 Monaten nicht mehr so pünktlich wie bisher. Augenbeschwerden habe sie nicht.
**Befund:** normaler klinischer Herz-Lungen-Befund, kein Hinweis auf Mitralklappenprolaps.
**Hals:** Schilddrüse weich, schluckverschieblich, palpatorisch ca. 3 × 4 cm beidseits, kein Knoten abgrenzbar.

### Welche technischen Untersuchungen führen Sie durch?
- EKG (hier: Sinusrhythmus, Herzfrequenz: 70/min, normaler Stromkurvenverlauf)
- Echokardiografie (hier normaler Standardbefund)
- Sonografie der Schilddrüse (hier: Volumen rechts: 16 ml, links: 15 ml, Gesamtvolumen: 31 ml, isoechogenes, homogenes Parenchym ohne Hyperperfusion, links ein kleines hyperechogenes Areal mit Halo; Knoten: 0,15 ml; Diagnose: deutlich vergrößerte Schilddrüse mit normalem Parenchymmuster, zusätzlich kleiner Knoten)

## 2.12 Leitsymptom Druckgefühl am Hals

### Wie groß ist eine normale Schilddrüse, sonografisch gemessen?
Bei Frauen beträgt die maximale Größe 18 ml, bei Männern 25 ml. Die Einteilung der WHO auf dem Boden palpatorischer Kriterien ist für epidemiologische Untersuchungen gedacht, sie ist für die individuelle Diagnose heute obsolet.

### Welche funktionellen Untersuchungen führen Sie durch?
Zu prüfen ist das basale TSH (hier 1,7 µE/ml, normal bei Jugendlichen und Erwachsenen: 0,4–4,0 µE/ml).

**ZUSATZINFORMATION**
Die National Academy of Clinical Biochemistry (NACB) hat 2002 die obere Grenze des Normalbereichs des TSH-Spiegels auf 2,5 µU/ml gesenkt. Die Übernahme dieses Grenzwerts ist umstritten.

### Welche Diagnose stellen Sie?
Die Diagnose lautet Struma (uninodosa) mit euthyreoter Funktion.
Es ist umstritten, ob ein kleiner (< 1 ml), nur sonografisch nachweisbarer Herdbefund in einer diffusen Struma zur Diagnose Struma nodosa berechtigt.

### Ist eine weitere biochemische und technische Diagnostik erforderlich?
Nein. Eine Schilddrüsenfehlfunktion ist bei normalem basalem TSH ausgeschlossen, denn TSH ist der empfindlichste Parameter zur Unterscheidung zwischen einer normalen oder einer Schilddrüsenfehlfunktion.
Eine Autoantikörperbestimmung ist bei isoechogenem Muster im Ultraschall nicht indiziert, da kein Hinweis auf Immunthyreopathie besteht.
Im Szintigramm sind fokale Veränderungen < 1 ml nicht erkennbar. Deshalb ist auch die Frage, ob das Knötchen hypofunktionell (kalt) ist, nicht zu beantworten.

**ZUSATZINFORMATION**
**Welche Bedeutung hat das basale TSH im Neugeborenen-Screening?**
Das TSH ist bei Neugeborenen höher als bei älteren Kindern, es fällt in den ersten Lebenstagen ab. Im Rahmen des Neugeborenen-Screenings wird möglichst am 4. Lebenstag ein Blutstropfen aus der Ferse auf Filterpapier getrocknet und zur Analyse (u. a. Phenylketonurie, klassische Galaktosämie, Biotinasemangel, adrenogenitales Syndrom und Hypothyreose) in spezialisierte Laboratorien geschickt. Liegt der TSH-Spiegel > 20 µE/ml, ist eine Kontrolle von Serum-TSH, fT$_3$ und fT$_4$ sowie ggf. sofort die Substitution einzuleiten. Ziel ist die Vermeidung mentaler und somatischer Entwicklungsstörungen in dieser besonders vulnerablen Lebensphase (Kretinismus).

### Welche therapeutische Konsequenz ist bei dieser Patientin zu ziehen?
Bei euthyreoter Knotenstruma werden üblicherweise der sonomorphologische Befund (suspekte Knoten?) und die Funktion (Hyperthyreose?) regelmäßig überprüft. Eine prospektive Studie (sog. LISA-Studie) konnte zeigen, dass eine konsequente Einnahme von Levothyroxin (Ziel: TSH im unteren Normbereich) und Jodid (150 µg) zu einer 20-prozentigen Reduktion der Knoten führt und diesbezüglich der Monotherapie mit Jodid oder Levothyroxin überlegen ist. Ein harter Endpunkt, der diese Langzeittherapie obligat macht, fehlt jedoch.

### Machen Sie Angaben über den nutritiven Jodidbedarf.
- Säuglinge, gestillt: 50–80 µg/d
- Kinder, 1–9 Jahre: 100–140 µg/d
- Jugendliche, Erwachsene: 180–200 µg/d
- Schwangere, Stillende: 230–260 µg/d

Diese Jodidmengen sollten zur Primärprophylaxe angestrebt werden.

### Wie hoch liegt die empfohlene Tagesdosis von medikamentös appliziertem Jodid bei Erwachsenen zur Primärprophylaxe?
Die Dosis liegt bei 100–200 µg/d, abhängig von der Ernährungsanamnese.

### Welche Empfehlungen außer der Verwendung von jodiertem Speisesalz können zur Optimierung der alimentären Jodversorgung gegeben werden?
Günstig ist der Genuss von Seefisch, Milchprodukten sowie Backwaren aller Art, hergestellt mit Jodsalz.

### Wie erklären Sie die subjektiven Beschwerden der Patientin?
Nach Ausschluss einer Fehlfunktion der Schilddrüse ist bei gesundem Herzbefund die Erklärung für die Beschwerden möglicherweise im Mangel an körperlicher Aktivität zu suchen.

> Sie sehen die Patientin nach 3 Jahren wieder. Seefisch wird gemieden, auch Milchprodukte schätzt die Patientin nicht. Sie hat Sport getrieben und fühlt sich belastbar, aber der Hals ist dicker geworden.

### Welche Untersuchungen führen Sie durch, wenn die erneute körperliche Untersuchung eine deutliche Schilddrüsenvergrößerung und einen größeren Knoten links zeigt?
- Sonografie (hier: ein Lappenvolumen rechts von 22 ml, links von 21 ml, die Textur beider Lappen echogleich; der Knoten ist isoechogen, scharf abgegrenzt mit zentral echofreier Zone, in der farbkodierten Doppler-Sonografie marginale Perfusion; Knotenvolumen 4 ml, keine Kalkstippchen)
- TSH basal (hier: 1,3 µE/ml)

### Welche Diagnose halten Sie für wahrscheinlich? Besteht der Verdacht auf eine maligne Neubildung?
Die Isoechogenität und die marginale Perfusion des eindeutig größer gewordenen Knotens sprechen gegen eine maligne Neubildung, die Funktion ist euthyreot. Daher lautet die Verdachtsdiagnose: Struma uninodosa mit euthyreoter Funktion.

### Wie sichern Sie den Verdacht?
Zwei Wege können beschritten werden:
- Schilddrüsenszintigrafie mit der Frage nach einem hypo- oder hyperfunktionellen Knoten und im Fall des hypofunktionellen Knotens nachfolgend Feinnadelaspiration und zytologische Untersuchung zum Ausschluss maligner Veränderungen
- direkt Feinnadelaspiration und zytologische Untersuchung zum Ausschluss maligner Veränderungen

### Worin liegt der Vorteil des ersten Weges?
Er erlaubt die exakte Unterscheidung zwischen hyper- und hypofunktionellem Knoten. Im Fall eines hyperfunktionellen Knotens ist Malignität extrem unwahrscheinlich, die zytologische Untersuchung überflüssig.

> Sie haben eine maligne Veränderung und einen hyperfunktionellen „heißen Knoten" ausgeschlossen.

### Wann ist die operative Therapie der Struma nodosa mit euthyreoter Funktion indiziert?
- bei lokal-mechanischen Symptomen: Trachealverlagerung, -einengung, Stimmstörungen
- aus kosmetischen Überlegungen
- bei Beunruhigung des Patienten hinsichtlich der Dignität

### Kennen Sie pathogenetische Zusammenhänge zwischen der Jodmangelstruma und der funktionellen Autonomie?

Statistisch kommen Autonomien in Regionen mit ausreichender Jodversorgung wesentlich seltener vor als in Jodmangelgebieten. Verlaufsbeobachtungen sprechen für „autonome Transformation" der Knoten, auf deren Zellen konstitutiv aktivierte TSH-Rezeptoren nachweisbar sind. Das Risiko eine manifesten Hyperthyreose beträgt etwa 4 % pro Jahr.

### Welche Befundkonstellationen gibt es bei fokaler funktioneller Autonomie?

Die Diagnostik berücksichtigt die Schilddrüsenfunktion und die Szintigrafie:
- **unifokale funktionelle Autonomie mit euthyreoter Funktion:** „heißer Knoten" in einer Schilddrüse mit erhaltener globaler Technetiumaufnahme bei messbarem TSH und normalen Schilddrüsenhormonspiegeln
- **unifokale funktionelle Autonomie mit Grenzhyperthyreose:** „heißer Knoten" bei (nahezu) supprimierter Technetiumaufnahme paranodulär und supprimiertem TSH bei normalen Schilddrüsenhormonspiegeln
- **unifokale funktionelle Autonomie mit Hyperthyreose:** „heißer Knoten" bei supprimierter Technetiumaufnahme paranodulär, supprimiertem TSH und erhöhten Schilddrüsenhormonspiegeln

> **ZUSATZINFORMATION**
> **Wie sichern Sie die Diagnose unifokale Autonomie mit Euthyreose?**
> Bei unifokaler funktioneller Autonomie mit euthyreoter Funktion muss die Autonomie durch eine Suppressionsszintigrafie gesichert werden. Da TSH endogen nicht supprimiert ist, muss mittels Schilddrüsenhormongabe TSH supprimiert werden. In der Wiederholung des Technetiumszintigramms zeigt sich eine verminderte Tc-Aufnahme im paranodulären Gewebe, jedoch eine persistierende Aufnahme im Knoten.
> Die Bestimmung von TPO-AK und TR-AK ist nicht indiziert, da Sonografie und Szintigrafie gegen eine immunogene Hyperthyreose sprechen.

### Beschreiben Sie die Befundkonstellation einer multifokalen Autonomie.

Es besteht eine Persistenz der Technetiumaufnahme in mehreren Knoten, auch im nicht knotigen Gewebe der Schilddrüse bei supprimiertem TSH (gleichgültig, ob spontan oder exogen, gleichgültig, ob manifeste oder grenzwertige Hyperthyreose).

### Ist jede funktionelle Autonomie behandlungsbedürftig?

Ja, da eine Rückbildung nicht erwartet werden darf. Die Dringlichkeit ergibt sich aus der Schilddrüsenfunktion: Die Behandlung einer Hyperthyreose ist immer indiziert, bei euthyreoter Funktion kann die definitive Therapie in Ruhe geplant werden.

### Welches therapeutische Vorgehen ist bei Hyperthyreose dieser Genese angezeigt?

Indiziert ist eine niedrig dosierte antithyreoidale medikamentöse Therapie zur Beseitigung der Hyperthyreose. Es sollte aber keine Langzeittherapie für ein Jahr durchgeführt werden, weil mit einer anhaltenden Remission bei (uni- oder multi)fokaler Autonomie nicht gerechnet werden kann. Die Kontrolluntersuchung erfolgt nach zwei Wochen, Ziel ist die Beseitigung der Hyperthyreose. Die Normalisierung des TSH-Spiegels soll wegen der möglichen Radiojodtherapie vermieden werden. Leitbefund ist hier das normale $fT_4$.

### Gibt es differenzialtherapeutische Überlegungen für die sogenannte definitive Therapie?

Verfügbar sind die operative Entfernung des knotig veränderten Schilddrüsengewebes (Morphologie- und funktionsgerechte Resektion) oder Radiojodbehandlung (hier keine Altersgrenze mehr). Einem Wunsch der Patientin nach Radiojodtherapie könnte entsprochen werden. Aus beiden Verfahren resultiert möglicherweise keine lebenslange Schilddrüsenhormonabhängigkeit, da versucht wird, lediglich das autonome Gewebe bzw. das knotige Gewebe auszuschalten.

### Welche Therapie wählen Sie bei gleichzeitig vorliegenden „kalten Knoten"?
Die operative Behandlung, um der aktuellen und zukünftig immer wieder zu stellenden Frage nach Malignität zu begegnen.

## Kurzfall Müdigkeit

**KASUISTIK**
Die 18-jährige Patientin kommt in Ihre Praxis, weil sie häufig müde sei. Sie finden bei der körperlichen Untersuchung einen etwas dicken Hals (➤ Abb. 2.7), der übrige Befund ist unauffällig.

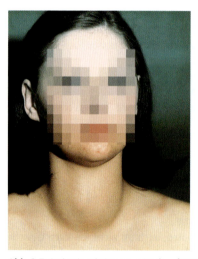

**Abb. 2.7** Patientin mit Struma uninodosa [T127]

### Wie gehen Sie weiter vor?
Bei genauer Palpation des Halses hinter der Patientin stehend tastet man beide Schilddrüsenlappen: Kriterien sind die Größe, die Konsistenz, die eventuell vorhandenen abgrenzbaren Strukturen innerhalb der Schilddrüse (Knoten?). Zusätzliche Kriterien sind Schluckverschieblichkeit, Druckempfindlichkeit und parathyreoidale Lymphknoten.

Sie finden hier ausgehend vom rechten Schilddrüsenlappen nach medial einen weichen Knoten bei indolenter schluckverschieblicher Schilddrüse.

### Was ist der nächste Schritt?
Die Schilddrüsensonografie erfolgt mit der Fragestellung:
- Größe des Organs?
- Lage, Struktur und Größe des getasteten Knotens?

> **Befund:**
> - linker Schilddrüsenlappen isoechogen, homogen, ohne fokale Veränderungen; Volumen 8 ml
> - rechter Schilddrüsenlappen isoechogen, homogen, mit einem medial gelegenen homogenen echoarmen Herd, der durch einen scharfen Randsaum abgegrenzt ist; Volumen des Lappens 16 ml, Volumen des Knotens 9 ml. Es zeigt sich eine mäßige Randperfusion des Knotens ohne Binnenperfusion, kein Mikrokalk, nicht „taller-than-wide". Keine Lymphadenopathie.
>
> Die **Diagnose** lautet: Struma uninodosa.

### Welchen Befund benötigen Sie zur endgültigen Diagnose?

Der basale TSH-Spiegel von 1,4 µE/ml belegt die euthyreote Funktion. Die Diagnose lautet: Struma uninodosa mit euthyreoter Funktion.

### Wie bewerten Sie den Befund hinsichtlich therapeutischer Überlegungen?

Der Knoten ist relativ groß, weist aber keine indirekten Malignitätskriterien auf. Nachdem es jedoch kein konservatives Verfahren zur kurativen Behandlung eines solchen Knotens gibt, sollte eine morphologiegerechte chirurgische Behandlung erfolgen, in diesem Fall die Hemithyreoidektomie rechts unter Schonung des linken Schilddrüsenlappens. Alternativ käme ein konservatives Vorgehen mit regelmäßiger klinischer und sonographischer Kontrolle infrage.

Anschließend ist eine ausreichende Jodidsupplementierung zu empfehlen.

## 2.13 Leitsymptom akute einseitige Halsschmerzen mit Palpationsschmerz

### KASUISTIK

Ein 29-jähriger sportlicher Techniker hat plötzlich starke Schmerzen an der linken Halsseite, die in den Unterkiefer und das linke Ohr ausstrahlen. Bei Kopfbewegungen werden die Schmerzen schlimmer. Er fühlt sich krank, schwitzt in der Nacht heftig. Die Körpertemperatur beträgt 38 °C. Zuvor habe er einen Schnupfen gehabt. Außerdem bemerke er einen relativ schnellen Herzschlag.

### Welche Differenzialdiagnosen kommen in Betracht?

- Peridontalabszess
- Tonsillarabszess
- Thyreoiditis
- Arteriitis temporalis

> **Untersuchungsbefund:** 189 cm, 83 kg, RR 130/75 mmHg, Pulsfrequenz 92/min; Schilddrüse nicht sichtbar vergrößert; palpatorisch rechts diskreter Schmerz, links heftiger Berührungsschmerz, linker Schilddrüsenlappen gut abgrenzbar, schluckverschieblich ohne eindeutige Knotenbildung; keine Halslymphknoten tastbar; Hauttemperatur warm. Keine Kauclaudicatio.

### Welche technischen Untersuchungen sind notwendig?

- **funktionelle Diagnostik:** TSH < 0,001 µE/ml, $fT_4$ 2,1 ng/dl, $fT_3$ 5,1 pg/ml, BSG: 80 mm, Leukozyten: 13.000, keine Linksverschiebung

- **morphologische sonografische Diagnostik:** rechts diskrete inhomogen-fleckige Reduktion der Echogenität, diskrete Hyperperfusion, Lappenvolumen 14 ml; links starke inhomogen-fleckige Reduktion der Echogenität, hier keine Hyperperfusion, Lappenvolumen 28 ml

### Welche Verdachtsdiagnose stellen Sie?
Vermutlich liegt eine Thyreoiditis vor.

### Nennen Sie verschiedene Schilddrüsenentzündungen.
- akute bakterielle Schilddrüsenentzündungen
- akute abakterielle Schilddrüsenentzündungen, z. B. radiogen
- subakute Thyreoiditis de Quervain
- chronisch-fibrosierende Thyreoiditis („eisenharte" Riedel-Struma, immunogen [?], selten)

Der Morbus Basedow ist in erster Linie eine immunogene Hyperthyreose. Es kommt zwar auch hier zu Entzündungsreaktionen, jedoch handelt es sich um keine klassische Thyreoiditis.

### Welche Befunde der Schilddrüsenszintigrafie sind zu erwarten?
In der Regel ist eine fehlende Radionuklidaufnahme der gesamten Drüse zu beobachten. Die Indikation ist ambivalent, da der Nachweis der Diagnose zytologisch erfolgt.

### Wie lautet Ihre Verdachtsdiagnose für diesen Fall?
Es scheint sich um eine subakute Thyreoiditis de Quervain zu handeln.
    Gegen eine Riedel-Thyreoiditis sprechen der akute Beginn und das Ultraschallbild (keine Organüberschreitung). Bakterielle Thyreoiditiden gehen von einer regionalen Entzündung aus oder treten bei septischen Erkrankungen auf. Für eine abakterielle radiogene Thyreoiditis fehlt die Vorgeschichte.

### Wie sichern Sie die Diagnose?
Durch die Kombination aus Anamnese, Sonografie und Laborchemie. Nur in Zweifelsfällen durch die Punktionszytologie: Zu erwarten sind Makrophagen, Epitheloidzellen und granulomatöse Riesenzellen.

### Wie gehen Sie therapeutisch vor?
Akut erfolgt keine antithyreoidale Therapie. Sie ist unwirksam, da es sich um eine transiente Hyperthyreose aufgrund des Zellzerfalls handelt. Eventuell kommen Betablocker aus symptomatischer Indikation infrage. Die Hyperthyreose klingt meist in kurzer Zeit ab.
    Der Versuch mit nichtsteroidalen Antiphlogistika ist meist erfolglos und daher nicht zu empfehlen. Dagegen sollte eine antiinflammatorische Glukokortikoidbehandlung für etwa 4–6 Wochen erfolgen (z. B. 0,5 mg Prednisolon/kg Körpergewicht/d für 1 Woche, danach Reduktion auf 7,5 mg/d); ein rasches Ansprechen ist typisch. Verläufe über einige Wochen kommen vor. Eine Restitutio ad integrum ist i. A. zu erwarten. Permanente Hypothyreose ca. 5 %.

## 2.14 Leitsymptom schmerzlose einseitige Halsschwellung

**KASUISTIK**
Ein 38-jähriger Mann ohne Allgemeinbeschwerden bemerkt in letzter Zeit auf der linken Halsseite eine indolente Schwellung.
**Untersuchungsbefund:** regelrechte Befunde bis auf einen Knoten im linken Schilddrüsenlappen; Lymphknoten nicht tastbar; klinischer Befund der Thoraxorgane in Ordnung.

### Welche Untersuchungen führen Sie durch?
- Laborbefunde einschließlich des basalen TSH

Die Befunde sind ausnahmslos unauffällig.

Es erfolgt *keine* Bestimmung von Antikörpern, Thyreoglobulin und Kalzitonin.
- sonografische Diagnostik

**Sonografisch** erweist sich der rechte Schilddrüsenlappen als isoechogen, ohne Herdbefund, Volumen 12 ml. Der linke Schilddrüsenlappen ist isoechogen, es findet sich zentral ein hypoechogener Herd ohne Halo, unregelmäßig begrenzt, mit einzelnen Mikrokalzifikationen. Im farbkodierten Doppler ist eine deutliche zentrale Hyperperfusion zu sehen. Das Volumen des Herdes beträgt 7 ml, das Lappenvolumen 23 ml. Linkslateral extrathyreoidal zwei ovaläre, glatt begrenzte hypoechogene Herde mit einem Volumen von ca. 1,4 ml sind abgrenzbar.
Die **Diagnose** lautet: Struma uninodosa mit Verdacht auf maligne Neubildung.

### Was erwarten Sie von der szintigrafischen Diagnostik?
Wahrscheinlich sind eine normale Radionuklidaufnahme rechts und ein hypofunktionelles „kaltes" Areal links.

### Wie sichern Sie die Diagnose eines differenzierten Schilddrüsenkarzinoms?
Dies erfolgt durch die Feinnadelpunktion des Herdes links und die zytologische Untersuchung.

Der **Befund** erbringt ein papilläres Schilddrüsenkarzinom.

### Welche Tumortypen der Schilddrüse kennen Sie?
Die histologische Klassifizierung der Schilddrüsenkarzinome lautet (nach Häufigkeit):
- papilläre Karzinome
- follikuläre Karzinome
- medulläre Karzinome
- anaplastische Karzinome

**ZUSATZINFORMATION**
Für jeden Tumortyp gibt es weitere Unterteilungen, die von prognostischer Bedeutung sind. Hinzuweisen ist auf die günstige Prognose der papillären Mikrokarzinome.

### Wie sieht Ihr weiteres Vorgehen aus?
Es sollte eine sofortige totale Thyreoidektomie und linksseitige Lymphadenomektomie durch einen in Schilddrüsenoperationen erfahrenen Chirurgen erfolgen.

Es findet sich ein differenziertes Schilddrüsenkarzinom von 1,5 cm maximaler Ausdehnung ohne mikroskopischen, ipsilateralen Lymphknotenbefall (pT1, pN0, cM0).

### Wie sieht das interdisziplinäre postoperative Vorgehen aus?

Alle Patienten erhalten nach radikaler Operationen zusätzlich eine postoperative Radiojodtherapie (RIT). Nur beim papillären Mikrokarzinom (pT1aN0M0) kann unter Umständen auf eine RIT verzichtet werden. Neben einer Reduktion der Mortalität hat die postoperative RIT weitere Vorteile: Nur nach ablativer RIT ist in der Ganzkörperszintigrafie ein sicherer Ausschluss jodspeichernder Metastasen möglich. Darüber hinaus kann Thyreoglobulin (Tg) als zuverlässiger Tumormarker eingesetzt werden.

Die generelle TSH-suppressive (TSH < 0,1 mU/l) Levothyroxin-Substitutionstherapie wird nicht mehr allen Patienten empfohlen, sondern vor allem Patienten mit persistierender oder rekurrierender Erkrankung oder Hochrisikokonstellationen (T3 oder T4 oder T1 oder M1). Bei Niedrigrisikopatienten mit Hinweis auf vollständige Heilung wird das TSH auf 0,5–1,0 mU/l eingestellt (80 % der Patienten!). Das medulläre und das anaplastische Karzinom wachsen TSH-unabhängig, sodass auch hier keine TSH-suppressive Therapie notwendig und sinnvoll ist.

Untersuchungen mit jodhaltigen Kontrastmitteln, z. B. Computertomografie, Angiografie und jodhaltige Medikamente/Desinfektionsmittel, haben während der Behandlung und Nachsorge von Patienten mit differenziertem Schilddrüsenkarzinom *keinen* (!) Platz: Stabiles Jod verhindert die Aufnahme von Radiojod in Metastasen!

### Welche Kontrolluntersuchungen gehören zur Nachsorge?

- klinische und sonografische Untersuchung
- bei papillärem und follikulärem Karzinom Thyreoglobulin als Marker alle 6 Monate bei medullärem Kalzitonin; Kalzitonin ist kein Marker bei anderen differenzierten und anaplastischen Karzinomen
- Radiojoddiagnostik bei ansteigendem Thyreoglobulin, da dann Metastasenverdacht besteht und die Radiojodtherapie als kurative Maßnahme gilt

### Was sollten Sie über das medulläre Karzinom wissen?

Das medulläre Karzinom kommt sporadisch vor, tritt als familiärer Tumor auf oder gehört zum Krankheitsbild der familiären, multiplen endokrinen Neoplasie Typ 2. MEN Typ 2 basiert auf einer Mutation im RET-Protoonkogen auf Chromosom 10. Bei diesem Tumortyp ist eine Familienuntersuchung erforderlich, bei Genträgern sollte eine prophylaktische Thyreoidektomie erfolgen, auch im Kindesalter.

Marker ist Kalzitonin, das Wachstum erfolgt multifokal.

### Nehmen Sie zur Prognose der differenzierten Schilddrüsenkarzinome Stellung.

Die Prognose der papillären Karzinome ist günstiger als die der follikulären. Die Fünf-Jahres-Überlebensrate liegt bei über 80 %.

## Kurzfall Hypothyreose

**KASUISTIK**
Die 18-jährige Frau wurde wegen eines TSH-Spiegels von 7 µE/ml vom Hausarzt überwiesen. Sie hatte keine Beschwerden. Palpatorisch fand sich keine Schilddrüsenvergrößerung, im Ultraschall war kein Schilddrüsengewebe zu erkennen.

**Welche körperliche Untersuchung führen Sie durch?**

Beim Blick in den Rachen sehen Sie eine Vorwölbung am Zungengrund.

**Wie lautet Ihre Diagnose?**
Es liegt eine dystope Schilddrüse am Zungengrund mit Grenzhypothyreose vor.

**Wie wäre diese Diagnose zweifelsfrei zu sichern?**
Durch eine Radiojodszintigrafie, da diese spezifisch Schilddrüsengewebe nachweist.

**Warum sollte eine Kernspintomografie durchgeführt werden?**
Sie dient der präoperativen Lokalisation des Schilddrüsengewebes.

Die Operationsindikation wird im Alter von 24 Jahren vor einer ersten Schwangerschaft gestellt, da während der Schwangerschaft zumindest in Jodmangelgebieten die Schilddrüsen größer werden, also einer Obstruktion der oberen Atemwege vorgebeugt werden sollte.

**LITERATUR**
Haugen BR et al. 2015 American Thyroid Association Management Guidelines for adult patients with thyroid nodules and differentiated thyroid cancer. Thyroid 2016; 26: 1–133.
Pacini F, Castagna MG, Brilli L, Pentheroudakis G. ESMO Guidelines Working Group. Thyroid cancer: ESMO Clinical Practice Guidelines for diagnosis, treatment and follow-up. Ann Oncol 2012; 23, Suppl 7: vii110–9.

## 2.15 Leitsymptom Herzklopfen bei Anstrengung, Stimmungslabilität

### KASUISTIK
Eine 23-jährige Verkäuferin sucht wegen seit einigen Wochen bestehendem Herzklopfen und Atemnot bei kleinen Anstrengungen die Sprechstunde auf. Das Herz schlage auch in Ruhe ziemlich schnell. Eigentlich fühle sie sich immer gejagt. Ihre Kollegen fänden, sie sei aufbrausend geworden.

**Wie lautet Ihre Verdachtsdiagnose?**
Es könnte eine Hyperthyreose vorliegen.

**Welche Fragen stellen Sie?**
- Sind Sie temperaturempfindlich?

Der Patientin ist oft zu warm, wenn andere frieren.

- Wie ist die Stuhlgangsfrequenz?

Ihr Stuhlgang sei weich, sie müsse öfter die Toilette aufsuchen.

- Hat sich Ihr Gewicht verändert?

Ja, zuerst habe sie endlich die 5 kg, die sie gestört hatten, ganz leicht abnehmen können, jetzt wiege sie etwas zu wenig.

- Haben Sie eine regelmäßige Periode?

Die Periode sei seit 3 Monaten nicht mehr so pünktlich wie bisher.

- Sind Beschwerden an den Augen aufgetreten?

Morgens seien die Augenlider ganz dick. Der Augenarzt habe „am Auge nichts gefunden".

- Hatten Sie oder ein Mitglied Ihrer Familie eine ernstere Erkrankung?

Sowohl sie als auch ihre Eltern und die beiden Geschwister waren bisher gesund.
**Untersuchungsbefund:** Der körperliche Untersuchungsbefund zeigt eine sehr schlanke tachykarde Patientin mit auffälliger motorischer Unruhe und diskreten Oberlidödemen beidseits ohne Konjunktivitis. Die Bulbusmotilität ist ungestört. Die deutlich vergrößerte Schilddrüse ist weich, ohne Knotenbildung, pulsierend und auskultatorisch schwirrend. Der Herz-Lungen-Befund ist bis auf eine regelmäßige Tachykardie unauffällig ohne Hinweis auf Mitralklappenprolaps. Es zeigt sich ein gesteigerter Achillessehnenreflex-Ablauf.

### Welche Schilddrüsenerkrankung ist die wahrscheinlichste Ursache der Hyperthyreose?
Immunogene Hyperthyreose (M. Basedow) mit endokriner Orbitopathie (EO).

### Welche Labor- und technischen Untersuchungen sind indiziert?
- funktionelle Diagnostik (= Nachweis der Hyperthyreose): TSH supprimiert auf < 0,001 µE/ml (normal 0,4–4,0 µE/ml), $fT_4$: 3,7 ng/dl (normal 0,8–1,8 ng/dl), $fT_3$: 8,4 pg/ml (normal 3,5–5,7 pg/ml)
- morphologische Diagnostik (Schilddrüsensonografie), typischer Befund einer immunogenen Hyperthyreose: rechts homogene Echoarmut mit dorsaler Schallverstärkung, Volumen 24 ml; links homogene Echoarmut mit dorsaler Schallverstärkung, Volumen 25 ml; Schilddrüsenkapsel sichtbar
- duplexsonografisch homogene Hyperperfusion des gesamten Organs

### Was ist eine $T_3$-Hyperthyreose?
Biochemische Definition: erniedrigtes TSH, normales $fT_4$ und erhöhtes $fT_3$. Diese Konstellation ist in der Praxis nicht selten. Daher wird empfohlen, bei erniedrigtem TSH als nächsten diagnostischen Schritt $fT_4$ und $fT_3$ zu bestimmen (während bei der Hypothyreoseabklärung eigentlich fT4 ausreichend ist).

### Ist eine Schilddrüsenszintigrafie zur weiteren Abklärung notwendig?
Da keine Knotenbildung nachweisbar und zunächst keine Radiojodtherapie vorgesehen ist, ist die Untersuchung nicht indiziert. Zu erwarten wäre eine homogene Radionuklidaufnahme mit global erhöhtem Technetium-Uptake (TcTU).

### Auf welche weiteren Manifestationen achten Sie?
- endokrine Orbitopathie (kann vor, während oder nach der Hyperthyreose auftreten!)
- prätibiales Myxödem

- Akropachie (Knochenverdickung mit gleichzeitiger Weichteilverdickung an den Finger- und Zehenendgliedern (D 1–3)).
- weitere Autoimmunerkrankungen (bei 5–10 % der Patienten): z. B. Vitiligo, Myasthenia gravis, rheumatoide Arthritis, Morbus Addison

### Welche klinischen Befunde bei dieser Patientin stützen die Verdachtsdiagnose einer immunogenen Hyperthyreose?
- endokrine Orbitopathie (fehlt bei diffuser oder fokaler Autonomie der Schilddrüse)
- Struma diffusa

### Welche apparativen Befunde bei dieser Patientin stützen die Verdachtsdiagnose einer immunogenen Hyperthyreose?
- homogene Echoarmut im Sonogramm
- homogene Hyperperfusion

### Welche Laborbefunde bei dieser Patientin stützen die Verdachtsdiagnose einer immunogenen Hyperthyreose?
Die positiven TSH-Rezeptor-Antikörper (und TPO-AK).

### Welche Behandlungsmöglichkeiten bestehen?
- Medikamentös (Thyreostatika)
- Operation
- Radiojodtherapie

### Welche Methode wählen Sie in dieser Situation?
Die antithyreoidale medikamentöse Therapie zur Beseitigung der Hyperthyreose für die Dauer von etwa 1 Jahr mit absteigender Dosierung (z. B. Anfangsdosis Thiamazol 30 mg/d). Kontrolluntersuchungen erfolgen zunächst in vierwöchigen Intervallen, einschließlich des kleinen zellulären Blutbildes. Die Normalisierung des TSH-Spiegels wird nicht angestrebt. Leitbefund ist das normale $fT_4$. Bei persistierender Symptomatik: $fT_3$, da $T_3$-Hyperthyreose möglich. Carbimazol ist eine Prodrug von Thiamazol. Wirkung und Nebenwirkung sind daher identisch. Bei Gabe vom Thiamazol ist keine metabolische Aktivierung notwendig, es wird daher bevorzugt eingesetzt.

### Welche Aufklärung über Nebenwirkungen der Therapie ist notwendig?
Die Patientin wird über mögliche seltene Nebenwirkungen wie Leuko- und Thrombopenie sowie Hauterscheinungen aufgeklärt (Neigung zu Infekten, Hämatomen, Effloreszenzen).

### Welche Informationen geben Sie der Patientin bezüglich einer Schwangerschaft?
Eine Schwangerschaft ist zwar während der antithyreoidalen Therapie unerwünscht, die Therapie könnte jedoch während Schwangerschaft und Stillzeit fortgesetzt werden. Die notwendige Dosierung liegt oft niedriger als vor der Schwangerschaft, eine vorübergehende spontane Remission während der Schwangerschaft ist möglich. In einem solchen Fall muss mit einer postpartalen Remanifestation der Überfunktion gerechnet werden.
TSH-Rezeptor-Antikörper passieren die Plazenta, eine intrauterine und neonatale Hyperthyreose ist (selten) möglich.

### Welche Besonderheiten der Diagnostik der Schilddrüsenfunktion bestehen während einer Schwangerschaft?
Bei 30 % der Schwangeren kommt es (in der Regel in der Frühschwangerschaft) aufgrund der Affinität von HCG zum TSH-Rezeptor zu einer (meist subklinischen) Gestationshyperthyreose.

### Welche Informationen geben Sie der Patientin zum Verlauf der Augensymptomatik?

Der weitere Verlauf der endokrinen Orbitopathie ist nicht vorhersehbar. Die Patientin wird über mögliche Zeichen einer Verschlechterung informiert.

### Welche klinischen Manifestationen der endokrinen Orbitopathie kennen Sie?

Hier richtet man sich am besten nach der sog. LEMO-Klassifikation. Dabei handelt es sich um ein Akrostichon, das die vier Befundgruppen angibt:
- **L**idveränderungen: Ober- und/oder Unterlidödem, Retraktion
- **E**xophthalmus: Lidschlussinsuffizienz, Bindehautreizung morgens/ständig, Hornhautkomplikationen
- **M**uskelveränderungen: nur im Ultraschall/CT versus klinisch: Pseudoparese bis Pseudoparalyse
- **O**ptikusbeteiligung:
    - nur im Farbsehen und visuell evozierte Potenziale
    - periphere bis zentrale Gesichtsfelddefekte

Bei Anamnese und Inspektion fallen periorbitale Ödeme, konjunktivale Injektion, Chemosis (Bindehautödem), entzündliche Karunkelschwellung, Protrusio bulbi und Augenbeweglichkeitsstörungen mit oder ohne Doppelbilder auf. In der Untersuchung zeigen sich ein seltener Lidschlag (Stellwag-Zeichen), eine Oberlidretraktion bei Blick nach unten (Graefe-Zeichen), ein sichtbarer Sklerastreifen über dem Kornearand bei Geradeausblick (Dalrymple-Zeichen) sowie eine Konvergenzschwäche (Möbius-Zeichen).

Die EUGOGO empfiehlt eine klinisch praktikable **Schweregradeinteilung:**
- Visusbedrohende EO: sofortige Intervention!
- Moderat bis schwere EO: Einschränkungen des täglichen Lebens, die eine Glukokortikoidtherapie (wenn aktiv) oder Operation (wenn inaktiv) rechtfertigen
- Milde EO: keine/kaum Einschränkung des täglichen Lebens → keine Therapie

### Welche therapeutischen Möglichkeiten bestehen?

Eine interdisziplinäre Entscheidungsfindung – erfahrene Ophthalmologen, Radiologen, HNO-Ärzte – ist immer erforderlich.
In allen Fällen:
- Sorgfältige euthyreote Einstellung der Schilddrüsenfunktion! Sowohl die Hyper- als auch die Hpothyreose können eine EO aggravieren.
- Völlige Nikotinabstinenz!

Bei ausgeprägter entzündlicher Symptomatik (Entzündung = Schmerz, Rötung und Schwellung: spontaner retrobulbärer Schmerz, Schmerz bei Augenbewegung, Rötung der Lider und/oder Konjunktiva, Schwellung der Lider, Ödem der Konjunktiva) mit deutlicher Beeinträchtigung der Lebensqualität kann eine hoch dosierte intravenöse Steroidstoßtherapie über mehrere Wochen durchgeführt werden.

Ebenfalls lokal antiinflammatorisch wirkt eine Retrobulbärbestrahlung, die vor allem bei Versagen der Steroidtherapie und Motilitätsstörungen eingesetzt wird. Sie darf bei zusätzlicher diabetischer oder hypertensiver Retinopathie wegen der erhöhten Gefahr schwerer Nebenwirkungen nicht erfolgen.

Auch chirurgisch kann die knöcherne Orbita entlastet werden (sog. Orbitakompression). Diese wird durchgeführt als
- Notfalloperation bei Einklemmung des Sehnervs!
- elektive Operation nach Ausschöpfung konservativer Maßnahmen
- ästhetische Operation, wenn die EO über mindestens 1 Jahr stabil und inaktiv (nicht entzündlich) ist

### Welche Prognose hat die immunogene Hyperthyreose unter antithyreoidaler Therapie?

Knapp 50 % der Behandelten erleben eine Remission der Hyperthyreose. Früh- und Spätrezidive treten bei der Mehrzahl der Patienten auf.

## 2.15 Leitsymptom Herzklopfen bei Anstrengung, Stimmungslabilität

> Sie unterziehen die Patientin einem Auslassversuch nach 1 Jahr.
> Es ist eine Remission eingetreten, erkennbar am normalisierten basalen TSH-Spiegel bei normalem freiem $T_4$ und negativen TSH-Rezeptor-Antikörpern.

### Wie gehen Sie weiter vor?
Es sind Verlaufsbeobachtungen (Sonografie, TSH basal, $fT_4$) zweimal jährlich oder bei Beschwerden durchzuführen.

> Nach 2 Jahren stellt sich die Patientin mit erneuten Beschwerden und Befunden wie am Anfang der Erkrankung wieder vor, es ist also zur Remanifestation der Hyperthyreose gekommen.

### Welche Entscheidungen sind jetzt zu treffen?
Eine Methode zur sogenannten definitiven Therapie ist zu wählen, d. h. die operative Thyreoidektomie oder Radiojodbehandlung in ablativer Dosierung. Eine Altersgrenze für die Radiojodtherapie existiert nicht.

Aus beiden Verfahren resultiert eine lebenslange Schilddrüsenhormonabhängigkeit. Die entsprechende Aufklärung muss stattfinden.

### Welche Entscheidungshilfen geben Sie der Patientin zur Auswahl des Verfahrens?
- **Operation:** Grundsätzliches zu Operation und Narkoserisiko, Narbenbildung, (geringes) Risiko der Rekurrensparese und des Hypoparathyreoidismus, sofortiger Wirkungseintritt. Bei großer und inhomogener Struma und bei EO wird meist die Operation favorisiert.
- **Radiojodtherapie:** verzögerter Wirkungseintritt, halbjährige Schwangerschaftskarenz, Rezidivmöglichkeit bei nichtablativer Dosierung (insbesondere bei großer Struma), kein messbares somatisches und genetisches Risiko.

Bei der Auswahl des Verfahrens sind die Entscheidung der Patientin und die regionale Qualität und Verfügbarkeit der Methoden zu berücksichtigen.

### Welche postoperative Diagnostik ist erforderlich?
Nach histologischer Untersuchung wird vom Chirurgen in der Regel eine niedrig dosierte Thyroxintherapie eingeleitet. Nach etwa 4 Wochen sollten TSH basal und $fT_4$ überprüft werden und ggf. eine Dosisanpassung erfolgen. Das TSH basal sollte zwischen 1 und 2 µE/ml liegen.

Daneben ist einmalige Überprüfung des Serumkalziumspiegels erforderlich sowie bei Stimmstörungen ein HNO-ärztliches Konsil.

Nach erfolgter Einstellung ist eine Kontrolle der TSH-Spiegel in neun- bis zwölfmonatlichen Intervallen durchzuführen; im Fall einer Schwangerschaft sofort.

### Welche Vorbereitung ist für die Radiojodtherapie notwendig?
Jodhaltige Medikamente und Kontrastmittel müssen vermieden werden, Jodsalz kann weiter verwendet werden. Der Schilddrüsenhormonüberschuss ist bis wenige Tage vor Radiojoddiagnostik medikamentös zu behandeln, ohne dass eine Normalisierung von TSH angestrebt wird.

Baldmöglichst erfolgt der ambulante $^{131}$Jod-Test zur Dosisermittlung (abhängig von Schilddrüsenvolumen, Jodaufnahme, biologischer und physikalischer Halbwertszeit). Anschließend wird die Patientin zur stationären Radiojodbehandlung aufgenommen. Dabei werden 150–300 Gy Radiojod intravenös oder oral verabreicht. Nach drei bis sechs Tagen (je nach Ausscheidungsrate der Radioaktivität) kann die Patientin wieder entlassen werden.

Bei Entlassung muss der Kontakt z. B. zu Kleinkindern eventuell einige Tage vermieden werden (darüber informieren der Nuklearmediziner und die Richtlinie „Strahlenschutz in der Medizin" zur StrlSchV).

### Wie gestaltet sich das Vorgehen nach der Radiojodtherapie?
- Kontrolle der klinischen Symptome, des Thyroxinspiegels und TSH-Spiegels
- Beginn einer Thyroxintherapie bei ansteigendem TSH (> 4 µE/ml) und niedrigem fT$_4$ als Dauertherapie

**LITERATUR**
Dietlein M et al. Radiojodtherapie bei benignen Schilddrüsenerkrankungen. AWMF-Leitlinie 031–003; Stand 31.10.2015, gültig bis 30.10.2020.

## Kurzfall Augenschmerzen

**KASUISTIK**
Der 42-jährige Mann klagt über Schmerzen hinter beiden Augen, besonders bei Blickwendungen. Er könne nur unscharf sehen. Der Augenarzt sage, den Augen selbst fehle nichts.

### Was fällt Ihnen an dem ersten Bild auf, wenn der Patient nach vorn geradeaus schaut (➤ Abb. 2.8)?

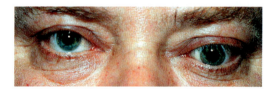

**Abb. 2.8** Patient mit Schmerzen hinter beiden Augen, Blick geradeaus [T127]

Das rechte Auge steht in Primärposition, das linke Auge steht in Abblickposition. Lateral besteht eine konjunktivale Injektion.

### Was fällt Ihnen an dem zweiten Bild auf, wenn der Patient nach oben schaut (➤ Abb. 2.9)?

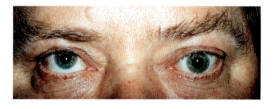

**Abb. 2.9** Patient mit Schmerzen hinter beiden Augen, Blick nach oben [T127]

Das rechte Auge blickt nach oben, das linke Auge kann dem Aufblick nicht folgen.

### Wie deuten Sie den Befund?
Es besteht eine Motilitätsstörung des linken Auges im Sinn einer Elevationsstörung.

### Welcher Muskel ist betroffen?
Es handelt sich um eine Muskelverkürzung des M. rectus inferior links bei endokriner Orbitopathie.

### Welche typischen Symptome der okulären Manifestation des Morbus Basedow fehlen sichtbar?
Es fehlen die Protrusio und die Lidödeme.

**Warum muss der Internist diesen Symptomenkomplex erkennen, auch wenn keine typische Schilddrüsenüberfunktion besteht?**
Weil die endokrine Orbitopathie der Hyperthyreose vorausgehen und weil dieser Symptomenkomplex bei Euthyreose vorkommen kann.

## 2.16 Leitsymptom Hirsutismus

### KASUISTIK
Eine 29-jährige Bürokauffrau klagt über vermehrten Haarwuchs insbesondere fazial seit 2 Jahren, nachdem sie eine orale Kontrazeption abgesetzt hat. Seitdem bestehe eine Oligomenorrhö. Die Menarche sei im 15. Lebensjahr eingetreten. Die Patientin hat keine Geschwister. Sie nimmt keine regelmäßige Medikation ein und führt bereits seit mehreren Jahren Epilationsmaßnahmen durch.
Bei der körperlichen Untersuchung der übergewichtigen Patientin (BMI 29,3 kg/m²) findet sich ein androgenetisches Behaarungsmuster ohne sonstige Hinweise auf einen Hyperkortisolismus.

**Welche Differenzialdiagnosen ziehen Sie in Betracht?**
- heterozygotes adrenogenitales Syndrom (AGS)
- Syndrom der polyzystischen Ovarien (PCO)
- idiopathischer Hirsutismus

Für eine Post-Pill-Amenorrhö ist der Zeitraum nach Absetzen zu lang und der Hirsutismus ist damit nicht hinreichend erklärt. Für einen androgenproduzierenden Tumor ist der zeitliche Verlauf eher zu lang. Für einen M. Cushing fehlen die klinischen Stigmata.

**Mit welchen Symptomen geht das PCO-Syndrom einher?**
Stein und Leventhal haben 1935 ein Syndrom mit (sekundärer) Amenorrhö, Hirsutismus, Übergewicht und polyzystischen Ovarien beschrieben. Letztere kommen jedoch nur bei 70 % der Betroffenen vor. Das PCOS betrifft ca. 5–10 % aller fertilen Frauen und ist damit eine der häufigsten Endokrinopathien überhaupt. Genese und genaue Definition des Syndroms werden bis heute kontrovers diskutiert.

**Mit welchen Symptomen geht das adrenogenitale Syndrom einher?**
Das autosomal-rezessiv vererbte adrenogenitale Syndrom (AGS) ist fast immer (> 95 %) durch einen Mangel an 21-Hydroxylase – einem Schlüsselenzym in der Steroidbiosynthese – verursacht. Durch verminderte Kortisol- und Aldosteronsynthese kommt es regulatorisch zu einer vermehrten ACTH-Sekretion und damit einer Nebennierenhyperplasie. Die Steroidvorstufen akkumulieren (v. a. 17-Hydroxy-Progesteron; 17-OHP) und werden zu Androgenen verstoffwechselt, die die klinische Symptomatik verursachen. Seit 2001 ist 17-OHP Bestandteil des Neugeborenenscreenings in Deutschland. Das klassische AGS (1:15.000) manifestiert sich beim Säugling, das nicht klassische = late-onset AGS (1:200–1:1.000) in der Pubertät oder im Erwachsenenalter. Symptome im Pubertätsalter sind prämature Adrenarche bzw. Pubarche, Großwuchs, akzeleriertes Knochenalter, Akne oder leichte Klitorishypertrophie. Bei Erwachsenen sind die Leitsymptome Hirsutismus, Akne, Seborrhö, temporärer Haarausfall, Stirnglatze, Oligo- bzw. Amenorrhö und Infertilität.

**Welche spezifischen Laboruntersuchungen veranlassen Sie?**
Sie veranlassen eine Bestimmung von LH und FSH, Estradiol, freiem Testosteronindex, 17-OHP, Androstendion, DHEA-S, basalem Kortisol, TSH und Prolaktin.
  Eine Hyperandrogenämie ist bei AGS und PCOS zu erwarten.

Bei nicht klassischem AGS kann das basale 17-OHP erhöht sein, aber auch normal. Durch ACTH-Stimulation kann eine überschießender 17-OHP-Anstieg diagnostiziert werden. Dies würde eine genetische Diagnostik indizieren.

Das PCOS ist eine Ausschlussdiagnose bei chronischer Anovulation und Hyperandrogenismus!

Ein LH/FSH-Quotient über 2 spricht eher für ein PCOS. Beim PCOS kommt es durch eine Hyperinsulinämie zur vermehrten Produktion von LH in der Hypophyse und in der Nebennierenrinde zur Stimulation der Androgenproduktion. Ein erhöhter HOMA-Index (Homeostasis Model Assessment: Nüchterninsulin × Nüchternglukose) bzw. ein pathologischer 75-g-oGTT (mit Glukose- und Insulinmessung) zeigen die Insulinresistenz an.

### Wie ist der freie Testosteronindex definiert?

Für die biologische Wirkung ist das freie und nicht das proteingebundene Testosteron entscheidend. Da das freie Testosteron schwierig zu messen ist, hat sich stattdessen der freie Testosteronindex bewährt, der aus dem Quotienten aus Gesamttestosteron/Sex-Hormone-Binding-Globulin (SHBG) als Prozentwert errechnet wird.

### Was sollten Sie diagnostisch weiter tun?

Mittels vaginalen Ultraschalls kann das Vorliegen von Ovarfollikeln (mindestens 12) nachgewiesen werden.

> **Laborchemisch** ergeben sich Hinweise auf ein PCO-Syndrom: Der LH/FSH-Quotient liegt bei 5,5, der HOMA-Index beträgt 5,2, der freie Testosteronindex ist mit 65 % (Norm 0,8–10%) ebenso erhöht wie das Gesamttestosteron mit 120 nmol/l (Norm bis 60 nmol/l). **Sonografisch** bestätigt sich der Verdacht durch den Nachweis von multiplen Ovarialzysten.

### Durch welche Untersuchung lässt sich der Hyperkortisolismus abgrenzen?

Beispielsweise durch einen 1-mg-Dexamethasonhemmtest über Nacht mit Messung des morgendlichen Kortisols, dass supprimierbar sein sollte.

### Welche therapeutischen Möglichkeiten haben Sie?

Erste Empfehlung sind Lebensstiländerungen mit Gewichtsreduktion und vermehrter körperlicher Aktivität. Insbesondere sollten Kohlenhydrate und vor allem solche mit hohem glykämischem Index gemieden werden.

Zur medikamentösen Therapie des PCOS sind explizit keine Medikamente zugelassen, sodass eine strenge Abwägung erfolgen und immer über den Off-Label-Use aufgeklärt werden muss. Gemäß den pathophysiologischen Überlegungen gelten folgende Therapieprinzipien:
- Zur Behandlung der Insulinresistenz kann Metformin eingesetzt werden.
- Zudem kann eine antiandrogene Therapie erwogen werden: antiandrogen wirksame Gestagene (z. B. Cyproteronacetat), Androgenrezeptorblocker (z. B. Spironolacton) oder 5α-Reduktase-Blocker (z. B. Finasterid). Die 5α-Reduktase hemmt die Umwandlung von Testosteron in das aktivere Dihydrotestosteron.

### Was ist das Therapieprinzip beim adrenogenitalen Syndrom?

Durch Substitution von Glukokortikoiden (und bei der klassischen Form mit Salzverlustsyndrom auch Mineralokortikoiden) wird die regulative ACTH-Sekretion und damit die Stimulation auf die adrenale Steroidbiosynthese vermindert.

**WEITERFÜHRENDE INFORMATIONEN**
Zum Adrenogenitalen Syndrom: www.ags-initiative.de
Zum Polyzystischen Ovarialsyndrom: www.pco-syndrom.de

## 2.17 Leitbefund Hyperlipoproteinämie

**KASUISTIK**
Ein 39-jähriger Geschäftsmann unter hoher beruflicher Belastung kommt zur Routineuntersuchung. Er hat keine organbezogenen Beschwerden, treibt nur selten Sport.
**Untersuchungsbefund:** 192 cm, 89 kg, RR 150/90 mmHg, Pulsfrequenz 76/min; normaler körperlicher Befund.
**Blutchemisches Screening**: alle Befunde unauffällig bis auf Gesamtcholesterin 280 mg/dl.

### Welche Lipidfraktionen fordern Sie nachträglich an?
- LDL-Cholesterin (60–70 % des Gesamtcholesterins)
- HDL-Cholesterin (20–30 % des Gesamtcholesterins)
- Triglyzeride
- Lp(a) (einmalig, Spiegel genetisch determiniert)

Die Bestimmung muss nach 9- bis 12-stündigem Fasten erfolgen!

**Befunde:** LDL von 175 mg/dl, ein HDL von 35 mg/dl, Triglyzeride von 280 mg/dl und normale Werte für Lp(a).

### Welche anamnestischen Informationen sind jetzt wichtig?
Entscheidend ist die Familienanamnese.

Bei dem Patienten liegt keine Häufung des Diabetes mellitus Typ 2 vor. Der Patient und seine engere Familie sind Nichtraucher. Der Vater erlitt mit 47 Jahren einen Herzinfarkt und verstarb mit 59 Jahren an einem Reinfarkt. Der Großvater väterlicherseits verstarb mit 60 Jahren an einem Schlaganfall. Ein 42-jähriger Bruder klagt gelegentlich über linksthorakales Ziehen, eine 39-jährige Schwester ist beschwerdefrei, aber beide sind nicht untersucht.

Somit besteht der Verdacht auf ein erhöhtes familiäres Risiko für eine koronare Herzerkrankung.

### Was wissen Sie über die Abhängigkeit des Risikos kardiovaskulärer Erkrankungen von den Lipidwerten im Serum?
Es besteht eine positive Korrelation der koronaren Herzerkrankung zum Gesamtcholesterin (erfasst LDL-, HDL-, VLDL-Cholesterin). LDL-Cholesterin ist die wesentliche atherogene Lipidfraktion. Für HDL-Cholesterin besteht eine inverse Beziehung zur Atherogenese.
    Es besteht eine positive Korrelation der koronaren Herzerkrankung zur Hypertriglyzeridämie, besonders bei gleichzeitig erhöhter LDL-Fraktion.
    Lipoprotein Lp(a) (= Apo(a)-gebundenes LDL-Cholesterin) ist ein genetisch determinierter unabhängiger Risikofaktor für die KHK, das Risiko steigt bei erhöhter LDL-Fraktion.

Sie wiederholen die **Blutdruckmessung** und finden einen Wert von 140/90 mmHg.

### Welche weiteren Risikofaktoren bedenken Sie?
- Zigarettenkonsum (hier negativ)
- Hypertonie > 140/90 mmHg (hier grenzwertig)
- niedriges HDL-Cholesterin (hier vorhanden)
- positive Familienanamnese (koronare Herzerkrankung bei erstgradig verwandten Männern vor dem 55. und Frauen vor dem 65. Lebensjahr; hier positiv)

### Nennen Sie Zielwerte für Blutfette.
- Im Fokus liegt LDL-Cholesterin, weil bei steigenden Spiegeln das kardiovaskuläre Risiko zunimmt und umgekehrt durch Senkung von LDL die Rate kardiovaskulärer Ereignisse gesenkt werden kann. Für HDL, Triglyzeride und Lp(a) gibt es keine auf Studien basierende Zielwerte.
- Der Zielwert für LDL hängt vom individuellen Risiko für kardiovaskuläre Ereignisse ab und kann anhand des SCORE (Systemic Coronary Risk Estimation) bestimmt werden. Hier wird anhand des Geschlechts, des Alters, des Blutdrucks, des Raucherstatus und der Lipidwerte das 10-Jahres-Risiko für fatale kardiovaskuläre Ereignisse berechnet.

| Kardiovaskuläres Risiko | | LDL-Zielwert |
|---|---|---|
| sehr hoch | manifeste kardiovaskuläre Erkrankung<br>Diabetes (1 oder 2) mit Endorganschaden<br>moderate bis schwere Niereninsufizienz<br>SCORE ≥ 10 % | < 70 mg/dl |
| hoch | SCORE 5–10 | < 110 mg/dl |
| moderat | SCORE 1–5 | < 115 mg/dl |

Eine Therapieindikation ergibt sich – nach Ausschluss sekundärer Ursachen – also nur aus dem LDL-Wert und den kardiovaskulären Risikofaktoren. Die Pathophysiologie spielt zunächst keine Rolle.

### Kennen Sie Ursachen einer sekundären Hypercholesterinämie?
- Hypothyreose
- nephrotisches Syndrom
- Hyperkortisolismus
- Einnahme von Immunsuppressiva
- Anorexia nervosa
- Schwangerschaft

### Wann haben Sie den Verdacht auf eine familiäre Hypercholesterinämie?
- Positive Familienanamnese: erstgradige Verwandte mit: (A) frühzeitiger KHK (Männer < 55, Frauen < 65 Jahre), (B) bekanntem LDL > 95. Perzentile, (C) Sehnenxanthomen und/oder Arcus lipoides
- Eigenanamnese (frühzeitige KHK, zerebrovaskuläre Erkrankung, pAVK)
- körperliche Untersuchung (Sehnenxanthome und/oder Arcus lipoides)
- Labor (sehr hohe LDL-Werte)

### Kennen Sie Ursachen einer sekundäre Hypertriglyzeridämie?
- Adipositas
- Typ-2-Diabetes
- Alkoholerkrankung
- Nierenerkrankung
- Hypothyreose
- Schwangerschaft
- Hyperkortisolismus
- Medikamente (Östrogene, Tamoxifen, Betablocker, Thiazide, Ciclosporin, HAART, Psychopharmaka)

### Welche Kriterien gehen zunächst in Ihre therapeutischen Überlegungen ein?
- Körpergewicht (hier kein Übergewicht, also keine Reduktionsdiät)
- Blutzucker wiederholt gemessen, oraler Glukosetoleranztest (hier normal, also keine antidiabetische Therapie)

- Kreatinin und Gesamteiweiß (hier normal, also kein Hinweis auf chronische Nierenerkrankung)
- TSH (hier normal, also keine Hypothyreose, keine Schilddrüsenhormontherapie)
- Transaminasen, γ-GT, Gesamteiweiß (hier normal, kein Hinweis auf Leber-Gallenwegs-Erkrankung)
- Medikamentenanamnese (hier leer)

### Welchen Lebensstil empfehlen Sie dem Patienten, bei dem vermutlich eine primäre Hyperlipoproteinämie vorliegt (Primärprävention)?

Keine Maßnahme ist so effektiv und nebenwirkungsarm wie Änderungen der Lebensgewohnheiten. Dogmatische Vorgaben wurden verlassen, da das Wichtigste ist, dass der Lebensstil dauerhaft geändert wird und nicht im Sinne einer begrenzten Intervention. Die Ernährung sollte regelmäßig, ausreichend und abwechslungsreich sein. Wichtig: Ernährung betrifft nicht nur das Essen, sondern insbesondere auch das Trinken (Alkohol, Softdrinks)! Fleischprodukte sollten reduziert und teilweise gegen (Tiefsee-)Fisch ausgetauscht werden. Es sollte beruflich und privat eine aktive, bewegungsreiche Lebensweise angestrebt werden (Treppen steigen, zu Fuß oder mit dem Fahrrad statt mit dem Auto). Darüber hinaus sollte mehrmals pro Woche (je nach Begleiterkrankung) sowohl Ausdauer- als auch Kraftsport angestrebt werden. Für das Rauchen gilt die Lebenslang-Null-Regel.

Insbesonder Triglyzeride können durch Lebensstiländerungen beeinflusst werden (um 50–75 %): regelmäßiges Muskeltraining und Kohlenhydratreduktion. Wenn die Triglyzeride sinken, steigt HDL in der Regel konsekutiv an. Der Einfluss auf LDL dagegen ist gering (max. 15 %), sollte aber aufgrund des hohen Risikos dennoch versucht werden: Reduktion gesättigter Fettsäuren (z. B. Salami) und Steigerung ungesättigter Fettsäuren (z. B. Olivenöl). Haferflocken binden Cholesterin im Darm und können den Spiegel dadurch senken.

### Welche Zielwerte geben Sie dem Patienten vor?

In Anlehnung an die oben aufgeführten Werte LDL-Cholesterin < 115 mg/dl. Täglich sollte mindestens 30 Minuten körperliche Aktivität erfolgen.

### Welche medikamentösen Maßnahmen kommen infrage?

Der Erfolg der Ernährungstherapie ist auch abhängig von der bisherigen Ernährungsweise. Der Erfolg muss anhand der vereinbarten Zielwerte nach 2–3 Monaten überprüft werden, bevor bei asymptomatischen Risikoträgern eine medikamentöse Behandlung eingeleitet wird.

Die Auswahl der Substanzen hängt von der Lipidkonstellation ab.

### Machen Sie Vorschläge zur Therapie der LDL-Hypercholesterinämie.

Therapie der Wahl zur Senkung sind Statine, da für diese Substanzgruppe die beste Evidenz besteht. LDL kann um 35–50 % gesenkt werden. Die wirksamsten Präparate sind Simvastatin und Atorvastatin. Wie oben beschrieben sollte die Therapie zielwertorientiert sein. Ezetrol hemmt die Cholesterin-Aufnahme im Darm und kann in Kombination mit Statin eingesetzt werden, wenn die LDL-Zielwerte nicht erreicht oder wenn die hohen Statindosen nicht vertragen werden. Statin kann ebenfalls mit sog. Anionenaustauscherharzen (z. B. Colestyramin, Colesevelam) kombiniert werden. Sie binden Gallensäuren und entziehen diese dem enterohepatischen Kreislauf. Vorteil ist, dass sie keine systemischen Nebenwirkungen verursachen, problematisch ist, dass sie auch die Aufnahme anderer Medikamente behindern können.

### Kennen Sie neuere cholesterinsenkende Medikamente?

PCSK9-Hemmer (z.B. Evolocumab, Alirocumab, Bococizumab) sind monoklonale Antikörper gegen Proproteinkonvertase Subtilisin Kexin Typ 9, ein Protein, das in den Leberzellen LDL-Rezeptoren bindet und sie den Lysosomen zum Abbau zuführt. Durch PCSK9-Hemmung steigt die Konzentration der LDL-Rezeptoren auf der Zelloberfläche und LDL wird vermehrt aus dem Blut in die Leberzellen aufgenommen, der LDL-Spiegel im Serum sinkt. Die Medikamente sind sehr teuer, aber hocheffektiv. PCSK9-Hemmer werden vor allem bei Patienten mit homozygoter familiärer Hypercholesterinämie eingesetzt, können aber auch bei primärer Hypercholesterinämie (heterozygot familiär und nicht-familiär) oder gemischter Dyslipidämie angewendet werden bei Patienten, die mit der maximal tolerierbaren Statin-Dosis die LDL-C-Ziele nicht erreichen, oder bei Patienten mit Statinintoleranz.

### Was beachten Sie therapeutisch bei der Hypertriglyzeridämie?
Primäres Ziel ist die Senkung des LDL-Cholesterins. Durch Lebensstiländerung und Statintherapie kommt es in der Regel auch zum Abfall der Triglyzeride. Die Lebensstiländerung bleibt primäre Methode zur Senkung der Triglyzeride. Bleiben die Triglyzeride bei > 200 mg/dl trotz erreichter Zielwerte des LDL-Cholesterins, ist die Indikation für Fibrate gegeben. Bei massiven Hypertriglyzeridämien können Fibrate zur Verhinderung einer Pankreatitis auch primär eingesetzt werden. Nikotinsäurederivate, die auch LDL und Triglyzeride senken, sind derzeit in Deutschland nicht verfügbar. Ω-3-Fettsäuren in hoher Dosierung (bis 4 g/d) senken ebenfalls die Triglyzeride. In Kombination mit Statin stellen sie eine gute Alternative zu Fibraten dar.

### Nennen Sie die Probleme der HMG-CoA-Reduktase-Hemmer.
Diese Stoffgruppe kann zu Myopathien und Rhabdomyolysen führen, wenn Vorsichtsmaßnahmen nicht eingehalten werden. Risiken sind:
- sehr hohes Alter
- zarter Körperbau
- Multimorbidität
- multiple Pharmakotherapie
- perioperative Phasen
- Kombinationstherapien

Außerdem können Leberwerterhöhungen vorkommen. Statine werden über das Cytochrom-C-System abgebaut, sodass bei älteren Patienten mit Polymedikation Arzneimittelinteraktionen zu beachten sind, z. B. mit:
- Ciclosporin
- Antimykotika
- Makrolidantibiotika
- HIV-Protease-Inhibitoren
- Verapamil
- Amiodaron
- Grapefruitsaft

> Der ältere Bruder des Patienten stellt sich mit linksthorakalem Druckgefühl zur Abklärung seines Risikoprofils bei Ihnen vor. Sie finden eine reine Hypercholesterinämie, aber er wiegt 95 kg bei einer Größe von 189 cm. Der Blutdruck beträgt 178/95 mmHg.

### Welche vaskulären Erkrankungen ziehen Sie diagnostisch in Betracht?
- koronare Herzerkrankung
- Stenosen der hirnversorgenden Arterien
- periphere arterielle Verschlusskrankheit

> Sie finden eine 75-prozentige Stenose der LAD, die hirnversorgenden Gefäße sind unauffällig. Es besteht der Verdacht auf eine 25-prozentige Stenose der A. iliaca communis rechts.

**Welche prinzipiellen Unterschiede in der Risikobeurteilung der beiden Brüder ergeben sich aus den Befunden?**
Der ältere Bruder hat eine manifeste arterielle Verschlusskrankheit. Neben der notwendigen medikamentösen und interventionellen Therapie der KHK ist die Behandlung der LDL-Hypercholesterinämie im Sinn der Sekundärprävention erforderlich. Dazu gehören die Gewichtsreduktion auf Idealgewicht, eine kontrollierte Steigerung der körperlichen Aktivität und die LDL-Reduktion mittels HMG-CoA-Reduktase-Hemmer.

**LITERATUR**
2016 ESC/EAS Guidelines for the Management of Dyslipidaemias. Eur Heart J 2016; 37: 2999–3058. http://www.escardio.org/guidelines" www.escardio.org/guidelines.

## 2.18 Leitsymptom unerfüllter Kinderwunsch

**KASUISTIK**
Eine 28-jährige Frau sucht wegen unerfüllten Kinderwunschs bei seit etwa 1 Jahr bestehender sekundärer Amenorrhö die Sprechstunde auf. Zuvor sei der Zyklus verkürzt gewesen. Die gynäkologische Untersuchung habe indirekte Hinweise auf einen Östrogenmangel ergeben.
Sie nehme keine Medikamente ein, fühle sich sonst wohl.

**Woran sollte der Internist denken?**
- Stressreaktion
- Anorexie
- Hyperprolaktinämie
- Hyperthyreose
- Hypothyreose

Für eine Stressreaktion oder eine Essstörung ergibt sich in der Anamnese der normalgewichtigen Patientin kein Hinweis. Klinische Zeichen einer manifesten Schilddrüsenüber- oder -unterfunktion bestehen nicht. Die Patientin bemerkt gelegentlich eine diskrete Milchsekretion aus beiden Mammae.

**Welche Laboruntersuchungen veranlassen Sie und warum?**
- Prolaktin: Hyperprolaktinämie?
- Estradiol: Estradiolmangel?
- Gonadotropine: sekundärer Hypogonadismus?
- TSH und Thyreoperoxidase-Antikörper (TPO-AK): Hyperthyreose? Hypothyreose?

Sie finden ein auf das Sechsfache erhöhtes Prolaktin sowie niedrige Gonadotropine bei niedrigem Estradiol.

Die hypophysäre Prolaktinmehrsekretion führt zur Stimulation der Dopaminfreisetzung im Hypothalamus. Dadurch werden die Freisetzung des Gonadotropin-Releasing-Hormons und die zyklische Gonadotropinsekretion gehemmt. Es entsteht der sekundäre Hypogonadismus.

**Welche weitere Diagnostik ist bei Hyperprolaktinämie nach Ausschluss einer medikamentös bedingten Hyperprolaktinämie indiziert?**
Die Kernspintomografie in Dünnschichttechnik, da sie auch ein hypophysäres Mikroadenom erfassen kann.

> Die Kernspintomografie ergibt ein Mikroadenom.

### Wie gehen Sie weiter vor?
Es wird in Kooperation mit dem betreuenden Gynäkologen eine medikamentöse Therapie mit einem Dopaminagonisten (z. B. Cabergolin) eingeleitet.

> Die **medikamentöse Therapie** führt zur Normalisierung des Prolaktins, zur Erholung der zyklischen Gonadotropinsekretion und der zyklischen Ovarialfunktionen sowie zur Volumenabnahme des Hypophysenadenoms.

### Wie unterscheiden sich hypophysäre Mikro- und Makroadenome?
Im Durchmesser:
- Mikroadenome sind kleiner als 1 cm und ragen daher nicht aus der Sella turcica heraus.
- Makroadenome (≥ 1 cm) können neben der Hyperprolaktinämie alle Zeichen der Raumforderung in der Cisterna optico-chiasmatica und der Hypophysenvorderlappeninsuffizienz hervorrufen.
- Die Einteilung wirkt willkürlich, beruht aber auf der Beobachtung, dass es sich um zwei unterschiedliche Krankheitsentitäten handelt. Mikroprolaktinome haben eine niedrige Proliferationsrate und werden nur selten (ca. 10 %) klinisch relevant. Die Prävalenz bei unselektierten Autopsiestudien liegt bei ca. 8 %. Makroprolaktinome dagegen scheinen eine hohe Proliferationsrate zu haben und bereiten (absehbar) klinische Probleme. Sie werden daher nur selten < 1 cm diagnostiziert. Prolaktinome sind benigne, können aber lokale Strukturen infiltrieren.

> Zehn Monate später ist die Patientin schwanger.

### Was hat bei Eintritt einer Schwangerschaft zu geschehen?
Infolge der Östrogenwirkung steigt in der Schwangerschaft unter Größenzunahme der Hypophyse der Prolaktinspiegel physiologisch um das Zehnfache an. Die Behandlung mit einem Dopaminagonisten wird dennoch während einer Schwangerschaft unterbrochen. Nur bei raumfordernden Makroadenomen kann die Behandlung fortgesetzt werden.

### Welche Symptome kennen Sie bei der Hyperprolaktinämie des Mannes?
- Libidoverlust
- Oligospermie
- voll ausgeprägter sekundärer Hypogonadismus. Die Symptome werden aber oft lange nicht bemerkt, sodass häufig die Diagnose aufgrund von Kopfschmerzen und/oder Gesichtsfeldeinschränkungen gestellt wird.

### Was ist eine Entzügelungshyperprolaktinämie?
Das Prolaktin steigt über die Norm an, wenn der Hypophysenstiel durch hormoninaktive Adenome kompromittiert wird, sodass der hypothalamische Hemmfaktor Dopamin die laktotropen Zellen nicht erreichen kann. Meist liegen dann weitere Zeichen der hypophysären Funktionsstörung und der Raumforderung vor.

Die Sekretion von Prolaktin hängt (neben der basalen Sekretionsrate) vor allem von der hypothalamischen Hemmung durch Dopamin ab und weniger von der Stimulation durch hypothalamische Faktoren.

### Welche anderen Ursachen für eine Hyperprolaktinämie gibt es?
- physiologische Stimulatoren: Schlaf, körperliche Tätigkeit, Stress, Hypoglykämie, Reizung der Mamillen (inkonstant)
- Medikamente: Östrogene, Psychopharmaka (z. B. Haloperidol, Amitriptylin), Dopaminhemmer (z. B. Metoclopramid), Antihistaminika (z. B. Ranitidin, Cimetidin), Betablocker, Antihypertensiva (z. B. Alpha-Methyldopa, Phenoxybenzamin, Reserpin).

## Kurzfall unerfüllter Kinderwunsch

**KASUISTIK**
Der 32-jährige Patient sucht Sie wegen unerfülltem Kinderwunsch auf. Er ist seit 2 Jahren verheiratet und gibt an, keine Potenzstörungen zu haben.

### Was fällt Ihnen auf (➤ Abb. 2.10)?

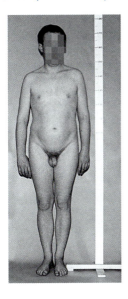

**Abb. 2.10** Patient mit unerfülltem Kinderwunsch [T127]

- fehlende bis spärliche Körperbehaarung
- weiblich begrenzte Pubes
- kein Minderwuchs
- kindlicher Gesichtsausdruck (wegen Schutzbearbeitung auf Abb. nicht erkennbar)

### Welche Überlegungen zur Genese des Hypogonadismus stellen Sie an?
Handelt es sich um einen primären testikulär bedingten oder einen hypothalamisch-hypophysären Hypogonadismus?

### Welche Analytik veranlassen Sie?
Testosteron- und Gonadotropinbestimmung.

Es ergeben sich ein niedriger Testosteronspiegel und niedrig messbare Gonadotropinwerte.

### Wie deuten Sie diese Konstellation?
Ein primärer Hypogonadismus ist bei niedrigen Gonadotropinen auszuschließen.

### Ergeben sich aus dem Aspekt des Patienten Hinweise auf weitere Hypophysenfunktionsstörungen?
Nein: Er ist normal groß und hat keine Zeichen der Hypothyreose, eines Cushing-Syndroms oder einer Akromegalie. Die Blässe der Haut ist nicht verwertbar.

### Welches Hormon kann den Schlüssel zur Klärung geben?
Das Prolaktin. Eine Hyperprolaktinämie bei kleinen und großen Hypophysentumoren bedingt eine funktionelle Hemmung der Gonadotropinsekretion.

### Wie wird ein Prolaktinom beim Mann heute behandelt?
Mit dopaminagonistisch wirkenden Medikamenten, die sowohl die Prolaktinsekretion als auch die Größe des Hypophysenadenoms reduzieren.

## 2.19 Leitsymptom Kopfschmerzen

**KASUISTIK**

Ein 47-jähriger Angestellter sucht wegen häufiger Kopfschmerzen, Herzklopfen und Schweißausbrüchen Ihre Sprechstunde auf. Gelegentlich habe er auch Schmerzen in der linken Brust. Er habe etwa 5 kg an Gewicht abgenommen.
**Untersuchungsbefund:** Sie finden eine Tachykardie von 110/min und einen Blutdruck von 195/105 mmHg, der Patient ist blass, schwitzt und hat einen deutlichen Tremor. Die übrige körperliche Untersuchung ist unauffällig.

### An welche Verdachtsdiagnosen bzw. Differenzialdiagnosen denken Sie?
- Hyperthyreose
- Phäochromozytom
- Niereninsuffizienz
- essenzielle Hypertonie
- primärer Hyperaldosteronismus (Conn-Syndrom)

**ZUSATZINFORMATION**

**Was ist unter einer Mineralokortikoidhypertonie zu verstehen?**
In erster Linie der primäre Hyperaldosteronismus (Conn-Syndrom), aber auch die seltenen Enzymdefekte in der Nebenniere, die zu vermehrter Bildung von Desoxykortikosteron führen. Der Hochdruck ist in der Regel milder als beim Phäochromozytom.

### Welche routinemäßig erhobenen Laborwerte helfen zunächst weiter?
- Ausschluss TSH-Suppression zum Ausschluss einer Hyperthyreose
- Kreatinin zum Ausschluss einer Niereninsuffizienz
- Elektrolyte und Blutgasanalyse zum Ausschluss einer hypokaliämischen Alkalose
- Aldosteron/Renin-Quotient (ARQ)

Sie schließen auf diese Weise eine Hyperthyreose und eine Niereninsuffizienz sowie eine hypokaliämische Hypertonie mit metabolischer Alkalose aus.

Die weitere Vorgeschichte spricht für eine intermittierende Hypertonie.

### Wie differenzieren Sie zwischen essenzieller arterieller Hypertonie, Conn-Syndrom und Phäochromozytom?

Eine sichere Unterscheidung zwischen diesen Differenzialdiagnosen alleine nach klinischen Kriterien genügt nicht. Die nähere Charakterisierung des Hochdrucks kann durch eine 24-Stunden-Blutdruckmessung erfolgen.

Da ein Dauerhochdruck bei der Hälfte der Patienten mit Phäochromozytom zu erwarten ist und jede Form des Hochdrucks anfallsartig auftreten kann, ist ein biochemisches Screening bei schwer therapierbarem Hochdruck und oben aufgeführten Symptomen erforderlich: Plasmametanephrine, Adrenalin und Noradrenalin im 24-Stunden-Urin (auf Säure gesammelt).

> **ZUSATZINFORMATION**
>
> Bei Hypokaliämie (< 3,7 mmol/l), therapierefraktärer Hypertonie und bei hypertensiven Patienten mit einer Raumforderung der Nebennieren ist die Suche nach einem erhöhten Aldosteron/Renin-Quotienten zum Nachweis eines Conn-Syndroms erforderlich (**Cave:** Einflussgrößen wie Betablocker, ACE-Hemmer; Diuretika speziell Spironolacton). Die mineralokortikoidinduzierte Hypertonie ist deutlich häufiger, wenn die normokaliäme Verlaufsform mit eingeschlossen wird (je nach Ausgangspopulation 8–12 % aller Hypertoniker). Als Screeningtest wird die Bestimmung des Quotienten aus Aldosteron im Plasma und Konzentration des aktiven Plasmarenins eingesetzt. Für Patienten mit einem Conn-Syndrom ist die therapeutische Konsequenz die (laparoskopische) einseitige Adrenalektomie bei einseitigem Adenom bzw. die lebenslange Spironolactontherapie bei idiopathischer bilateraler Hyperplasie.

### Welches sind die wichtigsten Störfaktoren und Einflussgrößen der Katecholamin-Analytik?

- emotionale und somatische Belastungen
- Nikotin, Koffein
- Kalziumantagonisten, katecholaminhaltige Medikamente, ACE-Hemmer, α-Methyldopa, L-Dopa, trizyklische Antidepressiva
- Urinsammelfehler!

### Wie sichern Sie die Diagnose des Phäochromozytoms?

24-Stunden-Urin-Metanephrine und -Katecholamine besitzen eine hohe Sensitivität und Spezifität, wenn Sammelfehler, Einflussgrößen und Störfaktoren auszuschließen sind. Stabiler ist die Messung der Metanephrine und Normetanephrine im Plasma.

Der Nachweis einer fehlenden Supprimierbarkeit der Katecholamine im Plasma erfolgt im Rahmen des Clonidin-Hemmtests.

Chromogranin A ist ein unspezifischer Tumormarker für neuroendokrine Tumoren, aber sehr sensitiv, sodass er ergänzend bei auffälliger Diagnositk bestimmt werden sollte. Ein negatives Ergebnis macht die Diagnose Phäochromozytom unwahrscheinlich.

### Welche Methoden setzen Sie zur Lokalisationsdiagnostik bei biochemisch gesichertem Phäochromozytom ein?

- orientierende Lokalisation: abdominale Sonografie (gibt zusätzliche Informationen über den morphologischen Nierenbefund)
- CT oder MRT der Nebennieren (**Cave:** extraadrenale Phäochromozytome/Paragangliome)

## ZUSATZINFORMATION

Nuklearmedizinische Verfahren haben einen wichtigen Stellenwert in der präoperativen Lokalisationsdiagnostik, allerdings erst nach funktionell gesicherter Diagnose eines Phäochromozytoms.
Die $^{123}$Jod-Methyljodobenzylguanidin-Szintigrafie ($^{123}$J-MIBG) in Ganzkörpertechnik dient als funktioneller Nachweis Katecholamin-produzierender Tumoren und wird vor allem bei V. a. hereditäre und extraadrenale sowie maligne Phäochromozytome bzw. Paragangliome eingesetzt. Sie dient auch zur Planung einer $^{131}$J-MIBG-Therapie. Eine weitere Verbesserung in der funktionellen Bildgebung konnte durch den Einsatz des F-DOPA-PET/CT erreicht werden, das heute in den meisten Zentren die Standardbildgebung darstellt.

### Welche Komplikationen sind beim Phäochromozytom möglich?
- Komplikationen der arteriellen Hypertonie (Diagnostik erforderlich)
- katecholamininduzierte Kardiomyopathie (Echokardiografie!)

### Wann müssen Sie an assoziierte Erkrankungen denken?
Bei familiär auftretendem Phäochromozytom (15–20 %) ist zu denken z. B. an Von-Hippel-Lindau-Syndrom, multiple endokrine Adenomatose Typ 2 und Neurofibromatose von Recklinghausen.

## ZUSATZINFORMATION
**Welche weiteren Tumoren gehen vom diffusen neuroendokrinen System aus?**
Karzinoide, Insulinome, Gastrinome, Glukagonome, VIPome, PPome und Somatostatinome.

### Die operative Therapie ist eine kurative Maßnahme bei gesicherter Lokalisation. Welche Vorbehandlung ist notwendig?
- stabile Blockade der $α_1$-adrenergen Rezeptoren über 14 Tage, z. B. mit Phenoxybenzamin (**Cave**: irreversible Hemmung; kann zur vermehrten Bindung des Adrenalins an den β-Rezeptor mit Tachykardien und Arrhythmien führen)
- Flüssigkeitszufuhr bei langsam steigender Dosierung des Medikaments (Beseitigung der Vasokonstriktion) zur Vermeidung einer Hypovolämie (**Cave**: postoperative katecholaminpflichtige Hypotonien)
- Betablocker erst nach effektiver α-Blockade bei Tachykardien/Arrhythmien (**Cave**: Blutdruckkrisen, wenn β-Blockade vor α-Blockade)

### Ist eine Nachsorge erforderlich?
Die Beseitigung des Katecholaminüberschusses muss gesichert werden wegen
- möglicher multipler Phäochromozytome,
- eines möglichen Rezidivs,
- möglicher Persistenz der Hypertonie

## 2.20 Leitsymptom schwindende Muskelkraft, Hautjucken, Candidose

**KASUISTIK**

Der 18-jährige Auszubildende im Bauhandwerk berichtet über plötzliches Nachlassen seiner Muskelkraft, er könne seit 3 Wochen den Materialtransport auf dem Baugerüst nicht mehr schaffen. Er habe seit etwa 3 Monaten viel mehr Durst als früher, auch nachts, und in 4 Wochen etwa 9 kg Gewicht abgenommen. Außerdem leide er seit längerer Zeit unter Hautjucken. Er sei bisher nie ernstlich krank gewesen.
Aus der Familienanamnese sind keine Erbkrankheiten bekannt. Die Eltern und die drei Geschwister sind gesund. Der Großvater väterlicherseits leidet 79-jährig an Durchblutungsstörungen der Beine.
**Untersuchungsbefund:** 187 cm, 69 kg; Blutdruck 90/68 mmHg, Puls 88/min, regelmäßige Aktion; Tachypnoe, Azetongeruch! Trockene Haut, rissige Lippen, Zunge trocken, halonierte Augen; Acne vulgaris im Gesicht und am Rücken; abdomineller Tastbefund unauffällig; viriler Behaarungstyp, ausgeprägte Balanitis, Verdacht auf Candidiasis; periphere Pulse gut tastbar; Oberflächen- und Tiefensensibilität intakt; Reflexabläufe regelrecht.
**Laborbefunde:** Blutzucker 320 mg/dl 2 Stunden postprandial; pH-Wert 7,32; Kreatinin 1,9 mg/dl; Hämoglobin 18,0 g/dl; Hämatokrit 49 %; Thrombozyten 380.000/µl; Natrium 148 mmol/l, Kalium 5,1 mmol/l; Cholesterin 250 mg/dl; Triglyzeride 290 mg/dl; $HbA_{1c}$ 9,0 %; Fruktosamin (korrigiert auf Gesamteiweiß) 370 µmol/l; Urinbefund: Glukose dreifach positiv, Ketonkörper positiv, Granulozyten im Sediment, keine Proteinurie.

**Welche der Laborbefunde sind pathologisch und worauf deuten die jeweiligen Veränderungen hin?**
- Blutzucker 320 mg/dl: manifester Diabetes mellitus
- erniedrigter pH-Wert: Azidose
- Hämoglobin 18,0 g/dl (normal 14,0–16,0 g/dl): Exsikkose
- Kreatinin 1,9 mg/dl (normal bis 1,1 mg/dl) und Kalium 5,1 mmol/l (normal 3,5–5,0 mmol/l): Niereninsuffizienz, wohl prärenal bei Exsikkose und/oder diabetischer Nephropathie
- Cholesterin und Triglyzeride: Hyperlipoproteinämie
- $HbA_{1c}$ 9,0 % (normal bis 7,0 %) und Fruktosamin 370 µmol/l: Diabetes mellitus
- Azeton im Urin: Ketoazidose bei entgleistem Diabetes mellitus

**Welche Verdachtsdiagnosen stellen Sie?**
Es liegt ein manifester Diabetes mellitus Typ 1 vor und als Komplikationen Exsikkose und Ketoazidose.

**Wann liegt ein manifester Diabetes mellitus vor?**
1. $HbA_{1C} \geq 6{,}5\ \%$
2. Nüchternplasmaglukose $\geq 126$ mg/dl
3. 2h-OGT: Plasmaglukose $\geq 200$ mg/dl
4. Gelegenheits-Plasmaglukosewert von $\geq 200$ mg/dl

In diesem Fall wird wegen des Erkrankungsalters (Kinder, Jugendliche und junge Erwachsene) und der typischen Befunde des manifesten Diabetes mellitus Typ 1 (Polyurie, Polydipsie, Gewichtsabnahme, Azetonurie bei Hyperglykämie) auf die Bestimmung von diabetesassoziierten Autoantikörpern wie zytoplasmatischen Inselzellantikörpern (ICA), Insulinautoantikörpern (IAA) und der Glutaminsäure-Decarboxylase-Antikörper (GAD) verzichtet. Die Untersuchungen würden jedoch ggf. für ein eineiiges Zwillingsgeschwister des Patienten empfohlen.
Da keine klinischen Hinweise auf eine andere endokrine Erkrankung vorliegen, erübrigen sich Untersuchungen in Richtung auf M. Cushing, Akromegalie, Phäochromozytom. Der Ausschluss einer Hyperthyreose durch basales TSH ist empfehlenswert.

### Wie ist das therapeutische Vorgehen?
Akut ist eine Rehydrierung mit 1.000 ml Vollelektrolytlösung über eine Stunde einzuleiten. Zur Rekompensation des Glukosestoffwechsels ist die sofortige Insulinsubstitution erforderlich: in der Klinik durch i. v. Insulinsubstitution (initial etwa 8 IE als Bolus; dann etwa 0,1 IE/kg KG/h mittels Perfusor). Die Blutzuckerwerte werden nach ½ und 1 Stunde, dann zunächst stündlich kontrolliert. Bei Blutzuckerwerten unter 250 mg/dl kann auf subkutane Therapie umgestellt werden. Eine Elektrolyt- und Kreatininkontrolle erfolgt nach 2 Stunden, ggf. muss eine Kaliumsubstitution erfolgen. **Cave:** Bei Erreichen einer Normo- oder Hypoglykämie darf Insulin nicht abgesetzt werden, sondern es muss Glukose zugeführt werden! Der Typ-1-Diabetiker hat per definitionem einen absoluten Insulinmangel.

Da der juvenile Typ-1-Diabetes Folge einer autoimmunologischen Destruktion der Betazellen ist, ist ein Therapieversuch mit oralen Antidiabetika kontraindiziert.

### Was sind die Ziele der Therapie des Diabetes mellitus?
- Beseitigung der Symptome der Hyperglykämie
- Verhinderung akuter Stoffwechselentgleisungen
- Verhinderung der Langzeitkomplikationen des Diabetes mellitus

Dazu soll langfristig eine normnahe Einstellung des Glukosehaushalts, gemessen am $HbA_{1c}$, erreicht werden.

### Welches sind die typischen Langzeitkomplikationen des Diabetes mellitus?
- koronare Herzerkrankung
- periphere arterielle Verschlusskrankheit (inkl. der hirnversorgenden Arterien)
- diabetische Retinopathie und Makulopathie
- sensomotorische Neuropathie
- autonome diabetische Neuropathie
- diabetische Nephropathie (durch Mikro- und Makroangiopathie)
- diabetisches Fußsyndrom (durch Mikro- und Makroangiopathie und Neuropathie)

### Beschreiben Sie die Charakteristika des diabetischen Fußsyndroms.
- trockene, rissige, verschwielte Haut
- eingeschränktes Berührungs- und Schmerzempfinden
- aufgehobenes Lageempfinden
- abgeschwächte/fehlende Fußpulse
- Rötungen und Schwellungen

### Beschreiben Sie die Charakteristika einer diabetischen Retinopathie.
- nichtproliferative Retinopathie: Mikroaneurysmen, intraretinale Blutungen, harte Exsudate, ischämische Veränderungen wie Cotton-Wool-Herde als Mikroinfarkte in der Nervenfaserschicht
- präproliferative Retinopathie: dilatierte Kapillaren, intraretinale Blutungen
- proliferative Retinopathie: Gefäßneubildung in minderperfundierten Retinaabschnitten, Faserbildungen, Glaskörperblutungen, Traktionen, Retinaablösungen

### Nennen Sie typische Beispiele der diabetischen Neuropathie.
Autonome Neuropathie:
- kardiovaskuläres System: Herzrhythmusstörungen, orthostatische Hypotonie
- gastrointestinales System: Gastroparese, Diarrhö, Obstipation, Inkontinenz
- urogenitales System: erektile Dysfunktion
- sudo-/vasomotorisches System: dyshidrotische Störungen

- pupillomotorisches System: Miosis, Pupillenreflexstörungen
- Trophik: neuropathisches Ulkus, Neuroosteopathie, Neuroosteoarthropathie

Distal-symmetrische Polyneuropathie: diffuse, symmetrische Dysästhesien, schmerzhaft bis anästhetisch; bevorzugt untere Extremität

### Wie entsteht, wie manifestiert sich das diabetische Fußsyndrom?
Aus sensomotorischer und angiopathischer Funktionsstörung resultieren indolente Ulzera mit Neigung zu tiefgreifenden Infektionen (Gangrän).

### Wie sieht die langfristige Betreuung von Diabetikern aus?
- **strukturierte Schulung:** Erklärung des Krankheitsbildes (Ursachen, Verlauf), Bedeutung der Behandlung für Allgemeinbefinden, Leistungsfähigkeit (Lebensqualität), Bedeutung der Selbstverantwortung, akute und chronische Komplikationen des Diabetes mellitus, Erklärung der Therapie (Insulinwirkungen, Selbstkontrolle)
- **nichtmedikamentöse Maßnahmen:** Ernährung, körperliche Aktivität
- **medikamentöse Maßnahmen:** Auswahl der Präparate, Dosierung und Applikationsarten, Komplikationen, Anpassung an Belastungssituationen wie Operationen

### Welche Grundzüge trägt die Ernährungsberatung bei Diabetes mellitus?
Grundsätzlich empfohlen wird fettarme, ballaststoffreiche, energiebilanzierte Kost. Zielwert der energiebilanzierten Nährstoffzufuhr ist ein Body-Mass-Index (BMI) von 18,5–25,0 kg/m$^2$ (berechnet: Körpergewicht in Kilogramm geteilt durch Quadrat der Körperhöhe in Meter). Übergewichtige Diabetiker (BMI über 25,0 kg/m$^2$), meist Typ-2-Diabetiker, sollen sich hypokalorisch, normgewichtige eukalorisch und untergewichtige hyperkalorisch ernähren.
Die Nährstoffkomponenten sollten betragen:
- Fette bis 20 % (der Gesamtkalorienzufuhr)
- davon ungesättigte Fettsäuren bis 10 %
- Proteine 10–30 %
- Kohlenhydrate 50–60 %

Es sollten je eine Zwischenmahlzeit vormittags und nachmittags zusätzlich zu den drei Hauptmahlzeiten eingenommen werden. Es sollten möglichst ballaststoffreiche Produkte gewählt werden. Eine Vitaminsupplementierung ist bei ausreichendem Verzehr von frischem Obst und Gemüse nicht erforderlich; ebenso wenig eine Mineralstoffsupplementierung bei kalzium- und magnesiumreicher Kost.

### Welche Strategien der Insulintherapie kommen infrage?
- konventionelle Insulintherapie (CT)
- intensivierte konventionelle Insulintherapie (ICT)
- Insulinpumpentherapie

### Wie lauten die Prinzipien der konventionellen Insulintherapie?
- Es wird ein möglichst physiologischer Insulinbedarf appliziert und die Ernährung muss danach ausgerichtet sein.
- verwendete Insuline: Mischinsuline aus Normal- und Intermediärinsulinen
- Anzahl der Injektionen: zwei; zwei Drittel der Dosis morgens, ein Drittel abends, Dosis fixiert
- Anzahl der Mahlzeiten: fünf bis sieben im Abstand von zwei bis drei Stunden
- Diät genau festgelegt, Zwischen- und Spätmahlzeit erforderlich

### Wie lauten die Prinzipien der intensivierten konventionellen Insulintherapie?
- Der Patient führt ein gesundes, normales Leben und muss die physiologisch notwendigen Anpassungen des Insulinbedarfs selbst nachahmen. Dies ist die Standardtherapie des Diabetes mellitus Typ 1!
- verwendete Insuline: Intermediärinsuline oder lang wirkende Insulinanaloga sowie Normalinsuline oder sofort wirksame Insulinanaloga
- Der Nüchternbedarf wird durch ein lang wirksames Insulin abgedeckt. Optimal ist die einmalige Injektion eines Insulinanalogons mit 24-stündiger Wirkung am späten Abend oder die zweimalige Gabe eines Intermediärinsulins, wobei die zweite Dosis spätabends gegeben wird. Der nahrungsabhängige Bedarf wird nach präprandialer Blutzuckermessung durch Normalinsulin (Spritz-Ess-Abstand 15–30 min) oder ein sofort wirksames Insulinanalogon ohne Spritz-Ess-Abstand gedeckt.
- Die Insulinsensitivität variiert im Tagesverlauf, daher ist die Dosierung von Normalinsulinen (oder sofort wirksamen Insulin-Analoga) abhängig von der geplanten Nahrungszufuhr (BE) und der Tageszeit: morgens: 1–2,5 IE/BE, mittags 1–1,5 IE/BE, abends 1–2 IE/BE plus individueller Korrekturfaktor, eventuell Spätmahlzeit ohne prandiale Insulingabe zur Vermeidung nächtlicher Hypoglykämie

### Wie lauten die Prinzipien der Insulinpumpentherapie?
- verwendete Insuline: Normalinsuline (oder sofort wirkende Insulin-Analoga)
- Die Insulinpumpentherapie stellt hohe Anforderungen an den Patienten. Sie beruht auf kontinuierlicher Applikation einer Basalrate von Normalinsulin und Bolusraten zu den Mahlzeiten. Voraussetzungen für diese Substitution ist die kontinuierliche Betreuung eines ausreichend motivierten, kooperationsfähigen Patienten durch ein ausgewiesenes Zentrum. Blutzuckerkontrollen sind mehrmals täglich, auch nachts, erforderlich. Kenntnisse über Funktionsweise, Programmierung und Pflege der Pumpe sind unabdingbar.

**LITERATUR**
Haak T et al. Therapie des Typ-1-Diabetes. AWMF-Leitlinie 057-013, Stand 28.3.2018, gültig bis 27.03.2023.

## 2.21 Leitbefund Nebennierenzufallstumor

**KASUISTIK**
Ein 54-jähriger Elektriker stellt sich mit unspezifischen Oberbauchschmerzen vor. In der Sonografie finden Sie eine 3 cm durchmessende Raumforderung im Bereich der linken Nebenniere als Zufallsbefund. Der Patient hat einen langjährigen Hypertonus, der mit Diuretikum und ACE-Hemmer gut eingestellt ist.
Die **körperliche Untersuchung** ist unauffällig. Der BMI beträgt 26 kg/m².

### Wie gehen Sie weiter vor?
Es handelt sich um einen Nebennierenzufallstumor, eine Hormonaktivität muss ausgeschlossen werden.

### Welche spezifischen Laboruntersuchungen führen Sie durch, um eine Hormonaktivität auszuschließen?
- Screening Hyperkortisolismus:
  - niedrig dosierter (1 mg) Dexamethason-Hemmtest
  - freies Kortisol im 24-h-Urin
  - Mitternachtskortisol im Speichel
- Screening Hyperaldosteronismus: Aldosteron-Renin-Quotient (ARQ)
- Screening Katecholaminexzess
  - Plasma-Metanephrine
  - Katecholamine

- Screening Hyperandrogenämie/Hyperöstrogenämie
  – DHEA-S, Androstendion, 17-OHP
  – Frau: Testosteron
  – Mann: Estradiol

Im 1-mg-Dexamethason-Hemmtest lässt sich das morgendliche Kortisol vollständig supprimieren. Die Katecholaminbestimmung im 24-h-Urin ist unauffällig. Außerdem ist der Aldosteron/Renin-Quotient nach einwöchiger Umstellung der antihypertensiven Therapie auf einen Kalziumantagonisten normal. Damit sind ein Hyperkortisolismus, ein Katecholaminexzess und ein Hyperaldosteronismus weitestgehend ausgeschlossen.

### Welche weitere Diagnostik leiten Sie nun ein?
Eine Schnittbildgebung des Oberbauchs. Eine CT-Untersuchung in Dünnschichttechnik ohne und mit Kontrastmittelgabe ist dabei ebenso aussagekräftig (adenomtypisch: >10 HU ohne KM; >50 % KM-Washout nach 10 Minuten) wie ein MRT mit Kontrastmittel (adenomtypisch: „chemical shift").

In der **CT-Untersuchung** mit Kontrastmittel bestätigt sich die Raumforderung der linken Nebenniere mit max. 3 cm Durchmesser, die hinsichtlich der nativen Dichtewerte und des Kontrastmittelverhaltens adenomtypisch ist.

### Welche Diagnose stellen Sie?
Inzidentalom der Nebenniere links.

### Was tun Sie therapeutisch?
Nichts. Bei typischer Morphologie (und Dichte <10 HU) im CT und Größe < 4 cm sind keine weiteren bildgebenden Kontrollen notwendig.

Bei unauffälliger Hormondiagnostik ist auch eine routinemäßige biochemische Kontrolle nicht notwendig, sondern erst wenn neue klinische Zeichen auftreten oder sich Komorbiditäten verschlechtern (z. B. Hypertonie, Typ 2 Diabetes mellitus).

### Wann wird bei Nebennierenzufallstumoren die Indikation zur Operation (laparoskopische unilaterale Adrenalektomie) gestellt?
- manifester Hormonexzess (subklinisches adrenales Cushing-Syndrom: Einzelfallentscheidung)
- Tumorgröße > 6 cm
- Tumorgröße 4–6 cm: Einzelfallentscheidung nach Morphologie und KM-Verhalten (s. o.)

## 2.22 Leitsituation Osteoporoserisiko

#### KASUISTIK
Eine 50-jährige Frau sucht mit der Frage nach ihrem Osteoporoserisiko Ihre Sprechstunde auf. Vor 8 Monaten hat die Menopause eingesetzt. Sie bemerkt gelegentlich Schweißausbrüche und Durchschlafstörungen.

### Welche Fragen stellen Sie aus welchem Grund?
- **Dauer der ovariellen Funktion?** Menarche im 12. Lebensjahr, Menopause im 50. Lebensjahr.
- **Ernährungsweise?** Täglich Milch und Milchprodukte sowie zwei Mahlzeiten Seefisch in der Woche sorgen für ausreichende Zufuhr von Kalzium und Vitamin D.

- **Gewicht und Gewichtsveränderungen?** Ein niedriges Körpergewicht oder eine rasche ungewollte Gewichtsabnahme lassen an andere Erkrankungen, Mangelernährung denken. Es gilt außerdem als Risikofaktor.
- **Körperliche Aktivität?** Ausreichende körperliche Aktivität verhindert Muskelschwäche, Gangunsicherheiten, degenerative Skelettveränderungen und das Sturzrisiko.
- **Alkohol- und Nikotinkonsum?** Diese wirken sich ungünstig auf den Knochenstoffwechsel (Osteoblastenaktivität) aus.

**Fall-Variante 1:** Die Antworten der Patientin weisen auf normale ovarielle Funktionen, gesunde Ernährung bei stabilem Gewicht, ausreichende körperliche Aktivität hin. Sie raucht nicht und trinkt etwa zweimal pro Woche ein Glas Wein.

### Welche weiteren Fragen zum allgemeinen Gesundheitszustand stellen Sie?
- Gibt es in der Familie Frauen mit manifester postmenopausaler Osteoporose? Hatte ein Elternteil eine Schenkelhalsfraktur?
- Bestehen oder bestanden akute Rückenschmerzen als Hinweis auf eine Wirbelfraktur?
- Wie groß glaubt die Patientin zu sein?

Die Familienanamnese ist leer, Schmerzen bestehen nicht. Die Patientin gibt eine Größe von 169 cm an.
**Untersuchungsbefund:** 168 cm (damit keine Abnahme), 67 kg, RR 137/76 mmHg, Pulsfrequenz 68/min; Muskelrelief normal, gute Muskelkraft; Wirbelsäule normal konfiguriert und frei beweglich; alle großen und kleinen Gelenke normal geformt, reizlos und frei beweglich.

### Welche Schlüsse ziehen Sie aus diesen Befunden?
Die Patientin hat kein erkennbar erhöhtes Osteoporoserisiko.

### Welchen Rat erteilen Sie ihr?
- Beibehaltung der aktiven Lebensweise
- Beibehaltung der gesunden Ernährung
- Vorstellung beim Gynäkologen mit der Frage nach einer kombinierten Hormonersatztherapie zur Behandlung der klimakterischen Beschwerden, nicht jedoch aus präventiven Überlegungen hinsichtlich einer Osteoporose

**Fall-Variante 2:** Die Patientin hat eine erhebliche Abneigung gegen Milch, Milchprodukte und Seefisch.

### Welchen Rat erteilen Sie ihr?
Die medikamentöse Substitution von Kalzium (1.000 mg pro Tag) und Vitamin D (1.000 IE pro Tag) wird als Basistherapie kalzipenischer Skeletterkrankungen angesehen und prophylaktisch eingesetzt, wenn die Lebensweise keine ausreichende Versorgung zulässt.

**Fall-Variante 3:** Die Patientin klagt zusätzlich über Rückenschmerzen, die seit einem Monat bestehen und akut begonnen haben, als sie einen schweren Wäschekorb gehoben hat. Sie sei 168 cm groß.
Alle Fragen werden ebenso beantwortet wie von der Patientin der 2. Variante, einschließlich der Ernährungsweise.
**Untersuchungsbefund:** 165 cm, 67 kg, Blutdruck und Herzfrequenz unauffällig, alle großen und kleinen Gelenke unauffällig, aber Klopfempfindlichkeit des 8. Brustwirbelkörpers.

### Welche Verdachtsdiagnosen bedenken Sie?
- Wirbelkörperfraktur nach geringem Trauma, d. h. Verdacht auf manifeste Osteoporose
- Osteolyse bei unbekanntem malignem Tumor (z. B. Mamma, Bronchien, multiples Myelom)

### Welche Erkrankungen/klinischen Konstellationen stellen einen signifikanten Risikofaktor für die Entwicklung einer sekundären Osteoporose dar?
- Cushing-Syndrom und Langzeitbehandlung mit Glukokortikoiden
- chronische Niereninsuffizienz
- Herzinsuffizienz
- Diabetes mellitus Typ 1 und 2
- primärer Hyperparathyreoidismus
- Hyperthyreose
- Hypogonadismus jeder Genese, auch späte Menarche, frühe Menopause, besonders lange Stillzeiten
- Malabsorptionssyndrom, Maldigestion, Zöliakie
- Medikamente wie Protonenpunpeninhibitoren, Glitazone, Aromataseinhibitoren, Antiepileptika, Antidepressiva
- Immobilisation
- Untergewicht
- Spondylitis ankylosans oder rheumatoide Arthritis
- Rauchen/COPD/inhalative Glukokortikoide

### Welche weiteren Untersuchungen führen Sie durch?
Die körperliche Untersuchung macht ein Cushing-Syndrom unwahrscheinlich, anamnestisch besteht keine Magen-Darm-Erkrankung, Medikamente werden nicht eingenommen. Die anderen Differenzialdiagnosen werden durch gezielte Laboruntersuchungen ausgeschlossen.

### Welche orientierenden blutchemischen Untersuchungen führen Sie warum durch (= sog. Osteoporosebasislabor)?
- Blutbild: Erkrankung des hämatopoetischen Systems (= Knochenmark)?
- Blutsenkung und Eiweißelektrophorese: MGUS, multiples Myelom? Systemische Inflammation?
- Kalzium, Phosphat: primärer/sekundärer Hyperparathyreoidismus?
- Natrium: chronische Hyponatriämie?
- Kreatinin: Nierenfunktion?
- alkalische Phosphatase, γ-GT: Vitamin-D-Mangel (sekundärer Hyperparathyreoidismus)? Hypophosphatasie? (γ-GT dient zur Abgrenzung einer cholestatischen AP-Erhöhung)
- TSH: Hyperthyreose?

### Welche bildgebende Untersuchung schließen Sie an?
Konventionelle Röntgenuntersuchung der Lenden- und Brustwirbelsäule in zwei Ebenen mit der Frage nach Wirbelkörperfrakturen.

Sie finden keinen Hinweis auf eine Tumorerkrankung oder einen Hyperparathyreoidismus, die Nierenfunktion ist intakt, das TSH normal. **Röntgenologisch** finden Sie eine ventrale Höhenminderung des 8. Brustwirbelkörpers (Grad 2 nach Genant), der 9. Brustwirbelkörper hat Fischwirbelkonfiguration, die übrigen abgebildeten Wirbelkörper sind intakt.

### Wie lautet Ihre Diagnose?
Es liegt eine Wirbelkörperfraktur nach geringem Trauma auf dem Boden einer postmenopausalen Osteoporose vor.

### Wie gehen Sie weiter vor?
Es erfolgt die Bestimmung der „Knochendichte" mittels der Zwei-Energien-Röntgen-Absorptiometrie (DXA) als Ausgangswert für die Verlaufskontrolle vor der einzuleitenden medikamentösen Behandlung.

> **ZUSATZINFORMATION**
>
> Nach WHO-Kriterien besteht eine Osteoporose, wenn die „Knochendichte" mehr als zweieinhalb Standardabweichungen unterhalb des Mittelwertes für gesunde junge Frauen liegt („T-Wert" ≤ −2,5). T-Werte zwischen −1 und −2,5 werden als Osteopenie bewertet.
> Der sogenannte Z-Wert bezieht die gemessene „Knochendichte" auf den Mittelwert eines altersgleichen gesunden Kontrollkollektivs.

### Was ist unter „Peak Bone Mass" zu verstehen?
Die maximal erreichte Knochenmasse, die in der zweiten Hälfte der dritten Lebensdekade erreicht wird. Es folgt eine altersabhängige physiologische Abnahme der Knochenmasse, sodass im hohen Lebensalter bei beiden Geschlechtern die sogenannte senile Low-Turnover-Osteoporose zu erwarten ist.

### Was ist der „minimale T-Score" einer DXA-Messung, der zur Risikobeurteilung herangezogen wird?
In der DXA-Knochendichtemessung wird eine Röntgen-Absorptionsbestimmung der vier Lendenwirbelkörper und (mindestens eines) Femurs durchgeführt. An der LWS wird der Mittelwert aus den Messwerten aller vier Wirbelkörper herangezogen (L1–4). Sollten einzelne Wirbelkörper extrem verändert sein (z. B. durch Sinterungsfraktur oder Metallimplantate), dann wird der Mittelwert nur aus den auswertbaren Wirbelkörpern errechnet. Am Femur werden die Messworte Femurhals und Gesamtfemur betrachtet. Der niedrigste T-Wert aus LWS, Femurhals und Gesamtfemur wird als minimaler T-Score bezeichnet und dient der Risikoabschätzung. Einzelne Wirbelkörper oder andere Messorte am Femur (z. B. Ward'sches Dreieck) werden nicht berücksichtigt, auch wenn hier auf dem Computerausdruck noch geringere T-Scores erscheinen.

### Wie funktioniert eine DXA-Messung und was sind die Besonderheiten?
Es gibt verschiedene Methoden (Ultraschall, quantitative Computertomografie, QCT, und andere) der Knochendichtemessung. Die am weitesten verbreitetste ist die DXA (dual-energy X-ray absorptiometry). Sie stellt auch das Verfahren der Wahl gemäß der Leitlinie des Dachverbands Osteologie (DVO) dar. Wichtig zu wissen ist, dass die T- und Z-Scores der verschiedenen Methoden nicht austauschbar sind. Für die Frakturrisikoberechnung gemäß DVO-Leitlinie darf nur die DXA herangezogen werden. Bei der DXA werden Röntgenstrahlen unterschiedlicher Energie von anterior durch den Patienten geschickt und posterior wird mittels Detektoren die Schwächung gemessen. Aus der Absorption der Strahlung wird auf die Dichte geschlossen, wobei zu beachten ist:
- Das Messergebnis ist keine Dichte im physikalischen Sinne ($kg/m^3$), sondern eine Flächendichte ($kg/m^2$).
- Liegen sehr dichte Strukturen im Strahlengang (verkalkte Aorta, Kleidung, Knochenzement, Sklerosierungen der Wirbelkörper, Spondylophyten), wird eine falsch hohe Knochendichte gemessen.
- Große Knochen (z. B. großer Menschen) absorbieren mehr Strahlung als kleine Knochen, auch wenn die physikalische Dichte gleich ist. D.h. tendenziell wird bei sehr großen Menschen die Knochenflächendichte überschätzt, bei sehr kleinen Menschen unterschätzt.

## 2.22 Leitsituation Osteoporoserisiko

Können Sie die beiliegende Knochendichtemessung (➤ Abb. 2.11; DXA-Methode) interpretieren?

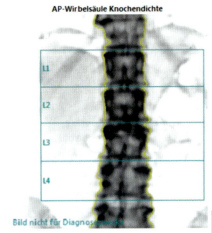

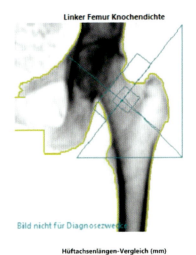

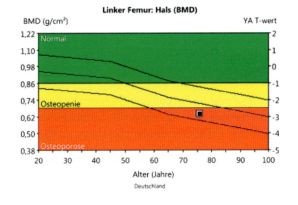

| Bereich | BMD (g/cm²) | YA (%) | YA T-wert | AM (%) | AM Z-wert |
|---|---|---|---|---|---|
| L1 | 0,746 | 66 | -3,2 | 88 | -0,8 |
| L2 | 0,842 | 70 | -3,0 | 92 | -0,6 |
| L3 | 0,939 | 78 | -2,2 | 102 | 0,2 |
| L4 | 0,852 | 71 | -2,9 | 93 | -0,5 |
| L1-L2 | 0,795 | 68 | -3,1 | 90 | -0,7 |
| L1-L3 | 0,847 | 72 | -2,7 | 96 | -0,3 |
| L1-L4 | 0,849 | 72 | -2,8 | 95 | -0,4 |
| L2-L3 | 0,893 | 74 | -2,6 | 97 | -0,2 |
| L2-L4 | 0,877 | 73 | -2,7 | 96 | -0,3 |
| L3-L4 | 0,892 | 74 | -2,6 | 97 | -0,2 |

Densitometrie: Deutschland

| Bereich | BMD (g/cm²) | YA (%) | YA T-wert | AM (%) | AM Z-wert |
|---|---|---|---|---|---|
| Hals | 0,638 | 65 | -2,9 | 89 | -0,6 |
| Oberer Hals | 0,506 | 62 | -2,6 | 91 | -0,4 |
| Nacken | 0,768 | - | - | - | - |
| Wards | 0,448 | 49 | -3,6 | 81 | -0,8 |
| Troch | 0,355 | 45 | -4,0 | 58 | -2,3 |
| Schaft | 0,572 | - | - | - | - |
| Gesamt | 0,506 | 51 | -4,1 | 67 | -2,0 |

Kommentare:

**Abb. 2.11** Messprotokoll einer DXA(dual-energy X-ray absorptiometry)-Messung an der Wirbelsäule und der linken Hüfte einer 75-jährigen Patientin [P380]

Gezeigt ist eine Messung der Lendenwirbelsäule sowie der linken Hüfte. Im Röntgenbild kann man erkennen, ob der Patient richtig gelagert wurde und die Messareale durch das Gerät richtig erkannt wurden. In der LWS zum Beispiel sieht man oberhalb einen Wirbelkörper mit Rippen, das muss BWK 12 entsprechen, also ist LWK1 richtig erkannt worden. Ferner sind degenerative Hypersklerosierungen im LWK3 zu erkennen („dunkle Stellen"). In der Tabelle sind die Einzelmesswerte und Mittelwerte angegeben. Hier ist zu erkennen, dass LWK3 (Hypersklerosierungen, s.o.) eine scheinbar höhere Knochendichte hat als die anderen Lendenwirbelkörper, es ergeben sich also falsch hohe (falsch günstige) Werte. Die Tabelle zeigt die realen Messwerte und daneben die Abweichung in Standardabweichungen von der Kohorte junger gesunder Erwachsener (T-Score) und von der Kohorte gleichaltriger (Z-Score). Gemäß DVO-Leitlinie, die ja eine absolute Frakturrisikoberechnung anstrebt, zählt nur der T-Score, also die Abweichung vom gesunden Knochen. Würde man den Z-Score heranziehen, würden sehr alte Menschen als gesund klassifiziert werden, obwohl sie ein sehr hohes Frakturrisiko haben. Der sogenannte minimale T-Score ist der niedrigste Wert der Messungen L1–4 (hier -2,8), Femurhals (hier: -2,9) und Gesamtfemur (hier: -4,1), also hier der Wert -4,1. Die Grafik zeigt mit gelb den Bereich der Osteopoenie (T-Score -1,0 bis -2,5) und der Osteoporose (T-Score <-2,5) gemäß der WHO-Definition der Osteoporose an.

### Welche Rolle spielt dann der Z-Score?

Auf der dargestellten Knochendichtemessung weicht der Wert für die (75-jährige) Patientin stark vom gesunden Knochen ab (T-Score), aber nur wenig vom Wert der Alterskohorte (Z-Score). Wir vermuten also einen physiologischen Knochendichteverlust als Ursache (postmenopausale Osteoporose). Bei sehr niedrigen Z-Scores besteht der Verdacht auf eine zusätzliche Ursache der Osteoporose, also eine sekundäre Genese. Hier muss intensiv nach weiteren Ursachen gesucht werden (z. B. primärer Hyperparathyreoidismus, Hyperkortisolismus).

### Nennen Sie neben den Zeichen einer frischen Wirbelkörperfraktur klinische Hinweise auf die Osteoporose.

Typisch ist die Abnahme der Körperhöhe mit sog. Witwenbuckel und Tannenbaumphänomen (Hautfalten wie Tannenbaumäste am Rücken) bzw. mit vermindertem Abstand zwischen unterem Rippenbogen und Beckenkamm.

### Wie wird die Patientin mit primärer Osteoporose behandelt?

- Schmerztherapie akut, falls notwendig (nichtsteroidale Antiphlogistika, Immobilisation möglichst vermeiden, Drei-Punkt-Stützmieder); bei einem anhaltenden Schmerzscore (VAS) > 5 trotz intensiver Schmerztherapie kann nach interdisziplinärer Falldiskussion eine Kypho- oder Vertebroplastie zur Schmerzlinderung erfolgen.
- Schmerztherapie chronisch: in erster Linie physikalisch-medizinische Maßnahmen; nichtsteroidale Antiphlogistika, wenn nötig.
- Basistherapie mit Vitamin $D_3$ (8.000–1.000 IE pro Tag) als Supplement. Kalzium muss nur substituiert werden, wenn dieses nicht ausreichend über die Nahrung aufgenommen wird. Die geforderten 1.000 mg $Ca^{++}$ täglich können z.B. bereits mit drei Scheiben Emmentaler erreicht werden.
- Antiresorptive Therapie: orale Bisphosphonate, bei Kontraindikationen oder Unverträglichkeiten intravenöse Bisphosphonate, Denosumab, selektive Östrogen-Rezeptor-Modulatoren (SERM). Durch einen Osteologen auch Strontium oder Östrogenpräparate. Bei schwerer Osteoporose auch Teriparatid.

> **ZUSATZINFORMATION**
>
> Die osteoanabole Behandlung mit rekombinantem Parathormon 1–34, Teriparatid, ist schweren Fällen der Osteoporose vorbehalten, dann aber sowohl für die postmenopausale und glukokortikoidassoziierte Osteoporose sowie die Osteoporose des Mannes zugelassen.

### Wann ist eine spezifische Osteoporosetherapie (also mit o. g. Medikamenten, z. B. Bisphosphonate) indiziert?

1. niedrigtraumatische Wirbelkörperfraktur 2.–3. Grades singulär oder multiple 1.–3. Grades (Wichtig: 70 % der Wirbelkörperfrakturen verlaufen asymptomatisch, daher gehört bei Risikopatienten die Röntgenaufnahme von LWS und BWS in zwei Ebenen zur Osteoporosebasisdiagnostik. Denn: Nach niedrig traumatischer zweit- oder drittgradiger Wirbelkörperfraktur (oder proximaler Femurfraktur, s. u.) besteht eine Therapieindikation auch bei nur gering erniedrigtem T-Score, weil durch die Manifestation der Osteoporose per se ein hohes Risiko für neue Frakturen besteht und die spezifischen Medikamente dieses Frakturrisiko effektiv senken können!)
2. niedrig traumatische proximale Femurfraktur
3. Glukokortikoidtherapie ≥ 7,5 mg/d Prednisolonäquivalent > 3 Monate, wenn T-Score ≤1,5 (→ DXA LWS und Femur!) oder stattgehabte niedrig traumatische Wirbelkörperfraktur (→ Röntgen LWS/BWS!)
4. 10-Jahres-Frakturrisiko >30 % (siehe Tabelle des DVO)

### Kennen Sie Besonderheiten der glukokortikoidinduzierten Osteoporose?

Der glukokortikoidinduzierte Verlust an Knochenmasse ist im ersten halben Jahr nach Beginn einer Pharmakotherapie mit Tagesdosen von 7,5 mg Prednisolon-Äquivalenten hoch. Deshalb muss mit Beginn einer Steroidtherapie die Osteoporose-Prophylaxe (Ernährung, ggf. Kalzium- und Vitamin $D_3$-Substitution, physikalische Maßnahmen) beginnen.

Bei einem T-Wert unterhalb von –1,5 sollte bereits eine spezifische Therapie eingeleitet werden.

**LITERATUR**
Pfeifer M et al. Prophylaxe, Diagnostik und Therapie der Osteoporose. AWMF-Leitlinie 183-001, Stand 31.12.2017, gültig bis 30.12.2022.

## 2.23 Kurzfall Schenkelhalsfraktur

**KASUISTIK**
Ein 72-jähriger Patient stellt sich erstmalig in Ihrer Praxis vor, weil sein bisheriger Hausarzt in den Ruhestand getreten ist. Bekannt sind als Vorerkrankungen eine Diabetes mellitus Typ 2 seit 20 Jahren, eine chronische Niereninsuffizienz Stadium 3b KDIGO, a.e. bei diabetischer Nephropathie, eine Herzinsuffizienz NYHA II bei ischämischer Kardiomyopathie mit permanentem Vorhofflimmern, Z.n. Kolonkarzinom, Psoriasis und benigne Prostatahyperplasie. Voroperationen: Appendektomie vor 20 Jahren, Hüftgelenkersatz links vor 5 Jahren, Hüftgelenkersatz rechts vor 3 Jahren. Medikamente für Herzinsuffizienz, Antikoagulation, orale Antidiabetika.

### Welche Fragen stellen Sie bezüglich der Hüftgelenkoperationen?

- Hat es sich um eine Operation bei Arthrose gehandelt oder bei Bruch nach einem Sturz?
- Sind weitere Brüche nach dem 50. Lebensjahr aufgetreten, insbesondere „Markerfrakturen" für Osteoporose (Schenkelhals-, Wirbelkörper-, distale Radius-, proximale Humerusfraktur)?
- Welches Trauma zu dem Bruch geführt hat (niedrig traumatisch = Sturz aus dem Stand oder dem Bett).

Bei der ersten Operation sei er auf Glatteis ausgerutscht und habe sich den Oberschenkelhals gebrochen, bei der zweiten Operation sei er auf der Rolltreppe angerempelt worden. Zudem habe er sich beim Heben eines Bierträgers aus dem Auto mehrere Wirbel gebrochen. Eine Osteoporose sei ausgeschlossen worden.
Sie fordern bei dem Patienten eine Knochendichtebestimmung an und erhalten folgenden Befund (➤ Abb. 2.12)

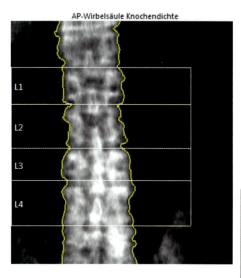
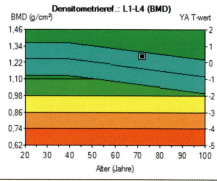

| Bereich | 1<br>BMD<br>(g/cm²) | 2 Junge Erw. | | 3 Altersvergl. | |
|---|---|---|---|---|---|
| | | (%) | T-wert | (%) | Z-wert |
| L1 | 1,047 | 90 | -0,9 | 94 | -0,6 |
| L2 | 1,105 | 89 | -1,1 | 92 | -0,8 |
| L3 | 1,371 | 111 | 1,1 | 115 | 1,5 |
| L4 | 1,456 | 117 | 1,8 | 122 | 2,2 |
| L1-L2 | 1,078 | 90 | -1,0 | 93 | -0,7 |
| L1-L3 | 1,170 | 97 | -0,3 | 100 | 0,0 |
| L1-L4 | 1,260 | 103 | 0,3 | 107 | 0,7 |
| L2-L3 | 1,229 | 99 | -0,1 | 103 | 0,3 |
| L2-L4 | 1,321 | 107 | 0,7 | 110 | 1,0 |
| L3-L4 | 1,421 | 115 | 1,5 | 119 | 1,9 |

**Abb. 2.12** Knochendichtemessung [P380]

### Wie interpretieren Sie die Knochendichtemessung?

Die DXA der Hüfte war beidseits wegen Endoprothesen nicht möglich. Die Messung der Wirbelsäule zeigt einen in der Höhe deutlich geminderten LWK3. Die Dichte hier ist „falsch" hoch, weil der Wirbelkörper zusammengesintert ist. Unplausibel hoch ist ebenfalls die Knochendichte des LWK4. Hier könnte ebenfalls eine Fraktur vorliegen.

Sie veranlassen eine Röntgenaufnahme der LWS und BWS in zwei Ebenen, hier zeigen sich Keilwirbel von LWK3 und LWK1, multiple Deckplattensinterungen der BWS und ausgeprägte degenerative Veränderungen sowie eine starke Aortenverkalkung.

LWK1 muss wegen der Keilwirbelbildung ebenfalls ausgeschlossen werden, sodass keine sinnvolle Auswertung der DXA-Knochendichtemessung möglich ist. Aufgrund der degenerativen Veränderungen (Sklerosierungen, Spondylophyten) und der verkalkten Aorta (die ja auch im Strahlengang liegt) sind wahrscheinlich alle Messwerte der LWS falsch hoch, die vorhandene Knochendichteminderung kann also aus technischen Gründen nicht erfasst werden. Eine Möglichkeit wäre die Anfertigung einer QCT (quantitative CT), jedoch ist auch diese bei frakturierten Wirbelkörpern nicht aussagekräftig.

### Liegt eine Osteoporose vor? Muss eine Therapie eingeleitet werden? Wenn ja, welche?

Es liegen mehrere typische, niedrig traumatische Osteoporosefrakturen vor, das Risiko für weitere Frakturen ist hoch, der Patient offensichtlich sturzgefährdet, eine Quantifizierung der (erniedrigten) Knochendichte ist messtechnisch nicht möglich. Es sollte neben einer Basistherapie auch eine spezifische Therapie eingeleitet werden. Da der Einsatz von Bisphosphonaten bei moderat-schwerer Niereninsuffizienz kontraindiziert ist und Östrogenrezeptormodulatoren (Raloxifen) bei Männern nicht in Frage kommen, bleiben als Therapieoptionen Denosumab und Teriparatid. Aufgrund der multiplen Wirbelkörperfrakturen wäre eine osteoanabole Therapie mit Teriparatid ebenfalls indiziert, erfordert aber die tägliche Selbstinjektion mittels Pen. Vergleichsstudien Teriparatid versus Denosumab existieren nicht, sodass beide Therapien eingesetzt werden können, auch sequenziell. Bei der schweren Osteoporose des Mannes sollte ein Hypogonadismus durch eine Testosteronbestimmung ausgeschlossen werden. Die Testosteronsubstitution wäre bei nachgewiesenem Hypogonadismus eine weitere Behandlungsoption.

## 2.24 Leitsymptome Pelzigkeitsgefühl und Krämpfe

### KASUISTIK
Eine 17-jährige Schülerin ohne Vorerkrankungen sucht wegen Pelzigkeit um den Mund, in den Händen und Füßen sowie gelegentlich auftretenden Krämpfen in der Waden- und Oberschenkelmuskulatur die Praxis auf. Sie habe manchmal ein Druckgefühl auf der Brust, begleitet von Schwindel und Übelkeit.

### Welche Differenzialdiagnosen ziehen Sie in Betracht?
- normokalzämische Tetanie (bei Hyperventilationssyndrom)
- hypokalzämische Tetanie
- Hypomagnesiämie

Die **körperliche Untersuchung** ist unauffällig (172 cm, 59 kg) bis auf ein positives Chvostek-Zeichen (durch Beklopfen des N. facialis vor dem Tragus lässt sich ein Zucken des Mundwinkels auslösen) und ein positives Trousseau-Phänomen (Auslösen eines Karpalspasmus durch Stauung des Oberarms mit der Blutdruckmanschette).

### Welche orientierenden Untersuchungen führen Sie durch?
- Nachweis oder Ausschluss einer Hypokalzämie (Proteinbindung berücksichtigen: 50 % ionisiert, 40 % protein- und 10 % komplexgebunden)
- Nachweis oder Ausschluss einer Hyperphosphatämie
- Ausschluss einer Hypomagnesiämie

**Fall-Variante 1:** Die Patientin hat hier Normalbefunde.

### Wie gehen Sie weiter vor?
- Suche nach einer respiratorischen Alkalose durch Blutgasanalyse
- Rückatmung der eigenen Atemluft bei beginnenden Symptomen (Tütenrückatmung)
- bei Verdacht auf psychogene Ursachen eines Hyperventilationssyndroms: Suche nach Konflikten und deren Lösung

**Fall-Variante 2:** Die Patientin hat ein albumin-korrigiertes Serumkalzium von < 2,0 mmol/l und ein erhöhtes anorganisches Phosphat. Klinisch zeigt sich folgendes Bild (➤ Abb. 2.13).

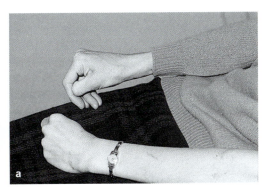
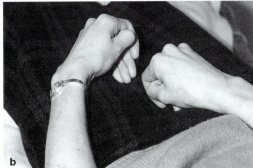

Abb. 2.13 a und b Patientin mit Pfötchenstellung der Hände [T127]

### An welche Ursachen denken Sie?
Hypokalzämie durch Verminderung der Kalziumfreisetzung aus dem Skelett:
- Hypoparathyreoidismus
- Pseudohypoparathyreoidismus

Hypokalzämie durch verminderte intestinale Kalziumabsorption: Vitamin-D-Mangel
Hypokalzämie durch vermehrte renale Kalziumexkretion:
- renal tubuläre Azidose
- Schleifendiuretika

### Fassen Sie die Symptome der Hypokalzämie zusammen.
- **neuromuskuläre Symptome:** Parästhesien perioral, akral, tonische Krämpfe, bevorzugt als Karpopedalspasmen, Reflexsteigerung; in Extremfällen Laryngospasmus (!), generalisierte Krampfanfälle, Abgeschlagenheit, Gedächtnisstörungen, Psychosen
- **intestinale Symptome:** krampfartige Schmerzen, Diarrhö
- **kardiale Symptome:** Verlängerung der QT-Zeit, Rhythmusstörungen, Hypotonie
- Symptome der **Haut und Hautanhangsorgane:** Haarausfall bis zur Alopezie, brüchige Nägel, trockene Haut, Ekzeme, eventuell Candidose

### Wie engen Sie die Ursache der Hypokalzämie hier weiter ein?
Anamnestisch:
- Ernährungsanamnese zum Ausschluss nutritiven Mangels an Kalzium und Vitamin D
- Verdauungsanamnese zur Suche nach Zeichen einer chronischen Magen-Darm-Erkrankung
- Lebensstil zum Ausschluss einer verminderten Vitamin-D-Bildung: UV-Lichtexposition, Verschleierung?
- Medikamentenanamnese zum Ausschluss einer Vitamin-D-Stoffwechselstörung
- Flüssigkeitshaushalt

### Nennen Sie Zustände, die zum Vitamin-D-Mangel führen können.
- Maldigestion jeder Genese (Vitamin-D-Resorption eingeschränkt durch Gallensäure- und Lipasemangel)
- Malabsorption jeder Genese (zusätzlich verminderte Kalziumresorption)
- mangelnde UV-Exposition (verminderte Vitamin-$D_3$-Bildung in der Haut)
- chronische Niereninsuffizienz (Verschiebung des Kalzium-Phosphat-Produkts zuungunsten des Kalziumspiegels, Verminderung der renalen Hydroxylierung von 25-OH-Calciferol zu 1,25-Dihydroxy-Calciferol)

**Anamnese und körperliche Untersuchung** ergeben bei der Patientin folgendes Bild: Sie isst gemischte Kost, auch Seefisch. Die Verdauung ist regelmäßig normal bei guter Verträglichkeit aller Nahrungsmittel. Es finden sich keine pathologischen abdominalen Befunde, kein Hinweis auf Nierensteine, keine Zeichen der Albright-Osteodystrophie (Kleinwüchsigkeit, runder Kopf, kurze Finger und Zehen).
Somit haben Sie keinen Hinweis auf eine Malabsorption oder einen nutritiven Vitamin-D-Mangel bzw. auf einen Pseudohypoparathyreoidismus (autosomal-dominante Parathormonresistenz, kommt vor mit Hypothyreose infolge TSH-Resistenz) und keine klinischen Zeichen einer chronischen Nierenerkrankung. Es bleibt der Verdacht auf einen Hypoparathyreoidismus.

### Wie sichern Sie den Verdacht?
Durch die Befundkonstellation:
- Kalzium unter Berücksichtigung der Proteinbindung erniedrigt
- anorganisches Phosphat bei normalem Kreatinin erhöht
- intaktes Parathormon erniedrigt

1,25-Dihydroxy-Calciferol kann erniedrigt sein, weil PTH die renale Hydroxylierung in Position 1 stimuliert.

> Jetzt berichtet die Patientin, sie sei wegen einer mukokutanen Candidose in hautärztlicher Behandlung. Außerdem leide sie unter Haarausfall.

### Haben Sie damit den Schlüssel zur Pathogenese?
Es handelt sich um das autoimmun-polyglanduläre Syndrom Typ 1.

### Nennen Sie die häufigste Ursache des Hypoparathyreoidismus.
Dies ist der Zustand nach Operation der Halsregion, meist nach Thyreoidektomie.

### Wie behandeln Sie die Patientin mit Hypoparathyreoidismus auf Dauer?
Die Therapie erfolgt mit der aktiven Form des Vitamin D und Kalzium. Es ist von individuellen Unterschieden in Bedarf und Ansprechbarkeit auszugehen:
- 1. Wahl: Kalzitriol bis 1 µg pro Tag (z. B. Rocaltrol®) oder
- Alfacalcidiol etwa 1–3 µg pro Tag (z. B. EinsAlpha®)

Therapieindikation besteht bei Symptomen und/oder albumin-korrigiertem Serum-Ca < 2,0 mmol/l, ein Therapieversuch kann unternommen werden bei >2,0 mmol/l, um zu sehen, ob eine Verbesserung der Lebensqualität erreichbar ist. Therapieziel ist ein niedrig normales, albuminkorrigiertes Serumkalzium.

Die Kontrolle erfolgt über das Serumkalzium und Kalzium im 24-Stunden-Urin. Eine Hyperkalziurie entsteht vor der Hyperkalzämie als Überdosierungszeichen und muss vermieden werden. Eine Behandlung mit Kalzium oral mit bis 2,5 g pro Tag (2–3 Einzeldosen) erfolgt bis zur Normalisierung des Kalziumspiegels.

### Welche Optionen bestehen, wenn durch Kalzium (mind. 2,5 g/d) und aktivem Vitamin D (mind 1,5 µg Calcitriol oder mind. 3,0 µg Alphacalcidol/d) keine Kontrolle der Laborwerte und der klinischen Symptome erreichbar ist?
Seit 2017 ist humanes rekombinantes Parathormon (1-84) als Medikament (Natpar®) für diese Indikation verfügbar. Es ist identisch mit dem mit dem endogenen menschlichen Parathyroidhormon, stellt also eine echte Hormonersatztherapie dar. Langzeitergebnisse zu Wirkung und Nebenwirkung liegen bislang nicht vor, daher stellt diese Therapie eine Reserveoption für den Einzelfall dar.

> **ZUSATZINFORMATION**
> **Beschreiben Sie die Knochenveränderungen bei Vitamin-D-Mangel.**
> Bei Osteomalazie infolge Vitamin-D-Mangels wird die Grundsubstanz gebildet, kann nicht verkalken und ist histologisch als unverkalktes Osteoid erkennbar.

### Wie sieht die Laborkonstellation des aus dem Vitamin-D-Mangel resultierenden sekundären Hyperparathyreoidismus aus?
Die Konstellation ist: Hypokalzämie, Hyperphosphatämie, aber intaktes Parathormon erhöht.

> **ZUSATZINFORMATION**
> Eine autonome Parathormonmehrsekretion (tertiärer Hyperparathyreoidismus) kann durch einen Kalzium-Suppressionstest ausgeschlossen werden.

# KAPITEL 3

Stefan Endres

# Gastroenterologie

| | | |
|---|---|---|
| 3.1 | Leitsymptom Bluterbrechen | 134 |
| 3.2 | Leitsymptom akute Diarrhö | 142 |
| 3.3 | Leitsymptom Dysphagie | 144 |
| 3.4 | Leitsymptom Fieber | 146 |
| 3.5 | Leitsymptom Ikterus | 153 |
| 3.6 | Leitsymptom Kurzatmigkeit | 159 |
| 3.7 | Leitbefund Leberrundherd | 165 |
| 3.8 | Leitsymptom Schmerzen im Oberbauch | 172 |
| 3.9 | Leitsymptom retrosternale Schmerzen | 181 |
| 3.10 | Leitsymptom Synkope und positiver Test auf okkultes Blut | 185 |
| 3.11 | Leitsymptom Teerstuhl | 189 |
| 3.12 | Leitbefund Transaminasenerhöhung I | 197 |
| 3.13 | Leitbefund Transaminasenerhöhung II | 210 |
| 3.14 | Leitsymptom Schmerzen im rechten Unterbauch | 213 |
| 3.15 | Leitsituation Vorsorgeuntersuchung | 221 |

## 3.1 Leitsymptom Bluterbrechen

> **KASUISTIK**
> Ein 63-jähriger Patient stellt sich bei seiner Hausärztin vor und berichtet, dass erstmals und einmalig eine Woche zuvor Bluterbrechen und Teerstuhl aufgetreten seien. Seit zwei Jahren sind erhöhte Leberwerte bekannt. Der Alkoholkonsum des Patienten lag bis vor zwei Jahren bei 4 l Bier pro Tag. Ein Ikterus oder eine Hepatitis seien nie aufgetreten, vor Jahrzehnten habe er längere Zeit in Afrika verbracht. Der Blutdruck beträgt 198/82 mmHg, der Puls 72/min.

### In welchen drei anatomischen Regionen kann die Blutungsquelle bei Hämatemesis lokalisiert sein?
- Ösophagus
- Magen und Duodenum
- Hals-Nasen-Rachen-Raum und Bronchialsystem (mit Verschlucken von Blut und sekundärer Hämatemesis)

### Was sind die möglichen Differenzialdiagnosen für Hämatemesis in diesen drei anatomischen Regionen?
- Blutung aus dem Ösophagus: Varizenblutung aus Ösophagus oder Kardia, Mallory-Weiss-Syndrom, Ösophagitis, Ösophaguskarzinom
- Blutung aus Magen und Duodenum: Ulcus ventriculi, Ulcus duodeni, erosive Gastritis, Magenkarzinom, Angiodysplasien
- Differenzialdiagnostisch ist auch an Blutungen aus dem Hals-Nasen-Rachen-Raum (z.B. nach Zahnextraktion) und aus dem Bronchialsystem (z. B. Bronchialkarzinom) zu denken (Hämoptysen = Aushusten von hellrotem, schaumigem Blut; Hämoptoe = Aushusten größerer Blutmengen).

### Welche apparative Diagnostik ist bei dem Patienten indiziert?
- Ösophagogastroduodenoskopie
- Abdomensonografie (zur Suche nach Hinweisen für eine Leberzirrhose)

### Mit welchem Medikament kann vorbereitend zu einer Endoskopie die Magenentleerung beschleunigt werden?
Erythromycin einmalig 250 mg (z. B. Erythrocin 500 Neo®) i. v. als Kurzinfusion über 30 min; alternativ, für diese Situation weniger gut untersucht, Metoclopramid (z. B. Paspertin®) i. v. (Götz M et al. AWMF-Leitlinie Gastrointestinale Blutung, S. 24). Von infektiologischer Seite wird die Gabe von Erythromycin kritisch gesehen, da a) Off-Label-use eines Antibiotikums, b) potenzielle Nebenwirkungen (QTc-Zeit-Verlängerung) und c) ähnliche Wirksamkeit erreichbar durch Metoclopramid.

> Die Hausärztin veranlasst zunächst eine (ambulant durchgeführte) **Ösophagogastroduodenoskopie:** Es finden sich im unteren Drittel des Ösophagus zwei Varizenstränge mit mehr als 5 mm Durchmesser, aber keine Blutungszeichen. Eine Behandlung wurde nach Angabe des Patienten nicht eingeleitet.
> Jetzt, zehn Tage später, stellt sich der Patient bei Ihnen in der Klinik zur weiteren Therapie vor.

### Welche Laborwerte bestimmen Sie nach Durchführung der körperlichen Untersuchung?
Blutbild, γ-GT, GOT, GPT, LDH, Gesamteiweiß, Elektrolyte, Kreatinin, Gerinnungsparameter.

### Wie werden Ösophagusvarizen endoskopisch behandelt?
- Gummibandligaturen
- in früheren Jahren eingesetzt: Sklerosierung mit Aethoxysklerol (Polidocanol®)

Die Ligatur erreicht niedrigere Rezidivblutungsraten als die Sklerosierung.

> Bei dem Patienten wird endoskopisch auf die zwei Varizenstränge je eine Ligatur gesetzt.

Mit welchen vasoaktiven Medikamenten können Sie bei Bluterbrechen mit V. a. Ösophagusvarizen, Ulcus ventriculi oder duodeni die Blutungsaktivität reduzieren? Drei sind genannt, nennen Sie eines.
I. v. Gabe von Somatostatin (z. B. Somatostatin Hexal®), des Somatostatinanalogons Octreotid (z. B. Sandostatin®) oder von Terlipressin (z. B. Haemopressin®). (Götz M et al. AWMF-Leitlinie Gastrointestinale Blutung, S. 22).

## ZUSATZINFORMATION

Bei Patienten mit akuter Blutung aus Ösophagusvarizen ist die systemische Gabe eines Antibiotikums indiziert, unabhängig von aktuell klinischen und laborchemischen Hinweisen auf eine Infektion. Kontrollierte Studien haben nach solch einer prophylaktischen Antibiotikagabe bei Ösophagusvarizenblutung eine niedrigere Inzidenz infektiöser Komplikationen und eine niedrigere Mortalität gezeigt. Die Antibiose soll möglichst bereits vor der Endoskopie begonnen werden. In den meisten Studien wurden Chinolone eingesetzt, z. B. Ciprofloxacin 2 × 400 mg i. v. (z. B. Ciprobay®), später oral, für sieben Tage; oder Ceftriaxon (z. B. Rocephin®) 1 × 2 g/d für sieben Tage (Götz M et al. AWMF-Leitlinie Gastrointestinale Blutung, S. 23). Die Gabe von Erythrozytenkonzentraten sollte erst ab einem Hb-Wert < 7 g/dl erfolgen, da ein liberales Transfusionsregime mit einer erhöhten Sterblichkeit assoziiert ist (Villanueva et al. 2013).

Welche medikamentöse Therapie zur Rezidivprophylaxe der Ösophagusvarizenblutung kennen Sie?
Zur Rezidivprophylaxe der Varizenblutung ist neben der Ligatur die Einnahme eines nichtselektiven Betablockers, z. B. Propranolol (z. B. Dociton®) oder auch Carvedilol (z. B. Dilatrend®), indiziert. Zur Einstellung werden die maximal tolerierbare Dosis, eine Senkung der Herzfrequenz auf 50–55/min bzw. die maximale Dosis (Propranolol 320 mg/d; Carvedilol 12,5–25 mg/d) empfohlen (Götz M et al. AWMF-Leitlinie Gastrointestinale Blutung, S. 75).

Der Patient sollte sich etwa vier Wochen später zur Kontrolle und Fortsetzung der endoskopischen Varizentherapie wieder vorstellen.

Wie therapieren Sie einen Patienten mit Ösophagusvarizen ohne aktuelle oder bisherige Blutung?
Eine Primärprophylaxe ist nur indiziert bei erhöhtem Blutungsrisiko, z. B. bei großen Varizen (> 5 mm, entspricht Varizen Grad II), eventuell mit „red colour signs" (rötliche Streifen oder Flecken auf den Varizen), oder bei fortgeschrittenem Child-Pugh-Stadium der Leberzirrhose. Mittel der Wahl sind nichtselektive Betablocker. Sie senken das Blutungsrisiko um etwa 50 %. Bei Kontraindikationen gegen Betablocker können Nitrate gegeben werden.

## ZUSATZINFORMATION

Klassifikation von Ösophagusvarizen nach Paquet (> Abb. 3.1):
Grad I: Varizen nur sichtbar: Ausdehnung nur knapp über das Schleimhautniveau
Grad II: Protrusion der Varizen bis ⅓ des Lumendurchmessers, lassen sich nicht durch Luftinsufflation komprimieren
Grad III: Protrusion der Varizen bis 50 % des Lumendurchmessers und/oder sie berühren sich

Wann sind portosystemische Shunt-Verfahren indiziert?
Sie werden eingesetzt bei Versagen der Varizentherapie (d. h. Rezidivblutungen) nach Therapie mit Betablockern und Gummibandligaturen bzw. Sklerosierungstherapie. Voraussetzung ist eine ausreichende Leberfunktion (Child A und B).

Wie heißt das aktuell am häufigsten eingesetzte Shunt-Verfahren?
TIPSS = transjugulärer intrahepatischer portosystemischer Stent-Shunt.

Bei der Oberbauchsonografie des Patienten zeigt sich folgendes Bild (> Abb. 3.2).

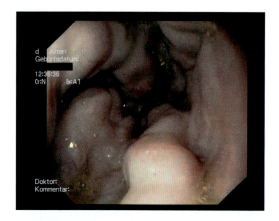

**Abb. 3.1** Ösophagusvarizen Paquet Grad III (bei einem anderen Patienten) [G755]

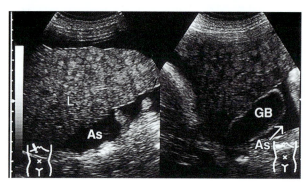

**Abb. 3.2** Oberbauchsonografie [P088]

**Beschreiben Sie den Befund. Welche beiden Organe sind dargestellt?**
Dargestellt sind:
- Leber (kaudaler Leberrand)
- Gallenblase

**Welche pathologischen Befunde sehen Sie in der Leber (fünf sind angegeben)?**
- Binnenstruktur echovermehrt
- Binnenstruktur knotig
- Lebergefäße rarefiziert
- Leberrand abgerundet
- höckrige Oberfläche

**Welche weiteren sonografischen Befunde erwarten Sie bei Leberzirrhose als Ausdruck einer portalen Hypertonie? Nennen Sie zwei von vier.**
- erweiterte Vena portae
- erweiterte Vena lienalis
- Splenomegalie
- Aszites

In weiteren Schnittbildern der Untersuchung zeigen sich die Leber vergrößert auf 14,8 cm in der Medioklavikularlinie, die Vena portae auf 16–18 mm erweitert und die Milz vergrößert auf 14,0 × 5,0 × 4,5 cm.

### Wie beurteilen Sie den sonografischen Befund?
Hochgradiger Verdacht auf zirrhotischen Umbau der Leber mit Zeichen eines portalen Hypertonus.

### Welche Genese der Leberzirrhose vermuten Sie aufgrund der Anamnese des Patienten?
Die Leberzirrhose ist vermutlich auf den Alkoholabusus zurückzuführen (in Europa und den USA 60 % der Fälle). Angesichts des Auslandsaufenthalts könnte grundsätzlich auch eine Tropenerkrankung (z. B. Bilharziose = Schistosomiasis) die Ursache sein. Allerdings führt eine Schistosomiasis nicht zu einer Leberzirrhose, sondern zu einer periportalen Fibrose. Diese Komplikation tritt kaum bei Touristen, sondern vielmehr bei über Jahre exponierter lokaler Bevölkerung auf.

### Nennen Sie weitere Ursachen einer Leberzirrhose.
- chronische Virushepatitis B und C: ca. 30 % der Fälle in Europa und den USA
- seltenere Ursachen: Autoimmunhepatitis, primär biliäre Cholangitis (früherer Begriff: primär biliäre Zirrhose) und primär sklerosierende Cholangitis, medikamenten- oder chemikalieninduzierte Leberschäden, Stoffwechselerkrankungen (wie z. B. NASH, Hämochromatose, M. Wilson, $\alpha_1$-Antitrypsin-Mangel, Mukoviszidose), kardiale Zirrhose, Budd-Chiari-Syndrom

### Welche Laborparameter dienen bei einer Leberzirrhose zur ätiologischen Klärung?
- Hepatitisserologie (Suchparameter: HBsAg, Anti-HCV)
- Autoantikörper (ANA, SMA zur Suche nach einer Autoimmunhepatitis, AMA)
- Ferritin, Transferrinsättigung (berechnet aus Transferrin und Eisen)
- Coeruloplasmin im Serum (erniedrigt bei M. Wilson), Kupfer im Serum
- $\alpha_1$-Antitrypsin
- zusätzlich (nicht zur ätiologischen Klärung): α-Fetoprotein (AFP), da bei jeder Zirrhose an ein einhergehendes hepatozelluläres Karzinom gedacht werden muss.

**Tab. 3.1** Child-Pugh-Kriterien

|  | 1 Punkt | 2 Punkte | 3 Punkte |
|---|---|---|---|
| **Albumin im Serum (g/dl)** | > 3,5 | 2,8–3,5 | < 2,8 |
| **Gesamtbilirubin (µmol/l)** | < 35 | 35–50 | > 50 |
| **INR** | < 2,0 | 2,0–3,0 | > 3,0 |
| **Aszites** | fehlend | gering | ausgeprägt |
| **Enzephalopathie** | keine | leicht (Grad I–II) | Koma, Präkoma (Grad III–IV) |

Addition der Punkte: Child A = 5–6 Punkte, Child B = 7–9 Punkte, Child C = 10–15 Punkte

### Auf welchen fünf Parametern beruhen die Child-Pugh-Kriterien zur Einteilung des Schweregrades einer Leberzirrhose (➤ Tab. 3.1)?

**ZUSATZINFORMATION**
Bei den Grunderkrankungen primär biliäre Cholangitis und primär sklerosierende Cholangitis gelten für das Gesamtbilirubin doppelte bzw. dreifache Grenzwerte.

**ZUSATZINFORMATION**
Der **MELD-Score** (Model for End-Stage Liver Disease, ursprünglich Mayo End-Stage Liver Disease) dient der Priorisierung von Patienten auf der Transplantationsliste. Er umfasst die drei Parameter Kreatinin, Bilirubin und INR, als MELD-Na-Score zusätzlich das Serumnatrium. Hieraus ergibt sich ein Wert zwischen 6 und 40. Bei MELD 30 liegt die 3-Monats-Sterblichkeit bei 50 %, bei MELD 40 bei 100 %. Allerdings nimmt bei höherem MELD-Score im Falle einer Lebertransplantation auch die perioperative Sterblichkeit zu (ab MELD 35 liegt sie z. B. bei 40–50 %). Um noch bessere Transplantationsergebnisse zu gewährleisten, müssten viele Patienten früher transplantiert werden. Dies ist limitiert durch den Mangel an Spenderorganen.

### Wie können Sie Ihre Verdachtsdiagnose Leberzirrhose sichern?
Mit der histologischen Untersuchung einer Leberbiopsie, z. B. sonografiegesteuerte Feinnadelpunktion. Alternative, wengleich nicht sichernde Untersuchung: Steifigkeitsmessung der Leber mittels Fibroscan.

### Fassen Sie die Komplikationen einer Leberzirrhose zusammen. Nennen Sie vier der sechs möglichen.
- portale Hypertonie:
  - Ösophagus-, Korpus- und Fundusvarizen, eventuell mit Blutung
  - hypertensive Gastro-, Intestino- und Kolopathie mit Malassimilationssyndrom
  - Splenomegalie, eventuell mit Hypersplenismus
  - Aszites, eventuell kompliziert durch spontan-bakterielle Peritonitis
- hepatische Enzephalopathie und Leberausfallkoma
- hepatorenales Syndrom
- Leberzellkarzinom als Spätfolge
- hämorrhagische Diathese
- Immobilisation mit hepatischer Osteopathie und Muskelatrophie

### Welche zwei Mechanismen bedingen die hämorragische Diathese bei Leberzirrhose?
- Mangel an Gerinnungsfaktoren (durch verminderte Lebersyntheseleistung)
- Thrombozytopenie (durch Hypersplenismus durch portale Hypertension)

### Welche körperlichen Befunde treten bei einer Leberzirrhose auf? Nennen Sie fünf Gruppen.
- Leberhautzeichen
- Symptome einer hormonellen Störung (Östrogenüberschuss): Verlust der männlichen Sekundärbehaarung, Gynäkomastie, Hodenatrophie
- Ikterus
- Zeichen einer hämorrhagischen Diathese, z. B. Hämatome
- Zeichen einer portalen Hypertension

### Nennen Sie sechs Leberhautzeichen.
Gesamte Haut:
- Spider naevi
- Hautatrophie mit Teleangiektasien

Gesicht: Lacklippen und -zunge

Hände:
- Palmar- und Plantarerythem
- Weißnägel
- Dupuytren-Kontraktur

### Nennen Sie vier körperliche Befunde einer portalen Hypertension.
- Ödeme (Beinödeme und/oder Anasarka [= Ödem über Sakralregion])
- Aszites
- Splenomegalie
- Caput medusae

### Wie behandeln Sie leichte und mittelschwere Fälle von Aszites?
- Bei leichten Fällen genügt: Aldosteronantagonist: initial Spironolacton 100 mg/d (z. B. Aldactone®), maximal 400 mg/d

3.1 Leitsymptom Bluterbrechen    139

- Bei mittelschweren Fällen zusätzlich ein Schleifendiuretikum, z. B. Furosemid 20–160 mg/d (z. B. Lasix®), vorzugsweise oral
- nur bei refraktärem Aszites: diätetische Natriumrestriktion: < 5 g/d; eventuell Kaliumsubstitution (natriumarme Nahrung führt zu erhöhter Kaliumausscheidung)
- nur bei ausgeprägter Hyponatriämie (unter 125 mmol/l): Flüssigkeitsrestriktion: 1,5 l/d

**ZUSATZINFORMATION**
- **Eiweißzufuhr:** Patienten mit Leberzirrhose und Aszites sollen eine ausreichend eiweißhaltige Ernährung (empfohlene Eiweißzufuhr: täglich 1,2 bis 1,5 g pro kg KG) mit ausreichendem Energiegehalt (Nichteiweißenergie 25 kcal × kg KG pro Tag) erhalten.
- **Kochsalzrestriktion:** Für Patienten, die mit einer diuretischen Therapie gut zu führen sind, ist der Nutzen einer diätetischen Kochsalzrestriktion nicht erwiesen. Eine zusätzliche Salzzufuhr kann zu einer Verschlechterung des Krankheitsbildes führen. Patienten mit refraktärem oder schwierig zu behandelndem Aszites sollten eine diätetische Kochsalzrestriktion (max. 5 g/Tag NaCl, entsprechend 85 mmol Natrium) einhalten.
- **Flüssigkeitsrestriktion:** Bei Patienten mit einem Serum-Natrium von > 125 mmol/l ist eine Flüssigkeitsrestriktion nicht erforderlich. Bei Patienten mit einer ausgeprägten Hyponatriämie (< 125 mmol/l) kann eine Flüssigkeitsrestriktion von 1,5 l/Tag sinnvoll sein, insbesondere, da Schleifendiuretika bei Hyponatriämie ihre Wirkung einbüßen (Gerbes A et al. AWMF-Leitlinie Aszites, spontan bakterielle Peritonitis, hepatorenales Syndrom, S. 757).

### Nennen Sie drei Therapieoptionen bei therapierefraktärem Aszites.
- Parazentese: Aszitespunktion (möglichst nicht über 4 l/d)
- transjugulärer intrahepatischer portosystemischer Stent-Shunt (TIPSS)
- Lebertransplantation

Die Gabe von Albumin ist kontrollierten Studien zufolge die beste Vorbeugung einer zirkulatorischen Dysfunktion nach großvolumiger (über 5 l) Parazentese. Albumin ist daher anderen Plasmaexpandern vorzuziehen (Evidenzgrad Ib). Ist das punktierte Aszitesvolumen kleiner als 5 l, ist keine Gabe von Humanalbumin oder eines Plasmaexpanders notwendig (Gerbes A et al. AWMF-Leitlinie Aszites, spontan bakterielle Peritonitis, hepatorenales Syndrom, S. 760).

### Schildern Sie die Klinik des hepatorenalen Syndroms.
Es kommt zu Oligurie, therapierefraktärem Aszites und Nierenversagen. Je nach Ausprägung (unterschieden wird abhängig vom Verlauf in Typ I und Typ II) kann die Prognose infaust sein.

**ZUSATZINFORMATION**
Charakteristische Laborbefunde des hepatorenalen Syndroms sind eine verminderte Natriurese (< 10 mmol/l) und geringe Proteinurie (< 500 mg/d).

Bei einem Patienten mit bekannter Leberzirrhose kommt es zu einer zunehmenden Verlangsamung, rascher Ermüdbarkeit und leicht verwaschener Sprache.

### An welche Diagnose denken Sie?
Es könnte sich um eine hepatische Enzephalopathie handeln.

### Welche diätetischen Maßnahmen empfehlen Sie dem Patienten?
- ausreichende Kalorienzufuhr (ca. 2.000 kcal/d)
- Eiweißreduktion auf ca. 50 g/d, dabei Bevorzugung von pflanzlichem Eiweiß und Milcheiweiß

### Wie können Sie zusätzlich eine Reduzierung von ZNS-toxischen Eiweißmetaboliten des Darms erreichen?
- Stillung einer ggf. vorliegenden gastrointestinalen Blutung
- Laktulose: 3 × 10–40 ml/d oral (z. B. Bifiteral®), um den pH-Wert im Darm zu senken, sodass resorbierbares Ammoniak ($NH_3$) in nicht resorbierbares Ammonium-Ion ($NH_4^+$) umgewandelt wird, oder
- intestinal schwer resorbierbare Antibiotika, wie
  - Neomycin 2–4 g/d (z. B. Bykomycin®: Risiko der Oto- und Nephrotoxizität durch gering resorbierte Mengen von Neomycin)
  - alternativ: Rifaximin 2 × 550 mg/d (Xifaxan®; in der zulassungsrelevanten Studie wandten 91 % der Patienten begleitend Laktulose an)

Ein anderer Patient stellt sich bei Ihnen in der Notaufnahme der Klinik mit Hämatemesis vor. Bei der Ösophagogastroduodenoskopie sehen Sie folgendes Bild (➤ Abb. 3.3).

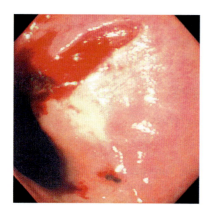

**Abb. 3.3** Ösophagogastroduodenoskopie bei Hämatemesis [P088]

### An welcher Stelle ist das endoskopische Bild aufgenommen? Beschreiben Sie den Befund und stellen Sie eine Verdachtsdiagnose.
- Am gastroösophagealen Übergang ist ein tiefer Schleimhautriss mit einer Länge von 2 cm auf 5 mm klaffend sichtbar. An der Läsion ist eine sickernde Blutung zu erkennen.
- Die Diagnose lautet: Mallory-Weiss-Riss.

### Wie gehen Sie bei dem Patienten weiter vor?
- endoskopisches Setzen von Metallclips
- Nahrungskarenz
- Säuresuppression, z. B. Omeprazol (z. B. Antra®) oral
- bei Kreislaufinstabilität trotz Substitution: Reendoskopie

Nach Setzen eines Clips ergibt sich bei dem Patienten folgendes Bild (➤ Abb. 3.4).

### Wodurch wird ein Mallory-Weiss-Syndrom ausgelöst?
Ein erhöhter gastraler und ösophagealer Druck durch Würgen oder Erbrechen führt zu longitudinalen Schleimhauteinrissen (Mukosa und Submukosa). Es wird durch Alkoholismus und Refluxkrankheit begünstigt.

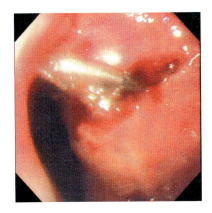

Abb. 3.4 Ösophagogastroduodenoskopie nach Setzen eines Clips [P088]

### In welcher Stellung des Endoskops sind Mallory-Weiss-Risse oft am besten erkennbar?

In Inversion, d. h., das Ende des Geräts ist um 180 Grad nach kranial gebogen, sodass der Geräteschaft im Blickfeld erscheint. In ➤ Abb. 3.5 ist ein solches Inversionsbild dargestellt. Sichtbar ist (Befund bei einem anderen Patienten) ein Mallory-Weiss-Riss (länglicher, weißlicher Schleimhautriss, direkt von der Durchtrittsstelle des Endoskops durch die Kardia abgehend) an typischer Stelle, aktuell ohne Blutungszeichen.

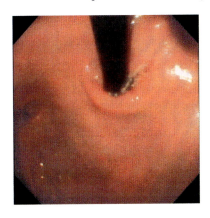

Abb. 3.5 Mallory-Weiss-Riss im Inversionsbild [P088]

**LITERATUR**
Gerbes A et al. Aszites, spontan bakterielle Peritonitis, hepatorenales Syndrom. Z Gastroenterol 2011; 49: 749–779; AWMF-Leitlinie 021–017; Stand 20.4.2011, gültig bis 30.4.2016 (Stand Mai 2018: in Überarbeitung).
Götz M et al. Gastrointestinale Blutung. AWMF-Leitlinie 021-028, Stand 3.5.2017, gültig bis 30.5.2022.
Villanueva C. Transfusion strategies for acute upper gastrointestinal bleeding. N Engl J Med 2013; 368: 11–21.

## 3.2 Leitsymptom akute Diarrhö

> **KASUISTIK**
> Eine 25-jährige Patientin stellt sich in der Praxis vor, weil seit 16 Tagen wässrige Diarrhöen bestünden. Einmalig seien auch Blutspuren dabei gewesen. Seit Beginn der Diarrhöen habe sie auch Schmerzen im mittleren Unterbauch.
> Eine Auslandsreise wird verneint. Vor der jetzigen Episode seien nie Durchfälle aufgetreten, eher neige sie zu Verstopfung.

**Welche weiteren Erkrankungsgruppen können neben infektiösen Erkrankungen für anhaltende Diarrhöen verantwortlich sein? Nennen Sie fünf von acht Gruppen.**

- Chronisch-entzündliche (nichtinfektiöse) Darmerkrankungen
- maligne Erkrankungen
- metabolische Erkrankungen
- endokrine Erkrankungen
- toxisch
- physikalische Schädigungen
- funktionelle Erkrankungen
- medikamenteninduziert

**Nennen Sie ein bis zwei Differenzialdiagnosen in jeder dieser acht Gruppen.**

- chronisch-entzündliche (nichtinfektiöse) Erkrankungen: Morbus Crohn, Colitis ulcerosa, mikroskopische Kolitis, einheimische Sprue
- maligne Erkrankungen: Kolonkarzinom, Dünndarmlymphom
- metabolische Erkrankungen: exokrine Pankreasinsuffizienz, Laktasemangel
- endokrine Erkrankungen: Hyperthyreose, Karzinoid, autonome diabetische Neuropathie
- toxisch: Medikamente (z. B. Laxanzien), bakterielle Toxine (von Staphylokokken)
- physikalische Schädigungen: Strahlenkolitis
- funktionelle Erkrankungen: Colon irritabile
- medikamenteninduziert: z. B. Laktulosegabe bei Leberzirrhose, als Nebenwirkung einer Chemotherapie, als Folge einer Sondenkosternährung

**Welche zwei Erregergruppen können neben Bakterien zu Diarrhöen führen? Nennen Sie auch jeweils ein Beispiel.**

- Viren (Rota-, Norwalk-, Noroviren)
- Protozoen (Amöben, Lamblien, Kryptosporidien, Cyclospora, Cystoisospora belli)
- Würmer (Schistosomen, Askariden, Noroviren)

**Welche Bakterien können eine infektiöse Enteritis verursachen? Nennen Sie sechs der acht aufgeführten.**
*Campylobacter jejuni, Clostridium difficile, Escherichia coli,* Salmonella sp., Shigella sp., *Staphylococcus aureus, Vibrio cholerae, Yersinia enterocolitica.*

> Bei der Patientin ist der **körperliche Untersuchungsbefund** bis auf in allen vier Quadranten vermehrte Darmgeräusche unauffällig. Pathologische **Laborwerte** sind: Leukozytose mit 18.800/μl, Lipase 250 U/l (normal bis 185 U/l). Im Normbereich sind die Werte für Hämoglobin, C-reaktives Protein, GOT, GPT, Bilirubin, Kalium und TSH.

**Welche Untersuchung führen Sie zur Klärung der Lipaseerhöhung durch?**
Eine Oberbauchsonografie.

Bei der **Oberbauchsonografie** ist der Pankreaskopf mit 22 mm leicht verdickt, jedoch mit eher erhöhter Echogenität (dies spricht gegen ein Ödem); der übrige Pankreasbefund und der sonstige abdominelle Befund sind unauffällig.

Welches sind die Differenzialdiagnosen einer Lipasämie? Drei sind genannt.
- akute Pankreatitis
- akuter Schub einer chronischen Pankreatitis
- Niereninsuffizienz

Welche weitere Laboruntersuchung führen Sie bei der Patientin zur Abklärung der Diarrhö durch?
Eine mikrobielle Stuhluntersuchung.

Bei der ergänzenden **Anamnese** gibt die Patientin an, dass sie wegen eines Wochenbettfiebers (nach Entbindung einer gesunden Tochter) drei Wochen vor Beginn der Diarrhöen ein intravenöses Antibiotikum bekommen habe.

Für welches Krankheitsbild, ausgelöst durch welchen Erreger, besteht damit ein erhöhtes Risiko?
Für eine Clostridium-difficile-assoziierte Diarrhö oder eine pseudomembranöse Kolitis, beides bedingt durch Infektion mit toxinbildendem *Clostridium difficile*.

Der mikrobielle Stuhlbefund ergibt sowohl den Nachweis von *Salmonella Typhimurium* als auch den Nachweis von *Clostridium difficile*.

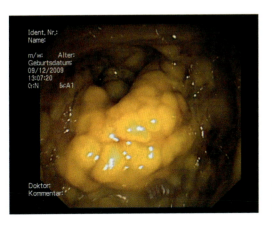

**Abb. 3.6** Koloskopischer Befund: Gelbliche Beläge als Zeichen einer pseudomembranösen Kolitis (bei einer anderen Patientin) [G755]

Welche sozialmedizinische Maßnahme müssen Sie ergreifen? Was ist die gesetzliche Grundlage?
Laut Infektionsschutzgesetz muss eine Meldung der *Salmonella-Typhimurium*-Infektion an das Gesundheitsamt erfolgen.

*Clostridium difficile* kann im Darm zu einer symptomfreien (häufiger) oder zu einer symptomatischen Infektion führen. Durch welche Untersuchung kann eine möglicherweise therapiebedürftige Infektion abgegrenzt werden?
Durch den Nachweis von *Clostridium-difficile*-Toxin im Stuhl.

Muss eine *Clostridium-difficile*-Infektion mit dem Nachweis von Toxin behandelt werden?
Die meisten Erkrankungsverläufe sind selbstlimitierend. Zum Zeitpunkt der Diagnosestellung über die Stuhlkultur ist bei der Mehrheit der Patienten die Symptomatik bereits rückläufig. In diesem Fall muss nicht the-

rapiert werden. Ausnahmen sind Patienten mit schwerer Komorbidität und Patienten mit Immunsuppression.

Welche Antibiotika werden zur Therapie einer *Clostridium-difficile*-Infektion eingesetzt? Nennen Sie zwei von drei.
- Metronidazol (z. B. Clont®) p. o. oder i. v.
- Vancomycin (z. B. Vancomycin Lederle®) p. o. (im Gegensatz zur i. v. Gabe bei anderen, systemischen Infektionen)
- Fidaxomicin (Dificlir®), insbesondere in der Therapie rezidivierender Erkrankung.

(Hagel S et al. AWMF-Leitlinie Gastrointestinale Infektionen, S. 66)

Bei der Patientin haben zum Zeitpunkt der Befundmitteilung aus der Mikrobiologie die Diarrhöen weitgehend sistiert. Es wird keine antiinfektive Therapie durchgeführt.
Im Abstand zur akuten Infektion wird über das Gesundheitsamt eine Kontrolle des mikrobiellen Stuhlbefunds (Suche nach Salmonellen) durchgeführt werden zur Frage, ob sich ein Dauerausscheiderstatus entwickelt.
Der Lipasewert hat sich spontan normalisiert.

### LITERATUR
Hagel S et al. Gastrointestinale Infektionen und Morbus Whipple. AWMF-Leitlinie 021-024, Stand 31.1.2015, gültig bis 30.1.2019

### ZUSATZINFORMATION
In der Literatur sind Fälle von Lipaseerhöhung (ohne anderen Hinweis auf Pankreaserkrankung) im Rahmen von bakteriellen Enteritiden beschrieben.

## 3.3 Leitsymptom Dysphagie

### KASUISTIK
Ein 63-jähriger Patient berichtet über in den letzten zwei Monaten zunehmende Dysphagie, begleitet von Appetitlosigkeit und Abgeschlagenheit. Es sei zu einer Gewichtsabnahme von 6 kg gekommen. Fieber oder Nachtschweiß hätten nicht bestanden.
Die **körperliche Untersuchung** ist bei dem Patienten in reduziertem Allgemein- und Ernährungszustand unauffällig.

An welche Diagnose denken Sie bei dieser Anamnese als Erstes?
An ein Ösophaguskarzinom.

Welche diagnostische Maßnahme ordnen Sie bei dem Patienten vordringlich an?
Eine Ösophagogastroduodenoskopie.

In der Ösophagogastroduodenoskopie zeigt sich ein ausgedehnter exophytisch wachsender Tumor im Ösophagus mit kompletter Stenose ab 30 cm von der Zahnreihe. Biopsien werden entnommen. Eine partielle Bougierung der Stenose erfolgt. Eine Passage mit dem Endoskop in den Magen gelingt trotzdem nicht.
Bei einer **Ösophagogastroduodenoskopie** am nächsten Tag wird die Stenose erneut bougiert und kann anschließend passiert werden. Es zeigt sich im distalen Ösophagus ein intramural wachsender Tumor, der von 30 cm bis 38 cm von der Zahnreihe reicht. Es besteht der Verdacht auf Wandinfiltration des Tumors in die Kardia hineinreichend. Histologisch handelt es sich um ein gering differenziertes Plattenepithelkarzinom.

### Wie können Sie die Nahrungspassage wiederherstellen?
Es kann ein Ösophagusstent eingelegt werden. Ein Ventilmechanismus am distalen Ende verhindert das Zurückfließen von Mageninhalt (Antirefluxstent).

### Wie kann die enterale Ernährung aufrechterhalten werden, wenn keine Stenteinlage möglich ist?
Durch die Anlage einer PEG-(perkutane endoskopische Gastrostomie-)Sonde.

### Welche weiteren Staging-Untersuchungen würden Sie bei diesem Patienten durchführen?
- Oberbauchsonografie
- kraniales CT, CT Thorax und Oberbauch
- Endosonografie Ösophagus und Kardia (nur, falls nach CT-Untersuchung Stadium mit möglicher Operabilität, d. h. bis Stadium II)

#### ZUSATZINFORMATION
**Stadieneinteilung des Ösophaguskarzinoms** (UICC, Union internationale contre le cancer):
- Stadium I: T1 N0 M0 = Tumor begrenzt auf Lamina propria und Submukosa
- Stadium II A: T2 N0 M0 oder T3N0M0 (T2 = Tumor infiltriert Muscularis propria, T3 = Tumor infiltriert Adventitia)
- Stadium II B: T1–2 N1 M0 (N1 = Befall regionaler Lymphknoten)
- Stadium III: T3–4 N1 M0 (T4 = Tumor infiltriert extraösophageale Strukturen)
- Stadium IV: Fernmetastasen (M1)

In den **Computertomografien** des Patienten zeigt sich eine fortgeschrittene lokale Tumorausdehnung (vermutlich auch in die Adventitia) mit einer Lymphknotenmetastasierung mediastinal und an der kleinen Magenkurvatur. Hinweise für eine darüber hinausgehende Organfilialisierung finden sich nicht.

### Welcher TNM-Kategorie und welchem Stadium entspricht dies?
Dies entspricht Kategorie T3N1M0, also Stadium II B.

### Welche Tumorstadien des Ösophaguskarzinoms können unter kurativer Zielsetzung operiert werden?
Nur Patienten in den Stadien I und IIA (ca. 30 % der Fälle).

#### KASUISTIK
Es wurden eine subtotale Ösophagektomie und eine komplette Lymphadenektomie im Bereich des Mediastinums und Truncus coeliacus durchgeführt. Der Ösophagusersatz erfolgt meist durch Magenhochzug. Zusätzlich wurde eine adjuvante Chemotherapie mit 5-FU, Cisplatin und Epirubicin durchgeführt.

### Welche palliativen Therapieformen gibt es für das Ösophaguskarzinom generell, was ist im vorliegenden Fall angezeigt?
- Chemotherapie
- Strahlentherapie

Ausgedehntes Tumorwachstum spricht gegen eine perkutane Bestrahlung, da ein großes Bestrahlungsfeld nötig wäre.

#### ZUSATZINFORMATION
In den vergangenen Jahren war eine Verdreifachung des Anteils von Adenokarzinomen gegenüber dem Anteil von Plattenepithelkarzinomen von bisher 10–15 % hin zu über 30 % zu verzeichnen.
Adenokarzinome des Ösophagus im Stadium I können endoskopisch per Mukosaresektion behandelt werden.

Welche Vorerkrankungen oder Noxen begünstigen die Entstehung eines Ösophaguskarzinoms? Nennen Sie drei der fünf aufgeführten.
- Begünstigung von sowohl Plattenepithel- wie auch Adenokarzinom: Achalasie, Narbenstenose nach Laugen- oder Säureverätzung, Nikotinabusus
- Nur Adenokarzinom: Barrett-Syndrom, Adipositas, gastroösophagealer Reflux
- Nur Plattenepithel-Karzinom: Z.n Strahlentherapie im Hals-Thorax-Bereich, Alkoholabusus

> Der Patient zeigt auch eine anhaltende Hyponatriämie.

Welche sind die beiden endokrinen Ursachen einer Hyponatriämie?
- Hypokortisolismus (= Nebennierenrindeninsuffizienz)
- Syndrom der inadäquaten ADH-Sekretion (SIADH): zu viel ADH wird freigesetzt, oft paraneoplastisch; dies führt zu Wasserretention in der Niere und damit zur Hyponatriämie.

Welche Labortests führen Sie zur Suche nach einem Hypokortisolismus durch?
- Kortisolbasalwert
- ACTH-Test (= Messung von Kortisol nach Stimulation durch Gabe von ACTH)

> Bei dem Patienten finden sich ein erniedrigter Kortisolspiegel und mangelnde Stimulierbarkeit. Es besteht der Verdacht auf eine Nebennierenrindeninsuffizienz (am ehesten durch Nebennierenmetastasen bedingt, auch wenn diese computertomografisch nicht nachweisbar waren).

Wie therapieren Sie?
Es ist eine Substitution mit Hydrokortison indiziert.

**LITERATUR**
Gertler R et al. Ösophagus-Plattenepithelkarzinom. In: Bruns C (Hrsg.): Manual Gastrointestinale Tumoren. Tumorzentrum München, Zuckschwerdt Verlag, 9. Aufl. 2013: S. 6.
Porschen R et al. Diagnostik und Therapie der Plattenepithelkarzinome und Adenokarzinome des Ösophagus. AWMF-Leitlinie: 021-023OL, Stand 31.12.2018, gültig bis 30.12.2023.

## 3.4 Leitsymptom Fieber

**KASUISTIK**
Ein 45-jähriger Patient wird in Ihre Klinik wegen unklaren Fiebers eingewiesen. Seit drei Tagen treten Fieberschübe mit Temperaturen bis 40 °C, Schüttelfrost, Kopfschmerzen sowie schweres Krankheitsgefühl auf. Die Krankenvorgeschichte ist unauffällig, eine regelmäßige Medikamenteneinnahme besteht nicht.
Bei der **körperlichen Untersuchung** präsentiert sich ein Patient in reduziertem Allgemeinzustand und gutem Ernährungszustand. Temperatur 38,2 °C, Blutdruck 115/60 mmHg, Puls regelmäßig, Herzfrequenz 96/min. Kein Exanthem. Auskultation des Herzens und der Lunge unauffällig. Bauchdecken weich, kein Druckschmerz, Leber 2 cm unter dem Rippenbogen tastbar. Milz nicht tastbar. Die orientierende **neurologische Untersuchung** ist unauffällig.

Welche vier Krankheitsgruppen können mit Fieber einhergehen?
- Infektionskrankheiten
- maligne Erkrankungen, z. B. Hodgkin-Lymphom, akute Leukämien

- entzündliche Erkrankungen:
  - Autoimmunerkrankungen (z. B. Kollagenosen, rheumatoide Arthritis, Vaskulitiden)
  - Arzneimittelfieber
  - chronisch-entzündliche Darmerkrankungen (Morbus Crohn)
- weitere Ursachen: endokrine Erkrankungen: z. B. Hyperthyreose; Thrombosen, Lungenembolie, vorgetäuschtes Fieber

### Welche anamnestischen Fragen sind bei Fieber von besonderer Bedeutung? Nennen Sie vier der fünf aufgeführten.
- weitere Symptome von fieberhaften Erkrankungen (Husten, Diarrhöen, Halsschmerzen, Gelenkschmerzen, Kopfschmerzen, Dysurie)?
- Auslandsreisen (wegen Malaria, Typhus, Amöbenruhr, Dengue-Fieber, tropischen Viruserkrankungen)?
- Umgang mit (erkrankten) Tieren (u. a. wegen Brucellose)?
- Kontakt zu Patienten mit Infektionskrankheiten?
- welche Medikamente wurden vor dem Fieber eingenommen?

> Auf Ihre Nachfrage gibt der Patient an, vor zwei Wochen von einer Geschäftsreise aus Ghana zurückgekommen zu sein. Er habe keine Malariachemoprophylaxe eingenommen.

### Welche Laboruntersuchungen ordnen Sie an?
- kleines Blutbild mit Blutausstrich zur Suche nach Malariaerregern; zusätzlich Anfärbung eines „Dicken Tropfens" zur Suche nach Malariaerregern
- C-reaktives Protein, Kreatinin, Harnstoff, Elektrolyte, Blutzucker, Transaminasen, Bilirubin, alkalische Phosphatase, LDH, TSH, Gerinnung und Urinstatus
- ggf. Malaria-Schnelltest mit Nachweis plasmodienspezifischer Proteine

### Wie heißt die vital bedrohliche Form der Malaria, was ist der Erreger?
Die Malaria tropica wird verursacht durch *Plasmodium falciparum*.

**ZUSATZINFORMATION**
Die 2012 neu entdeckte sog. Knowlesi-Malaria aus Südostasien (auch fünfte Malaria oder Affenmalaria genannt) wird durch *Plasmodium knowlesi* verursacht und kann ebenfalls tödlich verlaufen.

### Was sind die beiden weiteren Formen der Malaria mit den zugehörigen Erregern?
Die Malaria tertiana wird verursacht durch *Plasmodium vivax* und *Plasmodium ovale*, die Malaria quartana durch *Plasmodium malariae*.

### Zu welcher Erregerklasse gehören die Plasmodien?
Sie gehören zu den Protozoen.

> Das **Labor** bei Aufnahme zeigt folgende Parameter: Leukozyten 8.400/µl, Hämoglobin 11,5 g/dl, Thrombozyten 84.000/µl, C-reaktives Protein 15,9 mg/dl, γ-GT 120 U/l, Bilirubin 2,3 mg/dl, restliche Werte unauffällig.

### Wie beurteilen Sie die Laborbefunde?

Das hohe C-reaktive Protein kann für eine akute Infektion sprechen. Die Thrombopenie kann im Rahmen dieser Infektion auf eine Sepsis hindeuten, ist aber unspezifisch.

Zusätzlich findet sich folgender pathologischer Labor-Befund (➤ Abb. 3.7). Beurteilen Sie das Bild. (Es stammt von einem anderen Patienten mit dem gleichen Krankheitsbild.)

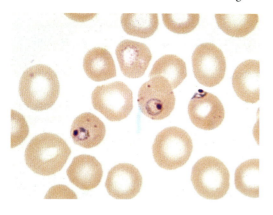

**Abb. 3.7** Blutausstrich (Foto aus: Underwood: General & Systematic Pathology. 5. Auflage 2009. Elsevier Churchill Livingstone; Nachdruck mit freundlicher Genehmigung) [E324]

### Um welche Untersuchung handelt es sich? Welche Strukturen sehen Sie? Was ist die Diagnose?

Es ist die Mikroskopie eines Blutausstrichs. Zu sehen sind Ringstrukturen innerhalb der Erythrozyten mit manchmal einem, manchmal zwei dunklen Punkten.

Der Befund lautet Plasmodienbefall der Erythrozyten, beweisend für das Vorliegen einer Malaria.

> Bei dem hier beschriebenen Patienten findet sich eine Plasmodien-Dichte von 1,3 Prozent bei Nachweis von *Plasmodium falciparum*.

### Wie lautet Ihre Diagnose?

Es liegt eine Malaria tropica (*Plasmodium falciparum*) vor.

### Wie ermittelt sich der Befund „Erregerdichte 1,3 Prozent"?

Das heißt, dass in der mikroskopischen Auszählung (hochgerechnet) 13 von 1.000 Erythrozyten von *Pl. falciparum* befallen sind.

### Passt die Thrombozytopenie zu der Diagnose Malaria?

Die Thrombozytopenie kann bei entsprechender Reiseanamnese auf eine Malaria hinweisen. Sie ist aber unspezifisch und kein Kriterium für eine kompliziert verlaufende Malaria.

### Welche weiteren Symptome, außer den eingangs genannten, könnte der Patient bei der Malaria zeigen?

- gastrointestinale Symptome: Erbrechen, Diarrhö, abdominelle Schmerzen
- Ikterus (durch Hämolyse)
- neurologische Symptome (Kopfschmerzen, Krampfanfall, Somnolenz, Koma)
- Dyspnoe
- akutes Nierenversagen
- schwere Anämie; sie tritt besonders bei Kindern in Endemiegebieten als Zeichen einer schweren Malaria auf (u. a. durch vermehrten Erythrozytenabbau in der Milz und ineffektive Erythropoese).

### Welche metabolischen Komplikationen treten bei der schweren Malaria auf? Nennen Sie eine, zwei sind genannt.
- Hypoglykämie < 40 mg/dl u. a. durch eingeschränkte hepatische Glukoneogenese
- Laktatazidose durch anaerobe Glykolyse. Eine resultierende Kußmaul-Atmung kennzeichnet den schwerkranken Malariapatienten.

### Was ist die Therapie der unkomplizierten Malaria tropica (= symptomatische Malaria ohne Organdysfunktion und mit Parasitämie kleiner 5 %)?
- Orale Therapie mit Proguanil plus Atovaquon (Malorone®) oder Artemisinin-basierte Kombinationstherapie wie Artemether plus Lumefantrin (Riamet®), jeweils über drei Tage (AWMF-Leitlinie 042-001 Diagnostik und Therapie der Malaria: S. 9).
- Die Behandlung der Malaria tropica wie auch der Malaria tertiana erfolgt nicht mehr mit Chloroquin. Resistenzentwicklungen auch gegen weitere Wirkstoffe erschweren die Therapie bei *Plasmodium falciparum*.
- Vor der Therapie soll die Beratung mit einem tropenmedizinischen Institut erfolgen, darf den Beginn einer Therapie aber nicht deutlich verzögern.

### Was sind klinische (fünf sind genannt) oder laborchemische Zeichen (sieben sind genannt) einer komplizierten Malaria tropica?
Klinische Zeichen:
- Bewusstseinstrübung
- respiratorische Insuffizienz (durch nichtkardiales Lungenödem bei capillary leak)
- Kreislaufschock
- Spontanblutungen
- Kußmaul-Atmung infolge Laktatazidose

Laborchemische Zeichen:
- schwere Anämie (Hb < 6 g/dl) durch Hämolyse, Erythrozytenabbau in der Milz und ineffektive Erythropoese
- Hyperparasitämie (> 5 % der Erythrozyten von Plasmodien befallen)
- akutes Nierenversagen
- Laktatazidose durch anaerobe Glykolyse
- Hypoglykämie < 40 mg/dl durch eingeschränkte hepatische Glukoneogenese
- Hämoglobinurie

### Zusatzinformation: Welches ist das Medikament der Wahl bei schweren Organkomplikationen und/oder hoher Parasitendichte > 5 %?
Artesunat i. v., gefolgt von einer oralen Standard-Therapie (s. o.).

Wenn Artesunat (kann nur über internationale Apotheke bezogen werden) nicht verfügbar ist, wird auf Chinin i. v. in Kombination mit Doxycyclin oder Clindamycin ausgewichen. Artesunat und Chinin (Chininum-dihydrochloricum-Injektionslösung Casella® intravenös, seit 2003 in Deutschland außer Handel) müssen über die internationale Apotheke aus dem Ausland bezogen werden, sind aber in den tropenmedizinischen Zentren vorrätig (AWMF-Leitlinie Diagnostik und Therapie der Malaria: S. 11).

> Bei dem Patienten erfolgt bei unkomplizierter Malaria tropica eine Behandlung mit Artemether plus Lumefantrin (Riamet®) über drei Tage. Hierunter zeigt sich der Malarianachweis wiederholt negativ, der Patient entfiebert nach zwei Tagen und kann drei Tage nach Aufnahme nach Hause entlassen werden.

### Welche Fortsetzung der Malariatherapie zur Behandlung der Leberformen bei *Plasmodium-vivax-/Plasmodium-ovale*-Infektion (überdauernde Parasitenformen in Hepatozyten) ist erforderlich?

Eine Therapie mit Primaquin (z. B. Primaquinsulfax tablets Sanofi®, Importpräparat, über die internationale Apotheke) über 14 Tage ist indiziert (AWMF-Leitlinie Diagnostik und Therapie der Malaria: S. 11).

### Welche Laboruntersuchung ist vor einer Primaquintherapie erforderlich?

Vor der Therapie mit Primaquin sollte die Glukose-6-Phosphat-Dehydrogenase-Aktivität bestimmt werden. Es besteht die Gefahr einer Hämolyse durch Primaquin bei Glukose-6-Phosphat-Dehydrogenase-Mangel, welche besonders bei Patienten aus Endemiegebieten gehäuft auftritt.

### Sie beraten einen Patienten vor einer Urlaubsreise in ein Malariaendemiegebiet. Auf welche zwei Arten von Prophylaxe ist zu achten?

- Expositionsprophylaxe
- Chemoprophylaxe

### Welche Maßnahmen zur Expositionsprophylaxe gibt es? Nennen Sie vier der aufgelisteten.

- mückensicheres **Verschließen von Fenstern** und Türen
- Schlafen unter – insektizidbeschichteten – **Moskitonetzen**
- Tragen von **schützender Kleidung** mit langen Ärmeln und Hosen
- Einreiben von freien Körperstellen mit insektenabweisenden **Repellents**
- in ländlichen Gebieten **Aufenthalt im Freien** während der Dämmerung und in der Nacht reduzieren

### Wonach richtet sich die zu empfehlende Chemoprophylaxe?

Die Chemoprophylaxe muss entsprechend den Resistenz-Zonen durchgeführt werden. Sie verhindert nicht sicher die Infektion, schützt aber vor dem klinischen Ausbruch der Malaria. Die Chemoprophylaxe-Empfehlungen werden regelmäßig angepasst.

Die Länder der Erde werden in Zonen eingeteilt, abhängig vom Malariarisiko. Als Zone P (P für Prophylaxe) werden die Länder zusammengefasst für die eine medikamentöse Prophylaxe angeraten wird.

### In welchem Kontinent liegt der größte Teil der Zone P?

Afrika (fast der gesamte Kontinent, außer Teile des südlichen Afrikas und die nördlichen afrikanischen Länder, die an das Mittelmeer grenzen).

> **ZUSATZINFORMATION**
> Weitere, kleinere P-Zonen liegen in Südamerika (Region um Guyana) und in Ozeanien (Region um Papua-Neuguinea).

### Welche medikamentöse Prophylaxe wird für Reisen in Länder der Zone P empfohlen (derzeitige Empfehlung, Stand 2019)?

- Proguanil plus Atovaquon (Malarone®) oder Doxycyclin (off-label use)
- ggf. Mefloquin (Lariam®), die Zulassung ist in Deutschland ausgelaufen, bestellbar über internationale Apotheke

> **ZUSATZINFORMATION**
> Für Endemieländer außerhalb der Zone P wird in der Regel keine medikamentöse Prophylaxe empfohlen sondern eine Stand-by-Therapie (= Notfallmedikation bei Fieber ab dem 6. Tag nach dem ersten Betreten eines Malariagebiets, wenn kein Arzt erreicht werden kann), unterschiedlich für verschiedene Regionen: Proguanil plus Atovaquon (Malarone®) oder Artemether plus Lumefantrin (Riamet®).

## LITERATUR

Aktuelle Informationen der Deutschen Gesellschaft für Tropenmedizin und internationale Gesundheit e. V. unter www.dtg.org/malaria.html.
Diagnostik und Therapie der Malaria, AWMF-Leitlinie 042-001, Stand 1.10.2015, gültig bis 30.9.2019.

## KASUISTIK

Ein 28-jähriger Patient stellt sich in der Notaufnahme der Klinik wegen Fieber vor. Seit drei Tagen treten Fieberschübe mit Temperaturen bis 39,5 °C auf. Seit dem Vortag bemerke er Halsschmerzen. Zusätzlich sei ein Hautausschlag aufgetreten. Bei der **körperlichen Untersuchung** ist der Patient in reduziertem Allgemeinzustand. Temperatur 39,4 °C, Blutdruck 130/70 mmHg, Puls regelmäßig, Herzfrequenz 96/min. Nuchal und zervikal deutlich vergrößerte Lymphknoten. Auskultation des Herzens und der Lunge unauffällig. Bauchdecken weich, kein Druckschmerz, Leber und Milz nicht tastbar. Am Stamm und am Hals ein kleinfleckiges Exanthem.

### Welche infektiösen Erkrankungen kommen grundsätzlich infrage?
- Virusinfektion der oberen Luftwege (z. B. Influenza-Virus)
- EBV-Infektion (= infektiöse Mononukleose), CMV-Infektion
- andere spezifische Virusinfektionen (z. B. HIV-Infektion, Masern, Röteln, Varizellen)
- bakterielle Infektionen (z. B. Streptokokken-Angina, Endokarditis, Lues)

### Wie formulieren Sie in einem Anamnesegespräch die Frage nach einer möglichen HIV-Infektion?
„Besteht bei Ihnen ein Risikoverhalten für eine HIV-Infektion, wie z. B. intravenöser Drogenkonsum oder ungeschützter Geschlechtsverkehr mit Partnern mit HIV-Risiko?"

Der Patient gibt an, dass er mit seinem Freund zusammenlebe. Im letzten Monat habe er auch mit einem anderen Mann ungeschützten Analverkehr gehabt.
Bei den **Laboruntersuchungen** findet sich eine Leukopenie mit 2600/µl mit normalem Differenzialblutbild, Hämoglobin und normaler Thrombozytenzahl. GOT 106 U/l (normal bis 40 U/l), GPT 80 U/l (normal bis 45 U/l), LDH 862 U/l. Der Patient wird stationär aufgenommen. Bei den virologischen Untersuchungen finden sich Anti-HBs-IgG-Antikörper und Anti-HBc-Antikörper als Zeichen einer abgelaufenen Hepatitis-B-Infektion. Zusätzlich findet sich im Suchtest ein positiver HIV-ELISA-1/2.
Im Anschluss an einen positiven ELISA-Suchtest muss ein bestätigender Western Blot durchgeführt werden. Bevor die Diagnose HIV-Infektion gestellt werden kann, ist eine zweite Untersuchung nach erneuter Blutentnahme nötig.

### Welche Symptome einer akuten HIV-Infektion hat der Patient gezeigt?
- Fieber
- Halsschmerzen
- Lymphknotenvergrößerung
- Exanthem

### Um welche Virusart handelt es sich bei dem HI-Virus?
Um ein humanes Retrovirus.

### Was sind Symptome einer chronischen HIV-Infektion?
- Gewichtsabnahme
- Lymphknotenvergrößerung
- opportunistische Infektionen
- HIV-assoziierte Malignome

### Nach welchen Kriterien wird die HIV-Infektion in Stadien eingeteilt?
Nach klinischer Symptomatik und nach Zahl der T-Helferzellen.

### Was sind die drei klinischen Kategorien?
A. asymptomatische Infektion, akute Infektion oder Lymphadenopathiesyndrom (definiert als Lymphknotenvergrößerung ohne Allgemeinsymptome)
B. symptomatische Infektion, aber nicht A und nicht C
C. Vorliegen einer AIDS-definierenden-Erkrankung

### In welche vier übergreifenden Gruppen werden AIDS-definierende Erkrankungen eingeteilt? Nennen Sie zwei von vier.
- opportunistische Infektionen
- Malignome (Zusatzinformation: in etwa 20 % der Fälle führen Malignome zur Erstdiagnose einer AIDS-Erkrankung)
- Wasting-Syndrom mit Gewichtsverlust > 10 % und chronischer Diarrhö > 30 d oder Fieber > 38,5 °C
- HIV-Enzephalopathie als subkortikale Demenz mit motorischen und vegetativen Störungen

### Welche vier Gruppen von Erregern umfassen AIDS-definierende opportunistische Infektionen?
- Pilzinfektionen
- Protozoonosen
- bakterielle Infektionen
- Virusinfektionen

### Nennen Sie für die Pilzinfektionen und Protozoonosen zwei Beispiele, für bakterielle und Virusinfektionen jeweils ein Beispiel.
- Pilzinfektionen: Candida-Ösophagitis, *Pneumocystis-jirovecii*-Pneumonie, Kryptokokkenmeningitis, Histoplasmose, Kokzidioidomykose (in den USA)
- Protozoonosen: Toxoplasmose (Reaktivierung), Kryptosporidiose, Isosporiasis (genauere, aber in der Klinik selten verwendete Bezeichnung, Cystoisosporiasis)
- bakterielle Infektionen: atypische Mykobakteriosen, rezidivierende bakterielle Pneumonien > 2×/Jahr
- Virusinfektionen: JC-Virus als Agens der multifokalen Leukenzephalopathie, CMV-Retinitis, invasive HSV-Infektionen

**ZUSATZINFORMATION**
Nicht AIDS-definierende Infektionen sind oropharyngeale Candidainfektionen, orale Leukoplakie (weißliche Beläge am Zungenrand verursacht durch Epstein-Barr-Virus) und Herpes zoster.

### Nennen Sie zwei von drei AIDS-definierenden Malignomen.
- Kaposi-Sarkom
- Non-Hodgkin-Lymphome
- Invasives Zervix-Karzinom

### Welche Gruppen von Wirkstoffen kommen in der antiretroviralen Therapie zum Einsatz (fünf sind genannt, nennen Sie zwei)?
- reverse Transkriptase-Inhibitoren:
  - Nukleosidische oder nukleotidische reverse Transkriptase-Inhibitoren (NRTI)
  - nichtnukleosidische reverse Transkriptase-Inhibitoren (NNRTI)
- Protease-Inhibitoren (PI)
- Anti-HIV-Fusions-Inhibitoren (hemmen die Bindung von HIV an die Zelloberfläche)

- Integrasehemmer
- HIV-Korezeptor-CCR 5-Hemmer

**ZUSATZINFORMATION**
Begonnen wird die ART-Therapie (antiretrovirale Therapie) bei Diagnose einer HIV-Infektion unabhängig von der Anzahl der T4-Helferzellen.

**ZUSATZINFORMATION**
HIV-Postexpositionsprophylaxe, PEP (gelegentliche Fragestellung in der Klinik):
- Indikation: nach ungeschütztem Sexualkontakt mit sicher oder wahrscheinlich HIV-infiziertem Partner, nach Nadelstichverletzung mit wahrscheinlich HIV-kontaminierter Nadel
- Beginn: möglichst innerhalb weniger Stunden, bis max. 72 h nach Ereignis
- Medikamentenwahl: Kombinationspräparat Raltegravir plus Tenofovir plus Emtricitabin (nebenwirkungsarm, off-label use)
- Dauer: über vier Wochen.

HIV-Präexpositionsprophylaxe, PrEP: Seit 2017 steht das Kombinationspräparat Tenofovir/Emtricitabin (Truvada®) für HIV-negative Menschen als Präexpositionsprophylaxe zur Verfügung. Darauf hingewiesen werden sollte, dass es ausschließlich vor einer Ansteckung mit HIV, nicht aber vor anderen sexuell übertragbaren Erkrankungen schützt.

**LITERATUR**
Deutsch-Österreichische Leitlinien zur antiretroviralen Therapie der HIV-Infektion. AWMF-Leitlinie 055-001, Stand 13.05.2014 (in Überarbeitung), gültig bis 12.05.2019.

## 3.5 Leitsymptom Ikterus

**KASUISTIK**
Ein 56-jähriger Patient in gutem Allgemeinzustand stellt sich bei Ihnen in der Klinik vor. Der Patient berichtet, dass er seit 15 Monaten unter Diarrhöen mit bis zu vier flüssigen Stühlen am Tag bei nur geringer Besserung auf Loperamid (Imodium®) leide. Er fühle sich aber ansonsten wohl, das Gewicht sei stabil, er leide nicht unter Inappetenz. Zur Abklärung der Diarrhöen seien bereits ambulant verschiedene ergebnislose Untersuchungen erfolgt. Seit zehn Tagen sei ihm eine leichte Gelbfärbung der Haut aufgefallen.
Die **körperliche Untersuchung** ist bis auf einen leichten Skerenikterus unauffällig. Im Labor liegen die Werte für Bilirubin bei 2,1 mg/dl und für Hämoglobin bei 11,4 g/dl bei normalem mittlerem Erythrozytenvolumen (MCV).

### Welche weitere apparative Diagnostik schlagen Sie vor?
Eine Sonografie des Abdomens.

Es ergibt sich folgender **Befund:** Die Gallenwege sind unauffällig. Im linken Leberlappen an der Grenze zum Lappenübergangsgebiet ventral gelegen, außerdem im rechten Leberlappen dorsal zwerchfellnah und fraglich auch unmittelbar neben der Pfortader findet sich je ein echogleicher Rundherd mit echoarmem Randsaum. Die Durchmesser der Rundherde liegen zwischen 8 und 15 mm. Milz, Nieren und Pankreas sind unauffällig bei mäßiger Gasüberlagerung.

### Wie interpretieren Sie den sonografischen Befund
Die drei Rundherde erscheinen dringend metastasenverdächtig. Zum Vergleich die Sonografie der Leber eines anderen Patienten (➤ Abb. 3.8).

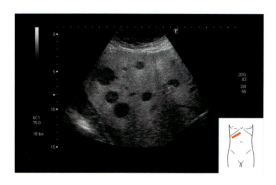

**Abb. 3.8** Sonografie der Leber: Mehrere echoarme dringend metastasenverdächtige Rundherde (bei einem anderen Patienten) [G755]

### Welche weiterführende apparative Diagnostik lassen Sie durchführen?
Eine Computertomografie des Abdomens.

Es bestätigen sich die metastasenverdächtigen Rundherde in der Leber. Zusätzlich ergibt sich der Verdacht auf eine Raumforderung im Processus uncinatus des Pankreas (aufgrund der Lage einer Punktion nicht gut zugänglich).

### Welche laborchemische Untersuchung kann den Verdacht auf ein Pankreaskarzinom erhärten?
Der Tumormarker CA 19–9.

Bei dem Patienten ist CA 19–9 deutlich erhöht auf 2.234 U/ml.

### Durch welche Bildgebung kann die Raumforderung im Pankreas näher charakterisiert werden?
Durch eine Endosonografie, ggf. gefolgt von einer ERCP.

Bei der **ERCP** zeigte sich ein unauffälliger Befund der Gallenwege und des Pankreasgangs.
Im Rahmen der ERCP wird eine ausgiebige Bürstenzytologie aus dem Ductus hepatocholedochus und dem Pankreasgang entnommen.
Am Tag nach der ERCP klagt der Patient über heftige Bauchschmerzen.

### Welche Laboruntersuchungen zur Abklärung der abdominellen Schmerzen ordnen Sie an?
Blutbild, Lipase, Bilirubin, CRP, Kalzium und LDH.

Die Leukozytenzahl beträgt 12.400/μl, der Wert für Hämoglobin 15,0 g/dl, für Lipase 769 U/l (am darauffolgenden Tag 1.668 U/l), für Bilirubin 1,0 mg/d und für C-reaktives Protein 0,7 mg/dl.

### Wodurch sind die Bauchschmerzen wahrscheinlich bedingt?
Wahrscheinlich liegt eine Post-ERCP-Pankreatitis vor.

Die **zytologische Untersuchung** der Bürstenproben (aus der ERCP) zeigt keinen Anhalt für Malignität.

#### Wie kann die Verdachtsdiagnose eines Malignoms gesichert werden?
Durch eine Sonografie- oder CT-gesteuerte Punktion der Leberrundherde.

> Die histologische Untersuchung eines Biopsats eines Leberrundherds ergibt ein Adenokarzinom des Pankreas.

#### Welche therapeutischen Möglichkeiten haben Sie?
In Anbetracht der Leberfiliae ergibt sich keine Indikation für den Versuch einer operativen Resektion des Primärtumors. Abhängig vom Gesamtzustand des Patienten ist eine palliative Chemotherapie angezeigt.

#### Welches Zytostatikum ist als Monotherapie für die palliative Therapie des Pankreaskarzinoms zugelassen?
Für die Monotherapie zugelassen ist Gemcitabin (Gemzar®).

**ZUSATZINFORMATION**
Seit 2007 ist auch der Tyrosinkinaseinhibitor Erlotinib (Tarceva®) in Kombination mit Gemcitabin für die Behandlung von metastasiertem Pankreaskarzinom zugelassen. Die nur geringfügige Verlängerung des medianen Überlebens wird aber durch eine hohe Rate von Nebenwirkungen erkauft.
Ein weiterer Kombinationspartner für Gemcitabin ist Nab-Paclitaxel (Abraxane®), eine albumingebundene Nanopartikel-Formulierung der zytotoxischen Substanz (seit 2014 für diese Indikation zugelassen). Die Kombination von Nab-Paclitaxel mit Gemcitabin führt gegenüber der Gemcitabin-Monotherapie zu einer Erhöhung der Remissionsrate von 7 auf 23% und zu einer Verlängerung der Überlebenszeit (Hazard Ratio 0,72; Median 1,8 Monate).
Dem jungen Patienten in dieser Kasuistik würde eine kombinierte Therapie nach FOLFIRINOX-Schema angeboten werden (5-FU plus Folinsäure plus Irinotecan plus Oxaliplatin) mit im Vergleich zu Gemcitabin-Monotherapie erhöhter Nebenwirkungsrate, aber um vier Monate (von sieben auf elf Monate) verlängertem Gesamtüberleben.

#### Welche Komplikation ist vermutlich eingetreten, wenn es bei einem Patienten mit bekanntem Pankreaskopfkarzinom im Verlauf ein Ikterus auftritt?
Es ist zu einer Stenosierung oder einem Verschluss des Ductus hepatocholedochus gekommen. Möglich ist auch eine intrahepatische Cholestase durch hepatische Metastasierung (wie beim beschriebenen Patienten).

#### Welche palliative Therapie wird durchgeführt?
Die endoskopische (über ERCP) Einlage eines Stents. Alternativ ist die CT-gesteuerte Anlage einer externen Drainage möglich (über PTCD).

#### Welches ist das klassische Resektionsverfahren für ein operables Pankreaskopfkarzinom?
Die partielle Duodenopankreatektomie (Whipple-Operation, ➤ Abb. 3.9).

#### Welche Modifikation dieses Verfahrens wird heute (wegen geringerer postoperativer Morbidität und gleicher Langzeitprognose) zunehmend eingesetzt (insbesondere bei kleinen Tumoren)?
Die pyloruserhaltende partielle Duodenopankreatektomie.

#### Welche fünf Einzelschritte umfasst die Whipple-Operation?
- Resektion des Pankreaskopfs inkl. Processus uncinatus und eines Teils des Pankreaskorpus
- Lymphknotendissektion (entlang der A. mesenterica superior und im Ligamentum hepatoduodenale)
- Resektion der Gallenblase mit Ductus choledochus
- Resektion von Duodenum und distalem Magen
- Rekonstruktion durch Anschluss des Pankreasrests an eine nach Y-Roux ausgeschaltete Jejunumschlinge oder auch durch Anastomose des Pankreasrests in den Magen

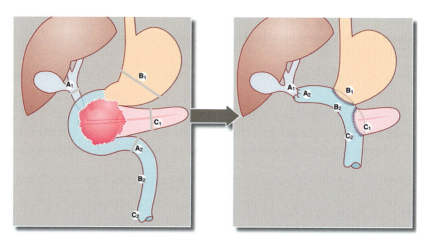

**Abb. 3.9** Schema Whipple-Operation. Die Organe werden an den Linien A1, A2, B1 und C2 getrennt. Es werden eine biliodigestive Anastomose (A1, A2), eine Gastroenterostomie (B1, B2) und eine Pankreatojejunostomie (C1, C2) angelegt Die Cholezytektomie, die im Rahmen einer Whipple-Operation durchgeführt wird, ist im rechten Bild der Abb. nicht dargestellt.[E328]

### ZUSATZINFORMATION
**Weitere Operationsverfahren:**
Bei der **subtotalen Duodenopankreatektomie** wird die Resektion bis zum Pankreasschwanz ausgedehnt (40 % der Patienten entwickeln einen Diabetes mellitus). Die **totale Duodenopankreatektomie** ist nur selten indiziert (bei den gesamten Pankreas-einnehmenden Tumoren oder bei Doppelkarzinomen). Die **Pankreaslinksresektion** mit Splenektomie wird selten bei Pankreaskarzinomen im Schwanz- und Korpusbereich durchgeführt, 90 % der Karzinome in diesem Bereich sind inoperabel.

### Wie lautet die Definition einer R0-, einer R1- sowie einer R2-Resektion?
Die R(Residual)-Klassifikation der Tumorklassifikation beschreibt die Radikalität einer Operation:
- R0 = kein Residualtumor = Resektion eines Tumors, sodass weder makroskopisch noch mikroskopisch (histologische Untersuchung der Schnittränder) Tumorgewebe (inkl. Metastasen) im Körper verbleibt
- R1 = mikroskopisch nachweisbarer Residualtumor = Resektion eines Tumors, sodass makroskopisch kein Tumorgewebe im Körper verbleibt, jedoch aufgrund der mikroskopischen Untersuchung der Schnittränder noch Reste von Tumorgewebe im Körper vermutet werden
- R2 = makroskopisch nachweisbarer Residualtumor

### Wie lautet die Definition einer adjuvanten und einer neoadjuvanten Therapie?
- adjuvante Therapie = Therapie (medikamentös oder durch Bestrahlung) gegen einen Tumor zu einem Zeitpunkt, zu dem im Körper kein Tumorgewebe mehr nachweisbar ist (Zustand nach R0-Resektion)
- neoadjuvante Therapie = Therapie (medikamentös oder durch Bestrahlung) gegen einen Tumor **vor** einer geplanten operativen Resektion (mit dem Ziel der Tumorverkleinerung und/oder der Reduktion von Metastasen)

### Was bedeuten T, N und M in der Klassifizierung der Tumorausbreitung?
- T = Tumorgröße (des Primärtumors)
- N = Lymphknotenbefall (N, nodal)
- M = Fernmetastasen

## ZUSATZINFORMATION
**Wie lautet die TNM-Klassifikation des exokrinen Pankreaskarzinoms?**
TNM-Klassifikation des exokrinen Pankreaskarzinoms (Bruns et al. 2013):
- T = Primärtumor
- TX = Primärtumor kann nicht beurteilt werden
- T0 = kein Anhalt für Primärtumor
- Tis = Carcinoma in situ
- T1 = Tumor begrenzt auf das Pankreas, 2 cm oder weniger im größten Durchmesser
- T2 = Tumor begrenzt auf das Pankreas, größer als 2 cm im größten Durchmesser
- T3 = Tumor erstreckt sich direkt in Duodenum, D. choledochus oder peripankreatisches Gewebe
- T4 = Tumor infiltriert Truncus coeliacus oder A. mesenterica superior

Stadiengruppierung:
- I: Tumor auf das Pankreas beschränkt ([T1 oder T2] und N0 und M0)
- II: Pankreas und angrenzende Gewebe betroffen (T3 und N0 und M0)
- III: Beteiligung der regionalen Lymphknoten (N1 und M0)
- IV: Tumor erstreckt sich auf Nachbarorgane oder Fernmetastasen (T4 und/oder M1)

### Wie ist die Prognose des Pankreaskarzinoms?
Die Prognose ist schlecht: Nur bei 10–20 % der Patienten kann das Karzinom kurativ reseziert werden. Die mediane Überlebenszeit liegt bei 10–20 Monaten. Einen Prognosefaktor stellt auch die Tumordifferenzierung dar.

Für die späte Diagnosestellung und damit die schlechte Prognose ist auch das Fehlen von Frühsymptomen verantwortlich.

### Welches sind die drei häufigsten Erstsymptome beim (oft lange asymptomatischen) Pankreaskarzinom?
- Schmerzen (90 %)
- Ikterus (60–70 %, nur Frühzeichen bei Pankreaskopfkarzinomen)
- Gewichtsabnahme (90 %)

## ZUSATZINFORMATION
Selten treten auf:
- tastbar vergrößerte Gallenblase (Courvoisier-Zeichen; nur bei einem Drittel der Patienten mit Pankreaskopfkarzinom)
- Spätsymptome (Thrombembolien)
- akute Pankreatitis als Erstmanifestation eines Pankreaskarzinoms

### Ist das CA 19–9 als Screening-Marker für das Pankreaskarzinom sinnvoll?
In Frühstadien des Pankreaskarzinoms ist das CA 19–9 meist nicht erhöht. Es eignet sich daher nicht als Screening-Marker. Auch ist es nicht spezifisch für das Pankreaskarzinom, da erhöhte Werte auch bei anderen gastrointestinalen Tumoren, so bei Kolon- und Gallengangskarzinomen, sowie bei akuter und chronischer Pankreatitis auftreten.

### Wann ist eine CA-19–9-Bestimmung beim Pankreaskarzinom sinnvoll?
Das CA 19–9 eignet sich zur Eingrenzung einer unklaren Raumforderung im Pankreas oder von Metastasen ohne nachweisbaren Primärtumor.

### An welche Differenzialdiagnosen außer Pankreaskarzinom denken Sie bei einem Patienten mit Ikterus? Nennen Sie die drei Gruppen.
- prähepatischer Ikterus
- intrahepatischer Ikterus
- posthepatischer Ikterus

## 3 Gastroenterologie

### Welches sind die beiden Ursachen für prähepatischen Ikterus?
- hämolytische Anämien
- ineffektive Erythropoese (z. B. Thalassämie)

### Welches sind Ursachen für intrahepatischen Ikterus?
- **hepatozellulärer Ikterus** (hepatischer oder Parenchymikterus): infektiöse Hepatitis, Leberzirrhose, toxisch-allergische Hepatitis (Alkohol, Medikamente), familiäre Hyperbilirubinämien
- **intrahepatische Cholestase:** progressive Destruktion der Gallenwege (primär biliäre Cholangitis, primär sklerosierende Cholangitis), idiopathische funktionelle Cholestase (z. B. Schwangerschaftscholestase)

### Was sind die Ursachen für posthepatischen Ikterus? Nennen Sie die drei häufigsten.
Ein posthepatischer Ikterus ist identisch mit einem mechanischen Ikterus, also einer extrahepatischen Cholestase. Häufige Ursachen sind:
- Choledocholithiasis
- chronische Pankreatitis
- Pankreaskarzinom

**ZUSATZINFORMATION**

Seltenere Ursachen sind: Cholangiokarzinom, Striktur des Ductus choledochus, Duodenaldivertikel, Mirizzi-Syndrom, Leberzysten.

### Welche Laboruntersuchungen dienen der ersten Orientierung bei einem Patienten mit Ikterus und hellem Stuhl?
- cholestaseanzeigende Enzyme (AP, γ-GT)
- GOT, GPT
- direktes und indirektes Bilirubin im Serum
- Bilirubin und Urobilinogen im Urin

### Nennen Sie zwei von vier familiären Hyperbilirubinämiesyndromen.
- Morbus Meulengracht (= Morbus Gilbert = Icterus intermittens juvenilis) (häufig)
- Crigler-Najjar-Syndrom
- Dubin-Johnson-Syndrom
- Rotor-Syndrom

**LITERATUR**

Bruns CJ et al. Karzinome des exokrinen Pankreas und der periampullären Region. In: Bruns C (Hrsg.) Manual Gastrointestinale Tumoren. Tumorzentrum München, Zuckschwerdt Verlag, 9. Aufl. 2013, S. 135.
Leitlinienprogramm Onkologie (Deutsche Krebsgesellschaft, Deutsche Krebshilfe, AWMF): Seufferlein T et al. S3-Leitlinie Exokrines Pankreaskarzinom,032–010, Stand 31.10.2013, gültig bis 31.10.2018.

## 3.6 Leitsymptom Kurzatmigkeit

**KASUISTIK**

Eine 38-jährige Kindergärtnerin bemerkt seit zwei Jahren eine starke Kurzatmigkeit beim Sport (Mountainbiking). Bei einer Ergometrie sei der Puls bereits bei geringer Belastung auf 170/min angestiegen. Vor acht Wochen seien zusätzlich Schluckbeschwerden aufgetreten (so konnte sie größere Bissen nicht mehr schlucken). Die Mundschleimhaut sei entzündet gewesen (gerötet mit weißen Belägen) und habe beim Genuss von sauren Nahrungsmitteln wie Orangensaft und Salat gebrannt. Der Stuhlgang sei regelmäßig. Vor vier Jahren sei es über ein Jahr wiederkehrend zu Durchfällen gekommen, jeweils über zwei Wochen. Sie habe damals 8 kg Gewicht abgenommen. Eine Koloskopie sei nicht durchgeführt worden, die Durchfälle hätten spontan sistiert. Was sie immer noch habe, seien Blähungen nach den Mahlzeiten. Verneint werden Blut im Stuhl, Schleim, Teerstuhl, abdominelle Schmerzen, Gelenkschmerzen, Thoraxschmerzen sowie Augenprobleme. Die **körperliche Untersuchung** ist unauffällig.

### Welche drei übergreifenden Krankheitsgruppen (organbezogen) können zu einer Belastungsdyspnoe führen?
- kardiale Erkrankungen (= Dyspnoe durch Linksherzinsuffizienz)
- bronchopulmonale Erkrankungen
- nicht kardiopulmonale Erkrankungen (z. B. Urämie, Anämie)

### Welche Laborwerte lassen Sie bestimmen? Nennen Sie mindestens vier.
Anzufordern sind: kleines Blutbild, Natrium, Kalium, Kreatinin, Glukose, CRP, D-Dimere, Blutgase.

> Das Hämoglobin liegt bei 9,1 g/dl.

### Welche drei weiteren Angaben interessieren Sie im kleinen Blutbild?
- Leukozytenzahl
- Thrombozytenzahl
- mittleres Erythrozytenvolumen (MCV)

> Leukozyten- und Thrombozytenzahl sind normal. Das MCV beträgt 68 fl.

### Welche Form einer Anämie liegt vor?
Es handelt sich um eine mikrozytäre Anämie.

### Was ist die häufigste Ursache einer mikrozytären Anämie? Nennen Sie darüber hinaus eine der zwei weiteren Ursachen.
Die Eisenmangelanämie ist mit 80 % die häufigste aller Anämien.
Mikrozytäre Anämien treten weiter auf bei:
- Thalassämien
- chronischer Bleiintoxikation (sehr selten)

**ZUSATZINFORMATION**
Infektions-, chronische Endzündungs- und Tumoranämien sind meist normozytär, nur selten leicht mikrozytär.

### Was sind die vier häufigsten Ursachen eines Eisenmangels?
- chronische Blutungen (meist aus dem Gastrointestinaltrakt; bei Frauen Menorrhö)
- verminderte Zufuhr (Vegetarier)

- verminderte Resorption (Dünndarmerkrankungen, Zustand nach Magenresektion)
- gesteigerter Bedarf (Schwangerschaft, Stillzeit)

### Welche vier weiteren Laboruntersuchungen führen Sie zur Abklärung der Anämie durch?
- Differenzialblutbild
- Retikulozytenzahl
- Serumeisen
- Ferritin

**ZUSATZINFORMATION**
Bei Patienten mit Komorbiditäten wie Leber- oder Tumorerkrankung oder chronischer Infektion sollte der lösliche Transferrinrezeptor mitbestimmt werden, weil bei diesen Patienten Ferritin als Akute-Phase-Protein nicht aussagekräftig ist.

Es findet sich eine deutlich erniedrigte Eisenkonzentration mit 18 µg/ml bei niedrig normalem Ferritin von 41 µg/ml. Im Normbereich sind Leukozytenzahl, Differenzialblutbild und Retikulozytenzahl. Ferner wurden Vitamin $B_{12}$ und Folsäure bestimmt: Vitamin $B_{12}$ ist erniedrigt mit 218 ng/l, Folsäure niedrig normal (2,3 ng/ml).

### Was verursacht wohl die meisten Beschwerden der Patientin?
Die hochgradige Eisenmangelanämie unklarer Genese.

Der Hausarzt hat bereits vor 2 Wochen mit einer intravenösen Gabe von Eisen begonnen, seit einigen Tagen ist die Belastungsdyspnoe rückläufig. Die weiteren Laborwerte (CRP, Prothrombin-Index, PTT, Harnstoff-N, Kreatinin, Harnsäure, Phosphat, Natrium, Kalium, Kalzium, Cholinesterase, Kreatinkinase, LDH, Glukose, TSH-Basalwert, Gesamteiweiß, Albumin und Elektrophorese) liegen im Normbereich.
Die Patientin verneint auffällig starke oder unregelmäßige Monatsblutungen. Sie habe auch keine besonderen Ernährungsgewohnheiten, wie etwa vegetarische Diät.

### Welche Laboruntersuchung schlagen Sie zur weiteren Abklärung vor?
Es ist ein Test auf okkultes Blut (iFOBT) indiziert.

Dieser ist unauffällig.

### Welche apparative Untersuchung schlagen Sie vor?
Eine Ösophagogastroduodenoskopie.

Der makroskopische Befund bei der **Ösophagogastroduodenoskopie** ist unauffällig, insbesondere sind keine Ulcera ventriculi oder duodeni zu sehen.

### An welcher Stelle sollten Biopsien entnommen werden?
Es sollten Biopsien aus dem Duodenum (Pars descendens duodeni) entnommen werden.

### Nach welchem histologischen Befund soll in den Biopsien gesucht werden?
Histologisch ist nach einer Zottenatrophie zu suchen.

## 3.6 Leitsymptom Kurzatmigkeit

Es findet sich folgender **histopathologischer Befund:** Mikroskopisch zeigen vier vorliegende Biopsiepartikel Dünndarmschleimhaut mit deutlicher Verlängerung der Krypten, darin Zeichen einer vermehrten Epithelregeneration. Stellenweise sind deutlich verkürzte Zotten erkennbar. Sie zeigen oberflächlich überwiegend zylindrische Enterozyten, interzellulär aber mit Vermehrung von Lymphozyten und auch einigen Granulozyten. Die Lamina propria ist dicht durchsetzt von Plasmazellen, einigen Lymphozyten und Granulozyten.

### Welche Grunderkrankung kann vorliegen?
Es kann sich um eine glutensensitive Enteropathie handeln.

**ZUSATZINFORMATION**
Die **glutensensitive Enteropathie** (Synonym Zöliakie des Kindes, Sprue des Erwachsenen) entsteht durch eine Unverträglichkeitsreaktion gegenüber der Gliadinfraktion des Glutens (Getreideprotein) bei entsprechender genetischer Disposition.

Laut kritischem Bericht des Pathologen lässt der Befund an den Schleimhautbiopsien vorrangig an die Möglichkeit einer glutensensitiven Enteropathie denken, wobei jetzt keine vollständige Zottenatrophie vorliegt. Dies wäre z. B. bei einer begonnenen Behandlung mit glutenfreier Diät gut erklärbar.

### Welche Laboruntersuchungen können die Verdachtsdiagnose bestätigen?
- zusätzlich zu bestimmen: Gesamt-IgA im Serum (zum Ausschluss eines IgA-Mangels).
- IgA-Anti-Endomysium-Antikörper oder
- IgA-Anti-Transglutaminase-Antikörper

**ZUSATZINFORMATION**
Die Bestimmung der IgA-Anti-Gliadin-Antikörper ist wegen der geringeren Spezifität im Vergleich zu den beiden oben genannten Antikörpertests obsolet (Feber J et al. Zölikaie. AWMF-Leitlinie 021-021, Stand 30.4.2014, gültig bis 30.4.2019, S. 26).

**ZUSATZINFORMATION**
Der spezifischste **Sprue-Antikörper-Test** ist die Bestimmung des IgA-Anti-Transglutaminase-Antikörpers.

### Welche Funktionstests des Dünndarms führen Sie durch?
- Laktose-$H_2$-Atemtest
- D-Xylose-Test

Der Laktose-$H_2$-Atemtest zeigt bei der Patientin einen deutlichen Anstieg der $H_2$-Exhalation nach 120 Minuten auf 76 ppm, nach 150 Minuten auf 141 ppm (Normalwerte unter 10 ppm), begleitet von deutlichem „Bauchrumoren". Beim D-Xylose-Test mit 12,5 g Xylose-Gabe sind nach fünf Stunden 15 % im Urin ausgeschieden (normal über 16 %).

### Wie interpretieren Sie diese Testergebnisse?
Es besteht der Verdacht auf Dünndarmmalabsorption (Hinweis durch pathologisch niedrigen D-Xylose-Test) und sekundären Laktasemangel bei glutensensitiver Enteropathie.

### Wie wird eine glutensensitive Enteropathie therapiert?
Mit glutenfreier Diät.

### Wann ist die Diagnose einer glutensensitiven Enteropathie bewiesen?
Bei klinischer Besserung unter glutenfreier Diät.

### Fassen Sie die Diagnosekriterien der glutensensitiven Enteropathie zusammen.
Die Diagnosekriterien nach der European Society for Paediatric Gastroenterology, Hepatology and Nutrition (ESPGHAN-Kriterien von 1990; aktualisiert 2012, Husby et al. J Ped Gastroenterol Nutrition 2012; 154: 136) lauten:
- Dünndarmbiopsie mit Histologie (Zottenatrophie, Kryptenhyperplasie, Vermehrung intraepithelialer Lymphozyten)
- IgA-Anti-Transglutaminase-Antikörper positiv
- klinische Besserung unter glutenfreier Diät

### An welche anderen Ursachen außer einer glutensensitiven Enteropathie müssen Sie bei einer Zottenatrophie denken? Zwei sind genannt.
- tropische Sprue (= infektiöse Enteritis mit nicht näher definierten Erregern
- Morbus Whipple

### Erläutern Sie die Pathogenese des Laktasemangels: Welches Substrat kann nicht mehr in welche Produkte gespalten werden? Wie kommt es zu Diarrhöen?
Bei Laktasemangel wird das Disaccharid Laktose (Milchzucker) nicht mehr in Glukose und Galaktose hydrolysiert. Die unhydrolysierte Laktose gelangt in das Kolon und wird dort durch Bakterien in Kohlendioxid, Wasserstoff und Milchsäure gespalten. Infolgedessen kommt es zu Blähungen, Durchfällen und Tenesmen nach dem Genuss von Milch.

### Welche Hauterkrankung ist mit der glutensensitiven Enteropathie assoziiert?
Die Dermatitis herpetiformis Duhring (Leitsymptom: Blasen und Papeln, teils verkrustet, an Stamm und Extremitäten).

### Welche Spätkomplikation müssen Sie bei glutensensitiver Enteropathie bedenken?
Die Inzidenz von (insgesamt sehr seltenen) T-Zell-Lymphomen des Dünndarms ist im Vergleich zur Normalbevölkerung erhöht.

### Wie schließen Sie ein Dünndarmlymphom weitgehend aus?
Durch die Röntgen-Darstellung des Dünndarms (Enteroklysma). Alternativ und zunehmend eingesetzt: Kernspinuntersuchung des Dünndarms.

### Die Therapie einer glutensensitiven Enteropathie besteht in einer glutenfreien Diät. Welche diätetischen Ratschläge geben Sie der Patientin? Was darf sie essen, auf was soll sie verzichten?
- Erlaubt (glutenfrei) sind Kartoffeln, Mais, Reis, Hirse, Sojabohnen.
- Nicht verzehrt werden (da glutenhaltig) sollen Weizen, Hafer, Gerste, Roggen, Dinkel und Grünkern.
- Milch und Milchprodukte sollten aufgrund des Laktasemangels gemieden werden.
- Für weitere Informationen kann die Patientin an die Deutsche Zöliakie-Gesellschaft (www.dzg-online.de) verwiesen werden.

### Geben Sie der Patientin eine Empfehlung für eine Screening-Untersuchung ihrer Familie?
Ja, denn 10 % der erstgradigen Verwandten sind ebenfalls erkrankt. Als Screening kann die Bestimmung des Hb-Werts oder auch die Bestimmung der IgA-Transglutaminase-Antikörper durchgeführt werden.

Bei der Patientin standen die Symptome der Eisenmangelanämie im Vordergrund. Welches sind die Leitsymptome bei einer klassisch verlaufenden Sprue?
- Diarrhöen
- Gewichtsverlust

> Die Patientin beginnt eine glutenfreie Diät. Wenige Tage später sistieren die postprandialen Blähungen. Einige Wochen später berichtet sie in der Ambulanz, dass es ihr hervorragend gehe. Sie habe eine 40-km-Radtour gemacht und habe wieder verstärkten Appetit.
> Der Hämoglobin-Wert ist auf 12,7 g/dl angestiegen. Im D-Xylose-Test zeigt sich eine verbesserte Resorption mit jetzt 23 % Urinausscheidung von oral zugeführter Xylose.

Welche Substratklassen sind von Malabsorptionssyndromen betroffen und welches sind zugehörige Symptome? Nennen Sie drei der fünf möglichen.
- Eiweißmalabsorption: Gewichtsverlust, hypoproteinämische Ödeme
- Kohlenhydratmalabsorption: Gärungsstühle, Flatulenz, geblähtes Abdomen
- Malabsorption von wasserlöslichen Vitaminen: Vitamin $B_{12}$ und Folsäure: Anämie
- Malabsorption von Eisen: Anämie
- Malabsorption von Elektrolyten: Kalium (z. B. Muskelschwäche) und Kalzium (z. B. Tetanie)

Welche Vitaminmangelerkrankungen (jeweils mit einem Leitbefund) kennen Sie? Nennen Sie zwei von vier.
- Vitamin-$B_{12}$-Mangel: Leitbefund makrozytäre Anämie
- Vitamin-$B_1$(Thiamin)-Mangel: Leitsymptome Wernicke-Enzephalopathie, Korsakow-Syndrom (bei chronischem Alkoholabusus)
- Vitamin-C-Mangel (Skorbut): Leitsymptome Zahnausfall, Muskelschwund, Diarrhöen
- Vitamin-D-Mangel: Leitbefunde Hypokalzämie und Osteomalazie (mangelnde Knochenmineralisation)

### KASUISTIK
> Bei einem 73-jährigen Mann fällt eine periphere Neuropathie auf. Im Blutbild findet sich ein Hb von 9,5 g/dl mit erhöhtem MCV auf 103 fl.

Wie lautet Ihre Verdachtsdiagnose?
Makrozytäre Anämie, am häufigsten bei Vitamin-$B_{12}$-Mangel.

> Der Patient gibt an, dass vor über 15 Jahren eine ihm nicht näher bekannte Bauchoperation durchgeführt wurde.

Welche beiden Operationen am Magen-Darm-Trakt können nachfolgend zu einem Vitamin-$B_{12}$-Mangel führen und über welchen Mechanismus kommt es zum Mangel?
- Gastrektomie: Es fehlt der Intrinsic Factor, der in der Magenschleimhaut gebildet wird.
- Resektion des terminalen Ileums: In den distalen 100 cm des Ileums erfolgt die Vitamin-$B_{12}$-Resorption.

Bei welcher weiteren Magenerkrankung tritt ein Vitamin-$B_{12}$-Mangel auf?
Bei der Autoimmungastritis (mit Nachweis von Autoantikörpern gegen Parietalzellen und gegen Intrinsic-Faktor); bei dieser Grunderkrankung wird das Krankheitsbild als „perniziöse Anämie" bezeichnet.

### Wie behandeln Sie den Vitamin-B$_{12}$-Mangel?
Mit der Substitution mit Vitamin B$_{12}$ (Cyancobalamin) 1.000 µg i. m. wöchentlich für einen Monat, dann alle drei Monate.

### Welches ist die häufigste Stoffwechselstörung im Dünndarm?
Der primäre Laktasemangel.

### Welche pathogenetischen Krankheitsgruppen können neben der glutensensitiven Enteropathie zu einer Malabsorption führen? Nennen Sie drei der sieben Gruppen.
- entzündliche Erkrankung
- infektiöse Erkrankung
- metabolische Erkrankung
- maligne Erkrankung
- vaskuläre Erkrankung
- traumatische (physikalische) Schädigung
- hepatische Erkrankung (durch erhöhten portovenösen Druck)

### Nennen Sie für jede dieser Krankheitsgruppen mindestens ein Beispiel.
- entzündliche Erkrankung: Morbus Crohn
- infektiöse Erkrankung: Darmtuberkulose, Kryptosporidien bei AIDS, Protozoonosen wie Lamblien, Morbus Whipple
- metabolische Erkrankung: primärer oder sekundärer Laktasemangel
- maligne Erkrankung: Lymphom des Dünndarms
- vaskuläre Erkrankung: Rechtsherzinsuffizienz mit Stauung, Angina intestinalis
- traumatische (physikalische) Schädigung: Z. n. Dünndarmresektion, Strahlenenteritis
- hepatische Erkrankung: Leberzirrhose

### Welche Symptome charakterisieren den Morbus Whipple? Nennen Sie drei der fünf genannten.
- Diarrhöen
- Gewichtsverlust (zu 90 %)
- Fieber
- Arthralgien (zu 80 %)
- Lymphknotenschwellungen

### Was ist die Ursache des Morbus Whipple?
Eine Infektion mit *Tropheryma whipplei*.

**ZUSATZINFORMATION**
Aufgrund einer asymptomatische ZNS-Beteiligung in 50% der Fälle muss vor der Behandlung eine Liquor-PCR auf *T. whipplei* durchgeführt werden.
Behandelt wird mit Ceftriaxon 2 g/d i. v. über 2 Wochen mit anschließender Gabe von Cotrimoxazol p. o. über ein Jahr.

**LITERATUR:**
Behnisch W et al. Eisenmangelanämie. AWMF-Leitlinie 025-021, Stand 13.2.2016, gültig bis 12.1.2021.
Hagel S et al. Gastrointestinale Infektionen und Morbus Whipple. AWMF-Leitlinie 021-024, Stand 31.1.2015, gültig bis 30.1.2019.

## 3.7 Leitbefund Leberrundherd

**KASUISTIK**

Ein 33-jähriger Patient wird Ihnen von der Hausärztin zur Abklärung einer γ-GT- und AP-Erhöhung vorgestellt. Laut den mitgegebenen Unterlagen sind erstmals vor eineinhalb Jahren die erhöhten Werte von γ-GT mit 132 U/l (normal bis 45 U/l) und AP mit 211 U/l (normal bis 135 U/l) bei normalen Transaminasen aufgefallen.

### Welche Ursachen dieser Laborwerterhöhung kommen infrage?
- Leberparenchymschädigung (durch Alkohol, Medikamente, Hypertriglyzeridämie)
- Gallenwegserkrankung (Gallenwegskonkrement, primär sklerosierende Cholangitis, Gallengangskarzinom)
- Malignome der Leber (primäres Leberzellkarzinom oder Lebermetastasen)

### Welche drei anamnestischen Angaben interessieren Sie?
- Alkoholkonsum
- Medikamenteneinnahme
- Bekannte Leber- und Gallenwegerkrankungen

Alkoholkonsum wird verneint („keinen Tropfen Alkohol"), ebenso Vorerkrankungen der Leber oder Gallenwege. Nach Angabe des Patienten sei bei einer Oberbauchsonografie vor etwa neun Monaten der Verdacht auf eine Fettleber geäußert worden.
Bei dem Patienten war im Alter von 17 Jahren ein Anfallsleiden diagnostiziert worden, die aktuelle Medikation ist Phenytoin (z. B. Zentropil®; seit ca. neun Monaten) und Lamotrigin (Lamictal®, 50 mg; seit einem Monat). Weiterhin besteht eine Fruktoseintoleranz (seit Geburt), er habe eine Diätliste und versuche, die Fruktoseaufnahme auf unter 1 g/d zu begrenzen.
Bei der **körperlichen Untersuchung** zeigt sich ein befriedigender Allgemeinzustand. Im Gespräch wirkt der Patient diskret verlangsamt bei einem Blutdruck von 130/90 mm Hg und einem Puls von 93/min. Die Schilddrüse ist normal, es sind keine vergrößerten Lymphknoten tastbar. Bei der Auskultation ist ein leichtes Giemen über dem rechten Unterfeld hörbar, das Abdomen ist palpatorisch unauffällig (Leber 8 cm in MCL), es finden sich keine Ödeme, keine Leberhautzeichen bei mittelgradiger Gynäkomastie.
Die aktuelle **Laboruntersuchung** zeigt folgende pathologische Werte: γ-GT 172 U/l, AP 306 U/l. Blutbild, Transaminasen und Bilirubin sind normal.

### Was ist Ihr nächster diagnostischer Schritt?
Eine Oberbauchsonografie.

### Beurteilen Sie folgendes sonografische Bild der Leber (➤ Abb. 3.10).

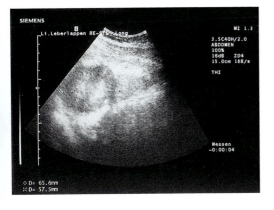

**Abb. 3.10** Sonogramm der Leber [P088]

In der **Oberbauchsonografie** finden sich erhebliche Fetteinlagerungen der Leber und im linken Leberlappen eine 5,5 × 6,6 × 7,0 cm große, echoinhomogene Struktur, zwerchfellnah gelegen.

### Welche Differenzialdiagnosen eines echoinhomogenen Rundherds in der Leber kennen Sie? Nennen Sie vier der sechs aufgeführten.
- primäres Leberzellkarzinom
- Lebermetastase
- benigner Lebertumor (Leberzelladenom, fokal noduläre Hyperplasie)
- Abszess (bakteriell oder durch *Entamoeba histolytica*)
- Echinokokkenzyste
- Peliosis hepatis (blutgefüllte Zysten)

### Welche weiteren laborchemischen Untersuchungen führen Sie durch? Nennen Sie drei der fünf aufgeführten.
- kleines Blutbild (eventuell mit CRP)
- alpha-Fetoprotein
- CEA
- CA 19–9
- Echinokokken-Antikörper

### Welche apparative Untersuchung ist indiziert?
Eine Sonografie mit Kontrastmittel oder ein CT Abdomen mit Kontrastmittel ist angezeigt. Abhängig von CT- und Tumormarker-Befunden folgen eventuell eine Punktion und ggf. eine Primärtumorsuche.

### Sollten die Echinokokken-Antikörper positiv sein und es sich um eine Echinokokkenzyste handeln. Welche grundsätzlichen Therapieoptionen gibt es? Mit welchem Risiko sind sie behaftet?
Konservativ mit antiinfektiver Therapie. Operativ: Zystektomie mit begleitender antiinfektiver Therapie mit Albendazol. Bei der operativen Entfernung besteht die Gefahr der peritonealen Aussaat von Finnen (Larven der Bandwürmer) sowie einer anaphylaktischen Reaktion.

Bei dem Patienten sind die ergänzenden Laboruntersuchungen unauffällig. In der **Computertomografie** zeigt sich ein Dichteangleich zum umgebenden Lebergewebe nach Kontrastmittelgabe (spricht gegen Lebermetastasen). Differenzialdiagnostisch ist der CT-Befund mit einem Leberzelladenom oder (weniger wahrscheinlich) mit einem primären Leberzellkarzinom vereinbar.

### Welche Therapie schlagen Sie vor?
Es empfiehlt sich die Resektion des Lebertumors.

Es wird eine atypische, offene Leberresektion durchgeführt. Histologisch zeigt sich ein Leberzelladenom, im angrenzenden Lebergewebe eine mäßiggradige Leberzellverfettung.

### Sollten Leberzelladenome immer operativ entfernt werden?
Ja, wegen der Gefahr der malignen Entartung (in ca. 10 %) sowie in 30 % auftretender sonstiger Komplikationen.

#### Welche sonstigen Komplikationen können bei großen Leberzelladenomen drohen?
- Infarzierung mit akuten Abdominalschmerzen
- Ruptur des Tumors mit lebensbedrohlicher Blutung (in 10 % der Fälle)

#### Ist dieser Lebertumor typisch für Männer?
Nein, er tritt typischerweise bei Frauen im gebärfähigen Alter nach Einnahme von östrogenhaltigen Kontrazeptiva auf.

#### Welche weiteren gutartigen Lebertumoren kennen Sie? Nennen Sie zwei der fünf aufgeführten.
Häufig sind:
- Leberhämangiom
- fokale noduläre Hyperplasie

Selten sind:
- Gallengangsadenom
- intrahepatisches Gallengangszystadenom
- intrahepatische Gallengangspapillomatose

> Bei dem Patienten ist der postoperative Verlauf gut. Nach der Operation liegt die γ-GT bei 133 U/l (präoperativ 226 U/l), das AP bei 352 U/l (präoperativ 374 U/l).

#### Wodurch ist der erhöhte γ-GT-Wert wahrscheinlich bedingt?
Der erhöhte γ-GT-Wert ist wohl teilweise durch das Leberzelladenom bedingt gewesen und ist jetzt halbiert.

#### In den nächsten drei Monaten (nach Operation) persistiert eine Erhöhung der γ-GT (auf niedrigerem Niveau) und der AP. Worauf führen Sie dies zurück?
Die Erhöhung ist möglicherweise als Nebenwirkung der antiepileptischen Medikation (Phenytoin) anzusehen (bei histologisch nachgewiesener Leberzellverfettung).

#### Bei welchen Grunderkrankungen befürchten Sie bei malignitätsverdächtigem Befund in der Oberbauchsonografie ein hepatozelluläres Karzinom?
Das größte Risiko für ein hepatozelluläres Karzinom haben Patienten mit Leberzirrhose auf dem Boden einer chronischen Hepatitis B oder C oder einer Hämochromatose.

#### Wie ist die Klinik bei einem hepatozellulären Karzinom?
- Druckschmerz rechter Oberbauch, Gewichtsverlust, eventuell tastbarer Tumor
- eventuell unspezifische Symptome (z. B. Fieber)
- häufig asymptomatisch

#### Welche Laboruntersuchung führen Sie bei klinischem Verdacht auf ein primäres Leberzellkarzinom durch?
Es wird die AFP(alpha-Fetoprotein)-Konzentration bestimmt.

#### Welche Erkrankungen außer dem primären Leberzellkarzinom führen zu einer pathologischen alpha-Fetoprotein-Erhöhung? Nennen Sie eine der vier aufgeführten.
- nichtseminomatöse Hodentumoren
- bei chronischer Virushepatitis manchmal mäßig über die Norm erhöhte, im Verlauf schwankende alpha-Fetoprotein-Werte

- selten: Blasenmole
- selten: Hepatoblastom beim Kind

**ZUSATZINFORMATION**
AFP hat auch Relevanz in der pränatalen Trisomiediagnostik: Die Konzentration von AFP im Plasma der Mutter ist bei fetaler Trisomie 21 meist *vermindert*.

### Welche primären Leberkarzinome gibt es? Nennen Sie zwei der vier aufgeführten.

- hepatozelluläres Karzinom (HCC, 90 % aller primären Leberkarzinome); Sonderform: fibrolamellärer Typ (ist AFP-negativ, hat typisches sonografisches Bild)
- cholangiozelluläres Karzinom (CCC, 5 % aller primären Leberkarzinome)
- selten: Hepatoblastom
- selten: Hämangioendotheliom

### Welche grundsätzlichen Therapieoptionen (➤ Tab. 3.2) gibt es beim primären Leberzellkarzinom? Nennen Sie eine kurative und zwei palliative Möglichkeiten.

Kurative Therapie:
- Leberteilresektion
- Hepatektomie mit Lebertransplantation

Palliative lokale Verfahren:
- CT-gesteuerte Radiofrequenzthermoablation (RFA, Therapie der Wahl)
- sonografiegesteuerte Ethanolinjektion
- transarterielle Chemoembolisation (TACE)

**Tab. 3.2** Therapie in Abhängigkeit vom BCLC-Stadium (Barcelona-Clinic-Liver-Cancer-Klassifikation)

| Stadium A | frühes HCC (1 Herd < 5 cm oder maximal 3 Herde < 5 cm) | kurative Therapie möglich: Resektion, Lebertransplantation, perkutane Ethanolinjektion, Radiofrequenzthermoablation |
|---|---|---|
| Stadium B | intermediäres HCC (großer Tumor, multilokulär) | palliative lokale Therapie: transarterielle Chemoembolisation (TACE) |
| Stadium C | fortgeschrittenes HCC (Gefäßinvasion oder Metastasen) | Palliative systemische Therapie: Sorafenib (Nexavar®) als Tyrosinkinase-Inhibitor mit Verlängerung des progressionsfreien Überlebens von 3 auf 6 Monate . Nur bei Child-Pugh A. Bei HCC-Patienten mit Leberzirrhose Child-Pugh B sollte keine Therapie mit Sorafenib durchgeführt werden (Greten T et al. AWMF-Leitlinie Diagnostik und Thearpie des hepatozelluläres Karzinom, S. 103) |
| Stadium D | terminales HCC (sehr schlechter Allgemeinzustand = ECOG 3–4 = nur begrenzte Selbstversorgung möglich; 50 % oder mehr der Wachzeit an Bett oder Stuhl gebunden) | symptomatische Therapie (best supportive care) |

**ZUSATZINFORMATION**
Palliative systemische Therapie: seit 2007 ist der Tyrosinkinase-Inhibitor Sorafenib (Nexavar®) als orale Therapie zugelassen (Greten T et al. AWMF-Leitlinie Diagnostik und Therapie des hepatozellulären Karzinoms, S. 103).
2017 wurden in den USA zur Zweitlinientherapie des HCC der Mulitikinaseinhibitor Rigorafenib (Stivarga®) und der Checkpoint-Inhibitor Nivolumab (Opdiva®) neu zugelassen.

## 3.7 Leitbefund Leberrundherd

**KASUISTIK**
Bei einer anderen Patientin, 34 Jahre alt, beschwerdefrei, wird im Rahmen einer Sonografie folgender Befund erhoben (➤ Abb. 3.11).

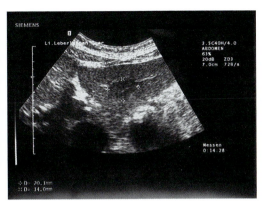

**Abb. 3.11** Sonogramm [P088]

Das Bild ist in Querlage des Ultraschallkopfs aufgenommen: Welches solide Organ ist erkennbar?
Man sieht den linken Leberlappen (in mittlerer Graustufe).

Nach welchen sechs Merkmalen beschreiben Sie sonografisch eine pathologische Läsion in der Leber?
- Lokalisation
- Größe
- Form (z. B. rund, oval, gelappt)
- Abgrenzung (scharf oder unscharf)
- Dichte (= Echogenität)
- Binnenstrukturen (Verkalkungen zystisch oder fehlend)

Beschreiben Sie nach diesen Kriterien den pathologischen Befund des Sonografiebildes.
Im linken Leberlappen zentral eine echoarme (= hypodense) Läsion, in Transversalebene oval; scharfe Abgrenzung zum übrigen Leberparenchym. Die Läsion weist diskret hyperdense tubuläre (strichförmige) Binnenstrukturen auf. Sie hat einen Durchmesser von 14 × 20 mm.
Die ➤ Abb. 3.12 zeigt den zugehörigen Längsschnitt. Die übrige Leber ist sonografisch unauffällig.

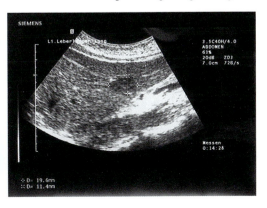

**Abb. 3.12** Sonogramm der Leber im Längsschnitt [P088]

**Was ist die Differenzialdiagnose eines echoarmen Rundherdes in der Leber? Nennen Sie zwei der fünf aufgeführten.**
- Metastase (ist meist, aber nicht immer echoarm)
- Lymphom
- Abszess
- fokal noduläre Hyperplasie (zentraler hyperdenser Stern, sonst hypodens bis isodens)
- fokale Minderverfettung (oft in Nähe von gallenblasennahen Lebersegmenten; gehäuft bei Diabetes mellitus, Leberverfettung)

**ZUSATZINFORMATION**

**Merke:** Es gibt nur wenig benigne echoarme Raumforderungen der Leber.

**Welche beiden weiterführenden bildgebenden Verfahren kommen zur Einstufung obigen Befunds infrage?**
- Computertomografie mit Kontrastmittel
- Kernspintomografie, ggf. auch mit Kontrastmittel
- Kontrastmittel-Sonografie

Bei der **Computertomografie** zeigt sich die Läsion im Nativbild hypodens, nach Kontrastmittelgabe hyperdens. Zur sicheren Zuordnung wird eine **Kernspintomografie** vorgeschlagen. Dabei grenzt sich der Rundherd nach i. v. Gabe von manganhaltigem Kontrastmittel hyperintens zum übrigen Lebergewebe ab. Zusammen machen diese Befunde die Diagnose einer fokal-nodulären Hyperplasie hochwahrscheinlich. Die typischen zentralen tubulären Strukturen („Radspeichenbild") waren bei dieser Patientin sonografisch nicht darstellbar. Es wird eine Verlaufsbeobachtung empfohlen. Beim Kontrolltermin nach einem halben Jahr ist der Befund sonografisch unverändert.

Zystische Strukturen in der Leber sind echofrei (➤ Abb. 3.13). Was ist die Differenzialdiagnose zystischer Strukturen in der Leber? Nennen Sie zwei der fünf angegebenen.

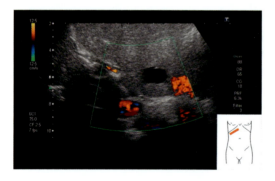

**Abb. 3.13** Sonografie der Leber bei einem Patienten ohne Vorerkrankungen: runde, echofreie Struktur mit dorsaler Schallverstärkung als Zeichen einer (hier solitären) Leberzyste [G755]

- Fehlbildungen: benigne Zyste, Gallengangsast bei Caroli-Syndrom (selten)
- Infektionen: Echinokokkuszyste (mit intrazystischen Septen), Abszess (z. B. Amöben [oft nur echoarm, nicht streng echofrei])
- maligne Läsionen (selten): zystische Metastase
- Blutgefäßerkrankungen (selten): kavernöses Hämangiom
- Peliosis hepatis (selten): blutgefüllte Zysten

**Was ist die Differenzialdiagnose einer echovermehrten Raumforderung in der Leber? Nennen Sie zwei der fünf aufgeführten.**
- maligne: Metastase (Metastasen sind aber häufiger echo*vermindert*), primäres Leberzellkarzinom

- Leberzelladenom (fast isodens)
- vaskulär: kapilläres Hämangiom (oft mit darstellbarem speisendem Gefäß); dies ist der häufigste benigner Lebertumor
- fokale Mehrverfettung
- anlagebedingt: Ligamentum teres (im subkostalen Querschnitt, zwischen RLL und LLL, Normalbefund)

Beschreiben Sie den sonografischen Befund in der Leber (am Längenmaßstab oben und links sind 1-cm-Schritte markiert, ➤ Abb. 3.14).

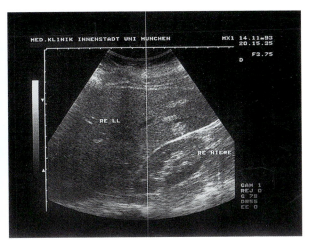

Abb. 3.14 Sonografiebefund der Leber [P088]

Man sieht drei Rundherde, zwei länglich oval, einer kreisförmig. Ihr maximaler Durchmesser beträgt etwa 1,5 cm. Sie sind echoreich im Vergleich zum umgebenden Gewebe, ohne Binnenstrukturen (homogen) mit scharfer Randbegrenzung. Ein Herd befindet sich randständig am dorsalen Rand des rechten Leberlappens kaudal.

Was sind mögliche Differenzialdiagnosen?
- Metastasen
- Hämangiome
- fokale Mehrverfettungen

Unter dem Aspekt insbesondere von der typischen Randständigkeit sind die Läsionen am wahrscheinlichsten als fokale Verfettungen einzuordnen.

### LITERATUR
Greten T et al. Hepatozelluläres Karzinom: Diagnostik und Therapie, Leitlinienprogramm Onkologie, Stand 1.5.2015, gültig bis 30.04.2018; (Stand Mai 2018: nicht als AWMF-Leitlinie verfügbar).

# 3 Gastroenterologie

## 3.8 Leitsymptom Schmerzen im Oberbauch

### KASUISTIK
Eine 58-jährige Patientin kommt wegen Oberbauchschmerzen und Erbrechen in die Notaufnahme. Es wird ein dumpfer Dauerschmerz mit Maximum im Epigastrium angegeben.

### An welche intraabdominellen Differenzialdiagnosen denken Sie? Nennen Sie fünf der acht angegebenen.
- Ulcus ventriculi oder duodeni
- akute Gastritis (viral, bakteriell, toxisch)
- akute Cholezystitis
- Cholangitis
- akute Pankreatitis
- funktionelle Dyspepsie
- Appendizitis
- Ileus unterschiedlicher Genese (Briden, Kolonkarzinom)

### An welche extraabdominellen Differenzialdiagnosen denken Sie? Nennen Sie zwei der vier angegebenen.
- Hinterwandinfarkt
- Aortendissektion
- Lungenembolie
- Pleuritis oder Pleuropneumonie

### Welche weiteren anamnestischen Angaben interessieren Sie?
- nähere Angaben zu Schmerz und Erbrechen (Aussehen des Erbrochenen)
- weitere Symptome
- Medikamente
- Vorerkrankungen

Ein Druckgefühl im Bauch sei bereits seit zwei Tagen zu spüren gewesen. Seit acht Stunden hätten sich Schmerzen entwickelt, hauptsächlich in der Magengrube. Das Erbrochene sei hell gewesen, ohne Blut oder dunkle Beimengungen. Die übergewichtige Patientin berichtet, dass sie häufig nach fetten Mahlzeiten ein Völlegefühl spüre. Sie nehme einen Betablocker wegen einer arteriellen Hypertonie und Simvastatin wegen einer Hypercholesterinämie. Wegen einer Candida-Intertrigo benutze sie eine Pilzsalbe.
Als Jugendliche wurde ihr der Blinddarm entfernt.
Bei der **körperlichen Untersuchung** ist der arterielle Blutdruck 145/96 mmHg, der Puls 68/min. Die axilläre Temperatur beträgt 38,1 °C, bei rektaler Nachmessung 38,6 °C. Kein Ikterus, normale Darmgeräusche. Deutlicher Druckschmerz rechts subkostal.

### Welche Laborwerte bestimmen Sie?
Angefordert werden: kleines Blutbild, C-reaktives Protein, Kreatinin, Natrium, Kalium, Glukose, GOT, GPT, γ-GT, AP, Bilirubin, Kreatinkinase, LDH, Troponin T, Lipase und Urinstatus.

Pathologische Werte ergeben sich bei Leukozyten (14.600/μl), C-reaktivem Protein (3,7 mg/dl), GOT (53 U/l, normal bei Frauen bis 33 U/l) und Glukose (137 mg/dl).

### Welche apparative Untersuchung führen Sie durch?
- EKG (hier mit unauffälligem Befund)
- Oberbauchsonografie

Nach welchen sonografischen Zeichen einer Cholezystitis suchen Sie? Nennen Sie drei der vier.
- verbreiterte Gallenblasenwand
- Schichtung oder Auflockerung der Gallenblasenwand (echoarmer Mittelstreifen zwischen innerem und äußerem echoreichem Wandbereich)
- Flüssigkeitssaum um die Gallenblase
- Gallenblasenkonkrement (Cholezystitis fast nur bei Cholezystolithiasis)

Der sonografische Schnitt rechts subkostal zeigt bei der Patientin folgendes Bild (➤ Abb. 3.15).

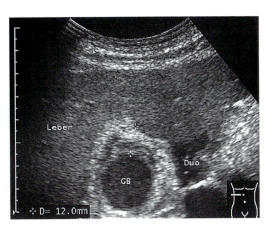

Abb. 3.15 Sonografisches Schnittbild rechts subkostal [P088]

Welche der oben genannten Zeichen einer Cholezystitis sind auf dem Bild erkennbar?
- verbreiterte Gallenblasenwand
- Auflockerung der Gallenblasenwand

Bei der Patientin zeigt sich sonografisch weiterhin in der Gallenblase ein schattengebendes, mobiles Konkrement von 12 mm Durchmesser. Wie behandeln Sie eine akute Cholezystitis?
- Schmerztherapie
- Antibiotikum
- frühelektive Cholezystektomie

Wie behandeln Sie die Schmerzen der Patientin?
- Spasmolytikum: N-Butylscopolamin i. v. (Buscopan®)
- Nicht-Opoid-Analgektikum: Metamizol i. v. oder
- Opioid: z. B. Tramadol (z. B. Tramal®), Pethidin (z. B. Dolantin®)

**ZUSATZINFORMATION**
Morphin soll nicht gegeben werden, weil sich in Untersuchungen an Patienten gezeigt hat, dass dies die Druckamplituden im Sphincter Oddi steigert. Trotz dieser Befunde gibt es keine klinischen Hinweise, dass Morphin eine Pankreatitis oder Cholezystitis verschlechtert oder auslöst.

Welche drei Charakteristika sollte das Antibiotikum haben? Nennen Sie eines.
- gute Gallengängigkeit
- Wirksamkeit im gramnegativen Bereich
- Stabilität im alkalischen Milien der Galle

### Welche beiden Antibiotikaklassen kämen infrage? Nennen Sie eine.
- Cephalosporine, z. B. Ceftriaxon (z. B. Rocephin®)
- Acylaminopenicilline mit Betalaktamase-Inhibitor (z. B. Tazobac®)
- Chinolone (= Gyrasehemmer), z. B. Levofloxacin (z. B. Tavanic®) oder Ofloaxacin (z. B. Tarivid®); seit Oktober 2018 sollen Gyrasehemmer bei mittelschweren Infektionen nur noch eingesetzt werden, wenn es keine therapeutische Alternative gibt (https://www.bfarm.de/SharedDocs/Risikoinformationen/Pharmakovigilanz/DE/RV_STP/a-f/fluorchinolone-bewegungsapparat.html)

### Welche Komplikationen können bei einer Cholezystitis auftreten?
- Perforation in die freie Bauchhöhle mit Peritonitis
- Perforation ins Duodenum oder Kolon mit Gallensteinileus
- Gallenblasenempyem

> Die Patientin wird mit Ceftriaxon 2 g/d i. v. (z. B. Rocephin®) behandelt. Unter Spasmolytikagabe wird sie schmerzfrei. Am Tag 2 sind die Leukozyten normalisiert. Am Tag 3 wird (frühelektiv) eine laparoskopische Cholezystektomie durchgeführt.
> **Hinweis:** In der ACDC (Acute Cholecystitis Delayed Cholecystectomy)-Studie (Gutt et al. 2013) war das Outcome besser bei einer frühen (innerhalb von 24 h) als bei einer spät elektiven (innerhalb von 7–45 Tagen) laparoskopischen Cholezystektomie.

### Welche Techniken einer Cholezystektomie gibt es?
- laparoskopische Cholezystektomie (Methode der Wahl)
- offene Cholezystektomie (mit Laparotomie)

### Nennen Sie einen Vorteil und einen Nachteil der laparoskopischen Cholezystektomie.
- **Vorteil:** geringere Invasivität, kürzere Krankenhausverweildauer
- **Nachteil:** höhere Rate von Verletzungen der Gallenwege mit Galleleck (5 %)

### Welche andere Form der Steinerkrankung kennen Sie neben der Cholezystolithiasis?
Die zweite Form ist die Choledocholithiasis.

### Was sind mögliche Manifestationsformen einer Choledocholithiasis? Nennen Sie zwei der drei genannten.
- akute Oberbauchschmerzen (Koliken)
- Ikterus
- asymptomatische Choledocholithiasis

#### KASUISTIK
Eine andere Patientin, 76 Jahre alt, mit Z. n. Hinterwandinfarkt vor drei Jahren wird in die Notaufnahme gebracht, weil sie seit drei Tagen einen Ikterus bemerkt. Zusätzlich habe sie seit dem Vortag Oberbauchschmerzen und Fieber.
Die Patientin ist in eingeschränktem Allgemeinzustand und hat einen deutlichen Druckschmerz im rechten Oberbauch. Bei den **Laborwerten** ist die Leukozytenzahl 12.400/µl, der Wert für CRP ist 3,2 mg/dl (normal bis 0,5), für Bilirubin 3,2 mg/dl, für AP 320 U/l, für GOT 81 U/l (Normalwert bei Frauen bis 33 U/l) und GPT 57 U/l (Normalwert bei Frauen bei 35 U/l). Bei der **Oberbauchsonografie** zeigt sich ein kalkdichtes Gallenblasenkonkrement, eine normal dicke Gallenblasenwand, keine Flüssigkeit um die Gallenblase und ein auf 9 mm (normal bis 7 mm) erweiterter Ductus choledochus. Steine in den Gallenwegen sind nicht nachweisbar.

### Welche pathologische Situation der Gallenwege liegt vermutlich vor?
Es handelt sich wohl um einen mechanischen Stau der Gallenwege.

### Welcher sonografische Befund der Leber (hier nicht nachweisbar) kann diesen Verdacht erhärten?
Intrahepatische „Doppelstraßen" ( Doppelflintenphänomen, entspricht sonografisch darstellbaren Gallengängen): Die peripheren intrahepatischen Gallengänge werden erst bei einem Gallestau sichtbar. Sie verlaufen parallel zu den Pfortaderästen.

### In welche zwei Gruppen lassen sich die Grunderkrankungen, die zu einer mechanischen Cholestase führen, gliedern?
- Erkrankungen der Gallenwege
- Abflusshindernis außerhalb der Gallenwege

### Nennen Sie je drei Erkrankungen für jede dieser beiden Gruppen (fünf bzw. vier sind angegeben)
Erkrankungen der Gallenwege:
- Konkrement im Choledochus (= Choledocholithiasis)
- Papillenstenose
- Gallengangskarzinom
- benigne Choledochusstriktur
- primär sklerosierende Cholangitis

Abflusshindernis außerhalb der Gallenwege durch:
- Pankreaskopfkarzinom
- Duodenaldivertikel (mit Kompression des Ductus choledochus)
- Leberabszess (selten)
- Mirizzi-Syndrom (selten)

### Welche infektiöse Komplikation einer mechanischen Cholestase liegt bei der Patientin vermutlich vor?
Es liegt wahrscheinlich eine Cholangitis vor (meist bakteriell).

### Was ist eine mögliche Komplikation einer bakteriellen Cholangitis?
Eine Cholangiosepsis.

> Wegen der Klinik (Schmerzen, Fieber) und der Entzündungszeichen im Labor (Leukozytose, CRP-Erhöhung) ist eine notfallmäßige Entlastung des Gallestaus indiziert. Es wird eine Untersuchung durchgeführt, bei der folgendes Bild entsteht (➤ Abb. 3.16).

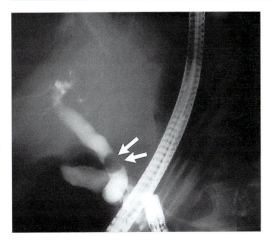

**Abb. 3.16** Bildgebung bei Patientin mit Ikterus [P088]

## Um welche Untersuchung handelt es sich?
Es ist eine ERCP (= endoskopisch retrograde Cholangiopankreatikografie).

**ZUSATZINFORMATION**
Die ERCP ist eine der invasivsten endoskopischen Techniken mit einer Komplikationsrate von ca. 10%. Wenn man betonen will, dass (wie in den meisten Fällen intendiert) nur die Gallenwege mit Kontrastmittel gefüllt werden, dann spricht man auch von einer ERC (= endoskopisch retrograde Cholangiografie).

## Wie sedieren Sie die Patientin während der Untersuchung? Nennen Sie zwei Alternativen mit Stoff- und Handelsnamen.
- Propofol (z. B. Disoprivan®), am häufigsten eingesetzt
- Midazolam (z. B. Dormicum®), seltener

## Welche zwei Nebenwirkungen hat Proprofol? Nennen Sie eine.
- Kreislaufdepression mit Hypotonie
- Atemdepression

## Welche drei Nebenwirkungen hat Midazolam? Nennen Sie eine.
- Atemdepression
- paradoxe Erregung (Patient wird agitiert, unkooperativ)
- anterograde Amnesie (Teil der erwünschten Wirkung)

## Was unternehmen Sie, wenn ein Patient nach Gabe von Midazolam einen Atemstillstand erleidet?
- Maskenbeatmung („Bebeuteln")
- Flumazenil (Anexate®) i. v. als Antidot (Benzodiazepin-Antagonist)

## Welche Befunde sehen Sie auf dem oben gezeigten Bild?
- Konkrement im Choledochus (erkennbar an der kreisförmigen Kontrastmittelaussparung)
- Erweiterung des Ductus choledochus

Drei Zentimeter vor der Papille stellt sich eine rundliche, scharf begrenzte Kontrastmittelaussparung dar. Dies ist hochwahrscheinlich als Zeichen eines okkludierenden Konkrements im Choledochus zu sehen.

## Welche therapeutische Maßnahme wird während der ERCP durchgeführt?
Eine Steinextraktion mit Papillotomie (im Rahmen der ERCP).

## Welche drei anderen apparativen Untersuchungen eignen sich zur Ursachensuche einer Obstruktion der Gallenwege, falls in der Abdomen-Sonografie keine Ursache darstellbar ist?
- Endosonografie (Methode der ersten Wahl, wenn verfügbar, sensitiv zum Nachweis von Konkrementen in den Gallenwegen); Vorteil: weniger invasiv als ERCP (➤ Abb. 3.17)
- Magnetresonanz-Cholangiopankreatikografie (MRCP; sensitiv zum Nachweis von Konkrementen in den Gallenwegen)
- Abdomen-CT (vor allem bei Tumorverdacht, zur Erkennung z. B. eines Pankreaskarzinoms); alle drei Bildgebungen bieten, anders als die ERCP, keine Möglichkeit der therapeutischen Intervention, z. B. im Falle eines Konkrements nach Weises.

**KASUISTIK**
Bei dieser Patientin war eine ERCP ohne vorherige Endosonografie oder MRCP gerechtfertigt, da klinisch eine hohe Wahrscheinlichkeit für eine Choledocholithiasis bei Vorliegen einer Cholezystolithiasis und laborchemischem sonografischem Nachweis einer Cholestase bestand.

## 3.8 Leitsymptom Schmerzen im Oberbauch

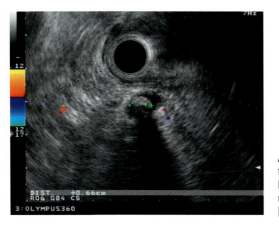

**Abb. 3.17** Bild einer Endosonografie (bei einer anderen Patientin): Zentral, schwarz und rund stellt sich die Sonde dar. Darunterliegend (bei 5 Uhr im Bild) Darstellung eines kontrastreichen Konkrements (0,66 cm) mit distaler Schallauslöschung [T1014]

Welche therapeutischen Maßnahmen sind bei einer Choledochusobstruktion aufgrund eines inoperablen Pankreaskarzinoms angezeigt?
- Stenteinlage in den Choledochus im Rahmen der ERCP
- PTC (= perkutane transhepatische Cholangiografie) mit Stenteinlage und Drainage nach außen (zur Bauchdecke)

**Hinweis:** Bei operablem Pankreaskarzinom wird primär die OP (ohne vorherige Gallenwegsdrainage) angestrebt.

Welche beiden Materialien für Stents gibt es?
- Plastik
- Metall

### ZUSATZINFORMATION
Eigennamen von **Stents** (für Gallenwege und auch für Arterien) sind:
- Palmaz-Stent (am härtesten)
- Wall-Stent
- Strecker-Stent (sehr weich, wird kaum mehr verwendet, insbesondere nicht bei Tumoren oder Kalkspangen)

Differenzialindikation:
- Plastik-Stents mit Wechsel alle 3 Monate werden in der Regel bei passagerem Problem oder sehr kurzer Lebenserwartung eingesetzt
- Metall-Stents werden in der Regel mit Perspektive auf Dauerlösung bei palliativer Situation mit Lebenserwartung um 6 Monate eingesetzt.

Kontraströntgenuntersuchungen des Gastrointestinaltrakts werden nur noch selten eingesetzt. Welche gibt es? Nennen Sie drei der sechs angegebenen Verfahren.
- Ösophagusbreischluck
- Doppelkontrastdarstellung des Magens
- Magen-Darm-Passage (falls auch Jejunum mit dargestellt werden soll, z. B. bei Ileus; dann mit wasserlöslichem Kontrastmittel)
- Enteroklysma, nach Sellink
- Kolon-Kontrast
- Peritrast-Einlauf (d. h. wasserlösliches Kontrastmittel, bei absehbarer Operationsindikation)

## ZUSATZINFORMATION

Diese Verfahren sind weitgehend durch Endoskopie und Schnittbildverfahren (CT, MRT) ersetzt worden und nur noch in Spezialfällen indiziert.

### Welche Röntgenaufnahme des Abdomens führen Sie bei einem akuten Abdomen durch?

Röntgen in Linksseitenlage (nach Verweilen in dieser Lage für 10 min) oder, wenn dem Patienten möglich, im Stehen zur Suche nach freier Luft und Spiegeln. Bei Verfügbarkeit kann auch ein Abdomen-CT durchgeführt werden (auch hier freie Luft nachweisbar; deutlich höhere Strahlenbelastung, höhere Kästen, aber auch höherer Informationsgewinn).

## KASUISTIK

Eine 62-jährige Patientin leidet seit zwei Jahren an einer Colitis ulcerosa. Jetzt stellt sie sich in der Notaufnahme wegen abdominaler Schmerzen vor. Seit mehreren Tagen spüre sie einen Schmerz im Epigastrium; am Tag vor der Aufnahme sei dieser Schmerz unerträglich geworden. Vor drei Wochen sei sie zuletzt beim Gastroenterologen gewesen. Wegen zweimaligen Rezidivs der Colitis ulcerosa nach Reduktion der Einnahme von Prednisolon (z. B. Decortin H®; entsprechend einer Steroidabhängigkeit der Erkrankung) wurde vor drei Wochen mit der Einnahme von Azathioprin 150 mg/d (hier Azafalk®) begonnen.

### An welche Differenzialdiagnosen denken Sie? Nennen Sie zwei der drei aufgeführten.

- erneuter Schub der Colitis ulcerosa
- akute Pankreatitis als mögliche Nebenwirkung von Azathioprin
- andere Erkrankungen ohne Bezug zur Grunderkrankung oder Medikation der Patientin, z. B. Ulcus duodeni oder ventriculi; Cholezystitis

### Welche Laboruntersuchungen führen Sie durch? Nennen Sie drei der sieben genannten.

Kleines Blutbild, GOT, GPT, LDH, Kalzium, Lipase, Kreatinkinase, Glukose, CRP.

Als pathologischer Laborwert findet sich eine Serumlipase von 330 U/l.

### Wie lautet Ihre Verdachtsdiagnose?

Es könnte eine akute Pankreatitis vorliegen.

Bei der **Abdomensonografie** ist das Pankreas normal groß, die Bindegewebsstruktur ist aufgelockert und inhomogen; die Konturen sind unscharf begrenzt, vereinbar mit ödematöser Pankreatitis. Der Ductus pancreaticus stellt sich nicht erweitert dar. Es finden sich weder peripankreatische Flüssigkeit noch Verkalkungen oder Zysten.

### Was sind neben der idiopathischen Form Ursachen einer akuten Pankreatitis? Nennen Sie vier der acht genannten.

- Alkoholexzess
- Obstruktion des Ductus pancreaticus durch Gallengangskonkrement in der Papille (biliäre Pankreatitis)
- Virusinfektion (z. B. Mumpsvirus)
- Medikamente (z. B. Azathioprin)
- Autoimmunpankreatitis
- hereditäre Pankreatitis (sehr selten)
- Hypertriglyzeridämie
- Hyperparathyreoidismus

### 3.8 Leitsymptom Schmerzen im Oberbauch

**Welche Maßnahmen ergreifen Sie bei der Patientin?**
- Nahrungskarenz (nüchtern lassen)
- Flüssigkeitssubstitution (über peripheren Zugang)
- Analgesie (z. B. Tramadol [Tramal®])
- Absetzen von Azathioprin (wegen V. a. azathioprininduzierte Pankreatitis; dies ist eine charakteristische Nebenwirkung einige Wochen nach Therapiebeginn)

> Bei der Patientin kommt es nach Absetzen von Azathioprin innerhalb von zwei Tagen zu Schmerzfreiheit und Normalisierung des Lipasewerts.

**Unabhängig von der beschriebenen Kasuistik, welche Bildbefunde sprechen bei Patienten mit akuter Pankreatitis für eine biliäre Pankreatitis? Nennen Sie einen.**
- Nachweis von gestautem Ductus choledochus
- Nachweis von Konkrementen in Gallenwegen oder Gallensteinen

**Was ist die kausale Therapie einer biliären Pankreatitis?**
Eine ERCP mit Papillotomie und Steinentfernung.

**Was ist eine mögliche Komplikation einer ERCP? Gibt es eine Möglichkeit der Prophylaxe?**
Es kann zu einer ERCP-induzierten Pankreatitis kommen (nach Kontrastdarstellung des Ductus pancreaticus). Zur Prophylaxe wird die Gabe von Diclofenac 100 mg oder Indometachin 100 mg als Suppositorium vor der Untersuchung empfohlen.

**Was sind Komplikationen einer Papillotomie?**
- Perforation
- Blutung

**Was ist ein prognostisch ungünstiges Zeichen in der Computertomografie des Abdomens bei akuter Pankreatitis?**
Prognostisch ungünstig sind Nekrosestraßen im peripankreatischen Fettgewebe.

**Bei welcher Störung kann es außer bei einer Pankreatitis zu einem (moderaten) Anstieg der Serumlipase kommen?**
Bei einer Niereninsuffizienz.

**Bei welchen Erkrankungen kann es außer bei einer akuten Pankreatitis zu einer Erhöhung der Serumamylase kommen? Nennen Sie eine der drei genannten.**
- Niereninsuffizienz
- Makroamylasämie (angeborene Stoffwechselstörung mit Aggregation von Amylasemolekülen und vermindertem Abbau)
- Parotitis

**ZUSATZINFORMATION**
In einer Übersichtsarbeit zur akuten Pankreatitis (Telch et al. 2002) wird die Bestimmung der Serumamylase als obsolet eingestuft. Zur Erkennung und Verlaufsbeurteilung (laborchemisch) einer akuten Pankreatitis genügt die Bestimmung vom Serumlipase, LDH und Kalzium. Ein Abfall des Kalziums ist ein Prognoseparameter für einen komplizierten Verlauf.

### Wie lautet die Definition einer Angina abdominalis?
Abdominelle Schmerzen durch intestinale Hypoxämie durch stenosierende Arteriosklerose der A. mesenterica superior und/oder A. mesenterica inferior.

### Welche unspezifischen Laborwerte können hinweisend auf eine Angina abdominalis sein? Nennen Sie einen der beiden.
- Laktat als Ausdruck der Gewebsischämie
- LDH als Ausdruck des Gewebsuntergangs

### Wie lässt sich eine intestinale Ischämie diagnostizieren?
Durch ein Abdomen-CT mit Kontrastmittel oder durch eine A.-mesenterica-superior- und A.-inferior-Angiografie.

### Was ist das Leitsymptom einer chronischen Pankreatitis?
Abdominelle Schmerzen.

### Wie lautet die Definition einer chronischen Pankreatitis (in Abgrenzung zur akuten Pankreatitis)?
Es liegt eine Entzündung mit irreversiblen morphologischen Veränderungen vor, wie Pankreasverkalkungen und/oder Pankreasgangstenosen oder -dilatationen.

### Neben abdominellen Schmerzen: Welche drei weiteren Symptome treten bei chronischer Pankreatitis auf? Nennen Sie eines.
- Diarrhöen
- Fettstühle
- Gewichtsabnahme

### Welche Gruppen von Verdauungsenzymen werden im Pankreas gebildet?
- Amylasen (Aufspalten von Kohlenhydraten)
- Lipasen (Aufspalten von Lipiden)
- Proteasen (z. B. Trypsin, Elastase)

### Welche Komplikation einer chronischen Pankreatitis liegt vor, wenn nicht mehr genügend dieser Enzyme gebildet werden?
Es handelt sich dann um eine exokrine Pankreasinsuffizienz.

### Durch welche Enzymbestimmung im Stuhl wird nach einer exokrinen Pankreasinsuffizienz gesucht?
Durch die Bestimmung der Elastase-1. Die Alternativbestimmung von Chymotrypsin hat den Nachteil, dass vorher ggf. eingenommene Pankreasenzym-Präparate abgesetzt werden müssen.

### Wie therapieren Sie eine exokrine Pankreasinsuffizienz?
Durch Pankreasenzym-Substitution: Pankreatin (z. B. Kreon® 25.000).

### Welche drei Enzymklassen sind darin enthalten?
Amylasen, Lipasen und Proteasen. Pankreatinpräparate werden normiert auf die Einheiten der Lipaseaktivität.

Welche endoskopisch-invasive Maßnahme kann in Einzelfällen die Schmerzsymptomatik bei chronischer Pankreatitis verbessern?

Die endoskopische Extraktion von Steinen aus dem Pankreasgang oder die endoskopische Dilatation von dominanten Stenosen des Pankreasgangs (im Zuge einer endoskopisch retrograden Pankreatikografie, ERP).

### LITERATUR
Denzer U et al. Qualitätsanforderungen in der gastrointestinalen Endoskopie. AWMF-Leitlinie 021-022, Stand 8.7.2015, gültig bis 7.7.2020.
Gutt et al. Acute cholecystitis. Early versus delayed cholecystectomy, a multicenter randomized trial (ACDC Study, NCT00447304). Ann Surg 2013; 258(3): 385–393.
Wehrmann T et al. Sedierung in der gastrointestinalen Endoskopie. AWMF-Leitlinie 021-014, Stand 15.5.2015, gültig bis 14.5.2020.

## 3.9 Leitsymptom retrosternale Schmerzen

### KASUISTIK
Ein 47-jähriger Patient in gutem Allgemeinzustand stellt sich in der Praxis wegen nächtlicher retrosternaler Schmerzen vor, die zwar nur selten aufträten, aber dann stark seien. Die Schmerzen seien nicht auslösbar, auch nicht durch starke körperliche Belastung. Ansonsten sei er beschwerdefrei. Eine kardiologische Untersuchung vor 5 Jahren habe keinen Hinweis auf eine kardiale Erkrankung ergeben. Der Patient raucht zehn bis 15 Zigaretten pro Tag.
Die **körperliche Untersuchung** ist unauffällig. Einziger pathologischer Laborwert: γ-GT mit 97 U/l (Normalwert bei Männern bis 55 U/l). Alle übrigen untersuchten Laborwerte liegen im Normbereich: Leukozyten-, Thrombozytenzahl, Hämoglobin, mittleres Erythrozytenvolumen (MCV), CRP, Kreatinin, Natrium, Kalium, Kalzium, GOT, GPT, LDH, Lipase, Bilirubin, CK, Troponin T.

Welche diagnostischen Maßnahmen ergreifen Sie als Nächstes?
- Ruhe-EKG; dann Belastungs-EKG zur Hinweissuche auf koronare Herzerkrankung (nur bei vorher negativem Troponin T)
- Ösophagogastroduodenoskopie
- ggf. Echokardiografie

Sie sehen folgendes Bild (➤ Abb. 3.18).

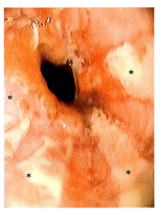

**Abb. 3.18** Endoskopische Bild des Ösophagus (Foto aus: Goldmann's Cecil Medicine. 24. Auflage 2011, Elsevier Inc.; Nachdruck mit freundlicher Genehmigung) [E355–24]

### An welcher Stelle ist das endoskopische Bild aufgenommen? Beschreiben Sie den Befund und stellen Sie eine Verdachtsdiagnose.
Das endoskopische Bild zeigt den distalen Ösophagus mit Erythem und vier flachen, zungenförmigen nach proximal auslaufenden weißlichen (fibrinbelegten) Schleimhautdefekten (Sternchen). Die Verdachtsdiagnose lautet: gastroösophageale Refluxerkrankung mit Refluxösophagitis.

> **ZUSATZINFORMATION**
> Die **Refluxerkrankung** tritt häufig auf, etwa 20 % der Bevölkerung zeigen gelegentlich Beschwerden. 10 % der Refluxkranken entwickeln eine Refluxösophagitis. Hauptursache der Erkrankung ist eine Insuffizienz des unteren Ösophagussphinkters.

### Welche Symptome treten bei einer gastroösophagealen Refluxerkrankung (mit oder ohne Refluxösophagitis) auf?
- Sodbrennen
- retrosternale Schmerzen
- Luftaufstoßen
- Schluckbeschwerden, Regurgitation
- Schmerzen im Oberbauch
- Husten durch Reizbronchitis, Asthma bronchiale durch nächtlichen Reflux
- selten Heiserkeit durch Refluxlaryngitis

### Nennen Sie eine Klassifikation der gastroösophagealen Refluxerkrankung.
Empfohlen wird die Einteilung anhand der Los-Angeles-Klassifikation:
- A – eine oder mehrere Schleimhautläsionen < 0,5 cm
- B – eine oder mehrere Läsionen > 0,5 cm. Die Läsionen überschreiten noch nicht zwei Mukosafalten
- C – es werden mehrere Mukosafalten von den Läsionen überschritten, aber Defekte betreffen < 75 % der Zirkumferenz.
- D – Defekte betreffen > 75 % der Zirkumferenz

> Der Befund in ➤ Abb. 3.18 entspricht einer gastroösophagealen Refluxerkrankung Stadium B nach der Los-Angeles-Klassifikation.

### Welche Komplikationen können bei der fortgeschrittenen Refluxösophagitis auftreten?
- Barrett-Syndrom (Synonym: Barrett-Ösophagus): Zylinderzellmetaplasie (Ersatz des Plattenepithels des distalen Ösophagus durch spezialisiertes Zylinderepithel); selten innerhalb der Barrett-Mukosa Entwicklung eines Barrett-Ulkus
- Stenosierung des Ösophagus
- Ulzerationen, selten Blutung
- nächtliche Aspiration von Mageninhalt

### Warum muss ein Barrett-Syndrom endoskopisch kontrolliert werden?
Der Barrett-Ösophagus ist eine Präkanzerose, eine Entartung zum Adenokarzinom ist insbesondere bei Vorliegen einer intraepithelialen Neoplasie (IEN) möglich. Deshalb sind endoskopisch-bioptische Kontrollen erforderlich (Quadrantenbiopsie alle 2 cm).

## ZUSATZINFORMATION

An die Stelle der früheren Einteilung in Short-Segment- bzw. Long-Segment-Barrett-Ösophagus ist die **Prag-Klassifikation** getreten. Sie beschreibt zusätzlich zur maximalen Ausdehnung M die größte zirkumferenzielle Ausdehnung C (➢ Abb. 3.19).
Die Indikation zur Kontrolluntersuchung richtet sich nach dem Vorliegen einer intraepithelialen Neoplasie (IEN):
- ohne Nachweis einer IEN: Kontrolle innerhalb eines Jahres, danach in 3–4 Jahren.
- bei Vorliegen einer Low-Grade-IEN: Kontrolle innerhalb von 6 Monaten. Histologische Befundkontrolle durch ein Referenzlabor, da sich die Diagnose einer Low-Grade-IEN in bis zu 85 % als falsch herausstellt.
- bei Vorliegen einer High-Grade-IEN: endoskopische Mukosaresektion der Läsion erforderlich.

Das Risiko der Entwicklung eines Karzinoms wurde in der Vergangenheit überschätzt. Aktuell wird von einem Risiko der Progression eines nichtneoplastischen Barrett-Ösophagus hin zur hochgradigen intraepithelialen Neoplasie oder zum Adenokarzinom von 0,1–0,3 % pro Jahr ausgegangen (Koop H et al. AWMF-Leitlinie Gastroösophageale Refluxkrankheit, S. 93).

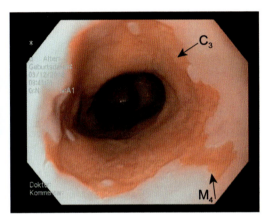

**Abb. 3.19** Endoskopie des Ösophagus bei einem 69-jährigen Patienten: Erkennbar lachsfarbene Schleimhaut kranial der Kardiafalten als Zeichen eines Barrett-Ösophagus (histologisch zu bestätigen); markiert ist die zirkuläre Ausdehnung mit 3 cm und der maximale Ausläufer mit 4 cm, also Stadium C3M4 nach Prag-Klassifikation [G755]

### Welche Allgemeinmaßnahmen schlagen Sie für den Patienten mit Refluxösophagitis vor?

- Gewichtsnormalisierung, falls Übergewicht vorliegend
- Meiden später Mahlzeiten
- Hochstellen des Kopfendes des Betts um 15 cm (z. B. mit Holzklötzen)
- Ein Vorteil durch den Verzicht auf auslösende Noxen ist, anders, als der *Common Sense* erwarten ließe, nicht belegt. Alkoholverzicht und Nikotinkarenz sind zwar grundsätzlich zu empfehlen, eine Besserung von Refluxsymptomen kann dadurch aber nicht erwartet werden (Koop H et al. AWMF-Leitlinie Gastroösophageale Refluxkrankheit, S. 40)
- Meiden von Medikamenten, die den Druck im unteren Ösophagussphinkter senken, z. B. Betaadrenergika, Anticholinergika, Kalziumantagonisten, Nitropräparate und Theophyllin

### Was ist die medikamentöse Therapie der Wahl?
Protonenpumpenhemmer.

### Wie lange therapieren Sie mit Protonenpumpeninhibitor bei nachgewiesener Refluxösophagitis?
Eine leichte Refluxösophagitis (Los Angeles A oder B) sollte über 4 Wochen, eine schwere Refluxösophagitis (Los Angeles C oder D) über 8 Wochen mit einem Protonenpumpeninhibitor in Standarddosierung behandelt werden.

### Nennen Sie zwei der sechs in Deutschland zugelassenen Protonenpumpeninhibitoren.
Dexlansoprazol, Esomeprazol, Lansoprazol, Omeprazol, Pantoprazol und Rabeprazol.

## ZUSATZINFORMATION

Handelsnamen dieser sechs Protonenpumpeninhibitoren:
- Dexlansoprazol (Dexilant®)
- Esomeprazol (Nexium® und viele Generika)
- Lansoprazol (Agopton® und Generika)
- Omeprazol (Antra® und viele Generika)
- Pantoprazol (Pantozol® und Generika)
- Rabeprazol (Pariet® und Generikum)

### Wie beurteilen Sie $H_2$-Blocker oder Antazida in der Therapie der Refluxerkrankung?
- $H_2$-Blocker, z. B. Ranitidin, sind das Mittel der zweiten Wahl. Sie führen zu einer geringeren Säuresuppression als die Protonenpumpenblocker und damit zu einer geringeren Heilungsrate.
- Antazida sind nur bei leichten Refluxbeschwerden ohne Ösophagitis indiziert.

> Unter der Medikation mit Omeprazol 20 mg/d ist der Patient beschwerdefrei. Nach Dosisreduktion und Absetzen der Medikation kommt es erneut zu Sodbrennen.

### Was empfehlen Sie dem Patienten jetzt?
Bei mehr als 50 % der Patienten kommt es nach Therapieende zu einem Rezidiv, deshalb ist eine Langzeitrezidivprophylaxe mit Protonenpumpenhemmern anzuraten. Als Erhaltungsdosis wird in der Regel die halbe therapeutische Dosis gegeben.

### Wann kommt eine operative Therapie bei der Refluxösophagitis infrage? Wie heißt die Operationsmethode?
Die offene oder laparoskopische Fundoplicatio nach Nissen wird nur noch durchgeführt bei Versagen der konservativen Therapie oder bei Unverträglichkeit von säuresuppressiven Medikamenten.

### Welche weiteren Ursachen einer Ösophagitis außer Reflux gibt es? Fünf sind genannt, nennen Sie vier.
- Infektionen (meist nur bei immunsupprimierten Patienten, vor allem Infektion mit *Candida albicans* → Soor-Ösophagitis)
- eosinophile Ösophagitis (allergisch, entzündlich)
- Festkleben von Tabletten (Tetrazyklin-, Bisphosphonat- oder Kaliumtabletten, eventuell Ulzera)
- mechanisch, z. B. durch Magensonden
- Bestrahlungsfolgen

### Welche weiteren (außer Refluxösophagitis und anderen Ösophagitiden) Differenzialdiagnosen der Dysphagie gibt es?
- Ösophaguskarzinom
- Motilitätsstörungen des Ösophagus, z. B. diffuser Ösophagusspasmus, hyperkontraktiler Ösophagus (= Nussknacker-Ösophagus)
- Achalasie
- narbige Ösophagusstenose (z. B. nach Verätzung)
- Ösophagusdivertikel:
  - 70 % der Fälle pharyngoösophageales (zervikales) Pulsionsdivertikel (Zenker-Divertikel)
  - 20 % Bifurkationsdivertikel
  - 10 % epiphrenales Pulsionsdivertikel
- Tumor im Larynx-Pharynx-Bereich

- Eisenmangel (Plummer-Vinson-Syndrom)
- psychogen
- bei neurologischen Erkrankungen, z. B. nach Schlaganfall

### Wie wird die Achalasie therapiert?
Methode der Wahl ist die Ballondilatation (Erfolgsquote ca. 70 %). Alternativ kommt eine operative oder laparoskopische extramuköse Myotomie des unteren Ösophagussphinkters infrage (Erfolgsquote bis 90 %). Eine Medikation mit Nifedipin oder Nitraten (10 min vor Nahrungsaufnahme eingenommen) hilft nur bei leichteren Formen einer Achalasie. Die endoskopische Injektion von Botulinustoxin (Off Label Use) in den unteren Ösophagussphinkter lähmt den Muskel; die Beschwerdebesserung hält etwa 6 Monate an.

### Was ist eine häufige und schwere Komplikation neurogener Schluckstörungen?
Aspirationsneigung mit Gefahr der Aspirationspneumonie.

### Welche therapeutischen Ansätze gibt es bei neurogener Schluckstörung?
- Therapie des Grundleidens
- Logopädie
- Anlage einer PEG
- palliative Begleitung mit Best Supportive Care

**LITERATUR**
Koop H et al. Gastroösophageale Refluxkrankheit. AWMF-Leitlinie 021-013, Stand 31. Mai 2014, gültig bis 31.5.2019.

## 3.10 Leitsymptom Synkope und positiver Test auf okkultes Blut

**KASUISTIK**

Eine 58-jährige Patientin wird vom Notarzt in die Notaufnahme gebracht, nachdem sie zuhause morgens auf dem Gang zur Toilette gestürzt und wenige Sekunden (Angabe des Ehemanns) ohne Bewusstsein war. Sie gibt an, dass sie dünnen Stuhl bemerkt und seit dem Vorabend „Bauchgrummen" (vermehrte Darmkontraktionen) gespürt habe.
Der Blutdruck beträgt 138/86 mmHg, der Puls liegt bei 128/min und ist regelmäßig. Der abdominelle Befund ist unauffällig. Einzig pathologischer Laborwert ist ein grenzwertig niedriger Hb mit 12,6 g/dl bei normalem MCV.
Ergänzend wird eine rektale Untersuchung durchgeführt. Dabei ist der Test auf okkultes Blut im Stuhl (immunological fecal occult bloot test, iFOBT) positiv.

### Welche Untersuchung führen Sie als Nächstes durch?
Ösophagogastroduodenoskopie.

Es zeigt sich folgendes Bild (➤ Abb. 3.20). Beschreiben Sie den Befund.

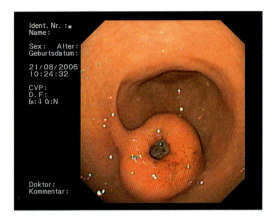

**Abb. 3.20** Ösophagogastroduodenoskopie bei Patientin mit grenzwertig niedrigem Hb-Wert [P088]

An der Majorseite des Antrums ringförmige Raumforderung (30 mm Durchmesser) mit zentraler tiefer Ulzeration; mit Brückenfalte. Keine Blutungsstigmata.

Welche vier Schichten hat die Magenwand, von luminal nach außen?
- Mukosa
- Submukosa
- Muskularis
- Serosa

Von welcher Schicht geht der hier vorliegende Tumor am ehesten aus?
Submukosa.

Welche Aspekte des Befunds sprechen für einen submukösen Tumor? Drei sind angeführt, nennen Sie zwei.
- Brückenfalte
- zentrale Ulzeration
- in der überwiegenden Fläche des Tumors intakte Mukosa

Diese Präsentation wäre atypisch für ein Ulcus ventriculi oder für ein Magenkarzinom.

Welche Differenzialdiagnosen dieses submukösen Magentumors kennen Sie? Vier sind angeführt, nennen Sie zwei.
- GIST
- Lymphom
- Leiomyom
- Leiomyosarkom

Wofür steht GIST?
Gastrointestinaler Stromatumor.

Welche weiteren diagnostischen Maßnahmen kommen infrage? Vier sind angeführt, nennen Sie drei.
- Abdomensonografie
- CT Abdomen
- Endosonografie
- endoskopische Biopsie mit Histologie

## 3.10 Leitsymptom Synkope und positiver Test auf okkultes Blut

Das CT des Abdomens zeigt folgendes Bild (➤ Abb. 3.21). Beschreiben Sie den pathologischen Befund.

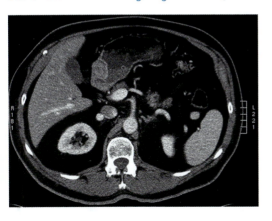

**Abb. 3.21** CT des Abdomens [P088]

Im Antrum des Magens Nachweis einer Raumforderung, der großen Kurvatur anliegend. Diese weist eine axiale Größenausdehnung von 3,6 × 2,7 cm auf.

Es finden sich keine vergrößerten Lymphknoten und kein anderer Anhalt für eine Metastasierung.

---

Wegen der abgelaufenen Hb- und kreislaufwirksamen Blutung und der unklaren Dignität wird der Patientin zu einer Operation geraten. Bei geplanter Operation wird keine endoskopische Biopsie entnommen. Eine präoperative Endosonografie lehnt die Patientin ab.
Drei Tage später wird eine **Magenteilresektion** durchgeführt. Im Schnellschnitt eines Magenwandexzidats von 5 × 3 cm Durchmesser findet sich folgender Befund: submuköser, gegenüber der Mukosa verschieblicher Tumor von 2,2 cm Größe. Von der Morphologie (spindelige Zellen) vereinbar mit gastrointestinalem Stromatumor. Geringer Mitoseindex: 5 pro 50 high power fields (HPF). Tumor im Gesunden entfernt.

---

Welcher Zelloberflächenmarker ist pathognomonisch für einen gastrointestinalen Stromatumor?
CD 117.

Welchem Protein entspricht dieser Marker?
c-kit-Rezeptor.

### ZUSATZINFORMATION
Der **c-kit-Rezeptor** ist eine membranständige Tyrosinkinase. Bei 80 % der gastrointestinalen Stromatumoren ist dieser Rezeptor mutiert. Diese Mutation ist eine sogenannte Gain-of-Function-Mutation, d. h, es kommt zu einer verstärkten Phosphorylierung durch den mutierten Rezeptor. Dies führt schließlich zu einer vermehrten Proliferation.

---

Bei der immunhistochemischen Untersuchung zeigt sich eine kräftig positive membranöse Färbung mit Antikörpern gegen c-kit (= CD 117). Aufgrund der Größe und der geringen Proliferationsaktivität wird der Tumor als gutartig eingestuft.
Bei der Patientin wird wegen R0-Resektion, kleinen Tumors und fehlenden Hinweises auf Metastasierung keine weitere Therapie durchgeführt.

## ZUSATZINFORMATION

Charakteristisch für gastrointestinale Stromatumoren ist eine vornehmlich hämatogene (Leber, Peritoneum) und keine lymphogene **Metastasierung**. Deshalb wird bei operativer Therapie keine Lymphknotenresektion durchgeführt. Nach der Risikostratifizierung von Fletcher et al. (Int J Surg Pathol 2002) werden gastrointestinale Stromatumoren basierend auf Größe und Mitoserate in vier Risikogruppen (für Rezidiv oder Metastasierung) eingeteilt:
- very low risk: < 2 cm und < 5 Mitosen pro 50 high power fields
- low risk: 2–5 cm und < 5 Mitosen pro 50 high power fields
- intermediate risk: < 5 cm und 6 bis 10 Mitosen pro 50 high power fields oder 5–10 cm und < 5 Mitosen pro 50 high power fields
- high risk: > 5 cm und > 5 Mitosen pro 50 high power fields oder > 10 cm und jede Mitoserate oder jede Größe und > 10 Mitosen pro 50 high power fields

Der Tumor der beschriebenen Patientin fällt in die Kategorie low risk.

### Welches ist die sensitivste Methode, um Metastasen oder Zweittumoren von gastrointestinalen Stromatumoren zu identifizieren?

Positronenemissionstomografie (PET), falls verfügbar eine kombinierte PET-Computertomografie (PET-CT).

### Welches Substrat wird bei dieser Untersuchung am häufigsten eingesetzt?

Radioaktiv markierte Fluor-Desoxyglukose (FDG).

### Für gastrointestinale Stromatumoren im metastasierten Stadium ist seit 2003 ein Wirkstoff zugelassen. Wie heißt er?

Imatinib (Glivec®, auch als Generikum erhältlich).

### Zu welcher Klasse von Wirkstoffen gehört Imatinib? Für welche weitere Erkrankung wird es erfolgreich eingesetzt und ist es zugelassen?

- Tyrosinkinase-Inhibitor
- chronische myeloische Leukämie

## ZUSATZINFORMATION

Imatinib ist auch für die adjuvante Situation zugelassen, bei Patienten mit signifikantem Risiko eines Rezidivs nach Resektion c-kit(= CD 117)-positiver GIST. Tritt unter Imatinib die Erkrankung erneut auf, sind der Tyrosinkinaseinhibitor Sunitinib (Sutent®) und der Multikinaseinhibitor Regorafinib (Stivarga®) Zweit- bzw. Drittlinientherapie (The ESMO/European Sarcoma Network Working Group 2014).

### LITERATUR

The ESMO/European Sarcoma Network Working Group. Gastrointestinal stromal tumours: ESMO Clinical Practice Guidelines for diagnosis, treatment and follow-up. Ann Oncol 2014; 25 (suppl. 3). http://www.esmo.org/Guidelines/Sarcoma-and-GIST/Gastrointestinal-Stromal-Tumours.

## 3.11 Leitsymptom Teerstuhl

**KASUISTIK**
Ein 78-jähriger Patient wird zu Ihnen in die Klinik überwiesen, weil zwei Tage zuvor Hämatemesis und im weiteren Verlauf Teerstuhl aufgetreten waren. Vor sechs Wochen wurde eine palliative Oberlappenmanschettenresektion der rechten Lunge bei Bronchialkarzinom durchgeführt. Wegen permanenten Vorhofflimmerns nimmt der Patient Phenprocoumon (Marcumar®). Die Vitalparameter sind im Normbereich. Der Hämoglobinwert ist 9,8 g/dl bei einem mittleren Erythrozytenvolumen (MCV) von 87 fl. Das übrige kleine Blutbild ist normal. Der PTT-Wert ist normal, der Quick-Wert beträgt 58 %.

### Welche apparative Diagnostik führen Sie als Erstes durch?
Eine Ösophagogastroduodenoskopie.

### Wie bereiten Sie den Patienten dafür vor?
- Anlage zweier großlumiger peripherer venöser Zugänge
- Patient nüchtern lassen
- Pantoprazol 40 mg i. v.

### Welche weiteren Laborwerte bestimmen Sie?
An Laborwerten bedarf es der Blutgruppenbestimmung mit Kreuzprobe. Es sind zwei Erythrozytenkonzentrate zu bestellen, die vor Beginn der Notfallendoskopie bereit stehen sollen.

In der **Ösophagogastroduodenoskopie** zeigt sich folgender Befund (➤ Abb. 3.22): An der Minorseite des distalen Bulbus duodeni sitzt ein mitteltiefes, regelmäßig begrenztes Ulkus von maximal 10 mm Durchmesser. Auf dem Ulkusgrund ist ein adhärentes Koagel zu sehen, aber keine laufende Blutung.

### Welches Blutungsstadium nach Forrest stellen Sie fest?
Es ist ein Blutungsstadium Forrest IIb: koagelbedeckte Läsion.

### Nennen Sie die vollständige Forrest-Klassifikation der Blutungsaktivität gastroduodenaler Ulzera.

| | |
|---|---|
| • Forrest I: | aktive Blutung (Ia spritzende arterielle Blutung, Ib Sickerblutung) |
| • Forrest II: | stattgehabte Blutung; IIa Läsion mit Gefäßstumpf, IIb koagelbedeckte Läsion, IIc hämatinbedeckte Läsion |
| • Forrest III: | keine Blutungszeichen |

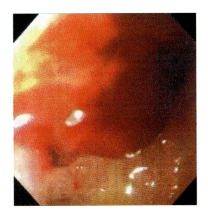

Abb. 3.22 Befund der Ösophagogastroduodenoskopie [P088]

Eine Abtragung des Koagels erfolgt wegen der initial schlechten Gerinnungssituation nicht. Aus dem gleichen Grund werden keine Biopsien für die *Helicobacter-pylori*-Bestimmung entnommen.

### Wie gehen Sie an diesem Tag weiter vor?
- Überwachung indiziert
- Absetzen von Phenprocoumon (Marcumar®)
- Nahrungskarenz
- Protonenpumpenhemmer intravenös, wie z. B. Omeprazol 8 mg/h i. v. (z. B. Antra®)
- Re-Ösophagogastroduodenoskopie, falls erneuter Blutungshinweis

### ZUSATZINFORMATION
Gabe von PPSB (Vit.-K-abhängige Gerinnungsfaktoren F II, VII, IX, X) zur Restitution der eingeschränkten Gerinnung (hier, nach vorangegangener Einnahme von Marcumar®):
- indiziert bei hämodynamischer Instabilität durch persistierende Blutung.
- die Dosierung richtet sich nach der Faustregel: (Soll-Quick – Ist-Quick) Gewicht des Patienten. Bei einem Ausgangs-Quick von 20 % und einem Zielwert von 50 % würde man bei einem 60 kg schweren Patienten also 1.800 Einheiten veranschlagen.

Es kommt noch am selben Tag zu erneuter Hämatemesis.

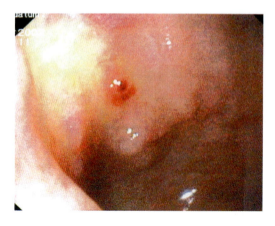

**Abb. 3.23** Befund der Re-Ösophagogastroduodenoskopie [P088]

### Was tun Sie?
Es bedarf einer Re-Ösophagogastroduodenoskopie.

An der Minorseite des Bulbus duodeni zeigt sich folgendes Bild (➤ Abb. 3.23).

### Beschreiben Sie den Befund.
Am Rand des Ulkus (gelblicher Grund) findet sich eine warzenförmige Vorwölbung von 2 mm Durchmesser mit dunklem zentralem Punkt. Dies stellt einen kleinen Gefäßstumpf dar.

### Welches Blutungsstadium nach Forrest stellen Sie fest?
Es ist ein Blutungsstadium Forrest IIa: Läsion mit Gefäßstumpf.

Welche endoskopischen Therapiemöglichkeiten gibt es bei einem Ulcus ventriculi oder duodeni mit aktiver Blutung? Nennen Sie drei von vier.
* Injektion von Adrenalin
* Setzen von Metallclips
* Injektion von Fibrinkleber
* Nano-Powder (seit 2011 beschrieben; mineralisches Pulver wird endoskopisch auf die blutende Läsion aufgesprüht und bildet dort eine feste Matrix mit Tamponade-Funktion)

**ZUSATZINFORMATION**
Laser- oder Elektrokoagulation sind durch die oben genannten Verfahren abgelöst.

Bei dem Patienten werden drei Metallclips gesetzt. Es kommt zu keiner Reaktivierung einer Blutung. Die ➤ Abb. 3.24 zeigt das endoskopische Bild nach Setzen der Clips. Im Rahmen einer dritten Endoskopie am Folgetag wird bei dem Patienten je eine Biopsie aus Korpus und Antrum entnommen. Der Urease-Schnelltest dieser Biopsate ist positiv.

Wie therapieren Sie den Patienten medikamentös?
Die begonnene Säuresuppression wird erweitert auf ein *Helicobacter-pylori*-Eradikationsschema.

Welche sechs Nachweisverfahren gibt es für eine Infektion mit *Helicobacter pylori*? Nennen Sie drei.
* Urease-Schnelltest in Biopsien aus Antrum und Korpus (wie hier durchgeführt)
* $^{13}$C-Atemtest
* kultureller Nachweis (Anzüchtung, falls Resistenztestung angestrebt)
* histologischer Nachweis in der Biopsie
* Antikörperbestimmung im Serum (Nachteil: kann nicht zwischen aktueller und früherer Infektion unterscheiden)
* Antigentest im Stuhl (empfohlen zur Eradikationsprüfung, falls keine Folge Ösophagogastroduodenoskopie erforderlich ist)

**Anmerkung:** Die beiden letztgenannten Verfahren werden selten durchgeführt.

Benennen Sie jeweils einen Vorteil für die ersten drei Verfahren.
* Urease-Schnelltest in Biopsien aus Antrum und Korpus: Vorteil: schnell, preisgünstig
* $^{13}$C-Atemtest: Vorteil: nichtinvasiv
* kultureller Nachweis (Anzüchtung): Vorteil: Resistenzbestimmung möglich

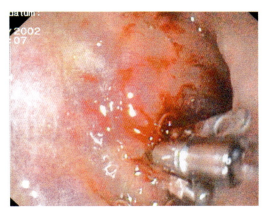

**Abb. 3.24** Endoskopiebefund nach Setzen der Clips [P088]

> **ZUSATZINFORMATION**
> Am häufigsten werden Urease-Schnelltest und $^{13}$C-Atemtest eingesetzt.

### Welcher Anteil von Ulcera duodeni und welcher Anteil von Ulcera ventriculi ist durch *Helicobacter pylori* bedingt?
- Ulcera duodeni: 97 %
- Ulcera ventriculi: 50 % (tendenziell abnehmend, bei rückläufiger Prävalenz von *H. pylori*)

### Welche weiteren Ursachen für ein Ulcus ventriculi gibt es? Nennen Sie drei der sieben aufgeführten.
- Einnahme von nichtsteroidalen Antiphlogistika
- Ulkus als Manifestation eines Magenkarzinoms
- endokrine Erkrankungen wie Zollinger-Ellison-Syndrom (gastrinproduzierender Tumor im Pankreas) oder Hyperparathyreoidismus
- Stresssituation (z. B. intensivpflichtige Grunderkrankung)
- idiopathisch (bis zu 20 %)
- Magenmotilitätsstörung, z. B. diabetische Gastropathie
- Z. n. Radiatio

### Welche Medikamentengruppen verordnen Sie bei einer *Helicobacter-pylori*-positiven Ulkuskrankheit?
Behandlung der Wahl ist eine Tripeltherapie mit einem Protonenpumpenhemmer und zwei Antibiotika über 7–14 Tage. Wegen zunehmender Resistenzen geht die Tendenz zur Tripeltherapie über 14 Tage.

### Nennen Sie ein Therapieschema.
Häufig eingesetzt wird die Kombination Protonenpumpenhemmer plus Amoxicillin plus Clarithromycin über sieben Tage (französische Tripeltherapie).

> **ZUSATZINFORMATION**
> **Folgende vier Therapieschemata werden als Erstlinientherapie empfohlen** (Fischbach et al. AWMF-Leitlinie Helicobacter pylori, S. 342):
> **Französische Tripeltherapie:** Protonenpumpenhemmer (2 × 1 Standarddosis/d) plus Amoxicillin (2 × 1.000 mg/d) plus Clarithromycin (2 × 500 mg/d). Als Kombinationspackung ZacPac® für sieben Tage (Merkhilfe: enthält „P, A, C", Pantoprazol, Amoxicillin und Clarithromycin). Weitere Kombinationspackungen mit expliziter Zulassung für die Eradikationstherapie: Helicomp Sandoz® oder Omep plus® (Omeprazol plus Amoxicillin plus Clarithromycin).
> **Italienische Tripeltherapie:** Protonenpumpenhemmer (2 × 1 Standarddosis/d) plus Clarithromycin (2 × 250 mg/d) plus Metronidazol (2 × 400 mg/d).
> **Konkomittierende Vierfachtherapie (7 Tage):** Protonenpumpenhemmer (2 × 1 Standarddosis/d) plus Amoxicillin (2 × 1000 mg/d) Tag 1–5 plus Clarithromycin (2 × 500 mg/d) plus Metronidazol (2 × 400 mg/d).
> **Bismuthaltige Vierfachtherapie (10 Tage):** Protonenpumpenhemmer (2 × 1 Standarddosis/d) plus Bismut-Kalium-Salz (4 × 140 mg) plus Tetracyclin (4 × 125 mg) plus Metronidazol (4 × 125 mg).
> Die Resistenzrate beträgt bei Clarithromycin 10 %, bei Metronidazol 36 %. Bei hoher Wahrscheinlichkeit einer Resistenz gegenüber Clarithromycin (z. B. bei Herkunft des Patienten aus süd- oder und osteuropäischen Ländern) soll primär eine Vierfachtherapie eingesetzt werden.

### Nennen Sie die jeweilige Standarddosis für die Protonenpumpenhemmer Omeprazol, Esomeprazol, Rabeprazol, Lansoprazol und Pantoprazol, also die Dosis, die bei der *Helicobacter*-Eradikation zweimal täglich und in der Therapie eines unkomplizierten Ulkus einmal täglich gegeben wird.
- Omeprazol (z. B. Antra®), Esomeprazol (Nexium®) und Rabeprazol (Pariet®): je 20 mg
- Lansoprazol (Agopton®): 30 mg
- Pantoprazol (z. B. Pantozol®): 40 mg

Welche (seltenen) Nebenwirkungen der Protonenpumpenhemmer kennen Sie? Nennen Sie eine der vier angegeben.
- Diarrhöen
- Kopfschmerzen
- Erhöhung von Transaminasen
- Hautausschlag

Welche pharmakologischen Interaktionen der Protonenpumpenhemmer kennen Sie? Zwei sind angegeben.
- Verminderung der Clopidogrel-Wirkung durch verminderte Aktivierung des Prodrugs
- Reduktion der Levothyroxin(z. B. Euthyrox®)-Resorption um 30 % durch erhöhten Magen-pH

**ZUSATZINFORMATION**
- Neben der gastritisfördernden Wirkung des Rauchens besteht auch eine pharmakologische Interaktion von Nikotin mit Protonenpumpeninhibitoren (mit herabgesetzter Wirkung von PPI)
- Protonenpumpeninhibitoren dürfen nicht zermörsert werden, da sie als magensaftresistente Tabletten formuliert sind. Ausnahme: Pellet-Formulierungen (z. B. Antra mups®) können auch über eine perkutane endoskopische Gastrostomie (PEG) verabreicht werden.

### Wann ist eine *Helicobacter-pylori*-Eradikation indiziert?
Sie ist indiziert bei *Helicobacter-pylori*-Nachweis und gleichzeitigem Vorliegen von
- Ulcus ventriculi oder duodeni (wie in oben beschriebenem Fall)
- symptomatischer *Helicobacter-pylori*-Gastritis
- dysplastischer oder atrophischer Gastritis, Riesenfaltengastritis
- niedrig-malignem MALT-Lymphom
- Immunthrombozytopenie = Morbus Werlhof (in etwa einem Drittel der Fälle Anstieg der Thrombozytenzahl nach *Helicobacter-pylori*-Eradikation)

Weiterhin ist sie einzuleiten nach Resektion eines Magenfrühkarzinoms sowie bei erhöhtem Karzinomrisiko, z. B. bei Magenkarzinom in der Familienanamnese plus *Helicobacter-pylori*-Gastritis oder bei *Helicobacter-pylori*-Gastritis im Magenstumpf nach Magenteilresektion.

### Wie therapieren Sie *Helicobacter-pylori*-negative Ulzera?
- Protonenpumpenhemmer
- Absetzen medikamentöser Noxen (NSAID, insbesondere in Kombination mit Glukokortikoiden), kein Rauchen, Vermeiden von Stress

### Welche weiteren Komplikationen neben einer Blutung können bei der Ulkuskrankheit auftreten? Vier sind genannt, nennen Sie drei.
- Perforation: bei 5 % aller Ulkuspatienten
- Penetration
- narbige Magenausgangsstenose
- karzinomatöse Entartung eines chronischen Ulcus ventriculi (selten, da Ulzera bei Erkennung immer therapiert werden)

## KASUISTIK

Ein 40-jähriger Patient stellt sich bei Ihnen in der Notaufnahme wegen zunehmender Atemnot, Leistungsminderung und Gewichtsabnahme vor. Seit 1–2 Wochen hat er auch Unterschenkelödeme beidseits bemerkt. Auf Nachfrage gibt er an, seit mehreren Tagen schwarzen Stuhlgang zu haben. Die Luftnot sei über die letzten drei Tage aufgetreten, die Leistungsminderung schreite jedoch seit Wochen voran.

Bislang sei er gesund gewesen. Weiterhin gibt der Patient an, in der Vergangenheit größere Mengen Bier getrunken zu haben, seit einigen Wochen jedoch nicht mehr. Es besteht ein Nikotinabusus von einer Packung pro Tag seit sieben Jahren.

### An welche Differenzialdiagnosen denken Sie bei Teerstuhl?

- Blutungsquelle aus dem oberen Gastrointestinaltrakt (häufig): Ulcera duodeni oder ventriculi, Erosionen im Magen, Bulbus duodeni oder terminalen Ösophagus, Ösophagus- oder Magenfundusvarizen, Mallory-Weiss-Syndrom, Magenkarzinom
- Blutungsquelle im unteren Gastrointestinaltrakt: Bei träger Darmpassage können auch Blutungen aus dem unteren Gastrointestinaltrakt Teerstühle verursachen, z. B. Dünndarmtumoren, Kolonkarzinom, Polypen, Divertikulose, Angiodysplasien.
- schwarze Stuhlverfärbung nach Genuss von Heidelbeeren oder nach Einnahme bestimmter Medikamente (z. B. Kohle, Eisen)

Bei dem Patienten fällt im **Labor** eine hypochrome mikrozytäre Anämie mit einem Hämoglobin-Wert von 4,2 g/dl auf.

### Wie interpretieren Sie diesen Laborbefund?

Es könnte sich um eine chronische Eisenmangelanämie infolge einer chronischen Blutung mit jetzt zusätzlich akutem Blutungsereignis handeln.

### Wie gehen Sie diagnostisch weiter vor?

Es ist eine Ösophagogastroduodenoskopie indiziert.

### Sie sehen folgende endoskopische Bilder von Ösophagus und Magen (➤ Abb. 3.25 und ➤ Abb. 3.26).

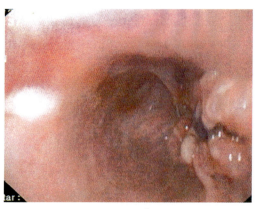

**Abb. 3.25** Endoskopiebefund des Ösophagus [P088]

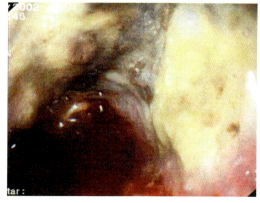

**Abb. 3.26** Endoskopiebefund des Magens [P088]

Im Ösophagus ist ein nichtstenosierender, exophytisch und exulzerierend (z. T. mit Hämatin belegter) wachsender Tumor zu sehen.

Im Corpus ventriculi von der Hinterwand über die Majorseite bis zur Vorderwand reichend, findet sich ein exophytisch-exulzerierender, maximal 80 mm großer teilstenosierender Tumor. Es findet sich ein großes Ulkus im Tumorbereich (Durchmesser ca. 5 cm), das z. T. hämatinbelegt ist.

### Stellen Sie eine makroskopische Verdachtsdiagnose.
Es könnte sich entweder um ein Ösophagus- oder um ein Magenkarzinom handeln.

> Der histologische Befund ergibt ein gering differenziertes Adenokarzinom des Magens (intestinaler Typ nach Laurén).

### Erläutern Sie die Laurén-Klassifikation des Magenkarzinoms.
Die Laurén-Klassifikation orientiert sich am Wachstumsmuster:
- intestinaler Typ: expansiv (polypös) wachsend und gut begrenzt; häufiger (70 %) und bessere Prognose
- diffuser Typ: infiltrativ wachsend und schlecht begrenzt; schlechtere Prognose
- Mischtyp

### Welche weitere Diagnostik zur Metastasensuche und zum Staging schlagen Sie vor?
Indiziert sind eine Abdomensonografie, ein CT Abdomen und ein CT Thorax.

> Mit dem endoskopischen Befund korrelierend zeigt sich im **Abdomen-CT** ein großer exulzerierender Magentumor mit Tumorinfiltration im Bereich des Oberbauchs mit Einmauerung des Truncus coeliacus, ausgeprägtem Aszites und Verdacht auf Peritonealkarzinose. Ferner bestehen eine Tumorinfiltration im Bereich des distalen Ösophagus sowie eine Metastasierung in multiple intraabdominelle und retroperitoneale Lymphknoten.
> Im **Thorax-CT** finden sich Tumormetastasen mediastinal.

#### ZUSATZINFORMATION
Nur bei fehlendem Nachweis von Organüberschreitung und/oder Fernmetastasen (d. h. bei grundsätzlich möglicher Operabilität) umfasst das Staging zusätzlich Endosonografie und Skelettszintigrafie.

### Welches Tumorstadium nach TNM-Klassifikation liegt vor?
T4N1M1, d. h. der Primärtumor hat die Organgrenze überschritten, es liegen Lymphknoten- und Fernmetastasen vor.

### Welche Therapie schlagen Sie vor?
Wegen der Ausdehnung (T4N1M1) ist der Tumor nicht resezierbar. Es muss eine palliative Therapie erfolgen.

### Welche palliativen Therapiemaßnahmen kommen infrage?
- Substitution von Erythrozytenkonzentraten
- palliative Chemotherapie

#### ZUSATZINFORMATION
**Palliative Chemotherapie bei metastasiertem Adenokarzinom des Magens.**
ECF-Protokoll (basierend auf britischer Multicenter-Studie): Kombination von Epirubicin 50 mg/m$^2$ Tag 1 plus Cisplatin 60 mg/m$^2$ Tag 1 plus 5-Fluorouracil 200 mg/m$^2$ pro Tag über eine kontinuierliche Dauerinfusionspumpe; Wiederholung jede dritte Woche (für Patienten belastend, Dauerinfusion über zentralen Zugang oder Port). Alternativ PLF-Protokoll: 2-wöchentlich Cisplatin 50 mg/m$^2$ plus wöchentlich 5-Fluorouracil plus Folinsäure (Sieveke et al. 2012, S. 57).

## 3 Gastroenterologie

**Welche zusätzlichen palliativen Therapiemaßnahmen kommen bei einem stenosierenden Ösophagus- oder Kardiakarzinom infrage?**
- endoskopische Einlage eines Ösophagusstents
- endoskopische Laserresektion von Tumorgewebe
- Ernährung über Sonde nach perkutaner endoskopischer Gastrostomie (PEG)

**Wenn bei einem Patienten mit Magenkarzinom keine Fernmetastasen bestehen, wie sieht die Therapie dann aus?**
Es erfolgt eine **chirurgische Therapie** mit kurativer Zielsetzung: R0-Resektion = Resektion ohne Residualtumor.

### ZUSATZINFORMATION
Die Regeloperation besteht aus der Tumorentfernung (Gastrektomie oder subtotale Magenresektion) unter Einhaltung eines Sicherheitsabstands und der Mitnahme des großen und kleinen Netzes sowie einer Lymphknotendissektion.
Bei Kardiakarzinom werden zusätzlich eine distale Ösophagusresektion und eine Splenektomie durchgeführt. Die Passageherstellung nach Gastrektomie erfolgt durch Ösophagojejunostomie oder Interposition einer gestielten Jejunalschlinge zwischen Ösophagus und Duodenum.
Für eine *neoadjuvante* (= präoperative) Chemotherapie bei Magenkarzinom haben zwei Phase-III-Studien eine Prognoseverbesserung gezeigt: In der sogenannten MAGIC-Studie von Cunningham et al. (N Engl J Med 2006) wurden 503 Patienten mit resektablem Magenkarzinom (inkl. distaler Ösophagus) randomisiert auf Resektion alleine oder Resektion plus Chemotherapie untersucht. Die Chemotherapie setzte sich zusammen aus je drei wöchentlichen Zyklen ECF (Epirubicin, Cisplatin und 5-Fluorouracil) präoperativ (= neoadjuvant) und postoperativ. Die 5-Jahres-Überlebensrate war in der kombiniert behandelten Gruppe auf 36 % erhöht im Vergleich zu 23 % bei der Kontrollgruppe. Dies wurde in weiteren Studien bestätigt. Aufgrund der inzwischen vorliegenden Datenlage ist die perioperative Therapie des lokalisierten Magenkarzinoms der etablierte Standard, wobei bei einer Kategorie uT2 eine Chemotherapie erfolgen kann und bei uT3- und resektablen uT4-Karzinomen erfolgen sollte (Sieveke et al. 2012, S. 51).
Eine *adjuvante* (= postoperative) Chemotherapie wird nach aktueller Datenlage außerhalb klinischer Studien nicht empfohlen. Auch die postoperative Radiochemotherapie (RCT) wird derzeit nicht als Standardtherapie angesehen (Sieveke et al. 2012, S. 55).

### ZUSATZINFORMATION
Immunhistologisch kann beim Magenkarzinom zusätzlich der HER-2-Rezeptor-Status bestimmt werden (positiv in etwa 20 % der Fälle).
Von der Anti-HER2-Therapie profitieren besonders Patienten mit starker HER2-Expression, sodass die S3-Leitlinie die HER2-Testung und (palliative) Therapie mit dem monoklonalen Antikörper Trastuzumab (Herceptin®) bei Positivität vorsieht (Sieveke et al. 2012, S. 59).
Bei Anti-HER2-negativen Patienten kann in der Zweitlinientherapie der VEGFR2-Hemmer Ramucirumab gegeben werden. Falls der maligne Aszites im Vordergrund der Beschwerden steht, wird dieser punktiert (Parazentese). Durch wiederholte intraperitoneale Gabe eines bispezifischen monoklonalen Antikörpers gegen den T-Zell-Marker CD3 und den Tumorzellmarker EpCAM (Catumaxomab, Removab®) kann das Intervall bis zur nächsten notwendigen Punktion eines malignen Aszites verlängert werden (zugelassen für malignen Aszites bei EpCAM-positiven Tumoren, insbesondere bei Ovarialkarzinom).
Früher wurden zur postoperativen Nachsorge bei Magenkarzinom auch die Tumormarker CA 19–9 und CEA (bei initialer Positivität) bestimmt. Da kein Einfluss auf das Überleben der Patienten durch die routinemäßige Bestimmung nachgewiesen ist, wird sie in den aktuellen Leitlinien nicht mehr empfohlen (Möhler M et al. AWMF-Leitlinie Magenkarzinom, S. 49).

### LITERATUR
Sieveke JT et al. Magenkarzinom. In: Bruns C (Hrsg.) Manual Gastrointestinale Tumoren, Zuckschwerdt-Verlag, Tumorzentrum München, 9. Aufl., 2012.
Möhler M et al. Magenkarzinom – Diagnostik und Therapie der Adenokarzinome des Magens und ösophagogastralen Übergangs. AWMF-Leitlinie 032–009OL, Stand 15.2.2012, gültig bis 14.2.2017.
Fischbach W. et al.: Helicobacter pylori und gastroduodenale Ulkuskrankheit. AWMF-Leitlinie 021-001, Stand 5.2.2016, gültig bis 3.7.2020.

## 3.12 Leitbefund Transaminasenerhöhung I

**KASUISTIK**

Ein 58-jähriger Patient, gebürtig in Griechenland, wird Ihnen vom Hausarzt zur Abklärung einer Transaminasenerhöhung zugewiesen. Im Rahmen einer Katarakt-Operation vor 16 Monaten war erstmals ein erhöhter GPT-Wert aufgefallen. Der Verlauf der GPT (Normalwerte bei Männern bis 45 U/l) war 128 U/l (vor 16 Monaten), 72 U/l (vor zwölf Monaten), 290 U/l (vor zwei Monaten). Der Patient klagt über Kraftlosigkeit und gelegentliche Müdigkeit, weitere Beschwerden verneint er. Er nimmt keine Medikamente, trinkt keinen Alkohol und raucht nicht.

### Welche weiteren anamnestischen Angaben interessieren Sie?
- Lebererkrankungen in der Familie
- Bluttransfusionen
- Auslandsreisen
- berufliche Tätigkeit, Umgang mit lebertoxischen Stoffen
- Sexualanamnese
- Drogenabusus

Zur **Familienanamnese** gibt der Patient an, ein Bruder sei vor drei Jahren an einer chronischen Hepatitis, kompliziert durch Leberkrebs, verstorben. Bei der Mutter und den drei anderen Geschwistern sei eine Hepatitis nicht bekannt. Beruflich war der Patient bis zu seiner Frühpensionierung (aus betrieblichen Gründen) über mehrere Jahre als Kanalarbeiter am Flughafen tätig. Die körperliche Untersuchung ist unauffällig.

### Welche Laborwerte bestimmen Sie?
- GOT, GPT, γ-GT, Bilirubin, Hepatitisvirus-Serologie (Suchtests)
- ergänzend: kleines Blutbild, Harnstoff, Kreatinin, Natrium, Kalium, Glukose, Albumin, Prothrombinindex, PTT, Ferritin, Cholinesterase

Pathologische **Laborwerte** bei diesem Patienten sind: GPT 63 U/l (bei Kontrollen 110 und 194 U/l), GOT 49 U/l (Normalwert bei Männern bis 40 U/l), Bilirubin 2,4 mg/dl, mittleres Erythrozytenvolumen (MCV) 64 fl bei niedrig normalem Hämoglobinwert (12,2 g/dl). Die übrigen oben genannten Laborwerte sind normal.

### Nennen Sie den Normalbereich und die Einheit für das mittlere Erythrozytenvolumen (MCV).
Der Normalbereich liegt bei 87–95 fl, die Einheit ist der Femtoliter = $10^{-15}$ l.

### Welche Erkrankung ist die wahrscheinlichste Ursache für den erniedrigten MCV-Wert bei diesem Patienten?
Es ist in diesem Fall die **Beta-Thalassämie.** Sie tritt gehäuft bei Patienten aus Mittelmeerländern auf und ist ihnen oft schon bekannt, auch wenn sie dies bei der Anamnese nicht spontan angeben. Bei Symptomfreiheit ist keine weitere Diagnostik oder Therapie indiziert.

**ZUSATZINFORMATION**

Die häufigste Differenzialdiagnose für eine Mikrozytose (= erniedrigtes MCV) ist ein Eisenmangel (meist mit, seltener ohne Anämie). Dieser ist bei normalem Ferritin-Wert weitgehend ausgeschlossen.

### Welche Antigene und welche Antikörper bestimmen Sie im Rahmen der Suchtests für Virushepatitis?
- Hepatitis A: Anti-HAV-Antikörper
- Hepatitis B: HBsAg (Hepatitis-B-surface-Antigen), Anti-HBs-Antikörper, Anti-HBc(Hepatitis-B-core-Antigen)-Antikörper
- Hepatitis C: Anti-HCV-Antikörper

**ZUSATZINFORMATION**
Nur falls diese negativ ausfallen und trotzdem der Verdacht auf eine akute Virus-Hepatitis besteht, werden zusätzlich bestimmt: HCV-RNA (da Anti-HCV-Antikörper erst ein bis fünf Monate nach Infektion positiv werden) und Anti-HEV-IgM (zur Suche nach einer akuten Virushepatitis E).

Bei diesem Patienten ergibt sich virologisch im **Suchtest**: HBs-Ag positiv, Anti-HBs-Antikörper negativ, Anti-HBc-Antikörper positiv, Anti-HAV-Antikörper und Anti-HCV-Antikörper negativ.

### Welche ergänzenden virologischen Untersuchungen führen Sie durch?
- HBe(Hepatitis-B-envelope)-Antigen
- Anti-HBe-Antikörper
- quantitative PCR auf HBV-DNA

Das HBe(Hepatitis-B-envelope)-Antigen ist negativ, Anti-HBe-Antikörper sind positiv. Die quantitative PCR auf HBV-DNA zeigt eine hohe Viruslast mit 2.400.000 Geq (Genäquivalenten)/ml.

In folgender Grafik sehen Sie den Verlauf von Virus-Antigenen und Antikörpern bei akuter, spontan ausheilender Virushepatitis B ( ➤ Abb. 3.27). Die zwei durchgezogenen Linien stehen für Virus-Antigene, die gestrichelte Linie steht für virale DNA, die vier gepunkteten Linien für gegen Virusantigene gerichtete Antikörper. Benennen Sie die Linien.
- durchgezogen schwarz: HBsAg
- durchgezogen blau: HBeAg
- gestrichelt schwarz: HBV-DNA
- gepunktet hellblau: Anti-HBc und Anti-HBc-IgM (fällt wieder ab)
- gepunktet dunkelblau: Anti-HBe
- gepunktet schwarz: Anti-HBs

(Merkregel für die Reihenfolge des Auftretens der Antigene bzw. Antikörper „SECCES for success in Hepatitis B")

### Wie lautet Ihre Verdachtsdiagnose bei diesem Patienten aufgrund der Laborwerte?
Es liegt vermutlich eine HBeAg-negative chronische Hepatitis B vor.

### Ab welchem Zeitraum spricht man von chronischer Hepatitis?
Eine Virushepatitis ist chronisch, wenn sie nach 6 Monaten nicht ausgeheilt ist.

### Welche apparative Untersuchung führen Sie durch?
Es ist eine Oberbauchsonografie indiziert.

Sonografisch ist die Leber normal groß und hyperdens zur Niere, vereinbar mit Fetteinlagerungen. Es sind keine Umbauzeichen zu erkennen.

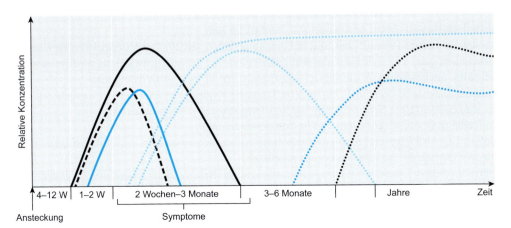

**Abb. 3.27** Zeitlicher Verlauf von Symptomen, Virus-Antigenen und Antikörpern bei akuter, spontan ausheilender Virushepatitis B [L231]

### Welchen ergänzenden Laborwert bestimmen Sie zum weitgehenden Ausschluss eines (sonografisch noch nicht erkennbaren) Leberzellkarzinoms?
Alpha-Fetoprotein.

> Das Alpha-Fetoprotein bei dem Patienten ist normal.

### Welche extrahepatischen Manifestationen einer chronischen Virushepatitis B kennen Sie (nennen Sie eine von zwei)?
- Polyangiitis (synonym: Panarteriitis) nodosa
- Glomerulonephritis

### Welche weiteren Untersuchungen benötigen Sie vor einer Therapieeinleitung?
Laut der Leitlinie der Deutschen Gesellschaft für Verdauungs- und Stoffwechselkrankheiten (DGVS) kann eine Leberbiopsie vor Therapiebeginn durchgeführt werden, ist aber nicht zwingend erforderlich.
Eine Entscheidung zur Leberpunktion sollte sich immer am Einzelfall orientieren:
- **Für** eine Leberbiopsie sprechen ein histologischer Ausgangsbefund vor der Therapieeinleitung und die Möglichkeit der Erkennung (seltener) anderer Ursachen für eine Transaminasenerhöhung (z. B. Hämochromatose, Autoimmunhepatitis). Diese sind aber durch die Laboruntersuchung bereits weitgehend ausgeschlossen.
- **Gegen** eine Leberbiopsie sprechen die Belastung des Patienten, das wenn auch geringe (Blutungs-)Risiko einer Leberpunktion sowie die bei deutlicher (über das Doppelte der Norm) Erhöhung der Transaminasen und eindeutigen virologischen Befunden fehlende Konsequenz für die Therapieentscheidung; bei dieser Konstellation wird unabhängig vom histologischen Befund ein antiviraler Therapieversuch durchgeführt.

### Welche zwei Gruppen von Therapeutika gibt es für die chronische Hepatitis B?
- Interferon-α
- Nukleosid- und Nukleotidanaloga

### Wie werden diese Substanzklassen verabreicht?
- Interferon-α ist ein Zytokin (Mediatorprotein); es wird subkutan injiziert.
- Nukleosid- und Nukleotidanaloga werden oral eingenommen.

## Welche Nukleosid- und Nukleotidanaloga sind in Deutschland für die Therapie der chronischen Virushepatitis B zugelassen? Sechs sind aufgeführt, nennen Sie zwei.

- Tenofovir Disoproxil (Viread®, seit 2008 in Europa zugelassen; seit 2017 auch Generika); wegen hoher Wirksamkeit, guter Verträglichkeit und sehr niederer Rate der Resistenzentwicklung wird Tenofovir aktuell (2019) am häufigsten für die Therapie der chronischen Virushepatitis B eingesetzt
- Tenofovir Alafenamid (Vemlidy®, ein weiteres Tenofovir-Prodrug, seit 2017 in Europa zugelassen, postuliert wird eine geringere Nebenwirkungsrate bzgl. Osteoporose und Nephrotoxizität).
- Lamivudin (z. B. Zeffix®, hohe Rate von Resistenzentwicklung)
- Adefovir Dipivoxil (Hepsera®, einziges Nukleotidanalogon, die vier anderen sind Nukleosidanaloga)
- Entecavir (Baraclude®, seit 2006 in Europa zugelassen)
- Telbivudin (Sebivo®, seit 2007 in Europa zugelassen; wegen Nebenwirkungen und wenig Zusatznutzen gegenüber den anderen Wirkstoffen wenig eingesetzt)

**Grundsatz:**
- bei hoher entzündlicher Aktivität und eher niedriger Viruslast: Therapie mit α-Interferon
- bei niedriger Entzündungsaktivität: Therapie mit Nukleosid-/Nukleotid-Analoga

(Cornberg M et al. AWMF-Leitlinie Prophylaxe, Diagnostik und Therapie der Hepatitis-B-Virusinfektion, S. 887)

### Was empfehlen Sie dem Patienten?

Grundsätzlich ergibt sich aus den Befunden die Indikation für einen antiviralen Therapieversuch.

Die Ansprechraten für **Interferon**-α bei dieser Form (HBe-Antigen-negativ) der Hepatitis B sind gering und zeigen auch bei verlängerter Therapie über 12 Monate eine hohe Rückfallquote. Sie rechtfertigen nicht die hohen Nebenwirkungen von Interferon.

Therapie der Wahl ist **Tenofovir** Disoproxil als Monotherapie.

**ZUSATZINFORMATION**

Lamivudin wird nur noch selten eingesetzt. Bei langfristiger Gabe von Lamivudin treten in hohem Prozentsatz Lamivudin-resistente YMDD-Varianten des Hepatitis-B-Virus auf (16–32 % bereits nach einem Jahr). Dies zeigt sich durch einen Wiederanstieg der Viruslast und der Transaminasen.
Bei Auftreten einer Lamivudin-Resistenz wird die Umstellung auf Tenofovir Disoproxil empfohlen (nahtloser Übergang mit erster Dosis Tenofovir am Tag nach letzter Dosis Lamivudin).

### Was sind absolute Kontraindikationen einer Interferon-α-Therapie? Nennen Sie mindestens zwei der sechs Punkte.

- dekompensierte Leberzirrhose
- Autoimmunerkrankungen (insbesondere autoimmune Hepatitis und Thyreoiditis)
- akute Psychose oder Depression
- Thrombopenie < 50.000/µl
- Leukopenie < 1.500/µl
- ferner: Schwangerschaft, Leberzellkarzinom, funktionierendes Nierentransplantat

### Welche zwei galenischen Formen von Interferon-α sind für die Therapie der chronischen Virushepatitis B zugelassen?

- pegyliertes Interferon-$\alpha_{2a}$ (mit Polyethylenglykol [PEG] als Träger komplexiert, z B. Pegasys®)
- nicht modifiziertes Interferon-α, z. B. Interferon-$\alpha_{2a}$ (Roferon®) oder Interferon-$\alpha_{2b}$ (Intron A®); kommen wegen höherer Nebenwirkungsrate kaum noch zum Einsatz

Der beschriebene Patient mit der chronischen Virushepatitis B erhielt – vor Verfügbarkeit von Tenofovir Disoproxil – Lamivudin (Zeffix®) 100 mg 1–0–0. Er tolerierte das Medikament ohne Nebenwirkungen. Bei der ersten Transaminasenkontrolle nach 4 Wochen waren die GPT von 121 auf 56 U/l und die GOT von 45 auf 25 U/l abgefallen.

Die Transaminasen werden im ersten Jahr nach einem Monat, dann vierteljährlich und nach einem Jahr halbjährlich kontrolliert. Die HBV-DNA wird im ersten Jahr halbjährlich, dann einmal pro Jahr kontrolliert.
HBeAg-negative Patienten (wie der hier genannte) sollten dauerhaft therapiert werden, da es bei fast allen Patienten nach Beendigung einer Therapie zu einem virologischen Rezidiv (Wiederzunahme der Virämie) kommt. Bei Fehlen einer Leberzirrhose kann nach fünf Jahren ein Auslassversuch unternommen werden.

Bei welchen Lebererkrankungen ist ein regelmäßiges Screening auf die Entwicklung eines hepatozellulären Karzinoms indiziert?
- chronische Virushepatitis B
- chronische Virushepatitis C (chronische Virushepatitiden führen in 15 % der Fälle zu einer Leberzirrhose und in 0,5 % zu einem primären Leberzellkarzinom; dabei ist das Hepatitis-B-Virus direkt kanzerogen, während die Hepatitis C über die Entwicklung einer Zirrhose zum HCC führen kann)
- Leberzirrhose, unabhängig von der Pathogenese

Welche zwei Untersuchungen kommen für das HCC-Screening zum Einsatz?
- Bestimmung des α-Fetoprotein-Werts im Serum
- Sonografie der Leber

### ZUSATZINFORMATION
In den Leitlinien der deutschen Fachgesellschaft (DGVS) wird für das Screening bei chronischer Virushepatitis die halbjährliche Durchführung einer Abdomensonografie empfohlen. Dieses Zeitintervall ergibt sich aus der mittleren Verdopplungszeit des hepatozellulären Karzinoms von 140–200 Tagen. Die zusätzliche Bestimmung der AFP-Konzentration verbessert die Sensitivität der Vorsorgeuntersuchung nicht wesentlich, sodass hierfür nur eine „Kann"-Empfehlung besteht (Greten T et al. AWMF-Leitlinie Hepatozelluläres Karzinom, Diagnostik und Therapie, S. 38). **Cave:** Bei hepatozellulärem Karzinom auf dem Boden einer Hämochromatose ist die AFP-Konzentration im Plasma nur in 50 % der Fälle erhöht.

Welches sind die Verlaufsmöglichkeiten (Symptomatik und zeitlicher Verlauf) einer Infektion mit Hepatitis-B-Virus? Nennen Sie drei von vier aufgeführten.
- asymptomatische Infektion (65 %), meist selbstlimitiert
- symptomatische Infektion (= akute Hepatitis), selbstlimitiert (25 %)
- symptomatische Infektion (= akute Hepatitis) mit Übergang in Viruspersistenz (10 %)
- fulminante Hepatitis (kleiner 1 %, hohe Letalität)

### ZUSATZINFORMATION
Die Viruspersistenz hat wiederum zwei Verlaufsformen:
- klinisch gesunder HBsAg-Träger
- chronische Hepatitis B (mit Virusreplikation und/oder entzündlicher Aktivität)

### LITERATUR
Cornberg M et al. Prophylaxe, Diagnostik und Therapie der Hepatitis-B-Virusinfektion. AWMF-Leitlinie 021-011 der AWMF, Stand 31.1.2011, gültig bis 31.1.2016, aktuell (Mai 2018) in Überarbeitung.
Greten T et al. Hepatozelluläres Karzinom: Diagnostik und Therapie. AWMF-Leitlinie 032–053OL, Stand 1.5.2015, gültig bis 30.4.2018.

### KASUISTIK
Bei einem Patienten mit akuter Virushepatitis B kommt es zu einem starken Anstieg von Bilirubin, auch die Enzyme AP und γ-GT sind erhöht.

### Was könnte die Ursache sein?
Am wahrscheinlichsten ist eine cholestatische Verlaufsform der akuten Virushepatitis. Bei 5 % der akuten Virushepatitiden entwickelt sich ein intrahepatisches Verschlusssyndrom.

Differenzialdiagnostisch kommt eine intrahepatische Cholestase, z. B. durch Arzneimittel, oder eine extrahepatische Cholestase, z. B. durch Steine, Tumoren, infrage.

### Welche zwei Antigene sind bei einer akuten Hepatitis-B-Infektion im Blut nachweisbar?
- HBsAg
- HBeAg

### Welcher Antikörper wird als Erstes positiv?
Das Anti-HBc.

### Welche Subfraktion kann bei positivem Anti-HBc zusätzlich bestimmt werden?
Anti-HBc-IgM.

### Wofür spricht ein Nachweis von Anti-HBc-IgM?
Für eine kürzlich zurückliegende Infektion, also eine akute Virushepatitis B.

### Welche Antikörper (zusätzlich zu Anti-HBc) werden bei einem selbstlimitierten Verlauf der akuten Hepatitis B positiv?
- Anti-HBeAg
- Anti-HBsAg

### Wie kontrolliert man den Impfschutz nach Jahre zurückliegender Impfung gegen Hepatitis-B-Impfung?
Man bestimmt das Anti-HBsAg.

### KASUISTIK
Ein Medizinstudent, der bisher (entgegen den Empfehlungen) nicht gegen Hepatitis-B-Virus geimpft ist, verletzt sich bei der Blutabnahme eines Patienten mit chronischer Hepatitis B mit der Nadel.

### Wie behandeln Sie den Studenten?
- passive Immunisierung, möglichst früh, spätestens nach 48 Stunden, mit Hepatitis-B-Hyperimmunglobulin
- gleichzeitiger Beginn der aktiven Immunisierung mit HBsAg (z. B. mit Engerix®-B [Einzelimpfstoff] oder mit Twinrix® [Kombinationsimpfstoff gegen Hepatitis-A-Virus und Hepatitis-B-Virus])

Vor Therapiebeginn müssen die Ausgangswerte von GOT, GPT, HBsAg, Anti-HBsAg und Anti-HBc bestimmt werden. Die Vorstellung bei einem Durchgangsarzt (D-Arzt) ist erforderlich.

Zusätzlich sollte der Patient auf das Vorliegen einer HIV- (HIV Screening Assay) und HCV-Infektion (anti-HCV-Antikörper) untersucht werden.

### Welches ist die häufigste Verlaufsform (Symptomatik, zeitlicher Verlauf) einer Infektion mit Hepatitis-C-Virus?

Am häufigsten ist die asymptomatische Infektion mit Übergang in Viruspersistenz (70 %).

**Merkregel:** ⅘ der Hepatitis-C-Virus-Infektionen verlaufen asymptomatisch; und – symptomatisch oder nicht – die überwiegende Zahl der Fälle geht in einen chronischen Verlauf über (➤ Tab. 3.3).

**Tab. 3.3** Verlaufsformen bei Hepatitis-C-Infektion

|  | selbstlimitiert | chronische Hepatitis-C-Infektion |
|---|---|---|
| asymptomatische Infektion (80 %): | 10 % | 70 % |
| symptomatische Infektion (20 %): | 2 % (= akute Hepatitis C) | 18 % |

### Bei welchen Formen der Virushepatitis C ist eine Behandlung indiziert?

Bei der **chronischen Hepatitis C** (Erkrankungsdauer mindestens 6 Monate, definiert durch Virus-RNA-Nachweis). Erhöhte Transaminasen und/oder Nachweis einer Fibrose sind keine notwendigen Voraussetzungen für die Indikationsstellung zur Therapie.

**ZUSATZINFORMATION**

Bei Diagnosestellung einer **akuten Hepatitis C** (z. B. bei ikterischer Verlaufsform oder nach Nadelstichverletzung; sonst selten erkannt, da häufig asymptomatisch) kann in der Regel 3 Monate abgewartet werden, ob eine Spontanheilung eintritt. Nach (vermuteter) Erkrankungsdauer von 6 Monaten liegt definitionsgemäß eine chronische Virushepatitis C vor, dann mit Therapieindikation.

### Welche direkt antiviral wirkenden Substanzklassen zur Behandlung der Hepatitis C kennen Sie? Nennen Sie zwei von vier Klassen.

- nukleos(t)idische Polymerase (NS5B-)Inhibitoren (NS5B steht für nicht-strukturelles Protein 5B)
- nichtnukleosidische Polymerase-Inhibitoren
- NS5A-Inhibitoren
- Proteaseinhibitoren

### Nennen Sie für die ersten drei Klassen jeweils einen Vertreter.

- nukleos(t)idische Polymerase(NS5B)-Inhibitoren: Sofosbuvir für alle HCV-Genotypen
- nichtnukleosidische Polymerase(NS5B)-Inhibitoren: Dasabuvir für den HCV-Genotyp 1
- NS5A-Inhibitoren:
  – Daclatasvir für die HCV-Genotypen 1 bis 6
  – Ledipasvir für die HCV-Genotypen 1, 3, 4 und 6 (nur in fixer Kombination mit dem nukleotidischen NS5B-Polymerase-Inhibitor Sofosbuvir verfügbar)
  – Ombitasvir für die HCV-Genotypen 1 und 4. Ombitasvir ist nur in fixer Kombination mit dem NS3-Protease-Inhibitor Paritaprevir und Ritonavir verfügbar
  – Pibrentasoir für die HCV-Genotypen 1 bis 6
- Proteaseinhibitoren
  – Simeprevir
  – Glecaprevir
  – Paritaprevir

> **ZUSATZINFORMATION**
> Seit 2014 sind die oben angeführten Interferon-freie Regime zugelassen. Oral eingenommene Kombinationstherapien erzielen sehr hohe Ansprechraten (*sustained viral response*, SVR) von bis zu 97 %; Sarrazin C et al. AWMF-Leitlinie Hepatitis C-Virus-Infektion, S. 89). Sie sind gut verträglich, aber mit hohen Kosten verbunden. Ein Beispiel ist die Gabe von Sofosbuvir 90 mg plus Ledipasvir 400 mg (Harvoni ®, in einer Tablette, 1 × d) über 12 Wochen zur Therapie der chronischen Virushepatitis C Genotyp 1 (Ansprechrate 95 %, Kosten 45.000 Euro, Stand Februar 2019). Günstiger; Glecapreorir 100 mg plus Pibrentasovir 40 mg (Maviret ® in 1 Tabl., 3/d) über 8 Wochen für alle Genotypen (Kosten 2019 30.000 Euro, Stand Februar 2019).

> **ZUSATZINFORMATION**
> **Wie verlaufen die Infektionen mit Hepatitis-D-Viren?**
> Die Hepatitis D ist an das Vorhandensein von Hepatitis-B-Virus gebunden. Sie tritt als Superinfektion eines Hepatitis-B-infizierten Patienten mit Hepatitis-D-Virus (HDV) oder, selten, als Simultaninfektion (= gleichzeitige Infektion) auf. Es kommt häufiger als bei Hepatitis-B-Monoinfektion zu fulminanten Verläufen und meist auch zum chronischen Verlauf sowie vermehrten Übergang in eine Leberzirrhose.
> Bei der Simultaninfektion HBV und HDV verläuft die akute Hepatitis schwerer, es kommt aber in 90 % zur Heilung.

### Welche Übertragungswege der Hepatitis A, B und C gibt es?
- Hepatitis A: fäkal-oral. Sehr selten kann die Hepatitis A auch parenteral oder sexuell übertragen werden.
- Hepatitis B und C: durch Blut, Blutprodukte, i. v. Drogenabusus (mit kontaminierten Nadeln), sexuell (selten für Hepatitis C) oder perinatal. Bei der Hepatitis C ist der Infektionsweg oft (45 %) nicht eruierbar.

> **ZUSATZINFORMATION**
> Hepatitis E: Genotyp 1 und 2 fäkal-oral mit epidemischen Verläufen insbesondere in Asien und Nordafrika, begünstigt durch schwierige hygienische Verhältnisse. Typ 3 und 4 sind endemisch in Europa. Da neben dem Menschen Haus- und Wildschweine die Hauptwirte sind, ist die Erkrankung mit Hepatitis-E-Genotyp 3 und 4 als Zoonose zu betrachten, die Infektion erfolgt über den Verzehr nicht durchgegarten Fleisches. Mittlerweile hat Hepatitis E die Hepatitis A hinsichtlich der klinischen Relevanz überholt.

### Welche möglichen unspezifischen Symptome einer akuten Hepatitis A oder B neben dem Ikterus können auftreten? Aufgeführt sind drei gastrointestinale und drei weitere Symptome. Nennen Sie jeweils zwei.
- gastrointestinale Symptome:
  - Inappetenz
  - Oberbauchschmerzen
  - Diarrhöen
- weitere Symptome:
  - Abgeschlagenheit
  - Arthralgien
  - Exanthem

### Wie wird eine akute Hepatitis A diagnostisch gesichert?
Durch den Nachweis von Anti-HAV(Hepatitis-A-Virus)-IgM-Antikörpern.
 Anti-HAV-IgG-Ak bleiben nach durchgemachter Infektion, aber auch nach erfolgter Impfung lebenslang nachweisbar.

**LITERATUR**
Sarrazin C et al. Prophylaxe, Diagnostik und Therapie der Hepatitis-C-Virus (HCV)-Infektion. AWMF-Leitlinie 021-012, Stand31.12.2017, gültig bis 30.12.2022.

### KASUISTIK
Eine Kindergartenbetreuerin teilt Ihnen mit, dass bei einem Kind, das bis gestern in ihrer Gruppe betreut wurde, eine akute Hepatitis A diagnostiziert wurde.

### Wie gehen Sie bei der Betreuerin vor?
Frage an die Betreuerin, ob sie gegen Hepatitis A geimpft ist, ob sie wissentlich eine Hepatitis A durchgemacht hat oder ob bei ihr ein früherer positiver Befund für Anti-HAV-Antikörper vorliegt. Ist nichts davon der Fall, erhält sie eine postexpositionelle Prophylaxe durch aktive Impfung mit inaktivierten Hepatitis-A-Viren (z. B. Havrix®). Auch bei Kindern, die Kontakt mit dem erkrankten Kind hatten, ist die aktive Impfung gegen Hepatitis A angezeigt.

### ZUSATZINFORMATION
Bei Kontraindikationen gegen eine aktive Immunisierung ist eine passive Immunisierung mit Immunglobulin (unspezifisches Immunglobulin, 5 ml i. m.) angezeigt.
Die Meldung der Erkrankung des Kindes beim Gesundheitsamt ist erforderlich. In Absprache mit dem Gesundheitsamt sollten die Kinder, die geimpft wurden, für mehrere Wochen (Inkubationszeit einer möglichen Hepatitis A) der Einrichtung fernbleiben.

### Bei welchen Personen ist die Impfung (aktive Immunisierung) gegen Hepatitisvirus A indiziert?
Sie ist angezeigt bei Anti-HAV-negativen Personen mit erhöhtem Hepatitis-A-Risiko:
- Reisende in HAV-Endemiegebiete
- Beschäftigte in medizinischen Einrichtungen, Kindertagesstätten, Abwasseranlagen
- Ehrenamtlich Tätige (z. B. Obdachlosenhilfe, Asylhilfe)
- Bewohner psychiatrischer Einrichtungen
- Patienten mit chronischen Lebererkrankungen (inkl. chronischer Virushepatitis B und C), die durch eine zusätzliche Virushepatitis A gefährdet sind
- Patienten mit Thrombophilie
- Männer, die Sexualkontakte mit Männern haben, und allgemein Personen mit Sexualverhalten mit erhöhter Infektionsgefährdung
- Personen mit engem Kontakt zu Hepatitis-A-erkrankten Patienten

### Bei welchen Personen ist die Impfung (aktive Immunisierung) gegen Hepatitisvirus B indiziert?
Indikationen für Impfung (aktive Immunisierung) gegen Hepatitisvirus B (STIKO-Empfehlung):
- Säuglinge (Beginn der Grundimmunisierung, d. h. erste Gabe von vier Teilimpfungen, im 2. Lebensmonat)

Falls bisher nicht geimpft:
- Jugendliche (sogenannte Nachimpfung)
- Hepatitis-B-gefährdetes medizinisches Personal, Personal in psychiatrischen Einrichtungen, andere Personen mit Infektionsrisiko durch Blutkontakte mit möglicherweise infizierten Patienten (z. B. Ersthelfer, Polizisten)
- Dialysepatienten, Patienten mit häufiger Übertragung von Blut oder Blutbestandteilen (z. B. Hämophilie), vor ausgedehnten chirurgischen Eingriffen
- Patienten in psychiatrischen Einrichtungen oder vergleichbaren Anstalten oder Fürsorgeeinrichtungen für Menschen mit Zerebralschädigungen oder Verhaltensstörungen

### ZUSATZINFORMATION
Seit 2012 ist in China eine Impfung gegen Hepatitis E zugelassen.

An welche pathogenetischen Kategorien außer der Virushepatitis A, B oder C denken Sie bei einer Transaminasenerhöhung? Nennen Sie drei der sechs aufgeführten Kategorien.
- andere infektiöse Hepatitiden
- toxische Hepatitis
- Autoimmunerkrankungen
- Stoffwechselkrankheiten (hereditär und/oder erworben)
- maligne Erkrankungen
- vasogen

Für jede der sechs aufgeführten Kategorien sind zwei oder mehrere konkrete Erkrankungen (Differenzialdiagnosen) angegeben. Nennen Sie je Kategorie eine.
- **infektiöse Hepatitiden** bei anderen Virusinfektionen (z. B. Epstein-Barr-Virus, Zytomegalievirus, Coxsackieviren), bei bakteriellen Infektionen (Brucellose, Leptospirose) und bei parasitären Infektionen (Malaria, Amöbiasis, Echinokokkose)
- **toxische Hepatitis:** alkoholtoxisch, Arzneimittelhepatitis
- **Autoimmunerkrankungen:** primär biliäre Cholangitis (früherer Begriff: primär biliäre Zirrhose), Autoimmunhepatitis
- **Stoffwechselkrankheiten:** hereditär: Hämochromatose, Morbus Wilson; erworben: nichtalkoholische Fettleber (non-alcoholic steatohepatosis, NASH) bei Übergewicht, Diabetes mellitus; alkoholinduzierte Fettleber
- **maligne Erkrankungen:** Metastasen, primäres Leberzellkarzinom
- **vasogen:** Stauungshepatitis bei Rechtsherzinsuffizienz, Schockleber

## KASUISTIK

Bei einem 65-jährigen Rentner, der früher im Werkschutz gearbeitet hat, wird bei einer Routineuntersuchung ein γ-GT-Wert von 958 U/l (normal bei Männern bis 55 U/l) festgestellt. Er ist beschwerdefrei. Seit drei Jahren ist eine essenzielle arterielle Hypertonie bekannt. Die einzige Medikation ist Metoprolol retard 100 mg 1×/Tag. Der Patient gibt einen Alkoholkonsum von im Mittel maximal 0,5 l Bier pro Tag an.
An weiteren pathologischen **Laborwerten** finden sich GOT 54 U/l (normal bei Männern bis 40 U/l), GPT 108 U/l (normal bei Männern bis 45 U/l) und Nüchternblutzucker 140 mg/dl. Das Bilirubin liegt im Normbereich. Ein Diabetes mellitus ist nicht bekannt.

Welche apparative Untersuchung führen Sie durch?
Sonografie des Abdomens.

Hierbei ist die Leber vergrößert auf 12,8 cm in der Medioklavikularlinie. Die Echogenität ist deutlich vermehrt (echoreicher als Nieren und Milz), die Oberfläche glatt, der Rand abgerundet. Keine Darstellung von Rundherden, der Ductus hepaticus ist normal weit (6 mm).

Wofür können diese Veränderungen sprechen?
- Leberverfettung
- Leberfibrose
- Fettleber (Abgrenzung zu Leberverfettung histologisch: bei der Fettleber Ablagerung von Fetttropfen in mindestens 50 % der erfassten Hepatozyten)

### Welche möglichen Ursachen (Grunderkrankungen) für eine Fettleber existieren? Nennen Sie vier der fünf angeführten.
- Alkoholkonsum
- Diabetes mellitus
- Adipositas
- Hyperlipoproteinämie

### Welche Laboruntersuchungen führen Sie zur Suche nach den metabolischen Ursachen (Diabetes mellitus, Hämochromatose und Morbus Wilson) einer Transaminasenerhöhung durch?
- $HbA_{1c}$
- Ferritin
- Coeruloplasmin

### Was ist $HbA_{1c}$ und wo liegt die Obergrenze des Normbereichs für $HbA_{1c}$?
Glykosyliertes Hämoglobin (durch lang anhaltende Hyperglykämien); obere Normgrenze: 6,0 % Anteil an Gesamthämoglobin.

### Wie ist das Coeruloplasmin (Kupferbindungsprotein) bei Morbus Wilson verändert?
Es ist erniedrigt (Normalbereich 40–60 mg/dl).

> Bei dem Patienten ist der $HbA_{1c}$-Wert auf 9,2 % erhöht, der Ferritinwert beträgt 1.117 µg/l (normal 30–300 µg/l), der Wert für Coeruloplasmin ist normal.

### Welche Differenzialdiagnosen eines erhöhten Ferritinwerts kennen Sie? Nennen Sie drei der fünf Diagnosen.
- Infektion (Ferritin erhöht wie andere Akute-Phase-Proteine, z. B. C-reaktives Protein)
- Alkoholkonsum
- Hämochromatose (primär = hereditär; oder sekundär, z. B. durch Polytransfusionen bei hämolytischen Anämien)
- bei chronisch-entzündlichen Erkrankungen wie Morbus Still (= systemische juvenile idiopathische Arthritis)
- selten auch bei malignen Tumoren (z. B. Pankreaskarzinom, Leukosen)

### Welche beiden Laboruntersuchungen kommen im genannten Fall für die weitere Abklärung auf das Vorliegen einer hereditären Hämochromatose in Betracht?
- Transferrinsättigung
- genetische Diagnostik

#### ZUSATZINFORMATION
Der weit überwiegende Anteil der Hyperferritinämien wird nicht durch eine Hämochromatose verursacht, sodass immer auch der Ausschluss anderer Ursachen erfolgen muss.
Beweisend für eine Hämochromatose ist die genetische Untersuchung in Kombination mit einer erhöhten Transferrinsättigung. Nur in Zweifelsfällen ohne Erhöhung der Transferrinsättigung ist eine weitere Diagnostik erforderlich. Bei dieser sind MRT und Leberbiopsie mit histologischer Untersuchung gleichwertig (EASL Clinical Practice Guidelines for HFE Hemochromatosis 2010, S. 17).

### Welche beiden Untersuchungen werden mit der Probe (Leberbiopsat) zum Nachweis einer Hämochromatose durchgeführt?

- histologische Untersuchung, inkl. Eisenfärbung (pathognomonisch ist, dass neben Nachweis von Eisen in RES-Zellen wie den Kupffer-Sternzellen auch Eisengranula in Hepatozyten nachweisbar sind)
- Bestimmung des Eisenanteils am Trockengewicht von Lebergewebe

> **ZUSATZINFORMATION**
> Der obere Normwert für den Eisenanteil beträgt 10 mg/g Lebergewebe. Da der Eisengehalt physiologisch im Alter zunimmt, wird alternativ ein lebensalterabhängiger Eisenindex verwendet. Dieser ist pathologisch, wenn Eisen [µmol]/(Lebergewebe [g] × Lebensalter [Jahre]) über 2 liegt.

### Welche Werte gehen in die Transferrinsättigung ein, wo liegt die obere Normgrenze?

Die Transferrinsättigung berechnet sich aus dem Quotienten aus Serumeisen (µg/dl) und Transferrin (mg/dl). Der Wert des Quotienten wird mit einer Konstante (71 %) multipliziert.
Die obere Normgrenze ist 45 %.

### Wie verläuft der Erbgang der häufigsten hereditären Hämochromatose Typ I?

Autosomal-rezessiv. Das bedeutet, a) das Gen liegt auf einem autosomalen (weder X- noch Y-)Chromosom (hier Chromosom 6, im Bereich der Gene des HLA-Komplexes) und b) die Erkrankung wird nur manifest, wenn auf beiden Chromosomen eines Patienten das Gen mutiert ist.

### Welches Gen ist bei der Hämochromatose mutiert?

Das HFE-Gen ist mutiert. HFE steht für **H**LA-assoziiert und **Fe**rrum.

> **ZUSATZINFORMATION**
> Die **genetische Untersuchung** sucht nach einer Mutation im Hauptgenort (Austausch von Cytosin zu Tyrosin in Position 282 des HFE-Gens, abgekürzt C282Y). Daneben gibt es weitere mögliche Mutationen an anderen Stellen des Gens. 80 % aller kaukasischen Patienten mit hereditärer Hämochromatose sind homozygot für die Mutation C282Y, das entspricht der Sensitivität des Gen-Tests bezüglich der Erkrankung. Von allen C282Y-Homozygoten (Inzidenz ca. 0,1 %) innerhalb großer Populationen von unselektierten Probanden hat etwa die Hälfte eine pathologische Eisenüberladung und damit eine manifeste Hämochromatose; dies entspricht einer Spezifität des Gen-Tests von 50 %.
> Heterozygote Träger dieser Mutation ohne weitere Mutationen an anderer Stelle weisen keine erhöhte Erkrankungswahrscheinlichkeit auf.
> Die genetische Untersuchung ist teuer im Vergleich zur Bestimmung der Transferrinsättigung (ca. 12 €).

### Welcher Pathomechanismus liegt der hereditären Hämochromatose zugrunde?

Über eine Mutation des HFE-Gens kommt es zur Bildung eines mutierten Proteins und damit zur unkontrollierten, übermäßigen Aufnahme von Eisen aus dem Darmlumen in das Blut.

> **ZUSATZINFORMATION**
> Der Organismus hat keinen aktiven Ausscheidungsmechanismus für Eisen; Eisenverluste treten nur über die Abschilferung von Zellen (gastrointestinal und dermal) auf.
> Das Protein des HFE-Gens sitzt auf der basalen (der luminalen Seite abgewandten) Seite der Darmepithel-Zelle in der Zellmembran. Ein Teil des Proteinpools wird in das Zytosol aufgenommen und fungiert als negative Rückkopplung auf die rezeptorvermittelte Aufnahme von Eisen aus dem Darmlumen an der luminalen Seite des Enterozyten. Das mutierte HFE-Protein ist in dieser Funktion eingeschränkt. Dadurch kommt es zur unregulierten Aufnahme von Eisen durch die apikale (= luminale) Membran der Enterozyten.

Welche sind die Manifestationsorgane einer Hämochromatose? Nennen Sie vier der sechs angeführten.
- Gelenke
- Haut
- Pankreas
- Hypophyse
- Leber
- Herz

Welche Symptome einer Hämochromatose zeigen sich an Gelenken und Haut?
- Gelenke: Arthralgien
- Haut: Dunkelfärbung

Welche Komplikationen einer Hämochromatose können in Pankreas, Hypophyse, Leber und Herz auftreten?
- Pankreas: Bronzediabetes
- Hypophyse: Hypophysenvorderlappeninsuffizienz mit sekundärem Hypogonadismus
- Leber: Fibrose, Übergang in Zirrhose; dann hohes (bis zu 30 % der Zirrhosepatienten) Risiko für hepatozelluläres Karzinom
- Herz: Kardiomyopathie (bei unbehandelter Erkrankung ist diese limitierend für die Lebenserwartung)

### ZUSATZINFORMATION
Der **Hypogonadismus** ist überwiegend sekundär durch verminderte Bildung gonadotroper Hormone im Hypophysenvorderlappen; eine direkte Gonadenschädigung, wohl durch vermehrte testikuläre Eisenablagerung, kommt wesentlich seltener vor.

Welche Therapie der hereditären Hämochromatose gibt es?
Aderlässe.

Bei dem oben genannten Patienten beträgt das Serumeisen 192 μg/dl, das Transferrin 258 mg/dl.

Errechnen Sie die Transferrinsättigung (Formel siehe oben).
192 (μg/dl) geteilt durch 258 (mg/dl) = 0,74
0,74 × 71 % = 53 %

Damit liegt die Transferrinsättigung knapp über der Normgrenze von 45 %. Wegen dieses Grenzbefundes werden sowohl eine molekularbiologische Untersuchung (nicht sicher indiziert) als auch eine Leberbiopsie durchgeführt.
Die **molekularbiologische Untersuchung** ergibt einen heterozygoten Merkmalsträger für die C282Y-Mutation und damit genetisch kein erhöhtes Risiko für das Vorliegen einer hereditären Hämochromatose.
**Histologisch** findet sich in einem Leberstanzzylinder eine gemischttropfige Verfettung von 10–20 %. Für eine Hämochromatose findet sich kein Hinweis.
Damit ist bei dem Patienten eine Hämochromatose ausgeschlossen. Die Leberverfettung ist am ehesten nutritiv-toxisch oder durch den Diabetes mellitus bedingt. Therapeutisch wird eine strikte Alkoholkarenz empfohlen.
Beim nächsten Ambulanzbesuch beträgt der Spontanblutzucker 291 mg/dl. Der Patient wird stationär aufgenommen und eine Diabetestherapie eingeleitet.

### LITERATUR
European Association for the Study of the Liver. EASL Clinical Practice Guidelines for HFE Hemochromatosis 2010.

## 3.13 Leitbefund Transaminasenerhöhung II

**KASUISTIK**
Eine 56-jährige Patientin stellt sich in Ihrer gastroenterologischen Ambulanz vor, weil beim Hausarzt vor einem halben Jahr erhöhte Leberwerte (Transaminasen) und eine Senkungsbeschleunigung festgestellt worden seien.
Sie fühle sich derzeit wohl bis auf starke berufliche Belastung, sie habe auch keine abdominalen Schmerzen. Das Körpergewicht sei konstant mit 69 kg bei 177 cm Größe.

### An welche Erkrankungsgruppen denken Sie? Nennen Sie vier der sechs Gruppen.
- Virushepatitis
- Leberverfettung durch Alkohol, Medikamente
- Autoimmunhepatitis
- metabolische Ursachen (Hämochromatose, M. Wilson)
- Lebermetastasen
- Stauungshepatitis

Die Patientin verneint Nikotinkonsum. An Alkoholkonsum werden im Tagesdurchschnitt ein Schoppen Wein und 0,5 l Bier eingeräumt. Medikamente nimmt sie nicht ein.
Bei der **körperlichen Untersuchung** ist die Patientin in sehr gutem Allgemeinzustand, es besteht ein unauffälliger Untersuchungsbefund bis auf deutliche Spider naevi im Hals-Brust-Bereich und Palmarerythem beidseits. Die Leber ist 2 cm unter dem Rippenbogen tastbar, weich, nicht schmerzhaft, 7 cm in der MCL.

### Welche Laborwerte bestimmen Sie?
- Blutbild, Differenzialblutbild, Gerinnung, Blutkörperchensenkungsgeschwindigkeit (BSG), CRP, Transaminasen, LDH, AP, Cholinesterase, Bilirubin, Lipase, Gesamteiweiß und Elektrophorese, INR-Quick-Wert
- Hepatitis-Virusmarker (Anti-HAV-IgM, Anti-HAV-IgG, HBsAg, Anti-HBs, Anti-HBc, Anti-HCV-Ak)

**Pathologische Werte** ergeben sich bei der BSG mit 80 mm1/h, erniedrigte Thrombozytenzahl auf 115.000/µl, grenzwertig erniedrigter Quick-Wert 65 %, GOT 248 U/l (Normalwert bei Frauen bis 33 U/l), GPT 328 U/l (Normalwert bei Frauen bis 35 U/l), γ-GT 76 U/l (Normalwert bei Frauen bis 38 U/l), LDH 301 U/l, Gesamteiweiß mit hohem Anteil von γ-Globulinen (36,6 %), CRP 2,4 mg/dl. Noch im Normbereich ist die Cholinesterase mit 4,1 U/ml. Virologisch lediglich ein positiver Nachweis von Anti-HAV-IgG bei sonst negativer Serologie.

### Welche apparative Diagnostik schließen Sie an?
Eine Oberbauchsonografie.

In der **Oberbauchsonografie** findet sich die Leber mit 15 cm in der VAL mäßig vergrößert (different zum perkutorischen Befund) und erheblich verdichtet bei flachen Konturen. Die Vena lienalis hilusnah grenzwertig weit, die Milz gering vergrößert.

### Wie lautet nach den bis jetzt bekannten Laborbefunden und dem sonografischen Bild Ihre Verdachtsdiagnose?
Bisher gibt es keinen Hinweis für eine infektiöse Ursache der Transaminasenerhöhung. Möglicherweise liegt eine Fettleber vor, eventuell nutritiv-toxisch bedingt. Die geringgradige Splenomegalie, die geringgradige Thrombopenie und die niedrig normalen Syntheseparameter machen auch eine Leberzirrhose möglich.

## 3.13 Leitbefund Transaminasenerhöhung II

Beim zweiten Besuch bringt die Patientin Unterlagen zu den **Vorbefunden** mit: Vor sieben Jahren war wegen eines Ikterus mit computertomografischem Verdacht auf Gallengangskonkremente eine Laparotomie durchgeführt worden. Die Gallenwege fanden sich dabei unauffällig und ohne Konkremente. Gleichzeitig war eine Leberbiopsie entnommen worden. Der Ikterus war spontan rückläufig gewesen. Dabei zeigten sich ein mäßig lebhaftes Infiltrat aus Lymphozyten mit teilweise follikulärer Lagerung, entzündliche Infiltrate auf die Pseudolobuli im peripheren Parenchym übergreifend sowie einzelne Zellnekrosen. Der Befund war als Hepatitis im subakuten Stadium interpretiert worden.

### Für welche Erkrankungsgruppe spricht ein lymphozytäres Infiltrat in der Leber (bei negativer Hepatitis-Virus-Serologie)?
Autoimmunhepatitis.

### Sonografisch und laborchemisch hatten sich jetzt Hinweise für eine Leberzirrhose ergeben. Wie können Sie eine fragliche beginnende Leberzirrhose beweisen?
Mit einer perkutanen Leberpunktion mit Histologie. Alternativ wird heute meist eine Steifigkeitsbestimmung der Leber (Fibroscan) durchgeführt.

Histologisch zeigt sich jetzt im Stanzzylinder umgebautes Lebergewebe mit breiten fibrösen Septen sowie mäßig dichtes, entzündliches Infiltrat aus Lymphozyten und teilweisem Übergreifen auf die Pseudolobuli mit nachweisbaren Hepatozytenuntergängen. Der Befund wird als gut vereinbar mit einer Autoimmunhepatitis bewertet bei beginnendem zirrhotischem Umbau.

### Welche ergänzende Laboruntersuchung schließen Sie an?
Die Bestimmung von Autoantikörpern.

### Welche Autoantikörper bestimmen Sie bei der Suche nach einer Autoimmunhepatitis? Nennen Sie drei der fünf aufgeführten.
- ANA
- Antikörper gegen SMA (Aktin)
- Antikörper gegen LKM-1
- Antikörper gegen SLA
- ggf. ANCA

(Strassburg CP et al. Autoimmune Lebererkrankungen. AWMF-Leitlinie, S. 1137)

### Wofür stehen die fünf Abkürzungen?
- ANA (antinukleäre Antikörper)
- Antikörper gegen SMA (smooth muscle antigen)
- Antikörper gegen LKM-1 (liver kidney microsome)
- Antikörper gegen SLA (soluble liver antigen)
- ANCA (antineutrophile zytoplasmatische Antikörper)

### Welchen zusätzlichen Antikörper bestimmen Sie, wenn die Cholestase im Vordergrund steht, und nach welcher Erkrankung suchen Sie dabei?
Durch Bestimmung der antimitochondrialen Antikörper (AMA) wird nach dem Vorliegen einer primär biliären Cholangitis gesucht.

In der Untersuchung der Patientin auf Leberautoantikörper finden sich ein eindeutig positiver Befund für Anti-SLA-Antikörper, ein positiver Titer 1 : 80 für Anti-SMA-Antikörper, ein grenzwertiger ANA-Titer und ein negativer Befund für Anti-LKM-1-Antikörper.

## ZUSATZINFORMATION

Die Internationale Autoimmunhepatitisgruppe hat 1999 die **Diagnosekriterien** zusammengefasst und mithilfe einer Punkteskala die Unterscheidung zwischen einer wahrscheinlichen und einer sicheren Autoimmunhepatitis erleichtert. Diagnosekriterien der Autoimmunhepatitis sind z. B. weibliches Geschlecht, Quotient von alkalischer Phosphatase zu GPT > 3,0, Gesamtglobuline, γ-Globuline oder IgG über der Norm, Autoantikörper (ANA, SMA oder LKM-1) positiv, keine Virusinfektion nachweisbar, keine hepatotoxischen Medikamente, geringer Alkoholkonsum, andere Autoimmunerkrankungen beim Patienten oder bei erstgradigen Verwandten, sowie entsprechende Histologie. Der vereinfachte sog. Hennes-Score, publiziert 2008, beschränkt sich auf die Parameter Histologie, erhöhtes IgG, Autoantikörper und Fehlen einer Virushepatitis (Strassburg CP et al. AWMF-Leitlinie Autoimmune Lebererkrankungen, S. 1145).

### Wie lautet nun Ihre zusammenfassende Diagnose für die Patientin?
Es liegt eine Autoimmunhepatitis vom SLA-Typ mit histologisch nachgewiesener Leberzirrhose vor.

### Welche therapeutischen Empfehlungen geben Sie der Patientin?
- absolute Alkoholkarenz
- Eine Glukokortikoidtherapie sollte hoch dosiert z. B. mit Prednisolon 60 mg p. o.(z. B. Decortin H®) 1–0–0 für zwei Wochen begonnen und dann auf 50, 40, 30 mg jeweils für eine Woche reduziert werden. Die weitere Reduktion erfolgt in 5-mg-Schritten jede Woche bis zu einer Erhaltungsdosis (nach Krankheitsaktivität, d. h. Transaminasenhöhe), die über mindestens zwei Jahre gegeben werden sollte.
- Wird nicht mindestens eine partielle Remission erreicht (mindestens 50 % Halbierung der erhöhten Leberwerte in den ersten zwei Behandlungsmonaten und stetiger Abfall danach), besteht die Indikation für eine Kombinationstherapie mit Glukokortikoiden (Prednisolon 40 mg/d, Ausschleichen auf 10 mg/d oder Budenosid 9 mg/d) plus Azathioprin (z. B. Azafalk®, 1,5 mg/kg KG)

### Woran muss vor Einleitung einer hoch dosierten Kortikosteroidtherapie gedacht werden?
Osteoporoseprophylaxe mit Vitamin D, ggf. Gabe eines Bisphosphonats. Die Kalziumzufuhr über die Ernährung ist meist ausreichend.

Ab Prednisolon-Äquivalent von 20 mg/d über länger als 1 Monat plus zweiter immunsuppressiver Medikation: *Pneumocystis-jirovecii*(früher: *carinii*)-Pneumonie-Prophylaxe mit Cotrimoxazol 160 mg/800 mg (z. B. Cotrim forte®) oral 3 × Woche.

## ZUSATZINFORMATION

Budesonid oral 3 × 3 mg (Budenofalk®) ist seit 2012 zur Therapie der Autoimmunhepatitis zugelassen. Wegen des hohen First-Pass-Effekts in der Leber hat es weniger systemische Nebenwirkungen. Weitere zugelassene Indikation für die orale Gabe von Budenosid ist akuter Morbus Crohn leichten bis mittelschweren Grades mit Beteiligung des Ileums und/oder des Colon ascendens.

### Welche Nachuntersuchungen sind bei der Patientin angezeigt?
- in den ersten drei Behandlungsmonaten: alle zwei Wochen Blutbild, Transaminasen und Blutzucker, Kalium, Natrium
- später alle drei Monate Transaminasen, Blutbild und Blutzucker
- vor einem geplanten Absetzen der Erhaltungstherapie: evtl. Leberpunktion

### Wie schätzen Sie die Prognose der Autoimmunhepatitis ein?
Sie ist ohne Therapie schlecht, unter Therapie aber gut (10-Jahres-Überlebensrate 90 %).

### LITERATUR
Strassburg CP et al. Autoimmune Lebererkrankungen. AWMF-Leitlinie 012-027; Stand 28.2.2017, gültig bis 27.2.2022.

# 3.14 Leitsymptom Schmerzen im rechten Unterbauch

## KASUISTIK
Eine 29-jährige Frau stellt sich wegen akut aufgetretener Schmerzen im rechten Unterbauch und subfebrilen Temperaturen vor. Der körperliche Untersuchungsbefund ist unauffällig bis auf leichten Druckschmerz im rechten Unterbauch. Im **Labor** zeigen sich folgende Ergebnisse: CRP 0,6 mg/dl, Leukozyten 14.000/μl, im Differenzialblutbild vereinzelte Metamyelozyten und 30 % stabkernige Neutrophile.

**Erkrankungen welcher Organgruppen kommen für die Differenzialdiagnose in Betracht (n = 4)?**
- gastrointestinale Erkrankungen (n = 8)
- hepatobiliäre Erkrankungen (n = 1)
- gynäkologische Erkrankungen (n = 4)
- urologische Erkrankungen (n = 3)

**Nennen Sie ein bis drei einzelne Differenzialdiagnosen für diese Erkrankungsgruppen.**
- gastrointestinale Erkrankungen: Appendizitis, Gastroenteritis, M. Crohn, Colitis ulcerosa, Divertikulitis (aber Schmerz meist im linken Unterbauch), Infektion eines Meckel-Divertikels, Ulcus ventriculi oder duodeni (aber Schmerz meist im Epigastrium)
- hepatobiliäre Erkrankungen: Cholezystitis
- gynäkologische Erkrankungen: Adnexitis, Extrauteringravidität, stielgedrehte Ovarialzyste, Follikelsprung
- urologische Erkrankungen: Zystitis, Pyelonephritis, Ureterstein

Die Patientin ist bereits appendektomiert. Sie raucht 1–1,5 Packungen Zigaretten pro Tag und hat 3–4 × Stuhlgang pro Tag, wässrig, selten mit Blutbeimengung.
Die **Abdomensonografie** (➤ Abb. 3.28) zeigt im rechten Unterbauch eine Darmschlinge mit verdickter und stark aufgelockerter Wand. Leber, Pankreas, Gallenwege und Nieren sind unauffällig.

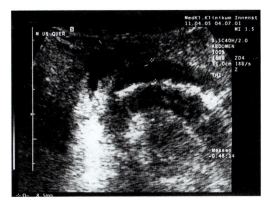

**Abb. 3.28** Abdomensonogramm bei Schmerzen im rechten Unterbauch [P088]

**Welche von den oben genannten Diagnosen kommen in die engere Wahl?**
M. Crohn und Colitis ulcerosa.

### Welche weiteren diagnostischen Maßnahmen ergreifen Sie?
- **Ileokoloskopie** mit Stufenbiopsien zur Suche nach makroskopischen und histologischen Zeichen einer chronisch-entzündlichen Darmerkrankung
- bakteriologische und parasitologische **Stuhldiagnostik** zum Ausschluss einer infektiösen Darmerkrankung (z. B. Salmonellen, Yersinien, Shigellen, Campylobacter, *Clostridium difficile* oder, bei Tropenanamnese, *Entamoeba histolytica*, Schistosomen)
- Erweiterung der Laboruntersuchung um Ferritin, Nierenfunktion, Transaminasen und Cholestaseparameter; ggf. Calprotectin im Stuhl

### Welche weiteren diagnostischen Maßnahmen ergreifen Sie, falls sich endoskopisch und histologisch der Verdacht auf Morbus Crohn erhärtet?
- **Gastroskopie** zum Ausschluss eines Befalls von Magen oder Duodenum
- **Kernspintomografie des Dünndarms** (z. B. bei Stenosesymptomatik wie postprandialen Koliken) zum Ausschluss eines Befalls des übrigen Dünndarms; die Kernspintomografie (hohe Auflösung, keine Strahlenbelastung) hat das konventionelle Röntgen des Dünndarms (Enteroklysma = Kontrastdarstellung nach Sellink) abgelöst

### Welches Befallsmuster (Verteilung der Läsionen), welche typischen Läsionen und welche histologischen Befunde erwarten Sie in der Ileokoloskopie bei Morbus Crohn?
- Am wahrscheinlichsten ist ein Befall des terminalen Ileums (➤ Abb. 3.29) und des proximalen Kolons (passt hier zur Schmerzlokalisation) und ein segmentaler, diskontinuierlicher Befall (skip lesions).
- Typische Läsionen sind Ulzerationen, Pflastersteinrelief der Schleimhaut („cobble stone pattern") und kleinste hämorrhagische Läsionen („pin point lesions").
- Histologisch sind eine transmurale Entzündung, Epitheloidzellgranulome sowie mehrkernige Riesenzellen (in 40 % der Fälle) zu erwarten.

### Welches Befallsmuster, welche typischen Läsionen und welche histologischen Befunde erwarten Sie bei Colitis ulcerosa (die aufgrund der Schmerzlokalisation bei dieser Patientin eher unwahrscheinlich ist)?
- Befall beginnt typischerweise im Rektum, breitet sich nach proximal aus. Eine Pankolitis kommt nur in 25 % der Fälle vor.
- Makroskopisch sind im frischen Stadium eine entzündlich gerötete Schleimhaut, Schleimhautulzerationen, eine Aufhebung der normalen Gefäßzeichnung und Pseudopolypen zu erkennen.
- Histologisch ist die Entzündung auf Mukosa und Submukosa begrenzt, es finden sich Kryptenabszesse.

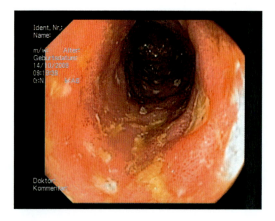

**Abb. 3.29** Endoskopie des terminalen Ileums bei einem 26-jährigen Patienten mit chronischer Diarrhö: Schleimhautrötung und Schwellung mit mehreren Ulzera und Erosionen, hinweisend auf Morbus Crohn [G755]

Bei der Patientin zeigen sich makroskopisch Ulzerationen im terminalen Ileum, histologisch zeigen sich Epitheloidzellgranulome. Es wird die Diagnose eines Morbus Crohn gestellt.

### Wie therapieren Sie?

- topisch wirksame Glukokortikoide wie orales Budesonid (Budenofalk®) 3 × 3 mg/d (wird gegeben, wenn keine extraintestinalen Komplikationen bestehen; ist weniger wirksam, hat aber auch weniger Nebenwirkungen als systemische Glukokortikoide)
- alternativ, hauptsächlich bei Kolonbeteiligung, d. h. Crohn-Kolitis: 5-Aminosalicylsäure (= 5-ASA = Mesalazin 4 g/d; z. B. Salofalk®)
- zusätzlich Nikotinkarenz (senkt die Rezidivrate)

Unter 5-ASA-Medikation (4 g/d) bessert sich bei dieser Patientin die Symptomatik und sie ist über zwei Jahre nahezu beschwerdefrei.
Dann erfolgt eine Wiedervorstellung in der Klinik wegen abdomineller Schmerzen und Blähungen. Das Kernspintomogramm zeigt eine ausgedehnte, hochfloride entzündliche Veränderung im Bereich des terminalen und präterminalen Ileums mit Stenose.

### Wie therapieren Sie?

- Da es sich um ein Rezidiv unter Einnahme von 5-ASA in therapeutischer Dosis handelt, ist eine Therapie mit Glukokortikoiden (Prednisolon, z. B. Decortin H®), zunächst oral, einzuleiten.
- Spricht die Patientin nicht auf die Glukokortikoide an, erfolgt eine immunsuppressive Therapie mit Azathioprin (Azafalk® und Generika); alternativ 5-Mercaptopurin (Puri-Nethol®). Aufgrund potenzieller Embryotoxizität muss bei Einnahme dieser Immunsuppressiva eine Kontrazeption erfolgen.
- Reservemedikament bei Nichtansprechen auf die immunsuppressive Therapie sind Anti-Tumor-Nekrose-Faktor-α-Antikörper (Infliximab [Remicade® und Generika] oder Adalimumab [Humira®]). Sie werden intravenös (Infliximab) bzw. subkutan (Adalimumab) gegeben.
- Falls die Erkrankung weiter therapierefraktär ist, besteht die Indikation für eine Ileumresektion mit Ileo-Aszendostomie (grundsätzliche Strategie der operativen Therapie beim M. Crohn: darmerhaltende „minimal surgery").

**ZUSATZINFORMATION**
Seit 2017 ist zusätzlich der Anti-IL-12/IL-23-Antikörper Ustekinumab (Stelara®), der zuvor schon für die Behandlung der Psoriasis zugelassen war, für die M. Crohn-Behandlung zugelassen. Die Antikörpertherapien sind teuer. Das anti-TNF-α Fab-Fragment Certolizumab-Pegol (Cimcia®) ist in den USA, nicht aber in Europa (außer der Schweiz) zugelassen.

**KASUISTIK**
Bei einem anderen Patienten, Informatiker, 39 Jahre alt, besteht seit 16 Jahren ein Morbus Crohn. Damals wurde wegen eines Konglomerattumors eine Ileozökal-Resektion (8 cm) durchgeführt. Seit vier Jahren nimmt der Patient Azathioprin 175 mg/d (entsprechend 2,5 mg/kg Körpergewicht). Darunter war er beschwerdefrei. Er stellt sich jetzt in der Notaufnahme vor: Eine schmerzhafte Pustel in der Narbe rechts paraumbilikal habe sich am Morgen mit trübem Sekret entleert.

## Es zeigt sich folgender Lokalbefund. Wie lautet Ihre Verdachtsdiagnose (➤ Abb. 3.30)?

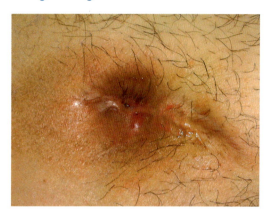

**Abb. 3.30** Lokalbefund an der Bauchdecke bei bekanntem Morbus Crohn [P088]

Es handelt sich hochwahrscheinlich um eine Fistel.

## Um welche Art von Fistel handelt es sich (anatomische Verbindung)?
Vermutlich um eine enterokutane Fistel (mit punktförmiger Fistelöffnung).

## Welche anderen Fistelformen treten beim Morbus Crohn auf? Nennen Sie zwei von vier angegebenen.
- perianale Fisteln (sind im weiteren Sinne auch enterokutan)
- enteroenterale Fisteln
- enterovesikale Fisteln
- rektovaginale Fisteln

## Welche Therapieoptionen gibt es für die Fistel? Nennen Sie drei.
- antibiotische Therapie
- Therapie mit Anti-Tumor-Nekrose-Faktor-α-Antikörpern
- Operation (Resektion der Fistel und des fisteltragenden Darmsegments)

Eine **Ileokoloskopie** bei dem Patienten zeigte im neoterminalen Ileum auf 10 cm vereinzelt Ulzera mit Fibrinauflagerungen. Es fanden sich zwei Verengungen, einmal im Bereich der Anastomose auf einer Länge von 1 cm und zum Zweiten 10 cm oral der Anastomose, beide mit Gerät passierbar.
Es wurde eine antibiotische Therapie mit Metronidazol 3 × 500 mg/d plus Ciprofloxazin 2 × 500 mg/d eingeleitet, bei Fortführung der Immunsuppression.
Nach vorübergehendem Rückgang der Sekretförderung aus der Fistel war diese nach vier Wochen weiter gerötet und stark nässend. Einen Therapieversuch mit Anti-Tumor-Nekrose-Faktor-α-Antikörpern wollte der Patient wegen Sorge um Nebenwirkungen nicht durchführen. Es wurde eine Operation mit Exzision von Narbe und Fistelgang, Mobilisierung der Darmschlinge und Resektion des fisteltragenden Segments durchgeführt.

## Welche Komplikationen können beim Morbus Crohn außer Fisteln auftreten?
- Stenosierung mit Ileus
- anorektale Abszesse
- Malabsorptionssyndrom mit Gewichtsverlust
- Perforation (selten)
- Spätkomplikation: maligne Entartung (Adenokarzinom, Dünndarmlymphom)

### Welche Manifestationen außerhalb des Magen-Darm-Trakts gibt es bei Morbus Crohn?
- Arthritis, ankylosierende Spondylitis
- entzündliche Veränderungen im vorderen Auge: Episkleritis, Iritis, Keratitis
- Erythema nodosum, Pyoderma gangraenosum
- Gallenblasensteine (Cholesterin) durch Gallensäureverlustsyndrom
- Amyloidose: Nieren, Milz
- Wachstumsstörung im Kindesalter
- Vitamin-$B_{12}$-Mangel bei ausgedehnter Ileitis terminalis

### Welche Komplikationen können bei Colitis ulcerosa auftreten?
- toxisches Megakolon mit hohem Fieber, Peritonitis, Kreislaufschock und Perforationsgefahr (gefährlichste Komplikation, Letalität 30 %)
- maligne Entartung (das Karzinomrisiko steigt mit der Dauer der Erkrankung und dem Ausmaß des Darmbefalls)
- Hb-wirksame Blutung

### Welche drei Schweregrade der Colitis ulcerosa kennen Sie?
- geringe Aktivität
- mäßige Aktivität
- fulminanter Schub

### Definieren Sie diese Schweregrade.
- Colitis ulcerosa mit geringerer Aktivität: weniger als 4 Stuhlentleerungen/d, geringes Krankheitsgefühl, normale Körpertemperatur
- Colitis ulcerosa mit mäßiggradiger Aktivität: 4–6 Stuhlentleerungen/d, meist mit Blut, deutliches Krankheitsgefühl, Temperatur bis 38 °C
- Colitis ulcerosa mit fulminantem Schub: mehr als 6 Stuhlentleerungen/d, meist mit Blut, schweres Krankheitsgefühl, Temperatur über 38 °C

### Wie therapieren Sie eine distale Colitis ulcerosa?
- bei **leichter bis mittlerer Aktivität:** topisch mit 5-ASA (z. B. Salofalk®) 1 g/d (bei Proktitis Suppositorien, bei Proktosigmoiditis Klysmen), die Kombination mit oraler 5-ASA ist sinnvoll, bei Nichtansprechen zusätzlich Glukokortikoide als Klysma oder Schaum (Budesonid, z. B. Entocort®)
- bei **schwerem Schub:** zusätzlich zu topischer 5-ASA systemisch wirksame Glukokortikoide (40 mg/d oral oder intravenös; Prednisolon, z. B. Decortin H®)

### Wie therapieren Sie eine ausgedehnte Colitis ulcerosa?
- bei **leichter bis mittlerer Aktivität:** oral 5-ASA 3,0–4,8 g/d. Bei Nichtansprechen zusätzlich systemische Glukokortikoide oral, wie Prednisolon (z. B. Decortin H®)
- bei **schwerem Schub:** primär systemische Glukokortikoide (oral oder intravenös), meist in Kombination mit oraler 5-ASA (z. B. Salofalk®)
- bei **Therapieversagen:** Behandlung unter stationären Bedingungen; immunsuppressive Therapie mit Anti-Tumor-Nekrose-Faktor-α-Antikörper (Infliximab [Remicade® und Generika]); bei Nichtansprechen Ciclosporin 4 mg/kg KG/d i. v. (z. B. Sandimmun®); bei Nichtansprechen: Operation (Pankolektomie mit Anlage eines Ileumpouches)

### LITERATUR
Preiß JC et al. Diagnostik und Therapie des M. Crohn. AWMF-Leitlinie 021-004; Stand 1.1.2014, gültig bis 31.12.2018.
Kucharzik T et al. Colitis ulcerosa. AWMF-Leitlinie 021-009, Stand 15.5.2018, gültig bis 15.5.2022.

# 3 Gastroenterologie

**KASUISTIK**

Ein 34-jähriger Bankkaufmann stellt sich in der gastroenterologischen Ambulanz einer Klinik wegen Blähungen und Diarrhöen vor, die seit sieben Jahren auftreten. An 2–3 Tagen pro Woche habe er bis zu 3-mal breiigen bis wässrigen Stuhl. Dazwischen sei die Stuhlkonsistenz normal. Die Blähungen mit Abgang von Winden seien oft störend im Beruf und im Privatleben.

### Nach welchen weiteren Symptomen fragen Sie den Patienten? Nennen Sie drei.
- Befand sich Blut im Stuhl beigemengt?
- Treten begleitend abdominelle Schmerzen auf?
- Ist es zu Gewichtsabnahme gekommen?

Alle drei Fragen werden verneint. Eine Koloskopie vor sieben Jahren, bei Beginn der Symptomatik, war unauffällig gewesen. Eine erneute Untersuchung vor einem Jahr beim Internisten habe den Verdacht auf ein Reizdarmsyndrom ergeben. Der Vater ist mit 65 Jahren an einem Kolonkarzinom verstorben.

### An welche (pathophysiologischen) Gruppen von Erkrankungen denken Sie bei chronischen Diarrhöen? Nennen Sie sechs von neun Gruppen.
- Malignome
- chronisch-entzündliche Darmerkrankungen
- infektiöse Kolitiden
- Erkrankungen, die zur Maldigestion führen
- Erkrankungen, die zur Malabsorption führen
- Nahrungsmittelallergien
- endokrine Erkrankungen
- funktionelle Störungen
- arzneimittelinduzierte Diarrhö

### Nennen Sie zu jeder der neun Gruppen mindestens eine konkrete Erkrankung.
- Malignome: Kolonkarzinom
- chronisch-entzündliche Darmerkrankungen: Morbus Crohn, Colitis ulcerosa, mikroskopische Kolitis (selten; Unterformen kollagene Kolitis und lymphozytäre Kolitis)
- Infektionen: pseudomembranöse Kolitis (Erreger: *Clostridium difficile*), Salmonellen-Kolitis, Shigellose
- Maldigestion: exokrine Pankreasinsuffizienz bei chronischer Pankreatitis oder bei Pankreaskarzinom
- Malabsorption: Laktasemangel (primär oder sekundär), glutensensitive Enteropathie
- Nahrungsmittelallergien: Milcheiweißallergie
- endokrine Erkrankungen: Hyperthyreose, Karzinoid, Gastrinom
- funktionelle Erkrankungen: Reizdarmsyndrom (Synonym: Colon irritabile)
- arzneimittelinduziert: Laxanzien, Eisenpräparate
- weitere, seltene Ursache: Strahlenkolititis

## Welche Beschwerden, außer einer Diarrhö, können beim Reizdarmsyndrom auftreten?

- abdominelle Schmerzen, die durch Defäkation gebessert werden; Schmerzen nie nachts, aber oft morgens beim Aufstehen
- Druckgefühl im Unterbauch, gelegentlich aber auch im Bereich der rechten oder linken Kolonflexur („hepatic/splenic flexure syndrome")
- Änderung der Stuhlfrequenz (weniger als 3 × Woche oder häufiger als 3 × Tag)
- Änderung der Stuhlkonsistenz (hart oder nicht geformt bis wässrig), eventuell Schleimbeimengungen (aber kein Blut)
- Blähungen, hörbare Darmgeräusche (Borborygmen, treten auch bei infektiöser Kolitis auf)
- Zunahme der Beschwerden bei Stress
- typischerweise kein Gewichtsverlust; Anamnese über Jahre

### ZUSATZINFORMATION

Die **deutschen Leitlinien von 2011** setzen für die Definition eines Reizdarmsyndroms folgende Schwerpunkte:
Ein Reizdarmsyndrom (RDS; Irritable Bowel Syndrome/IBS) liegt vor, wenn alle drei Punkte erfüllt sind.
1. chronische, d. h. länger als 3 Monate anhaltende Beschwerden (z. B. Bauchschmerzen, Blähungen), die von Patient und Arzt auf den Darm bezogen werden und in der Regel mit Stuhlgangveränderungen einhergehen
2. der Patient sucht wegen der Beschwerden Hilfe und/oder sorgt sich, dass die Lebensqualität hierdurch relevant beeinträchtigt wird.
3. Es liegen keine für andere Krankheitsbilder charakteristischen Veränderungen vor, die wahrscheinlich für diese Symptome verantwortlich sind.

(Layer P et al. AWMF-Leitlinie Reizdarmsyndrom. S. 242)

## Durch welche Untersuchungen (mit unauffälligen Befunden) sichern Sie die Verdachtsdiagnose Reizdarmsyndrom?

- körperliche Untersuchung
- Labor
- Sonografie des Abdomens
- Ileokoloskopie
- bei Frauen: gynäkologische Vorstellung, da reizdarmähnliche Symptome auch bei Ovarialkarzinom auftreten können

Alle diese Untersuchungen bleiben beim Reizdarmsyndrom ohne pathologischen Befund. Die weitere Diagnostik (Koloskopie) erfolgt in Abhängigkeit vom Alter des Patienten, der Dauer der Anamnese und der weiteren Symptomatik (Fieber, nächtliche Schmerzen, Gewichtsverlust und/oder sichtbares Blut im Stuhl sprechen für eine andere Ursache als Reizdarmsyndrom). Je kürzer die Anamnese und je älter der Patient, desto unwahrscheinlicher ist ein Reizdarmsyndrom.

### ZUSATZINFORMATION

Die Diagnostik soll individuell unter Einbeziehung endoskopischer, bildgebender, funktionsdiagnostischer und ggf. weiterer Verfahren erweitert werden, um wichtige differenzialdiagnostische Krankheitsbilder auszuschließen (Layer P et al. AWMF-Leitlinie Reizdarmsyndrom. Statement 3-1-13, S. 255).
Erweiterte Tests sind:
- Okkultblut-Test im Stuhl (nicht explizit in den Leitlinien erwähnt: Statement 3-1-7, S. 255)
- Laktose-Atemtest (nicht explizit in den Leitlinien erwähnt: Statement 3-1-7, S. 255)

Die **körperliche Untersuchung** bei dem Patienten ergab RR 142/89 mmHg, 76 kg bei 170 cm, Abdomen weich, leicht adipös ohne Druckschmerz oder Resistenzen. Appendektomienarbe.
Pathologische **Laborwerte** waren GPT 105 U/l, GOT 53 U/l (ergänzende Anamnese: kein Alkoholkonsum). Triglyzeride 302 mg/dl (auswärts 423 mg/dl). Normalwerte für γ-GT, alkalische Phosphatase, TSH, Stuhlkultur.
In der **Oberbauchsonografie**: diffuse Parenchymverdichtung der Leber, Leberhöhe 16,3 cm in der mittleren Axillarlinie (MAL).
Bei dem Patienten wurde eine **Koloskopie** durchgeführt. Hierbei fanden sich vom proximalen Colon ascendens bis zum proximalen Colon descendens pathologische Befunde. Je ein Bild aus dem Colon ascendens (links, ➤ Abb. 3.31) und dem Colon transversum (rechts, ➤ Abb. 3.32) sind dargestellt.

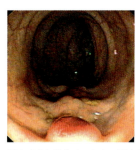

**Abb. 3.31** Koloskopisches Bild: Colon ascendens [P088]

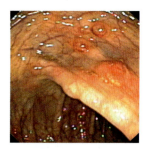

**Abb. 3.32** Koloskopisches Bild: Colon transversum [P088]

**Beschreiben Sie den Befund.**
Es finden sich multiple polypöse Veränderungen (bis zu 8 mm Durchmesser) bei normaler Schleimhaut und Gefäßzeichnung.

Histologisch unauffällige Kolonschleimhaut. Es wurde der Verdacht auf eine Pneumatosis coli gestellt. Bei der Computertomografie des Abdomens (➤ Abb. 3.33) bestätigten sich Gaseinschlüsse in der Kolonwand.

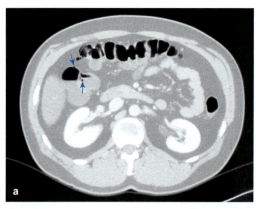
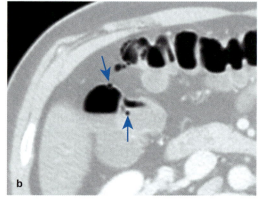

**Abb. 3.33** Computertomogramm des Abdomens. **b** zeigt einen vergrößerten Ausschnitt von **a**. Die blauen Pfeile deuten auf Gaseinschlüsse in der Wand des Kolons [P088]

## ZUSATZINFORMATION
Die **Pneumatosis (cystoides) coli** ist eine seltene Darmerkrankung mit Gaseinschlüssen in der Kolonwand, die auch zu polypösen Vorwölbungen in das Lumen führen. Sie tritt *primär*, d. h. ohne identifizierbare Grunderkrankung, und *sekundär*, bei Darminfarkt, Morbus Crohn, Morbus Whipple, Z. n. Koloskopie und bei mechanischem Ileus, auf.

Pathogenetisch wird eine bakterielle Fehlbesiedlung mit Durchwanderung der Darmwand und dort Gasbildung vermutet. Therapeutisch wird eine probatorische, gegen Anaerobier gerichtete Antibiose empfohlen.

Der Patient nahm Metronidazol 3 × 500 mg über zwei Wochen ein. Ab dem dritten Therapietag kam es zu einer abrupten Besserung der Blähungen (Sistieren der Symptomatik). Mehrere Wochen nach Absetzen der Antibiose rezidivierten die Blähungen in geringerer Ausprägung.
Für die Erhöhung von GOT und GPT (im Verlauf rückläufig) fand sich keine virale (negatives Hepatitisvirus-Screening) oder immunologische (negative Leber-Autoantikörper) Ursache. Ebenso Normalwerte für Ferritin und Coeroluplasmin. Zusammen mit dem sonografischen Befund wurde der V. a. eine Leberverfettung bei Hypertriglyzeridämie und geringem Übergewicht gestellt.

**LITERATUR**
Layer P et al. Reizdarmsyndrom: Definition, Pathophysiologie, Diagnostik und Therapie. AWMF-Leitlinie 021-016, Stand 1.10.2011, gültig bis 31.10.2015, aktuell in Überarbeitung.

## 3.15 Leitsituation Vorsorgeuntersuchung

**KASUISTIK**
Ein 66-jähriger Pensionär kommt zur Durchuntersuchung in Ihre internistische Praxis. Er hat keine Beschwerden und war viele Jahre nicht beim Arzt.

Welche Maßnahmen sind im Rahmen der Krebsfrüherkennungsrichtlinien indiziert?
- Palpation der Prostata und der inguinalen Lymphknoten
- Darmkrebsvorsorge: palpatorisch (digital) Enddarmuntersuchung und Stuhltest auf okkultes Blut (1 × Jahr), Koloskopie (erstmals ab dem 56. Lebensjahr, dann nach zehn Jahren)
- Untersuchung der Haut am ganzen Körper

**ZUSATZINFORMATION**
**Krebsfrüherkennungsrichtlinien** (nach den Richtlinien des Gemeinsamen Bundesausschusses der Ärzte und Krankenkassen, zuletzt geändert mit Inkrafttreten am 3. März 2011; zuletzt geändert mit Inkrafttreten am 1. Januar 2019; www.g-ba.de/informationen/richtlinien/17/).
**Bei Frauen:** Die Maßnahmen zur Früherkennung von Krebserkrankungen des Genitales, der Brust, der Haut, des Rektums und des übrigen Dickdarms bei Frauen umfassen folgende Leistungen:
- **klinische Untersuchungen (einmal pro Jahr)**
  – vom Beginn des 20. Lebensjahrs an: gezielte Anamnese, Spiegeleinstellung der Portio, Entnahme von Untersuchungsmaterial von der Portiooberfläche und aus dem Zervikalkanal, Fixierung des Untersuchungsmaterials für die zytologische Untersuchung, bimanuelle gynäkologische Untersuchung
  – zusätzlich vom Beginn des 30. Lebensjahrs an: Abtasten der Brustdrüsen und der regionären Lymphknoten einschließlich der Anleitung zur regelmäßigen Selbstuntersuchung
  – zusätzlich vom Beginn des 35. Lebensjahrs an: visuelle Ganzkörperinspektion (Hautkrebsfrüherkennung)
  – zusätzlich vom Beginn des 50. Lebensjahrs an: digitale Untersuchung des Rektums
- **zytologische Untersuchung des Untersuchungsmaterials**
- **Früherkennungsuntersuchungen auf kolorektales Karzinom:** Frauen haben vom 50. Lebensjahr an bis zur Vollendung des 55. Lebensjahrs Anspruch auf die jährliche Durchführung eines Schnelltests auf okkultes Blut im Stuhl. Ab dem Alter von 55 Jahren haben Frauen Anspruch auf insgesamt zwei Koloskopien zur Früherkennung des kolorektalen Karzinoms: auf die erste Koloskopie ab dem Alter von 55 Jahren und auf die zweite Koloskopie frühestens zehn Jahre nach Durchführung der ersten Koloskopie. Frauen ab dem 56. Lebensjahr, bei denen keine Koloskopie oder keine zweite Koloskopie nach Ablauf von zehn Jahren nach der ersten Koloskopie durchgeführt worden ist, haben An-

spruch auf die zweijährliche Durchführung eines Schnelltests auf okkultes Blut im Stuhl. Bei einem positiven Befund des Schnelltests besteht ein Anspruch zur Abklärung durch eine Koloskopie.
- **Beratung:** Der Arzt hat die Versicherte möglichst frühzeitig nach Vollendung des 50. Lebensjahrs einmalig über das Gesamtprogramm eingehend zu informieren. Möglichst bald nach Vollendung des 55. Lebensjahrs soll die Versicherte eine weitere Beratung erhalten.
- **Screening-Mammografie (alle 24 Monate):** ab dem Alter von 50 Jahren bis zum Ende des 70. Lebensjahrs

**Bei Männern:** Die Maßnahmen zur Früherkennung von Krebserkrankungen des Rektums und des übrigen Dickdarms, der Prostata und des äußeren Genitales und der Haut beim Mann umfassen folgende Leistungen:
- **klinische Untersuchungen (einmal pro Jahr)**
    - vom Beginn des 35. Lebensjahrs an: visuelle Ganzkörperinspektion (Hautkrebsfrüherkennung)
    - zusätzlich vom Beginn des 45. Lebensjahrs an: gezielte Anamnese, Inspektion und Palpation des äußeren Genitales, Abtasten der Prostata vom After aus, Palpation regionärer Lymphknoten
- **Früherkennungsuntersuchungen auf kolorektales Karzinom:** wie bei Frauen, jedoch erste Koloskopie bereits im 50. Lebensjahr (Änderungsbeschluss des Gemeinsamen Bundesausschusses vom 19. Juli 2018)
- **Beratung:** wie bei Frauen

Nicht in diesen Richtlinien aufgeführt, aber von der Deutschen Gesellschaft für Urologie e. V. (DGU) empfohlen: bei Wunsch des Patienten, nach Aufklärung über Vor- und Nachteile des Screenings: ab dem 45. Lebensjahr einmal pro Jahr Bestimmung des Blutwerts für Prostatakarzinom (Prostata-spezifisches Antigen, PSA) im Serum.

### Zum Thema Screening mit Okkultblut-Test: Wie ist die Sensitivität eines Tests, bezogen auf eine Erkrankung, definiert?

Die Sensitivität ist die Zahl aller richtig positiven Tests (d. h. Test ist positiv und Erkrankung liegt vor) geteilt durch die Zahl aller Erkrankten. Das heißt, bei einem absolut sensitiven Test (Sensitivität 1,0 = 100 %) ist bei jedem Erkrankten der Test positiv.

### Wie ist die Spezifität eines Tests, bezogen auf eine Erkrankung, definiert?

Die Spezifität ist die Zahl aller richtig negativen Tests (d. h. Test ist negativ und Erkrankung liegt nicht vor) geteilt durch die Zahl aller Gesunden. Das heißt, bei einem absolut spezifischen Test (1,0 = 100 %) sind alle Gesunden testnegativ; d. h. im Umkehrschluss, jeder Testpositive hat auch die Erkrankung.

> **Beispiel:** Unter 1000 Personen zwischen 50 und 60 Jahren liegt bei 3 ein Kolonkarzinom vor. Bei einem dieser Patienten ist der Okkultblut-Test positiv. Aber auch bei 29 Personen ohne Kolonkarzinom ist der Okkultblut-Test positiv.

### Welches Format hat eine Vier-Felder-Tafel zu einem Test-Ergebnis in Bezug auf Vorliegen einer Erkrankung? Zeichnen Sie eine solche Tafel für das Beispiel Test auf okkultes Blut (iFOBT) bei Kolonkarzinom auf.

|  |  | Kolonkarzinom | | Summe |
|---|---|---|---|---|
|  |  | ja | nein |  |
| Okkultblut-Test positiv? | ja | x | x | x |
|  | nein | x | x | x |
| Summe |  | x | x | x |

Füllen Sie die Vier-Felder-Tafel mit den obigen Zahlenangaben aus.

|  |  | Kolonkarzinom ja | Kolonkarzinom nein | Summe |
|---|---|---|---|---|
| OkkultblutTest positiv? | ja | 1 | 29 | 30 (alle positiven Tests) |
|  | nein | 2 | 968 | 970 |
| Summe |  | 3 (alle Erkrankten) | 997 | 1000 |

### Wie ist nach diesen Angaben die Sensitivität des Okkultblut-Tests für die Detektion eines Kolonkarzinoms?
Sensitivität des Okkultblut-Tests = richtig positive Tests geteilt durch alle Erkrankten = ⅓ = 0,33 = 33 %.

#### ZUSATZINFORMATION
Die Sensitivität eines Tests, bezogen auf eine Erkrankung, ist also unabhängig von der Prävalenz der Erkrankung in der untersuchten Population.
Die Wahrscheinlichkeit, dass ein Patient mit positivem Test auch tatsächlich krank ist, ist der „positive Vorhersagewert". Er errechnet sich aus richtig positiven (im Beispiel oben n = 1) geteilt durch alle positiven Tests (n = 30), ergibt $1/30$ = 0,03 = 3 %. Hier geht die Prävalenz der Erkrankung mit ein.

### Was ist nach diesen Angaben die Spezifität?
Spezifität des Okkultblut-Tests = richtig negativen Tests geteilt durch alle Gesunden = $968/997$ = 0,97 = 97 %.

### Wie bereiten Sie den Patienten für eine Koloskopie vor?
- Der Patient soll am Nachmittag des Vortags ein Abführmittel (z. B. 4 Dragees Bisacodyl [Dulcolax®]) nehmen – alternativ kein Abführmittel, aber 2 l isotone Reinigungsflüssigkeit – und ab dann viel Flüssigkeit trinken und nur noch flüssige Nahrung (Suppe, Getränke) zu sich nehmen.
- Am Untersuchungstag soll der Patient ab dem Aufwachen keine Nahrung zu sich nehmen und viel (2–3 Liter) isotone Reinigungsflüssigkeit trinken.

### Welche Laborwerte müssen vor einer Koloskopie bestimmt werden?
Erforderlich sind aktuelle Gerinnungswerte (INR = International Normalized Ratioalternativ Quick-Wert; und PTT, partielle Thromboplastinzeit), ein kleines Blutbild und Na+, K+.

### Über welche möglichen Komplikationen der Koloskopie müssen Sie den Patienten aufklären?
- Blutung
- Darmperforation
- Atemdepression (im Rahmen der Sedierung)

### Welche Prämedikation verwenden Sie? Nennen Sie zwei der drei aufgeführten Substanzen.
- Propofol (z. B. Disoprivan®, Propofol Abbot®) oder
- Midazolam (z. B. Dormicum®)
- ggf. plus Fentanyl (z. B. Fentanyl-Janssen®) zur Analgesie

Bei der Koloskopie des Patienten findet sich bei 32 cm ab ano im Sigma folgender Befund (➤ Abb. 3.34):

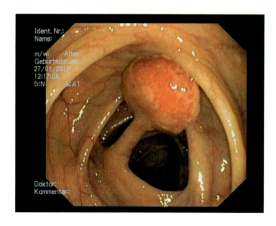

**Abb. 3.34** Koloskopiebefund [G755]

## Beschreiben Sie den Befund.
Eine kugelige, gestielte Vorwölbung der Darmschleimhaut mit glatter Oberfläche: ein gestielter Polyp.

### ZUSATZINFORMATION
Nach kompletter Abtragung einer oder mehrerer neoplastischer Polypen (Adenome) ist eine erste Kontrollendoskopie nach 3 Jahren erforderlich. Voraussetzung ist ein adenomfreier Darm. Nach unauffälliger Kontrollendoskopie sind weitere Kontrollen in 5-jährlichen Abständen angezeigt.

Weiter findet sich jedoch bei dem oben beschriebenen Patienten im Colon ascendens bei 74 cm ein flächiger Tumor von 3 cm Durchmesser, zentral mit flacher Exulzeration. Aus dem flächigen Tumor werden Biopsien entnommen, der Polyp wird mit Schlinge reseziert. Die Histologie aus der Läsion im Colon ascendens ergibt ein Adenokarzinom, beim Polyp ein tubuläres Adenom.

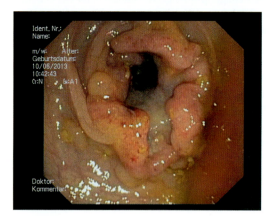

**Abb. 3.35** Koloskopiebefund bei einem anderen, 67-jährigen Patienten mit Eisenmangelanämie: Zirkulär wachsender, exulzerierender Tumor, verdächtig auf Kolonkarzinom [G755]

### LITERATUR
Schmiegel W et al. Kolorektales Karzinom. AWMF-Leitlinie 021-007, Stand 30.11.2017, aktualisierte Version Stand 9.1.2019 (Ergänzungen zur Dauer einer adjuvanten Therapie mit Oxaliplatin: Durch die Möglichkeit einer verkürzten Therapie über 3 Monate bei Patienten mi $T_{1-3}$, $N_1$-Karzinomen kann die Neurotoxizität deutlich gemindert werden) gültig bis 29.11.2022.

Dieser Patient hatte keine Beschwerden angegeben. Bei welchen Symptomen (n = 4) denken Sie auch an ein kolorektales Karzinom?
Uncharakteristische Symptome sind:
- Blutbeimengung zum Stuhl
- kurzfristige Änderung der Stuhlgewohnheiten (Diarrhöen oder Obstipation; „bleistiftdünner" Stuhl bei distalem stenosierendem Rektumkarzinom)
- Gewichtsverlust

Symptom des fortgeschrittenen Stadiums: abdominelle Schmerzen

Welcher häufige, aber unspezifische (Blut-)Laborbefund findet sich bei kolorektalem Karzinom?
Anämie als chronische Blutungsanämie (mikrozytär, MCV < 80 fl) und/oder als Tumoranämie (normozytär).

Nennen Sie einen körperlichen Befund und eine Komplikation im fortgeschrittenen Stadium.
- Befund: tastbarer abdomineller Tumor
- Komplikation: mechanischer Ileus

Welche sieben großen Gruppen von Erkrankungen können zu einem ungewollten Gewichtsverlust führen?
- maligne Erkrankungen
- chronische Infektionskrankheiten
- chronisch-entzündliche Erkrankungen
- endokrine Erkrankungen
- gastrointestinale Erkrankungen
- kardiopulmonale Erkrankungen
- psychische Erkrankungen

Nennen Sie für jede der Gruppen eine Beispielerkrankung.
- maligne Erkrankungen, z. B. Pankreaskarzinom
- chronische Infektionskrankheiten, z. B. AIDS, Tuberkulose
- chronisch-entzündliche Erkrankungen, z. B. M. Crohn, systemischer Lupus erythematodes
- endokrine Erkrankungen, z. B. Diabetes mellitus Typ 1, Hyperthyreose, M. Addison
- gastrointestinale Erkrankungen, z. B. Ulcus duodeni oder ventriculi, Malabsorptionssyndrom
- kardiopulmonale Erkrankungen, z. B. Kachexie bei Herzinsuffizienz
- psychische Erkrankungen, z. B. Depressionen, Psychosen

Wie gehen Sie bei dem genannten Patienten mit Kolonkarzinom diagnostisch weiter vor (präoperatives Staging)?
- Oberbauchsonografie
- CT Abdomen und CT Thorax (auch wenn laut Leitlinie, s. u., zunächst ein Röntgen-Thorax vorgeschaltet wird)
- Tumormarker CEA (als Ausgangswert für die postoperative Verlaufskontrolle)

„Als Basisuntersuchungen des präoperativen Stagings des kolorektalen Karzinoms sollen die Ultraschalluntersuchung des Abdomens und die konventionelle Röntgenaufnahme des Thorax in zwei Ebenen erfolgen. Im Falle eines unklaren Befundes oder des Verdachtes auf Fernmetastasen oder Infiltration von Nachbarorganen oder umgebende Strukturen soll ein Mehrzeilen-CT des Abdomens und Beckens bzw. im Falle des Verdachtes auf Lungenmetastasen ein CT des Thorax durchgeführt werden" (Schmiegel W et al. AWMF-Leitlinie Kolorektales Karzinom, S. 109).

Im Röntgen-Thorax, in der Oberbauchsonografie und im CT Abdomen ergibt sich kein Hinweis auf Metastasen.

### Worin besteht die Therapie der Wahl für den Patienten?
Laparotomie mit Hemikolektomie rechts und Ileotransversostomie.

> Histologisch findet sich ein Adenokarzinom. Die Darmwand ist überschritten, ein Lymphknoten ist befallen. Fernmetastasen liegen nicht vor.

### Aufgrund dieser und der bildgebenden Befunde: Wie lautet die Tumorausbreitung dieses Patienten nach dem TNM-System?
Sie lautet: T4N1M0.

### Welchem UICC(Union International contre le Cancer)-Stadium und welcher Dukes-Klassifikation entspricht dies?
Es entspricht dem UICC-Stadium III, synonym Dukes C.

**ZUSATZINFORMATION**
- UICC-Stadium 0 = TIS N0 M0 (Tis = Tumor *in situ*)
- UICC-Stadium I = T1–2 N0 M0 = Dukes A
- UICC-Stadium II = T3–4 N0 M0 = Dukes B
- UICC-Stadium III = Tx N1–3M0 = Dukes C
- UICC-Stadium IV = Tx Nx M1 = Dukes D

### Welche postoperative Therapie ist nach kurativer Resektion eines kolorektalen Karzinoms im Stadium III (d. h. Lymphknotenbefall, aber keine Fernmetastasen) indiziert?
Es ist eine adjuvante Therapie angezeigt. Bei ausgewählten Patienten (z. B. Tumorgröße T4, mit hohem Rezidivrisiko) ist auch im Stadium II eine adjuvante Therapie indiziert.

### Nennen Sie ein adjuvantes Chemotherapie-Schema für das kolorektale Karzinom. Zwei sind angeführt.
- orale Capecitabin-Monotherapie, z. B. Capecitabin Tag 1–14 alle 3 Wochen über 8 Zyklen.
- Oxaliplatin-basiertes Protokoll (FOLFOX4, basierend auf MOSAIC-Studie, 2004): 5-Fluorouracil, Folinsäure und Oxaliplatin

(Schmiegel C et al. AWMF-Leitlinie Kolorektales Karzinom, S. 158)

**ZUSATZINFORMATION**

**Schemata zur adjuvanten Therapie beim nodal-positiven resezierten Kolonkarzinom (= UICC-Stadium III = Dukes C):**

**Kombinationsschema (FOLFOX-4) mit Oxaliplatin** (MOSAIC-Studie. André et al. N Engl J Med 2004; gilt aktuell, 2019, als therapeutischer Standard bei Patienten in gutem Allgemeinzustand)
- Folinsäure (*folinic acid,* FA) 200 mg/m$^2$ (2 Stunden) Tag 1 und 2 alle 14 Tage
- 5-Fluorouracil (5-FU) 400 mg/m$^2$ -Bolus, dann Tag 1 und 2 alle 14 Tage 600 mg/m$^2$-Infusion (22 Stunden)
- Oxaliplatin 85 mg/m$^2$ (2 Stunden) Tag 1 alle 14 Tage
- 12 Zyklen über 6 Monate

**Orales Schema mit Capecitabin-Monotherapie** (bei Kontraindikationen gegen Oxaliplatin oder bei Patienten über 70 Jahren)
- Capecitabin 1.250 mg/m$^2$ (2 × täglich) Tag 1–14 alle 21 Tage. 8 Zyklen über 6 Monate.

Irinotecan und die beiden monoklonalen Antikörper Bevacizumab und Cetuximab haben aufgrund von Studien mit negativem Ergebnis keinen Stellenwert in der adjuvanten Therapie des kolorektalen Karzinoms (Heinemann et al. 2013).

### Welche Kontraindikationen gibt es für die adjuvante Chemotherapie beim Kolonkarzinom?
- Allgemeinzustand schlechter als WHO Grad 2 entsprechend Karnofsky 60 %
- unkontrollierte Infektion
- Leberzirrhose Child B und C
- schwere koronare Herzkrankheit oder Herzinsuffizienz (NYHA III und IV)
- präterminale und terminale Niereninsuffizienz
- eingeschränkte Knochenmarkfunktion

**ZUSATZINFORMATION**
Beurteilung des Allgemeinzustands nach WHO:
- Grad 0 – der Patient zeigt volle Aktivität und ist zu einem normalen Leben und Arbeiten befähigt
- Grad 1 – eingeschränkte Aktivität, leichte Arbeit ist allerdings noch möglich
- Grad 2 – die Patienten können sich noch selbst versorgen, sind aber nicht arbeitsfähig; allerdings sind sie nicht bettlägerig und weniger als 50 % der Tageszeit werden als Ruhezeit benötigt
- Grad 3 – die Selbstversorgung ist stark eingeschränkt, die Person auf Pflege und Hilfe angewiesen und benötigt mehr als 50 % der Tageszeit als Ruhezeit
- Grad 4 – die Person ist ständig bettlägerig und pflegebedürftig

### Welche Nachsorgeempfehlungen geben Sie dem Patienten nach der Hemikolektomie?
- in den ersten 2 Jahren alle 6 Monate, dann jährlich für weitere 3 Jahre, Anamnese, körperliche Untersuchung, CEA, Abdomen-Sonografie
- Koloskopie nach einem Jahr, dann alle 5 Jahre (zur Erkennung von Polypen und ggf. metachronen Karzinomen)
- CT Abdomen nur bei Hinweis auf Rezidiv bei den genannten Maßnahmen

(Schmiegel W et al. AWMF-Leitlinie Kolorektales Karzinom, S. 235)

**ZUSATZINFORMATION**
Die American Society of Oncology (ASCO-2006) geht bei der Frequenz der CEA-Kontrollen über die Empfehlungen der Deutschen Gesellschaft für Gastroenterologie, Verdauungs- und Stoffwechselerkrankungen (DGVS) hinaus und empfiehlt die CEA-Bestimmung in den ersten 2 Jahren alle 3 Monate.

**ZUSATZINFORMATION**
Regelmäßige Nachuntersuchungen sind nur dann sinnvoll, wenn Allgemeinzustand und Lebenserwartung einen operativen Eingriff bei Rezidiv vertretbar erscheinen lassen.

**LITERATUR**
Heinemann V et al. Kolonkarzinom. In: Bruns C (Hrsg.) Manual Gastrointestinale Tumoren, Tumorzentrum München, Zuckschwerdt-Verlag, 9. Aufl. 2013, S. 179 (Tumorklassifikation), S. 188 (adjuvante Chemotherapie), S. 208 (Nachsorge), S. 193 Chemotherapie bei fortgeschrittenem kolorektalem Karzinom. http://tumorzentrum-muenchen.de/aerztebereich/manuale.html
Schmiegel W et al. Kolorektales Karzinom. AWMF-Leitlinie 021-007, Stand 30.11.2017, gültig bis 29.11.2022

**KASUISTIK**
Bei einem anderen Patienten werden bei Erstdiagnose Fernmetastasen eines kolorektalen Karzinoms festgestellt.

### Welche Behandlung des Primärtumors am Darm wird durchgeführt?
Auch bei nachgewiesener Fernmetastasierung ist die operative Entfernung des Primärtumors zur Sicherstellung der Darmpassage indiziert.

### Welche Behandlungsformen der Metastasen kommen infrage?
- Wenn eine R0-Resektion des Primärtumors möglich ist und die Operabilität des Patienten es erlaubt, ist in manchen Fällen die Resektion von Fernmetastasen (v. a. Leber und Lunge) indiziert und mit einer Heilungschance verbunden.
- Bei nichtresektabler Metastasierung erfolgt die palliative Chemotherapie.

### Welche Wirkstoffe werden in den palliativen Chemotherapien des metastasierten kolorektalen Karzinoms (allein oder in Kombinationen) eingesetzt?
- 5-Fluorouracil
- Irinotecan (Campto®), ein Topoisomerasehemmer
- Oxaliplatin (Eloxatin®), ein Platinanalogon
- Capecitabin, ein oral verfügbares 5-Fluoropyrimidin
- monoklonale Antikörper

> **ZUSATZINFORMATION**
> **Folgende Regime kommen zum Einsatz:**
> - 5-Fluorouracil und Folinsäure werden in Kombination mit Irinotecan (Campto®) und/oder Oxaliplatin (Eloxatin®) gegeben.
> - Irinotecan sowohl in der Mono- als auch in der Kombinationstherapie mit 5-FU und/oder Antikörpern.
> - Orale Monotherapie mit Capecitabin; Capecitabin ist ein 5-FU-Prodrug, das erst in der Leber bzw. den Tumorzellen aktiviert wird. Capecitabin wurde in zwei Phase-III-Studien mit einem Bolus-5-FU-Regime verglichen. Dabei zeigte sich eine vergleichbare Effektivität bei günstigerem Nebenwirkungsspektrum von Capecitabin.
> - Kombinationen von 5-Fluorouracil mit Irinotecan und monoklonalen Antikörpern.

### Welche Antikörper kommen in der palliativen Therapie des metastasierten Kolonkarzinoms zum Einsatz? Nennen Sie zwei.
- Cetuximab (Erbitux®)
- Panitumumab (Vectibix®)
- Bevacizumab (Avastin®)

### Gegen welche Proteine sind diese Antikörper jeweils gerichtet?
- Cetuximab und Panitumumab: Antikörper gegen Epidermal-Growth-Factor-Rezeptor (EGFR)
- Bevacizumab: Antikörper gegen Vascular Endothelial Growth Factor (VEGF)

### Welcher Biomarker muss im Tumorgewebe histologisch untersucht werden, bevor die Gabe eines Anti-EGFR-Rezeptors indiziert ist?
Mutationsstatus des Signaltransduktionsproteins KRAS. Anti-EGFR-Antikörper, wie Cetuximab oder Panitumumab, sollen nur bei Nachweis eines KRAS-Wildtyps (60–70 % der Patienten) im Tumorgewebe eingesetzt werden. Ist KRAS mutiert (sogenannte Gain-of-Function-Mutation), sind Anti-EGFR-Antikörper nicht wirksam. Anti-VEGF-Antikörper ist jedoch auch bei KRAS-Mutation wirksam.

> **ZUSATZINFORMATION**
> Bei der molekulargenetischen Untersuchung wird zusätzlich auf Mutationen von BRAF getestet (kommen in 10% der kolorektalen Karzinome vor; sind mit schlechter Prognose assoziiert).

Welche Personen bzw. Patienten haben im Vergleich zur Normalbevölkerung ein erhöhtes Risiko, ein sporadisches kolorektales Karzinom zu entwickeln? Nennen Sie drei Gruppen von Personen bzw. Patienten.
- Verwandte ersten Grades von Patienten mit kolorektalem Karzinom oder Adenom
- Patienten mit kolorektalem Adenom
- Patienten mit lang dauernder (über 10 Jahre) Colitis ulcerosa oder Morbus Crohn des Kolons

Patienten mit welchen Erkrankungen sind Anlageträger für ein hereditäres (im engeren Sinn) kolorektales Karzinom?
- familiäre adenomatöse Polyposis coli
- hereditäres Non-Polyposis-coli-Kolonkarzinom (HNPCC) = Lynch-Syndrom
- hamartomatöse Polyposis (z. B. Peutz-Jeghers-Syndrom)

Wie schätzen Sie die Fünf-Jahres-Überlebensrate beim Kolonkarzinom ein, von welchen Faktoren hängt sie ab?
Die Überlebensrate hängt vom UICC-Stadium bei Diagnosestellung und von weiteren Faktoren wie dem Alter und der Erfahrung des Operateurs ab:
- UICC-Stadium I: relative Überlebensrate (bereinigt um nicht tumorbedingte Todesfälle) 96 %
- UICC-Stadium II: 85 %
- UICC-Stadium III (wie bei dem eingangs genannten Patienten): 61 % (adjuvante Chemotherapie verbessert die Prognose um 25 %)
- UICC-Stadium IV: 9 %

# KAPITEL 4

Andreas Völkl und Fuat Oduncu

# Hämatologie und Onkologie

| | | |
|---|---|---|
| 4.1 | Leitbefund hämolytische Anämie I | 232 |
| 4.2 | Leitbefund hämolytische Anämie II | 235 |
| 4.3 | Leitbefund hämolytische Anämie III | 236 |
| 4.4 | Leitbefund makrozytäre Anämie | 241 |
| 4.5 | Leitsymptom mikrozytäre Anämie | 245 |
| 4.6 | Leitsymptom obere Einflussstauung | 249 |
| 4.7 | Leitsymptom Fieber | 252 |
| 4.8 | Leitsymptom Gesichtsrötung und Juckreiz | 258 |
| 4.9 | Leitsymptom Gewichtsverlust | 262 |
| 4.10 | Leitbefund Leukozytose | 265 |
| 4.11 | Leitbefund Lymphozytose | 268 |
| 4.12 | Leitbefund Panzytopenie | 271 |
| 4.13 | Leitbefund monoklonale Gammopathie | 275 |
| 4.14 | Leitbefund Thrombopenie | 280 |
| 4.15 | Leitbefund Lymphknotenschwellung | 284 |

## 4.1 Leitbefund hämolytische Anämie I

**KASUISTIK**
Eine 24-jährige Patientin stellt sich in Ihrer Klinik vor. Seit Mitte letzten Jahres bemerkt sie eine verstärkte Müdigkeit und seit etwa ein bis zwei Monaten zusätzlich gelb verfärbte Skleren. Ambulant sei eine Therapie mit einem Eisenpräparat erfolgt, jedoch ohne Effekt. Es werden keine weiteren Medikamente angegeben.
Die **körperliche Untersuchung** zeigt einen Sklerenikterus, Blässe der Haut und Schleimhäute, ein Strömungsgeräusch bei der Herzauskultation mit P. m. über Erb, keine Hepatosplenomegalie, keine vergrößerten Lymphknoten.

### Welche Laboruntersuchungen ordnen Sie an?
Kleines Blutbild, Retikulozyten, Haptoglobin (**cave:** Akutphaseprotein), LDH, Bilirubin gesamt und indirekt, Coombs-Test, evtl. ANA.

Die **Laboruntersuchung** ergibt folgende Werte: Hämoglobin 10,0 g/dl, Erythrozyten 2,7 T/l, MCV 102 fl (Normalwert 80–96 fl), MCH 38 pg (Normalwert 28–33 pg), Retikulozyten 238 ‰ (Normalwert 5–15 ‰), Haptoglobin < 10 mg/dl (Normalwert 30–200 mg/dl), LDH 512 U/l, Bilirubin gesamt 3,1 mg/dl, Bilirubin indirekt 2,4 mg/dl, direkter Coombs-Test mit IgG-Antikörper positiv, ANA negativ.

### Welche apparative Diagnostik führen Sie durch?
Oberbauchsonografie und Röntgen-Thorax.

### Welchen sonografischen Befund der Milz erwarten Sie?
Eine Vergrößerung der Milz.

Die Oberbauchsonografie zeigt eine leichte Milzvergrößerung (12,0 × 5,4 × 8,1 cm), Leber und Gallenwege sind unauffällig. Das Röntgenbild des Thorax ist unauffällig.

### Wie lautet Ihre Diagnose?
Autoimmunhämolytische Anämie (AIHA), vermutlich idiopathischer Genese.

### Welche Erkrankungsursachen kommen bei dieser Patientin theoretisch infrage (sekundäre AIHA)?
- Virusinfekte
- Non-Hodgkin-Lymphome, M. Hodgkin
- medikamentös induziert (z. B. durch Antibiotika [Penicilline, Cephalosporine], Diclofenac u. v. m.): Medikamentenanamnese hier jedoch ohne Hinweis
- Kollagenosen (inbesondere systemischer Lupus erythematodes): ANA hier negativ und auch keine entsprechende Klinik

### Welche Therapie schlagen Sie vor?
- Prednison: 1–2 mg/kg KG/Tag, stufenweise Dosisreduktion nach Erreichen einer kompensierten Hämolyse, Fortführung nach Erreichen der Remission über mind. 6 Monate zur Vermeidung eines raschen Rezidivs
- alternativ: Dexamethason 40mg abs. Tag 1–4, alle 4 Wochen (max. 6 Zyklen)
- bei Nichtansprechen auf Kortison: immunsuppressive Therapie mit Rituximab (375 mg/m² wöchentlich für 4 Gaben), nachrangig Azathioprin 2–3 mg/kg KG/Tag oder Cyclophosphamid 1–2 mg/kg KG/Tag p. o.

- eventuell Splenektomie: Ansprechrate kurzfristig ca. 60 %, selten langfristige Remission bei chronischer Verlaufsform, daher Indikation zurückhaltend stellen
- als Notfallbehandlung/Ultima Ratio: eventuell Plasmapherese, Hochdosis Cyclophosphamid, Alemtuzumab, Eculizumab (off-label)

### KASUISTIK
Ein weiterer Patient, 45 Jahre alt, stellt sich bei Ihnen vor. Seit 2 Jahren bemerkt er eine blaurote, schmerzlose Verfärbung der Fingerspitzen bei Temperaturen unter 15 °C, auch sei im Winter der Urin manchmal bierbraun-rot.
Die **körperliche Untersuchung** ist unauffällig.

### Welche Untersuchungen veranlassen Sie?
- Labor: Blutbild, Retikulozyten, LDH, Haptoglobin, Bilirubin, Kälteagglutinine, Coombs-Test, Suche nach monoklonalen Antikörpern (sensitivste Methode: Immunfixation), Kryoglobuline, ANA
- Oberbauchsonografie und Röntgen-Thorax

**Laborwerte:** Hämoglobin 12,9 g/dl, Erythrozyten 3,3 T/l, MCV 107 fl, MCH 40,9 pg, Leukozyten 5,4 G/l, Thrombozyten 301 G/l, Retikulozyten 34 ‰, Haptoglobin < 10,0 mg/dl, LDH 699 U/l, Bilirubin gesamt 1,5 mg/dl, Kälteagglutinintiter stark erhöht, direkter Coombs-Test mit Anti-C3 positiv, Immunfixation: IgM-Kappa-Paraprotein, keine Kryoglobuline, ANA negativ.
Die Oberbauchsonografie ist unauffällig, keine Milz-, Leber-, Lymphknotenvergrößerung. Im Röntgen-Thorax keine Lymphadenopathie oder andere Pathologie.

### Welche weitere Untersuchung veranlassen Sie?
Aufgrund der hohen Assoziation von Kälteagglutininen mit malignen hämatologischen Erkrankungen (> 75 %) eine Knochenmarkpunktion.

Die Knochenmarkpunktion zeigt keinen Anhalt für ein Lymphom oder sonstige Bluterkrankung.

### Welche Diagnose kommt in Betracht?
Kälteagglutininkrankheit, vermutlich idiopathisch.

### Wann tritt die chronische Kälteagglutininkrankheit sekundär auf?
Sekundär bei malignen Non-Hodgkin-Lymphomen, vor allem beim Immunozytom.
Vorübergehende Hämolysen durch Kälteagglutinine können auch bei Infektionen mit *Mycoplasma pneumoniae*, Epstein-Barr-Virus und Listerien auftreten. Es handelt sich dabei um polyklonale Kälteagglutinine.

### Wie würden Sie den Patienten therapieren?
Patientenempfehlung: Schutz vor Kälte.

### Wann sind darüber hinaus gehende Maßnahmen indiziert?
Bei symptomatischer Anämie, dauerhafter Transfusionsabhängigkeit oder Symptomen durch eingeschränkte Blutzirkulation.

### Was sind spezifische Therapieoptionen?
- Rituximab (375 mg/m² wöchentlich für 4 Gaben)
- eventuell Cyclophosphamid (bei ausgeprägter Hämolyse)
- bei refraktärer/lebensbedrohlicher Hämolyse: Plasmapherese, Eculizumab (off-label), Transfusionen (Erythrozytenkonzentrate auf 37 °C erwärmen)

## ZUSATZINFORMATION
Kortikosteroide sind in konventioneller Dosierung zur Behandlung der Kälteagglutininkrankheit ineffektiv und daher im Regelfall nicht empfohlen. Der primäre Abbauort der Erythrozyten bei Kälteagglutininkrankheit ist die Leber. Eine Splenektomie ist daher nicht indiziert.

### Wie werden die autoimmunhämolytischen Anämien klassifiziert?
- Wärmeautoantikörper vom IgG-Typ (Häufigkeit 71 %): Coombs-Test mit Anti-IgG-Serum positiv
- Kälteagglutinine vom IgM-Typ (24 %): Coombs-Test mit Anti-C3 positiv
- bithermische Antikörper (5 %): Donath-Landsteiner-Test

## ZUSATZINFORMATION
**Donath-Landsteiner-Test:** Bithermische Hämolysine binden sich bei kalten Temperaturen mit Komplement an Erythrozyten und führen bei Erwärmung zu Hämolyse, Nachweis von Donath-Landsteiner-Antikörper.

### Welche sonstigen hämolytischen Anämien kennen Sie?
Angeborene hämolytische Anämie:
- Membrandefekt: z. B. hereditäre Sphärozytose, hereditäre Elliptozytose
- Stoffwechseldefekt: z. B. Glukose-6-Phosphat-Dehydrogenase-Mangel, Pyruvatkinasemangel
- qualitative Hämoglobinanomalien: z. B. Sichelzellkrankheit
- quantitative Hämoglobinanomalie: Thalassämien

Erworbene hämolytische Anämien:
- Immungenese: die genannten autoimmunhämolytischen Anämien, isoimmunhämolytischen Anämien (z. B. Transfusionszwischenfall, M. haemolyticus neonatorum), medikamentös bedingte immunhämolytische Anämien
- Erythrozytenfragmentierungssyndrom (z. B. bei Malignom), Hypersplenismus
- paroxysmale nächtliche Hämoglobinurie (PNH)
- infektiös, chemisch, toxisch oder medikamentös bedingte hämolytische Anämie

### Wie ist eine akute hämolytische Krise gekennzeichnet?
- Fieber, Schüttelfrost
- Ikterus, Hyperbilirubinämie
- abdominale Schmerzen, Rücken- und Kopfschmerzen
- Hämoglobinurie mit bierbraunem Urin

### Wie differenzieren Sie laborchemisch einen Verschlussikterus von einem hämolytisch bedingten Ikterus?
- Hämolyse: im Serum indirektes Bilirubin erhöht, Haptoglobin erniedrigt, LDH erhöht
- Verschlussikterus: direktes Bilirubin erhöht, Haptoglobin und LDH im Normbereich

**LITERATUR**
Onkopedia Wissensdatenbank – Immunhämolyse (Salama, 2010).
UpToDate – warm autoimmune hemolytic anemia (Stand 12/2017).
Zanella A, Barcellini W Treatment of autoimmune hemolytic anemias. Hematologica 2014; 99(10): 1547–1554.

## 4.2 Leitbefund hämolytische Anämie II

**KASUISTIK**

Eine türkische Patientin, 40 Jahre alt, stellt sich bei Ihnen vor. Seit 5 Tagen bemerkt sie erstmals attackenartige Oberbauchschmerzen vor allem nachts, einhergehend mit zunehmender Gelbsucht, Müdigkeit, Schwäche und dunklem Urin, der wie „Cola" aussehe. Vor 2 Wochen erlitt sie einen Harnwegsinfekt, der mit Levofloxacin behandelt wurde.
**Vorerkrankungen:** Z. n. Splenektomie bei chronischer Immunthrombopenie vor 10 Jahren.

### Welche Untersuchungen veranlassen Sie?
- Labor: Blutbild mit morphologischem Ausstrich, Retikulozyten, LDH, Haptoglobin, CRP, Bilirubin, Transaminasen, Lipase
- Urinuntersuchung
- Oberbauchsonografie

**Laborwerte:** Hb 8,1 g/dl, MCV 99 fl, MCH 30 pg, Leukozyten 7,5 G/l, Thrombozyten 456 G/l, Retikulozyten 148 ‰, LDH 2.165 U/l, Bilirubin ges. 5,2 mg/dl, Bilirubin indirekt 4,5 mg/dl, Haptoglobin 0,6 mg/dl, CRP 6 mg/dl.
**Urin:** Erythrozyten 200/μl, Leukozyten 15/μl, Bakterien +, Nitrit negativ.
**Oberbauchsonografie:** Z. n. Splenektomie, sonst unauffällig.

### Wie lautet Ihre vorläufige Diagnose?
Hämolytische Anämie.

### An welche Differenzialdiagnosen der hämolytischen Anämie denken Sie bei der Anamnese, dem klinischen Befund und den Laboruntersuchungen?
- paroxysmale nächtliche Hämoglobinurie (PNH)
- Glukose-6-Phosphat-Dehydrogenase-Mangel

### Welche anderen Symptome können bei der PNH auftreten?
- sehr variable Symptomatik (Altersgipfel 25.–45. Lebensjahr)
- typisch schubweiser Verlauf mit nächtlichen Hämolysen und colafarbenem Morgenurin
- Auslöser für hämolytische Krisen: Infekte, Stress, Medikamente, Operationen
- Fatigue, erhöhte Infektions- und Thromboseneigung, Dyspnoe

### Wie sichern Sie die Verdachtsdiagnose PNH?
Beweisend ist eine durchflusszytometrische Blutuntersuchung, die eine verminderte oder fehlende Expression von Glykosylphosphatidylinositol(GPI)-verankerten Oberflächenmolekülen anzeigt.

### Was wissen Sie über die Pathogenese der PNH?
Die PNH entwickelt sich aufgrund einer erworbenen klonalen Erkrankung der pluripotenten myeloischen Stammzellen, betroffen sind daher alle drei Zellreihen (Erythro-, Granulo- und Megakaryopoese). Durch die Mutation im PIG-A-Gen kommt es zu einer verminderten Synthese der komplementinaktivierenden GPI-Membranproteinene (DAF, CD55, MIRL, CD59), die auf der Oberfläche GPI-defizienter Zellklone fehlen. Verstärkte komplementvermittelte Hämolyse und Aktivierung von Thrombozyten resultieren.

Bei der Patientin ergab die Durchflusszytometrie eine fehlende Expression der GPI-verankerten Antigene auf der Zelloberfläche von Erythrozyten, Lymphozyten, Granulozyten und Monozyten.

### Welche Komplikationen können bei der PNH auftreten und wie ist die Prognose?
- vermehrte Thromboseneigung: vor allem Lebervenen- (Budd-Chiari-Syndrom), Portalvenen-, Milzvenen- und Hirnvenenthrombosen
- starke Assoziation mit aplastischer Anämie und myelodysplastischem Syndrom
- Prognose: historisch mittlere Überlebenszeit 10 Jahre, seit spezifischer Therapie annähernd normale Lebenserwartung möglich

### Welche Therapieoptionen stehen zur Behandlung der PNH zur Verfügung?
- supportive Maßnahmen: Transfusion von Erythrozyten, Substitution von Eisen, Folsäure, ggf. Vitamin $B_{12}$
- Antikoagulation: Einzelfallabwägung, primärprophylaktisch bei PNH-Klon >50%, Antikoagulation a. e. mit Cumarinen, alternativ Heparine
- im akuten Schub Glukokortikoide, Hydratation
- bei symptomatischer PNH: Eculizumab (Anti-Komplement-C5-Antikörper)
- bei refraktärem Verlauf, Knochenmarksinsuffizienz: allogene Stammzelltransplantation als potenziell kurative Therapieoption

**ZUSATZINFORMATION**

Nur bei ca. 25 % der PNH-Patienten findet sich zum Zeitpunkt der Erstdiagnose der dunkelbraune Morgenurin als klassische Manifestationsform. Viele PNH-Patienten haben keine klinisch augenscheinliche Hämoglobinurie. Die Hämolyse verläuft oft chronisch ohne Beziehung zum Tag-Nacht-Rhythmus. An das Vorliegen einer PNH sollte insbesondere gedacht werden bei jeder Coombs-negativen hämolytischen Anämie (ohne mikroangiopathische Genese), „atypischen" Thrombosen (u. a. Sinusvenenthrombose, Budd-Chiari-Syndrom, Mesenterial-, Pfortader- oder Milzvenenthrombose), Thrombosen mit Zeichen einer Hämolyse oder in Verbindung mit einer unklaren Zytopenie sowie Thrombosen (auch arteriell) in Abwesenheit von Risikofaktoren. Thrombembolische Komplikationen stellen die Hauptursache für die erhöhte Morbidität und Mortalität der Erkrankung dar.

**LITERATUR**
Onkopedia Leitlinien – Paroxysmale nächtliche Hämoglobinurie (PNH) (Version 11/2017).

## 4.3 Leitbefund hämolytische Anämie III

**KASUISTIK**

Eine 39-jährige Patientin wird Ihnen vom Hausarzt zur Abklärung einer Anämie überwiesen. Die Patientin gibt an, unter Müdigkeit, Kopfschmerzen und verstärkter Reizbarkeit zu leiden. Vorerkrankungen sind keine bekannt. Sozial- und Familienanamnese: Hausfrau, fünf Kinder, bei zwei Kindern sei „das Blut auffällig", die Patientin stammt aus Afghanistan. An Medikamenten habe sie Eisenpräparate erhalten, darunter sei es zu keiner Besserung der Anämie gekommen.
Die körperliche Untersuchung ist bis auf eine blasse Haut unauffällig.

### Welche Laboruntersuchungen veranlassen Sie zur ersten Orientierung?
Kleines Blutbild, Differenzialblutbild mit morphologischem Ausstrich, Retikulozyten, Ferritin, Nierenretentionswerte, Bilirubin, Transaminasen, LDH, Haptoglobin.

Das Labor zeigt folgende Werte: Hämoglobin 9,9 g/dl, Erythrozyten 4,7 T/l, MCV 64 fl, MCH 21 pg, Segmentkernige 48 %, Lymphozyten 42 %, Eosinophile 7 %, Retikulozyten 33 ‰, Anisopoikilozytose, basophile Tüpfelung, Bilirubin 1,4 mg/dl, Haptoglobin 57 mg/dl (Normalwert 60–270 mg/dl). Im Normbereich liegen Leukozyten, Thrombozyten, Ferritin, Retentionswerte und Transaminasen, LDH.

## Was erkennen Sie auf folgendem Blutausstrich (> Abb. 4.1)?

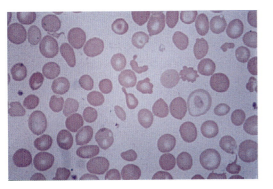

**Abb. 4.1** Blutausstrich bei Anämie [P091]

Es finden sich typische Veränderungen der Erythrozyten: Anisopoikilozytose, Fragmentozyten und Targetzellen.

## Wie interpretieren Sie die bisherigen Laborparameter?
Es liegt eine mikrozytäre und hypochrome Anämie ohne Eisenmangel vor mit gleichzeitigen diskreten Hämolysezeichen (Retikulozytenerhöhung, geringe Bilirubinerhöhung und Haptoglobinerniedrigung, allerdings normale LDH).

## Welche Labordiagnostik schließen Sie jetzt an?
Direkter Coombs-Test, Hämoglobinelektrophorese, ANA.

In der Hämoglobinelektrophorese: $HbA_2$ 5,4 % (Normalwert bis 3 %), HbF negativ. ANA und direkter Coombs-Test negativ.

## Wie lautet Ihre Diagnose?
Es liegt eine β-Thalassaemia minor vor.

## Wie therapieren Sie die Minorform einer Thalassämie?
Keine Eisensubstitution, in der Regel keine weitere Therapie erforderlich.

## Schildern Sie die Pathogenese der Thalassämien.
Es liegt eine quantitative Störung der Globinsynthese durch genetisch fixierte Fehlregulation der Synthese der Globinketten vor. Bei der β-Thalassämie ist die Synthese der β-Ketten vermindert, bei der selteneren α-Thalassämie ist die Synthese der α-Ketten reduziert.

## In welchen Ländern kommt die β-Thalassämie besonders häufig vor?
In den Mittelmeerländern.

### KASUISTIK
Eine 18-jährige aus dem Iran stammende Patientin stellt sich in Ihrer Klinik vor. Sie leidet derzeit unter ischialgiformen Beschwerden. Auffällig sind ein Minderwuchs und ein Hypogonadismus. Seit drei Jahren besteht ein insulinpflichtiger Diabetes mellitus, seit der Geburt ist eine Anämie bekannt.

### Welche anamnestischen Fragen stellen Sie der Patientin?
- Bluterkrankungen in der Familie bekannt?
- sonstige Vorerkrankungen bekannt?
- Operationen?
- Medikation?

---

- Vater und Mutter leiden an einer Thalassaemia minor
- Vorerkrankungen: häufig Infektionen (z. B. Pneumonie)
- Mit neun Jahren wurde eine Splenektomie durchgeführt
- Regelmäßige Erythrozytentransfusionen seien erfolgt. Aktuelle Medikation: Deferoxamin (subkutane Zwölf-Stunden-Pumpe, seit dem 8. Lebensjahr), Geschlechtshormonsubstitution (Progylut®, seit dem 15. Lebensjahr), Kalzium 3 g/d, Vitamin-D-Kalzitriol 2 × 0,5 µg/Tag, Insulin

In der **Laboruntersuchung** wird eine β-Thalassaemia major diagnostiziert.

---

### Erläutern Sie kurz, welche Krankheits- und Therapiefolgen bei der Patientin vorliegen.
- Anämiefolge: Wachstumsverzögerung mit Minderwuchs (mutmaßlich auch Folge einer Hypophyseninsuffizienz)
- Hämosiderose durch wiederholte Bluttransfusionen: Diabetes mellitus, Hypogonadismus, Hypoparathyreoidismus, Infektanfälligkeit

**ZUSATZINFORMATION**
500 ml Blut enthalten 250 mg Eisen: Durch 100 Transfusionen mit 500 ml Blut werden etwa 25 g Eisen zugeführt.

### Welche Leitbefunde außer Diabetes mellitus liegen bei einer Hämosiderose vor?
- Leberzirrhose und dunkle Haut („Bronzediabetes")
- sekundäre Kardiomyopathie durch Eiseneinlagerung
- weitere endokrine Störungen, z. B. Schädigung der Hypophyse, der Gonaden (meist sekundär) und der Nebennierenrinde
- schmerzhafte Arthropathien

---

Aufgrund der ischialgiformen Beschwerden wird bei der Patientin ein CT veranlasst. Es wird ein intraspinaler Tumor gefunden.

---

### Können Sie einen Zusammenhang zwischen dem intraspinalen Tumor und der β-Thalassaemia major herstellen?
Es liegt eventuell ein Tumor durch extramedulläre Blutbildung vor, der nuklearmedizinisch durch Anreicherung von radioaktiv markiertem Eisen oder markierten Antikörpern gegen Zellen der Granulopoese (Knochenmarkszintigrafie, SPECT/CT) diagnostiziert werden kann.

### Welche kurative Therapieoption besteht bei der Thalassaemia major?
Die allogene Stammzelltransplantation bei Vorhandensein eines gesunden HLA-identischen (Geschwister-)Spenders.

### Welche symptomatische Therapie führen Sie bei der Thalassaemia major durch?
- regelmäßige Gabe von Erythrozytenkonzentraten (Hb über 10 g/dl halten)
- Eiseneliminationstherapie ab dem 3. Lebensjahr mit Deferoxamin oder Deferasirox

## KASUISTIK

Bei einer 21-jährigen Patientin mit bekannter Sichelzellkrankheit (homozygote Form) kommt es zu einer akuten fieberhaften Erkrankung mit reduziertem Allgemeinzustand, Dyspnoe, erniedrigter $O_2$-Sättigung, Leukozytose und erhöhtem C-reaktivem Protein.

### Welche apparative Diagnostik ordnen Sie an?
Ein Röntgen-Thorax.

Sie sehen im Röntgen-Thorax basale Infiltrate.

### Was erkennen Sie in diesem Blutausstrich (➤ Abb. 4.2)?

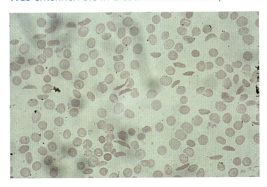

**Abb. 4.2** Blutausstrich [P091]

Es sind typische Sichelzellen zu sehen.

### Mit welcher Methode wird das Ausmaß der Sichelung bestimmt?
Anhand des Blutausstrichs.

### Wie gehen Sie therapeutisch weiter vor?
Es erfolgen Hydrierung, Analgesie, Oxygenierung und antiinfektiöse Therapie, z. B. mit einem Penicillin oder Cephalosporin (**Cave:** kein Ceftriaxon, da hierunter vereinzelt letal verlaufende hämolytische Krisen bei Sichelzellpatienten beschrieben sind!).

### Erläutern Sie Ätiologie und Pathogenese der Sichelzellkrankheit.
Es handelt sich um eine autosomal-kodominante Erbkrankheit mit qualitativer Hämoglobinveränderung. In der Betaglobinkette liegt eine Punktmutation vor, in der Position 6 ist Glutaminsäure durch Valin ersetzt (wird als HbS bezeichnet).

Im deoxygenierten Zustand präzipitiert HbS und bildet Fibrillen. Die Erythrozyten nehmen Sichelform an, verlieren ihre normale Verformbarkeit und verstopfen die Mikrozirkulation.

### Schildern Sie Symptome, Komplikationen und Prognose der Patienten mit homozygoter Form der Sichelzellkrankheit.
Bereits im Säuglingsalter treten Symptome auf: hämolytische Anämie und schmerzhafte vasookklusive Krisen mit Organinfarkten (z. B. in Milz, Nieren, Gehirn, Lunge, Knochen). Außerdem besteht eine gesteigerte Neigung zu bakteriellen Infekten: Pneumonie, Osteomyelitis, Sepsis.

Die Prognose variiert, ein Teil der Patienten stirbt früh, ein Teil erreicht das Erwachsenenalter (in Europa/USA 85–90 %). Haupttodesursache in den westlichen Ländern sind schwere pulmonale Hypertonie, akutes Thoraxsyndrom und schwere vasookklusive Krisen.

### Welche Maßnahmen empfehlen Sie betroffenen Patienten zur Prävention einer Schmerzkrise?
- ausreichende Flüssigkeitszufuhr bei hohen Außentemperaturen, bei Fieber und bei körperlicher Anstrengung mit Schwitzen (Ziel: dauerhafter Hämatokrit 30 %, Hb < 10 g/dl)
- unverzügliche Infektbehandlung
- Vermeidung von Unterkühlung und anderen physikalischen Traumata, Alkohol, Rauchen

### Welche weiteren Therapieoptionen bestehen für schwere Verlaufsformen der Sichelzellkrankheit?
- Hydroxyurea (Erhöhung HbF)
- Austauschtransfusionen (v.a. akute lebensbedrohliche Krisen, Ziel-Hämatokrit 30 %!)
- allogene Stammzelltransplantation (HLA-identer Familienspender)

#### ZUSATZINFORMATION
**Infektionsprävention** bei der homozygoten Form der Sichelzellkrankheit: Standard-Impfungen (STIKO-Empfehlungen), zusätzlich Immunisierung (bereits 2. Lebensmonat) gegen Meningokokken, Pneumokokken (Konjugat-Impfstoff, 2. LJ Polysaccharid-Impfstoff) und *Haemophilus influenzae* (Auffrischimpfung 7. LJ), Influenza (ab 6. LJ); Penicillinprophylaxe 3. Lebensmonat bis 6. LJ.

#### KASUISTIK
Ein 22-jähriger Grieche stellt sich nach einer Familienfeier in Ihrer Klinik zur Abklärung eines plötzlich aufgetretenen Ikterus vor, gleichzeitig sei ihm eine Braunfärbung des Urins aufgefallen.
Das **Blutbild** ergibt eine normochrome Anämie, eine Erhöhung der Retikulozyten, der LDH und des Bilirubins sowie eine Erniedrigung des Haptoglobins.

### An welche Differenzialdiagnosen denken Sie bzw. welche wollen Sie ausschließen?
- Glukose-6-Phosphat-Dehydrogenase-Mangel
- Sphärozytose
- Hämoglobinopathien
- autoimmunhämolytische Anämien

### Welche Laboruntersuchungen lassen Sie zur weiteren Abklärung durchführen?
Morphologischer Ausstrich, osmotische Resistenz der Erythrozyten, Bestimmung der Erythrozytenenzyme, Hämoglobinelektrophorese, Coombs-Tests.

Die osmotische Resistenz ist leicht erhöht, Glukose-6-Phosphat-Dehydrogenase 0 U/g Hb (Normalwert 7–20 U/g Hb), normale Hämoglobinelektrophorese, Coombs-Tests negativ. Keine wegweisende Erythrozytenmorphologie.

### Um welches Krankheitsbild handelt es sich?
Es liegt ein Glukose-6-Phosphat-Dehydrogenase-Mangel (Synonym: Favismus) vor.

**Anamnestisch** gab der zuletzt genannte Patient an, die Beschwerden seien nach dem Genuss von jungen Saubohnen aufgetreten.

### Welche anderen Auslöser einer hämolytischen Anämie bei Glukose-6-Phosphat-Dehydrogenase-Mangel sind Ihnen bekannt?
- Infektionen und andere akute Erkrankungen, z. B. diabetische Ketoazidose
- Medikamente: z. B. Malariamedikamente (Mefloquin, Chloroquin), Sulfonamide (z. B. Cotrimoxazol, Acetazolamid, Sulfalazin), andere Antibiotika (Nitrofurane, Ciprofloxacin), Analgetika (z. B. Metamizol, Diclofenac), Anthelminthika, Metoclopramid

Beurteilen Sie die Erythrozyten im nachfolgenden Blutausstrich eines anderen Patienten (➤ Abb. 4.3).

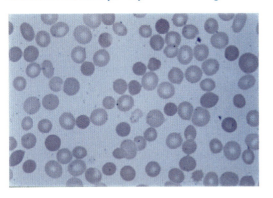

**Abb. 4.3** Erythrozyten im Blutausstrich [P091]

Der Blutausstrich zeigt Kugelzellen mit kleinem Durchmesser ohne zentrale Aufhellung.

### Welche weiteren Labortests interessieren Sie zur Diagnosesicherung?
Kleines Blutbild, Differenzialblutbild, Retikulozyten, Bilirubin, LDH, osmotische Resistenz der Erythrozyten (mit hypoosmolarer Kochsalzlösung).

> Im **Labor** zeigt sich eine normochrome Anämie mit Hämolysezeichen und verminderter osmotischer Resistenz der Erythrozyten.

### Welche Diagnose kommt in Betracht?
Es könnte eine Sphärozytose (Kugelzellanämie) vorliegen.

### Welche Therapie ist bei der Sphärozytose angezeigt, wenn rezidivierende hämolytische Krisen auftreten?
Eventuell ist eine Splenektomie indiziert mit vorheriger Impfung gegen Pneumokokken, Meningokokken und *Haemophilus influenzae*.

**LITERATUR**
Onkopedia Leitlinien – Beta-Thalassämie (Version 12/2012).
Onkopedia Leitlinien – Sichelzellkrankheiten (Version 06/2010).
Onkopedia Leitlinien – Sphärozytose, hereditär (Version 02/2012).

## 4.4 Leitbefund makrozytäre Anämie

> **KASUISTIK**
> Ein 57-jähriger Patient stellt sich in Ihrer Klinik wegen Gewichtsabnahme (6 kg), Schwäche und Leistungsminderung vor. Die **körperliche Untersuchung** zeigt einen Patienten in reduziertem Allgemein- und Ernährungszustand, Strömungsgeräusch über dem Herzen und den Karotiden, Varizen beidseits, sonstige Untersuchung unauffällig.
> Im mitgebrachten **Labor:** Hämoglobin 9,6 g/dl, Erythrozyten 2,1 T/l, MCV 129 fl, MCH 45,7 pg, Thrombozyten 134 G/l, LDH 1.331 U/l (Normalwert 80–240 U/l).

### Wie interpretieren Sie die Laborwerte?
Es liegt eine hyperchrome (MCH > 33 pg), makrozytäre (MCV > 96 fl) Anämie bei gleichzeitiger Thrombopenie und exzessiver LDH-Erhöhung vor.

### Was könnte eine Ursache für die exzessive LDH-Erhöhung bei diesem Patienten sein?
- maligne Erkrankung
- Hämolyse (LDH meist aber nicht so hoch)
- megaloblastäre Anämie (geht häufig mit sehr hoher LDH einher)

### Wie gehen Sie diagnostisch weiter vor?
- Abklärung der Anämie: Beurteilung des Differenzialblutausstrichs, Bestimmung von Retikulozyten, Vitamin $B_{12}$ und Folsäure sowie bei unklarem Befund Knochenmarkzytologie
- Gastroskopie

### Was sehen Sie in diesem Differenzialblutausstrich (➤ Abb. 4.4)?

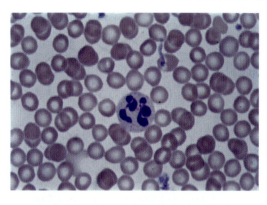

**Abb. 4.4** Differenzialblutausstrich [P091]

Es finden sich ein übersegmentierter Granulozyt und Megalozyten.

> Inzwischen geht es dem Patienten zunehmend schlechter (Kräfteverfall), er wird stationär aufgenommen.
> Bei der Endoskopie findet sich ein Z. n. Magenteilresektion mit unauffälligen gastrojejunalen Anastomosen. Keine Blutungsquelle. Das CT ist unauffällig, ein Anhalt für einen Tumor findet sich nicht.
> **Laborwerte bei stationärer Aufnahme:** Hb 5,2 g/dl, Erythrozyten 1,2 T/l, MCV 130 fl, MCH 39,3 pg, Leukozyten 3.6G/l; **im Differenzialausstrich:** neutrophile Granulozyten übersegmentiert (> 5 Segmente), Erythrozytenmorphologie: Megalozyten, Thrombozyten 114 G/l, Retikulozyten 2 ‰, LDH 1.800 U/l, Bilirubin 1,9 mg/dl, Vitamin $B_{12}$ 119,0 pg/ml (Normalwert 250–1.100 pg/ml), Folsäure 11,6 ng/l (Normalwert 3,0–15,0 ng/ml).

### Wie lautet Ihre Diagnose nach diesen Informationen?
Megaloblastäre Anämie bei Vitamin-$B_{12}$-Mangel.

### Nennen Sie einige Ursachen des Vitamin-$B_{12}$-Mangels.
- streng vegetarische oder vegane Ernährung
- Malabsorption durch gastrale Ursachen: z. B. Mangel an Intrinsic Factor bei Typ-A-Gastritis (perniziöse Anämie), angeborener Mangel an „Intrinsic Factor", Total- oder Teilresektion des Magens
- Malabsorption durch intestinale Ursachen: z. B. Syndrom der zuführenden Schlinge, Dünndarmdivertikulose, Strikturen, chronische tropische Sprue, Ileumresektion, M. Crohn, kongenitale selektive Malabsorption mit Proteinurie

## 4.4 Leitbefund makrozytäre Anämie

**ZUSATZINFORMATION**

Andere Ursachen für Vitamin-$B_{12}$-Malabsorption (z. B. Fischbandwurm, schwere Pankreatitis, Zöliakie, Behandlung mit Metformin) führen in der Regel nicht zu klinisch relevantem Vitamin-$B_{12}$-Mangel.

Sie haben den Patienten nicht selbst aufgenommen und die Anamnese wurde nur sehr spärlich notiert. Welche weiteren Fragen stellen Sie ihm zur Klärung der Ätiologie des Vitamin-$B_{12}$-Mangels?
- Ernährungsgewohnheiten?
- bekannte Magen-Darm-Erkrankungen?
- Grund für Magenteilresektion? Weitere Operationen im Bereich des Magen-Darm-Trakts?
- Medikamenteneinnahme?

Auf diese Nachfragen berichtet der Patient: Er ernähre sich ganz normal und abwechslungsreich, Magen-Darm-Erkrankungen seien nicht bekannt, vor sieben oder acht Jahren sei er wegen wiederholter Magengeschwüre am Magen operiert worden. Ein Teil des Magens sei damals wohl entfernt worden, er habe sich trotzdem immer wohlgefühlt. In den ersten Jahren danach sei er regelmäßig bei seinem Hausarzt gewesen, um Spritzen zu bekommen, aber seit etwa zwei Jahren nicht mehr.

### Welche Genese des Vitamin-$B_{12}$-Mangels vermuten Sie jetzt?

Vitamin-$B_{12}$-Mangel aufgrund der Magenteilresektion.

### Welche Klinik kann ein Patient mit megaloblastärer Anämie grundsätzlich zeigen?
- leichter Ikterus
- atrophische Glossitis (Hunter-Glossitis: glatte rote brennende Zunge)
- Mundwinkelrhagaden
- leichtes Malabsorptionssyndrom: Gewichtsabnahme
- Thrombopenie und Leukopenie
- ausgedehnte Melaninpigmentierung der Haut (selten)
- funikuläre Spinalerkrankung (nur bei Vitamin-$B_{12}$-Mangel): Befall sensibler Nerven, der Hinterstränge, der Kleinhirnstränge und der Pyramidenseitenstränge; Klinik: symmetrisches Kribbeln in den Füßen (Parästhesie 87 %), Schwierigkeiten beim Gehen (motorische Schwäche 82 %), Fallen in der Dunkelheit, Störung der Tiefensensibilität (Frühsymptom: abgeschwächtes Vibrationsempfinden), Optikusatrophie, Ataxie, psychiatrische Symptome, Pyramidenbahnzeichen (50 %), Störung der Oberflächensensibilität (47 %), Reflexausfälle (27 %)

**KASUISTIK**

Ein 63-jähriger Patient wird Ihnen von seinem Hausarzt wegen zunehmender Blässe und Anämiesymptomen überwiesen (Hb 6,6 g/dl beim Hausarzt). Weitere Erkrankungen des Patienten sind Diabetes mellitus Typ 2 und Leistenhernie (Operation geplant).
**Klinische Untersuchung:** guter Allgemeinzustand, Blässe, Sinustachykardie (100/min), Cor: Strömungsgeräusch; Leber, Milz, Lymphknotenstatus ohne pathologischen Befund, rektale Untersuchung unauffällig, reponibler Leistenbruch rechts.

### Welche Laboruntersuchungen ordnen Sie an?

Blutbild, Differenzialblutbild, Retikulozyten.

Das **Labor** zeigt folgendes Ergebnis: Hämoglobin 7,0 g/dl, Erythrozyten 1,9 T/l, MCH 37,2 pg, MCV 120 fl, Leukozyten 4,5 G/l, Thrombozyten 169 G/l, Retikulozyten 1 ‰, Differenzialblutbild: 66 % neutrophile Granulozyten z. T. übersegmentiert, Megalozyten.

### Welche weitere Diagnostik schließen Sie an?
- Labor: Vitamin-$B_{12}$-Spiegel, Folsäure, LDH, Bilirubin
- Knochenmarkpunktion (nur bei uneindeutigem Laborbefund zwingend indiziert)

**Laborbefunde:** Vitamin $B_{12}$ 59 pg/ml, Folsäure normal, LDH 1.600 U/l, Bilirubin 1,8 mg/dl. Im Knochenmark (Punktion bereits vor Erhalt des Vitamin-$B_{12}$-Spiegels durchgeführt) zeigen sich folgende Befunde: lebhafte, linksverschobene Erythropoese mit Megaloblasten, in der Granulozytopoese Riesenformen, Megakaryozyten übersegmentiert.

### Welche Diagnose stellen Sie jetzt?
Megaloblastäre Anämie bei Vitamin-$B_{12}$-Mangel und normalem Folsäurespiegel.

### Wie klären Sie die Genese des Vitamin-$B_{12}$-Mangels?
Anhand von Gastroskopie und evtl. Schilling-Test.

**Schilling-Test:** Vitamin-$B_{12}$-Resorption 4 % (normal 10–30 %), bei Zugabe des „Intrinsic Factor" Vitamin-$B_{12}$-Resorption normal. In der Gastroskopie zeigt sich eine atrophische Gastritis ohne Nachweis von *Helicobacter pylori* (Typ-A-Gastritis). Die **neurologische Untersuchung** ergibt eine diskrete funikuläre Myelose.

### Wie heißt die endgültige Diagnose?
Perniziöse Anämie.

### Wie therapieren Sie den Patienten?
- Hydroxocobalamin 1.000 µg i. m./s. c. 1 × d für eine Woche, danach 1.000 µg einmal wöchentlich für 4 Wochen, danach 1.000 µg alle 3 Monate
- initial zusätzlich orale Eisen- und Folsäuresubstitution

### Wodurch kommt es zu einer perniziösen Anämie?
Ursache ist eine Autoantikörper-Bildung gegen Parietalzellen und „Intrinsic Factor" (in den Parietalzellen des Magens gebildet) mit atrophischer Autoimmungastritis vom Typ A.

### Treten gleichzeitig mit der perniziösen Anämie weitere Autoimmunerkrankungen auf?
Ja, z. B. Myxödem, Thyreoiditis, Nebennierenatrophie, Vitiligo, Hypoparathyreoidismus, Diabetes mellitus Typ 1 und Hypogammaglobulinämie.

### Welche Autoantikörper können Sie bei Patienten mit perniziöser Anämie im Serum finden?
- Autoantikörper gegen Parietalzellen bei 90 % der Patienten; Spezifität jedoch gering (bei 16 % der gesunden Frauen über 60 Jahren positiv)
- Autoantikörper gegen „Intrinsic Factor" bei 50 % der Patienten mit hoher Spezifität:
  - Typ I (blockierender Antikörper): Bindung von $B_{12}$ gestört
  - Typ II (Immunkomplextyp): Absorption gestört

### Wozu dient der „Intrinsic Factor"?
Die Bindung von Vitamin $B_{12}$ an den „Intrinsic Factor" ist Vorbedingung für die Resorption des Vitamins. Die Absorption von alimentär zugeführtem Vitamin $B_{12}$ erfolgt nur in Kombination mit dem „Intrinsic Factor" im Ileum.

## ZUSATZINFORMATION

Der Schilling-Test ist in der Routinediagnostik des Vitamin-$B_{12}$-Mangels mittlerweile nicht mehr gebräuchlich. Die Diagnose einer perniziösen Anämie wird über das histologische Bild einer atrophischen Gastritis (Typ-A-Gastritis), ggf. in Verbindung mit dem entsprechenden Autoantikörper-Nachweis gegen „Intrinsic Factor" (Sensitivität 50–70 %) gestellt. Zur differenzialdiagnostischen Einordnung anderer Ursachen des Vitamin-$B_{12}$-Mangels (z. B. Erkrankungen des Ileums, [tropische] Sprue, Blind-Loop/bakterielle Überwucherung) sind in der Regel andere Nachweismethoden geeigneter.

### Wo wird Folsäure absorbiert?
Die Folsäureabsorption erfolgt im Duodenum und Jejunum nach Umwandlung aller durch die Nahrung zugeführten Formen zu Methylentetrahydrofolsäure.

### Nennen Sie einige Ursachen eines Folsäuremangels.
- klinisch relevant: ernährungsbedingt; insbesondere im hohen Alter, bei Armut sowie Alkoholismus
- Malabsorption: tropische Sprue, Zöliakie, ausgedehnte Jejunumresektionen, M. Crohn
- erhöhter Bedarf: physiologisch Schwangerschaft, Laktation; pathologisch: hämatologische Krankheiten (hämolytische Anämie, Osteomyelofibrose), maligne Erkrankungen (Karzinome, Lymphome), entzündliche Krankheiten (rheumatoide Arthritis, Psoriasis)
- Therapie mit Antikonvulsiva, Methotrexat

### Wann kommt eine makrozytäre, nichtmegaloblastäre Anämie vor?
- Alkoholismus
- beschleunigte Erythropoese (Retikulozytose): z. B. bei Blutung, Hämolyse, Erythropoetingabe
- Hypothyreose
- nach zytostatischer Behandlung z. B. mit MTX, Hydroxyurea

## 4.5 Leitsymptom mikrozytäre Anämie

### KASUISTIK
Ein 52-jähriger Patient stellt sich wegen Leistungsabfall bei körperlicher Belastung (Bergsteigen) vor. Außerdem klagt er über Müdigkeit, Schwäche und Dysphagie.
Die **körperliche Untersuchung** ist unauffällig bis auf eine deutliche Blässe der Haut und Schleimhäute. Das **Labor** zeigt folgende Werte: Hämoglobin 7,2 g/dl (Normalwert für Männer: 14–17,5 g/dl), Erythrozyten 4T/l (4,5–5,9T/l), MCV 64 fl (80–96 fl), MCH 17,9 pg (28–33 pg), Leukozyten 9,1 G/l (4–10 G/l), Thrombozyten 477G/l (140–400G/l), Serumferritin 3,0 µg/l (4–665 µg/l).

### Wie interpretieren Sie diese Befunde?
Die Erniedrigung von Hämoglobin, Erythrozyten, MCV und MCH bei gleichzeitig vermindertem Serumferritin spricht für eine Eisenmangelanämie. Die Erhöhung der Thrombozyten kann als Hinweis auf eine Blutung als Ursache angesehen werden, kommt aber auch im Rahmen des Eisenmangels vor.

### Nennen Sie weitere Symptome des Eisenmangels.
- allgemeine Anämiesymptome: zusätzlich zur Blässe und Schwäche Tachykardie, Schwindel, Angina pectoris
- gastrointestinale Symptome: Inappetenz, Oberbauchbeschwerden
- trophische Störungen (Plummer-Vinson-Syndrom): außer der vom Patienten genannten Dysphagie Mundwinkelrhagaden, Glossitis (in einem Drittel der Fälle), trockene, rissige Haut, stumpfe brüchige

Haare, spröde, brüchige Nägel, Hypo- bis Achlorhydrie (40 % der Fälle), Gastritis, Atrophie der Magenschleimhaut
- eventuell unspezifische psychische oder neurologische Störungen: Kopfschmerzen, Konzentrationsmangel, leichte Erregbarkeit, Pikazismus (abnorme Essgelüste)

### Welche Ursache kommt für eine Eisenmangelanämie bei diesem Patienten infrage?
Blutverluste, vor allem gastrointestinale Blutungen, z. B. bei Refluxösophagitis, erosiver Gastritis, Ulcus duodeni und ventriculi, Magen-, Kolon-, Rektumkarzinom, Hämorrhoiden, Kolitiden, Divertikelblutung, Angiodysplasien; seltener: Blutverluste aus anderen Organen (Urogenitaltrakt, Lunge, Oropharynx, Nase), operativ oder traumatisch bedingte Blutverluste, Blutverluste bei Hämodialyse oder im Rahmen einer hämorrhagischen Diathese.

### Welche zusätzlichen Fragen an den Patienten könnten diagnoseweisend sein?
- Blut im Stuhl, Teerstühle, Bluterbrechen, Makrohämaturie oder sonstige Blutungen?
- Vorerkrankungen, Operationen?
- Familienanamnese?

> Auf Ihr Nachfragen gibt der Patient an, seit einem Jahr Blutbeimengungen im Stuhl bemerkt zu haben. Die Mutter sei mit 80 Jahren an einem Magenkarzinom und der Vater mit 72 Jahren verstorben.

### Welche Diagnostik veranlassen Sie jetzt als Erstes?
Eine Koloskopie.

> Koloskopisch zeigt sich ein stenosierendes Karzinom im Colon ascendens.
> Es wird eine **Hemikolektomie** mit Netzresektion durchgeführt. Es liegt ein UICC-Tumorstadium IIIB mit T3 (5 cm durchmessende, ulzerierende Infiltration aller Wandschichten) N1 (2 Lymphknotenmetastasen) M0 vor.

### Wie gehen Sie postoperativ weiter vor und wie therapieren Sie die Eisenmangelanämie?
- adjuvante Chemotherapie mit 5-FU, Folinsäure und Oxaliplatin (FOLFOX-Schema) oder Capecitabin und Oxaliplatin (XELOX)
- orale Eisensubstitution, z. B. mit Fe(II)-Sulfat 2 × 100 mg/Tag mindestens drei Monate über Normalisierung Hämoglobinwert hinaus

### Nennen Sie Kontraindikationen für die orale Eisensubstitution.
- Entzündungs-, Infekt-, Tumoranämie und andere Anämien mit normalen Ferritinwerten (Anämie bei chronischer Erkrankung)
- Unverträglichkeit oraler Eisenpräparate

### Was müssen Sie bei der Beurteilung des Serumferritins beachten?
- Falsch hohe Werte können bei akuten Entzündungsreaktionen auftreten, da Ferritin ein Akute-Phase-Protein ist; in dieser Situation können Werte bis 100 µg/l noch mit einem Eisenmangel vereinbar sein.
- Auch Lebererkrankungen, virale Infektionen, Hyperthyreose und Malignome können zu erhöhten Ferritinwerten unabhängig vom Speichereisen führen.
- Falsch niedrige Werte kommen bei Hypothyreose und Vitamin-C-Mangel vor.

## ZUSATZINFORMATION
Ferritinwerte unter 12 µg/l sind beweisend für einen Eisenmangel, höhere Werte schließen einen Eisenmangel jedoch nicht aus.

### Welche Laborparameter außer Ferritin stehen Ihnen zur Beurteilung des Eisenstoffwechsels zur Verfügung?
- Transferrinsättigung:
  - erniedrigt bei Eisenmangelanämie, Entzündungs- oder Tumoranämie
  - erhöht bei Hämolyse, ineffektiver Erythropoese, Hämochromatose u. a.
- löslicher Transferrinrezeptor(-Index):
  - erhöht bei Eisenmangelanämie und gesteigerter Erythropoese
  - erniedrigt oder normal z. B. bei Entzündungs-, Infekt- oder Tumoranämie
- Hämosiderin im Knochenmark:
  - fehlt bei Eisenmangel
  - z. B. bei Thalassaemia major deutlich vermehrt

### Durch welche Veränderungen der Laborparameter sind die verschiedenen Stadien des Eisenmangels gekennzeichnet?
- Speichereisenmangel: nur Serumferritin erniedrigt
- eisendefizitäre Erythropoese: zusätzlich Transferrinsättigung erniedrigt, löslicher Transferrinrezeptor erhöht, Sideroblasten im Knochenmark erniedrigt
- Eisenmangelanämie (manifester Eisenmangel): zusätzlich Hämoglobin, Erythrozyten und Hämatokrit erniedrigt

### Erläutern Sie kurz die Eisenresorptionsmechanismen und die Bedeutung von Ferritin, Transferrin und Hämosiderin.
Die Absorption des Nahrungseisens erfolgt überwiegend im Duodenum. Am Transportsystem der Mukosazelle sind mehrere Proteine beteiligt, insbesondere die Eisentransporter DMT-1 (divalent metal transporter 1) an der apikalen Membran der Enterozyten (Aufnahme aus Darmlumen) sowie Ferroportin 1 an der basalen Membran (Transport ins Blut). Das absorbierte Eisen wird durch das spezifische Eisentransportprotein **Transferrin** an den Ort des Bedarfs vermittelt. Die Eisenabgabe an die Zelle erfolgt über spezifische Transferrinrezeptoren. Ein Transferrinmolekül (MW 80.000) kann zwei Atome Eisen binden. Transferrin wird nach Eisenabgabe an die Zelle erneut als Eisentransporteur verwendet.

Überschüssiges Eisen wird vor allem in Hepatozyten und Zellen des retikulozytären Systems in Form von **Ferritin** und Hämosiderin gespeichert. Ferritin ist ein Makromolekül (MW 465.000), das bis zu 4.500 Eisenatome aufnehmen kann.

**Hämosiderin** ist ein Degradationsprodukt des Ferritins, das entsteht, wenn bei Eisenüberschuss hohe Ferritinkonzentrationen in einer Zelle akkumulieren.

### Welche Einteilungskriterien der Anämien kennen Sie?
**Einteilung nach ätiologischen und pathogenetischen Faktoren:**
- Anämie durch **inadäquate Produktion/ineffektive Erythropoese**
  - Mangel an Nährstoffen/Hormonen: Eisenmangel, Vitamin-$B_{12}$-Mangel, Folsäuremangel, Erythropoetinmangel (Nierenerkrankung), Endokrinopathien (Unterfunktion von Hypophyse, Schilddrüse, Gonaden, Nebenniere)
  - Suppression oder Aplasie der Erythropoese: toxisch (Zytostatika, Alkohol), Bestrahlung größerer Skelettabschnitte, aplastische Anämie, Fanconi-Anämie, isolierte aplastische Anämie (pure red cell apla-

sia), chronische Erkrankungen (heterogene Pathogenese, z. T. Eisenverwertungsstörung, verkürzte Erythrozytenlebenszeit, zusätzlich Blutverluste)
- „Verdrängung" der normalen Erythropoese: Knochenmetastasen solider Tumoren, akute Leukämien, myelodysplastische Syndrome, chronische myeloproliferative Erkrankungen, Lymphome, Plasmozytom, Speicherkrankheiten, Knochenmarktuberkulose, andere Granulome
- seltene hereditäre Anämieformen: kongenitale dyserythropoetische Anämien (CDA), kongenitale sideroblastische Anämien
- Anämie durch **gesteigerten Abbau von Erythrozyten**
  - extrakorpuskuläre Ursachen: autoimmunhämolytische Anämie unbekannter Genese („idiopathisch"), bei Lymphomen, SLE, andere Kollagenosen, Medikamente wie Alpha-Methyldopa oder Penicillin, postinfektiös nach EBV, Mykoplasmen, direkte toxische Effekte (Malaria, Clostridien, M. Wilson, Vergiftungen), mechanisch-hämolytische Anämie (Marschhämoglobinurie, Herzklappen/Gefäßprothesen, DIC/Sepsis, TTP/hämolytisch-urämisches Syndrom, andere mikroangiopathische Anämien, z. B. bei Knochenmarkmetastasen)
  - Erythrozytenmembrandefekte: paroxysmale nächtliche Hämoglobinurie (PNH), hereditäre Sphärozytose/Elliptozytose
  - Defekte des Erythrozytenstoffwechsels: Störungen der Glykolyse und des Hexosemonophosphat-Shunts (z. B. Pyruvatkinase-, G-6-PDH-Mangel), Hämoglobinvarianten (Sichelzellkrankheit, instabile Hämoglobine)
  - Störung der Hämoglobinsynthese (zusätzlich ineffektive Erythropoese): Thalassämien
- Anämie durch **Verlust von Erythrozyten**: akute Blutung, chronische Blutung
- **Verteilungsstörung**: physiologische Schwangerschaftsanämie, Hypersplenismus

**Einteilung nach Erythrozytenindizes ( > Tab. 4.1)**

**Tab. 4.1** Erythrozytenindizes

| hypochrom-mikrozytär | normochrom-normozytär | hyperchrom-makrozytär |
|---|---|---|
| *Ferritin vermindert:*<br>• Eisenmangelanämie | *Retikulozyten vermindert:*<br>• renale Anämie<br>• aplastische Anämie<br>• seltene Anämieformen | – |
| *Ferritin normal oder erhöht:*<br>• sekundäre Anämie bei Tumor oder Entzündung | *Retikulozyten normal:*<br>• sekundäre Anämie bei Tumor oder Entzündung | *Retikulozyten normal:*<br>• megaloblastäre Anämie durch:<br>– Vit.-$B_{12}$-, Folsäuremangel<br>– Alkoholismus<br>– Lebererkrankung<br>– Plasmozytom<br>– Zytostatika |
| *Ferritin erhöht:*<br>• Thalassämie<br>• seltene Anämieformen mit Eisenverwertungsstörung | *Retikulozyten erhöht:*<br>• hämolytische Anämie<br>• Regenerationsphase<br>• Blutungsanämie | *Retikulozyten erhöht:*<br>• hämolytische Anämie<br>• Regenerationsphase |

Leitlinien der Deutschen Gesellschaft für Hämatologie und Onkologie (Version 11/2007): www.dgho-onkopedia.de/de/onkopedia/archiv/anaemien/anaemien-stand-nov.-2007

Fassen Sie kurz die typischen Laborparameter zusammen, die zur Unterscheidung einer Anämie bei chronischer Erkrankung (ACD) und einer Eisenmangelanämie dienen.
- Serumferritin:
  - erniedrigt bei Eisenmangelanämie
  - erhöht bei ACD
- löslicher Transferrin-Rezeptor(-Index):
  - erhöht bei Eisenmangelanämie
  - erniedrigt oder normal bei Tumor-, Infekt- und Entzündungsanämie
- Knochenmarkbefund:
  - Hämosiderin fehlt bei Eisenmangelanämie
  - Eisen in Makrophagen bei Tumor-, Infekt- und Entzündungsanämie

**LITERATUR**
Onkopedia Leitlinien – Eisenmangel und Eisenmangelanämie (Version 04/2011).
DGVS Leitlinien – S3 Leitlinie Kolorektales Karzinom (Version 08/2014).

## 4.6 Leitsymptom obere Einflussstauung

**KASUISTIK**
Eine 62-jährige Patientin stellt sich in Ihrer Klinik aufgrund einer langsam zunehmenden Atemnot sowie Schwellung des Halses und des Gesichts vor. Aufgrund der Atemnot sei sie in den letzten Wochen nicht mehr in der Lage gewesen zu arbeiten. Bei der **klinischen Untersuchung** fallen Lymphknotenschwellungen zervikal rechts sowie eine Verdickung der Halsvenen auf. Der Allgemeinzustand ist deutlich reduziert (ECOG-Status 3).

Welche apparative Diagnostik ordnen Sie als Erstes an?
Einen Röntgen-Thorax.

Welche Differenzialdiagnosen erwägen Sie bei einer oberen Einflussstauung?
- kardiale Erkrankungen: Herzinsuffizienz, Pericarditis constrictiva, Herzbeuteltamponade, Myokardinfarkt, Cor pulmonale
- Lungenembolie
- retrosternale Struma
- Pancoast-Tumor
- Mediastinaltumoren
- Aortenaneurysma
- Thrombose der Vena cava oder ihrer Äste

### Beschreiben Sie den Röntgen-Thorax der Patientin (➤ Abb. 4.5).

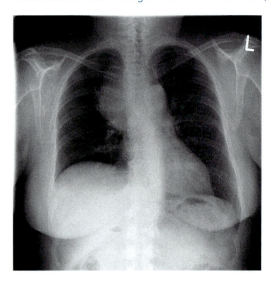

**Abb. 4.5** Röntgen-Thorax-Aufnahme [P091]

Er zeigt einen großen Mediastinaltumor.

### Was ist Ihr nächster diagnostischer Schritt?
Es sollte eine Histologiegewinnung folgen.

> Die Lymphknotenhistologie ergibt ein diffuses großzelliges B-Non-Hodgkin-Lymphom. Im **Labor** fallen folgende Werte auf: BSG 61 mm, Hämoglobin 11,2 g/dl, LDH auf 353 U/l erhöht (normal < 250 U/l).

### Welche Staging-Untersuchungen führen Sie bei der Patientin durch?
Ein CT Thorax/Abdomen und eine Knochenmarkpunktion.

> Im **CT Thorax** zeigen sich mediastinale Lymphknotenschwellungen und ein kleiner Pleuraerguss, im CT Abdomen paraaortale Lymphknotenschwellungen. Die Knochenmarkuntersuchung ergibt keinen Hinweis auf einen Lymphombefall. Eine B-Symptomatik (Fieber, Gewichtsverlust, Nachtschweiß) verneint die Patientin auf Befragen.

### Welches Erkrankungsstadium liegt vor?
Es handelt sich um ein Stadium IIIA nach der Ann-Arbor-Klassifikation, Internationaler Prognoseindex = IPI 4 („High-Risk"). Das heißt, bei einer kombinierten Immuno-Polychemotherapie mit R-CHOP-Regime plus ggf. Bestrahlung eines Bulks (≥7,5 cm) liegt das zu erwartende ereignisfreie Überleben (EFS) nach 3 Jahren für Patienten über 60 Jahre bei ca. 48 %.

**LITERATUR**
Pfreundschuh M, Schubert J, Ziepert M, et al: Six versus eight cycles of bi-weekly CHOP-14 with or without rituximab in elderly patients with aggressive CD20-B-cell lymphomas: A randomised controlled trial (RICOVER-60). Lancet Oncol 2008; 9:105–116.

## KASUISTIK

Eine 30-jährige Patientin wird zur Abklärung eines druckdolenten Tumors im Bereich der rechten Schilddrüse zu Ihnen in die Klinik überwiesen. Außer Schluckbeschwerden gibt die Patientin keine Symptome an. Die Vorgeschichte ist unauffällig, Zustand nach Varizenoperation beidseits 1997 und Bandscheibenprolaps 2000.
Folgende **Laborergebnisse** werden ermittelt: Unauffällig sind Blutbild, klinische Chemie, Eiweiß, TSH, Transaminasen, serologische Befunde (EBV, CMV, HIV, Toxoplasmose, Quantiferon-Test). Die LDH beträgt 212 U/l, die Blutkörperchensenkungsgeschwindigkeit 8/22 mm, das $\beta_2$-Mikroglobulin ist normwertig.

### Welche weitere Diagnostik ist angezeigt?
Indiziert sind Schilddrüsensonografie und Tumorbiopsie.

Die **Tumorhistologie** und die weiteren Staging-Untersuchungen ergeben ein aggressives B-Zell-Non-Hodgkin-Lymphom (diffus großzellig) im Stadium IA mit einem Internationalen Prognoseindex von 1, d. h. in der prognostisch guten Gruppe gelegen. Das ereignisfreie Überleben (EFS) 3 Jahre nach Behandlung mit R-CHOP liegt danach für Patienten unter 60 Jahren bei 87 %.

### Wie therapieren Sie ein großzelliges B-Zell-Non-Hodgkin-Lymphom (NHL)?
Die Therapie der hochmalignen NHL sollte im Rahmen von Studien erfolgen bzw. nach den Studienprotokollen der Deutschen Studiengruppe Hochmaligne Non-Hodgkin-Lymphome (DSHNHL). Als Goldstandard gilt derzeit das CHOP-Regime (Cyclophosphamid, Doxorubicin, Vincristin, Prednison) in Verbindung mit Rituximab (Anti-CD20-Antikörper): 8 Zyklen R-CHOP im Abstand von jeweils 3 Wochen, alternativ 6 Zyklen R-CHOP im Abstand von jeweils 2 Wochen plus 2 × Rituximab-Monotherapien.

### Nennen Sie einige Laborparameter oder sonstige Kriterien, auf die Sie vor einem erneuten Zyklus mit CHOP bzw. einer CHOP-basierten Polychemotherapie achten müssen.
- zeitgerechter Anstieg der Leukozyten (WBC > 2.500/mm$^3$)
- zeitgerechter Anstieg der Thrombozyten (> 80.000/mm$^3$)
- keine aktive Infektion
- keine Thrombopenie < 20.000 während des gesamten vorherigen Zyklus
- Dauer der Leukopenie < 1.000 maximal 4 Tage während des gesamten vorherigen Zyklus
- keine schwerwiegende Organ- oder sonstige Toxizität

### Was halten Sie von einer Hochdosistherapie in der Primärtherapie großzelliger B-Zell-Lymphome mit hohem Risiko?
Die Hochdosistherapie mit autologer Blutstammzelltransplantation als Primärtherapie sollte nur im Rahmen von Studien eingesetzt werden. Durch bisherige Studien (u. a. MEGA-CHOEP) konnte hier kein Vorteil belegt werden (in MEGA-CHOEP-Hochdosis-Arm unterlegen gegenüber konventionellem Arm mit 8 × R-CHOEP-14).

### Ist der Einsatz der Hochdosistherapie bei einem Rezidiv eines großzelligen B-Zell-Lymphoms sinnvoll?
Ja. Im Rezidiv oder bei Nichterreichen einer kompletten Remission durch die Erstlinientherapie stellt die Hochdosistherapie mit autologer Blutstammzelltransplantation den Therapiestandard dar. Bei jüngeren Patienten mit chemotherapierefraktärer Erkrankung oder Frührezidiv (< 1 Jahr nach Erstdiagnose) sowie unter Umständen bei Rezidiv nach autologer Blutstammzelltransplantation kommt eine allogene Stammzelltransplantation in Betracht.

### Wie schätzen Sie die Prognose der Patientin mit dem großzelligen B-Zell-Lymphom ein?
Durch die Behandlung mit R-CHOP kann die Patientin mit hoher Wahrscheinlichkeit geheilt werden. Ohne Therapie führen die großzelligen B-Zell-Lymphome rasch zum Tod.

### Von welchen Faktoren hängt die Prognose bei großzelligem B-Zell-Lymphom ab?
Der Internationale Prognoseindex (IPI) berücksichtigt folgende Risikofaktoren:
- Alter des Patienten (< 60 oder > 60 Jahre)
- Tumorstadium (I oder II versus III oder IV)
- Allgemeinzustand: ECOG-Status (0/1 oder ≥ 2)
- Höhe der Serum-LDH (normal oder erhöht)
- Anzahl der extranodalen Krankheitslokalisationen (0/1 oder ≥ 2)

**ZUSATZINFORMATION**
Für jüngere Patienten (< 60 Jahre) sind nur drei Risikofaktoren (Tumorstadium, LDH, Allgemeinzustand) prognostisch relevant.

### Erläutern Sie kurz die Gradeinteilung des Allgemeinzustands von Tumorpatienten nach ECOG (Eastern Cooperative Oncology Group).
- Grad 0: normale körperliche Aktivität, keine besondere Pflege erforderlich
- Grad 1: mäßig eingeschränkte körperliche Aktivität, aber noch arbeitsfähig
- Grad 2: arbeitsunfähig, meist noch selbstständige Lebensführung, wachsendes Ausmaß an Pflege und Unterstützung notwendig, weniger als 50 % bettlägerig
- Grad 3: unfähig, sich selbst zu versorgen, kontinuierliche Pflege oder Hospitalisierung notwendig, rasche Progredienz des Leidens, mehr als 50 % bettlägerig
- Grad 4: krankheitsbedingt 100 % bettlägerig

### Welche Therapieprinzipien gelten bei Patienten mit indolenten (niedrig malignen) Lymphomen?
Die Therapie erfolgt ebenfalls nach Therapieprotokollen in spezialisierten Zentren, entsprechend den diagnostizierten Entitäten:
- bei lokalisierten Stadien (Stadien I und II): Bestrahlung
- bei generalisierten Stadien (Stadien III und IV) mit Symptomen oder rascher Progression: Chemotherapie, z. B. R-CHOP, R-Bendamustin; falls asymptomatisches Stadium III/IV: watch and wait

**LITERATUR**
Onkopedia Leitlinien – Diffus großzelliges B-Zell-Lymphom (Version 11/2014).
Pfreundschuh M, Trumper L, Osterborg A, et al: CHOP-like chemotherapy plus rituximab versus CHOP-like chemotherapy alone in young patients with good-prognosis diffuse large-B-cell lymphoma: A randomised controlled trial by the MabThera International Trial (MInT) Group. Lancet Oncol 2006; 7: 379–391.

## 4.7 Leitsymptom Fieber

**KASUISTIK**
Ein 52-jähriger Patient ohne relevante Vorerkrankungen kommt mit einem schweren, akut lebensbedrohlichen Krankheitsbild in Ihre Klinik: Fieber bis 39 °C, Bluthusten, Petechien, Schleimhautblutungen.
Bei der **klinischen Untersuchung** fallen Lymphknotenschwellungen und Milzvergrößerung auf. Im **Labor** zeigen sich: Leukozyten 138 G/l, Hämoglobin 7,5 g/dl, Thrombozyten 34 G/l.

### Welche Zelle sehen Sie im abgebildeten Blutausstrich des Patienten (➤ Abb. 4.6)?

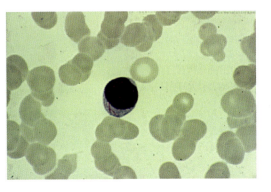

**Abb. 4.6** Blutausstrich [P091]

Einen leukämischen Blasten mit Auer-Stäbchen.

### Wie lautet Ihre Diagnose?
Es handelt sich um eine akute myeloische Leukämie.

### Schließt eine im Blutbild normale oder erniedrigte Leukozytenzahl eine akute Leukämie aus?
Nein, 40 % aller Fälle verlaufen subleukämisch, d. h. mit normaler oder erniedrigter Leukozytenzahl. Wenn jedoch Leuko-, Erythro- und Thrombozyten zahlenmäßig im Normbereich liegen, ist eine Leukämie weitgehend ausgeschlossen.

### Welche Symptome können bei einer akuten Leukämie auftreten?
- plötzlicher Beginn mit Fieber und schwerem Krankheitsgefühl (wie bei dem vorgestellten Patienten)
- Symptome durch Verdrängung der normalen Hämatopoese: bakterielle Infektionen infolge Granulozytopenie, Symptome durch die Anämie (Blässe, Dyspnoe, Müdigkeit), Blutungen infolge der Thrombozytopenie
- Lymphknotenschwellungen, Splenomegalie
- hypertrophische Gingivitis bei myelomonozytärer oder monozytärer Leukämie
- Meningeosis leucaemica
- leukämische Haut- und Organinfiltrationen

### Welche weiteren Untersuchungen führen Sie bei dem Patienten durch?
Eine Knochenmarkuntersuchung mit zytologischer Differenzierung in der panoptischen Färbung. Obligate Zusatzuntersuchungen sind: Zytochemie, Durchflusszytometrie und Zytogenetik (Chromosomenanalyse, FISH-Analyse, PCR-Analyse).

Bei dem Patienten ist im Knochenmark die normale Hämatopoese durch myelomonozytäre Blasten verdrängt. Diese sind POX- und Esterase-positiv.

### ZUSATZINFORMATION
POX = Myeloperoxidasereaktion, Esterase = α-Naphthylacetatesterase-Reaktion.

### Welcher morphologische Typ der akuten myeloischen Leukämie liegt bei diesem Patienten vor?
Eine akute myelomonozytäre Leukämie FAB Typ M4.

### Kennen Sie die WHO-Klassifikation der akuten myeloischen Leukämie (AML)?

Die WHO-Klassifikation stellt eine Erweiterung der FAB(French-American-British)-Klassifikation dar (überarbeitete WHO-Klassifikation 2016):

- AML mit wiederkehrenden zytogenetischen Abnormalitäten
  - t(8;21)(q22;q22) (AML1/ETO), RUNX1-RUNX1T1
  - inv(16)(p13;q22) (FAB M4Eo) oder t(16;16)(p13;q22), (CBFb/MYH11)
  - akute Promyelozyten-Leukämie (FAB M3): mit t(15;17)(q22;q12), PML-RARA
  - t(9;11)(p22;q23); MLLT3-KMT2A
  - t(6;9)(p23;q34); DEK-NUP214
  - inv(3)(q21q26.2) oder t(3;3)(q21;q26.2); GATA2, MECOM
  - t(1;22)(p13;q13); RBM15-MKL1 (megakaryoblastisch, FAB M7)
  - provisorische Entität: AML mit BCL-ABL1
  - AML mit mutiertem NPM1
  - AML mit biallelisch mutiertem CEBPA
  - provisorische Entität: AML mit mutiertem RUNX1
- AML mit MDS-bezogenen Veränderungen
- AML therapiebedingt (tAML)
- AML ohne weitere Kategorie
  - mit minimaler Differenzierung (FAB M0)
  - ohne Ausreifung (FAB M1)
  - mit Ausreifung (FAB M2)
  - akute myelomonozytäre Leukämie (FAB M4)
  - akute monoblastische (FAB M5a) und monozytäre Leukämie (FAB M5b)
  - akute Erythroleukämie (FAB M6)
  - akute Megakaryoblastenleukämie (FAB M7)
  - akute Basophilenleukämie
  - akute Panmyelosis mit Myelofibrose
- myeloisches Sarkom
- AML bei Down-Syndrom
- blastische plasmazytoide dendritische Zellneoplasie
- akute Leukämie ohne eindeutige Linienzuordnung
  - akute undifferenzierte Leukämie
  - gemischter Phänotyp mit t(9;22)(q34;q11.2); BCR-ABL1
  - gemischter Phänotyp mit t(v;11q23); MLL rearrangiert/KMT2A
  - gemischter Phänotyp B/myeloid, NOS
  - gemischter Phänotyp T/myeloid, NOS

### Welche Prognosefaktoren der AML sind Ihnen bekannt (➤ Tab. 4.2)?

- Klassische Prognosefaktoren
  - ungünstig: Alter, ECOG ≥ 2, sAML, tAML, hohe Leukozytose und LDH, FAB M6, M7
  - günstig: De-novo-AML, FAB M3 (APL), M4Eo
- Zytogenetik/Molekulargenetik

**ZUSATZINFORMATION**

Neben Patientenfaktoren wie Alter und Allgemeinzustand spielt die Zytogenetik eine immer herausragendere Rolle bei der prognostischen Abschätzung der akuten myeloischen Leukämie. Zur Risikostratifizierung wurden Prognosescores etabliert, z. B. für die Postremissionstherapie (PRT-Score) oder auch für ältere Patientenkollektive (z. B. PINA-Score).

**Tab. 4.2** Molekular-zytogenetische Risikogruppen gemäß Klassifikation des European Leukemia Network (ELN)

| ELN-Risikogruppe | Aberrationen |
|---|---|
| günstig | t(8;21)(q22;q22) (AML1/ETO); RUNX1-RUNX1T1<br>inv(16)(p13.1q22) (FAB M4Eo) oder t(16;16)(p13.1;q22); CBFB-MYH11<br>Mutiertes NPM1 ohne FLT3-ITD (normaler Karyotyp) oder mit FLT3-ITD$^{niedrig}$<br>biallelisch mutiertes CEBPA (normaler Karyotyp) |
| intermediär | Mutiertes NPM1 mit FLT3-ITD$^{hoch}$ (normaler Karyotyp)<br>Wildtyp-NPM1 ohne FLT3-ITD (normaler Karyotyp) oder mit FLT3-ITD$^{niedrig}$ (mit oder ohne ungünstige genetische Aberrationen)<br>t(9;11)(p22;q23); MLLT3-KMT2A<br>Zytogenetische Aberrationen, die nicht als günstig oder ungünstig eingestuft wurden |
| ungünstig | t(6;9)(p23;q34); DEK-NUP214<br>t(v;11)(v;q23); KMT2A-Genumlagerung<br>t(9;22)(q34.1;q11.2); BCR-ABL1<br>inv(3)(q21q26.2) oder t(3;3)(q21;q26.2); GATA2, MECOM (EVI1)<br>-5 oder del(5q); -7; -17/abnl(17p)<br>komplexer Karyotyp (≥ 3 Aberrationen)<br>monosomaler Karyotyp (eine Monosomie, assoziiert mit mindestens einer weiteren Monosomie oder einer anderen strukturellen, chromosomalen Aberration (außer CBF-AML))<br>Wildtyp-NPM1 mit FLT3-ITD$^{hoch}$<br>Mutiertes RUNX1<br>Mutiertes ASXL1<br>Mutiertes TP53 |

Leitlinien der Deutschen Gesellschaft für Hämatologie und Onkologie (Stand 03/2017): www.onkopedia.com/de/onkopedia/guidelines/akute-myeloische-leukaemie-aml/

### Wie sieht Ihr Therapieplan für diesen Patienten aus?

- bedarfsgerechte Substitution von Blutprodukten
- empirische Antibiose und Infektionsprophylaxen
- zytostatische Induktionstherapie in einem hämatologischen Zentrum (möglichst im Rahmen klinischer Studie)

### Welches Chemotherapieregime würden Sie initial bei der AML einsetzen?

Standard in der Induktionsbehandlung ist eine Cytarabin-haltige Chemotherapie, häufig in Kombination mit Anthrazyklin.

Den Studienergebnissen der AMLCG (deutsche AML Cooperative Group) zufolge ist eine Doppelinduktion aus **H**ochdosis-**A**ra-C (Cytarabin) plus **M**itoxantron (HAM) zweimalig oder sequenziellem HAM (S-HAM) eine wirksame Induktionstherapie. International gebräuchlicher ist das 7+3-Schema, bestehend aus 7 Tagen Cytarabin und 3 Tagen Anthrazyklin.

Mit Ausnahme der Promyelozyten-Variante ($M_3$, APL) werden alle AML-Subtypen initial gleich behandelt. Bei der akuten Promyelozytenleukämie wird während der Induktionstherapie zusätzlich das Vitamin-A-Derivat ATRA gegeben. Neueren Studienergebnissen zufolge stellt die Kombination aus Arsentrioxid (ATO) mit ATRA bei niedrigem und intermediärem Risiko eine überlegene Alternative dar. Die bisherige EMA-Zulassung bei therapierefraktärer/rezidivierter Promyelozytenleukämie wurde daher 11/2016 für diese Indikation auf die Erstlinie erweitert. Therapiestandard der APL mit hohem Risiko (initiale Leukozytose > 10 G/l) bleibt bis auf Weiteres die simultane Kombination von ATRA mit Anthrazyklin und höherdosiertem Cytarabin (z. B. AIDA Protokoll der GINEMA/PETHEMA).

### Wie ist eine morphologisch komplette Remission (CR) definiert?
Eine komplette Remission bedeutet Normalisierung von Blutbild und Knochenmark (im Knochenmark < 5 % blastäre Zellen) nach Regeneration des peripheren Blutbilds (neutrophile Granulozyten > 1,0 G/l, Thrombozyten > 100 G/l) sowie Verschwinden einer eventuellen extramedullären Manifestation.

### Wie geht die Therapie nach der Induktionstherapie weiter?
Nach Erreichen der kompletten Remission ist eine weitere Therapie zur Remissionserhaltung erforderlich. Die Art der Postremissionstherapie hängt entscheidend von Prognose- und Patientenfaktoren ab.

### Was müssen Sie zur Risikostratifizierung und Planung der weiteren Therapie des geschilderten Patienten wissen?
Die Befunde der Zytogenetik und Molekulargenetik.

> Es liegt ein normaler Karyotyp (46, XY) mit Nachweis einer NPM1-Mutation (ohne Nachweis FLT3-ITD) vor.

### Wie behandeln Sie den Patienten?
Aufgrund der Risikostratifizierung als günstige Prognose ist als Postremissionstherapie eine Konsolidierungstherapie mit hoch dosiertem Cytarabin (z. B. 3 Zyklen) indiziert.

### Wie wäre das Vorgehen bei normalem Karyotyp mit Wiltyp-NPM1 und Nachweis von FLT3-ITD$^{high}$?
Es erfolgt die Risikostratifizierung in die prognostisch ungünstige Gruppe. Daher sollte eine allogene Stammzelltransplantation als Postremissionstherapie angestrebt werden.

### Wie hoch schätzen Sie bei der AML die Rate der kompletten Remissionen (CR) und die Zahl der anhaltenden kompletten Remissionen (CCR) nach 5 Jahren?
Die Chance für das Erreichen einer CR hängt stark vom Patientenalter ab (bis 50 Jahre: 70–80 %, über 50 bis 75 Jahre: 50–60 %, über 75 Jahre: 30–40 %). Die damit korrelierenden 5-Jahres-Überlebensraten betragen bei Patienten unter 30 Jahren 60 %, zwischen 45 und 54 Jahren 43 %, zwischen 55 und 64 Jahren 23 % und sinken im höheren Alter weiter deutlich ab (< 10 % bei über 75 Jahren).

#### LITERATUR
Onkopedia Leitlinien – Akute Myeloische Leukämie (AML) (Stand 03/2017).
Onkopedia Leitlinien – Akute Promyelozytäre Leukämie (APL) (Version 01/2014).
European Leukemia Network (ELN): www.leukemia-net.org/content/leukemias/aml.
Pastore F, Dufour A, Benthaus T et al.: Combined molecular and clinical prognostic index for relapse and survival in cytogenetically normal acute myeloid leukemia. J Clin Oncol. 2014 May 20; 32(15):1586–94.

#### KASUISTIK
Bei einer 60-jährigen Patientin mit metastasiertem Mammakarzinom muss die palliative Therapie mit liposomalem Doxorubicin wegen anhaltender Leukopenie nach vier Zyklen abgebrochen werden. **Laborwerte** bei Therapieabbruch: Leukozyten 1,3 G/l, Erythrozyten 2,6 T/l, Hämoglobin 9,1 g/dl, Thrombozyten 70 G/l.

### An welche möglichen Ursachen der Blutbildveränderungen denken Sie?
- toxische Knochenmarkschädigung durch Chemotherapie
- Knochenmarkkarzinose (bei progressive disease)
- andere (primäre oder sekundäre) Knochenmarkerkrankung

Welche Zellen sehen Sie im folgenden Blutausstrich (➤ Abb. 4.7)?

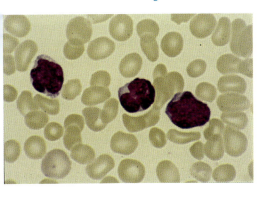

**Abb. 4.7** Blutausstrich [P091]

Es finden sich morphologisch auffällige Lymphozyten, wahrscheinlich lymphatische Blasten.

### Welche Untersuchung ordnen Sie zur weiteren Abklärung an?
Eine Knochenmarkpunktion und weitergehende Charakterisierung der mononukleären Zellen im peripheren Blut (Durchflusszytometrie, Zytogenetik, Molekulargenetik).

Die Knochenmarkzytologie zeigt eine akute, unreifzellige Leukämie. Durchflusszytometrie: Immunphänotyp einer frühen T-ALL (akute lymphatische Leukämie) mit myeloischer Koexpression und sehr schwacher TdT-Expression. Zytogenetik: Karyotyp 47, XX +4.

### Was bedeutet der Karyotyp 47,XX +4?
Der Karotyp zeigt einen weiblichen Chromosomensatz mit Trisomie 4 (insgesamt 47 statt 46 Chromosomen durch überzähliges Chromosom 4).

Im CT Abdomen finden sich die Leber diffus vergrößert und multiple pathologische Lymphknoten paraaortal.

### Wie gehen Sie therapeutisch weiter vor?
Die spezifische Therapie der ALL besteht aus einer Kombinationspolychemo- und einer Strahlentherapie. Die Behandlung besteht für die Standardrisiko ALL aus mehreren Komponenten (deutsche GMALL-Studiengruppe):
- Remissionsinduktion, u.a. mit Vincristin, Dexamethason, Daunorubicin, Cyclophosphamid, Cytarabin und PEG-Asparaginase
- Konsolidation, u.a. Hochdosis-Methotrexat, Hochdosis-Cytarabin, Etoposid, Vindesin
- ZNS-Prophylaxe, z. B. durch Schädelbestrahlung (24 Gy) plus intrathekales Methotrexat und Cytarabin sowie Hochdosis-Methotrexat und -Cytarabin systemisch
- Erhaltungstherapie, z. B. Mercaptopurin, Methotrexat

Die Therapiedauer beträgt bei konventioneller Therapie und Standardrisiko ALL ca. 1 Jahr, gefolgt von ca. 2-jähriger Erhaltungstherapie.

### ZUSATZINFORMATION
Voraussetzung für eine adäquate Therapie ist eine korrekte Risikostratifizierung durch Evaluation des frühen Ansprechens und Zuordnung zu den ALL-Subgruppen, die erhebliche Unterschiede im klinischen Verlauf und in ihrer Prognose zeigen. Entsprechend werden auch risikoadaptierte, subgruppenspezifische Therapiekonzepte eingesetzt.
Die Therapie der ALL sollte nur an spezialisierten Zentren und im Rahmen von Studien erfolgen (GMALL-Studienregister).

### Was versteht man unter minimaler residualer Erkrankung und worin liegt ihre Bedeutung?
Bei einer minimalen residualen Erkrankung (MRD) lassen sich mit konventionellen Methoden (Zytologie) keine leukämischen Zellen im Blut oder Knochenmark nachweisen (komplette Remission). Mit sensitiveren Methoden (z. B. PCR und/oder Durchflusszytometrie) können jedoch noch leukämische Zellen detektiert werden. MRD-basiertes Vorgehen (Remissionskontrollen, Risikostratifizierung) ist heute obligater Bestandteil im Rahmen der ALL-Behandlung.

### In bestimmten Fällen wird bei der ALL eine allogene Stammzelltransplantation eingesetzt. Welche Komplikationen können nach allogener Transplantation auftreten?
- toxische Nebenwirkungen der Konditionierungstherapie:
  - Frühtoxizität: Erbrechen, Haarausfall, Diarrhö, hämorrhagische Zystitis, Kardiomyopathie, hepatische Verschlusskrankheit (Budd-Chiari, VOD)
  - Spättoxizität: Gonadenstörung, sekundäre Malignome
- Infektionen
- Graft-versus-Host-Disease (GvHD):
  - akut innerhalb der ersten 3 Monate Schädigung von Haut, Darm und Leber
  - chronisch: später als 100 Tage nach Transplantation, Verlauf ähnlich einer Kollagenose
- Leukämierezidiv

### Wie hoch schätzen Sie die Heilungsrate der ALL ein?
In 35–50 % der Fälle kann die ALL heute geheilt werden (sehr heterogene Prognose zwischen den einzelnen Risikogruppen).

#### LITERATUR
Onkopedia Leitlinien – Akute Lymphatische Leukämie (ALL) (Version 03/2017).
Kompetenznetz Leukämien – GMALL Therapieempfehlungen.
European Leukemia Network (ELN): www.leukemia-net.org/content/leukemias/all.

## 4.8 Leitsymptom Gesichtsrötung und Juckreiz

**KASUISTIK**
Ein 52-jähriger Patient stellt sich mit Kopfschmerzen, Schwindel und Juckreiz in Ihrer Praxis vor. Relevante Vorerkrankungen oder kardiovaskuläre Risikofaktoren sind nicht bekannt.
Die **körperliche Untersuchung** zeigt eine auffallend livide Gesichtsfarbe.

### Nennen Sie einige Erkrankungen, die mit einer auffallenden Gesichtsrötung einhergehen können?
- essenzielle Hypertonie
- chronischer Alkoholismus (mit Angiektasien)
- Erkrankungen mit Fieber
- Mitralklappenvitium (gerötete Wangen mit gleichzeitiger Lippenzyanose)
- Karzinoid (anfallsweise Rötung („flush"))
- Polyglobulie
- systemischer Lupus erythematodes, Cushing-Syndrom, Hauterkrankungen

Die **Routinelaboruntersuchung** zeigt einen Hämatokrit von 66 % und auch eine deutliche Erhöhung der Erythrozyten und des Hämoglobins. Die übrigen Laborparameter liegen im Normbereich.

## 4.8 Leitsymptom Gesichtsrötung und Juckreiz

### Welchen Einfluss hat ein erhöhter Hämatokrit auf die Blutzirkulation?
- Bereits bei einem Hämatokrit über 55 % kommt es zu einem Anstieg der Blutviskosität mit Absinken der Sauerstoff-Transportkapazität des Blutes.
- Bei einem Hämatokrit > 60 % ist die Mikrozirkulation gestört, bei dem Patienten besteht die Gefahr von thromboembolischen Komplikationen (bei gleichzeitiger Thrombozytose besonders kritisch).

### Welche Ursachen kommen für eine Polyglobulie infrage?
- autonome Proliferation der Erythropoese: Polycythaemia vera (PV)
- sekundäre Proliferation der Erythropoese (sekundäre Polyglobulie):
  - autonome Erythropoetin-Vermehrung (Sauerstoffpartialdruck normal): paraneoplastische Syndrome (z. B. Hypernephrom, Ovarialkarzinom), polyzystische Nierendegeneration, familiäre Erythrozytose
  - kompensatorische hypoxiebedingte Polyglobulie: Raucherpolyglobulie, Aufenthalt in großen Höhen, Erkrankungen der Lunge oder des Herzens (z. B. Vitien, Herzinsuffizienz), Obesitas-Hypoventilations-Syndrom (Pickwick-Syndrom), selten Hämoglobinerkrankungen (z. B. kongenitale Methämoglobinämie)
  - exogene Erythropoetinzufuhr
  - hormonelle Stimulation der Erythropoese (z. B. M. Cushing, Therapie mit Androgenen)
- Pseudopolyglobulie (Plasmavolumen vermindert) bei Dehydratation

### Welche Diagnostik ordnen Sie zur weiteren Differenzierung der Polyglobulie an?
- Blutgase, Lungenfunktionsprüfung (in unserem Fall: beides unauffällig)
- Oberbauchsonografie, Echokardiografie
- PCR aus peripherem Blut zum Nachweis einer Mutation im JAK2-Gen (in 95 % der PV-Fälle nachweisbar), dadurch ist der EPO-Signalweg konstitutiv aktiviert

### Welche Diagnosekriterien für die Polycythaemia vera kennen Sie?
Die Diagnose der PV wird auf der Basis der aktuellen WHO-Kriterien von 2016 gestellt.
**Hauptkriterien:**
1. Hämoglobin >16,5 g/dl oder Hämatokrit >49 % bei Männern, >16,0 g/dl oder Hämatokrit >48 % bei Frauen
2. Knochenmark mit gesteigerter trilineärer Hämatopoese mit pleomorphen reifen Megakaryozyten
3. Nachweis einer JAK2$^{V617F}$-Mutation oder JAK2-Exon-12-Mutation

**Nebenkriterium:** erniedrigter Erythropoetin-Spiegel
Die Diagnose PV wird gestellt, wenn alle drei Hauptkriterien oder die ersten beiden Hauptkriterien und das Nebenkriterium erfüllt sind.
In Fällen mit ausgeprägter Erythrozytose (Hb >18,5 g/dl (Hct >55 %) bei Männern, Hb >16,5 g/dl (Hct >49,5 %) bei Frauen) ist bei Nachweis von JAK2-Mutation und erniedrigtem Erythropoetin-Spiegel der typische Knochenmarkbefund für die Diagnosestellung prinzipiell verzichtbar. Zur Bestimmung des prognostisch bedeutsamen Fibrosegrades sollte eine Knochenmarkpunktion dennoch grundsätzlich erfolgen.

> Die Oberbauchsonografie zeigt eine auf 12,5 × 4,5 × 8,0 cm vergrößerte Milz, die Echokardiografie einen Normalbefund. Eine JAK2$^{V617F}$-Mutation wird im Blut nachgewiesen. Das Knochenmark ist stark hyperzellulär mit trilinär gesteigerter, ausreifender Hämatopoese ohne Fibrose. Der Patient erfüllt somit alle Hauptkriterien; es liegt also eine Polycythaemia vera vor.

### Welche Therapie schlagen Sie dem Patienten vor?
Es sind regelmäßige Aderlässe indiziert, zudem eine Primärprophylaxe mit ASS 100 mg/d.

### Welchen Hämatokritwert streben Sie mit den Aderlässen an?
Ziel ist ein dauerhafter Hämatokrit unter 45 %.

### Durch die Aderlässe induzieren Sie einen Eisenmangel. Wie substituieren Sie das Eisen?
Das Eisen sollte nicht substituiert werden, da sonst die Erythropoese angeregt wird.

> Der Patient bleibt unter der Therapie mit Aderlässen 8 Jahre lang stabil. Danach steigen die Thrombozyten auf 650 G/l an, die Milz ist einen Querfinger unter dem Rippenbogen palpabel.

### Wie gehen Sie weiter vor?
Bei Progression der Myeloproliferation ist aufgrund des damit verbundenen erhöhten Risikos für thromboembolische Ereignisse eine zytoreduktive Therapie, bevorzugt mit Hydroxyurea, indiziert.

### Welche Nebenwirkungen können bei der Therapie mit Hydroxyurea auftreten?
- etwa 10 % der Fälle: Mundulzera, Exantheme
- selten: Ulzerationen am Bein, Übelkeit, Diarrhö
- Langzeittoxizität: Leukämierisiko möglicherweise erhöht

### Welche sonstigen Therapieoptionen gibt es bei der Polycythaemia vera?
- α-Interferon (Dosis: 3 × 3 MU/Woche) subkutan
- Ruxolitinib (nach Versagen / bei Unverträglichkeit von Hydroxyurea)
- bei bedrohlicher Thrombozytose Gabe von Anagrelid (führt zu isolierter Thrombozytenreduktion)
- Reserve: Busulfan, Radiophosphor ($P^{32}$)

### Fassen Sie die Indikationen für eine zytoreduktive Therapie bei Polycythaemia vera zusammen.
- primär bei Hochrisikopatienten: Alter > 60(–65) Jahre, stattgehabte thromboembolische Komplikationen
- progrediente Myeloproliferation (Splenomegalie, Leukozytose, Thrombozytose, leukoerythroblastisches Blutbild) oder anderweitig hohes Thromboserisiko (kardiovaskuläres Risikoprofil!)
- symptomatische, anderweitig nicht kontrollierbare Erkrankung (Mikrozirkulationsstörungen trotz Acetylsalicylsäure und Aderlasstherapie, symptomatische Splenomegalie, quälender Juckreiz, symptomatischer schwerer Eisenmangel etc.)

> Der Patient klagt zusätzlich über Schmerzen im Bereich des rechten Sprunggelenks. Sie stellen eine Überwärmung und Rötung fest.

### Worum handelt es sich vermutlich?
Es liegt vermutlich eine Erythromelalgie vor (= plötzliche schmerzhafte Rötung und Überwärmung besonders im Bereich der Füße) im Rahmen der Polycythaemia vera. Pathogenetisch wird eine Mikrozirkulationsstörung durch Agglutination von Erythrozyten vermutet. Differenzialdiagnostisch müssen z. B. ein Gichtanfall und ein Erysipel ausgeschlossen werden.

### Welche Komplikationen drohen bei der Polycythaemia vera?
- thromboembolische Komplikationen (40 % der Todesfälle)
- hämorrhagische Diathese
- leukämische Transformation
- Entwicklung einer sekundären Myelofibrose

### Wie schätzen Sie die Prognose der Polycythaemia vera in Abhängigkeit von der Therapie ein?
Seit Einführung der zytoreduktiven Therapie hat sich die mittlere Überlebenszeit auf 9–13 Jahre verlängert. Bei symptomatischen Patienten, die nur mit Aderlässen behandelt wurden, lag die mittlere Überlebenszeit bei etwa 4 Jahren. Im Gesamtkollektiv (inkl. Patienten, die nie eine zytoreduktive Therapie benötigten) ist die Prognose mit einem medianen Überleben von mehr als 18 Jahren günstig.

### Wie ist die primäre Myelofibrose (PMF) charakterisiert?
Sie zählt ebenfalls zu den myeloproliferativen Erkrankungen. Diagnosekriterien (WHO 2016):

**Hauptkriterien:**
1. typische Knochenmarkhistologie für die PMF (WHO-Kriterien)
2. WHO-Kriterien für PV, ET, CML und MDS nicht erfüllt
3. JAK2-Mutation (bis 60 %), CALR (Calreticulin, 35 %) oder MPL-Mutation (5 %) oder seltenere klonale Marker (z.B. ASXL1, EZH2, TET2, IDH1/IDH2, SRSF2, SF3B1) oder, falls kein klonaler Marker vorliegt, kein Hinweis auf sekundäre Myelofibrose

**Nebenkriterien:**
1. leukoerythroblastisches Blutbild
2. erhöhte LDH
3. Anämie
4. Leukozytose > 11 G/l
5. palpable Splenomegalie

Die Diagnose PMF wird gestellt, wenn alle Hauptkriterien und mindestens ein Nebenkriterium vorliegen. Durch die neue Hinzunahme der Calreticulin-Mutation (CALR 35 %, 88 % aller JAK2-neg. Fälle) als weiterer klonaler Marker ist nun bei > 95 % aller PMF-Fälle eine der genannten Mutationen nachweisbar.

### Zur Gruppe der myeloproliferativen Erkrankungen gehört auch die essenzielle Thrombozytämie (ET). Welche Befunde definieren eine essenzielle Thrombozytämie?
**Hauptkriterien:**
1. anhaltende Thrombozytose > 450 G/l
2. Megakaryozytenhyperplasie im Knochenmark (im peripheren Blut häufig Riesenthrombozyten)
3. WHO-Kriterien für bcr-abl+ CML, PV, PMF, MDS oder andere myeloische Neoplasie nicht erfüllt
4. Nachweis von JAK2, CALR oder MPL Mutation (bcr-abl negativ!)

**Nebenkriterium:** Nachweis eines klonalen Markers oder kein Anhalt für reaktive Thrombozytose.
Die Diagnose ET wird gestellt, wenn alle Hauptkriterien oder drei Hauptkriterien und das Nebenkriterium erfüllt sind.

### Wann tritt eine reaktive Thrombozytose auf?
Sie tritt z. B. nach größeren Blutverlusten, nach Splenektomie und als Akute-Phase-Reaktion, bei starkem Rauchen, bei Infektionen, entzündlichen sowie malignen Erkrankungen auf.

#### LITERATUR
Onkopedia Leitlinien – Polycythaemia vera (PV) (Version 03/2016); www.dgho-onkopedia.de; Leitlinien der Deutschen Gesellschaft für Hämatologie und Onkologie (DGHO) und weiterer Fachgesellschaften.
Onkopedia Leitlinien – Primäre Myelofibrose (PMF) (Version 6/2014).
Onkopedia Leitlinien – Essentielle Thrombozythämie (ET) (Version 9/2014).
Arber DA, Orazi A, et al: The 2016 revision to the World Health Organization classification of myeloid neoplasms and acute leukemia. Blood 2016 May 19; 127(20): 2391–405.

## 4.9 Leitsymptom Gewichtsverlust

> **KASUISTIK**
> Eine 20-jährige Patientin stellt sich in Ihrer Klinik mit folgenden Leitsymptomen vor: Dyspnoe, Thoraxschmerzen, Reizhusten, Heiserkeit und Gewichtsverlust von etwa 10 kg in vier Monaten.
> Bei der **klinischen Untersuchung** zeigen sich die Halsvenen abnorm erweitert und gefüllt.

### Beurteilen Sie den Röntgen-Thorax p. a. der Patientin (➤ Abb. 4.8).

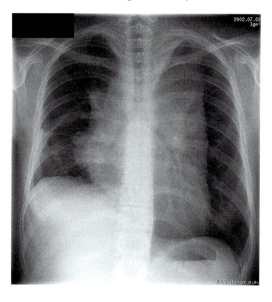

Abb. 4.8 Röntgen-Thorax p. a. [P091]

Die Röntgenaufnahme zeigt einen großen Mediastinaltumor.

### Welche weitere Diagnostik veranlassen Sie als Nächstes?
Es ist eine Biopsie des Tumors indiziert (wenn möglich transbronchial (bronchoskopisch) oder CT-gesteuert transthorakal; sonst durch Mediastinoskopie).

> Es wird ein Hodgkin-Lymphom vom Mischtyp diagnostiziert.

### Welche histologischen Formen der Hodgkin-Lymphome kennen Sie?
Nach der histologischen Klassifikation (WHO classification of lymphoid neoplasms) werden unterschieden:
Klassisches Hodgkin-Lymphom:
- noduläre Sklerose (> 60 % der Fälle)
- gemischtzellige Form (ca. 20 %)
- lymphozytenreiche klassische Form (3 %)
- lymphozytenarme Form (1 %)
- noduläres lymphozytenprädominantes Hodgkin-Lymphom (Paragranulom, 5 %)

### Welche Staging-Untersuchungen halten Sie bei der Patientin für erforderlich?
- ausführliche Anamnese: B-Symptome
- körperliche Untersuchung: vor allem Lymphknotenschwellungen

- Labordiagnostik inkl. BSG
- CT Hals, Thorax und Abdomen
- Knochenmarkhistologie und -zytologie

### Beschreiben Sie die Stadieneinteilung der Hodgkin-Lymphome.
Die Stadieneinteilung der Hodgkin-Lymphome nach Ann Arbor lautet:
- Stadium I: Befall einer einzigen Lymphknotenregion (I) oder Vorliegen eines einzigen extranodalen Herdes (I/E)
- Stadium II: Befall von zwei oder mehr Lymphknotenregionen auf **einer** Seite des Zwerchfells (II); Stadium II/E: Vorliegen eines extranodalen Herdes und Lymphknotenbefall auf **einer** Seite des Zwerchfells (II/E)
- Stadium III: Befall von Lymphknotenregionen auf **beiden** Seiten des Zwerchfells (III); Stadium III/E: Befall eines extranodalen Herdes und von Lymphknoten auf **beiden** Seiten des Zwerchfells (III/E)
- Stadium IV: disseminierter Befall eines oder mehrerer extralymphatischer Organe mit/ohne Lymphknotenbefall

Zusatz A: ohne Allgemeinsymptome
Zusatz B: Fieber > 38 °C und/oder Nachtschweiß und/oder Gewichtsverlust von mehr als 10 % des Körpergewichts in 6 Monaten.

### Nennen Sie definierte Risikofaktoren, die mit einem ungünstigeren Verlauf und erhöhten Rezidivrisiko assoziiert sind.
- großer Mediastinaltumor (wie bei unserer Patientin): mindestens ein Drittel des maximalen Thoraxdurchmessers in der konventionellen Röntgenaufnahme des Thorax p. a.
- extranodaler Befall
- hohe Blutkörperchensenkungsgeschwindigkeit (≥ 50 mm/h, bei Vorliegen von B-Symptomen ≥ 30 mm/h)
- drei oder mehr befallene Lymphknotenareale

### Unter Zugrundelegung des Krankheitsstadiums und der genannten Risikofaktoren hat die Deutsche Hodgkin-Lymphom-Studiengruppe (GHSG) drei Prognosegruppen definiert. Sind Ihnen diese bekannt?
- frühe Stadien: Stadien I und II ohne einen der oben genannten Risikofaktoren
- mittlere Stadien: Stadien I und IIA mit mindestens einem der oben genannten Risikofaktoren sowie Stadium IIB mit hoher BSG und/oder drei oder mehr befallenen Lymphknotenregionen
- fortgeschrittene Stadien: Stadium IIB mit Risikofaktor großer Mediastinaltumor und/oder Extranodalbefall sowie alle Stadien III und IV

Nach den Staging-Untersuchungen wird bei der beschriebenen Patientin ein Stadium IIB mit großem Mediastinaltumor diagnostiziert.

### Welche Therapiestrategie kommt für die Patientin infrage?
Die Behandlung des M. Hodgkin wird durch Studien kontinuierlich optimiert. Die Patientin sollte gemäß den Therapieempfehlungen der GHSG behandelt werden. Außerhalb von klinischen Studien ist derzeit das BEACOPP-eskaliert-Schema Standardtherapie der fortgeschrittenen Stadien, hier also 6 × BEACOPP (esc) ± RTx (Strahlentherapie PET-positiver Resttumoren).

**ZUSATZINFORMATION**
Im Rahmen der HD15-Studie der GHSG wurde gezeigt, dass eine Therapie mit sechs Zyklen BEACOPP eskaliert weniger toxisch und effektiver ist als der bisherige Standard von acht Zyklen BEACOPP eskaliert (FFTF 89,3 % vs. 84,4 %; OS 95,3 % vs. 91,9 %).

### Für welche Chemotherapeutika stehen die Abkürzungen: BEACOPP?
Sie stehen für: Bleomycin, Etoposid, Adriamycin, Cyclophosphamid, Oncovin = Vincristin, Procarbazin, Prednison.

### Welche Untersuchungen sind vor Einleitung und unter der Therapie zur Beurteilung von therapiebedingten Toxizitäten notwendig?
- EKG, Echokardiografie
- Lungenfunktion
- TSH

### Was sollte mit der Patientin in Bezug auf mögliche Toxizitäten vor Therapieeinleitung insbesondere obligat thematisiert werden?
Bei dem häufig jungen Patientenkollektiv (wie im konkreten Fall) die Gonadentoxizität der Polychemotherapie sowie mögliche fertilitätserhaltende Maßnahmen. Männern sollte bei nicht abgeschlossener Familienplanung eine Spermienkryokonservierung; Frauen die Kryokonservierung von (un)befruchteten Eizellen oder von Ovargewebe (z. B. via FertiPROTEKT) sowie medikamentöse Optionen der Ovarprotektion (z. B. GnRH-Analoga) angeboten werden.

> **ZUSATZINFORMATION**
> In den Auswertungen der HD13-HD15-Studien der GHSG liegt die Infertilitätsrate bei Männern nach 6–8 Zyklen BEACOPP eskaliert > 90 %, bei Frauen je nach Erkrankungsalter zwischen 20–25 % und 50 %. Bei Frauen kann es vereinzelt zu einer verzögerten Erholung der Ovarfunktion mit spontanem Wiedereinsetzen der Menstruationsblutung auch noch ein Jahr oder später nach Therapieende kommen. Dabei existieren keine Hinweise auf ein erhöhtes Risiko für Schädigungen der Kinder von erfolgreich chemo- oder strahlentherapeutisch behandelten Eltern!

### Welche weiteren Symptome außer den genannten können beim Hodgkin-Lymphom auftreten?
Es kann neben den B-Symptomen zu weiteren Allgemeinerscheinungen kommen, z. B. Juckreiz, selten Lymphknotenschmerzen nach Alkoholgenuss.

### Wie werden frühe und mittlere Stadien des Hodgkin-Lymphoms therapiert?
- frühe Stadien (Stadien IA, IB, IIA und IIB ohne Risikofaktoren): Therapieempfehlung (außerhalb von Studien) 2 × ABVD-Schema (Adriamycin, Bleomycin, Vinblastin, Dacarbacin) mit anschließender 20-Gy-IF-Bestrahlung (IF: involved field)
- mittlere Stadien (Stadien IA, IB, IIA mit mindestens einem Risikofaktor oder Stadium IIB mit hoher BSG und/oder mit drei LK-Arealen): Therapieempfehlung (außerhalb von Studien) 2 × BEACOPP (esc) + 2 × ABVD mit anschließender 30-Gy-IF-Bestrahlung

### Wodurch wird die insgesamt günstige Prognose des Hodgkin-Lymphoms negativ beeinflusst?
Durch die Langzeittoxizität der Chemo- und Radiotherapie:
- erhöhtes Risiko für Zweitneoplasien, insbesondere Mamma-, Schilddrüsenkarzinom, akute myeloische Leukämie, Non-Hodgkin-Lymphome
- Kardiotoxizität durch Anthrazykline und mediastinale Bestrahlung
- pulmonale Toxizität durch Bleomycin und Radiatio
- Gonadentoxizität
- Schilddrüsenfunktionsstörungen

### Welche Nachsorgeuntersuchungen sind indiziert?
- Anamnese (B-Symptome), klinische Untersuchung, Labor
- Oberbauchsonografie
- weiterführende Diagnostik bei Rezidivverdacht oder Spättoxizitäten

#### ZUSATZINFORMATION
Zur weiteren Reduktion der Langzeittoxizitäten und zusätzlichen Verbesserung der Heilungsraten werden derzeit im Rahmen von klinischen Studien der Einsatz von Brentuximab Vedotin (Anti-CD30-Antikörper-Toxin-Konjugat; HD21) in der Erstlinienbehandlung der fortgeschrittenen Stadien des Hodgkin-Lymphoms und Nivolumab (Anti-PD1-Antikörper; NIVAHL) in der Erstlinienbehandlung der mittleren Stadien untersucht. Im Rezidiv oder bei erhöhtem Rezidivrisiko nach Hochdosistherapie mit autologer Blutstammzelltransplantation sowie bei Patienten, die sich für eine Hochdosistherapie nicht qualifizieren, ist Brentuximab Vedotin als Monotherapie zugelassen (Stand 12/2017). Nivolumab oder Pembrolizumab (Anti-PD1 Antikörper) sind jeweils als Monotherapie zur Behandlung des rezidivierten oder refraktären klassischen Hodgkin-Lymphoms nach autologer Stammzelltransplantation und Vorbehandlung mit Brentuximab Vedotin indiziert (Stand 12/2017).

#### LITERATUR
Onkopedia Leitlinien – Hodgkin Lymphome (Version 02/2016).
Deutsche Studiengruppe Hodgkin Lymphom (GHSG): www.ghsg.org.
FertiPROTEKT – Netzwerk für fertilitätsprotektive Maßnahmen: www.fertiprotekt.com.
Swerdlow S H, Campo E et al: The 2016 revision of the World Health Organization classification of lymphoid neoplasms. Blood 2016 May 19; 127(20): 127: 2375–2390.

## 4.10 Leitbefund Leukozytose

#### KASUISTIK
Bei einem 60-jährigen Patienten sind per Zufallsbefund beim Hausarzt eine Leukozytose von 23 G/l und eine pathologische Linksverschiebung im Differenzialblutbild festgestellt worden. Der Patient fühlt sich so weit gut, vielleicht etwas leistungsgemindert. Ernstere Vorerkrankungen oder Operationen sind nicht bekannt, es wird auch keine Medikamenteneinnahme angegeben.
Die **körperliche Untersuchung** ist unauffällig.

### Wie beurteilen Sie den daraufhin angefertigten Blutausstrich (➤ Abb. 4.9)?

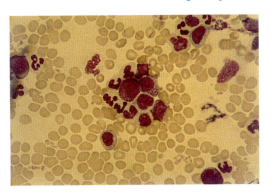

**Abb. 4.9** Blutausstrich [P091]

Es finden sich alle Reifungsstadien inklusive Vorstufen der Granulozyten, d. h. es liegt eine pathologische Linksverschiebung vor.

### An welche Differenzialdiagnosen denken Sie bei einer Leukozytose?
- bakterielle und virale Infektionen (bei viralen Infektionen meist relative Lymphozytose, auch Leukopenie möglich)
- entzündliche (nichtinfektiöse) Erkrankungen: rheumatisches Fieber, Kollagenosen, Vaskulitiden
- Tumore, hämatologische Neoplasien
- Gewebsnekrosen: Herzinfarkt, Verbrennungen
- metabolische Störungen: Gichtanfall, thyreotoxische Krise, diabetisches und urämisches Koma
- Medikamente: z. B. Kortikosteroide
- sonstige Ursachen: Nikotinkonsum, akute Blutungen, Traumata, Schock
- physiologische Leukozytose: Neugeborene, Stress, körperliche Belastung, Schwangerschaft

### Wie würden Sie bei unserem Patienten vorgehen?
Wenn Anamnese, Routinelabor und Oberbauchsonografie keine Hinweise in eine bestimmte Richtung geben, dann sollte eine weiterführende hämatologische Diagnostik durchgeführt werden:
- im peripheren Blut: molekulargenetischer Nachweis des bcr-abl-Fusionstranskripts mittels PCR (Polymerase-Kettenreaktion)
- zytologische und histologische Knochenmarkuntersuchung einschließlich morphologischer Chromosomenanalyse (insbesondere Translokation t(9;22)(q34;q11) = Philadelphia Chromosom mittels FISH = Fluoreszenz in situ Hybridisierung)

> Die LDH ist auf 320 U/l erhöht. Die Oberbauchsonografie ist unauffällig. Im peripheren Blut lässt sich das bcr-abl-Fusionstranskript nachweisen. Die Knochenmarkuntersuchung ergibt die Diagnose einer chronischen myeloischen Leukämie (CML) in der chronischen Phase: FISH t(9;22) in 74/200 Zellen.

### Charakterisieren Sie die verschiedenen Krankheitsphasen der CML.
Unterschieden werden drei Phasen:
- **chronische Phase:** schleichender Beginn, Dauer im Median 4 Jahre. Typisch ist eine oft exzessive Leukozytose (> 30G/l) mit pathologischer Linksverschiebung, häufig bis zu Myeloblasten. Weitere Diagnosekriterien sind variable Basophilie und/oder Eosinophilie, hyperzelluläres Knochenmark mit Hyperplasie der Myelopoese, Splenomegalie, erhöhte LDH und Harnsäure. Sie geht im natürlichen Krankheitsverlauf in eine instabile akzelerierte Phase über.
- **Akzelerationsphase:** Übergangsphase zwischen chronischer Phase und Blastenkrise. Dauer: Wochen bis Monate. Als Befunde treten auf: zunehmende Leukozytose, Anämie, Thrombopenie, zunehmende Splenomegalie, progrediente Knochenmarkfibrose, zunehmende Basophilie (>20 %), ansteigender Blastenanteil in Knochenmark und peripherem Blut (<30 %) sowie neue Chromosomenaberrationen.
- **Blastenkrise:** tritt relativ plötzlich im Verlauf der chronischen Phase oder im Anschluss an die akzelerierte Phase auf. Die Myeloblasten steigen auf über 30 % der Gesamtleukozyten an. Es sind verschiedene blastäre Phänotypen möglich (zwei Drittel myeloisch, ein Drittel lymphatisch). Der Verlauf gleicht einer akuten Leukämie mit ungünstiger Prognose.

### Wie können Sie das Risikoprofil des Patienten einschätzen?
Es kann z. B. mithilfe eines IFN(Interferon)-Scores (Hasford Score, Sokal Score, EUTOS Score) beurteilt werden. Die Berechnung der Scores erfolgt auf der Grundlage der Variablen: Alter, Milzgröße, Thrombozytenzahl, Anteil der Blasten, Eosinophilen und Basophilen im peripheren Blut.

Wichtiger verlaufsabhängiger Prognosefaktor unter medikamentöser Therapie ist die komplette hämatologische Remission mit Normalisierung von Blutbild, Milzgröße und allen CML-bedingten Symptomen. Wesentliches Zielkriterium ist das molekulargenetische Ansprechen mit dem Ziel einer Major Molecular Remission (MMR = Quotient von bcr-abl zum Kontrollgen < 0,1 % ($10^{-3}$)) innerhalb von 18 Monaten.

### Nennen Sie Therapiemöglichkeiten der CML.

Eine gängige Standardtherapie ist die Gabe des Tyrosinkinaseinhibitors Imatinib (Glivec®). Imatinib hemmt selektiv die vom bcr-abl-Gen gebildete aberrante Tyrosinkinase. Mit Imatinib werden bei > 85 % der Patienten zytogenetische Remissionen erreicht und es ist diesbezüglich der traditionellen Kombination von Interferon-α plus niedrig dosiertem Cytarabin weit überlegen (nur 35 % zytogenetische Remissionen). Aktuell sind zwei weitere sehr effektive Tyrosinkinaseinhibitoren (TKI) zur First-Line-Therapie der CML zugelassen: Dasatinib (Sprycel®) und Nilotinib (Tasigna®), die zuvor nur in der Second-Line-Therapie eingesetzt wurden. Neu zugelassen in der Zweitlinie sind darüber hinaus Ponatinib (nach Nilotinib oder Dasatinib sowie Erstlinie bei Nachweis einer T315I-Mutation) und Bosutinib.
Nachrangige Therapieoptionen sind:
- allogene Knochenmarktransplantation
- supportive Therapie: z. B. Substitution von Blutprodukten nach Bedarf, Therapie einer Hyperurikämie, frühzeitige Behandlung bei Infektionen

**ZUSATZINFORMATION**

Eine Heilung der CML war bislang nur durch eine allogene Knochenmarktransplantation möglich. Neuere Studienergebnisse legen nahe, dass Imatinib (und auch die neueren TKI) in manchen Fällen eine Heilung erzielen können (derzeit noch laufende Absetzstudien bei tiefer molekularer Remission, molecular response: MR). MR ist dabei definiert als Abfall der Zahl der bcr-abl-Fusionstranskripte im peripheren Blut um mindestens 4,5 Logstufen ($10^{-4,5}$) entsprechend einem Quotienten der bcr-abl-Transkripte von < 0,0032 % im Verhältnis zum Kontrollgen.
Imatinib ist heute die am längsten erprobte Standard-Erstlinientherapie der CML mit einer 8-Jahres-Überlebensrate von 85 % bei sehr guter Langzeitverträglichkeit. Die Zweitgeneration-TKI Nilotinib und Dasatinib zeigen darüber hinaus in der Erstlinie noch geringere Raten an primärem Therapieversagen (<1 % vs. 5 %) sowie raschere und tiefere molekulare Remissionen, sodass diese aufgrund der prognostischen Bedeutung der Remissionstiefe zunehmend an Bedeutung gewinnen. Die früher bei jüngeren Patienten gängige allogene Stammzelltransplantation rückt daher immer weiter in den Hintergrund und spielt in der klinischen Routine eine stark untergeordnete Rolle.

### Die CML gehört zu den myeloproliferativen Erkrankungen. Welche weiteren Erkrankungen werden zu den rein myeloproliferativen Neoplasien (MPN) gezählt?

- Polycythaemia vera
- essenzielle Thrombozytämie
- primäre Myelofibrose (früher: Osteomyelofibrose oder idiopathische Myelofibrose)
- selten: chronische Eosinophilenleukämie (CEL), chronische Neutrophilenleukämie (CNL), systemische Mastozytose

### Wie sind diese Erkrankungen definiert?

Myeloproliferative Erkrankungen sind monoklonale Erkrankungen der myeloischen Stammzellen mit autonomer Proliferation und Differenzierung in Richtung einer oder mehrerer hämatopoetischer Zellreihen.

### Was sind gemeinsame Befunde und Verlaufsformen dieser Erkrankungen?

Die Erkrankungen können gekennzeichnet sein durch:
- Vermehrung aller drei Zellreihen (Leuko-, Erythro- und Thrombozytose) im Initialstadium
- Splenomegalie
- Tendenz zur Fibrosierung des Knochenmarks
- eventuell extramedulläre Blutbildung (in Leber, Milz, Lymphknoten)
- eventuell terminale Blastenkrise (wie bei akuter Leukämie, vor allem bei CML)

**LITERATUR**
Onkopedia Leitlinien – Chronische Myeloische Leukämie (CML) (Version 01/2013).
European Leukemia Network (ELN): www.leukemia-net.org/content/leukemias/cml.

## 4.11 Leitbefund Lymphozytose

**KASUISTIK**
Bei einem 60-jährigen Patienten werden im Rahmen einer Operationsvorbereitung für eine Hüftgelenkendoprothese folgende **Laborwerte** festgestellt: Leukozyten 29,7 G/l, im Differenzialblutbild 85 % Lymphozyten, Hämoglobin 15,7 g/dl, Thrombozyten 232 G/l.

### An welche Differenzialdiagnose denken Sie bei einer Lymphozytose?
- chronische lymphatische Leukämie, insbesondere bei älteren Menschen
- reaktiv: Virusinfekte (z. B. Mononucleosis infectiosa, Virushepatitis, HIV), „lymphozytäre" Heilphase bakterieller Infekte, Tuberkulose, Lues, Keuchhusten, Autoimmunerkrankungen

### Was sehen Sie auf diesem Blutausstrich (➤ Abb. 4.10)?

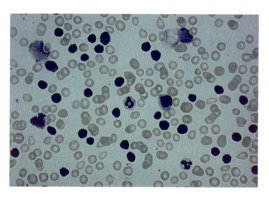

**Abb. 4.10** Blutausstrich [P091]

Eine Vermehrung von Lymphozyten und mehrere Gumprecht-Kernschatten.

### Worauf achten Sie bei der klinischen Untersuchung dieses Patienten vor allem?
- Lymphknotenschwellungen
- Leber- und Milzvergrößerung

### Welche Fragen zur Anamnese stellen Sie dem Patienten?
- Fieber?
- Nachtschweiß?
- Gewichtsverlust > 10 % in den letzten sechs Monaten?
- vermehrt Infekte in letzter Zeit?

Bei der **klinischen Untersuchung** zeigen sich vergrößerte Lymphknoten in der rechten und linken Leiste. Sonografisch ist die Milz auf 15 cm vergrößert, die Leber normal. In der Immunelektrophorese zeigt sich ein geringer IgG-Kappa-M-Gradient, IgG 529 mg/dl. Eine B-Symptomatik verneint der Patient.

### Wie lautet Ihre Verdachtsdiagnose?
Es liegt wohl eine chronische lymphatische Leukämie (CLL) vor.

### Welche Kriterien sichern die Diagnose einer CLL?

Nach den Kriterien des International Workshop on CLL (IWCLL) 2008 wird die Diagnose einer CLL durch die Erfüllung der folgenden Kriterien definiert:
- anhaltende Blutlymphozytose von $> 5 \times 10^9$ Zellen/l
- Vorherrschen kleiner, morphologisch reif wirkender Lymphozyten in der zytologischen Untersuchung des Blutausstrichs
- Nachweis des B-CLL-Immunophänotyps (CD5$^+$, CD19$^+$, CD23$^+$, CD20$^{(+)}$, CD79b$^{(+)}$) mit Leichtkettenrestriktion Kappa oder Lambda

### In welchem Alter tritt die CLL vorwiegend auf?

Die CLL tritt überwiegend in höherem Alter auf ("Altersleukämie"), das mediane Alter bei Erstdiagnose liegt bei 65 Jahren. Derzeit wird die Erkrankung aber zunehmend bei jüngeren Patienten diagnostiziert, bereits 15 % aller Patienten sind bei Erstdiagnose jünger als 55 Jahre.

### Welche weiteren Untersuchungen halten Sie für die Stadieneinteilung, Prognoseabschätzung und Erfassung von Begleiterscheinungen für sinnvoll?

- Labor: LDH, Haptoglobin, Bilirubin, Leberwerte, Kreatinin, Gesamteiweiß, Albumin, Immunglobuline, Serumelektrophorese, Coombs-Test
- zytogenetische Untersuchung (FISH, PCR) der Lymphozyten des peripheren Blutes
- Oberbauchsonografie
- Lymphknotenhistologie, wenn die Abgrenzung zu anderen Non-Hodgkin-Lymphomen unsicher ist

> Bei dem Patienten wird die Diagnose CLL im Stadium Binet A gestellt.

### Erläutern Sie kurz die Stadieneinteilung nach Binet.

- Stadium A: Hämoglobin > 10,0 g/dl, Thrombozytenzahl normal, < 3 vergrößerte Lymphknotenregionen
- Stadium B: Hämoglobin > 10,0 g/dl, Thrombozytenzahl normal, ≥ 3 vergrößerte Lymphknotenregionen
- Stadium C: Hämoglobin < 10,0 g/dl oder Thrombozytenzahl < 100.000/µl, unabhängig von der Zahl der betroffenen Lymphknotenbereiche

Zervikale, axilläre oder inguinale Lymphknotenvergrößerungen (> 1 cm) unilateral oder bilateral sowie Leber- und Milzvergrößerungen (klinisch) gelten als je eine Region.

### Wodurch ist die „Smoldering CLL" gekennzeichnet?

Die „Smoldering CLL" ist eine Sonderform des Stadiums Binet A. Die Patienten haben eine kaum eingeschränkte Lebenserwartung im Vergleich zur Normalbevölkerung. Sie ist gekennzeichnet durch: nichtdiffuse Knochenmarkinfiltration, Hämoglobin > 12 g/dl, periphere Blutlymphozyten < 30 G/l, Lymphozytenverdopplungszeit > 12 Monate.

### Würden Sie unserem Patienten eine Chemotherapie empfehlen?

Im derzeitigen Stadium empfiehlt sich keine Chemotherapie, insbesondere da krankheitsassoziierte Symptome (z. B. B-Symptome, starke Leistungsabnahme) fehlen („Watch & wait"-Strategie).

## ZUSATZINFORMATION
Die Therapieindikation im Stadium Binet A wird heute differenzierter gesehen. Patienten mit „Smoldering CLL" werden nicht behandelt (ca. 30 % der Fälle). Die Hälfte der übrigen 70 % der Fälle im Stadium A zeigt eine hohe Krankheitsaktivität mit frühem Progress. Bei dieser Patientengruppe (insbesondere bei jüngeren Patienten) wird derzeit in klinischen Studien der Deutschen CLL-Studiengruppe geprüft, ob eine frühzeitige Therapie indiziert ist.
Bei Nachweis von < 5.000 klonalen B-Lymphozyten pro μl im peripheren Blut wird die Diagnose einer monoklonalen B-Lymphozytose (MBL) gestellt, wenn keine Krankheitszeichen (B-Symptome, Lymphadenopathie, Hepatomegalie, Splenomegalie, Zytopenie etc.) vorliegen. Bei > 5 % der über 60-Jährigen ist eine MBL nachweisbar. Das Risiko der Transformation in eine behandlungsbedürftige CLL beträgt ca. 1 % pro Jahr

### Welche Parameter außer dem Krankheitsstadium sprechen eher für einen ungünstigen Krankheitsverlauf?
- zytogenetische Aberrationen: del(17p13), TP53-Mutationsanalyse
- initialer Lymphozytenwert $> 50 \times 10^9$/l
- Lymphozytenverdopplungszeit < 12 Monate
- schlechter körperlicher Allgemeinzustand
- fehlendes Ansprechen auf die erste Chemotherapie mit Alkylanzien

## ZUSATZINFORMATION
Biologische Prognosefaktoren jenseits der erwähnten molekularen Zytogenetik wie Thymidinkinase, $\beta_2$-Mikroglobulin, Mutationsstatus der variablen Segmente der Immunglobulinschwerketten-Gene (IGHV), SF3B1-/NOTCH1-Mutationen sowie weitere genomische Aberrationen und durchflusszytometrische Parameter wie CD38 oder ZAP70-Expression bedürfen weiterhin der prospektiven Validierung und sind derzeit nicht Grundlage spezifischer therapeutischer Überlegungen außerhalb klinischer Studien. Ihre routinemäßige Bestimmung ist daher außerhalb klinischer Studien nicht indiziert.

---

Drei Jahre nach der Erstdiagnose stellt sich bei dem Patienten Nachtschweiß ein. Die Milz ist palpabel, Lymphknoten beidseits axillär und inguinal vergrößert. Die Leukozyten liegen bei 64G/l, die Thrombozyten bei 119G/l. Es handelt sich jetzt um ein Stadium B mit Symptomen. Da der Patient eine Chemotherapie nicht wünschte, wurde vorerst keine Therapie eingeleitet.
Weitere 1,5 Jahre später steigt die Leukozytenzahl auf 133G/l, die Thrombozyten fallen auf 85G/l ab, das Hämoglobin auf 12,5 g/dl.

### Welche Therapieempfehlung geben Sie dem Patienten jetzt?
Bei dem Patienten liegt jetzt das Stadium Binet C vor. Der Patient ist 65 Jahre alt, aber körperlich fit, sodass nach Ausschluss des Vorliegens einer 17p-Deletion oder p53-Mutation eine kombinierte Immunchemotherapie nach dem Standardprotokoll R-FC (Rituximab, Fludarabin, Cyclophosphamid) indiziert ist.

## ZUSATZINFORMATION
Grundsätzlich sollten alle Patienten mit CLL nach Möglichkeit im Rahmen von Studien der Deutschen CLL-Studiengruppe (DCLLSG) behandelt werden. Die Behandlungsbedürftigkeit der CLL hängt vom Stadium und von Begleitsymptomen ab: Eine Therapie ist im symptomatischen Stadium Binet A oder B und im Stadium Binet C unabhängig von Symptomen indiziert. Der aktuelle Therapiestandard für fitte Patienten bis 65 Jahre ohne Nachweis einer ungünstigen Zytogenetik (del(17p13), TP53-Mutation) ist R-FC. Alternativ und vor allem bei älteren Patienten oder Patienten mit relevanten Komorbiditäten kann das RB-Schema (Rituximab, Bendamustin) verabreicht werden, das in diesem Patientenkollektiv eine vergleichbare Wirksamkeit bei deutlich besserer Verträglichkeit aufweist.

### Welche Nebenwirkungen von Fludarabin kennen Sie?
- vor allem Myelosuppression mit Neutropenie und Lymphopenie
- Autoimmunzytopenien

### Welche anderen Substanzen stehen für die Therapie der CLL zur Verfügung?
- Alkylanzien: Chlorambucil, Cyclophosphamid oder Bendamustin
- andere Kombinationen: Rituximab und Bendamustin, R-CHOP, Ofatumumab und Chlorambucil
- neuere Therapieregime: Obinutuzumab und Chlorambucil, Ibrutinib, Rituximab und Idelalisib, Venetoclax

**ZUSATZINFORMATION**

Die neueren Substanzen Ibrutinib (BTK-Inhibitor) und – nachrangig – Idelalisib (PI3K-Inhibitor) besitzen insbesondere in der (Erstlinien-)Behandlung der CLL mit ungünstiger Zytogenetik (del(17p13), TP53-Mutation) oder Fludarabin-refraktärem Verlauf einen großen Stellenwert. Eine neue hochwirksame Therapieoption in dieser Indikation ist darüber hinaus der BCL-2-Inhibitor Venetoclax.
Die allogene Stammzelltransplantation stellt weiterhin die einzige kurative Therapieoption dar. Insbesondere bei therapierefraktärer, früh rezidivierter CLL oder Nachweis von del(17p13)- bzw. TP53-Mutation (Hochrisiko-CLL) sollte diese Option geprüft werden, sofern die Konstitution des Patienten dies zulässt. Auch Patienten mit CLL und Richter-Transformation sollten nach Möglichkeit einer allogenen Transplantation zugeführt werden.

### Nennen Sie einige Komplikationen der CLL.
- erhöhte Infektionsneigung infolge Antikörpermangelsyndrom, Granulozytopenie und Chemotherapie
- erhöhte Blutungsneigung
- Hypersplenismus
- Autoimmunzytopenien: autoimmunhämolytische Anämien (in 10–20 % der Fälle), Thrombozytopenien, „Pure-red-cell"-Aplasie (schwere Anämie mit Retikulozytopenie)
- Transformation in eine Prolymphozytenleukämie oder in ein hochmalignes Non-Hodgkin-Lymphom (Richter-Syndrom)

### Wie gehen Sie beim Auftreten einer autoimmunhämolytischen Anämie therapeutisch vor?
- Standardtherapie: Kortikosteroide, z. B. Prednison
- bei fehlendem Ansprechen: Rituximab-Monotherapie (375 mg/m² wöchentlich für 4 Gaben) oder in Kombinationen zur Behandlung der CLL (R-Bendamustin o. Ä.)

**LITERATUR**
Onkopedia Leitlinien – Chronische Lymphatische Leukämie (CLL) (Version 01/2017).
Deutsche CLL Studiengruppe (DCLLSG): www.dcllsg.de.

## 4.12 Leitbefund Panzytopenie

**KASUISTIK**

Ein 54-jähriger Patient kommt wegen seit Wochen zunehmender körperlicher Abgeschlagenheit und chronischer Müdigkeit zu Ihnen in die Klinik. Bis vor zwei Monaten habe er keine ernsteren Erkrankungen gehabt. Er sei Bergsteiger und deshalb vor drei bis vier Monaten im asiatischen Ausland gewesen. Dort habe er einen einmaligen gastrointestinalen Infekt über zwei Tage erlitten.
Der **körperliche Aufnahmebefund** zeigt blasse Schleimhäute, Petechien an Unterschenkeln und Unterarmen.

### Welche Labordiagnostik ordnen Sie an?
Blutbild, Differenzialblutbild, Retikulozyten, Blutkörperchensenkungsgeschwindigkeit, C-reaktives Protein, Ferritin, Haptoglobin, Harnstoff, Kreatinin, Harnsäure, Elektrolyte, Transaminasen, LDH, Bilirubin, Eiweiß, Albumin, INR, PTT.

Auffällig sind folgende **Parameter:** Leukozyten 2,3G/l, Hämoglobin 6,5 g/dl, mittleres Erythrozytenvolumen (MCV) 95,7fl, Hämoglobingehalt der Einzelerythrozyten (MCH) 35 pg, Retikulozyten 10 ‰, Thrombozyten 5G/l, Ferritin 563,7 µg/l (Normalwert 30–300 µg/l).

### An welche Differenzialdiagnosen denken Sie bei diesen Laborwerten?
- aplastische Anämie
- akute Leukämie
- Knochenmarkinfiltration durch maligne Lymphome oder Karzinome
- myelodysplastisches Syndrom
- Vitamin-$B_{12}$-, Folsäuremangel
- Virusinfektionen

### Welche weiterführende Diagnostik ist angezeigt?
- Knochenmarkuntersuchung mit Zytomorphologie, Durchflusszytometrie, ggf. Zytogenetik (Chromosomenanalyse, FISH, ggf. PCR), Histologie
- Serologie: z. B. HIV, Hepatitis A, B, C, CMV, EBV, Parvovirus B19, ANAs
- Durchflusszytometrie: PNH-Diagnostik
- Telomerlängenbestimmung bei V.a. hereditäre Formen

### Was sehen Sie in dieser Knochenmarkzytologie (➤ Abb. 4.11)?

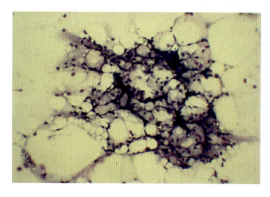

**Abb. 4.11** Knochenmarkzytogramm [P091]

Es zeigt sich eine hochgradige Markatrophie im Sinn eines aplastischen Syndroms.

In der Zytogenetik einschließlich Chromosomenanalyse findet sich kein Hinweis für numerische oder strukturelle Aberrationen. Die Serologie ist negativ.

### Welche Diagnose stellen Sie jetzt?
Es liegt eine aplastische Anämie vor.

### Welche Symptome könnte der Patient bei der aplastischen Anämie außer den genannten zeigen?
- Symptome durch eine Granulozytopenie: Infekte, Fieber, Mykosen
- Symptome durch Thrombozytopenie zusätzlich zu den Petechien, z. B. Zahnfleischbluten oder sonstige Blutungen

## Wie kommt es zu einer aplastischen Anämie?

Meist erworben (nur selten angeboren, z. B. Fanconi-Anämie), > 80 % idiopathische aplastische Anämie. Sekundäre Knochenmarkinsuffizienzen entstehen durch:
- Medikamente: z. B. Chloramphenicol, Phenylbutazon, nichtsteroidale Antiphlogistika, Goldpräparate, Colchicin, Chloroquin, Allopurinol, Phenytoin, Sulfonamide, Thyreostatika, Tuberkulostatika, Clozapin
- toxische Stoffe: z. B. Benzol, Zytostatika
- ionisierende Strahlen
- Virusinfekte
- Autoimmunerkrankungen (v.a. sytemischer Lupus erythematodes)

### ZUSATZINFORMATION
Die aplastische Anämie zählt mit einer Inzidenz von circa 2–3/Mio./Jahr in Mitteleuropa zu den seltenen Erkrankungen. Eine erworbene aplastische Anämie kann in jedem Lebensalter auftreten. Die Altersverteilung zeigt zwei Gipfel: zwischen 10 und 25 Jahren sowie bei über 60-Jährigen, ohne Geschlechtsprädilektion.
Die aplastische Anämie muss streng von der isoliert aplastischen Anämie (PRCA, „pure red cell aplasia") abgegrenzt werden, die nur die Erythropoese betrifft und sich in Bezug auf Pathogenese und therapeutisches Vorgehen unterscheidet.

## Schildern Sie kurz die Pathogenese der aplastischen Anämie.

Exogene Noxen (Medikamente, Toxine, Viren) führen bei entsprechender genetischer Disposition (assoziiert mit HLA-DR2 und -DPW3) zu einer T-Zell-vermittelten Autoimmunreaktion gegen hämatopoetische Stammzellen.

## Wie lautet Ihr Behandlungskonzept für den Patienten unseres Falls?

Die Behandlung erfolgt in einem hämatologischen Zentrum durch:
- zurückhaltende, symptomorientierte Substitution von Blutprodukten: Transfusion von Erythrozyten- und Thrombozytenkonzentraten
- immunsuppressive Therapie: Tag 1–5 Antithymozytenglobulin (ATG) vom Pferd (oder Kaninchen); Tag 1–30 Methylprednisolon; Tag 1–180 Ciclosporin A

Bei dem Patienten sind unter der ATG-Therapie eine allergische Reaktion sowie eine Herpes-simplex-Virusreaktivierung aufgetreten.

## Nennen Sie weitere Komplikationen der aplastischen Anämie, die immunsuppressiv behandelt wurde.

- häufigste Frühkomplikation: Infektionen
- Spätkomplikationen: myelodysplastisches Syndrom, PNH und akute Leukämie

### ZUSATZINFORMATION
Bei etwa 5% der Patienten mit aplastischer Anämie kommt es innerhalb von 6 Jahren zu einem myelodysplastischen Syndrom oder einer akuten Leukämie (auch möglich bei Patienten, die keine immunsuppressive Therapie erhalten haben).

## Wann ist eine allogene Stammzellentransplantation indiziert?

Die Indikation zur Knochenmarktransplantation besteht bei Patienten unter 40 Jahren mit HLA-identischem Geschwisterspender und
- schwerer aplastischer Anämie: Granulozyten < 0,5 G/l, Thrombozyten < 20 G/l, Retikulozyten < 20 G/l
- sehr schwerer aplastischer Anämie: Granulozyten < 0,2 G/l, Thrombozyten < 20 G/l, Retikulozyten < 20 G/l

### Wie schätzen Sie die Prognose der aplastischen Anämie ein?
Die Prognose ist je nach Ausprägungsgrad und altersabhängig sehr heterogen. Unbehandelt liegt die Letalität bei Erwachsenen bei 70 %. Unter Therapie überleben je nach Methode:
- 70–80 % Ansprechrate der immunsuppressiven Kombinationstherapie (ATG, Prednisolon, Ciclosporin A), 5-Jahres-Überlebensrate altersabhänig 90 % (bis 40 Jahre) bzw. ca. 50 % (> 60 Jahre)
- Cave: langfristig bis 40 % Rezidivrate oder Übergang in PNH, MDS oder AML
- >90 % krankheitsfreies Überleben 5 Jahre (ca. 80 % 10 Jahre) nach Knochenmarktransplantation (gilt für jüngere Patienten mit zumeist Geschwisterspender)

### Sie haben das myelodysplastische Syndrom als eine Spätfolge der aplastischen Anämie aufgeführt. Nennen Sie weitere Ursachen für ein myelodysplastisches Syndrom.
- 90 % sind primäre myelodysplastische Syndrome ohne erkennbare Ursache oder gehen aus anderer hämatologischer Erkrankung hervor (insbesondere aplastische Anämie, PNH)
- 10 % sind sekundäre myelodysplastische Syndrome (> 90 % chromosomale Aberrationen), induziert durch vorangegangene Zytostatika- und Strahlentherapie

### Welche Subtypen des myelodysplastischen Syndroms kennen Sie (➤ Tab. 4.3)?

**Tab. 4.3** WHO-Klassifikation 2016 der myelodysplastischen Syndrome (nach DGHO-Leitlinie Myelodysplastische Syndrome [MDS])

| MDS-Subtyp | Blut | Knochenmark |
|---|---|---|
| MDS mit unilineärer Dysplasie (MDS-SLD = MDS with single lineage dysplasia) | Blasten < 1 % | Blasten < 5 % Dysplasien in ≥ 10 % der Zellen einer Reihe |
| MDS mit Ringsideroblasen (MDS-RS) MDS-RS and single lineage dysplasia (MDS-RS-SLD) MDS-RS and multilineage dysplasia (MDS-RS-MLD) | Blasten < 1 % | Blasten < 5 %, ≥ 15 % Ringsideroblasten (≥ 5% wenn SF3B1 mutiert) |
| MDS mit multilineären Dysplasien (MDS-MLD) | Blasten < 1 % | Blasten < 5 % Dysplasien in ≥10 % der Zellen von 2–3 Zellreihen |
| MDS mit del(5q) | Blasten < 1 % | Blasten < 5 % del(5q) isoliert oder mit einzelner anderer non Chromosom 7 Aberration meist typische mononukleäre Megakaryozyten |
| MDS mit Blastenvermehrung (MDS-EB = MDS with excess blasts) | | |
| MDS-EB I | Blasten 2–4 %, keine Auer-Stäbchen | Blasten 5–9 %, keine Auer-Stäbchen |
| MDS-EB II | Blasten 5–19 % oder Auer-Stäbchen | Blasten 10–19 % oder Auer-Stäbchen |
| Unklassifiziertes MDS (MDS-U) mit 1% Blasten im Blut mit unilineärer Dysplasie und Panzytopenie MDS-definierende zytogenetische Anomalie ohne Dysplasiezeichen | Blasten < 1 % (1%) | Blasten < 5 % |

> **ZUSATZINFORMATION**
> Bei medullärem oder peripherem Blastenanteil > 20 % liegt definitionsgemäß eine akute myeloische Leukämie vor.

**Stellen Sie kurz die Therapieoptionen beim myelodysplastischen Syndrom dar.**
- supportive Therapie: z. B. sparsamer Einsatz von Transfusionen (ggf. Chelattherapie), frühzeitiger Antibiotikaeinsatz bei Infektionen
- Wachstumsfaktoren der Hämatopoese (Erythropoetine)
- Behandlung mit Azacitidin (Vidaza®) bei Patienten mit Hochrisiko-MDS (intermediäres Risiko 2 oder hohes Risiko nach International Prognostic Scoring System (IPSS)), die für eine allogene Stammzelltransplantation nicht geeignet sind; bei fehlendem Ansprechen evtl. Decitabine als weitere demethylierende Substanz
- bei 5q-Deletion Therapie mit Lenalidomid (Revlimid®)
- allogene Knochenmark- oder hämatopoetische Stammzellentransplantation

**Welche Faktoren sprechen für eine ungünstige Prognose beim myelodysplastischen Syndrom?**
Eine ungünstige Prognose besteht in höherem Alter, bei ausgeprägten Zytopenien, erhöhtem Blastenanteil und bei komplexen chromosomalen Aberrationen. Die Prognoseabschätzung gelingt anhand von Scores (z. B. International Prognostic Scoring System [IPSS]).

### LITERATUR
Onkopedia Leitlinien – Aplastische Anämie (Version 5/2012).
Onkopedia Leitlinien – Myelodysplastische Syndrome (MDS) (Version 3/2016).
Bacigalupo A, Giammarco S, Sica S. Bone marrow transplantation versus immunosuppressive therapy in patients with acquired severe aplastic anemia. Int J Hematol 2016 Aug; 104(2): 168–74.
Vaht K, Göransson M, et al. Haematologica 2017 Oct; 102(10): 1683–1690.
Arber DA, Orazi A, et al: The 2016 revision to the World Health Organization classification of myeloid neoplasms and acute leukemia. Blood 2016 May 19; 127(20): 2391–405.

## 4.13 Leitbefund monoklonale Gammopathie

### KASUISTIK
Ein 54-jähriger Patient wird von seinem Hausarzt zur weiteren Abklärung einer auffälligen Serumelektrophorese zu Ihnen in die Praxis überwiesen. Die Elektrophorese wurde im Rahmen eines Routinechecks durchgeführt. Bei seiner Vorstellung berichtet der Patient keinerlei Beschwerden.
Die **Laboruntersuchung** in Ihrer Praxis erbringt folgende Ergebnisse: Blutbild, BSG, CRP, Kalzium, Kreatinin normal, Gesamteiweiß 8,5 g/dl, Serumelektrophorese M-Gradient 2,2 g/dl, IgG quantitativ 2,608 g/dl, $\beta_2$-Mikroglobulin 1,5 mg/l. Im Urin findet sich eine geringgradige Proteinurie. Die Computertomografie des Ganzkörperskeletts zeigt keine Osteolysen oder Zeichen der Osteoporose.

**Wie interpretieren Sie dieses Ergebnis der Eiweißelektrophorese des Patienten (> Abb. 4.12)?**
Es findet sich ein pathologischer M-Gradient.

**Welche Verdachtsdiagnose stellen Sie?**
Es liegt eine monoklonale Gammopathie vor.

**Wie sichern Sie die Diagnose?**
Durch die Immunelektrophorese und/oder die Immunfixation. Beide Untersuchungen belegen die für eine monoklonale Gammopathie geforderte Leichtkettenrestriktion. Es handelt sich hier um eine mittelgradige IgG-Kappa-Paraproteinämie.

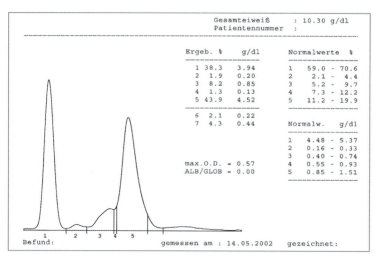

Abb. 4.12 Befundbericht Eiweißelektrophorese [P091]

### Welche Formen der monoklonalen Gammopathie kennen Sie?
- monoklonale Gammopathie unbestimmter Signifikanz (MGUS)
- Begleitparaproteinämien, z. B. bei Lymphomen
- multiples Myelom (Plasmozytom)
- Immunozytom (Morbus Waldenström) mit monoklonalem IgM-Paraprotein

### Welche Diagnose stellen Sie in dem genannten Fall?
Es könnte sich um ein multiples Myelom handeln.

### Nennen Sie die Diagnosekriterien für ein multiples Myelom.
Mindestens zwei der nachfolgenden drei Kriterien müssen erfüllt sein:
- Nachweis von monoklonalem Paraprotein in Serum und/oder Urin
- Vermehrung von klonalen Plasmazellen im Knochenmark (Hauptkriterium: > 10 % der kernhaltigen Zellen)
- Nachweis von Osteolysen oder einer diffusen Osteoporose oder anderen Endorganschäden (Knochenmark-, Niereninsuffizienz, Hyperkalzämie)

### Nennen Sie einige Diagnosekriterien der MGUS.
Entscheidend für die Diagnose sind regelmäßige Verlaufsbeobachtungen:
- konstant niedrige Konzentration des monoklonalen Paraproteins (< 3 g/dl)
- klonale Plasmazellen im Knochenmark < 10 %
- keine Endorganschäden (keine Hyperkalzämie, keine Niereninsuffizienz, keine Anämie, keine Osteolysen)
- keine signifikante Verminderung der polyklonalen physiologischen Immunglobuline
- Fehlen von solitären extramedullären Herden (= Plasmozytom)
- Ausschluss einer anderen malignen hämatologischen Erkrankung (z.B. Begleitparaproteinämie bei CLL oder Immunozytom)

### Wie ist die Prognose der MGUS?
Eine MGUS findet sich bei 1–3 % der Allgemeinbevölkerung im Alter über 50 Jahre. Das Risiko eines Übergangs in ein multiples Myelom oder ein anderes malignes Lymphom beträgt unselektioniert ca. 1–1,5 % pro Jahr.

Vier Jahre später präsentiert sich der Patient mit starken Schmerzen im Rücken- und Rippenbereich sowie rezidivierenden Bronchitiden. Entgegen der ärztlichen Empfehlung hatte sich der Patient nicht mehr zu den Verlaufskontrollen bei diagnostiziertem MGUS vorgestellt. In den **Laboruntersuchungen** fallen auf: IgG 5,855 g/dl, M-Gradient 4,43 g/dl, Gesamteiweiß 10,7 g/dl, BSG > 120 mm, Albumin 3,4 g/dl, $\beta_2$-Mikroglobulin 2,7 mg/l.

### Welche weiteren diagnostischen Schritte leiten Sie ein?
- Knochenmarkpunktion: Zytomorphologie, Histologie, Zytogenetik
- Ganzkörper-CT des Skeletts

Die **Knochenmarkhistologie** zeigt eine mittelgradige Knochenmarkinfiltration durch Plasmazellen (>> 10 %). In der CT (Ganzkörperskelett) finden sich eine ausgedehnte Osteolyse des Wirbelkörpers BWK3 mit hochgradiger Frakturgefährdung sowie diffus kleinfleckige Osteolysen in nahezu allen Skelettabschnitten.

### Welche Diagnose stellen Sie jetzt?
Es liegt ein symptomatisches multiples Myelom mit IgG-κ-Paraproteinämie vor.

### Welche Klassifikationen zur Stadieneinteilung des muliplen Myeloms sind Ihnen geläufig? Erläutern Sie diese kurz.
- Stadieneinteilung nach Durie und Salmon:
  - Stadien I–III mit Zusätzen A und B unter Berücksichtigung der Kriterien Hämoglobin, Serumkalzium, Osteolysen, Höhe des Paraproteins sowie Vorhandensein (Zusatz B) oder Abwesenheit (Zusatz A) einer Niereninsuffizenz (im geschilderten Fall: Stadium IIIA)
- International Staging System – ISS (➤ Tab. 4.4) der International Myeloma Foundation:
  - Stadien I–III anhand der Kriterien Albumin und $\beta_2$-Mikroglobulin
  - Stadium I: $\beta_2$-Mikroglobulin < 3,5 mg/l und Albumin ≥ 3,5 g/dl
  - Stadium II: weder Stadium I noch III
  - Stadium III: $\beta_2$-Mikroglobulin ≥ 5,5 mg/l
    (im geschilderten Fall: Stadium II)

**Tab. 4.4** Risikoklassifikation der International Myeloma Foundation

| Stadium | Kriterium (Serum) | | medianes Überleben (Monate) |
|---|---|---|---|
| | $\beta_2$-Mikroglobulin (mg/l) | Albumin (g/dl) | |
| I | < 3,5 | ≥ 3,5 | 62 |
| II | < 3,5 | < 3,5 | 44 |
| III | ≥ 5,5 | | 29 |

### Worin liegen Vorteile des international gängigeren International Staging System (ISS)?
- Stadieneinteilung einfacher anhand unabhängiger, objektiver Parameter
- prognostische Aussagekraft besser durch genauere Diskriminierung von Risikogruppen
- bessere Validierung im Zeitalter neuerer Substanzen durch Verwendung in internationalen klinischen Studien

### Welche weiteren Faktoren beeinflussen die Prognose des multiplen Myeloms?
Neben klassischen Faktoren wie Performance-Status (ECOG), Alter und Komorbiditäten vor allem die Zytogenetik (FISH).
- High Risk (25 %): insbes. del(17p) und/oder Translokation t(4;14) und/oder t(14;16)
- Standard Risk (75 %): keine Hochrisiko-Zytogenetik

## ZUSATZINFORMATION

Die Überarbeitung der ISS-Klassifikation (revised ISS (R-ISS)) integriert die Parameter Zytogenetik (Hochrisiko-Veränderungen del(17p), t(4;14), t(14;16)) und LDH (erhöht versus normal) zur weiteren Verbesserung der Risikostratifizierung. Dadurch gelingt stadienabhängig eine noch genauere prognostische Diskriminierung zwischen den einzelnen Risikogruppen.

### Wie gehen Sie jetzt bei dem Patienten vor?
Es liegt ein behandlungsbedürftiges multiples Myelom vor.

### Welche Möglichkeiten der Behandlung bestehen?
Die Erstlinienbehandlung des multiplen Myeloms besteht bei transplantablen Patienten in der Sequenz Induktionstherapie gefolgt von Hochdosistherapie mit autologer Blutstammzelltransplantation (ASCT; ggf. Tandem-Transplantation) und anschließender Erhaltungstherapie mit Lenalidomid. Der Stellenwert einer Konsolidierung nach Hochdosistherapie vor Beginn der Erhaltung ist bislang nicht abschließend geklärt und wird derzeit in Studien geprüft. Bei Patienten, die nicht für eine Hochdosistherapie geeignet sind, wird als Primärtherapie insbesondere die Kombination aus Lenalidomid und Dexamethason (Rd) eingesetzt.

### Welche Behandlung empfehlen Sie diesem jüngeren Patienten (< 60 Jahre)?
Es ist eine Induktionstherapie mit 4–6 Zyklen nach dem VTD- oder VCD-Schema gefolgt von Hochdosis-Melphalan mit autologer Blutstammzelltransplantation und anschließender Erhaltungstherapie mit Lenalidomid indiziert.
(VTD = Bortezomib, Thalidomid, Dexamethason; VCD = Bortezomib, Cyclophosphamid, Dexamethason)

### Welche Rolle spielt heute die Stadieneinteilung nach ISS oder Durie und Salmon für die Behandlungsindikation des multiplen Myeloms (MM)?
Die Stadieneinteilungen spielen eine Rolle bei der Abschätzung der Prognose, aber nicht für die Behandlungsindikation. Die Behandlungsnotwendigkeit hängt von Myelom-bezogenen Symptomen und Endorganschäden (Beurteilung anhand der sogenannten CRAB-Kriterien) ab und nicht vom Stadium.

### Können Sie das näher ausführen?
Eine Therapie ist bei symptomatischem MM gemäß Kriterien der International Myeloma Working Group (IMWG) indiziert. Sie hat hierfür die sogenannten CRAB-Kriterien zur Feststellung einer Behandlungsindikation beim MM definiert:
- Hyperkalzämie (C) > 2,75 mmol/l (> 10,5 mg/dl) oder > 0,25 mmol/l oberhalb des oberen Normwertes
- Niereninsuffizienz (R) > 2,0 mg/dl (> 173 mmol/l)
- Anämie (A), Hb < 10,0 g/l oder > 2,0 g/l unterhalb des unteren Normwertes
- Knochenbeteiligung (B), Osteolyse oder Osteoporose mit Kompressionsfrakturen

CRAB leitet sich aus den englischen Begriffen „**c**hypercalcemia", „**r**enal insufficiency", „**a**nemia" und „**b**one lesions" ab. Die Erfüllung eines Kriteriums ist als Behandlungsindikation ausreichend. Weitere Behandlungsindikationen sind das Vorliegen eines Hyperviskositätssyndroms, einer B-Symptomatik oder anderer Komplikationen, die durch Zurückdrängen der Myelom-Erkrankung gebessert werden können.
  Die International Myeloma Working Group (IMWG) hat darüber hinaus die Diagnosekriterien des (symptomatischen) behandlungsbedürftigen MM 2014 um drei Biomarker erweitert (slimCRAB-Kriterien):
- ≥ 60 % klonale Plasmazellen im Knochenmark
- Freie-Leichtketten-Ratio (FLC-ratio) betroffene zu nichtbetroffener Leichtkette ≥ 100
- ≥ 1 fokale knöcherne Läsion im MRT (jede Läsion ≥ 5 mm)

## Mit welchen Komplikationen müssen Sie beim multiplen Myelom rechnen?
- Verdrängung des Knochenmarks mit Bi- oder Panzytopenie
- Spontanfrakturen
- Niereninsuffizienz durch Tubulusschaden (Cast-Nephropathie) oder glomeruläre Schädigung (Amyloidose)
- hyperkalzämische Krisen
- erhöhte Infektanfälligkeit infolge Antikörpermangel
- Hyperviskositätssyndrom, eventuell mit zerebralen Durchblutungsstörungen
- Blutungsneigung
- AL-Amyloidose
- Polyneuropathien
- Übergang in eine Plasmazellleukämie

## Welche Auswahlmöglichkeiten bestehen für die Primärtherapie von Patienten, die nicht für eine Hochdosis-Therapie geeignet sind?
Standard sind insbesondere die Kombinationen
- Lenalidomid und Dexamethason (Rd)
- konventionell dosiertes Melphalan plus Prednison plus Bortezomib (VMP)

## Welche Therapieoptionen gibt es bei redizivierter/refraktärer Erkrankung?
Je nach Vorbehandlung und Komorbiditäten Triplet-, Doubletten- und Monotherapien:
- Carfilzomib (Proteasominhibitor), Lenalidomid und Dexamethason (KRd)
- Ixazomib (Proteasominhibitor), Lenalidomid und Dexamethason (IxaRd)
- Daratumumab (Anti-CD38 Antikörper), Lenalidomid und Dexamethason (DaraRd)
- Daratumumab, Bortezomib und Dexamethason (DaraVd)
- Elotuzumab (Anti-SLAMF7 Antikörper), Lenalidomid und Dexamethason (EloRd)
- Panobinostat (HDAC-Inhibitor), Bortezomib und Dexamethason (PanoVD)
- Carfilzomib und Dexamethason (Kd)
- Pomalidomid und Dexamethason
- Daratumumab Monotherapie

Bei entsprechend langem therapiefreien Intervall (Richtwert PFS > 24 Monate) nach Erstlinienbehandlung kann auch eine Wiederholung der Primärtherapie mit Hochdosis/ASCT erwogen werden. Die allogene Transplantation ist keine Standardoption in der Behandlung des MM. Im Rezidiv ist sie jedoch bei ausgewählten Patienten zu diskutieren, sollte aber im Rahmen von klinischen Studien durchgeführt werden.

### LITERATUR
Onkopedia Leitlinien – Monoklonale Gammopathie unklarer Signifikanz (MGUS) (Version 08/2010).
Onkopedia Leitlinien – Multiples Myelom (Version 09/2013).
ESMO Clinical Practice Guidelines – Multiple Myeloma (Version 04/2017). www.esmo.org/guidelines.
Kyle RA, Durie BG, Rajkumar SV et al. International Myeloma Working Group. Monoclonal gammopathy of undetermined significance (MGUS) and smoldering (asymptomatic) multiple myeloma: IMWG consensus perspectives risk factors for progression and guidelines for monitoring and management. Leukemia 2010 Jun; 24(6): 1121–7.

# 4.14 Leitbefund Thrombopenie

**KASUISTIK**
Eine 63-jährige Patientin wird von ihrem Hausarzt wegen einer unklaren Thrombopenie zu Ihnen überwiesen. Bei einem „Routinecheck" der Blutwerte wurde dort die Thrombozytopenie zufällig festgestellt. Die Patientin fühlt sich sehr gut und hat keinerlei Krankheitszeichen.

### Welche weiteren Informationen benötigen Sie?
- frühere Blutwerte, um festzustellen, seit wann eine Erniedrigung der Thrombozytenwerte vorliegt
- Vorerkrankungen: durchgemachte Infekte
- aktuelle Medikamenteneinnahme

### Worauf achten Sie bei der körperlichen Untersuchung?
- Blutungszeichen, insbesondere nach Petechien der Mund- und Rachenschleimhaut und an den Extremitäten
- Hepatosplenomegalie
- Lymphadenopathie

Die Patientin gibt an, dass vor etwa einem Jahr im Rahmen einer Arthroskopie erstmals niedrige Thrombozytenwerte festgestellt wurden, allerdings ohne weitere Abklärung. Die Frage nach Infekten in der Vergangenheit wird verneint, auch nimmt sie derzeit keine Medikamente ein.
**Körperlicher Befund:** keine Blutungszeichen, keine Organomegalie, keine Lymphadenopathie, insgesamt unauffälliger Untersuchungsbefund.

### Welche Untersuchungen veranlassen Sie nun?
- Blutbild mit Thrombozyten (EDTA + Zitratblut), Differenzialblutbild, morphologischem Blutausstrich (F: Thrombozytenmorphologie?, Agglutinate? Fragmentozyten? Auffälligkeiten andere Zellreihen?); LDH, Kreatinin, Harnstoff, INR, PTT, Fibrinogen, Transaminasen, TSH, ANA, HIV- und Hepatitis-Serologien
- Oberbauchsonografie: Hepatosplenomegalie? Lymphadenopathie?

**Laborwerte:** Thrombozyten 58 G/l (EDTA + Zitratblut), Hb 13,3 g/dl, Leukozyten 6.8 G/l, morphologischer Blutausstrich ohne wegweisenden Befund. Werte für LDH, Kreatinin, Harnstoff, INR, PTT, Fibrinogen, Transaminasen, TSH, ANA im Normbereich; HIV- und Hepatitis-Serologie negativ.
In der Oberbauchsonografie findet sich eine Cholezystolithiasis, aber kein Hinweis auf eine Hepatosplenomegalie oder Lymphadenopathie.

### Können Sie generell etwas zur Thrombozytenzahl und Blutungsneigung bei funktionell intakten Thrombozyten sagen?
- Thrombozyten >100 G/l: keine erhöhte Blutungsneigung
- Thrombozyten 50–100 G/l: verstärkte Blutung bei Verletzungen
- Thrombozyten 30–50 G/l: verstärkte Hautblutungen bei Mikrotraumen („blaue Flecken"), diskrete petechiale Blutungen an prädisponierten Körperpartien
- Thrombozyten < 30 G/l: zunehmende Petechien am ganzen Körper, Haut- und Schleimhautblutungen, Gefahr zerebraler und intestinaler Blutungen

### Wie gehen Sie bei Ihrer Patientin weiter vor?
Aufgrund des höheren Lebensalters (> 60 Jahre) sollte trotz bisher unauffälligen übrigen Befunden eine Knochenmarkpunktion angestrebt werden.

> **Knochenmarkuntersuchung:** Zytomorphologisch und histologisch zeigt sich eine gesteigerte Megakaryopoese mit regelrechter Ausreifung der Granulo- und Erythropoese ohne Hinweis für blastäre oder knochenmarkfremde Zellinfiltration.

### Welche Form der Thrombozytopenie liegt demnach vor?

Nachdem offensichtlich keine Bildungsstörung bzw. hier eine kompensatorisch gesteigerte Megakaryopoese vorliegt, muss bei der Thrombozytopenie von einem erhöhten peripheren Thrombozytenverbrauch ausgegangen werden.

### Welche Ursache kommt für diese Form der Thrombozytopenie in Betracht?

Bei dieser isolierten Thrombozytopenie ohne fassbare Ursache (Ausschlussdiagnose) liegt die Diagnose einer sogenannten Immunthrombozytopenie (ITP) vor (Werlhof-Krankheit).

### Was wissen Sie über den Pathomechanismus der ITP?

- **vermehrter Thrombozytenabbau:** Die ITP ist eine Autoimmunerkrankung. Autoantikörper gegen Thrombozyten führen dazu, dass diese von Makrophagen und dendritischen Zellen, z. B. in der Milz, aufgenommen und abgebaut werden.
- **verminderte Thrombozytopoese:** Bei ITP-Patienten sind die Thrombopoietinspiegel im Vergleich zu gesunden Menschen zwar erhöht, aber nicht so hoch wie bei anderen Erkrankungen, die einen vergleichbaren Thrombozytenmangel aufweisen (z. B. aplastische Anämie oder nach Chemotherapie). Man spricht deshalb von einem relativen Thrombopoietinmangel.

### Kennen Sie eine Einteilung der Immunthrombozytopenien (ITP)?

Die Immunthrombozytopenien werden eingeteilt in primäre und sekundäre ITP. Darüber hinaus werden immunologisch vermittelte, aber nicht als ITP bezeichnete Thrombozytopenien unterschieden (➤ Tab. 4.5).

**Tab. 4.5** Einteilung der Immunthrombozytopenien (DGHO 2010)

| Klassifikation | Ursachen/Krankheitsbilder |
|---|---|
| primäre ITP | keine auslösende Ursache erkennbar |
| sekundäre ITP | • Medikamentenreaktion<br>• Autoimmunerkrankung (SLE, RA u. a.)<br>• Antiphospholipidsyndrom<br>• Common Variable Immunodeficiency Syndrome<br>• Lymphom (CLL, Hodgkin u. a.)<br>• Evans-Syndrom<br>• autoimmun-lymphoproliferatives Syndrom<br>• Infektionen (HIV; HBV, HCV, *H. pylori*)<br>• nach Impfung<br>• andere |
| immunologisch vermittelt, aber nicht als ITP bezeichnet | • Heparin-induzierte Thrombozytopenie (HIT)<br>• posttransfusionelle Purpura<br>• schwangerschaftsassoziierte Thrombozytopenie<br>• neonatale Alloimmunthrombozytopenie |

### Seit 2010 existiert eine Stadieneinteilung bei ITP. Haben Sie davon gehört?

Weil sich Therapie und die Therapieziele mit der Krankheitsdauer und Schwere ändern, wurde eine Einteilung in drei Krankheits- und Therapiephasen vorgeschlagen und von den internationalen Konsensus-Leitlinien übernommen (Provan et al. 2010; ➤ Tab. 4.6).

**Tab. 4.6** Stadieneinteilung der ITP

| Stadium | Definition | Therapieziel |
| --- | --- | --- |
| neu diagnostiziert | • bis zu 3 Monate nach Diagnosestellung<br>• Zeitraum der Erstlinientherapie | • Blutungsstillung<br>• Kuration<br>• bei kurzer Therapiedauer Inkaufnahme von Nebenwirkungen |
| persistierend | • zwischen 3 und 12 Monaten nach Diagnosestellung<br>• Zeitraum der Zweitlinientherapie | • Blutungsstillung<br>• Kuration<br>• da Therapie häufiger längerfristig, sind Nutzen und Nebenwirkungen gegeneinander abzuwägen |
| chronisch | • mehr als 12 Monate nach Diagnosestellung<br>• eine spontane Remission ist nicht mehr sehr wahrscheinlich | • Lebensqualität, ggf. unter Inkaufnahme einer chronischen Thrombozytopenie<br>• Therapie nur bei schwereren Blutungen zwingend, bei oligo- oder asymptomatischen Patienten auch „watch & wait" möglich |

### Kennen Sie einen Zusammenhang zwischen *Helicobacter pylori* und ITP?

Eine *Helicobacter-pylori*-Infektion kann in Einzelfällen das Auftreten oder Persistieren einer ITP begünstigen. Angesichts der einfachen Diagnostik und erfolgversprechenden Eradikationstherapie sollte der Test auf *Helicobacter pylori* in die Basisdiagnostik der ITP aufgenommen werden.

### Wann und wie behandeln Sie die ITP?

Therapieindikationen sind Blutungen und/oder Thrombozyten < 30 G/l. Die zur Blutungsprophylaxe notwendige Thrombozytenzahl hängt ab von Lebensalter, individueller Blutungsneigung und zusätzlichen Risikofaktoren (Hypertonus, Hepatopathien, geplanten Operationen, Beruf, Verletzungsrisiko usw.).

- gefährliche Blutungen: Immunglobuline 1–2 g/kg KG, verteilt über 2–3 Tage, plus Glukokortikoidbolus (z. B. Methylprednisolon 5–10 mg/kg KG/Tag i. v. über 3 Tage), ggf. zusätzlich Thrombozytentransfusionen
- nichtgefährliche Blutungen:
  - Prednison 1–2 mg/kg KG/Tag p. o. über 2 Wochen, Glukokortikoiddosis zügig (innerhalb 6–8 Wochen) reduzieren und absetzen, Thrombozytenzielwert > 30 G/l.
  - Dexamethason-Stoßtherapie: 40 mg/Tag p. o. Tag 1–4, nach 4 Wochen wiederholen, 4–6 Zyklen
- bei fehlendem Ansprechen oder chronischem Verlauf:
  - Splenektomie bei therapierefraktärer ITP (> 12 Monate Krankheitsdauer) mit Gefährdung, Impfung gegen Pneumokokken, Haemophilus, Meningokokken; dauerhafte Remissionsrate 66 %
  - Thrombopoetin-Rezeptor-Agonisten (TRA; zumeist Dauertherapie): Romiplostim (Nplate) 1–10 µg/kg s. c. 1 × pro Woche, Eltrombopag (Revolade) 25–75 mg p. o. tgl.
  - Rituximab 375 mg/m² i. v. wöchentlich für 4 Wochen, Ansprechen ca. 50 % (off-label)
  - nachrangige Therapieoptionen: v.a. Azathioprin 1–4 mg/kg KG/Tag (**Cave:** Reduktion bei zusätzlicher Gabe von Allopurinol!), Cyclophosphamid 100–200 mg/Tag p. o, Vincristin 2 mg/Woche (max. 4 ×)

### Welche anderen Ursachen für Thrombopenien kennen Sie?
- thrombotische Mikroangiopathien (TMA): Trias aus Coombs-negativer hämolytischer Anämie mit Nachweis von Fragmentozyten im Blut und Thrombopenie (mikroangiopathisch-hämolytische Anämie) sowie ischämischem Endorganschaden
  - HUS (hämolytisch-urämisches Syndrom): Trias mit mikroangiopathischer hämolytischer Anämie, Thrombopenie und Nierenversagen
  - TTP (thrombotisch-thrombozytopenische Purpura, Moschcowitz-Syndrom): HUS in Verbindung mit zerebraler Beteiligung (ADAMTS13 erniedrigt)
    Pathogenese für HUS und TTP: Auftreten nach vorausgegangenen Infekten, Medikamenteneinnahme, Schwangerschaft
  - Schwangerschaft: HELLP Syndrom
- Hypersplenismus (Pooling)
- Schwangerschaft
- toxisch (Alkoholabusus, Radiatio, Chemotherapie)
- Leberzirrhose
- Verdrängung der Megakaryopoese durch primäre Erkrankungen oder Befall des Knochenmarks (Leukämien, Lymphome, multiples Myelom, Metastasen, Speicherkrankheiten)
- Verbrauchskoagulopathie (DIC)
- heparininduzierte Thrombopenie (HIT)

### Sie nannten die HIT, können Sie diese weiter charakterisieren?
Man unterscheidet zwei Formen der HIT, die als Nebenwirkung von unfraktioniertem, seltener niedermolekularem Heparin auftritt:
- **HIT Typ I** (Häufigkeit bis 5 %): Beginn sofort bis 5 Tage nach Heparininjektion über direkte Interaktion mit Thrombozyten, Abfall der Thrombozytenwerte bis ca. 30 % des Ausgangswertes, selten unter 100 G/l; Normalisierung der Thrombozytenwerte innerhalb 1 Woche. Heparin muss nicht abgesetzt werden, durch engmaschige Kontrolle der Thrombozytenwerte muss eine HIT Typ II ausgeschlossen werden.
- **HIT Typ II** (Häufigkeit 0,2–1 %): Beginn 5–10 Tagen nach Heparininjektion über Bildung von Antikörpern gegen den Plättchenfaktor-4/Heparin-Komplex, Abfall der Thrombozytenwerte unter 100 G/l oder um mehr als 50 % des Ausgangswertes. Diagnose mittels ELISA-Test oder HIPA-Test. Komplikationen: bei 10–25 % venöse oder arterielle Thrombosen oder Lungenarterienembolien. Anstieg der Thrombozyten innerhalb von 3–7 Tagen nach Absetzen von Heparin. Ersatztherapie mit Danaparoid oder Argatroban (Alternative: Fondaparinux off-label).

### Was versteht man unter dem Begriff „Pseudothrombozytopenie"?
Dabei handelt es sich um eine Thrombozytopenie infolge Agglutination im EDTA-Röhrchen im Rahmen der Routine-Thrombozytenzählung.

### Wie können Sie das verifizieren bzw. ausschließen?
Ausschluss einer Pseudothrombozytopenie durch Thrombozytenzählung nach Blutabnahme in einem Zitrat- oder Heparinröhrchen, Nachweis/Ausschluss von Agglutinaten im EDTA-Blutausstrich.

**LITERATUR**
Onkopedia Leitlinien – Immunthrombopenie (ITP) (Version 11/2013).
Onkopedia Leitlinien – Thrombozytopenien (Stand 12/2014).

## 4.15 Leitbefund Lymphknotenschwellung

**KASUISTIK**

Eine 52-jährige Patientin wird Ihnen von einer Hausarztpraxis überwiesen. Vor acht Wochen ist der Patientin erstmals eine Lymphknotenschwellung in der linken Axilla aufgefallen. An chronischen Erkrankungen sind eine arterielle Hypertonie und ein saisonales allergisches Asthma bronchiale bekannt. Weitere Vorerkrankungen sind Meniskus-OP nach Skiunfall vor 5 Jahren, Bandscheibenoperation LWS vor 14 Jahren, Melanomentfernung (Rücken) vor 10 Jahren, Hysterektomie bei Uterus myomatosus, Appendektomie. An regelmäßiger Medikation nimmt die Patientin Ramipril und HCT ein, zusätzlich saisonal bedarfsorientiert Salbutamol und Budesonid inhalativ. Außer Pollenallergie sind keine Allergien oder Unverträglichkeiten bekannt, die Patientin ist Nie-Raucherin.

### An welche Differenzialdiagnosen denken Sie bei Lymphknotenschwellungen?
- Infektionskrankheiten: z. B. HIV, infektiöse Mononukleose (EBV), Tbc, Pharyngitis (Streptokokken), Hautinfektionen, Lues, Bartonellose
- reaktive Lymphknotenschwellungen nach Trauma, Impfung etc.
- maligne Lymphome, Leukämien
- Metastasen
- Kollagenosen, rheumatoide Arthritis
- Sarkoidose
- Arzneimittelreaktion
- atopische Diathese

### Wie gehen Sie bei dieser Patientin weiter vor?
- gezielte Anamnese: lokale Symptome Lymphknoten oder im Drainagegebiet des Lymphknotens? Zeitliche Dynamik? Konstitutionelle Symptome (B-Symptomatik)? Epidemiologische Anhaltspunkte (u. a. Reiseanamnese, Tierkontakt, Zeckenbisse, Sexualanamnese…)?
- körperliche Untersuchung: Lymphknotenpalpation (weich, druckdolent, verschieblich versus derb, indolent, fixiert), generalisierte Lymphadenopathie? Hepatosplenomegalie? Hautveränderungen (inbes. im Drainagegebiet des Lymphknotens)? Gelenkschwellungen? Palpation der Mamma

Die Patientin gibt an, außer der sukzessive zunehmenden Schwellung keinerlei Symptome verspürt zu haben, weder lokal im Bereich von Lymphknoten und Drainagegebiet noch generalisiert im Sinne von B-Symptomen oder Krankheitsgefühl. Die Leistungsfähigkeit sei gut. Eine Impfung sei in jüngster Vergangenheit nicht erfolgt. Sie sei in den letzten zwei Jahren nicht im Ausland gewesen, ein Zeckenbiss sei nicht erinnerlich, engerer Tierkontakt (inbesondere Kratzverletzung durch Katze) habe nicht stattgefunden.
**Körperlicher Befund:** derber, nicht druckdolent vergrößerter Lymphknoten linke Axilla, darüber hinaus keine Lymphadenopathie, keine Organomegalie, unauffälliger Hautbefund, unauffälliger Palpationsbefund der Mamma.

### Welche Untersuchungen veranlassen Sie nun?
- Labor: Blutbild mit Differenzialblutbild, Leber- und Nierenwerte, Gerinnung, LDH
- Sonografie der Lymphknoten

Die bestimmten **Laborwerte** sind normwertig. Sonografisch lässt sich die klinisch diagnostizierte pathologische Lymphknotenschwellung links axillär nachvollziehen (drei prominente Lymphknoten, größter Lymphknoten ca. 4,3 × 3,8 cm).

## Wie interpretieren Sie den sonografischen Befund (➤ Abb. 4.13)?

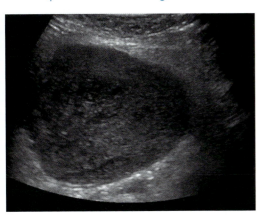

**Abb. 4.13** Sonografiebefund [M1003]

Es zeigt sich ein scharf begrenzter, rundlich konfigurierter Lymphknoten, echoarm mit inhomogenem Binnenmuster und fehlendem Hiluszeichen, somit hochgradig malignitätsverdächtig.

## Wie gehen Sie weiter vor?

Eine Histologiegewinnung ist anzustreben, bevorzugt durch sonografisch gesteuerte Punktion (ausreichend dicke Punktionsnadel für Histologie) oder chirurgische Probeexzision.

Mit Bestätigung der Diagnose eines Malignoms sind weitere Staging-Untersuchungen zur Erfassung des Ausbreitungsstadiums der Erkrankung indiziert.

> Histologisch findet sich eine subtotale Lymphknoteninfiltration durch ein malignes Melanom.
> Im Staging (PET-CT) findet sich neben der bekannten Lymphadenopathie links axillär eine disseminierte kleinknotige intrapulmonale Metastasierung. Weitere Organe oder Lymphknotenstationen sind nicht betroffen. Ein neuer Primarius kann nicht identifiziert werden (Inspektion Haut und Schleimhäute, Augenhintergrund), die alte OP-Narbe (kutanes Melanom Scapula links) ist reizlos. Die LDH im Serum ist weiterhin normwertig.

## Welches Stadium der Erkrankung liegt vor? Welche Klassifikation zur Stadieneinteilung des malignen Melanoms kennen Sie?

Es liegt eine disseminierte Erkrankung mit pulmonaler Fernmetastasierung und normwertiger LDH, entsprechend einem Stadium IV (T0, N2b, M1b(0)) nach AJCC (American Joint Committee on Cancer) vor (AJCC 8th Edition Cancer Staging System, 01/2018).

## Welche weiteren Informationen in Bezug auf den histopathologischen Befund benötigen Sie für die Behandlungsplanung?

Obligat wird die Kenntnis des BRAF-Mutationsstatus gefordert (mutiert in ca. 50 % aller Melanome). Falls negativ, soll nach einer aktivierenden Mutation im c-Kit Gen (gehäuft bei Schleimhaut- und akrolentiginösen Melanomen) gesucht werden. Wenn keine BRAF oder c-Kit Mutation nachweisbar ist, kann als Voraussetzung für den möglichen Einschluss in klinische Studien mit zielgerichteten Therapien die Bestimmung von NRAS (kutane Melanome) und GNA11 plus GNAQ (Uveamelanome) erwogen werden.

> Molekularpathologisch wird eine BRAF-V600E-Mutation nachgewiesen.

### Welche onkologischen Therapieoptionen kommen für die Patientin infrage?
- Immuntherapien: Nivolumab, Pembrolizumab (Anti-PD-1 Antikörper), Kombination Nivolumab + Ipilimumab (Anti-CTLA-4 Antikörper)
- zielgerichtete Therapien: Kombinationen BRAF- + MEK-Inhibitor Vemurafenib+Cobimetinib oder Dabrafenib +Trametinib

> Da aktuell kein erhöhter Remissionsdruck besteht, kommen sowohl eine Immuntherapie als auch eine zielgerichtete Therapie in Betracht. Von der Patientin wird eine immunologisch wirkende Antikörpertherapie favorisiert.

### Welcher weitere Biomarker kann für die Wahl der konkreten Immuntherapie ggf. ergänzend herangezogen werden?
Die Bestimmung von PD-L1 (PD-Ligand) auf Tumorzellen. Frühe Daten deuten darauf hin, dass der zusätzliche Nutzen einer kombinierten Immuntherapie aus Nivolumab und Ipilimumab gegenüber einer Nivolumab-Monotherapie vor allem bei Tumoren mit niedriger PD-L1-Expression (< 5 %) zum Tragen kommt (CheckMate 067, update minimales Follow-up 36 Monate).

> Die am Tumorgewebe nachbestimmte PD-L1-Expression beträgt 1 %.
> Nach ausführlicher Aufklärung über mögliche Vorteile (verbessertes Ansprechen, verlängertes progressionsfreies Überleben; Daten zum Gesamtüberleben noch unreif) und Nachteile (erhöhtes Toxizitätsrisiko) wird aufgrund des exzellenten Allgemeinzustands und der guten Organfunktion der 52-jährigen Patientin die Entscheidung für die Kombination Nivolumab plus Ipilimumab getroffen.
> Die ersten drei Infusionen im Abstand von je 3 Wochen werden von der Patientin bis auf leichten generalisierten Juckreiz gut vertragen. In der Folgewoche (Behandlungswoche 10) erfahren Sie, dass ihre Patientin aufgrund von über Tage hinweg zunehmenden starken krampfartigen Bauchschmerzen mit wässriger, im Verlauf auch geringfügig blutiger Diarrhöe stationär aufgenommen wurde (Stuhlfrequenz zuletzt ca. 8 × pro Tag, auch nachts).

### Was assoziieren Sie mit der geschilderten Symptomatik?
Es besteht der hochgradige Verdacht auf eine schwere Kolitis sowie Diarrhö (CTC Grad 3) als Ausdruck einer schwerwiegenden immunvermittelten unerwünschten Wirkung. Parallel zum Ausschluss infektiöser Ursachen ist daher eine unverzügliche hochdosierte intravenöse Kortikosteroidtherapie mit (1–)2 mg/kg pro Tag Methylprednisolon-Äquivalent indiziert.

### Welche weiteren immunvermittelten unerwünschten Wirkungen sind Ihnen bekannt?
- Pneumonitis
- Hepatitis
- Nephritis
- Endokrinopathien (Hypophysitis [Hypophyseninsuffizienz], Diabetes mellitus Typ I, Nebennierenrindeninsuffizienz [auch sekundär], Hyper-/Hypothyreose)
- Hautveränderungen

**ZUSATZINFORMATION**
Zur Abwendung bzw. Verringerung der Häufigkeit lebensbedrohlicher Verläufe mit Todesfällen ist eine frühzeitige konsequente Behandlung von immunvermittelten unerwünschten Wirkungen durch ausreichend hoch dosierte Kortikosteroide essenziell.

Unter hoch dosiertem Kortison bessert sich die Symptomatik prompt. Die Patientin kann nach 2 Wochen aus der Klinik entlassen, die Kortisonbehandlung in reduzierter Dosis ambulant weitergeführt werden. Die Immuntherapie bleibt ausgesetzt. In den folgenden Monaten zeigt sich ein gutes Ansprechen (sehr gute partielle Remission nach RECIST (response evaluation criteria in solid tumours) und irRC (immune-related response criteria)), langfristig ein stabiler Krankheitsverlauf.
Nach zwei Jahren verschlechtert sich der Allgemeinzustand akut. Es zeigt sich eine massive Progression der intrapulmonalen Metastasen, daneben neu disseminierte Lymphknotenschwellungen, neue Hautmetastasen sowie eine diffuse Lebermetastasierung.

### Welche Behandlung ist nun aus onkologischer Sicht indiziert?
Eine zielgerichtete Therapie mit der Kombination BRAF- und MEK-Inhibitor, d.h. entweder Vemurafenib + Cobimetinib oder Dabrafenib + Trametinib. Insbesondere bei hohem Remissionsdruck bei großer Tumormasse oder rasch progredienter Erkrankung ist unter zielgerichteter Therapie ein rascheres Ansprechen verglichen mit immunologischen Therapien zu erwarten.

**ZUSATZINFORMATION**
Die Wirksamkeit der zugelassenen Kombinationen Vemurafenib + Cobimetinib und Dabrafenib + Trametinib ist als vergleichbar einzustufen. Die Auswahl orientiert sich daher patientenindividuell vor allem an den potenziellen unerwünschten Wirkungen, die sich substanzspezifisch in einzelnen Punkten unterscheiden. Unter Vemurafenib ist bespielsweise mit einer erhöhten Photosensitivität, unter Dabrafenib vermehrt mit hoch fieberhaften Zuständen (Pyrexie) zu rechnen.

### Wie ist aktuell die Prognose des metastasierten malignen Melanoms?
Verglichen mit dem historischen Therapiestandard Dacarbazin als Monotherapie mit einem medianen Gesamtüberleben zwischen 5–10 Monaten werden durch moderne Immuntherapien und zielgerichtete Substanzen in den entsprechenden klinischen Studien mediane Überlebensraten von bis zu 36 Monaten (3-Jahres-OS > 50 %) erreicht (z.B. CheckMate 067 update 2017). Speziell unter Behandlung mit Immuntherapien wird dabei immer eine relevante Anzahl an Langzeit-Überlebenden beobachtet (10–20 %; in Phase I Dosisfindungsstudie Nivolumab 34 % 5-Jahres-Überleben im Studienpatientenkollektiv; Hodi et al., AACR abstr. 2016).

### Mit welchen Komplikationen ist im weiteren Krankheitsverlauf zu rechnen? Mit welchen Behandlungsansätzen können Sie diesen begegnen?
- Hirnmetastasen mit epileptischen Anfällen: Radiatio, antikonvulsive Therapie, Dexamethason bei Hirnödem
- Knochenmetastasen mit Schmerzen, pathologischen Frakturen: Bisphosphonate oder Denosumab, Radiatio, ggf. chirurgischer Eingriff
- Maligner Pleuraerguss: ggf. Pleurodese oder PleurX-Katheter
- Leberkapselschmerz, Leberversagen, hepatorenales Syndrom: Dexamethason bei Leberkapselschmerz

### Welche weiteren Aspekte sollten frühzeitig im Krankheitsverlauf bei metastasiertem Melanom berücksichtigt werden?
- Rehabilitationspotenzial, ggf. Hilfsmittelversorgung
- palliativmedizinische Angebote: Information über Versorgungsstrukturen und Unterstützungsangebote, Advance Care Planning (u.a. Patientenverfügung, Vorsorgevollmacht, weitere Vorausverfügungen), Aktivierung von Ressourcen/Einbindung von Angehörigen
- Sozialmedizinische Aspekte: Arbeitsfähigkeit, ggf. berufliche Wiedereingliederung, Erwerbsminderung/-unfähigkeit etc.

### Welche Formen palliativmedizinischer Versorgung kennen Sie?
- Allgemeine Palliativversorgung (APV; überwiegende Mehrzahl aller Patienten)
  - ambulant: Hausarzt, Pflegedienst/-heim, ambulante Hospizdienste
  - stationär: allgemeine Krankenhausstationen
- Spezialisierte Palliativversorgung (SPV; besondere Komplexität als Voraussetzung)
  - ambulant: spezialisierte ambulante Palliativversorgung (SAPV), Palliativambulanz
  - stationär: Hospiz, Palliativstation, spezialisierter Palliativ-Konsiliardienst im Krankenhaus

### Nennen Sie einige medizinische, rechtliche und politische Grundlagen, auf denen die palliativmedizinische Versorgung in Deutschland beruht.
- S3-Leitlinie Palliativmedizin (Deutsche Gesellschaft für Palliativmedizin)
- Rechtsanspruch aus Gesetzen: u.a. Sozialgesetzbuch V (§ 37b – spezialisierte ambulante Palliativversorgung, § 39a – stationäre und ambulante Hospizleistungen), Gesetz zur Verbesserung der Hospiz- und Palliativversorgung (HPG)
- Charta zur Betreuung schwerstkranker und sterbender Menschen in Deutschland

**LITERATUR**
Onkopedia Leitlinien – Melanom (Version 10/2014).
ESMO Clinical Practice Guidelines – Cutaneous Melanoma (Version 09/2016). www.esmo.org/guidelines.
Larkin J, Chiarion-Sileni V, et al. Combined Nivolumab and Ipilimumab or Monotherapy in Untreated Melanoma. N Engl J Med 2015 Jul 2; 373(1): 23–34 (CheckMate 067).
Wolchok JD, Chiarion-Sileni V, et al. Overall Survival with Combined Nivolumab and Ipilimumab in Advanced Melanoma. N Engl J Med 2017 Oct 5; 377(14): 1345–1356 (CheckMate 067 update).
Hodi FS et al. AACR 2016, Abstr. CT001.
Deutsche Gesellschaft für Palliativmedizin – S3 Leitlinie Palliativmedizin für Patienten mit einer nicht heilbaren Krebserkrankung (Version 05/2015). www.dgpalliativmedizin.de.
Bundesministerium der Justiz und für Verbraucherschutz (www.bmjv.de): § 37b SGB V – Spezialisierte ambulante Palliativversorgung, § 39a SGB V – Stationäre und ambulante Hospizleistungen.
Gesetz zur Verbesserung der Hospiz- und Palliativversorgung (HPG) (01.12.2015).
Charta zur Betreuung Schwerstkranker und Sterbender. www.charta-zur-betreuung-sterbender.de.

# KAPITEL 5

Volker Klauss und Andreas König

# Kardiologie

| | | |
|---|---|---|
| 5.1 | Leitsymptom Umfangsvermehrung der Beine | 290 |
| 5.2 | Leitsymptom Belastungsdyspnoe und Angina pectoris | 297 |
| 5.3 | Leitsymptom Belastungsdyspnoe | 307 |
| 5.4 | Leitsymptom Zunehmende Dyspnoe und Müdigkeit | 315 |
| 5.5 | Leitsymptom reversibler Bewusstseins- und Tonusverlust | 321 |
| 5.6 | Leitbefund große Blutdruckamplitude | 326 |
| 5.7 | Leitsymptom akute Brustschmerzen I | 334 |
| 5.8 | Leitsymptom akute Brustschmerzen II | 340 |
| 5.9 | Leitsymptom Brustschmerzen unter Belastung | 346 |
| 5.10 | Leitsymptom akutes Fieber | 352 |
| 5.11 | Leitsymptom Herzrasen | 358 |
| 5.12 | Leitbefund Hypertonie | 367 |
| 5.13 | Leitsituation präoperative kardiale Abklärung | 369 |
| 5.14 | Leitsymptom Ruhedyspnoe | 372 |

# 5.1 Leitsymptom Umfangsvermehrung der Beine

## KASUISTIK

Ein 39-jähriger Patient stellt sich bei Ihnen in der Notaufnahme vor. Seit einigen Tagen bemerke er eine Umfangszunahme seiner Beine und ein steigendes Körpergewicht. Weiterhin schwitzt der Patient seit drei bis vier Tagen stark und muss nachts zwei- bis dreimal Wasser lassen. Er verneint Thoraxschmerzen. Vor drei Wochen habe er eine Abgeschlagenheit bemerkt, ebenso hellen Auswurf und Reizhusten. Bis auf eine Unterschenkelthrombose vor einem Jahr sind keine Vorerkrankungen erinnerlich. Kardiovaskuläre Risikofaktoren liegen nicht vor.

**Körperlicher Untersuchungsbefund** bei Aufnahme: 181 cm, 89,4 kg, Puls 100/min, arrhythmisch, Blutdruck 110/80 mmHg, 3/6-Holosystolikum über der Herzspitze fortgeleitet in die Axilla, leicht erhöhter Jugularvenendruck, beiderseits Vesikuläratmen, rechts basal ohrnahe leise, feuchte Rasselgeräusche, Dämpfung perkutorisch rechts bis knapp unterhalb der Skapula, ansonsten unauffälliger körperlicher Untersuchungsbefund.

Befunden Sie bitte das nachfolgende Ruhe-EKG (Rhythmusstreifen, Brustwandableitungen) des Patienten bei Aufnahme (➤ Abb. 5.1).

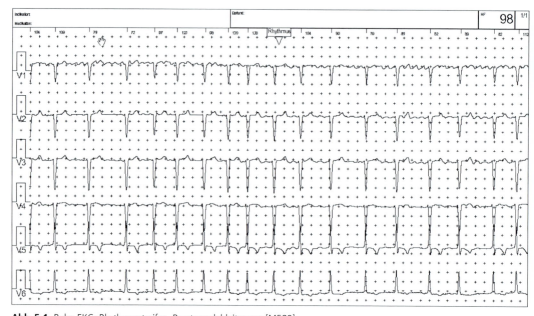

**Abb. 5.1** Ruhe-EKG: Rhythmusstreifen, Brustwandableitungen [M589]

Es besteht Vorhofflimmern (Herzfrequenz 79–130/min), T-Negativierungen über $V_5$ und $V_6$. Zögerliche R-Progression.

Wie beurteilen Sie den Röntgen-Thorax des Patienten bei Aufnahme (➤ Abb. 5.2 und ➤ Abb. 5.3)?
Linksventrikulär betontes Herz. Deutliche Pleuraergüsse beidseits. Ein pneumonisches Infiltrat ist nicht sicher auszuschließen. Keine relevante pulmonalvenöse Stauung.

## KASUISTIK

In der Blutuntersuchung finden sich bei Aufnahme erhöhte Entzündungsparameter, eine doppelt über die Norm erhöhte CK sowie ein gering positives Troponin T.

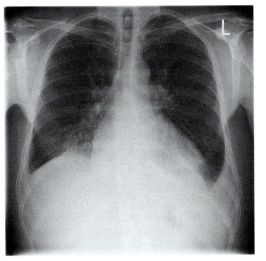
Abb. 5.2 Röntgenaufnahme des Thorax [M589]

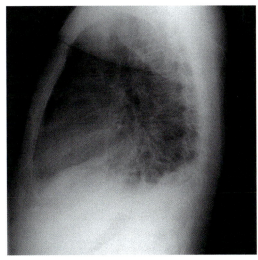
Abb. 5.3 Röntgenaufnahme des Thorax [M589]

### Nennen Sie Differenzialdiagnosen für eine Troponinerhöhung.
- Myokardinfarkt
- Herzinsuffizienz
- Myokarditis
- Rhabdomyolyse
- hypertensive Krise
- Tachykardien
- Lungenembolie
- infiltrative Myokarderkrankungen.

### Wie lautet Ihre Verdachtsdiagnose?
Myokarditis.

### Der Patient wird stationär aufgenommen. Welche weitere Diagnostik würden Sie anordnen?
- Ergänzendes Labor inklusive Serologie der kardiotropen Viren
- Echokardiografie mit folgenden Fragestellungen: linksventrikuläre Funktion (globale Funktionseinschränkung oder regionale Wandbewegungsstörungen), linksventrikulärer Diameter, Abklärung LV-Thromben, Klappenmorphologie, Graduierung Mitralklappeninsuffizienz, rechtsventrikuläre Größe und Funktion, Abschätzung pulmonalarterieller Druck (Druckgradient über Trikuspidalklappe + rechtsatrialer [RA-]Druck), Durchmesser und Atemspiel V. cava (subkostale Anlotung)
- Herzkatheteruntersuchung mit folgenden Fragestellungen: Ausschluss koronare Herzerkrankung, Druckwerte im großen und kleinen Kreislauf, ggf. rechtsventrikuläre Endomyokardbiopsie mit Histologie, Immunhistologie, Virusdiagnostik
- kardiales MRT: Eine Kardio-MRT ist inzwischen die Methode der Wahl zum Nachweis einer Myokarditis nach vorausgegangenem Ausschluss eines akuten Koronarsyndroms bei positiven kardialen Markern
- Langzeit-EKG: Ausschluss von Arrhythmien über das Vorhofflimmern hinaus

**Labor:** erhöhter IgM-Titer für Coxsackie-Virus B6.
**Echokardiografie:** Aortenwurzel und Aortenklappe unauffällig, rechter Ventrikel normal, rechter Vorhof mäßig, linker Vorhof und Ventrikel deutlich vergrößert, Wanddicken normal, Globalfunktion deutlich eingeschränkt, Mitralklappe leicht myxomatös verdickt, Bewegung normal, mäßige Insuffizienz, über der Trikuspidalklappe Druckgradient 30 mmHg, kein Perikarderguss.
**Linksherzkatheter:** Herzkranzarterien unauffällig. Lävokardiografie: deutlich vergrößerter linker Ventrikel mit reduzierter Ejektionsfraktion (29 %), diffuse Hypokinesie, erhöhter Füllungsdruck (LV-end: 25 mmHg). Mitralklappeninsuffizienz Grad II.
**Rechtsherzkatheter:** pulmonale Hypertonie (mittlerer PA-Druck 35 mmHg). CT-Thorax: kein Hinweis auf eine Lungenembolie.
**Herz-MRT:** Anzeichen einer Entzündung (Ödem), ggf. H.a. eine verstärkte Durchblutung (Hyperämie) im Rahmen eines Entzündungsgeschehens; Identifizierung von irreversibel geschädigtem Myokard (nekrotisch im akuten Stadium/fibrotisch im chronischen Stadium).

### Wie würden Sie bei dem Patienten zunächst vorgehen?
- körperliche Schonung, EKG-Monitoring
- medikamentöse Herzinsuffizienztherapie: Diuretika, ACE-Hemmer und (ggf. zunächst) Digitalis bei tachykardem Vorhofflimmern, im Verlauf ggf. Betablocker, Antikoagulation
- ggf. Punktion der Pleuraergüsse. **Cave:** erhöhtes Blutungsrisiko bei Antikoagulation
- nach Rekompensation: Versuch der elektrischen Kardioversion unter Betablocker

### Welche apparative Untersuchung ist vor der Kardioversion indiziert?
Eine transösophageale Echokardiografie zum Ausschluss von Thromben.

Die Kardioversion unter Betablocker ist bei dem Patienten nicht anhaltend erfolgreich.

### Würden Sie eine erneute Kardioversion empfehlen?
Ein erneuter Kardioversionsversuch, z. B. nach Aufsättigung mit Amiodaron, ist nach Aufklärung über Nebenwirkungen und Vorsichtsmaßnahmen insbesondere aufgrund des Alters des Patienten zu empfehlen.

### Was sind die Nebenwirkungen und Monitoringmaßnahmen unter einer Therapie mit Amiodaron?
- Schilddrüsendysfunktion aufgrund des Jodgehalts (bis 40 %) – regelmäßige TSH-Kontrolle; Hyper- und Hypothyreose möglich!
- Mikroablagerungen in der Kornea (bis 90 %) – Kontrolle durch Augenarzt
- Photosensibilisierung und Hyperpigmentation der Haut unter Sonnenexposition – Sonnenschutz
- Entwicklung einer schweren interstitiellen Lungenfibrose, fibrosierende Alveolitis (bis 5 %) – Lungenfunktionstests
- toxische Hepatitis
- Wechselwirkung: Erhöhung des Digoxinspiegels (-> ggf. Dosisreduktion Digoxin erforderlich)

### Nach der zweiten Kardioversion erhalten Sie folgendes Ruhe-EKG bei dem Patienten (➤ Abb. 5.4). War die Kardioversion erfolgreich?
Ja, es liegt ein Sinusrhythmus vor, 62/min, T-Negativierung in $V_3$–$V_6$, positiver Sokolow-Lyon-Index. QTc-Zeit unter Amiodaron verlängert.

Vermutlich liegt eine Herzinsuffizienz auf dem Boden einer Myokarditis vor, am ehesten bedingt durch eine Infektion mit Coxsackie-Virus B6 (bei Aufnahme erhöhter IgM-Titer). Im weiteren Verlauf wird der Titer negativ.

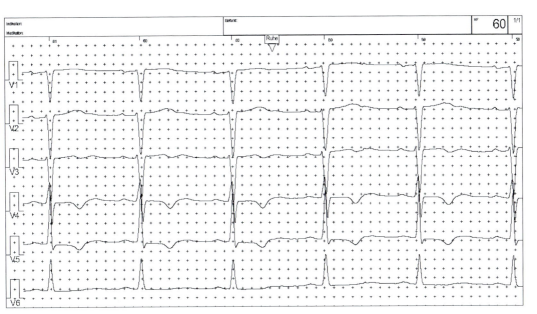

**Abb. 5.4** Ruhe-EKG [M589]

### Halten Sie zur weiteren Abklärung eine Myokardbiopsie für notwendig?
Aufgrund des serologischen Befundes und der fehlenden therapeutischen Relevanz ist eine Myokardbiopsie nicht zwingend erforderlich.
Bei unklarer Ätiologie und therapierefraktärem Krankheitsbild ist jedoch eine Myokardbiopsie indiziert.

### Nennen Sie weitere Erreger, die zu einer Myokarditis führen können.
- Viren (überwiegend), besonders Enteroviren, Coxsackie B1–B6, Coxsackie A, Herpes-, Influenza-, Adeno- und ECHO-Viren
- Bakterien, z. B. *Borrelia burgdorferi*, Staphylokokken, Enterokokken, β-hämolysierende Streptokokken der Gruppe A
- Bakterielle Erreger wie Brucellen, *Corynebacterium diphtheriae*, *Mycobacterium tuberculosis* und Pneumokokken (alle selten bei Patienten mit intaktem Immunsystem)
- Pilze bei Abwehrschwäche
- Protozoen, z. B. *Trypanosoma cruzi*, häufig in Südamerika (Chagas-Krankheit), in Europa selten
- Helminthen, z. B. Trichinen

### War der Verlauf bei dem genannten Patienten typisch für eine Myokarditis?
In der Mehrzahl der Fälle verläuft die Myokarditis asymptomatisch oder nur mit geringer Symptomatik, selten kommt es zu fulminanten Verläufen mit tödlichem Ausgang.

### Welche Verläufe sind im Rahmen einer Myokarditis möglich?
- fulminanter Verlauf: akut kranker Patient; vorausgegangene Viruserkrankung; hochgradig eingeschränkte linksventrikuläre Funktion; Histologie: multiple Foci einer aktiven Myokarditis; Spontanremission, aber auch tödlicher Ausgang möglich
- akute Myokarditis: linksventrikuläre Funktion zunächst erhalten; Übergang in dilatative Kardiomyopathie möglich

- chronisch aktive Myokarditis: linksventrikuläre Funktionsstörung mit Inflammation
- chronisch persistierende Myokarditis: persistierend histologisch Infiltrate, fokal Myokardnekrose; keine linksventrikuläre Funktionsstörung

### Fassen Sie die Symptomatik der infektiösen Myokarditis kurz zusammen.
Müdigkeit, Schwäche (Leistungsminderung), Herzklopfen, Tachykardie, andere Herzrhythmusstörungen, Zeichen der Herzinsuffizienz (wie bei dem genannten Patienten). Die Beschwerden stehen meist mit einem vor Wochen stattgehabten Infekt in Zusammenhang.

### Wie schätzen Sie die Prognose einer Virusmyokarditis ein?
- in 80 % der Fälle Ausheilung oder Persistenz nichtkomplexer Rhythmusstörungen (Extrasystolie)
- in 15 % der Fälle chronischer Verlauf mit Entwicklung einer dilatativen Kardiomyopathie mit Herzinsuffizienz, besonders bei hochgradig eingeschränkter linksventrikulärer Funktion
- selten Tod bei akuten Komplikationen (z. B. Rhythmusstörungen)
- schlechtere Prognose bei Entwicklung einer pulmonalen Hypertonie

### Welche Ursachen außer einer infektiösen Myokarditis kennen Sie für eine akute kardiale Dekompensation?
- Ischämie: akutes Koronarsyndrom (ggf. akute Mitralklappeninsuffizienz), rechtsventrikulärer Infarkt
- Herzklappenerkrankung: Klappenstenose, -insuffizienz; Endokarditis, Aortendissektion
- Herzmuskelerkrankung: postpartale Kardiomyopathie
- Hypertonie/arrhythmogen: hypertensive Herzerkrankung, Tachykardiomyopathie
- medikamentös-toxische Form der Myokarditis: nach Therapie mit z. B. Phenothiazinen, trizyklischen Antidepressiva, Anthrazyklinen; Alkohol
- Kreislaufversagen: Sepsis, Thyreotoxikose, Anämie
- neuromuskuläre Erkrankungen, Stoffwechsel- und endokrine Erkrankungen
- Autoimmune Form: Sarkoidose, systemischer Lupus erythematodes, Sklerodermie, Vaskulitiden

### Wie ist Perikarditis gegenüber der Myokarditis abzugrenzen?
Bei der Perikarditis ist zunächst nur der bindegewebige Herzbeutel betroffen, echokardiografisch liegt bei guter Pumpfunktion häufig ein Perikarderguss vor. Die Patienten klagen primär über heftige stechende thorakale Schmerzen, im EKG zeigen sich ggf. ST-Hebungen oder anderweitige schwere Erregungsrückbildungsstörungen, die eine invasive Diagnostik zum Ausschluss eines ACS notwendig machen. Ist Myokardgewebe oder das Endokard mitbetroffen, spricht man von Perimyokarditis bzw. Pankarditis.

### Nehmen Sie eine klinische Einteilung sowie Risikostratifizierung bei diesen Patienten vor.
- akute Perikarditis: Thoraxschmerzen, Perikardreiben, EKG-Veränderungen (ST-Hebung), Perkarderguss, Entzündungsmarker
- persistierend: Perikarditis > 4–6 Wochen
- rezidivierend: Rezidiv nach einem symptomfreien Intervall von 4–6 Wochen
- chronisch: > 3 Monate

**Kriterien für eine stationäre Behandlung** von Patienten mit Perikarditis sind:
- **Majorkriterien:** Fieber, subakuter Beginn, großer Perikarderguss bzw. -tamponade sowie fehlendes Ansprechen auf Aspirin oder nichtsteroidale Antiphlogistika (NSAR)
- **Minorkriterien:** myokardiale Beteiligung, Immunsuppression, stattgehabtes Trauma, Therapie mit Antikoagulanzien, V. a. spezifische Ursachen (Tbc, autoimmun, Neoplasie)

## Wie würden Sie weiter differenzieren?
infektiös: häufig viral – ähnlich Myokarditis
nicht-infektiös: autoimmun, metabolisch, medikamentenassoziiert, neoplastisch
traumatisch: Post-Myokardinfarkt (Dressler), Perikardiotomie

## Wie gehen Sie vor?
Virusserologie bei Verdacht auf HIV- und/oder HCV(III,C)-Infektion.
Tuberkulose mit HIV-Erkrankung nur in Entwicklungsländern oder bei entsprechendem Migrationshintergrund.

## Wann würden Sie eine Perikardiozentese durchführen?
- Verdacht auf purulenten, tuberkulösen, neoplastischen Perikarderguss
- Herzbeuteltamponade und/oder großer (>20 mm in Diastole) Perikarderguss
- symptomatischer Perikarderguss (10–20 mm) ohne Therapieansprechen

## Wie würden Sie eine Perikarditis therapieren?
- Colchicin bei akuter, chronischer und rezidivierender Perikarditis (0,5 mg/diem bzw. 2 × 0,5 mg/diem bei Patienten > 70 kg KG).
  - Nicht bei eingeschränkter Leberfunktion, bei Dialysepatienten und während Schwangerschaft.
  - Dosishalbierung bei eingeschränkter Nierenfunktion (GFR < 60 ml/min).
- **Cave:** Keine Kortikoidtherapie bei infektiöser Genese, sonst niedrig dosiert bei nicht ausreichendem Ansprechen von ASS/NSAR.
- NSAR: Ibuprofen 600 mg alle 8 h, je nach Ansprechen Reduktion um 200–400 mg alle 1–2 Wochen.
- ASS: 500–100 mg alle 6–8 h, je nach Ansprechen. Reduktion um 250–500 mg alle 1–2 Wochen.

Eine Kardiomyopathie liegt vor, wenn eine kardiale Ischämie, hypertensive Herzerkrankung, Herzklappenerkrankung oder ein kongenitales Vitium ausgeschlossen wurde.
Bei der **primären oder idiopathischen Kardiomyopathie** sind unterschiedliche Vererbungsgänge und Gendefekte bekannt.

## Nennen Sie die Einteilung der wichtigsten Kardiomyopathien und beschreiben Sie jeweils einige Charakteristika.
- **dilatative Kardiomyopathie:** vergrößerter linker Ventrikel; es besteht eine systolische eingeschränkte Ejektionsfraktion, zusätzlich treten Störungen der diastolischen Funktion auf (Störung der Dehnbarkeit des Herzmuskels). Herzinsuffizienz, Vorhofflimmern und ventrikuläre Arrhythmie sind die klinischen Leitbefunde. Ursachen: familiär, infektiöse Myokarditis, entzündliche Myokarditis, toxische oder metabolische Kardiomyopathie
- **hypertrophische Kardiomyopathie mit oder ohne Obstruktion:** Die diastolische Ventrikelfunktion ist gestört, das linksventrikuläre Volumen normal oder reduziert. Der systolische Druckgradient über der Obstruktion wird verursacht durch eine Myokardhypertrophie (oftmals betonte Septumhypertrophie). Es ist ein autosomal-dominanter Erbgang bekannt. Oft besteht keine oder nur geringe Symptomatik, aber die Gefahr des plötzlichen Herztodes, vor allem bei jugendlichen Patienten.
- **restriktive Kardiomyopathie:** Eine endomyokardiale Vernarbung führt zu einer Füllungsstörung (diastolische Dysfunktion) bei meist erhaltener systolischer Funktion. Die idiopathische restriktive Kardiomyopathie tritt ohne ventrikuläre Dilatation und Hypertrophie auf bei vergrößerten Vorhöfen. Leitbefund ist die Herzinsuffizienz. Die Diskrepanz zwischen Herzgröße und Ausmaß der Herzinsuffizienz ist charakteristisch für die restriktive Kardiomyopathie.
Ursachen: z. B. Amyloidose, Hämochromatose

- **arrhythmogene rechtsventrikuläre Dysplasie:** RV-Funktion häufig reduziert, Funktion und Dimension des linken Ventrikels häufig normal, ventrikuläre Tachyarrhythmie, plötzlicher Herztod auch bei jungen Patienten.

### Erläutern Sie die Klassifikation der hypertrophischen Kardiomyopathie genauer.
Hypertrophische Kardiomyopathie mit oder ohne Obstruktion.

### Welche Symptome oder Komplikationen können bei der hypertrophischen Kardiomyopathie auftreten?
Sie verläuft meist asymptomatisch, nur in 10–20 % der Fälle treten erhebliche **Symptome** auf: allgemeine Leistungsminderung, Dyspnoe überwiegend bei Belastung, typische oder atypische Angina pectoris, Palpitationen, Schwindel und Synkope (bei Synkopen ist die Inzidenz an ventrikulären Tachykardien erhöht).

**Komplikationen** sind Vorhofflimmern, ventrikuläre Tachykardien, Kammerflimmern, bradykarde Rhythmusstörungen, systemische Embolien, infektiöse Endokarditis und Herzinsuffizienz.

Der plötzliche Herztod ist mit 50–90 % die häufigste Todesursache. Es besteht ein erhöhtes Risiko bei positiver Familienanamnese für hypertrophische Kardiomyopathie, Adoleszenz oder jungem Erwachsenenalter, vorausgegangenen Synkopen unklarer Genese, schwerer Hypertrophie, ventrikulären Tachykardien und ausgeprägter Obstruktion. Ein plötzlicher Herztod ereignet sich vor allem bei oder unmittelbar nach körperlicher Belastung. Die hypertrophische Kardiomyopathie ist die häufigste Todesursache bei jungen Leistungssportlern.

### Würden Sie einem Patienten mit hypertrophischer Kardiomyopathie die Untersuchung der Familienangehörigen empfehlen?
Ja, eine echokardiografische Screening-Untersuchung der Familienangehörigen ist sinnvoll, da es sich bei der hypertrophischen Kardiomyopathie in 50 % um familiäre Fälle handelt, die autosomal-dominant mit inkompletter Penetranz vererbt werden. Eine genetische Beratung wird empfohlen.

### Welche Empfehlungen geben Sie einem asymptomatischen Patienten mit hypertrophischer Kardiomyopathie?
- schwere körperliche Belastungen vermeiden (kein Wettkampfsport)
- hypovolämische Zustände vermeiden

### Wie therapieren Sie einen asymptomatischen oder nur gering symptomatischen Patienten mit hypertrophischer Kardiomyopathie?
- Beim asymptomatischen Patienten ist die Behandlungsindikation nicht gesichert: Die medikamentöse Therapie verhindert weder die Hypertrophieprogression noch Komplikationen.
- Bei gering symptomatischen Patienten (Belastungsdyspnoe, Thoraxschmerzen) ist ein Betablocker oder Verapamil als Basistherapie zu empfehlen (Reduzierung der Auswurfgeschwindigkeit, verspäteter Spitzenfluss im linken Ventrikel verringert die Obstruktion und verhindert den mitral-septalen Kontakt – Verlängerung der Diastole, Reduzierung der Inotropie), Antikoagulation bei Vorhofflimmern.
- Eine primär prophylaktische ICD-Implantation ist indiziert in Abhängigkeit vom 5-Jahres-Risiko für einen plötzlichen Herztod („HCM Risk-SCD Score").

Als allgemeine Regeln gelten:
- keine positiv inotropen Substanzen (Digitalis nur bei Vorhofflimmern, wenn Betablocker oder Kalzium-Antagonisten vom Verapamil-Typ ineffektiv sind)
- keine potenten Vasodilatatoren wie Nitrate und ACE-Hemmer
- Vorsicht mit Diuretika (nur indiziert bei kongestiven Verläufen in Verbindung mit Betablockern oder Verapamil; Diuretika reduzieren die Nachlast und verstärken dadurch die Obstruktion)

**Wann ist eine interventionelle (TASH – transcoronary ablation of septal hypertrophy) oder operative Behandlung (Myektomie) der hypertrophischen obstruktiven Kardiomyopathie indiziert?**
Nach sorgfältiger Evaluierung des Mechanismus der Obstruktion (Aortenklappenstenose), Ausschluss anderer Ursachen (Vorhofflimmern/KHK) und bei konservativ unter Betablocker und Kalziumantagonisten nicht erreichbarer Besserung des Krankheitsbildes.

### LITERATUR
2016 ESC Guidelines for the diagnosis and treatment of acute and chronic heart failure. Eur Heart J 2016; doi:10.1093/eurheartj/ehw128.
2014 ESC Guidelines on diagnosis and management of hypertrophic cardiomyopathy. Eur Heart J 2014; 35: 2733–2779; doi:10.1093/eurheartj/ehu284.
2015 ESC Guidelines for the diagnosis and management of pericardial diseases. Eur Heart J 2015; 36: 2921–2964; doi:10.1093/eurheartj/ehv318.
Kommentar zu den 2015-Leitlinien der Europäischen Gesellschaft für Kardiologie (ESC) zu Perikarderkrankungen. Kardiologe 2017; 11:291–294; doi 10.1007/s12181-017-0137-1.

## 5.2 Leitsymptom Belastungsdyspnoe und Angina pectoris

### KASUISTIK
Eine 63-jährige Patientin wird mit Verdacht auf Progression der bekannten KHK (Z. n. Myokardinfarkt und Dreifach-Bypass-Operation vor 7 Jahren) bei pathologischer Ergometrie vom betreuenden Hausarzt stationär eingewiesen. Die Patientin klagt über zunehmende Belastungsdyspnoe, belastungsinduzierte Angina pectoris wird verneint. Orthopnoe, subjektiv bemerkte Rhythmusstörungen und Schwindel bestehen nicht. Seit 4 Wochen seien gelegentlich Beinödeme aufgetreten. Das Gewicht wurde nicht kontrolliert.
**Kardiovaskuläre Risikofaktoren:** NIDDM Typ 2, Hypercholesterinämie, kein Nikotinkonsum, Familienanamnese negativ, arterieller Hypertonus, Adipositas.
Bei der **körperlichen Untersuchung** beträgt der Blutdruck am rechten Arm 190/110 mmHg, am linken Arm 200/110 mmHg, Frequenz 80/min, Gewicht 90 kg, Größe 164 cm. Pulmonale und kardiale Auskultation sind unauffällig. Geringe prätibiale Ödeme.
In der **Laboruntersuchung** am Aufnahmetag sind pathologisch: Kreatinin 1,3 mg/dl, GFR 53 ml/min, Glukose 220 mg/dl, $HbA_{1c}$ 9,0 %, LDL-Cholesterin 180 mg/dl, TG 230 mg/dl. Hs-TpT ist negativ.
Die **medikamentöse Therapie** besteht aus ASS 100 mg, Enalapril 2 × 40 mg, Metoprololsuccinat 2 × 23,75 mg, HCT 25 mg, Amlodipin 2 × 2,5 mg, Metformin 2 × 1.000 mg, Candesartan 2 × 8 mg. Kein Statin.

**Was fällt Ihnen bei dieser medikamentösen Einstellung auf?**
Fünffachkombination bei arterieller Hypertonie, offensichtlich nicht ausreichend eingestellter Blutdruck. Enalapril über die Empfehlung hinausgehend (2 × 20 mg/d) dosiert. Metoprolol sowie Amlodipin liegen unterhalb der empfohlenen oberen Tagesdosis. Es findet sich eine Kombination aus ACE- und $AT_1$-Blockern, die nach den jüngsten Empfehlungen nicht mehr eingesetzt werden soll.

**Sind solch hohe, über die Empfehlungen hinausgehenden Dosierungen sinnvoll?**
In Einzelfällen sicher möglich, wenn ein therapeutischer Effekt dokumentiert werden kann, sollten grundsätzlich aber vermieden werden, da außerhalb der Zulassung.

Das folgende Ruhe-EKG wurde bei Aufnahme der Patientin geschrieben (➤ Abb. 5.5). Bitte befunden Sie es!

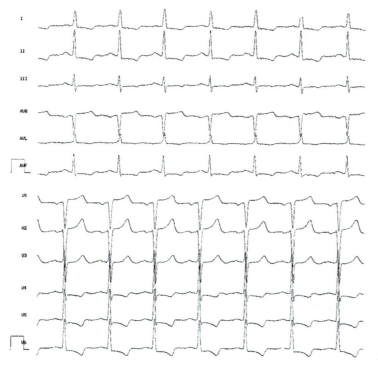

Abb. 5.5  EKG [M589]

Es finden sich deszendierende ST-Strecken-Veränderungen über der Hinter- und Vorderwand, vereinbar mit z. B. hypertensiver Herzerkrankung.

Wie beurteilen Sie den Röntgen-Thorax der Patientin bei Aufnahme (➤ Abb. 5.6)?

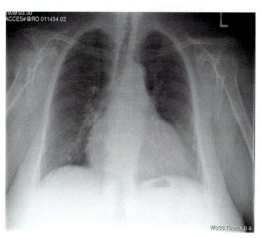 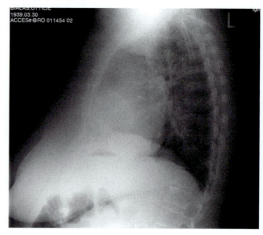

Abb. 5.6  Röntgen-Thorax bei Aufnahme [M589]

Z. n. Sternotomie. Global über die Norm vergrößertes Herz. Geringe Verbreiterung des oberen Mediastinums nach rechts.

## KASUISTIK
Die vom Hausarzt mitgegebene **Ergometrie** zeigt eine eindeutige belastungsabhängige Zunahme der vorbestehenden ST-Strecken-Senkungen.

### Welche Untersuchung schlagen Sie zur Abklärung der pathologischen Ergometrie vor?
Herzkatheteruntersuchung.

### Der Stationsarzt möchte den Herzkatheter am gleichen Tag durchführen lassen. Wie stehen Sie dazu?
Mehrere Gründe sprechen gegen diesen Zeitplan.
- Erstens nimmt die Patientin Metformin ein und hat gleichzeitig eine eingeschränkte Nierenfunktion (Kreatinin 1,3 mg/dl). Bei dieser Konstellation wurde in wenigen Fällen eine schwere Laktatazidose mit fatalem Ausgang beobachtet.
- Zweitens sind die aktuellen Blutdruckwerte im Hinblick auf eine invasive Untersuchung mit einer arteriellen Punktion bei gleichzeitig bestehender Adipositas nicht unproblematisch. Hier sollte, wenn entsprechende Erfahrung besteht, ein Zugang über die A. radialis erfolgen.
- Drittens muss die Aufklärung zur elektiven Herzkatheteruntersuchung 24 Stunden vor dem Eingriff erfolgen. Nur bei dringenden bzw. notfallmäßigen Untersuchungen kann auf diese Frist verzichtet werden, diese besonderen Indikationen treffen in unserem Fall aber nicht zu.

## KASUISTIK
Es wird beschlossen, zunächst die blutdrucksenkende Behandlung weiter zu optimieren.
Während 2 Tagen stationären Aufenthalts wurden Amlodipin auf 1 × 10 mg sowie Metoprolol auf 2 × 47,5 mg erhöht. Enalapril wurde auf 2 × 20 mg reduziert, Candesartan wurde abgesetzt; darunter jetzt RR-Werte zwischen 150 und 170 mmHg systolisch. Der klinische Zustand ist deutlich gebessert.
Der **Herzultraschall** ergab den folgenden Befund (➤ Abb. 5.7):

### Wie beurteilen Sie das Ultraschallbild (➤ Abb. 5.7)?

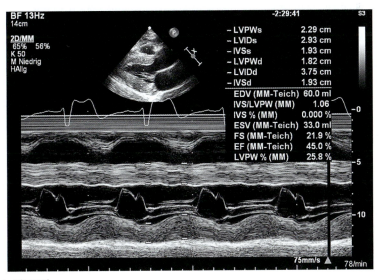

**Abb. 5.7** Ultraschall [M589]

Es findet sich eine ausgeprägte linksventrikuläre Hypertrophie. Das Ausmaß dieser Wandverdickung und die Echogenität passen nicht zu einer nur durch Hypertonie bedingten Hypertrophie, sondern eher zu einer Speichererkrankung.

Es stellt sich heraus, dass diese Befunde von einem anderen Patienten stammen und irrtümlicherweise in die Unterlagen aufgenommen wurden. Nun liegt der richtige Herzultraschallbefund vor (➤ Abb. 5.8):

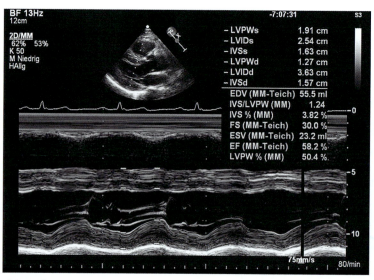

**Abb. 5.8** Ultraschall [M589]

### Wie beurteilen Sie den Befund?
Es zeigt sich eine deutliche Verdickung des linksventrikulären Septums sowie der posterioren Wand.

> **KASUISTIK**
> Am 3. Tag erfolgt die **Herzkatheteruntersuchung** mit folgendem Ergebnis: Die Lävokardiografie zeigt einen normal großen linken Ventrikel mit normaler Funktion, keine relevanten Kontraktionsstörungen, keine relevante Mitralinsuffizienz. Der Füllungsdruck war mit 16 mmHg erhöht. Die linke und die rechte Herzkranzarterie waren ostiumnah verschlossen.
> **Selektive Bypass-Darstellung:** ACVB zum Ramus marginalis und ACVB zur RKA ohne Stenose, LIMA zur LAD unauffällig. Die mitdargestellten Nierenarterien waren unauffällig.
> Im Anschluss an den Herzkatheter klagt die Patientin über Kopfschmerzen, die **Blutdruckmessung** ergibt folgende Werte: 240/140 mmHg.

### Wie bezeichnen Sie diese Blutdruckerhöhung?
Hypertensive Krise.

### Wie ist die hypertensive Krise definiert?
Anstieg des Blutdrucks über 230/130 mmHg ohne Organschädigung.

### Mit welcher i. v.-Therapie würden Sie den Blutdruckwert senken?
- Urapidil: Mittel der 1. Wahl, initial 12,5 mg i. v.
- Alternativ: (Nitroglyzerin) Glyzerintrinitrat, z. B. 50 mg/50 ml, 0,5–5 ml/h über Perfusor; Clonidin 0,45 mg/ml, Perfusor 2–6 ml/h

- Enalapril 1,25–2,5 mg i. v.
- Metoprolol 2,5–5 mg i. v.

### Welche Therapiealternativen gibt es in der ambulanten Ersttherapie bei einer hypertensiven Krise?
- Evtl. Gabe einer zusätzlichen Dosis des vom Patienten verwendeten Antihypertonikums
- Nitroglyzerinspray: Mittel der 1. Wahl bei Angina pectoris, Linksherzinsuffizienz oder Lungenödem, 1–2 Hübe sublingual
- ACE-Hemmer oral: z. B. 12,5 mg Captoptil oral
- Urapidil: 12,5–25 mg langsam i. v., ggf. wiederholen
- Clonidin: 0,075 mg langsam i. v., ggf. wiederholen
- **Cave:** Kurz wirksame Kalziumantagonisten (z. B. Nifedipin) sind kontraindiziert bei ACS

### Wie ist der hypertensive Notfall definiert?
Hypertensive Krise mit Organschäden, z. B. Hochdruckenzephalopathie, akute Linksherzinsuffizienz, Lungenödem, Angina pectoris, Herzinfarkt, Aortendissektion.

### Wie wird die arterielle Hypertonie eingeteilt?
➤ Tab. 5.1

**Tab. 5.1** Einteilung der arteriellen Hypertonie

| Kategorie | Systolisch | | Diastolisch |
|---|---|---|---|
| Optimal | < 120 | und | < 80 |
| Normal | 120–129 | und/oder | 80–84 |
| Hoch normal | 130–139 | und/oder | 85–89 |
| Hypertonie Grad 1 | 140–159 | und/oder | 90–99 |
| Hypertonie Grad 2 | 160–179 | und/oder | 100–109 |
| Hypertonie Grad 3 | ≥180 | und/oder | ≥110 |
| Isolierte systolische Hypertonie | ≥140 | und | < 90 |

Während in den früheren ESC Guidelines (2013) v. a. Praxis-Blutdruckmessungen als Entscheidungsgrundlage für eine Therapie herangezogen wurden, wird in den aktuellen (2018) Richtlinien auch die Bedeutung von ambulanten 24-RR-Messungen sowie RR-Messungen zuhause herausgehoben.

### Nennen Sie die Normwerte für die ambulante 24-h-Blutdruckmessung.
- Tagesmittelwert: max. 135/85 mmHg
- Nächtlicher Mittelwert: maximal 120/70 mmHg
- 24-Stunden-Mittelwert: maximal 130/80 mmHg

Zur Nacht sollte eine Senkung der Blutdruckwerte um mindestens 10 % erfolgen.

### Wie lauten die Normwerte für die Heim-Blutdruckmessungen?
< 135 und/oder < 85 mmHg.

### Was versteht man unter Weißkittel-Hypertonie und maskierter Hypertonie?
Die Weißkittel-Hypertonie bezeichnete ursprünglich den Zustand ohne antihypertensive Medikation, in dem der Blutdruck in der Praxis erhöht, aber außerhalb der Praxis gemessen normal ist. Entsprechend bezieht sich der Begriff maskierte Hypertonie auf unbehandelte Patienten, die einen normalen Blutdruck in der Praxis, aber außerhalb einen erhöhten haben.

Die Weißkittel-Hypertonie ist häufig (30–40 % der Patienten mit einem erhöhten Blutdruck in der Praxis), v. a. bei Frauen, in höherem Alter und bei Nichtrauchern. Sie tritt in allen Blutdruckstadien auf, ist jedoch bei der Hypertonie Grad 1 am häufigsten. Als sog. Weißkittel-Effekt wird die Differenz zwischen einem erhöhten Blutdruck in der Praxis und einem niedrigeren zu Hause bezeichnet (unabhängig von einer Medikation). Patienten mit Weißkittel-Hypertonie haben ein erhöhtes CV-Risiko im Vergleich zu Patienten mit normalen Blutdruckwerten sowohl in der Praxis als auch zuhause („true normotensive").

Eine maskierte Hypertonie findet sich bei ca. 15% der Patienten mit normalem Praxis-Blutdruck. Sie kommt häufiger bei jungen Patienten, Männern und Rauchern vor sowie bei erhöhtem Alkoholkonsum und beruflicher Belastung. Übergewicht, Diabetes, chronische Nierenerkrankungen, Hypertonie in der Familienanamnese und hoch-normale Praxisblutdruckwerte sind häufig assoziiert mit einer maskierten Hypertonie.

Bei V. a. eine Weißkittel- oder eine maskierte Hypertonie sollten daher 24-h-Blutdruckmessungen oder Blutdruckeigenmessungen zuhause erfolgen.

### Nennen Sie weitere Indikationen für Blutdruckmessungen außerhalb der Praxis.
- Überprüfung einer Blutdrucktherapie
- Aklärung von Symptomen, die möglicherweise auf eine Hypertension und Blutdruckmedikation zurückzuführen sind
- Beurteilung nächtlicher Blutdruckwerte (z.B. bei Schlafapnoe)
- Abklärung einer therapierefraktären Hypertonie

### Woran sollte sich die Therapie der arteriellen Hypertonie neben einer Senkung der RR-Werte orientieren?
Nur ein geringer Prozentsatz der Patienten mit arterieller Hypertonie leidet an einer alleinigen Erhöhung der Blutdruckwerte, die Mehrzahl der Patienten hat weitere kardiovaskuläre Risikofaktoren. Arterielle Hypertonie und kardiovaskulären Risikofaktoren potenzieren sich gegenseitig, führen also zu einem Gesamtrisiko, das größer als die Summe der einzelnen Komponenten ist.

### Welche Faktoren, außer dem Blutdruck selbst, beeinflussen das kardiovaskuläre Risiko bei Patienten mit Hypertonus?
Klinische Risikofaktoren:
- Geschlecht (m > w)
- Alter (m > 55 J., w > 65 J.)
- Rauchen
- Hyperlipidämie
- Diabetes mellitus
- positive Familienanamnese bzgl. kardiovaskulärer Erkrankungen (m < 55 J., w < 65 J.)
- pathologischer Bauchumfang (> 102 cm [M], > 88 cm [F]), Übergewicht
- frühe Menopause
- psychosoziale und sozioökonomische Faktoren
- Hyperurikämie

Asymptomatische hypertoniebedingte Organschädigung (HMOD= hypertension-mediated organ damage):
- Hypertrophiezeichen im EKG (z. B. Sokolow-Lyon-Index > 3,5 mV)
- Zeichen der linksventrikulären Hypertrophie im Herzultraschall
- Knöchel-Arm-Index < 0,9
- Mikroalbuminurie (30–300 mg/24 h)
- chronische Nierenerkrankung
- fortgeschrittene Retinopathie

Vorbekannte kardiovaskuläre Erkrankung:
- zerebrovaskuläre Erkrankungen: TIA, ischämischer oder hämorrhagischer Schlaganfall
- KHK: Myokardinfarkt, Z. n. Revaskularisation (PCI oder ACVB), Angina pectoris
- Zeichen der Herzinsuffizienz, auch bei erhaltener systolischer Funktion
- pAVK

## Welche weiteren Untersuchungen werden dementsprechend vorgeschlagen?
**Routineuntersuchungen:**
- EKG, Labor einschließlich Retentionswerte, Stoffwechselparameter einschließlich Harnsäure und HbA1c, Leberwerte, Blutbild sowie Urin (Stix, Mikroalbumin)

**Untersuchungen zur Beurteilung einer HMOD:**
- Echokardiografie, Duplexsonografie der hirnversorgenden Arterien, Abdomensonographie, Proteinurie quantitativ (falls Stix positiv), Knöchel-Arm-Index, Beurteilung des Augenhintergrunds, ggf. zerebrale Bildgebung

Somit orientiert sich die Therapie sowohl an der Höhe der Blutdruckwerte als dem Grad des kardiovaskulären Risikos (➤ Abb. 5.9, ➤ Tab. 5.2).

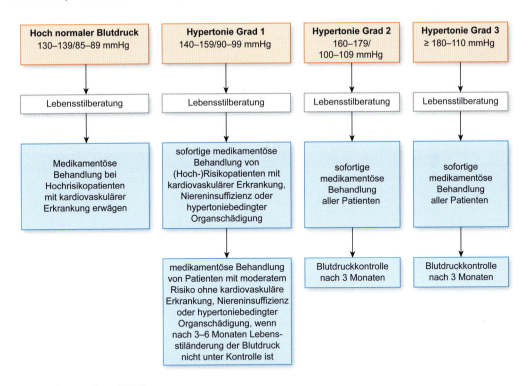

**Abb. 5.9** Therapieschema [L231]

In ➤ Tab. 5.3 sind die Empfehlungen für die Einleitung einer antihypertensiven Therapie in Abhängigkeit von den Blutdruckwerten zusammengefasst.

**Tab. 5.2** Graduierung des kardiovaskulären Risikos (10-Jahres-Risiko)

| | |
|---|---|
| Sehr hohes Risiko | Patienten, die eines der folgenden Kriterien erfüllen:<br>Dokumentierte kardiovaskuläre Erkrankung:<br>• klinisch relevante kardiovaskuläre Erkrankung: akuter Myokardinfarkt, akutes Koronarsyndrom, koronare oder andere Revaskularisation, Schlaganfall, TIA, Aortenaneurysma<br>• anhand der Bildgebung belegt: signifikante Plaque (z.B. ≥ 50% Stenose) in der Angiografie oder im Ultraschall<br>• Diabetes mellitus mit Organschädigung, z.B. Proteinurie, oder einem Hochrisikofaktor, z.B. Bluthochdruck Grad 3 oder Hypercholesterinämie<br>• schwere chronische Nierenerkrankung<br>• 10-Jahres-Risiko ≥ 10 % |
| Hohes Risiko | Patienten, die eines der folgenden Kriterien erfüllen:<br>• erhöhter Risikofaktor: Cholesterinerhöhung > 310 mg/dl, z.B. familiäre Hypercholechsterinämie, oder Bluthochdruck Grad 3 (≥ 180/110 mmHg)<br>• die meisten Patienten mit Diabetes mellitus (ausgenommen junge Patienten mit Typ I ohne weitere Risikofaktoren)<br>• linksventrikuläre Hypertrophie<br>• moderate chronische Nierenerkrankung<br>• 10-Jahres-Risiko 5–10 % |
| Moderates Risiko | Patienten mit<br>• einem 10-Jahres-Risiko ≥ 1 bis < 5 %<br>• Hypertonie Grad 2<br>Viele Patienten mittleren Alters fallen in diese Kategorie |
| Geringes Risiko | Patienten mit einem 10-Jahres-Risiko < 1% |

**Tab. 5.3** Einleitung einer antihypertensiven Therapie in Abhängigkeit von den Blutdruckwerten (nach ESC/ESH 2018)

| Empfehlungen | Klasse | Level |
|---|---|---|
| Sofortige Einleitung einer medikamentösen Therapie bei Patienten mit Hypertonie Grad 2 und 3 bei gleichzeitiger Änderung des Lebensstils | I | A |
| Bei Patienten mit Hypertonie Grad 1 | | |
| • Lebensstilinterventionen | II | B |
| • mit geringem bis moderatem Risiko ohne Hinweise auf HMOD: medikamentöse Therapie, wenn Lebensstilinterventionen allein den Bluckdruck nicht senken | I | A |
| • mit hohem Risiko oder Anzeichen einer HMOD: medikamentöse Therapie bei gleichzeitiger Änderung des Lebensstils | I | A |
| Fitte ältere Patienten (auch > 80 J.): medikamentöse Bluckdrucktherapie bei gleichzeitiger Änderung des Lebensstils, wenn der systolische Wert ≥160 mmHg | I | A |
| Medikamentöse Bluckdrucktherapie bei gleichzeitiger Änderung des Lebensstils bei fitten Patienten zwischen 65 und 80 Jahren bei systolischen Werten 140–159 mmHg, sofern die Therapie toleriert wird | I | A |
| Medikamentöse Blutdrucktherapie kann bei älteren schwächeren Patienten erwogen werden | IIb | B |
| Wird die Therapie gut vertragen, sollte sie auch bei Patienten über 80 Jahren fortgeführt werden | III | A |
| Patienten mit hoch normalen Blutdruckwerten (130–139/85–89 mmHg):<br>• Lebensstilinterventionen | I | A |
| • medikamentöse Therapie kann erwogen werden bei kardiovaskulärer Erkrankung | IIb | A |

## Wie gehen Sie bei der Auswahl einer antihypertensiven Therapie vor?

Der Haupteffekt einer antihypertensiven Therapie liegt in der Blutdrucksenkung per se. Fünf große Klassen an blutdrucksenkenden Medikamenten (Diuretika, Betablocker, Ca-Antagonisten, ACE-Hemmer und Angiotensin-Rezeptor-Antagonisten) stehen allein oder in Kombination für die Einleitung und Aufrechterhaltung einer antihypertensiven Therapie zur Verfügung.

Seit 2007 ist der direkte Reninhemmer Aliskiren zur Behandlung der arteriellen Hypertonie zugelassen. Aliskiren darf bei Patienten mit Diabetes mellitus oder Nierenfunktionsstörung (< 60 ml/min) nicht zusammen mit ACE-Hemmern oder Sartanen gegeben werden.

Alpha-1-Rezeptorblocker sind weitere Alternativen in der Hypertoniebehandlung.

Je nach Patientencharakteristika und Begleiterkrankungen können die verschiedenen Klassen von Antihypertensiva eingesetzt und kombiniert werden (➤ Tab. 5.4). In den aktuellen Richtlinien wird der frühe Einsatz von Kombinationstherapien empfohlen, möglichst in einer Tablette zusammengefasst („single pill combination").

**Tab. 5.4** Einsatz von Hypertensiva

| Empfehlungen | Klasse | Level |
|---|---|---|
| ACE-Hemmer, Beta-Blocker, Angiotensinrezeptorblocker, Kalziumkanalblocker und Diuretikum | I | A |
| Für die meisten Patienten wird initial eine Kombinationstherapie empfohlen, vorzugsweise ein ACE-Hemmer oder Angiotensinrezeptorblocker kombiniert mit Kalziumkanalblocker oder Diuretikum. Weitere Kombinationen der 5 Hauptklassen können versucht werden | I | A |
| In bestimmten klinischen Situationen, z. B. Angina pectoris, nach Myokardinfarkt, Herzinsuffizienz oder zur Kontrolle der Herzrate, wird die Kombination eines Beta-Blockers mit einer der anderen Wirkstoffklassen empfohlen | I | A |
| Es wird empfohlen, die Therapie mit einer Kombination zweier Wirkstoffklassen zu beginnen, ausgenommen bei schwachen älteren Patienten und Patienten mit geringem Risiko und Hypertonie Grad 1 | I | B |
| Ist der Blutdruck mit einer Zweierkombination nicht kontrollierbar, wird eine Dreierkombination empfohlen, üblicherweise RAS-Blocker mit einem Kalziumkanalblocker und Diuretikum | I | A |
| Ist der Blutdruck mit einer Dreierkombination nicht kontrollierbar, sollte zusätzlich Spironolacton, oder ein anderes Diuretikum, ein Beta- oder Alpha-Blocker zusätzlich gegeben werden | I | B |
| Die Kombination zweier RAS-Blocker wird nicht empfohlen | III | A |

Die Zielkorridore für die Blutdruckeinstellung wurden nach den ESC-Richtlinien von 2018 wie in ➤ Tab. 5.5 dargestellt geändert.

**Tab. 5.5** Zielwerte (nach ESC 2018)

| Zielwerte Praxisblutdruck (systolisch in mmHg) | Hypertonie | + Diabetes mellitus | + chronische Nierenerkrankung | + KHK | + Schlaganfall/TIA | diastolischer Zielwert (mmHg) |
|---|---|---|---|---|---|---|
| 18–65 Jahre | 130 oder niedriger (wenn toleriert) nicht < 120 | 130 oder niedriger (wenn toleriert) nicht < 120 | 130–139 (wenn toleriert) | 130 oder niedriger (wenn toleriert) nicht < 120 | 130 oder niedriger (wenn toleriert) nicht < 120 | < 80–70 |
| 65–79 Jahre | 130–139 (wenn toleriert) | 130–139 (wenn toleriert) | 130–139 (wenn toleriert) | 130–139 (wenn toleriert) | 130–139 (wenn toleriert) | < 80–70 |
| ≥ 80 Jahre | 130–139 (wenn toleriert) | 130–139 (wenn toleriert) | 130–139 (wenn toleriert) | 130–139 (wenn toleriert) | 130–139 (wenn toleriert) | < 80–70 |
| Diastolischer Zielwert (mmHg) | < 80–70 | < 80–70 | < 80–70 | < 80–70 | < 80–70 | |

Die Blutdruckziele für ältere und sehr alte Patienten wurden im Vergleich zu 2013 gesenkt, wobei das biologische Alter im Vordergrund steht.

Eine Senkung des systolischen Blutdrucks unter 120 mmHg wird generell nicht empfohlen, beim diastolischen Blutdruck wird unabhängig von Alter und Begleiterkrankung aber immer eine Absenkung auf < 80 mmHg empfohlen.

Folgende Empfehlungen zur Änderung des Lebensstils mit dokumentierter Wirkung auf eine Blutdrucksenkung gelten für alle Patienten mit arterieller Hypertonie: Optimierung der BZ-Einstellung, Kochsalzrestriktion, Gewichtsreduktion (u. a. Diät mit hohem Anteil an Gemüse und Obst), Einschränkung des Alkoholkonsums, Nikotinverzicht, regelmäßige körperliche Aktivitäten.

#### Welches Blutdruckziel gilt für unsere Patientin? Mit welcher medikamentösen Therapie würden Sie die Patientin entlassen? Machen Sie einen Vorschlag.

Das Blutdruckziel ist systolisch < 130 mmHg und diastolisch 70–79 mmHg. Weitere Therapieziele: LDL-Cholesterin < 70 mg/dl und $HbA_{1c}$ < 6,5%.

Entlassungsmedikation: ASS 100 mg, Valsartan 1 × 320 mg, HCT 1 × 25 mg, Amlodipin 1 × 10 mg (als Kombinationstherapie), Sitagliptin/Metformin 2 × 50/1.000 mg, Metoprololsuccinat 1 × 95 mg, Atorvastatin 1 × 20 mg.

Zur Überprüfung des Therapieerfolgs empfehlen Sie Ihrer Patientin eine 24-h-Langzeitblutdruckmessung oder Blutdruck-Eigenmessungen.

#### Wann sollten Sie an sekundäre Hypertonieformen denken? Wie häufig sind sie und welche sind die klinisch relevantesten?

- Junge Patienten (< 40 J.) mit Hypertonie Grad 2 oder Manifestation einer Hypertonie bereits in der Kindheit
- Patienten mit arterieller Hypertonie und Schlafapnoe-Syndrom
- Patienten mit therapieresistenter Hypertonie
- Ausgeprägte hypertoniebedingte Organschädigung
- Patienten mit spontaner oder diuretikaassoziierter Hypokaliämie

10–15 % aller Hypertoniker leiden an einer sekundären Hypertonieform. Renoparenchymatöse und renovaskuläre Formen sowie endokrine Hochdruckformen (primärer Hyperaldosteronismus [PHA], Hyperkortisolismus und Phäochromozytom) sind klinisch relevant (Relevanz in absteigender Reihenfolge). Salzsensitive monogenetische Hochdruckformen sind sehr selten, müssen aber in Betracht gezogen werden, wenn keine anderen Ursachen gefunden werden.

#### Welche klinischen Manifestationen können auf eine sekundäre Hypertonieform hinweisen?

- Kopfschmerzen, Schweißausbruch, Palpitationen, Gesichtsblässe: Phäochromozytom
- Muskelschwund, atrophe Haut, Büffelnacken, Stammfettsucht, Osteoporose, Hirsutismus, Amenorrhö: Cushing-Syndrom
- Kopfschmerzen, Retinopathie, Sehstörungen, hypokaliämische Hypertonie: klassisches Vollbild des PHA

#### Wie gehen Sie vor bei V.a. PHA?

Bei der Mehrzahl der Patienten findet sich ein normokaliämischer Verlauf, die Häufigkeit beträgt ca. 5–12 % aller Patienten mit arterieller Hypertonie. Für die Diagnostik essenziell ist die Bestimmung der Renin- sowie der Aldosteron-Konzentration und des Aldosteron-Renin-Quotienten (ARQ). Verschiedene Antihypertensiva beeinflussen den ARQ und müssen daher vor der Bestimmung pausiert werden (Betablocker, Schleifendiuretika, Sartane sowie ACE-Hemmer eine Woche, Aldosteron-Antagonisten vier Wochen). Bei einem pathologischen Screeningtest ist ein Bestätigungstest notwendig (Kochsalzbelastungstest, i. v. oder oral; Fludrocortison-Suppressionstest; Captopril-Belastungtest).

Ursache des PHA ist zu je 50 % ein Aldosteron-produzierendes NNR-Adenom bzw. eine bilaterale idiopathische NNR-Hyperplasie. Die Therapie besteht in der unilateralen Adrenalektomie bzw. einer lebenslangen Therapie mit Aldosteron-Antagonisten.

#### LITERATUR
ESC Guidelines for the Management of Arterial Hypertension 2018. Eur Heart J 2018; 00: 1–98; doi:10.1093/eurheartj/ehy339.
Lonn EM, Bosch J, López Jaramillo P, et al. Blood-Pressure Lowering in Intermediate-Risk Persons without Cardiovascular Disease. N Engl J Med 2016; doi: 10.1056/NEJMoa1600175.
SPRINT Research Group. A Randomized Trial of Intensive versus Standard Blood-Pressure Control. N Engl J Med 2015; 373(22): 2103–16. doi: 10.1056/NEJMoa1511939. Epub 2015 Nov 9.

## 5.3 Leitsymptom Belastungsdyspnoe

#### KASUISTIK
Über die Notaufnahme wird ein 56-jähriger Patient auf Ihre Station aufgenommen. In den letzten Tagen habe er vermehrt Luftnot, insbesondere bei körperlicher Belastung, verspürt. Eine verminderte Belastbarkeit ist seit mehreren Jahren bekannt. Der Hausarzt habe ihn aufgrund eines Klappenfehlers schon seit Langem zum Spezialisten schicken wollen. Anamnestisch ist ferner eine dilatative Kardiomyopathie unklarer Genese bekannt. Eine KHK war mittels Koronarangiografie ausgeschlossen worden. Vor Jahren waren bei dem Patienten hypertensive RR-Werte gemessen worden. Eine medikamentöse Einstellung konnte aufgrund eines Complianceproblems des Patienten nicht durchgeführt werden.
**Körperlicher Untersuchungsbefund:** Größe: 175 cm, Gewicht: 78 kg, reduzierter Allgemeinzustand. Keine Zyanose, keine Ödeme. RR 120/80 mmHg, Frequenz 55/min, Atemfrequenz 12/min. Keine Jugularvenenstauung. Cor: 4/6 Systolikum und 2/6 Diastolikum über der Aortenklappe. Pulmo: Klopfschall sonor, Vesikuläratmung ubiquitär. Abdomen, Wirbelsäule, Fußpulse und die orientierende neurologische Untersuchung sind unauffällig.

Welche möglichen Ursachen für die Belastungsdyspnoe müssen Sie ausschließen?
- dilatative Kardiomyopathie, hypertensive oder koronare Herzerkrankung
- hämodynamisch relevantes Klappenvitium
- primäre Lungenerkrankung

Nach Konsultation des Hausarztes erfahren Sie die **Diagnosen** des Patienten:
- bekannte dilatative Kardiomyopathie, NYHA II – III mit einer eingeschränkten linksventrikulären Funktion (die linksventrikuläre Auswurffraktion liegt nach echokardiografischer Planimetrie bei 28 %)
- bekannte mittelgradige Aortenklappenstenose
- geringe Aortenklappeninsuffizienz

Nennen Sie einige Differenzialdiagnosen für systolische Geräusche (unabhängig vom Patientenalter).
- Mitralklappeninsuffizienz
- Aorten-, Pulmonalklappenstenose, hypertrophische obstruktive Kardiomyopathie
- Aortenisthmusstenose
- Ventrikelseptumdefekt
- akzidentelle oder funktionelle systolische Geräusche

Welches sind die ersten diagnostischen Schritte, die Sie durchführen?
Labor, 12-Kanal-EKG, eine Röntgenaufnahme des Thorax und eine Echokardiografie.

### Welche Parameter bewerten Sie bei Ihrer Diagnostik?
- Labor: Blutbild, Harnstoff, Kreatinin, Elektrolyte, Myokardmarker, D-Dimer, NT-proBNP
- EKG: Linkshypertrophiezeichen? (Sokolow-Lyon-Index: $SV_1 + RV_5$ oder $RV_6 > 3{,}5$ mV), ST-Senkung, T-Negativierung
- Röntgen-Thorax: bei Dekompensation Linksherzverbreiterung, pulmonale Stauung
- Echokardiografie: Dimensionen der Herzhöhlen und Funktionsbeurteilung, Wanddicken, Klappenmorphologie, Quantifizierung der Vitien, Aortenwurzel, Rechtsherzbelastung
- Herzkatheter: Gradient über der Aortenklappe sowie Berechnung der Klappenöffnungsfläche (nur bei unklarer Echokardiografie), linksventrikuläre Funktion (nur bei unklarer Echokardiografie), Abklärung einer koronaren Herzerkrankung, Druckwerte im kleinen Kreislauf (wenn in der Echokardiografie nicht messbar und klinisch V. a. Rechtsherzbelastung)

### Wie befunden Sie das folgende EKG (➤ Abb. 5.10, ➤ Abb. 5.11)?

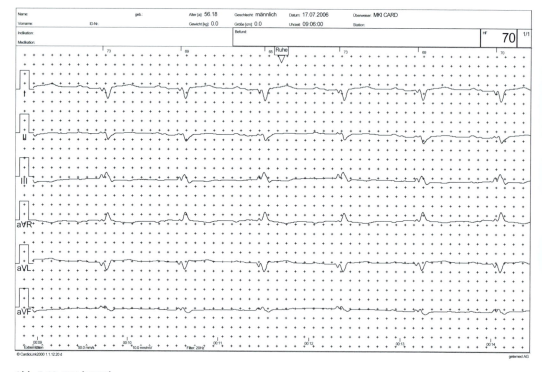

**Abb. 5.10** EKG [M589]

Linksschenkelblock, Sinusrhythmus mit AV-Block Grad I, Herzfrequenz: 70/min.
Cave: Auch bei vorbekannter schwerer kardialer Strukturerkrankung muss bei LSB (vorbekannt?) differenzialdiagnostisch an ein akutes Koronarsysndrom gedacht werden!

### Befunden Sie bitte auch ein früheres EKG des Patienten, das Ihnen vom Hausarzt übermittelt wurde (Brustwandableitungen; ➤ Abb. 5.12). Ist dieses EKG auch mit dem vermuteten Klappenvitium vereinbar?
Sinusrhythmus, Frequenz 60/min, Zeichen der linksventrikulären Hypertrophie (Sokolow-Index > 3,5 mV), Erregungsrückbildungsstörungen. Die Zeichen der linksventrikulären Hypertrophie sind mit einem Aortenvitium vereinbar.

## 5.3 Leitsymptom Belastungsdyspnoe

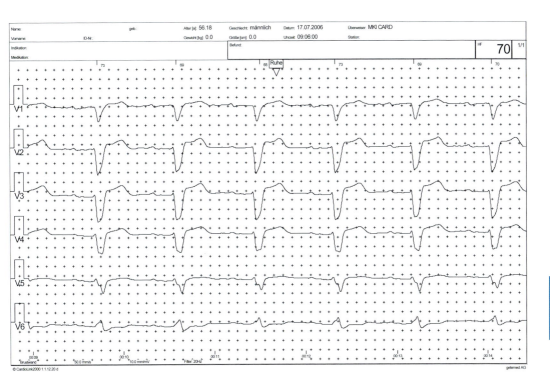

**Abb. 5.11** EKG [M589]

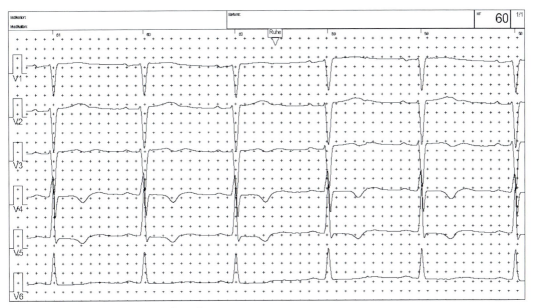

**Abb. 5.12** EKG, Brustwandableitungen [M589]

## Wie befunden Sie das folgende Röntgen-Thorax (➤ Abb. 5.13a, b)?

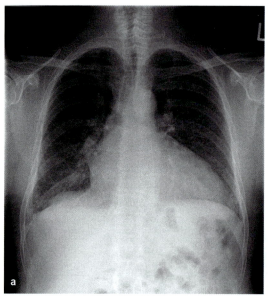
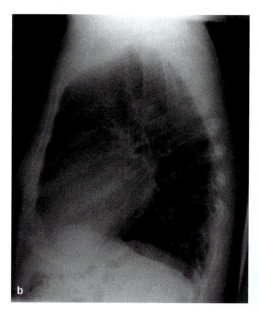

**Abb. 5.13** Röntgenaufnahme des Thorax [M589]

Vergrößertes Herz, zentrale und chronische Stauung.

**Röntgen-Thorax:** Bei schlechter Inspirationstiefe im p. a. – Strahlengang breitbasig aufsitzendes, links betontes, allseits etwas über die Norm vergrößertes Herz mit aufgespreizter Karina (pathologischer Herz-Thorax-Index). Weit gestellte zentrale pulmonalvenöse Gefäße mit Wandunschärfe und zusätzlich horizontal verlaufenden subpleuralen Verdichtungslinien. Kein größerer Pleuraerguss. Ein umschriebenes fleckiges Infiltrat inmitten der Stauungszeichen nicht abgrenzbar. Oberes Mediastinum schlank. Keine suspekte Raumforderung; in der Seitaufnahme Verschmälerung des retrosternalen Raums (RV) sowie Einengung des retrokardialen Raums (LV).
**Echokardiografie:** Aortenwurzel normal weit. AK: verdickt, Öffnungsbewegung vermindert, geringe Insuffizienz. Vmax. 3,05 m/s, AÖF nach Kontinuitätsgleichung ≈ 0,9 cm². RA: normale Größe (visuell beurteilt). LA: mäßig vergrößert. RV: vergrößert, Wanddicke normal, normale RV-Funktion. LV: vergrößert, Wände gering verdickt. Deutliche systolische Global-Funktionseinschränkung bei Asynchronie. LVEF biplan 20–25 %, visuell 25–30 %. MK: altersentsprechend, Bewegung normal, geringe Insuffizienz. TK: geringe Insuffizienz, kein erhöhter Druckgradient. Kein Perikarderguss.

### Wie beurteilen Sie die Situation, welche weitere Diagnostik ist erforderlich?
Nach der Kontinuitätsformel liegt eine relevante Aortenklappenstenose vor. Die maximale Geschwindigkeit über der Aortenklappe spricht aber nicht dafür.

### Wie ist die Diskrepanz der Befunde möglich?
V. a. Low Flow – Low Gradient hochgradige Aortenklappenstenose.

### Welche diagnostischen Möglichkeiten stehen Ihnen zur Verfügung?
Im Verlauf können bei nicht eindeutigen Befunden zur weiteren Abklärung eine transösophageale Echokardiografie (Planimetrie der Aortenklappenöffnungsfläche) und insbesondere eine niedrig dosierte Dobutamin-Stress-Echokardiografie durchgeführt werden.

## Wie beurteilen Sie den Stenosegrad der Aortenklappe?
**Echokardiografie-Kriterien**
- geringgradig (mild): KÖF > 1,5 cm²; mittlerer Gradient < 25 mmHg, Jet-Geschwindigkeit < 3,0 m/s
- mittelgradig (moderate): KÖF 1,0–1,5 cm²; mittlerer Gradient 25–40 mmHg, Jet-Geschwindigkeit 3–4 m/s
- hochgradig (severe). KÖF < 1,0 cm²; mittlerer Gradient > 40 mmHg, Jet-Geschwindigkeit > 4,0 m/s

## Beschreiben Sie Pathophysiologie und Evolution der Aortenklappenstenose.
Eine relevante Aortenklappenstenose entwickelt sich gewöhnlich asymptomatisch über Jahrzehnte. Die hämodynamisch relevante Aortenstenose führt durch Zunahme der Wandspannung im linken Ventrikel zu einer konzentrischen Hypertrophie. Im Verlauf der Erkrankung kommt es nach Erschöpfung der Kompensationsmechanismen zu einer Gefügedilatation mit Funktionseinschränkung, bedingt durch eine reduzierte Kontraktilität des linken Ventrikels oder die stark erhöhte Nachlast.

Mit der Entwicklung einer konzentrischen Hypertrophie kann der erhöhte intraventrikuläre Druck kompensiert werden. Dies führt jedoch (auch ohne relevante KHK) zu einer relativen Koronarinsuffizienz. Bei Belastung oder tachykarden Rhythmusstörungen kann eine subendokardiale Ischämie weiter begünstigt und die systolische und diastolische Funktion des linken Ventrikels beeinträchtigt werden.

Während der langen Latenzzeit sind die Morbidität und Mortalität gering. Nach Entwicklung einer mittelgradigen Stenose ($V_{max}$ >3 m/s) muss jedoch mit einer jährlichen Progression gerechnet werden (Erhöhung der Flussgeschwindigkeit um ca. 0,3 m/s und des mittleren Druckgradienten um ca. 7 mmHg, Reduktion der Klappenfläche um ca. 0,1 cm²).

Auftretende Symptome (Angina pectoris, Synkope, Herzinsuffizienz) verändern die Prognose dramatisch (mittleres Überleben 2–3 Jahre) und triggern daher bevorzugt die Entscheidung zur Klappenintervention (➤ Abb. 5.14).

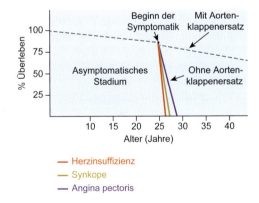

**Abb. 5.14** Verlauf der Aortenstenose [L106]

## Wie würden Sie bei kardialer Dekompensation mit einhergehendem Lungenödem therapieren?
O₂-Gabe, SO₂-Richtwert: 92%, Schleifendiuretika (z. B. Furosemid 40 mg i. v.), Morphin unter RR-Kontrolle (initial 2–5mg i. v.).

## Welche Medikamente sind bei einer manifesten Linksherzinsuffizienz aufgrund einer schweren Aortenklappenstenose kontraindiziert?
ACE-Hemmer führen zu einer peripheren Vasodilatation, die bei schwerer Aortenklappenstenose nicht durch eine Zunahme des Schlagvolumens kompensiert werden und somit zu einer ausgeprägten Hypotonie führen kann. Eine vorsichtige ACE-Hemmer-Therapie bei hypertensiven Blutdruckwerten ist jedoch bei sorgfältiger Kontrolle der Blutdruckwerte möglich.

### Was ist die häufigste Ätiologie einer Aortenklappenstenose?
Meist liegen diesem häufigsten erworbenen Herzklappenfehler eine Degeneration und Verkalkung des Klappenapparats als Folge eines inflammatorischen, der Arteriosklerose ähnlichen Prozesses zugrunde. Die Manifestation liegt zwischen der 6. und 8. Dekade. Die Aortensklerose besteht bei ca. 25 % der über 65-Jährigen. Sie ist assoziiert mit Alter, männlichem Geschlecht, arterieller Hypertonie, Nikotinabusus, LDL- und Lp(a)-Spiegel und Diabetes mellitus.

### Nennen Sie die „klassischen" Symptome einer Aortenklappenstenose.
- Angina pectoris
- Synkope
- Atemnot

### Welche Befunde können Sie bei der körperlichen Untersuchung typischerweise erheben?
- raues, spindelförmiges Geräusch über Aorta und Erb mit Fortleitung in die Karotiden
- selten Schwirren über der Ausflussbahn bei schwerer Aortenklappenstenose
- hebender Herzspitzenstoß
- Pulsus parvus et tardus
- eventuell leiser 2. Herzton, paradoxe Spaltung

### Erläutern Sie die Problematik der linksventrikulären Funktionseinschränkung bei Niedrig-Gradient-Aortenstenose.
Die hämodynamisch relevante Aortenstenose führt durch Zunahme der Wandspannung im linken Ventrikel zu einer konzentrischen Hypertrophie. Die reduzierte Compliance des Ventrikels und die Erhöhung des linksventrikulären enddiastolischen Füllungsdrucks resultieren in einer diastolischen Dysfunktion. Im Verlauf der Erkrankung kommt es nach Erschöpfung der Kompensationsmechanismen zu einer Gefügedilatation mit Funktionseinschränkung, bedingt durch eine reduzierte Kontraktilität des linken Ventrikels oder die stark erhöhte Nachlast. Dadurch wird der transvalvuläre Gradient reduziert und eine hochgradige Aortenklappenstenose eventuell verkannt.

### Welche Rolle spielt hierbei neu aufgetretenes Vorhofflimmern?
Bei Auftreten der diastolischen Dysfunktion kommt es zu einer vermehrten atrialen Kontraktion; diese trägt entscheidend zur Kammerfüllung bei. Bei einem Ausfall der atrialen Kontraktion bei Vorhofflimmern kann es zu einer klinischen Verschlechterung mit kardialer Dekompensation kommen. Insbesondere bei tachykardem Vorhofflimmern resultiert ggf. das diagnostische Bild einer Niedrig-Gradient-Aortenklappenstenose; diese kann nach evtl. erfolgreicher Kardioversion in den Sinusrhythmus als hämodynamisch relevante Stenose demaskiert werden.

**Fazit:** Bei unklarem Bild und Vorliegen von Vorhofflimmern nach Thrombenausschluss mittels TEE zunächst elektrische Kardioversion in Sinusrhythmus anstreben.

### Welches ist die Rationale der niedrig dosierten Dobutamin-Stress-Echokardiografie?
Zur Diagnostik der Aortenklappenstenose bei eingeschränkter linksventrikulärer Funktion und niedrigem transvalvulärem Gradienten wurde die niedrig dosierte Dobutamin-Stress-Echokardiografie eingeführt. Unter einer Dosierung von Dobutamin bis 20 μg/kg KG/min kam es nach Studien nicht zu Komplikationen bei Patienten mit Aortenstenose. Bei dieser Untersuchung wird die Zunahme des linksventrikulären Schlagvolumens (kontraktile Reserve) sowie des transvalvulären Druckgradienten gemessen. Neben der diagnostischen Wertigkeit ermöglicht diese Methode auch eine Risikostratifizierung. Patienten mit einer guten kontraktilen Reserve haben eine geringere perioperative Mortalität. Es besteht überdies bei diesen Patienten die Möglichkeit einer postoperativen Verbesserung der Pumpfunktion. Bei fehlender kontraktiler Reserve ist offenbar der Myokardschaden irreversibel und das perioperative Risiko höher.

Eine weitere Diagnostik stellt die TEE dar. Hier kann eine direkte Planimetrie der Aortenklappenöffnungsfläche vorgenommen werden. Neu in die Richtlinien aufgenommen wurde die Bestimmung des Kalzium-Scores der Aortenklappe mittels MSCT.

> **Befund der Dobutamin-Stress-Echokardiografie:** Belastung bis 15 µg/kg KG/min Dobutamin, dabei RR in Ruhe 110/65 mmHg → 105/65 mmHg unter Belastung, HF in Ruhe: 93/min → unter Belastung: 96/min; LV-EF in Ruhe: 32 %, unter Belastung: 49 %. Maximale Flussgeschwindigkeit über AK: in Ruhe max. 3,4 m/s, unter Belastung max. 4,5 m/s; ($dP_{max}$: 47 mmHg auf 80 mmHg, $dP_{mean}$: 27 mmHg auf 44 mmHg). Nach Kontinuitätsgleichung Abfall der Klappenöffnungsfläche von 1,0 auf 0,7 cm² unter Belastung. Sehr gut erhaltene kontraktile Reserve.

## Welche Diagnose stellen Sie und wie verfahren Sie weiter?

Nach den vorliegenden Ergebnissen geht man von einer relevanten Aortenklappenstenose mit resultierender linksventrikulärer Funktionseinschränkung aus. Die Klappenersatzoperation ist eine mögliche Option für den Patienten. Nach Abschluss der präoperativen Diagnostik wird der Patient in der Herzchirurgie angemeldet.

## Welche Therapie schlagen Sie einem Patienten mit relevanter Aortenklappenstenose und koronarer Eingefäßerkrankung vor?

Bei der hochgradigen symptomatischen Aortenklappenstenose und koronarer Herzkrankung ist eine **operative Therapie** indiziert (Aortenklappenersatz und Bypass), wenn keine Kontraindikationen aufgrund weiterer Komorbidität vorliegen.

Sobald eine Aortenklappenstenose Symptome verursacht, ist eine Operation aufgrund des dann sehr ungünstigen natürlichen Verlaufs indiziert. Davon profitieren auch Patienten in hohem Lebensalter!

Dagegen haben Patienten mit asymptomatischer Aortenklappenstenose eine gute Prognose (nur 1–2 % zeigen eine rasche Progression), sodass diese Patienten regelmäßig klinisch und echokardiografisch untersucht werden sollten, um eine Progression rechtzeitig zu erkennen. Dabei ist der Druckgradient über der Aortenklappe prädiktiv für die Entwicklung von Symptomen, d. h. je höher der Gradient, desto wahrscheinlicher das Auftreten von Symptomen.

### ZUSATZINFORMATION

Zusammengefasst besteht für Patienten mit symptomatischer Aortenklappenstenose eine eindeutige („Klasse I") Indikation zum Aortenklappenersatz, weiterhin für Patienten mit hochgradiger, (noch) asymptomatischer Stenose, die sich einer Bypass-Operation oder anderen Klappenoperationen unterziehen müssen.
Sogenannte Klappensprengungen (Valvuloplastie) haben bei der Aortenklappenstenose im Erwachsenenalter nur palliative Indikationen, da sowohl die Akut- als auch die Langzeitergebnisse sehr schlecht sind.
Die transvaskuläre Transkatheter-Aortenklappen-Implantation (TAVI) stellt eine alternative Behandlungsmethode für Patienten mit hochgradiger symptomatischer Aortenklappenstenose dar. Dieser minimalinvasive Ansatz sollte ursprünglich Patienten eine Behandlung ermöglichen, bei denen der konventionelle operative Aortenklappenersatz (AKE) aufgrund eines erhöhten OP-Risikos abgelehnt wurde. Dies betrifft laut einer groß angelegten Umfrage der Europäischen Gesellschaft für Kardiologie (ESC) aus dem Jahr 2003 33 % der Patienten.
Mittlerweile liegen Ergebnisse randomisierter Studien vor, die bei inoperablen Patienten einen signifikanten Überlebensvorteil der TAVI gegenüber dem konservativen Vorgehen belegen. Weitere Studien zu operationsfähigen Hochrisikopatienten zeigen, dass die minimalinvasive TAVI dem AKE bei dieser Patientengruppe hinsichtlich harter klinischer Endpunkte mindestens ebenbürtig ist.
In einem aktuellen Positionspapier der Deutschen Gesellschaft für Kardiologie werden folgende Indikationsstellungen für die TAVI formuliert:
1. gemeinsame Einschätzung des individuellen Morbiditäts-/Mortalitätsrisikos im Herzteam (Herzteam-Sprechstunde)
2. primär AKE: Patient mit niedrigem OP-Risiko (STS oder EuroSCORE II < 4 %)
3. primär TAVI: Patient mit erhöhtem OP-Risiko (STS oder EuroSCORE II > 4 %) oder weiteren Risikofaktoren wie z. B. Porzellanaorta, Z.n. Bestrahlung, „Frailty" nach Beratung im Heart Team.
4. Wunsch des Patienten (nach Aufklärung und Beratung) wesentlich

Für die Durchführung dieser Prozeduren werden bestimmte Standards verlangt, die in dem genannten Positionspapier festgelegt sind.

### Der Patient hat der vorgeschlagenen Operation zugestimmt. Welche weiteren Untersuchungen führen Sie präoperativ durch?
- Duplexsonografie der hirnversorgenden Gefäße zum Ausschluss einer Karotisstenose
- Lungenfunktionsuntersuchung
- Bildgebung der Nasennebenhöhlen (Ausschluss potenzieller Foci für Entzündungen)
- zahnärztliche Untersuchung
- eventuell Hepatitis- und HIV-Serologie

### Wie schätzen Sie die Prognose nach Aortenklappenersatz ein?
- Frühletalität des elektiven Aortenklappenersatzes 2–8 %, sehr hohes Operationsrisiko bei Notfalloperation mit einer Letalität von 10–25 %
- erhöhtes Operationsrisiko bei ausgeprägter Symptomatik (NYHA III, IV), eingeschränkter linksventrikulärer Funktion, begleitender koronarer Herzerkrankung, ventrikulären Arrhythmien, begleitender mittelschwerer bis schwerer Aorteninsuffizienz, hohem Lebensalter
- Langzeitprognose: Zehn-Jahres-Überlebensrate 70 %, 15-Jahres-Überlebensrate 50 %, bei begleitender koronarer Herzkrankheit sowie pulmonaler Hypertonie (pulmonal-arterieller Druck > 30 mmHg) deutlich schlechtere Prognose

### Welche Kontrolluntersuchungen führen Sie als niedergelassener Internist bei bekannter, bisher asymptomatischer Aortenklappenstenose durch?
Bei leichter asymptomatischer Stenose sind im Intervall von einem Jahr und bei höhergradiger, asymptomatischer Stenose im Intervall von drei bis sechs Monaten folgende Kontrollen angezeigt:
- Anamnese: Angina pectoris? Schwindel? Synkopen? Zeichen der Herzinsuffizienz?
- Auskultation: Änderung des Auskultationsbefundes?
- Echokardiografie, EKG

### Wie gehen Sie bei Patienten vor, die bei hochgradiger Aortenklappenstenose asymptomatisch sind?
Die meisten asymptomatischen Patienten mit hämodynamisch relevanter Aortenstenose entwickeln in den folgenden fünf Jahren Symptome. Eine präventive Operation ist generell nicht gerechtfertigt. Es kann jedoch bei diesen Patienten eine Risikostratifizierung mittels Belastungs-EKG durchgeführt werden. Bei pathologischer Reaktion (Angina pectoris, Dyspnoe, fehlender Blutdruckanstieg, ST-Senkung oder schwere Arrhythmie) entwickeln ca. 80 % dieser Patienten im weiteren Verlauf eine symptomatische Aortenklappenstenose. Damit ist bei dieser Patientengruppe die Operationsindikation gegeben.

#### LITERATUR
2017 ESC/EACTS Guidelines for the management of valvular heart disease. Eur Heart J 2017; 00: 1–53; doi:10.1093/eurheartj/ehx391.
2017 AHA/ACC Focused Update of the 2014 AHA/ACC Guideline for the Management of Patients With Valvular Heart Disease: A Report of the American College of Cardiology/American Heart Association Task Force on Clinical Practice Guidelines. Circulation 2017; 135(25): e1159-e1195. doi: 10.1161. Epub 2017 Mar 15.

## 5.4 Leitsymptom Zunehmende Dyspnoe und Müdigkeit

### KASUISTIK
Ein 55-jähriger Patient stellt sich mit zunehmender Atemnot in der kardiologischen Ambulanz Ihrer Klinik vor. Er habe bereits in den letzten Monaten über zunehmende Kurzatmigkeit und Müdigkeit geklagt. Der überweisende Hausarzt hat bei Strömungsgeräuschen über dem Herzen den V. a. ein Herzklappenvitium.
**Körperlicher Untersuchungsbefund:** 165 cm, 75 kg, reduzierter Allgemeinzustand. Keine Zyanose, periphere Ödeme. RR: 150/70 mmHg, Frequenz 90/min, Atemfrequenz 18/min. Keine Jugularvenenstauung. Cor: $^3/_6$-Diastolikum sowie betonter 1. Herzton über der Herzspitze. Pulmo: Klopfschall sonor, Vesikuläratmung; An Vorerkrankungen sind bekannt: arterielle Hypertonie, paroxysmales Vorhofflimmern.

#### Wie gehen Sie bei dem Patienten diagnostisch zunächst vor?
- Labor: Blutbild, Harnstoff, Kreatinin, Elektrolyte, Myokardmarker
- EKG: Rhythmus (Vorhofflimmern), Hypertrophiezeichen, ST-Senkung, T-Negativierung
- Röntgen-Thorax: bei Dekompensation Linksherzverbreiterung, pulmonale Stauung
- Echokardiografie: linksventrikuläre Funktion und Größe, qualitative und quantitative Beurteilung von Klappenvitien, PA-Druck, Vorhofgröße

#### Befunden Sie bitte das Aufnahme-EKG (➤ Abb. 5.15).

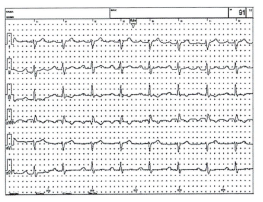
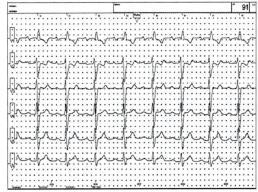

**Abb. 5.15** Aufnahme-EKG [M756]

Sinusrhythmus, Rechtstyp, Frequenz 90/min, P mitrale (P verbreitert und doppelgipflig in Abl. I, biphasisch in $V_1$). Zeichen der rechtsventrikulären Hypertrophie.

#### Ein Rechtstyp ist ein eher seltener Befund. Wie können Sie feststellen, dass das EKG nicht verpolt ist?
Eine positive p-Welle in Ableitung I bei SR spricht für eine korrekte Ableitung der Armelektroden.

Befunden Sie die folgenden Röntgenaufnahmen des Thorax (➤ Abb. 5.16).

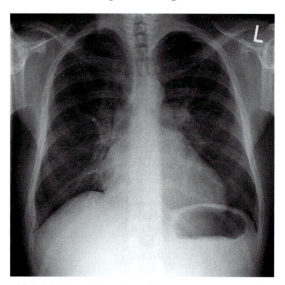
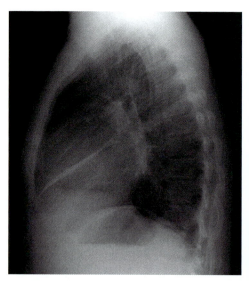

**Abb. 5.16** Röntgen-Thorax [M756]

Deutliche Vergrößerung des linken Vorhofs, Einengung des Retrokardialraums sowie Aufspreizung der Trachea. Vergrößerter Herzschatten. Aortenelongation und Aortensklerose. Keine Stauungszeichen, keine Infiltrate, Interlobärerguss. Insgesamt mitralkonfiguriertes Herz.

### KASUISTIK
**Echokardiografie:** Aortenwurzel normal weit (32 mm), Aortenklappe: Öffnungsbewegung normal, keine Insuffizienz, keine Stenose. Rechter Vorhof: gering vergrößert (visuell beurteilt); linker Vorhof: deutlich vergrößert (63 mm); rechter Ventrikel: vergrößert; linker Ventrikel: normale Größe (LVED: 47,5 mm, LVES: 32,4 mm), Wanddicken normal (IVS: 8,9 mm, LHW: 8 mm), systolische Globalfunktion noch normal (planimetrische EF ~55 %), paradoxe Septumbewegung; Mitralklappe: deutlich verdickt, Bewegung eingeschränkt, geringe Insuffizienz, Stenose: $V_{max}$: 2,5 m/s, $dp_{max}$: 25 mmHg, PHT (pressure half time): 280 ms, Mitralklappenöffnungsfläche: 0,8 cm² (berechnet über PHT nach der Formel 220/PHT); Trikuspidalklappe: Beweglichkeit normal, deutliche Insuffizienz, $dp_{max}$ RV/RA: 64 mmHg.

Welcher Schweregrad einer Mitralklappenstenose liegt bei unserem Patienten vor?
1. leicht: mittlerer Gradient < 5 mmHg, MÖF > 1,5 cm²
2. mittelgradig: mittlerer Gradient 5–10 mmHg, MÖF > 1,0–1,5 cm²
3. schwer: mittlerer Gradient > 10 mmHg, MÖF < 1,0 cm²

Welche Symptome würden Sie bei einem Patienten mit Mitralklappenstenose erwarten?
- Leistungsminderung
- Belastungsdyspnoe
- Atemnot in Ruhe
- Symptomverstärkung durch Tachykardie/Vorhofflimmern
- evtl. embolische Komplikationen bei Vorhofflimmern

### Welche Ätiologie liegt der Mitralklappenstenose zugrunde?
Es handelt sich um den klassischen rheumatischen Herzklappenfehler, allerdings mit abnehmender Häufigkeit in den Industrieländern. Zwei Drittel der Patienten sind weiblich. Seltenere Ursachen sind stattgehabte Endokarditis, kongenital, Karzinoid, SLE, Morbus Fabry, Morbus Whipple, Mukopolysaccharidosen.

### Welche Befunde der körperlichen Untersuchung können Sie bei der Mitralklappenstenose erheben?
- auskultatorisch:
  - paukender 1. Herzton
  - Mitralöffnungston
  - diastolisches Sofortdecrescendogeräusch
  - präsystolisches Crescendogeräusch bei Sinusrhythmus
- Zeichen der Rechtsherzinsuffizienz:
  - erhöhter Jugularvenendruck
  - Stauungsleber
  - periphere Ödeme

### Welche Besonderheiten erwarten Sie bei den technischen Untersuchungen?
- EKG: P-mitrale, Vorhofflimmern, Rechtsherzhypertrophie
- Röntgen-Thorax: Vergrößerung des linken Vorhofs: verstrichene Herztaille, Vergrößerung des Vorhofkernschattens, Aufspreizung der Karina $> 90°$, Einengung des Retrokardialraumes, Zeichen der pulmonalen Hypertonie, Verkalkung in Projektion auf die Mitralklappe, evtl. kardiopulmonale Stauungszeichen, in der Spätphase zusätzlich Vergrößerung des rechten Ventrikels.
- Echokardiografie: Vergrößerung des linken Vorhofs, Verdickung oder Verkalkung der Mitralklappen/des Mitralklappenrings, Gradient über der Mitralklappe, pulmonale Hypertonie, Thromben im linken Vorhof, Vorhofohr (transösophageale Echokardiografie)
- invasive Diagnostik: erhöhte Druckwerte im kleinen Kreislauf, Druckgradient zwischen pulmonal-kapillärem Verschlussdruck und linksventrikulärem Füllungsdruck

### Erklären Sie die Pathophysiologie der Mitralklappenstenose.
Bei rheumatischem Fieber als Ursache kommt es nach entzündlichen Prozessen zu einer Verdickung und Kalzifizierung der Klappen; die Verschmelzung der Kommissuren und des Mitralklappenhalteapparats führt zur Stenosierung. Der transmitrale diastolische Druckgradient führt zu einer Drucksteigerung im linken Vorhof und Einschränkung der linksventrikulären Füllung und des Herzzeitvolumens (HZV). Infolge der erhöhten pulmonal-venösen Drücke kann es zum Lungenödem kommen. Bei chronischer Mitralstenose kommt es zur Vasokonstriktion und Wandhypertrophie der Pulmonalarterien/-arteriolen mit Entwicklung einer pulmonalen Hypertonie und infolge Rechtsherzbelastung. Die Vorhofvergrößerung begünstigt Vorhofflimmern. Durch den Wegfall der atrialen Kontraktion wird das HZV weiter reduziert. Das Risiko für Thrombenbildung und systemische Embolien steigt.

### Wie sind die Mitralklappenstenose und die Symptomatik verknüpft?
Der transmitrale Gradient hängt von der Flussrate und der diastolischen Füllungszeit ab. Symptome entwickeln sich daher bei Belastung oder Vorhofflimmern. Es besteht eine exponentielle Beziehung zwischen dem transvalvulären Druckgradienten und dem Mitralfluss sowie eine relativ gute Korrelation zwischen der Mitralklappenöffnungsfläche (MÖF) und der Klinik der Patienten. Die MÖF beträgt normalerweise 4–5 cm$^2$. Ab einer MÖF < 2,5 cm$^2$ sind Beschwerden zu erwarten.

### Welche Besonderheiten erwarten Sie bei den weiteren technischen Untersuchungen?
- transösophageale Echokardiografie ( > Abb. 5.17): Thromben im linken Vorhof oder Vorhofohr
- invasive Diagnostik: erhöhte Druckwerte im kleinen Kreislauf, Druckgradient zwischen pulmonalkapillärem Verschlussdruck und linksventrikulärem Füllungsdruck

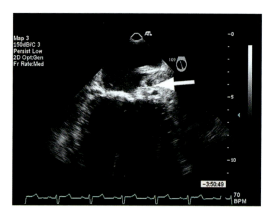

**Abb. 5.17** Transösophageale Echokardiografie mit Beispiel für einen Thrombus im Vorhofohr. Die Mitralklappe ist deutlich verdickt [M756]

#### KASUISTIK
**Transösophageales Echokardiogramm:** Linker/rechter Vorhof/Vorhofohr: kein Thrombus, linker Vorhof vergrößert. Trotz Sinusrhythmus nur schwacher Fluss im Vorhofohr (pw-Doppler: 0,2 m/s). Vorhofseptum: kein H. a. einen Shunt auf Vorhofebene im Farbdoppler. Mitralklappe: deutlich verdickt mit sehr geringer Öffnungsbewegung (MÖF planimetrisch: 1 cm$^2$), mäßige Insuffizienz, PHT: 198 ms, $V_{max}$: 2,7 m/s. Wilkins-Score: ca. 14 Pkt. Eine Rekonstruktion oder MK-Sprengung erscheint daher nicht vielversprechend.

### Welche Kriterien gehen in den Wilkins-Score ein?
Mobilität, Grad der Verkalkung, Dicke der Klappen, Beteiligung des Halteapparats, Klappenringfläche.

### Benötigen Sie weitere invasive Diagnostik?
Die invasive Diagnostik zur Graduierung des Vitiums ist bei eindeutigen echokardiografischen Befunden nicht notwendig, jedoch bei Diskrepanzen zwischen klinischem und echokardiografischem Befund (Klasse IIa). Lävokardiografie und Koronarangiografie werden vor Eingriffen (Sprengung oder OP) empfohlen (Klasse I), außer bei sehr jungen Patienten.

#### KASUISTIK
**Lävokardiografie:** Normal großer linker Ventrikel mit normaler Funktion (EF > 60 %). Keine regionalen Kontraktionsstörungen. Keine relevante Mitralinsuffizienz. Normaler Füllungsdruck.
**Rechtsherzkatheter:** schwere pulmonale Hypertonie mit fast systemischen Drücken (PAs/d/m: 100/43/65 mmHg; PCm/v-Welle 30/40 mmHg); berechnete MÖF: 0,7 cm$^2$.
**Koronarangiografie:** Die linke Herzkranzarterie zeigt einen unauffälligen Hauptstamm. Der Ramus descendens anterior und der Ramus circumflexus weisen lediglich Wandunregelmäßigkeiten auf. Ebenso zeigt die rechte Herzkranzarterie nur geringe Wandveränderungen ohne Stenosen.

### Welche Therapieoptionen gibt es bei der Mitralklappenstenose?
- medikamentös:
  - Endokarditisprophylaxe, siehe Zusatzinformation bzgl. Antibiotikaprophylaxe der infektiösen Endokarditis
  - Diuretika

- bei Vorhofflimmern Frequenzkontrolle (Digitalis, Kalziumantagonisten, Betablocker) und Antikoagulation (auch bei Sinusrhythmus mit Z. n. Embolie) mit Vitamin-K-Antagonisten (NOAK sind bei valvulärem Vorhofflimmern nicht zugelassen)
- Valvuloplastie (Klappensprengung)
- Klappenrekonstruktion/-ersatz

### Nennen Sie Indikationen zur Mitralklappenvalvuloplastie.
- Symptomatische Patienten (NYHA II–IV), MÖF < 1,5 cm², geeignete Klappenmorphologie (Klasse I) sowie Kontraindikation oder hohes Operationsrisiko (IC)
- Asymptomatische Patienten, MÖF < 1,5 cm², pulmonale Hypertonie in Ruhe (PA-Druck > 50 mmHg) oder unter Belastung (PA-Druck > 60 mmHg), geeignete Klappenmorphologie (Klasse I)

Eine relative **Kontraindikation** ist eine relevante begleitende Mitralklappeninsuffizienz und/oder ungünstige Klappenmorphologie; Kontraindikation ist das Vorliegen eines Vorhofthrombus; bei Vorliegen eines Thrombus im Vorhofohr kann eine Valvuloplastie bei Kontraindikationen für eine operative Sanierung oder, wenn möglich, nach 2–6 Monaten Antikoagulation und dann Ausschluss im TEE erfolgen.

Asymptomatische Patienten sollten eine Echokontrolle erhalten (PA-Druck, Klappengradient); bei hochgradiger Stenose (MÖF < 1,0 cm²) jährlich, bei schwerer Stenose (MÖF < 1,5 cm²) alle 1–2 Jahre, bei progredienter Stenose (MÖF > 1,5 cm²) alle 3–5 Jahre.

### Welche Resultate sind von einer erfolgreichen Mitralklappenvalvuloplastie zu erwarten?
Eine erfolgreiche Mitralklappenvalvuloplastie führt im Schnitt zu einer Verdopplung der Mitralklappen-Öffnungsfläche bzw. zu einer 50- bis 60-prozentigen Abnahme des transvalvulären Gradienten. Die Mortalität liegt unter 1 %.

### Nennen Sie Komplikationen der Mitralklappenvalvuloplastie.
- neue relevante Mitralklappeninsuffizienz in 2–10 % (meist OP-bedürftig)
- relevanter residualer Vorhofseptumdefekt in < 5 %
- embolische Komplikationen mit 0,5–5 %.

### Nennen Sie Indikationen zu Mitralklappenersatz bzw. -rekonstruktion.
- symptomatischer Patient (NYHA III und IV) mit MS (MÖF < 1,5 cm²) und für MVP nicht geeigneter Morphologie (Klasse IB) sowie geringem OP-Risiko
- symptomatischer Patient (NYHA II) mit schwerer MS (MÖF < 1,0 cm²) und schwerer pulmonaler (> 60 mmHg) Hypertonie (Klasse IIa)

Sie ist indiziert bei für die Valvuloplastie nicht geeigneter Mitralklappenmorphologie (einschließlich begleitender relevanter Mitralklappeninsuffizienz), klinisch gelten ansonsten die gleichen Kriterien wie bei der Valvuloplastie (> Abb. 5.18).

Die Indikationen für eine Intervention orientieren sich an der Klappenöffnungsfläche und der Klinik des Patienten. Bei Patienten mit NYHA III–IV (MÖF > 1,5 cm²) und fehlendem belastungsinduziertem Druckanstieg (PA > 60 mmHg, Wedge ≥ 25 mmHg) können andere Ursachen vorliegen. Bei asymptomatischen Patienten mit schwerer Mitralstenose (MÖF ≤1,5 cm² sowie PA-Druck > 50 mmHg) wird, sofern keine anderen pulmonalen Erkrankungen vorliegen, bei geeigneter Morphologie eine Valvuloplastie (Klasse I) empfohlen.

Bei der zunehmend in der älteren Bevölkerung der westlichen Welt angetroffenen nichtrheumatischen Mitralstenose führt eine schwere Kalzifizierung des Mitralklappenrings mit Ausdehnung in die Klappen zu einer Verengung des Klappenrings und Versteifung der Segel sowie zur Verklebung der Kommissuren. Aufgrund der schweren Verkalkung ist eine Valvuloplastie oder chirurgische Kommissurotomie schwierig.

Welchen Prothesentyp würden Sie empfehlen? Beachten Sie für Ihre Behandlungsoptionen das folgende Flussdiagramm (➤ Abb. 5.18).

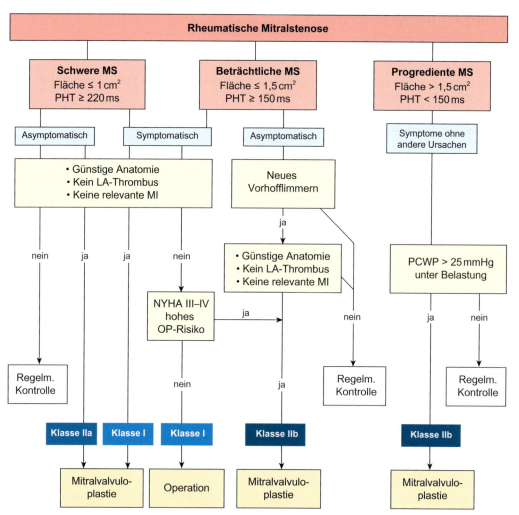

Abb. 5.18 Flussdiagramm Mitralstenose, modifiziert nach ACC/AHA 2014 [L157]

MS: Mitralstenose; PHT: pressure half time; NYHA: New York Heart Association; LA: Linker Vorhof; PCWP: pulmonary capillary wedge pressure; MI: Mitralinsuffizienz

Prinzipiell mechanische Klappe.

### Erläutern Sie anhand der folgenden Röntgenaufnahmen des Thorax das vorliegende Klappenvitium (➤ Abb. 5.19, ➤ Abb. 5.20).

Mitralstenose mit deutlicher Vergrößerung des linken Vorhofs, Einengung des Retrokardialraums sowie Aufspreizung der Trachea. Aortenelongation und Aortensklerose. Schrittmacher (1-Kammersystem) mit Projektion der Sondenspitze auf den rechten Ventrikel.

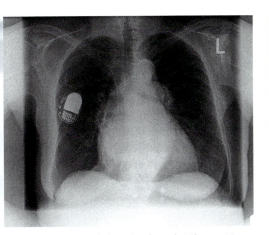

**Abb. 5.19** Röntgenaufnahme des Thorax bei Klappenvitium [M589]

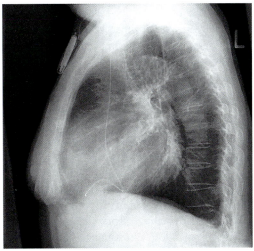

**Abb. 5.20** Röntgenaufnahme des Thorax seitlich [M589]

### LITERATUR
Qualitätskriterien zur Durchführung der transvaskulären Aortenklappenimplantation (TAVI). Positionspapier der Deutschen Gesellschaft für Kardiologie. Kardiologe 2015; 9:11–26. doi 10.1007/s12181-014-0622-8.
2017 ESC/EACTS Guidelines for the management of valvular heart disease. Eur Heart J 2017; 38 (36) 2739–2791.

## 5.5 Leitsymptom reversibler Bewusstseins- und Tonusverlust

### KASUISTIK
Ein 28-jähriger Patient wird Ihnen von der chirurgischen Abteilung zur weiteren Diagnostik zuverlegt. Bei dem Patienten war es vor einigen Wochen zu einer Bewusstlosigkeit mit Sturzereignis gekommen. Infolge des Sturzes erlitt der Patient eine Kalottenfraktur mit einer frontalen Kontusionsblutung sowie einer traumatischen Subarachnoidalblutung. Der Patient berichtet, vor dem Ereignis für wenige Sekunden ein Schwarzwerden vor den Augen gehabt zu haben. Zuvor seien keine ähnlichen Ereignisse aufgetreten. Lediglich beim schnellen Aufstehen sei es zuvor schon zu Sehstörungen gekommen.
**Körperlicher Untersuchungsbefund** bei Aufnahme: 181 cm, 85 kg, Puls 75/min, rhythmisch, RR: 130/80 mmHg, unauffälliger Auskultationsbefund. Über der Lunge beidseits Vesikuläratmen, keine Jugularvenenstauung, keine peripheren Ödeme, neurologische Untersuchung unauffällig.

#### Wie ist eine Synkope definiert?
Plötzliche, kurzzeitige, spontan reversible Bewusstlosigkeit mit Tonusverlust der Muskulatur bedingt durch Verminderung der zerebralen Oxygenierung

#### Nennen Sie mögliche Differenzialdiagnosen zur Synkope.
Epilepsie, Sturz ohne Bewusstseinsverlust, intrazerebrale oder subarachnoidale Blutung, Vertebrobasilar-Syndrom, TIA bei Karotisstenose, Subclavia-Syndrom, metabolische Störung (Hypoglykämie, Hypoxie, Hyperventilation), Intoxikation, Herzstillstand, Koma.

### Wie wird die vorübergehende Bewusstlosigkeit klassifiziert?
Unterschieden werden zunächst traumatische und nichttraumatische Formen einer vorübergehenden Bewusstlosigkeit (transient loss of consciousness). Letztere werden in Synkopen, epileptische Anfälle und psychogene Anfälle unterteilt.

### In welche drei Gruppen werden Synkopen eingeteilt?
In reflexbedingte, orthostatische und kardiale (= kardiovaskuläre) Synkopen.

### Nennen Sie für jede der drei Gruppen zwei Untergruppen oder Beispiele.
- **reflexbedingte Synkope:**
  - vasovagal: im Stehen (seltener im Sitzen) oder emotional (Angst, Schmerz, Phobie) bedingt
  - situativ: Husten, Schlucken, Defäkation, Schmerzen, nach Anstrengung
  - Karotis-Sinus-Syndrom
- **orthostatisch bedingte Synkope:**
  - medikamentös: Vasodilatoren, Diuretika, Phenothiazine, Antidepressiva
  - Volumenmangel: Hämorrhagie, Diarrhoe, Erbrechen
  - neurogen-orthostatisch bedingt:
    – primär: Multisystem-Atrophie, Parkinson, Demenz (Lewy bodies)
    – sekundär: diabetische Neuropathie, Amyloidose, paraneoplastisch
- **kardiale Synkope (kardiovaskulär):**
  - rhythmogen: Bradyarrhythmien (Adams-Stokes-Anfall): Sick-Sinus-Syndrom, höhergradiger AV-Block (z. B. bei kardialer Ischämie/Hinterwandinfarkt; kardialer Amyloidose/Borreliose), Tachyarrhythmien: ventrikuläre Tachykardie, supraventrikuläre Tachykardie, angeborene rhythmogene Syndrome (Long-QT-Syndrom, Brugada-Syndrom); medikamentös induzierte Rhythmusstörungen
  - strukturelle Herz- oder Gefäßerkrankung: koronare Herzerkrankung inkl. Herzinfarkt mit Pumpversagen, Aortenstenose, hypertrophische obstruktive Kardiomyopathie (HOCM), Lungenembolie, Pulmonalstenose, pulmonale Hypertonie, Myxom, Perikardtamponade

Alle diese kardialen Mechanismen lösen über eine oft sehr plötzliche Reduktion des HMV, die nicht kompensiert werden kann, eine Synkope aus.

### Welche Mechanismen der reflexbedingten Synkope kennen Sie?
- kardioinhibitorisch: Erhöhung des Parasympathikotonus → Sinusbradykardie oder Asystolie
- vasodepressorisch: niedriger Sympathikotonus → Hypotension
- gemischt

---

**ZUSATZINFORMATION**

Die Diagnose Synkope umfasst eine sehr heterogene Gruppe von Patienten. Die Diagnose wird nicht selten im Vorfeld von anderen Fachdisziplinen (z.B. der Chirurgie) gestellt. Das Management dieser Patientengruppe wird sehr unterschiedlich gehandhabt. Problematisch ist, dass häufig eine ganze Reihe von wenig zielführenden diagnostischen Maßnahmen durchgeführt wird.
Zunächst erfolgt eine Risikostratifizierung bezüglich plötzlichen Herztodes und kardialer Ereignisse.
- Liegt tatsächlich eine Synkope vor und gibt es bei eindeutiger Synkope eine sichere Diagnose, die rasch behandelt werden kann?
- Liegt bei unsicherer Diagnose ein hohes Risiko für plötzlichen Herztod vor mit zwingend rascher Abklärung bzw. Therapie?
  - Strata: Ruhe-EKG: H. a. strukturelle Herzerkrankung? – koronare Herzerkrankung?

**Cave:** Ursache einer Synkope kann auch eine akute kardiale Ischämie (ggf. Verschluss der rechten Kranzarterie) mit AV-Block 3 und infolge Ersatzrhythmus sein. Es kann daher im EKG ein Schenkelblock mit entsprechender ST-Hebung vorliegen (ggf. in II, III, aVF). Es besteht entspechend eine akute Indikation für eine invasive Diagnostik (ACS-STEMI).

## 5.5 Leitsymptom reversibler Bewusstseins- und Tonusverlust

### Bewerten Sie die einzelnen diagnostischen Schritte.
- Anamnese (in den meisten Fällen zur Diagnose führend), körperliche Untersuchung, Ruhe-EKG
- EKG-Monitoring bei V.a. rhythmogene Synkope
- Echokardiografie: bei bekannter Herzerkrankung, V. a. kardiale Synkope, Ausschluss einer Strukturerkrankung
- Bei Patienten mit Brustschmerzen muss ein akutes Koronarsyndrom ausgeschlossen werden
- Karotis-Sinus-Druckmassage: bei Pat. > 40 J. bei unklarer Ätiologie, nicht bei Pat. nach TIA oder Insult; Test gilt als positiv bei RR-Verlängerung auf über 3 s und/oder ausgelöster Symptomatik (d. h. Bewusstseinsverlust) oder syst. Blutdruck- und Frequenzabfall
  - wird in Deutschland kritisch gesehen – positiv prädiktiver Wert unzureichend
  - bei Fehlen einer typischen Situation verzichtbar
- Schellong-Test: indiziert bei V. a. orthostatische Synkope; Test gilt als positiv bei ausgelöster Symptomatik und syst. Blutdruckabfall um mindestens 20 mmHg oder auf unter 90 mmHg
- Kipptisch-Untersuchung: bei V.a. orthostatische oder Reflexsynkope indiziert bei häufigen Episoden, nach Ausschluss kardialer Ursachen; das Auftreten einer Hypotension und/oder Bradykardie mit Symptomatik ist diagnostisch für reflexbedingte Synkope:
  - Protokoll: 60°-Kippwinkel über 20 Minuten, bei negativem Verlauf 400 µg Nitroglyzerin s. l. über 20 Minuten
- Langzeit-EKG: bei Herzinsuffizienz, koronare Herzerkrankung, V. a. rhythmogene Synkope
- implantierbarer Loop-Rekorder: bei selektierten Patienten, zunehmend im Einsatz bei V. a. rhythmogene Synkope
- elektrophysiologische Untersuchung: ggf. bei Postinfarktpatienten mit EF > 35–40 %, jedoch initial eher Loop-Rekorder
- Koronarangiografie: Myokardischämie bei Koronarstenosen als seltene Ursache einer Synkope
- EEG, Doppler Karotiden, Schädel-CT und -MRT: nicht routinemäßig

### Welche Differenzialdiagnosen von vorübergehender Bewusstlosigkeit müssen beachtet werden?
Vorübergehende Bewusstlosigkeit, aber definitionsgemäß keine Synkope:
- Angstattacken und Hyperventilationssyndrom
- Hypoglykämie
- akute Blutungen, z. B. gastrointestinal
- bei V. a. TIA: Schädel-CT oder -MRT

### Welche anamnestischen Angaben zum Entstehungsablauf der Synkope können Hinweise auf die Ätiologie geben?
- Auftreten innerhalb weniger Sekunden
- Vorbestehender Volumenmangel, antihypertensive Medikation
- Auftreten innerhalb mehrerer Minuten
- Auftreten während oder nach Belastung
- Auftreten bei Positionsänderung

### Auf welche Ätiologien können die einzelnen dieser fünf anamnestischen Angaben hinweisen?
- Auftreten innerhalb weniger Sekunden: hypersensitiver Karotissinus, Orthostase, AV-Block, Asystolie, ventrikuläre Tachykardie, Vorhofflimmern
- Vorbestehender Volumenmangel, antihypertensive Medikation: orthostatische Synkope
- Auftreten innerhalb mehrerer Minuten: Hyperventilation, Hypoglykämie (dann definitionsgemäß keine Synkope); falls zusätzlich Dyspnoe hinweisend auf Lungenembolie, falls zusätzlich Angina pectoris hinweisend auf kardiale Ursache

- Auftreten während oder nach Belastung: Aortenstenose, Aorteninsuffizienz, HOCM (= hypertrophische obstruktive Kardiomyopathie), ventrikuläre Tachykardie, pulmonale Hypertonie
- Auftreten bei Positionsänderung: orthostatische Synkope

### Welche Prodromi können bei Synkopen auftreten?
- Schwindel, Erbrechen, Schweißausbruch, Blässe bei betontem vagalem Tonus
- Fokalneurologie, ggf. Sehstörungen

### Welche weitere Diagnostik würden Sie bei dem oben genannten Patienten durchführen?
- ggf. ergänzende Fremdanamnese
- Labor: Blutbild, Elektrolyte, Kreatinin, Blutzucker, Herzenzyme, TSH
- Ruhe-EKG, zur Suche nach Sinusbradykardie, AV-Block, QT-Verlängerung, WPW-Syndrom, Hinweisen für KHE oder akuten Myokardinfarkt
- 24-h-EKG, ggf. Event-Recorder

> In der **Blutuntersuchung** zeigen sich Blutbild und Differenzialblutbild unauffällig, die Retentionsparameter, Blutzucker, Herzenzyme sowie Elektrolyte und TSH im Normbereich. Im **24-h-EKG** zeigen sich durchgehend Sinusrhythmus, Frequenzrahmen von 44/min bis 109/min, keine ventrikulären oder supraventrikulären Extrasystolen, keine relevanten Rhythmusstörungen.

### Befunden Sie das nachfolgende Ruhe-EKG des Patienten bei Aufnahme (➤ Abb. 5.21).

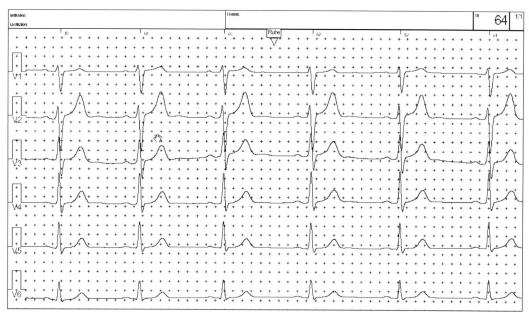

**Abb. 5.21** Ruhe-EKG [M589]

Sinusrhythmus, Herzfrequenz: 60/min, kein Hinweis auf Präexzitation, spitzhohe T in $V_2$, $V_3$ (Hinweis auf Vagotonie), ansonsten unauffällige Repolarisation.

## 5.5 Leitsymptom reversibler Bewusstseins- und Tonusverlust

Bei den bisher durchgeführten Untersuchungen konnte keine Ursache für die Synkope identifiziert werden. Welche weitere Diagnostik würden Sie anordnen?
- Echokardiografie (linksventrikuläre Dysfunktion? HCM [= hypertrophische Kardiomyopathie]? Aortenstenose?), pulmonale Hypertonie
- Kipptisch-Untersuchung
- neurologische Untersuchung, EEG

> Die **Farbdopplerechokardiografie** ergibt normal große linke und rechte Herzhöhlen, normale Wanddicken des linken Ventrikels, gute systolische und diastolische linksventrikuläre Funktion, keine regionalen Wandbewegungsstörungen, Mitralklappe zart, systolischer Prolaps des anterioren Mitralklappensegels, minimale Mitralklappeninsuffizienz. Übrige Klappen unauffällig. Keine Zeichen einer Rechtsherzbelastung, kein Perikarderguss.
> Die **Kipptisch-Untersuchung** zeigt eine frühe, nach zehn Minuten auftretende, gemischt kardioinhibitorische, vasodepressorische Reaktion mit Bewusstseinstrübung als Äquivalent einer Präsynkope. Die Herzfrequenz fällt von 92 auf 34/min, im gleichen Zeitraum kommt es zu einem Blutdruckabfall von 95/65 mmHg auf 60/35 mmHg. Im EKG während der Kipptisch-Untersuchung zeigt sich ein Ersatzrhythmus aus dem AV-Knoten-Gebiet. Die Symptomatik wie auch die Blutdruckwerte sind nur langsam rückläufig. Der Ersatzrhythmus persistiert bis sechs Minuten nach dem Zurückkippen.

Ist bei dem hier beschriebenen Patienten eine elektrophysiologische Untersuchung indiziert?
Nein, da die Diagnose jetzt klar ist. Aufgrund der ausgeprägten Bradykardie sowie des schweren Traumas besteht die Indikation zu einer Schrittmacherimplantation.

Wie würden Sie einen Patienten mit Z. n. Synkope therapieren?
Die Behandlung erfolgt entsprechend der zugrunde liegenden Ursache:
- reflexbedingte Synkope: physikalische Manöver (Beine überkreuzen), Stehtraining, Volumenzufuhr, Volumenretention, salzreiche Kost, Kompressionsstrümpfe, ggf. Schrittmacher bei primär kardioinhibitorischer Synkope mit Asystolie (IIa-Indikation)
- orthostatische Hypotonie: Absetzen von begünstigenden Medikamenten (Antihypertensiva, Nitrate, Diuretika, Antidepressiva), Verhaltensmodifikation, orthostatisches Trainingsprogramm, physikalische Maßnahmen, Volumenzufuhr, Volumenretention, salzreiche Kost
- kardiale Synkope:
  - Aortenklappenstenose: Aortenklappenersatz/TAVI
  - HOCM: Betablocker, Kalziumantagonisten, TASH, Myektomie
  - rhythmogen: antiarrhythmische Therapie, Schrittmachertherapie, implantierbarer Cardioverter-Defibrillator (ICD), bei supraventrikulärer oder ventrikulärer Tachyarrhythmie mit Katheterablation oder antiarrhythmischer Therapie

Wann würden Sie einen Patienten zur weiteren Diagnostik stationär einweisen?
- Synkope, die zu einer Verletzung geführt hat, rezidivierende Synkopen
- schwere Begleiterkrankung, die eine stationäre Behandlung notwendig macht
- notwendige weitere Diagnostik: EKG-Monitoring, Echokardiografie, Belastungstest, elektrophysiologische Untersuchung, Koronarangiografie, Schrittmacherkontrolle etc.
- Patienten mit hohem Alter
- Verdacht auf arrhythmogene Synkope bei kardiovaskulärer Grunderkrankung, insbesondere pathologisches EKG und eingeschränkte Pumpfunktion
- notwendige akute Therapie der Synkope

### Welche Patienten dürfen nicht Auto fahren?

Zu den Hauptursachen einer plötzlichen Bewusstlosigkeit am Steuer zählen die reflexbedingten Synkopen (nach oben genannter Gliederung; vasovagale = neurokardiogene Synkope, die situationsgebundenen Synkopen und die Synkope bei Karotis-Sinus-Syndrom) und Rhythmusstörungen. Bei rezidivierenden und ausgeprägten Reflexsynkopen darf ein Fahrzeug von Privatfahrern erst nach Symptomkontrolle, von Berufsfahrern (Beförderung) erst nach effektiver Therapie geführt werden. Bei Arrhythmien mit Synkope muss bei beiden Gruppen vor Fahreignung eine effektive Therapie durchgeführt werden. Nach erfolgreicher Ablation oder pharmakologischer Behandlung einer supraventrikulären Tachykardie kann im Intervall die Fahrtüchtigkeit wieder gegeben sein. Patienten mit Synkope und eingeschränkter LV-Funktion (EF<35 %) sind vor ICD-Implantation nicht fahrtauglich.

**LITERATUR**
Begutachtungsleitlinien zur Kraftfahreignung. Berichte der Bundesanstalt für Straßenwesen 2017.
2018 ESC Guidelines for the diagnosis and management of syncope. The Task Force for the diagnosis and management of syncope of the European Society of Cardiology (ESC). Eur Heart J 2018; 00: 1–69.

## 5.6 Leitbefund große Blutdruckamplitude

**KASUISTIK**
Bei einem 60-jährigen Patienten fällt Ihnen bei einer Routineuntersuchung eine große Blutdruckamplitude mit niedrigem diastolischem Druck auf. Bei der Herzauskultation bemerken Sie ein diastolisches Decrescendogeräusch. Der Blutdruck beträgt 140/50 mmHg, Puls 75/min, regelmäßig. Ansonsten ist die körperliche Untersuchung unauffällig, und der Patient gibt keine Beschwerden an.

### An welche Differenzialdiagnosen denken Sie bei einem diastolischen Geräusch?
- Stenose der AV-Klappen, meist Mitralstenose
- funktionelles AV-Klappen-Geräusch bei erhöhtem Blutfluss
- Insuffizienz der Semilunarklappen: Aortenklappeninsuffizienz oder relative Pulmonalisinsuffizienz bei pulmonaler Hypertonie

### Welche Differenzialdiagnose halten Sie bei diesem Patienten für wahrscheinlich?
Die große Blutdruckamplitude und der Auskultationsbefund sprechen für eine Aortenklappeninsuffizienz.

**ZUSATZINFORMATION**
Patienten mit Aortenklappeninsuffizienz können für Jahre bis Jahrzehnte asymptomatisch bleiben, bevor sich Zeichen einer Herzinsuffizienz entwickeln.

### Wie klären Sie Ihre Verdachtsdiagnose weiter ab?
- Ruhe-EKG
- Röntgen-Thorax
- Echokardiografie

Eine invasive Diagnostik (Links- und Rechtsherzkatheter) wird erst vor einer geplanten Operation durchgeführt.

## Welche Befunde erwarten Sie bei einer Aortenklappeninsuffizienz im Ruhe-EKG, Röntgen-Thorax und Echokardiogramm?

- **Ruhe-EKG:** Linkstyp oder überdrehter Linkstyp, Linkshypertrophiezeichen, unspezifische ST-Strecken-Veränderungen bei lang dauernder Volumenbelastung, positiver Sokolow-Lyon-Index, T-Negativierung in I, aVL, $V_5$, $V_6$.
- **Röntgen-Thorax:** großer nach links ausladender linker Ventrikel, Dilatation und Elongation der Aorta ascendens, prominenter Aortenknopf („Schuhform" des Herzens; ➤ Abb. 5.22, ➤ Abb. 5.23).
- **Echokardiografie, wichtige Untersuchung für Diagnostik und Quantifizierung:** Refluxnachweis der Aorteninsuffizienz mit Farbdoppler, semiquantitative Einschätzung anhand der Druckhalbwertszeit

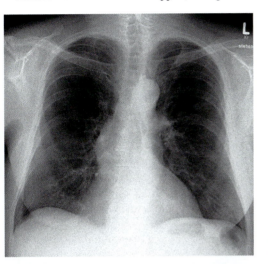

**Abb. 5.22** Beispiel für eine schwere Aortenklappeninsuffizienz [M756]

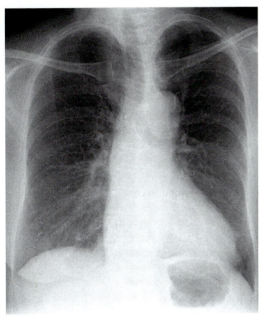
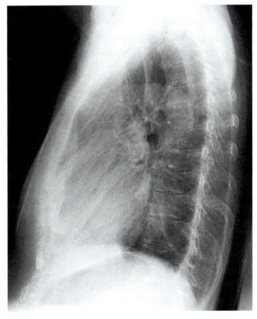

**Abb. 5.23** Röntgen-Thorax unserer Patientin: Allseits über die Norm vergrößertes Herz; Aorta ascendens in der p. a.-Aufnahme rechts randbildend, Aufweitung des Aortenbogens, die Seitaufnahme zeigt eine Vorverlagerung der ventralen Kontur der A. ascendens; kein umschriebenes Infiltrat, kein Pleuraerguss; Trachea ist mittelständig; prominentes Mediastinum [M756]

(PHT; ➤ Abb. 5.24) und der Vena contracta, diastolische Flussumkehr in der abdominellen Aorta bei schwerer Aorteninsuffizienz, Bestimmung und Verlauf der LV-Funktion sowie -Dimension, Dilatation der Aortenwurzel oder Aneurysma als Ursache für eine sekundäre Insuffizienz sowie Morphologie der Klappensegel (Anomalien, Verkalkung, endokarditische Vegetationen), Abschätzung der Druckverhältnisse im kleinen Kreislauf, Analyse der RV-Funktion. Eine bikuspid angelegte Aortenklappe kann ebenfalls ursächlich für eine Insuffizienz sein (➤ Abb. 5.24).

- Kardio-MRT oder -CT, Untersuchung der Aorta bei Patienten mit Marfan-Syndrom.
- **Echokardiografie bei unserer Patientin:** Die Aortenwurzel ist gering dilatiert (AOW: 44 mm). Bikuspide Aortenklappe: mäßiger Insuffizienzjet (PHT: 253 ms, V. contracta: 6 mm), keine Stenose. RA: normale Größe (visuell beurteilt), LA: gering vergrößert, RV: gering vergrößert, Wanddicke normal, RV-Funktion normal. LV: vergrößert (LVES: 53 mm, LVED: 73 mm), Wände nicht verdickt. Systolische Globalfunktion noch normal (planimetrische EF ~55 %). Mitralklappe: Bewegung normal, geringe Insuffizienz, keine Stenose; TK: Bewegung normal, geringe Insuffizienz, $dp_{max}$ RV/RA = 27 mmHg.

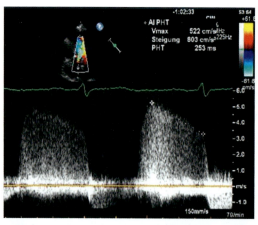 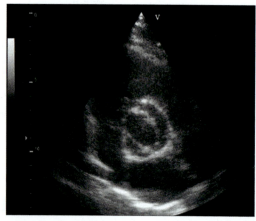

**Abb. 5.24** Echokardiogramm: Spektrumprofil des Insuffizienzjets mit Druckhalbwertszeit (PHT). Dargestellt wird oben links das Flussgeschwindigkeitsprofil des Insuffizienzjets über der Aortenklappe mit Analyse über dem linksventrikulären Ausflusstrakt (kontinuierlicher Doppler, 5-Kammer-Blick) mit der Ermittlung der Druckhalbwertszeit des Insuffizienzjets; diese beträgt > 253 ms. Rechts in der parasternal kurzen Achse die Ansicht auf die bikuspide Aortenklappe [M756]

### Beschreiben Sie den Pathomechanismus der Aortenklappeninsuffizienz

Bei **akuter Aortenklappeninsuffizienz** kommt es zum raschen Anstieg des linksventrikulären enddiastolischen (LV-end) und atrialen Drucks. Aufgrund der fehlenden kompensatorischen Dilatation des linken Ventrikels resultiert eine Reduzierung des Schlagvolumens. Eine kompensatorische Tachykardie hält die Pumpleistung aufrecht. Lungenödem und kardiogener Schock sind häufige Komplikationen. Die Annäherung des LV-end an den diastolischen Aortendruck bzw. den koronaren Perfusionsdruck reduziert die myokardiale Perfusion mit möglicher kardialer Ischämie.

Bei der **chronischen Aortenklappeninsuffizienz** resultiert ein vergrößertes Schlagvolumen mit nachfolgender Volumenbelastung des linken Ventrikels. Durch eine Zunahme der Ventrikelcompliance kommt es zunächst nicht zu einer Erhöhung des Füllungsdrucks. Es entwickelt sich eine kombiniert exzentrische und konzentrische Linksherzhypertrophie. Die exzentrische Hypertrophie ist von einer Neuordnung myokardialer Muskelfasern begleitet. Die andauernde systolische Wandbelastung erhöht die kardiale Nachlast (Kombination aus Volumen- und Druckbelastung). Im Spätstadium kommt es zur Abnahme der Ventrikelcompliance, zum Anstieg des enddiastolischen Ventrikeldrucks und des endsystolischen Volumens wie oben beschrieben. Bei lang andauernder Insuffizienz drohen irreversible Myokardschäden. Die systolische LV-Funktion sowie endsystolische Dimension sind die entscheidenden Prädiktoren für die Prognose und die postoperative Pumpfunktion.

### Wann halten Sie eine invasive Diagnostik für indiziert?

Wenn nach nichtinvasiver Bildgebung Unklarheit oder eine Diskrepanz zu den klinischen Untersuchungsergebnissen besteht, sind eine Darstellung der Aortenwurzel sowie Messung der linksventrikulären Füllungsdrücke indiziert (Klasse IB). Vor geplanter Klappenersatzoperation ist eine Koronarangiografie bei Patienten mit erhöhtem Risiko für eine koronare Herzerkrankung indiziert.

- bei symptomatischer Aortenklappeninsuffizienz zur (Semi-)Quantifizierung der Insuffizienz, der Druckverhältnisse im großen und kleinen Kreislauf, der linksventrikulären Funktion und zum Ausschluss einer hämodynamisch relevanten koronaren Herzerkrankung
- bei asymptomatischer Aortenklappeninsuffizienz mit eingeschränkter LV-Funktion oder erhöhtem endsystolischem Durchmesser (echokardiografisch) zum Ausschluss einer koronaren Herzerkrankung als Ursache der eingeschränkten Pumpfunktion
- bei Diskrepanz zwischen dem Ausmaß der linksventrikulären Funktionseinschränkung und dem nichtinvasiv bestimmten Schweregrad der Aortenklappeninsuffizienz
- bei jeder akuten oder subakuten Aortenklappeninsuffizienz

### Wie wird das Ausmaß der Aortenklappeninsuffizienz bei invasiver Diagnostik beurteilt?

Die Einteilung des Schweregrades der Aortenklappeninsuffizienz erfolgt ggf. nach angiografischen Kriterien:
- Grad I: Eine geringe Kontrastmittelmenge erreicht diastolisch den linksventrikulären Ausflusstrakt und wird systolisch wieder vollständig ausgeworfen; Regurgitationsfraktion < 20 %
- Grad II: diastolisch Anfärbung des gesamten linken Ventrikels (LV); Regurgitationsfraktion 20–40 %
- Grad III: deutliche Anfärbung des gesamten LV; Regurgitationsfraktion 40–60 %
- Grad IV: Anfärbung des gesamten LV während eines Herzzyklus; Regurgitationsfraktion > 60 %

### Welche weiteren Symptome und körperlichen Befunde könnte unser Patient zeigen?

- eventuell Palpitationen, im weiteren Verlauf Abnahme der Leistungsbreite und Linksherzinsuffizienz mit nächtlicher paroxysmaler Dyspnoe, Belastungsdyspnoe, Lungenödem
- pulsatorische Phänomene als Folge der großen Blutdruckamplitude: pulssynchrones Dröhnen im Kopf, sichtbare Pulsationen der Karotiden, sichtbarer Kapillarpuls nach leichtem Druck auf Fingernagel, pulssynchrones Kopfnicken (Musset)
- Herzspitzenstoß bei vergrößertem linken Ventrikel verbreitert und nach unten außen verlagert
- zusätzlich zum diastolischen Decrescendogeräusch funktionelles spindelförmiges Systolikum infolge relativer Aortenklappenstenose und Austin-Flint-Geräusch (rumpelndes spätdiastolisches Geräusch)
- atypische Thoraxschmerzen, pektanginöse Beschwerden bei subendokardialer Ischämie

> **ZUSATZINFORMATION**
> Rhythmusstörungen, Angina pectoris und plötzlicher Herztod sind bei der Aortenklappeninsuffizienz seltener als bei der Aortenklappenstenose.

### Im Rahmen einer bakteriellen Endokarditis, nach einem Trauma oder bei einer Aortendissektion Typ A kann es zu einer akuten Aortenklappeninsuffizienz kommen. Welche Leitbefunde finden Sie dann?

- akute, schwere Herzinsuffizienz
- akute Dyspnoe, Tachykardie, Schock, pulmonale Stauung und Low-Output-Syndrom
- keine Puls- und Auskultationsbefunde wie bei der chronischen Aortenklappeninsuffizienz

### Was könnte die Ursache für eine Aortenklappeninsuffizienz sein?

Erkrankungen auf Klappenebene:
- chronisch: kongenitale Klappenanomalien, v. a. bikuspide Aortenklappe, Kalzifizierung
- akut: infektiöse Endokarditis

- Z. n. rheumatischem Fieber
- myxomatös, Prolaps
- strukturelle Klappendefekte, z. B. rupturiertes Sinus-Valsalvae-Aneurysma
- entzündliche Ursachen: rheumatoide Arthritis, Spondylitis ankylopoetica, Lupus erythematodes disseminatus, Syphilis (heute selten)

Erkrankung der Aortenwurzel:
- Aortendilatation, Separation der Klappensegel
- Aortendissektion
- zystische Medianekrose
- Marfan-Syndrom
- Aortitis
- arterielle Hypertonie

### Wann stellen Sie die Indikation zur chirurgischen Therapie (➤ Abb. 5.25)?

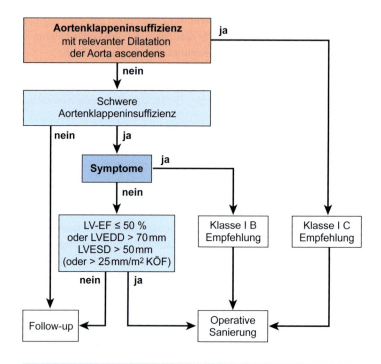

**Abb. 5.25** Flussdiagramm für die Aortenklappeninsuffizienz, modifiziert nach ACC/AHA [L106]

Bei jedem symptomatischen Patienten:
- schwere chronische symptomatische Aortenklappeninsuffizienz (Klasse IB)
- Aortenklappenendokarditis mit Aortenklappeninsuffizienz und konservativ nicht beherrschbarer Infektion
- schwere akute Aortenklappeninsuffizienz (Aortendissektion, Endokarditis mit oder ohne Klappenperforation, Klappenausriss bei Thoraxtrauma)

Beim asymptomatischen Patienten:
- elektive Operation, Bypasses, A. ascendens, anderweitige Klappenvitien (IC)
- schwere chronische Aortenklappeninsuffizienz und linksventrikuläre Dysfunktion, LV-EF < 50 % (IB)
- schwere Aortenklappeninsuffizienz und normale linksventrikuläre Funktion, aber Dilatation des linken Ventrikels
- endsystolischer Durchmesser > 50 mm, enddiastolisch > 70 mm (IIA)
- unabhängig vom Schweregrad einer Aortenklappeninsuffizienz mit Dilatation der Aortenwurzel (wg. Aortendissektion):
  – bei Marfan-Syndrom ≥ 50 mm (IC)
  – OP-Evaluierung bei Dilatation der Aortenwurzel (IIaC):
    – ≥45 mm bei Marfan-Syndrom mit familiärer Aortendissektion, Progression > 2 mm/Jahr, schwere Aorten- oder Mitralinsuffizienz, Kinderwunsch
    – ≥ 50 mm bei bikuspider Klappe mit Aortenisthmusstenose, arterielle Hypertonie, familiäre Aortendissektion, Progression > 2 mm/Jahr
    – ≥ 55 mm für sonstige Patienten

### Wie schätzen Sie die Langzeitprognose bei schwerer symptomatischer AI ein, mit und ohne Aortenklappenersatz?

Patienten mit einer schweren symptomatischen AI haben eine schlechte Langzeitprognose; bei Auftreten von Symptomen liegt das Mortalitätsrisiko ohne operative Behandlung bei 10–20 %/Jahr. Die perioperative Mortalität ist bei isoliertem Klappenersatz niedrig (1–4 %). Die Mortalität steigt jedoch mit dem Alter, eingeschränkter Pumpfunktion sowie der Notwendigkeit einer Bypass-Operation (3–7 %). Die Fünf-Jahres-Überlebensrate beträgt mit Aortenklappenersatz ca. 85 %, ohne Ersatz ca. 40 %, die Zehn-Jahres-Überlebensrate mit Ersatz ca. 80 %, ohne Ersatz ca. 30 %.

Die Langzeitprognose ist umso besser, je geringer die präoperative linksventrikuläre Dysfunktion ist und je jünger die Patienten zum Zeitpunkt des Klappenersatzes sind.

### Welche Empfehlungen zum weiteren Vorgehen geben Sie einem asymptomatischen Patienten?

- Bei asymptomatischen Patienten mit schwerer AI und gut erhaltener LV-Funktion ist das Risiko für klinische Ereignisse gering; bei einer Strukturveränderung des linken Ventrikels mit Erhöhung des endsystolischen Diameters >50 mm steigt das Risiko für Mortalität, Auftreten von Symptomen oder eingeschränkte Pumpfunktion bis 20 %/Jahr.
- regelmäßige Verlaufskontrolle: bei erhaltener systolischer Ventrikelfunktion und endsystolischem Durchmesser des linken Ventrikels < 50 mm alle 12 Monate klinische Evaluation und Echokardiografie alle 2 Jahre.
- Eine Antibiotikaprophylaxe wird nur noch bei Hochrisikopatienten empfohlen (➤ Kap. 5.10).
- körperliche Bewegung, jedoch kein Wettkampfsport oder schwere körperliche Belastung bei hämodynamisch signifikanter Aortenklappeninsuffizienz
- Vasodilatatoren bei Aorteninsuffizienz jeden Grades zusammen mit arterieller Hypertonie und bei schwerer Aorteninsuffizienz mit vergrößertem linken Ventrikel
- bradykardisierende Medikation eher zurückhaltend anwenden.

## Mitralklappeninsuffizienz

### Welche Symptome würden Sie bei einem Patienten mit akuter Mitralklappeninsuffizienz erwarten?
- akute Dyspnoe
- Lungenödem
- kardiogener Schock

### Welche Symptome erwarten Sie bei einem Patienten mit chronischer Mitralklappeninsuffizienz?
- Zeichen der Herzinsuffizienz: Leistungsminderung
- Belastungsdyspnoe
- Atemnot in Ruhe
- Vorhofflimmern

Die Symptomatik korreliert eher mit dem Grad der linksventrikulären Dysfunktion als mit dem Grad der Mitralklappeninsuffizienz.

### Nennen Sie mögliche Ursachen für eine Mitralklappeninsuffizienz.
- degenerative Veränderungen des Klappenapparats/primäre Mitralklappeninsuffizienz: Zustand nach Endokarditis
- myxomatöse Degeneration bei Mitralklappenprolaps
- Papillarmuskeldysfunktion, -abriss (z. B. bei Z. n. Myokardinfarkt)
- abgerissener Sehnenfaden: *flail leaflet*
- Veränderungen des linken Ventrikels mit funktioneller Klappenfunktionsstörung/sekundäre Mitralklappeninsuffizienz: Klappenringerweiterung (z. B. bei dilatativer Kardiomyopathie, hypertensiver Herzerkrankung)

### Wie beurteilen Sie die Prognose der Mitralklappeninsuffizienz?
Bei akuter relevanter Mitralinsuffizienz (Papillarmuskelabriss) besteht die Indikation zur raschen chirurgischen Therapie.
  Bei asymptomatischer schwerer chronischer Mitralinsuffizienz ca. 33 % kardiale Ereignisse in 5 Jahren (kardialer Tod, Herzinsuffizienz, neues Vorhofflimmern).
  Ungünstige Parameter: Alter, Schwere der Insuffizienz, Vorhofgröße, pulmonale Hypertonie, Vorhofflimmern, Zunahme des linksventrikulären Durchmessers, eingeschränkte LV-Funktion (LV-EF < 30 %).

### Welche Befunde der körperlichen Untersuchung können Sie bei der Mitralklappeninsuffizienz erheben?
Auskultatorisch:
- leiser 1. Herzton
- bandförmiges Systolikum mit Ausstrahlung in die Axilla
- eventuell 3. Herzton
- eventuell diastolisches Durchflussgeräusch
- bei Lungenstauung feuchte Rasselgeräusche, verlängertes Exspirium

### Welche Besonderheiten erwarten Sie bei den technischen Untersuchungen?
- EKG: häufig Vorhofflimmern, ggf. unspez. Zeichen einer kardialen Strukturerkrankung, ggf. Hinweise für atriale oder ventrikuläre Vergrößerung (P-mitrale, Schenkelblock)
- Röntgen-Thorax: Vergrößerung des linken Vorhofs, Vergrößerung des linken Ventrikels, Zeichen der Lungenstauung

- transthorakale Echokardiografie: Vergrößerung des linken Ventrikels, eventuell Funktionseinschränkung, Vergrößerung des linken Vorhofs, eventuell Mitralklappenprolaps, Segelabriss, Chordaruptur, im Doppler Darstellung und Graduierung der Regurgitation (Vena contracta), Rechtsherzbeteiligung (TAPSE, tricuspid annular plane systolic excursion), pulmonale Hypertonie (Druckgradient zwischen rechtem Ventrikel und rechtem Vorhof), Beurteilung des Schweregrades der Insuffizienz
- transösophageale Echokardiografie: bevorzugt mit 3-D-Darstellung, Planung der operativen oder kathetergestützten Behandlung
- invasive Diagnostik: Semiquantifizierung der Regurgitation mit Lävokardiografie und Analyse der Hämodynamik (LV-EF mit Druckwerten), Rechtsherzkatheter (Druckwerte im kleinen Kreislauf erhöht/V-Welle), Ausschluss/Nachweis einer koronaren Herzerkrankung

### Welche Therapieoptionen bestehen bei der Mitralklappeninsuffizienz?
- medikamentös:
  - Diuretika, Nachlastsenkung, Antikoagulation und ggf. Kardioversion bei Vorhofflimmern
  - positive Beeinflussung möglich durch evidenzbasierte Herzinsuff.-therapie inkl. Resynchronisation bei ischämischer oder dilatativer Kardiomyopathie bei Vorliegen der entsprechenden Kriterien
- operative Klappenrekonstruktion/-ersatz
- kathetergestütztes Mitralklappenclipping

### Welche Faktoren sind für die Indikationsstellung zur Operation entscheidend?
- Symptomatik
- linksventrikuläre Funktion/ linksventrikulärer endsystolischer Durchmesser, LVESD
- Vorhofflimmern
- pulmonale Hypertonie, SPAP > 50 mmHg

### Wie gehen Sie bei symptomatischen Patienten mit normaler linksventrikulärer Funktion vor?
Patienten mit schwerer Mitralklappeninsuffizienz und Symptomen der Stauungsherzinsuffizienz müssen auch bei normaler linksventrikulärer Funktion (linksventrikuläre Ejektionsfraktion > 60 % und endsystolischem Diameter < 45 mm) operiert werden.

### Wie gehen Sie bei asymptomatischen Patienten mit normaler linksventrikulärer Funktion vor?
Jegliche isometrische Belastung sollte vermieden werden. Die Mitralklappenrekonstruktion bzw. der Ersatz kann erwogen werden, um die normale linksventrikuläre Funktion und Größe zu erhalten. Bei Auftreten von Vorhofflimmern oder bei pathologischer Hämodynamik im kleinen Kreislauf mit pulmonal-arteriellem Druck > 50 mmHg in Ruhe ist die Operation ebenfalls indiziert.

### Wie gehen Sie bei symptomatischen und asymptomatischen Patienten mit eingeschränkter linksventrikulärer Funktion vor?
Eine Mitralklappenrekonstruktion bzw. ein Ersatz ist indiziert bei symptomatischen Patienten mit einer LVEF > 30 % und LVESD < 55 mm oder asymptomatischen Patienten mit einer linksventrikulären Ejektionsfraktion < 60 % und einem endsystolischen Diameter > 45 mm. Die Rekonstruktion ist insbesondere bei myxomatösen Veränderungen häufig durchführbar und zeigt gute Ergebnisse.

### Welche Patienten sind geeignet für eine kathetergestützte MitraClip-Implantation?
Individuelle Indikationsstellung (Kardioteam) unter Berücksichtigung
- des Operationsrisikos (Alter, Begleiterkrankungen, Lebenserwartung, LV-Funktion),
- der Ursache: primär degenerativ versus sekundär funktionell,
- der Mitralklappenanatomie.

Die sekundäre funktionelle Mitralklappeninsuffizienz bei eingeschränkter LV-Funktion ist derzeit die häufigste Indikation für die MitraClip-Implantation.

### Welche Patienten würden Sie für eine operative Rekonstruktion vorschlagen?
- Patienten mit primär degenerativer Mitralklappeninsuffizienz
- Patienten mit sekundärer chronisch-ischämisch bedingter Mitralklappeninsuffizienz und koronarer Herzerkrankung mit Ischämienachweis (Bypass + Mitralklappenrekonstruktion)

Bei nicht operablen Patienten mit geeigneter Klappenmorphologie werden kathetergestützte Verfahren eingesetzt, bei denen perkutan über eine transseptale Punktion mit einem Clip die Ränder der Mitralsegel (anteriores und posteriores) in der Mitte zusammengefasst werden und dadurch die Insuffizienz reduziert werden kann („mitral clipping"/ edge to edge repair). Mit anderen transkutanen Verfahren wird die Fläche des (vergrößerten) Mitralklappenringes reduziert und dadurch die Regurgitation verringert.

> **ZUSATZINFORMATION**
> Die Prognose der Patienten ist besser, wenn sie in einem frühen symptomatischen Stadium operiert werden. Grundsätzlich sind die Ergebnisse bei einer Rekonstruktion besser als bei einem Klappenersatz.

**LITERATUR**
Guidelines on the prevention, diagnosis and treatment of infective endocarditis 2009. Eur Heart J 2009; 30: 2369–2413.
2017 ESC/EACTS Guidelines for the management of valvular heart disease. Eur Heart J 2017; 00: 1–53 doi:10.1093/eurheartj/ehx391.
2017 AHA/ACC Focused Update of the 2014 AHA/ACC Guideline for the Management of Patients With Valvular Heart Disease: A Report of the American College of Cardiology/American Heart Association Task Force on Clinical Practice Guidelines. Circulation 2017; 135: e1159–e1195.
Baldus S, Kuck KH, Rudolph V. et al. Interventionelle Therapie von AV-Klappenerkrankungen – Fokus Mitralklappeninsuffizienz. Positionspapier der Deutschen Gesellschaft für Kardiologie. Kardiologe 2018; 12: 128–144. doi.org/10.1007/s12181-018-0232-y.

## 5.7 Leitsymptom akute Brustschmerzen I

> **KASUISTIK**
> Ein 61-jähriger Patient hat wegen seit 3 Tagen rezidivierenden Brustschmerzen die Rettungsleitstelle alarmiert. Der Patient wird in die Chest-Pain-Unit Ihrer Klinik verbracht. Bis zuletzt hätten keine kardialen Symptome bestanden, keine wesentlichen Vorerkrankungen. An kardiovaskulären Risikofaktoren bestehen ein Nikotinkonsum, eine grenzwertige, nichtmedikamentös behandelte Hyperlipoproteinämie, eine eingestellte arterielle Hypertonie sowie eine familiäre Diathese.
> **Körperlicher Untersuchungsbefund:** 179 cm großer und 87 kg schwerer Patient in gutem Allgemein- und etwas adipösem Ernährungszustand. Puls 85/min, regelmäßig, gelegentliche Extrasystolie, Blutdruck 140/85 mmHg, normaler 1. und 2. Herzton, keine pathologischen Geräusche, normaler Jugularvenendruck, beiderseits Vesikuläratmung, keine Rasselgeräusche. Ansonsten unauffälliger körperlicher Untersuchungsbefund.

Skizzieren Sie die umfangreiche Differenzialdiagnose (➤ Tab. 5.6) möglichst genau.

**Tab. 5.6** Differenzialdiagnose der Angina pectoris (AP)

| | |
|---|---|
| Kardiovaskuläre Erkrankungen | koronare Herzerkrankung |
| | Myokarditis, Perikarditis, Perimyokarditis |
| | akutes Aortensyndrom (Aortendissektion, Aortenaneurysma) |
| | hypertrophe obstruktive Kardiomyopathie |
| | Vitien (Aortenstenose) |
| | hypertensive Herzkrankheit |
| | tachykarde Rhythmusstörungen |
| Pulmonale Erkrankungen | Pleuritis, Pneumonie, Pneumothorax |
| | Lungenembolie (oft mit leichter Troponinerhöhung!) |
| Nerven- und Bewegungsapparat | HWS- oder BWS-Syndrom |
| | Rippenfraktur, Rippenprellung, Interkostalneuralgien |
| | Tietze-Syndrom, Herpes Zoster, Myopathien, Metastasen |
| Gastrointestinale Erkrankungen | Refluxösophagitis, Ösophagusruptur |
| | Ösophagusspasmen, Achalasie |
| | Gastritis, Ulkuskrankheit |
| | akute Pankreatitis, Gallenkolik |
| | Roemheld-Syndrom |
| Mediastinale Erkrankungen | Raumforderungen, Mediastinitis |
| Funktionelle Herzbeschwerden | Panikattacken, Hyperventilationssyndrom |
| | somatisierte Depression |
| | Rentenbegehren |

### Welche Primärdiagnostik würden Sie veranlassen?
EKG. Labor: Blutbild, Glukose, Na, K, CK, CK-MB, Myoglobin, Troponin, C-reaktivem Protein, Kreatinin, Harnstoff, PTT, TP, TSH, D-Dimer, NT-pro BNP; EKG.

### Welcher Troponin-Test ist zu bevorzugen?
Die sensitiven und hochsensitiven Troponin („hs-cTn")-Tests sind wesentlich empfindlicher als die sog. Point-of-care bzw. Beside-Tests. Letztere zeigen das Testergebnis zwar in sehr kurzer Zeit an, haben aber eine geringere diagnostische Genauigkeit und einen niedrigeren negativen prädiktiven Wert.

Die sensitiven und hochsensitiven Troponin-Tests dagegen haben eine sehr hohe diagnostische Genauigkeit, speziell bei Patienten, die sich früh nach Schmerzbeginn vorstellen, und erlauben eine frühere Einschluss- bzw. Ausschlussdiagnostik hinsichtlich ACS („rule-in" bzw. „rule-out").

## KASUISTIK

Die Labordiagnostik ergibt: hs-cTn > ULN („upper limit of normal", 99-prozentige Perzentile bei gesunden Kontrollen), übrige Laborparameter im Normbereich.
EKG (➤ Abb. 5.26):

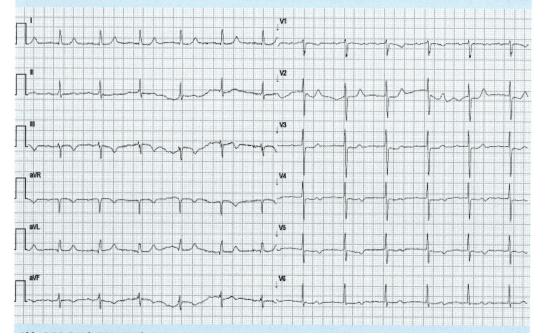

**Abb. 5.26** EKG [M755/M589]

Sinusrhythmus, Herzfrequenz 79/min, Linkstyp, regelrechte Zeitintervalle, präterminal negatives T in den Brustwandableitungen $V_2$ bis $V_5$, ansonsten unauffällige Stromkurvenmorphologie.

12-Kanal-EKG und Troponin-Bestimmung als Entscheidungsgrundlage:
- Diagnose **STEMI**: ST-Streckenhebungen von ≥ 0,2 mV in 2 Extremitätenableitungen oder ≥ 0,1 mV in mindestens 2 benachbarten Brustwandableitungen (für $V_1$, $V_2$ und $V_3$ gelten nur ST-Hebungen ≥ 0,2 mV als infarkttypisch). Das Ergebnis des Troponin-Tests muss innerhalb von 60 Minuten verfügbar sein. Bei einem STEMI ist das Troponin immer positiv, das Ergebnis muss jedoch nicht abgewartet werden.
- Diagnose **NSTEMI**: kein Nachweis von ST-Hebungen entsprechend oben stehender Definition. Möglicher Nachweis von horizontalen oder deszendierenden ST-Senkungen in 2 konsekutiven Ableitungen, möglicher Nachweis von präterminal negativen oder invertierten T-Wellen. Troponin positiv. Ein unauffälliges EKG schließt ein NSTEMI nicht aus, ebenso wenig ein einmalig normaler Troponin-Wert. Bei normalem Erstwert muss eine Wiederholung nach 6–12 Stunden erfolgen. Mit der Verwendung des hs-cTn kann dieser Zeitraum auf 3 Stunden („Rule-out"-Protokoll bei 0 und 3 h), bei speziellen hs-cTn-Tests auch auf 1 Stunde verkürzt werden („Rule-in and rule-out"-Protokoll bei 0 und 1 h).
- Diagnose **instabile Angina pectoris**: kein Nachweis von ST-Hebungen oder ST-Senkungen, Troponin normal (2 Messungen im Abstand von 6–12 h).
- Die Bestimmung des hs-cTn erlaubt eine schnellere Ausschlussdiagnostik.

**EKG:**
- Das übliche 12-Kanal-EKG erfasst nicht alle Myokardinfarkte. Bei unklarem EKG an rechtspräkordiale (Rechtsherzbeteiligung) und erweiterte Brustwandableitungen (posteriore Infarkte) denken.
- Ein 12-Kanal-EKG muss innerhalb von 10 Minuten nach Erstkontakt mit dem Patienten aufgezeichnet und von einem qualifizierten Arzt beurteilt werden.
- ST-Strecken-Senkungen ≥ 1 mm (0,1 mV) sind mit einem Risiko von 11 % für Tod/Myokardinfarkt innerhalb eines Jahres assoziiert. Eine Senkung von ≥ 2 mm erhöht das Sterblichkeitsrisiko um das 6-Fache. ST-Strecken-Senkungen, kombiniert mit transienten ST-Strecken-Hebungen, charakterisieren eine Untergruppe mit besonders hohem Risiko.
- Bei Links- oder Rechtsschenkelblock (neu aufgetreten oder unklaren Alters) erfolgt bei anhaltenden Brustschmerzen eine Behandlung wie beim STEMI.

**Risiko-Scores:** Der GRACE-Risk-Score wird bevorzugt, da er aus einem großen Register erstellt wurde, das am ehesten die Realität abbildet. Das Programm kann aus dem Internet (http://www.outcomes.org/grace/) heruntergeladen werden. In den Score gehen Alter, Herzfrequenz, systolischer Blutdruck, Kreatinin, Killip-Klasse bei der Einweisung, ST-Senkungen, kardiale Biomarker und ein eventueller Herzstillstand ein. Zur Abschätzung des Blutungsrisikos wird aktuell die Ermittlung des CRUSADE Bleeding Risk Score empfohlen.

Die **Echokardiografie** ist als nichtinvasives, kostengünstiges Verfahren frühzeitig einzusetzen, sofern entsprechende Kenntnisse vorliegen. Sie ist geeignet, die linksventrikuläre Funktion global und regional zu beurteilen, und kann wichtige differenzialdiagnostische Hinweise auf z. B. Aortendissektion, Aortenstenose, Lungenembolie, hypertrophe Kardiomyopathie liefern.

Die **kardiale Computertomografie** (MDCT – multidetector computed tomography) kann ebenfalls zur Ausschlussdiagnostik bei Patienten mit niedriger und intermediärer Wahrscheinlichkeit für eine KHK und negativem EKG und Troponin eingesetzt werden. Für die MDCT-Diagnostik ist eine geeignete apparative Ausstattung ebenso Voraussetzung wie entsprechende ärztliche Expertise.

Grundsätzlich wird die Untersuchung und Behandlung von Patienten mit V. a. ACS in Chest Pain Units empfohlen.

### KASUISTIK

Ihr Patient hat bei anhaltenden Brustschmerzen ein positives Risikoprofil, das hs-cTn ist erhöht, das EKG weist Erregungsrückbildungsstörungen auf, die zusätzlich durchgeführte Echokardiografie zeigt eine normale linksventrikuläre Funktion ohne regionale Wandbewegungsstörungen.

#### Wie lautet Ihre Verdachtsdiagnose?
NSTE-ACS (Non-ST-Elevation Acute Coronary Syndrome).

#### Welche primären therapeutischen Maßnahmen werden empfohlen?
- Sauerstoff über Nasensonde oder Maske nur bei reduzierter $O_2$-Sättigung (< 90 %).
- Symptomatisch Glyzeroltrinitrat 0,4–0,8 mg s. l., bei Beschwerdepersistenz Infusion mit 1–6 mg/h, systolischer Blutdruck nicht unter 90–100 mmHg, bei fehlender Schmerzfreiheit trotz Nitratgabe nach Prämedikation mit 10 mg Metoclopramid i. v. Gabe von 3–5 mg Morphin i. v. bis zur Schmerzfreiheit (Klasse IC).
- ASS oral (150–300 mg) oder i. v. (75–250 mg) (Klasse IA).
- $P2Y_{12}$-Rezeptorblocker zusätzlich zu ASS über einen Zeitraum von 12 Monaten. Prasugrel und Ticagrelor haben Vorteile gegenüber Clopidogrel bezüglich ischämischer Endpunkte und Mortalität (Ticagrelor) (Klasse IA).
- Prasugrel wird in einer Loading-Dosis von 60 mg verabreicht, danach 10 mg/d. Die Gabe wird empfohlen bei Patienten mit geplanter PCI und ohne Kontraindikationen (Alter > 75 Jahre, Gewicht < 60 kg, vorausgegangener ischämischer Apoplex; Klasse IB).

- Ticagrelor wird in einer Startdosis von 180 mg und einer Erhaltungsdosis von 2 × 90 mg/d gegeben. Ticagrelor ist indiziert sowohl bei Patienten ohne geplante PCI als auch bei mit Clopidogrel vorbehandelten Patienten (Klasse IB). Kontraindikation Z.n. Hirnblutung.
- Clopidogrel ist nur bei Patienten indiziert, bei denen Prasugrel und Ticagrelor nicht gegeben werden können (Klasse IA). Die Loading-Dosis beträgt 300 mg bzw. 600 mg bei geplanter PCI, die Erhaltungsdosis 75 mg/d (Klasse IB).
- Im Falle einer geplanten Operation (z. B. Bypass-Operation) sollten Clopidogrel und Prasugrel 5 Tage und Ticagrelor 7 Tage vorher pausiert werden (Klasse IIaC).
- Bei Patienten mit gastrointestinaler Blutungsanamnese wird die zusätzliche Einnahme eines Protonenpumpeninhibitors (möglichst nicht Omeprazol) empfohlen (Klasse IB).
- Die Testung der Thrombozytenfunktion unter einer Clopidogrel-Therapie sollte nur in Aufnahmefällen erfolgen.
- Betablocker (p. o.) bei Tachykardie oder erhöhtem Blutdruck sowie eingeschränkter LV-Funktion ohne Zeichen der Herzinsuffizienz (Klasse IB).
- Antikoagulation: Wahl in Abhängigkeit vom geplanten Vorgehen (invasiv/nichtinvasiv) und Blutungsrisiko (UFH, Fondaparininux, Enoxaparin, Bivalirudin).

### Wie entscheiden Sie sich bei dem geschilderten Patienten?
Unter Monitorkontrolle und nach Legen eines i. v.-Zugangs erhält der Patient zunächst Nitrospray, da er weiterhin Schmerzen hat.
Sie geben 250 mg ASS i. v. sowie 180 mg Ticagrelor per os.
Aufgrund der EKG-Veränderungen sowie der Klinik entschließen Sie sich zu einer baldigen Koronarangiografie. Sie geben weiter 5.000 IE UFH.

**KASUISTIK**
Der anwesende PJ-Student fragt Sie nach dem richtigen Zeitpunkt für eine invasive Strategie.

### Wie beantworten Sie seine Frage?
- Bei Patienten mit sehr hohem Risiko (therapierefraktäre Angina, hämodynamische Instabilität, Kammertachykardien, -flimmern) ist der Nutzen einer sofortigen (< 2 h) invasiven Diagnostik mittels Herzkatheteruntersuchung nachgewiesen („dringliche invasive Strategie") (Klasse IC).
- Bei Patienten mit hohem Risiko ist eine invasive Abklärung innerhalb von 24 h nach Erstkontakt angezeigt („frühe invasive Strategie") (Klasse IA).
- Bei Patienten mit positivem Troponin, bei denen nach Applikation der Basismedikation völlige Beschwerdefreiheit erzielt wurde und die rhythmus- und hämodynamisch stabil sind, genügt die Durchführung einer invasiven Diagnostik innerhalb von 72 h („invasive Strategie") (Klasse IA).
- Im Falle einer invasiven Diagnostik bzw. PCI wird der radiale Zugang empfohlen, wenn die entsprechende Erfahrung vorliegt (Klasse IA).
- Bei Patienten, die keines der zuvor genannten Kriterien erfüllen, wird eine nichtinvasive Ischämiediagnostik empfohlen (Klasse IA).

### Welche Kriterien kennzeichnen den Hochrisikopatienten?
Fluktuierende EKG-Veränderungen, Diabetes mellitus, Niereninsuffizienz, Z. n. Bypass-Operation, kurz zurückliegende Koronarintervention, Postinfarkt-Angina-pectoris, GRACE-Risk-Score > 140. Bei diesen Patienten ist eine sofortige invasive Diagnostik indiziert.

## KASUISTIK

Inzwischen ist der Hintergrunddienst eingetroffen und führt die Koronarangiografie und Intervention durch.
Die **Linksherzkatheteruntersuchung** ergab folgenden Befund (➤ Abb. 5.27): Deutliche diffuse Koronarsklerose, subtotale Stenosierung der LAD medial. Es erfolgte eine Stentimplantation mit gutem Resultat.

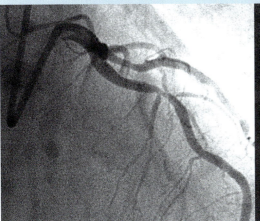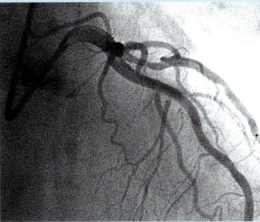

**Abb. 5.27** Linksherzkatheteruntersuchung [M755/M589]

### Welche Kriterien sollten zur Auswahl von beschichteten (DES) vs. unbeschichteten Stents (BMS) herangezogen werden?

Generell werden nur noch DES empfohlen (Klasse IA). Wenn bei erhöhtem Blutungsrisiko eine duale Plättchenhemmung für nur 4 Wochen geplant ist, kann der Einsatz eines BMS gegenüber einem DES erwogen werden (Klasse IIb B).

Eine duale Plättchenhemmung (DAPT) wird für eine Dauer von 12 Monaten empfohlen (Klasse I A). Zusätzlich wird eine Protonenpumpenhemmer gegeben.

Individuell kann dieser Zeitraum in Abhängigkeit vom individuellen Risiko (sowohl kardiovaskuläres als auch Blutungsrisiko) verkürzt oder verlängert werden.

Bei Patienten mit erhöhtem Blutungsrisiko kann die DAPT auch auf 6 Monate verkürzt werden (Klasse IIa B).

Bei Patienten, die die DAPT gut vertragen haben, kann diese Therapie auch über 12 Monate hinaus verabreicht werden (Klasse IIb A). Unter bestimmten Voraussetzungen wird hier Ticagrelor 2 × 60 mg gegenüber Clopidogrel und Prasugrel der Vorzug gegeben (Klasse IIb B).

Die Therapie des NSTEMI unterscheidet sich vom STEMI im Wesentlichen nur durch den Zeitpunkt der invasiven Maßnahmen. Eine Lysetherapie ist beim NSTEMI grundsätzlich kontraindiziert.

## Besondere Patientengruppen

Bestimmte ACS-Patienten haben ein erhöhtes Risiko für kardiale Ereignisse und benötigen eine besondere Behandlungsstrategie. Diese Subgruppen sind z. B. ältere Patienten, Frauen, Patienten mit Nierenfunktionseinschränkung, Diabetes mellitus und Anämie.

**Ältere Patienten** (> 75 J.) zeigen des Öfteren atypische Symptome, daher sollte eine Abklärung bereits bei geringerem Verdacht als bei jüngeren Patienten erfolgen (IC). Älteren Patienten sollte eine invasive Diagnostik nicht vorenthalten werden (IIaB). Die Vermeidung von Blutungskomplikationen ist bei älteren Patienten besonders wichtig.

Bei **Frauen** tritt ein ACS im Schnitt 10 Jahre später als bei Männern auf, daher sind sie bei Präsentation älter und haben oft mehr Begleiterkrankungen. Dies ist bei der Indikation zu einem invasiven Vorgehen sowie bei der Auswahl der Antikoagulation und Plättchenhemmung zu berücksichtigen. Grundsätzlich sollte das gleiche Vorgehen wie bei Männern gelten (IB).

**Diabetiker** haben eine doppelt so hohe Mortalität wie Nichtdiabetiker und haben häufiger eine Niereninsuffizienz sowie eine Hypertonie. Eine frühzeitiges invasives Vorgehen wird empfohlen (I A). Bei komplexem Koronarbefund ist eine operative Versorgung zu erwägen. Bei Diabetikern sollte Prasugrel im Falle einer Intervention gegenüber Clopidogrel bevorzugt werden.

Patienten mit **Niereninsuffizienz** werden häufig nicht optimal behandelt, obwohl sie ein sehr hohes Risiko aufweisen. Die initiale Behandlung sollte wie bei jedem anderen Patienten erfolgen (IB). Antikoagulanzien müssen sorgfältig dosiert werden (IC). Bei einer Kreatinin-Clearance unter 60 ml/min ist das Risiko für weiter kardiale Ereignisse hoch, deshalb sollte immer ein invasives Vorgehen angestrebt werden (IIa-B). Maßnahmen zur Vorbeugung der kontrastmittelinduzierten Nephropathie müssen angewendet werden (IB).

Eine **Anämie** ist ein unabhängiger Prädiktor für Komplikationen innerhalb der ersten 30 Tage nach ACS und muss daher in der Risikostratifizierung berücksichtigt werden (IB). Besonders sollte auf die Vermeidung von Blutungskomplikationen geachtet werden (IB). Die Indikation zu einer Bluttransfusion sollte sehr zurückhaltend gestellt werden (IC).

#### LITERATUR

2015 ESC Guidelines for the management of acute coronary syndromes in patients presenting without persistent ST-segment elevation. Eur Heart J. http://dx.doi.org/10.1093/eurheartj/ehv320 267-315 First published online: 29 August 2015.

2017 ESC focused update on dual antiplatelet therapy in coronary artery disease developed in collaboration with EACTS. Eur Heart J (2017) 0, 1–48 doi:10.1093/eurheartj/ehx419.

2018 ESC/EACTS Guidelines on myocardial revascularization. Eur Heart J 2018; 00: 1–96 doi:10.1093/eurheartj/ehy394.

## 5.8 Leitsymptom akute Brustschmerzen II

#### KASUISTIK

Ein 59-jähriger Patient wird vom Hausarzt zum Ausschluss eines akuten Koronarsyndroms in Ihre Notaufnahme überwiesen. Seit etwa drei Stunden verspürt er intermittierend stärkste Schmerzen in der Brustgegend mit zeitweiligen Rückenschmerzen. Er habe in der Vergangenheit nie Probleme gehabt. Bei Arztbesuchen sei ein hoher Blutdruck aufgefallen. Da er keine Beschwerden hatte, hat der Patient die empfohlene Medikation nicht eingenommen. Der Hausarzt informiert Sie, dass ihm im EKG eine ST-Streckensenkung aufgefallen sei.

**Körperlicher Untersuchungsbefund** bei Aufnahme: Größe: 175 cm, Gewicht: 78 kg, reduzierter Allgemeinzustand. Keine Zyanose, keine Ödeme. Blutdruck initial 120/80 mmHg, Herzfrequenz 55/min, Atemfrequenz 12/min. Keine Jugularvenenstauung. Cor: 4/6 Systolikum und 2/6 Diastolikum über der Aorta. Pulmo: Klopfschall sonor, Vesikuläratmung ubiquitär. Abdomen, Wirbelsäule, Fußpulse und die orientierende neurologische Untersuchung sind unauffällig.

### An welche Differenzialdiagnosen denken Sie?

- akutes Koronarsyndrom
- Aortendissektion
- akute Aortenklappeninsuffizienz/DD komb. AK-Vitium bei Progression einer AK-Stenose/ggf. akute Endokarditis

**Cave:** notwendige Abgrenzung zu Mitralklappenvitien!
- Perikarditis
- Refluxerkrankung

- Pankreatitis
- muskuloskelettales Syndrom
- Pleuritis
- Lungenembolie

## Welches sind die ersten diagnostischen Schritte, die Sie durchführen?
Ein Ruhe-EKG, Laboranalyse zum Ausschluss eines akuten Koronarsyndroms.

## Wie befunden Sie das folgende EKG (➤ Abb. 5.28, ➤ Abb. 5.29)?

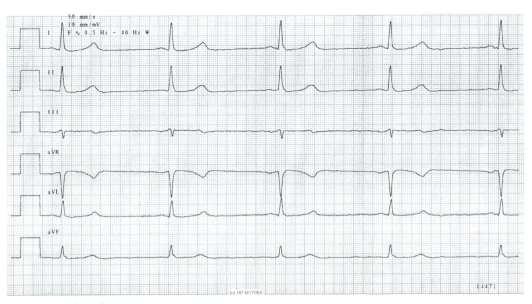

**Abb. 5.28** EKG [M589]

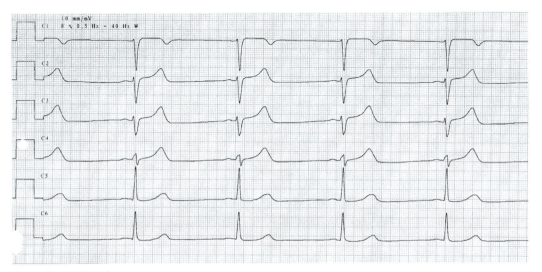

**Abb. 5.29** EKG [M589]

Es zeigt sich ein Sinusrhythmus mit einer Herzfrequenz von 55/min; diskrete muldenförmige ST-Senkung in $V_5, V_6$ sowie diskrete Hebung in $V_1$; EKG-Befunde bei Aortendissektion sind nicht spezifisch. Bei einem Drittel der Patienten zeigen sich EKG-Veränderungen im Sinne einer linksventrikulären Hypertrophie. Bei Verlegung einer Koronararterie durch ein Dissektionssegel können ST-Hebungen wie bei einem Myokardinfarkt resultieren.

> Am Monitor des Patienten sehen Sie einen Blutdruck von 80/60 mmHg, HF: 55/min. Die Schmerzen des Patienten persistieren. Die transthorakale Echokardiografie zeigt eine Dilatation (ca. 5 cm) der Aorta ascendens. Die Aortenklappe selbst ist morphologisch unauffällig, zeigt jedoch eine mäßiggradige Insuffizienz. Die linksventrikuläre Pumpfunktion ist global gering eingeschränkt, es zeigen sich keine regionalen Wandbewegungsstörungen. Kein Perikarderguss.

### Welche Laborwerte geben Ihnen nun wichtige Informationen?
- Rotes/weißes Blutbild: Blutung/Infektion
- CRP: Inflammation/ Resorption
- PCT: Sepsis?
- Kreatininkinase: Reperfusionsschaden/ Rhabdomyolyse
- Trop I/T: Myokardischämie/Myokardinfarkt
- D-Dimer: Aortendissektion, Lungenembolie, Thrombose
- Kreatinin: Nierenversagen
- GOT/GPT: Leberischämie/ -schädigung
- Laktat: Darmischämie
- BGA: metabolische Störung, Oxygenierung

### Welche Diagnose müssen Sie jetzt abklären, welche weiteren diagnostischen Maßnahmen sind notwendig?
Akute Aortendissektion, CT-Angiografie Thorax.

### Nennen Sie die Ätiologie der akuten Aorteninsuffizienz.
- bakterielle Endokarditis
- Aortendissektion
- Thoraxtrauma

### Was sehen Sie auf den CT-Aufnahmen (➤ Abb. 5.30)
Die oben dargestellten Bildausschnitte zeigen eine Dissektion im Aortenbogen (➤ Abb. 5.30a) sowie in der Aorta descendens (➤ Abb. 5.30b). Die Gesamtbefundung ergibt eine Aortendissektion, beginnend auf der Höhe der Aortenklappe mit Ausdehnung bis in die Iliakalgefäße. Die supraaortalen Gefäße sind betroffen. Der Truncus coeliacus, die A. mesenterica superior und inferior sowie die Nierenarterien beidseits gehen vom echten Lumen aus.

### Welche weiteren akuten Erkrankungen der Aorta sind Ihnen bekannt?
- akute Aortendissektion: Unterbrechung der Media durch intramurale Blutung, Entstehung eines wahren und falschen Lumens; auch iatrogen bei katheterbasierten Prozeduren
- intramurales Hämatom (Media), kein falsches Lumen oder Intimaeinriss
- penetrierendes Aortenulkus: ulzerierende Aortenplaque mit Beteiligung der Media, mögliche Entwicklung zu Pseudoaneurysma, Aortenruptur oder akuter Aortendissektion
- Pseudoaneurysma der Aorta: Unterbrechung einiger Aortenwandabschnitte, begrenzt durch periaortales Bindegewebe

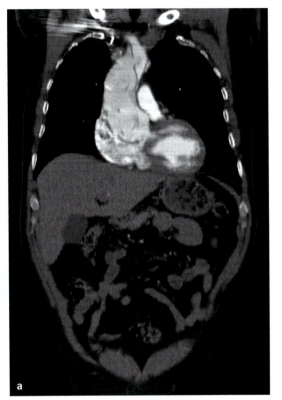 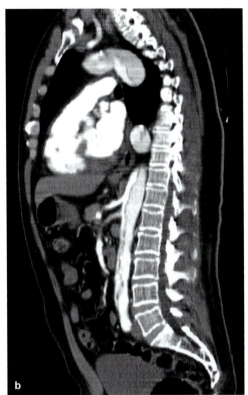

**Abb. 5.30** CT-Aufnahme des Thorax **b** seitlich [M589]

- schwere Atherosklerose der Aorta: Thromboembolie, atherosklerotischer Verschluss abdominell (Leriche-Syndrom)
- traumatische Aortenverletzung: Dezelerationstrauma bei Autounfall oder Sturz mit Intimaeinriss, intramuralem Hämatom, Pseudoaneurysma oder Ruptur.

### Welche Klassifikation wird für die Aortendissektionen verwendet und welche Konsequenzen ergeben sich daraus?
Primär die Stanford-Klassifikation
- Typ-A-Dissektion (häufiger): Dissektion von Aorta ascendens bis zum Aortenbogen, eventuell bis in die Iliakalgefäße
- Typ-B-Dissektion: Dissektion ist beschränkt auf die Aorta descendens, eventuell bis in die Iliakalgefäße. Die Aorta ascendens und der Aortenbogen sind nicht betroffen.

Die akute Typ-A-Dissektion stellt eine dringliche Operationsindikation dar. Die Typ-B-Dissektion kann unter gewissen Vorraussetzungen konservativ behandelt werden (Bettruhe, Bludruckeinstellung).

### Welche diagnostischen Möglichkeiten stehen Ihnen zur Verfügung, wie ist deren Stellenwert?
- transthorakale Echokardiografie: Beurteilung der proximalen Aorta ascendens möglich. Ausmaß der Aorteninsuffizienz, Klappenmorphologie (Ursache), Sensitivität: 80 %, Spezifität: ca. 96 %. Perikarderguss als mögliche Komplikation
- transösophageale Echokardiografie: Sensitivität 89–99 %, Spezifität 89 %; schnelle Verfügbarkeit bei instabilen Patienten

- CT: Darstellung der gesamten Aorta bis in die Beckengefäße, genaue Lokalisierung und Ausdehnung. Darstellung großer abgehender Gefäße sowie Diagnose der Organischämien möglich. Sensitivität (83–94 %, Spezifität 87–104 %)
- MRT: Sensitivität und Spezifität höher als bei CT; Anfertigung einer MR-Aortografie möglich, jedoch längere Untersuchungsdauer und geringere Verfügbarkeit
- Koronarangiografie: Der präoperative Einsatz zur Erhebung des Koronarstatus wird kontrovers beurteilt.

### Nennen Sie die möglichen Komplikationen bei akuter Aortendissektion.
- Aorteninsuffizienz, Perikarderguss mit Herzbeuteltamponade, myokardiale Ischämie, Herzinsuffizienz
- Pleuraerguss
- Synkope, cerebrale Ischämie durch Verlegung der hirnversorgenden Gefäße
- mesenteriale Ischämie
- akutes Nierenversagen
- periphere Ischämie

### Wie beurteilen Sie die Prognose der Aortendissektion?
- Stanford-Typ-A-Dissektion: sehr schlecht. Bei konservativer Therapie Überlebensrate von 2 % zwei Monate nach Initialereignis.
- Stanford-Typ-B-Dissektion: Letalität bei konservativer Therapie niedriger als bei chirurgischer Therapie.

> Es erfolgt die Verlegung des Patienten in eine herzchirurgische Abteilung. Hier wird zur Abklärung des Koronarstatus ein Kardio-CT durchgeführt. Der Abgang der linken und rechten Herzkranzarterie erfolgt aus dem wahren Lumen. Es zeigen sich geringe Verkalkungen der drei großen Herzkranzarterien.
> Im Verlauf wird eine Operation mit Ersatz der dissezierten Aorta ascendens durchgeführt (Bentall-Operation).

### Welche Risikofaktoren (Vortestwahrscheinlichkeit) für eine thorakale Aortendissektion/thorakales Aortensyndrom existieren?
- erhöhte Beanspruchung der Gefäßwand: arterielle Hypertonie, Phäochromozytom, Drogen (Kokain), Dezelerationstrauma
- Veränderungen der Media:
  - genetisch: Marfan-Syndrom, Ehlers-Danlos-Syndrom, bikuspide Aortenklappe, Turner-Syndrom, familiäres thorakales Aortenaneurysma
  - Vaskulitis: Takayasu-, Riesenzell- und Behçet-Arteriitis
- stattgehabte aortale Intervention (chirurgisch, Katheterverfahren)

### Wie können Sie das Vortestrisiko für eine akute Aortendissektion evaluieren?
- Anamnese: Medikamente, Risiko (s. oben)
- starke, plötzlich auftretende, unregelmäßige Schmerzen im Thorax, Rücken oder Abdomen
- Pulsdefizit, fokale Neurologie möglich
- Diastolikum über dem Aortenareal, Hypotension/Schock

### Nennen Sie die wichtigste Differenzialdiagnose des akuten Thoraxschmerzes.
**Akutes Koronarsyndrom:** Schmerzereignis nicht so plötzlich; keine wechselnde Lokalisierung; ST-Strecken-Hebung im EKG; Erhöhung der kardialen Enzyme (auch bei Okklusion der Koronarien durch Dissektionssegel möglich).

## Geben Sie einen Überblick über die Therapien des akuten Aortensyndroms.

**Chirurgische Intervention mit Klappenerhalt:**
- akute Typ-A-Dissektion sowie intramurales Hämatom der A. ascendens (IC)
- penetrierendes Aortenulkus in A. ascendens (IIaC)

**Endovaskuläre Therapie (TEVAR/thorakale endovaskuläre Aortenreparatur):**
- Typ-B-Dissektion mit persistierenden Schmerzen, Größenzunahme der Aorta, schwere Hypertonie (IIaC)
- intramurales Hämatom und Aortenulcus mit rezidivierenden Schmerzen, Progression des Befundes, periaortalem Hämatom (IIaC)
- Patienten mit drohender Aortenruptur der A. descendens (IC)

**Medikamentöse Therapie:**
- Typ-B-Dissektion und intramurales Hämatom oder Aortenulkus in A. desc. (IC), jedoch CT-Kontrolle nach 1–3 Tagen

**Traumatische Aortendissektion:**
- endovaskuläre Therapie insbesondere bei intramuralem Hämatom, Pseudoaneurysma oder gedeckter Aortenruptur (IIaC)
- medizinische Therapie bei Vorliegen einer Intimaläsion

## Wann ist bei einer Dilatation der A. ascendens eine prophylaktische Intervention notwendig?

Eine Operation ist indiziert bei Patienten mit Marfan-Syndrom, die ein Aneurysma der Aortenwurzel mit einem maximalen aortalen Durchmesser von > 50 mm aufweisen (IC). Eine Operation sollte erwogen werden bei Patienten mit einem Aneurysma der Aortenwurzel, wenn folgende maximale Durchmesser der A. ascendens vorliegen:

- > 45 mm bei Patienten mit Marfan-Syndrom und bekannten Risikofaktoren (Familienanamnese mit Aortendissektion und/oder Anstieg des Durchmessers > 3 mm/Jahr)
- > 50 mm bei Patienten mit bikuspider Aortenklappe sowie Risikofaktoren
- > 55 mm bei Patienten ohne Bindegewebserkrankung (IIa C)
- Patienten mit isoliertem Aneurysma des Aortenbogens mit maximalen Durchmesser > 55 mm (IIa C).

### LITERATUR
Guidelines on the diagnosis and treatment of aortic diseases. Eur Heart J 2014; 35: 2873–2926.
Kommentar zur 2014-Leitlinie der Europäischen Gesellschaft für Kardiologie (ESC) zur Diagnose und Therapie von Aortenerkrankungen. Kardiologe 2015; 9: 348–353.
Surgery for Aortic Dilatation in Patients With Bicuspid Aortic Valves. A Statement of Clarification from the American College of Cardiology/American Heart Association Task Force on Clinical Practice Guidelines. JACC 2016; 67: 724–731.

## 5.9 Leitsymptom Brustschmerzen unter Belastung

**KASUISTIK**

Ein 74-jähriger Patient stellt sich bei Ihnen zum ersten Mal in der Praxis vor, weil er unzufrieden mit der bisherigen Behandlung ist. Er hat eine umfangreiche Mappe mit Kopien bisheriger Behandlungsunterlagen bei sich. Beim Durchblättern erfahren Sie, dass der Patient eine koronare Herzerkrankung hat. Bei ihm wurden bereits mehrere Dehnungsbehandlungen (PCI = „percutaneous coronary intervention") durchgeführt, einen Myokardinfarkt hat er bisher nicht erlitten. Jetzt klagt der Patient über belastungsabhängige Brustschmerzen bei stärkerer körperlicher Belastung, die ihn in seiner Lebensqualität im letzten Jahr zunehmend beeinträchtigten. Diese Schmerzen habe er früher auch schon gehabt, sie seien dann aber nach den Dehnungen wieder weg gewesen. In Ruhe sei er allerdings beschwerdefrei.
Als Sie ihn nach seiner aktuellen Medikation fragen, teilt der Patient Ihnen mit, dass er derzeit nur Aspirin® nehme; die anderen Tabletten würde er nicht mehr einnehmen, es wäre ihm zu viel gewesen.
Bei der **körperlichen Untersuchung** beträgt der Blutdruck an beiden Armen 160/100 mmHg, ansonsten stellen Sie keine Besonderheiten fest. Der Patient ist normalgewichtig.

### Welche anamnestischen Angaben interessieren Sie darüber hinaus?
- Wurden schon früher erhöhte Blutdruckwerte gemessen?
- Sind weitere Risikofaktoren wie Hypercholesterinämie oder Diabetes mellitus bekannt?
- Ist der Patient Raucher?
- Gibt es Herz-/Gefäßerkrankungen in der Familie?

Der Patient gibt an, dass die Blutdruckwerte immer schon ein bisschen zu hoch gewesen seien, vor allem der untere Wert lag nie unter 100 mmHg. Die Blutzuckerwerte waren immer normal, die Cholesterinwerte aber immer zu hoch. Geraucht habe er nie, Herz- oder Gefäßerkrankungen in der Familie seien ihm nicht bekannt. Früher habe er Tabletten gegen die hohen Cholesterinwerte eingenommen.

### Welche Laborwerte bestimmen Sie?
Glukose, $HbA_{1c}$, Triglyzeride, Gesamtcholesterin sowie LDL- und HDL-Fraktion, kleines Blutbild, Harnstoff, Kreatinin, Natrium, Kalium; TSH bei V. a. eine Schilddrüsenerkrankung bzw. bei evtl. geplanter invasiver Diagnostik.

Pathologische **Laborwerte** bei diesem Patienten sind: Gesamtcholesterin 255 mg/dl, LDL-Cholesterin 165 mg/dl. HDL-Cholesterin 35 mg/dl. Die übrigen oben genannten Laborwerte sind normal.

### Welcher Zielwert für das LDL-Cholesterin sollte bei diesem Patienten vorliegen?
Zielwert in der Sekundärprävention: < 70 mg/dl oder > 50-prozentige Reduktion des Ausgangswertes, wenn dieser Zielwert nicht erreicht werden kann.

Sie fertigen ein Ruhe-EKG bei Ihrem Patienten an, das unauffällig ist.

### Nennen Sie weitere Behandlungsziele zur Sekundärprävention kardiovaskulärer Erkrankungen.
- systolischer Blutdruck < 130–139 mmHg und diastolischer Wert < 80 mmHg
- bei Diabetes mellitus: $HBA_{1c}$ < 7 %
- Gewichtskontrolle: BMI 18,5–24,9 kg/m$^2$
- regelmäßige körperliche Betätigung
- Nikotinverzicht

- Ernährung im Sinne einer sog. mediterranen Diät
- Influenzaimpfung

### Welche Diagnose stellen Sie?
Unter Berücksichtigung der Vorgeschichte und Vorbefunde liegt am ehesten eine stabile Angina pectoris bei koronarer Herzerkrankung vor.

### Wie wird die stabile Angina pectoris definiert?
Hauptmerkmal ist ein reproduzierbarer Thoraxschmerz bei körperlicher oder psychischer Belastung, sistierend in Ruhe oder nach der Gabe von Nitroglyzerin.

### Wie wird die stabile Angina pectoris (AP) klassifiziert?
Nach der sogenannten CCS-Klassifikation (Canadian Cardiovascular Society):
0 stumme Ischämie
I AP bei schwerer körperlicher Belastung
II geringe Beeinträchtigung der normalen Aktivitäten durch AP
III erhebliche Beeinträchtigung der normalen Aktivitäten durch AP
IV AP bei geringster körperlicher Belastung
Die Klassifikation richtet sich nach der maximalen Einschränkung der Belastbarkeit, dabei kann die Symptomatik von Tag zu Tag variieren.

### Wie wird dagegen die instabile Angina pectoris definiert?
Ihr Merkmal sind neu aufgetretene oder an Häufigkeit und Intensität progrediente oder in Ruhe auftretende Thoraxschmerzen, häufig nur verzögert auf Nitro-Präparate reagierend.

### Welche weiteren kardialen Erkrankungen außer der koronaren Herzerkrankung können zu einer Angina pectoris führen? Nennen Sie zwei von fünf angegebenen.
- Aortenklappenvitien
- linksventrikuläre Hypertrophie bei Hypertonie
- hypertrophe Kardiomyopathie
- dilatative Kardiomyopathie
- mikrovaskuläre Funktionsstörung

### Geben Sie weitere mögliche Ursachen von Brustschmerzen an. Nennen Sie vier von acht angegebenen.
- Refluxösophagitis
- Ulcus ventriculi oder duodeni
- Pankreatitis
- Aortendissektion
- muskuloskelettale Syndrome
- Pleuritis
- Lungenembolie
- Perikarditis

### Sollte eine Echokardiografie erfolgen?
Ja! Ein transthorakale Echokardiografie wird empfohlen, um andere Ursachen von Brustschmerz auszuschließen. Weiter können regionale Wandbewegungsstörungen auf einen vorausgegangenen Infarkt hinweisen. Die Bestimmung der linksventrikulären Pumpfunktion ist wichtig zur Prognoseabschätzung.

Bei unserem Patienten ist die Pumpfunktion normal, es liegen keine regionalen Wandbewegungsstörungen vor. Kein Nachweis eines Vitiums. Die Schallbarkeit ist konstitutionell nicht optimal.
Sie führen nun einen Belastungstest bei Ihrem Patienten durch. Grundsätzlich wird bei Patienten mit Z.n. Revaskularisierung (PCI, ACVB) eine Belastung mit Bildgebung empfohlen. Sie entscheiden sich bei eingeschränkter Schallbarkeit jedoch gegen eine Stressultraschalluntersuchung, sondern führen ein normales Belastungs-EKG durch. Die Untersuchung wird bei 100 Watt vor Erreichen der Ausbelastungsgrenze wegen Angina pectoris abgebrochen. Das EKG zeigt dabei keinen pathologischen Befund.

### Welche Befunde neben der Angina pectoris sprechen bei einem Belastungs-EKG für eine Myokardischämie?
- horizontale oder deszendierende ST-Streckensenkungen (≥ 0,2 mV in den Brustwandableitungen oder ≥ 0,1 mV in den Extremitätenableitungen)
- ventrikuläre Herzrhythmusstörungen
- Blutdruckabfall unter Belastung
- ST-Streckenhebungen

### Nennen Sie weitere Belastungstests.
- Myokardszintigrafie
- Stress-Echokardiografie
- Stress-MRT (Magnetresonanztomografie – MRT)
- Positronenemissionstomografie (PET)

### Wann würden Sie primär eine dieser Methoden einsetzen?
- bei nicht interpretierbarem Ruhe-EKG, z. B. Linksschenkelblock, Schrittmacher-EKG (nicht MRT), vorbestehenden Repolarisationsstörungen (z. B. Digitalis)
- wenn der Patient körperlich nicht belastbar ist oder nicht ausbelastet werden kann
- vorzuziehen bei Patienten mit Z.n. PCI oder ACVB

Alle diese Methoden haben im Vergleich zum Belastungs-EKG eine höhere Sensitivität und Spezifität, sind aber aufwändiger in der Durchführung bzw. mit Strahlenbelastung (Szintigrafie, PET) verbunden. Falls irgend möglich, ist eine Untersuchung unter körperlicher Belastung einer pharmakologischen Belastung vorzuziehen.

### Nennen Sie Vor- und Nachteile dieser Methoden.
Stress-Echokardiografie:
- Detailinformation über kardiale Anatomie und Funktion
- bessere Verfügbarkeit, problemlose Anwendung, keine Strahlenbelastung
- niedrige Kosten
- untersucherabhängig
- begrenzte Aussagefähigkeit bei eingeschränkter Schallbarkeit

Myokardszintigrafie:
- hohe technische Erfolgsrate
- bessere diagnostische Genauigkeit bei komplexen Wandbewegungsstörungen bereits in Ruhe
- robuste Datenlage
- Strahlenbelastung

Stress-MRT:
- Detailinformation über kardiale Anatomie und Funktion
- keine Strahlung
- hohe Kosten
- begrenzte Verfügbarkeit

PET:
- Flussquantifizierung möglich
- hohe Kosten
- sehr begrenzte Verfügbarkeit

### Ist eine koronare CT-Angiografie sinnvoll bei unserem Patienten?
Die koronare CT-Angiografie wird bei Patienten mit vorangegangener koronarer Revaskularisation nicht empfohlen. Die koronare CT-Angiografie kann zur Abklärung einer KHK bei Patienten mit einer Vortestwahrscheinlichkeit zwischen 15 und 50 % eingesetzt werden. Allerdings ist die koronare CT-Diagnostik keine GKV-Leistung.

### Welche Medikamente sollten Sie jetzt dem Patienten zusätzlich zu der bereits bestehenden Acetylsalicylsäure-Medikation (aus prognostischer/symptomatischer Indikation) verordnen?
Betablocker, eventuell Kalziumantagonisten, Nitrate, Cholesterinsenker (Statine), ACE-Hemmer oder Angiotensin-Rezeptor-Blocker.

**Thrombozytenaggregationshemmer** wirken antithrombotisch. Für Acetylsalicylsäure (ASS) konnte bei Patienten mit stabiler Angina pectoris eine Reduktion nichttödlicher Myokardinfarkte und Schlaganfälle sowie der vaskulären und gesamten Letalität belegt werden. Es wird eine tägliche Dosis von 75–100 mg empfohlen. Bei Kontraindikationen oder Unverträglichkeit von ASS wird Clopidogrel empfohlen.

**Betablocker** sind die Medikamentengruppe mit der besten antianginösen Wirkung. Durch Senkung von Frequenz und Blutdruck wird das sogenannte Doppelprodukt als wesentliche Determinante des myokardialen Sauerstoffverbrauchs vermindert und damit die Belastungstoleranz erhöht.

Betablocker sind aus prognostischen Gründen bei Z. n. Myokardinfarkt und bei Herzinsuffizienz indiziert. Für Patienten mit stabiler Angina pectoris liegen keine entsprechenden Daten vor. Dennoch wird eine Betablockertherapie auch bei diesen Patienten wegen der Verbesserung der Symptome als vorteilhaft akzeptiert.

**ZUSATZINFORMATION**
Die potenziellen Nebenwirkungen wie AV-Blockierung, Blutdrucksenkung, Verschlechterung einer chronisch-obstruktiven Lungenerkrankung sowie Verschleierung einer Hypoglykämie bei Diabetikern kommen in der Praxis weniger häufig als angenommen vor und sollten daher nicht dazu führen, dass diese Medikamentengruppe den Patienten vorenthalten wird. Bei Patienten mit Diabetes mellitus und COPD können $\beta_1$-selektive Blocker oder Carvedilol (z. B. Dilatrend®) eingesetzt werden.

**If-Kanal-Blocker (z. B. Ivabradin)** senken die Herzfrequenz und können bei der stabilen Angina pectoris zusätzlich oder alternativ zu Betablockern eingesetzt werden, wenn Betablocker kontraindiziert sind oder in therapeutischen Dosierungen nicht vertragen werden.

Das **Piperazinderivat** Ranolazin hemmt während des Aktionspotenzials selektiv den späten Einwärtsstrom von Natriumionen in kardiale Myozyten, der vor allem in ischämischen Myokardarealen verstärkt ist. Es ist zugelassen bei stabiler Angina pectoris, wenn Betablocker und Kalziumantagonisten nicht ausreichen oder nicht toleriert werden.

**Kalziumantagonisten** vom Dihydropyridin-Typ bewirken eine Senkung des peripheren und – je nach Typ – auch des koronaren Widerstands. Sie können als Ergänzung einer Betablocker-Therapie gegeben werden, bei Patienten mit Kontraindikationen gegen Betablocker auch als primäre antianginöse Medikation. Eine Reduktion der Letalität konnte in randomisierten Studien nicht belegt werden.

**Nitrate** führen über eine Vasodilatation (systemisch > koronar) zu einer Abnahme der linksventrikulären Wandspannung und damit ebenfalls zu einer Reduktion des Sauerstoffverbrauchs. Sie werden zur symptomatischen Behandlung der Angina pectoris eingesetzt. Eine Prognoseverbesserung ist nicht belegt.

**ACE-Hemmer und Angiotensin-Rezeptor-Blocker** sollen eingesetzt werden, falls Begleiterkrankungen wie Herzinsuffizienz, arterielle Hypertonie oder Diabetes mellitus vorliegen. Sie vermindern den Prozess des sogenannten Remodellings nach Herzinfarkt, können eine linksventrikuläre Hypertrophie günstig beeinflussen, reduzieren eine Mikroalbuminurie sowie eine Proteinurie und verzögern die Verschlechterung der Nierenfunktion.

Der Einsatz von **Statinen** ist fester Bestandteil der Sekundärprävention, ein LDL-Wert unter 70 mg/dl muss angestrebt werden.

---

Sie haben Ihren Patienten auf folgende Medikamente eingestellt: ASS 100 mg 1–0–0, Metoprolol 47,5 mg 1–0–0, Ramipril 5 mg 1–0–0, Atorvastatin 20 mg 0–0–1.
Er kommt nach 14 Tagen zur Kontrolle und gibt eine Verbesserung seiner Symptomatik an, er habe jetzt nur noch bei stärkerer körperlicher Belastung Brustschmerzen, die dann aber sehr ausgeprägt sein können. Er fühle sich damit im Alltag nach wie vor nur eingeschränkt belastbar. Der Blutdruck beträgt 130/80 mmHg. Im Belastungs-EKG ist er unter der aktuellen Therapie bis 150 Watt belastbar, dann tritt Angina pectoris auf, das EKG ist dabei weiter unauffällig.
Die bei der folgenden ambulanten Vorstellung durchgeführte Kontrolle der Laborwerte zeigt einen LDL-Cholesterin-Wert von 74 mg/dl.

---

### Welchen weiteren diagnostischen Schritt wählen Sie jetzt?
Nachdem der Patient trotz medikamentöser Therapie weiter Angina pectoris hat, empfehlen Sie die Durchführung einer Koronarangiografie.

### Nennen Sie Indikationen zur Durchführung einer Herzkatheteruntersuchung.
- Patienten mit akutem Koronarsyndrom
- Patienten mit Angina pectoris Schweregrad CCS III und IV, neu oder unter medikamentöser Therapie
- Patienten mit hohem Risiko bei nichtinvasiver Testung (z. B. ST-Streckensenkung bei niedriger Belastungsstufe, reduzierte LV-Funktion, ausgedehnte Ischämie in der Belastungsbildgebung), unabhängig von der Schwere der Angina pectoris
- Verschlechterung eines Belastungstest-Befunds (bei identischem Protokoll)
- Verdacht auf hochgradige Stenose in den proximalen Gefäßabschnitten oder im linken Hauptstamm in einer CT-Angiografie
- Patienten mit widersprüchlichen Ergebnissen der nichtinvasiven Diagnostik
- Patienten mit überlebtem plötzlichem Herztod
- Patienten mit lebensbedrohlichen ventrikulären Rhythmusstörungen, wenn sie aufgrund von Symptomatik und Alter ein zumindest intermediäres Risiko für eine KHK aufweisen

### Welche Konsequenzen kann eine Herzkatheteruntersuchung haben?
Je nach Befund kommt eine rein medikamentöse oder zusätzlich eine kathetergestützte oder eine operative Revaskularisierung infrage.

### Welche Ziele haben diese Therapien?
Ziele sind die Verbesserung der Lebensqualität sowie der Prognose.

Bei Patienten mit Ein- und Zwei-Gefäß-Erkrankung (ohne proximale RIVA und ohne Hauptstammbeteiligung) ist die **perkutane koronare Intervention** (PCI) die Therapie der Wahl. Ist der proximale RIVA (R.

interventricularis anterior) mitbetroffen, sollte im sog. Herzteam gemeinsam die Entscheidung PCI oder ACB-OP (aortokoronare Bypass-Operation) getroffen werden. In all diesen Fällen ist aber zu fordern, dass für Stenosen zwischen 50 und 90 % angiografischer Diameterreduktion entweder ein läsionsspezifischer nichtinvasiver Ischämienachweis vorliegt oder die invasiv gemessene fraktionierte Flussreserve (FFR) ≤ 0,80 beträgt. Eine Revaskularisation aus prognostischen Gründen ist weiterhin für alle Läsionen indiziert, die eine Ischämie von 10 % oder mehr des linken Ventrikels verursachen.

Bei Patienten ohne Diabetes mellitus mit koronarer 3-Gefäß-Erkrankung und einem Syntax-Score > 23 ist die **Bypass-Operation** die Methode der Wahl, bei Diabetikern wird unabhängig vom Syntaxscore bei koronarer 3-Gefäß-Erkrankung eine Bypass-Operation empfohlen. Bei der Entscheidung Bypass-Operation vs. PCI sollte auch berücksichtigt werden, mit welcher der beiden Methoden eine möglichst vollständige Revaskularisierung erzielbar ist. Die Letalität der Bypass-Operation beträgt bei elektiver Indikation 2–3 %.

Die primäre Verwendung arterieller Bypässe, vor allem der Aa. mammariae, aber auch freier arterieller Transplantate (z. B. der A. radialis) sollte heute Standard sein. Entsprechende Empfehlungen liegen für Patienten mit Hauptstammbeteiligung vor (siehe Leitlinie). Auch sogenannte Hybridverfahren sind möglich, d. h. kombinierte Behandlung aus PCI und Bypass-Operation.

Prognostisch relevant sind neben der Kontrolle der kardiovaskulären Risikofaktoren und den aufwendigen technischen Revaskularisierungsmaßnahmen entsprechende Lebensstiländerungen (Reduktion des Übergewichts, körperliches Training, zielgerichtete Ernährungsumstellung, Einstellung des Rauchens, Beeinflussung psychosozialer Faktoren).

Die inzwischen durchgeführte Koronarangiografie ergibt folgenden Befund (➤ Abb. 5.31). Was sehen Sie in der abgebildeten Aufnahme?

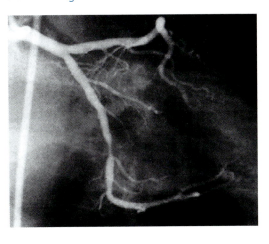

**Abb. 5.31** Befund der Koronarangiografie [M589]

Es handelt sich um ein Koronarangiogramm der linken Herzkranzarterie mit einer höhergradigen Stenose des Ramus circumflexus.

Bei dem Patienten wird eine interventionelle Therapie durchgeführt mit folgendem Ergebnis (➤ Abb. 5.32).

### Beschreiben Sie den gezeigten Befund.
An der Stelle der ursprünglichen Lokalisation ist jetzt keine Stenose mehr nachweisbar, es wurde ein Stent implantiert.

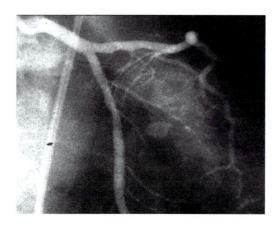

**Abb. 5.32** Befund der interventionellen Therapie [M589]

### Welche Empfehlungen für die antithrombotische Therapie nach Koronarintervention gibt es?
Neben ASS 100 mg/d muss ein weiterer Plättchenhemmer eingenommen werden, z. B. Clopidogrel 75 mg/d. Diese doppelte Plättchenhemmung (DAPT) erfolgt grundsätzlich für 6 Monate. Es sollten immer beschichtete Stents (DES) verwendet werden, für unbeschichtete Stents (BMS) besteht keine Indikation mehr. Die DAPT sollte in dieser Zeit nicht ohne Rücksprache mit dem behandelnden Kardiologen unterbrochen werden, um eine Stentthrombose zu verhindern. Die DAPT soll mit einem Protonenpumpenhemmer kombiniert werden. Bei Patienten, die die DAPT gut vertragen und ein niedriges Blutungsrisiko, aber ein hohes thrombotisches Risiko haben, kann die DAPT über 6 Monate hinaus auf bis zu 30 Monate verlängert werden. Bei erhöhtem Blutungsrisiko kann die DAPT auch auf 3 Monate verkürzt, bei Patienten mit sehr hohem Blutungsrisiko auch auf einen Monat reduziert werden bei Verwendung bestimmer Stents. Nach Dehnung mit einem beschichteten Ballon („drug-coated ballon = DCB) beträgt die Dauer der DAPT 6 Monate, nach Einsatz eines sog. resorbierbaren Scaffolds 12 Monate.

#### LITERATUR
2018 ESC/EACTS Guidelines on myocardial revascularization. Eur Heart J 2018; 00: 1–96; doi:10.1093/eurheartj/ehy394.
Albus C, Barkhausen J, Fleck E et al. on behalf of the German National Disease Management Guideline "Chronic CHD" development group: Clinical practice guideline: The diagnosis of chronic coronary heart disease. Dtsch Arztebl Int 2017; 114: 709–712; doi: 10.3238/arztebl.2017.0712.
Achenbach S, Naber C, Levenson B et al. Indikationen zur invasiven Koronardiagnostik und Revaskularisation: Positionspapier der DGK. Kardiologe 2017; 11: 272–284; doi 10.1007/s12181-017-0156-y.
2017 ESC focused update on dual antiplatelet therapy in coronary artery disease developed in collaboration with EACTS. Eur Heart J 2017; 0, 1–48; DOI:10.1093/eurheartj/ehx419.

## 5.10 Leitsymptom akutes Fieber

#### KASUISTIK
Ein 40-jähriger Patient wird wegen Fieber bis 40 °C und Gliederschmerzen über die Notaufnahme in Ihrer Klinik aufgenommen. Bisher sind keine relevanten Erkrankungen bekannt.

### An welche Differenzialdiagnosen denken Sie bei so hohem Fieber?
- bakterielle Infektionen, z. B. Sepsis, Endokarditis, Pneumonie, Erysipel, Cholangitis, Leber-, Milzabszess, Pyelonephritis, Meningitis
- Virusinfektionen, z. B. Influenza
- parasitäre Infektionen, z. B. Malaria

- Hodgkin-Lymphom
- akute Leukämie
- Vaskulitis
- Kollagenosen

### Nennen Sie einige mit Fieber assoziierte Leitsymptome, die Ihnen als diagnostische Hinweise dienen könnten.

- Schnupfen, Hals-, Kopfschmerzen, trockener Husten → Infektion des oberen Respirationstrakts
- Husten, Auswurf, Thoraxschmerz, Dyspnoe → Infektion des unteren Respirationstrakts
- Palpitationen, pektanginöse Beschwerden, Dyspnoe, Herzgeräusch → Endo-, Myo-, Perikarditis
- Dysurie, Pollakisurie, Hämaturie, Flankenschmerzen → Harnwegs- und Niereninfektionen
- Diarrhö, Erbrechen, Bauchschmerzen, Übelkeit, Obstipation → Erkrankungen des Gastrointestinaltrakts
- Ikterus, rechtsseitige Bauchschmerzen, Übelkeit, Erbrechen → Entzündung der Leber oder Gallenwege
- Kopf-, Nackenschmerzen, Meningismus, Bewusstseinsstörungen, zerebrale Krämpfe, neurologische Ausfälle → entzündliche Erkrankungen des ZNS
- Schmerzen im Bereich von Zähnen, Kiefer und Ohren → entzündliche Erkrankungen von Zähnen, Kiefer und Ohren

Der Patient gibt keine weiteren Beschwerden an.
Die **körperliche Untersuchung** ist neben den fieberhaften Temperaturen unauffällig, es ist lediglich bei tachykarder Herzfrequenz (120/min) ein Systolikum mit P. m. über dem Aortenareal auskultierbar.

### Welche Diagnostik ordnen Sie zunächst an?

- Labor: Blutbild, Differenzialblutbild, Blutkörperchensenkungsgeschwindigkeit (BKS), C-reaktives Protein (CRP), Transaminasen, Kreatinin, Elektrolyte, Urinstatus, Blutkulturen, Gerinnung, Leberwerte, TSH
- Oberbauchsonografie
- Röntgen-Thorax
- transthorakale Echokardiografie (TTE)

BKS und CRP sind erhöht. Hb ist leicht erniedrigt, normale Transferinsättigung, Ferritin erhöht (Werte wurden nachbestimmt). Unauffälliger Röntgenthorax.
Sonografisch findet sich eine Splenomegalie, im TTE sind keine Vegetationen zu erkennen.
Als Fokus für das Fieber wird eine Parodontitis im Zahn 22 vermutet und eine Sanierung begonnen. Vor Einleitung einer antibiotischen Therapie werden Blutkulturen abgenommen (drei separate Sets – aerob/anaerob – im Abstand von 30 min). Der Patient entfiebert rasch.
Nach etwa drei Tagen ist der Patient für wenige Stunden leicht verwirrt und zeigt Defizite des Kurzzeitgedächtnisses. Das Ergebnis der Mikrobiologie liegt jetzt vor: In allen drei Blutkulturen wird ein methicillinsensibler *Staphylococcus aureus* nachgewiesen.

### Wie klären Sie die neu aufgetretenen Symptome ab?

Anhand eines kranialen Computertomogramms (CCT).

Das CCT ist unauffällig, kein Nachweis einer Embolie, einer Blutung oder eines intrakraniellen infektiösen Aneurysma. Bei jetzt hochgradigem V.a. eine Endokarditis wird am gleichen Tag zur weiteren Abklärung eine transösophageale Echokardiografie (TEE) durchgeführt.

## Was erkennen Sie auf der TEE-Abbildung (➤ Abb. 5.33)?

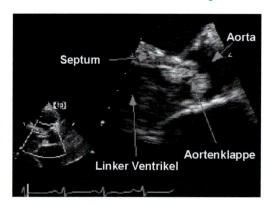

Abb. 5.33 TEE-Befund [M589]

In der langen Achse (vergrößert) große Vegetationen an den Aortenklappensegeln bei akuter Endokarditis.

## Welche Diagnose stellen Sie?
Es liegt eine Staphylokokken-Aortenklappen-Endokarditis vor.

## Wie wird die Diagnose einer infektiösen Endokarditis gesichert?
Die Diagnose einer infektiösen Endokarditis erfolgt nach klinischen sowie laborchemischen Kriterien und Bildgebung. Wesentlich hierfür sind die nach ESC 2015 modifizierten Duke-Kriterien:

**Hauptkriterien (Major)**
1. **Positive Blutkulturen**
   a. Nachweis typischer Mikroorganismen der infektiösen Endokarditis in zwei verschiedenen Blutkulturen
      – Streptokokken der Viridansgruppe, *Streptococcus gallolyticus (bovis)*, Keime der HACEK-Gruppe, *Staphylococcus aureus* oder
      – Ambulant erworbene Enterokokken bei fehlendem Primärfokus
   b. Permanent positive Blutkulturen mit Nachweis von Mikroorganismen, die eine infektiöse Endokarditis verursachen können, definiert als
      – ≥ 2 positive Blutkulturen bei einem Entnahmeabstand von > 12 Stunden oder
      – 3 positive Blutkulturen oder positive Mehrzahl von 4 oder mehr separaten Blutkulturen (Abstand der ersten und letzten Blutentnahme ≥ 1 Stunde)
   c. *Coxiella burnetii* positiv (einzelne Blutkultur) oder IgG AK Titer > 1.800
2. **Positive Bildgebung**
   a. positive Echokardiografie (v.a. TEE):
      – Vegetation
      – Abszess, Pseudoaneurysma, intrakardiale Fistel
      – Klappenperforation oder Aneurysma
      – Neue partielle Dehiszenz bei Z.n. Klappenersatz
   b. abnorme Aktivität in Klappenumgebung bei Klappenersatz mittels F-FDG PET/CT (wenn Prothese vor > 3 Monaten implantiert) oder radioaktiv markierter Leukozyten SPECT/CT
   c. definitive paravalvuläre Läsion (Kardio- CT)

**Nebenkriterien (Minor)**
- Prädisposition (z. B. prädisponierende Herzerkrankung, i.v. Drogenabusus)
- Fieber: Temperatur > 38,0 °C

- Gefäßphänomene: Embolien in große Arterien, septische Lungeninfarkte, mykotische Aneurysmen, intrakranielle Blutungen, konjunktivale Blutungen, Janeway-Läsionen
- Immunologische Phänomene: GN, Osler-Knötchen, Roth-Flecken, positive Rheumafaktoren
- Mikrobiologischer Hinweis: positive Blutkulturen, die nicht die Hauptkriterien erfüllen, oder serologischer Nachweis einer aktiven Entzündung durch einen mit einer infektiösen Endokarditis vereinbaren Erreger

Eine infektiöse Endokarditis gilt als **gesichert**:
- bei Vorliegen von 2 Hauptkriterien oder 1 Haupt- und 3 Nebenkriterien oder 5 Nebenkriterien
- bei histologischem oder kulturellem Nachweis von Mikroorganismen in Vegetation oder Abszessen

Eine infektiöse Endokarditis gilt als **möglich**:
- bei Vorliegen von 1 Haupt- und 1 Nebenkriterium oder 3 Nebenkriterien.

### Welche anderen Erreger können eine infektiöse Endokarditis verursachen?
- α-hämolysierende Streptokokken (ca. 60 %)
- Enterokokken, gramnegative Bakterien und Pilze (ca. 10 %)
- seltene Erreger, z. B. Chlamydien, Mykoplasmen, Legionellen, Erreger der HACEK-Gruppe (Hämophilus, Actinobacillus, Kardiobakterium, Eikenella, Klingella)

### Welche Antibiose leiten Sie bei diesem Patienten ein?
Nach den Leitlinien (ESC 2015) eine Antibiose mit Flucloxacillin, 12 g/die i.v., aufgeteilt auf 4–6 Dosen pro Tag, für 4–6 Wochen.

### Am fünften Tag des stationären Aufenthalts zeigt der Patient wiederholt Bradykardien bis 28/min bei folgendem EKG. Befunden Sie das EKG (➤ Abb. 5.34).

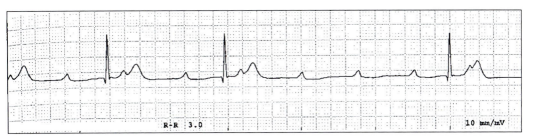

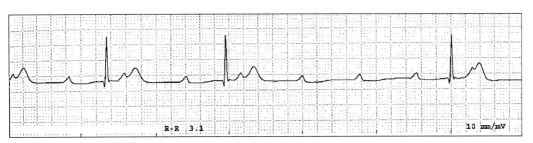

**Abb. 5.34** EKG mit Bradykardie [M589]

Es liegt ein totaler AV-Block III° mit junktionalem Ersatzrhythmus vor.

### Wie verfahren Sie jetzt weiter?
- Überwachung auf Intensivstation
- Anlage eines passageren Schrittmachers
- Vorstellung in der Herzchirurgie zum dringenden Klappenersatz

### Nennen Sie weitere Komplikationen einer Endokarditis.
Kardiale Komplikationen:
- Herzversagen (meist durch Klappeninsuffizienz, selten Infarkt bei Koronarembolie)
- paravalvulärer Abszess

> **ZUSATZINFORMATION**
> Paravalvuläre Abszesse treten bei 30–40 % der Endokarditispatienten auf und stellen eine spezielle Komplikation bei Staphylokokkenendokarditis dar. Sie sind häufiger bei Aorten- als bei Mitralklappenendokarditis (41 vs. 6 %) zu finden. Die Mortalität und Embolierate sind erhöht. Der Verdacht kommt auf bei persistierendem Fieber und pathologischem EKG (AV-Blockierung).

- Perikarditis
- intrakardiale Fisteln
- neurologische Komplikationen:
  - akute Enzephalitis
  - Meningoenzephalitis
  - purulente oder aseptische Meningitis
  - embolischer Schlaganfall
  - zerebrale Blutung
  - zerebraler Abszess
  - Krampfanfall

### Welche Maßnahmen sollten in unserem Fall erfolgen?
Die Aortenklappe sollte möglichst rasch ersetzt werden. Da es trotz testgerechter Antibiose zu einer AV-Blockierung bei Verdacht auf Abszess gekommen ist, ist eine chirurgische Sanierung unumgänglich.

### Wann sollte eine chirurgische Therapie generell erwogen werden?
- bei Herzinsuffizienz bei Mitral- oder Aortenklappeninsuffizienz oder -stenose
- bei unkontrollierter Infektion (z.B. Abszess, Fistel, zunehmende Vegetationen, persistierend pos. Blutkulturen trotz adäquater Antibiose, Kunstklappenendokarditis mit bestimmten Erregern)
- zur Vorbeugung einer embolischen Komplikation bei persistierenden Vegetationen (Details siehe Leitlinie)

### Nennen Sie einige Früh- und Spätkomplikationen nach Klappenersatzoperation.
- Frühkomplikationen: Blutungen, Infektionen, Prothesenendokarditis, Rhythmusstörungen, Herzinsuffizienz, perioperatives Nieren-, Leber-, Lungen- oder Multiorganversagen
- Spätkomplikationen: Thromboembolien, Blutungen unter Antikoagulationstherapie, Prothesenendokarditis, Herzinsuffizienz (durch Klappendysfunktion, begleitende Hypertonie oder koronare Herzerkrankung)

---

Der postoperative Verlauf nach Aortenklappenersatz (mechanische Prothese) ist komplikationslos.

### Welche Medikation muss lebenslang eingenommen werden?
Eine Antikoagulation muss bei mechanischen Prothesen lebenslang erfolgen. Bei unserem Patienten ohne weitere Risikofaktoren für eine Thrombembolie wird ein mittlerer INR von 2,5 empfohlen. Die NOAK sind für diese Indikation (derzeit) nicht zugelassen.

> Während des stationären Aufenthalts steigt bei dem Patienten langsam das Kreatinin im Serum an.

### Wie können Sie sich das erklären?
Bei einer Endokarditis ist eine Nierenbeteiligung möglich, der Kreatininanstieg ist vermutlich durch eine parainfektiöse Glomerulonephritis bedingt.

### Fassen Sie noch einmal kurz die häufigen Symptome und Befunde bei einer infektiösen Endokarditis zusammen.

| | |
|---|---|
| Fieber | 85–100 % |
| Allgemeinsymptome (Arthralgien/Myalgien, Appetitlosigkeit, Schwäche, Gewichtsverlust) | 30–50 % |
| Herzgeräusche | 90–100 % |
| erhöhte BSG/CRP | 90–100 % |
| Anämie | 80 % |
| Erythrozyturie/Proteinurie | 60–70 % |

Seltener sind Hautbefunde (Petechien, Osler-Knötchen, Janeway-Läsionen) und neurologische Symptome.

### Wie schätzen Sie die Prognose einer infektiösen Endokarditis ein?
Ohne antibiotische Therapie ist die Prognose infaust. Unter optimaler Therapie überleben 70 % der Patienten. Eine schlechtere Prognose haben Patienten mit Herzklappenprothesen, Infektionen mit gramnegativen Erregern oder Pilzen, akutem Krankheitsverlauf und zusätzlicher Herzinsuffizienz.

**ZUSATZINFORMATION**
Der intravenöse Drogenkonsum ist zunehmend Ursache für eine infektiöse Endokarditis des rechten Herzens bei Patienten unter 40 Jahren.

### Bei welchen Patienten muss eine Endokarditisprophylaxe erfolgen?
Eine Endokarditisprophylaxe wird nur bei Hochrisikopatienten eine empfohlen (➤ Tab. 5.7).

**Tab. 5.7** Endokarditisprophylaxe (ESC 2015)

| Empfehlungen zur Endokarditisprophylaxe | Evidenzgrad |
|---|---|
| Antibiotikaprophylaxe nur bei Patienten mit hohem Risiko für infektiöse Endokarditis<br>• Patienten mit Kunstklappen (einschließlich interventioneller Therapie) oder nach Herzklappenrekonstruktion mit Verwendung von prothetischem Material<br>• Patienten mit stattgehabter Endokarditis<br>• Patienten mit kongenitaler Herzerkrankung:<br>  – jeglicher zyanotische Herzfehler<br>  – korrigierter kongenitaler Herzfehler, wenn prothetisches Material verwendet wurde (chirurgisch oder perkutan) bis 6 Monate nach der Prozedur oder lebenslang bei residuellem Shunt oder Klappeninsuffizienz | IIa C |
| Keine Empfehlung zur Antibiotikaprophylaxe bei anderen Arten valvulärer oder kongenitaler Herzerkrankungen mehr | III C |

### Bei welchen Eingriffen empfehlen Sie eine Endokarditisprophylaxe?
- Bei Eingriffen im Kiefer (nur bei Manipulationen am Zahnfleisch bzw. Perforation der Mundschleimhaut), bei Erwachsenen Amoxicillin oder Ampicillin 2 g oral oder i.v., 30 bis 60 min vor dem Eingriff. Bei Penicillinunverträglichkeit siehe Richtlinien.
- Bei Eingriffen im Gastrointestinal- (außer Ösophagus) oder Urogenitaltrakt (z. B. Zystoskopie) wird *keine* Antibiotikaprophylaxe mehr empfohlen.

**LITERATUR**
2015 ESC Guidelines for the management of infective endocarditis. Eur Heart J 2015; doi:10.1093/eurheartj/ehv319.
2017 ESC/EACTS Guidelines for the management of valvular heart disease. Eur Heart J (2017) 00, 1–53; doi:10.1093/eurheartj/ehx391.

## 5.11 Leitsymptom Herzrasen

**KASUISTIK**

Ein 78-jähriger Patient stellt sich bei Ihnen in der Notaufnahme vor. Er klagt über ein seit mehreren Tagen bestehendes Herzrasen, das mit leichtem Schwindel sowie geringem thorakalen Druck verbunden sei. Am Aufnahmetag ist der Patient beim Mittagessen kurzzeitig kollabiert. Eine ähnliche Symptomatik war bereits vor einem halben Jahr aufgetreten. Einen Arzt habe er seit längerem nicht mehr aufgesucht. Er fühle sich sonst körperlich sehr fit, fahre ohne Probleme große Strecken mit dem Fahrrad. Seit ca. 2 Jahren wird der Patient mit Ramipril 10 mg/die wegen eines arteriellen Hypertonus behandelt.
**Körperlicher Untersuchungsbefund** bei Aufnahme: Patient in gutem Allgemeinzustand, 181 cm, 87,4 kg, Blutdruck 140/95 mmHg, zentraler und peripherer Puls ca. 60–70/min, rhythmisch, Herz und Lunge auskultatorisch unauffällig, Jugularvenendruck nicht erhöht, keine peripheren Ödeme.

### Welche weitere Diagnostik ordnen Sie zunächst an?
- Labor: Blutbild, Elektrolyte, Retentionsparameter, C-reaktives Protein, kardiale Marker, TSH
- EKG

Im **Labor** zeigen sich rotes und weißes Blutbild unauffällig, die Entzündungs- sowie die Retentionsparameter im Normbereich. Die kardialen Marker sind nicht erhöht.

### Befunden Sie bitte das nachfolgende Ruhe-EKG des Patienten bei Aufnahme (➤ Abb. 5.35).
Es zeigt sich typisches Vorhofflattern mit 4:1-Überleitung.

### Welche Formen des Vorhofflatterns kennen Sie? Gibt es therapeutische Konsequenzen?
- typisches Vorhofflattern – „common type" (isthmusabhängig): negative P-Wellen in II, III, aVF
- atypisches Vorhofflattern – „uncommon type" (meist nicht isthmusabhängig): positive P-Wellen in II, III, aVF

Bei rezidivierendem typischem Vorhofflattern liegt die Erfolgsaussicht einer dauerhaften Therapie durch eine Isthmusablation (Ablation des kavotrikuspidalen Isthmus im rechten Vorhof) bei 90 %, die Rezidivrate liegt bei 10 %. Als nicht kurative Therapieoption bietet sich in erster Linie die externe Kardioversion an.

### Welche weitere Diagnostik führen Sie zunächst durch?
Transthorakale Echokardiografie (TTE).

## 5.11 Leitsymptom Herzrasen

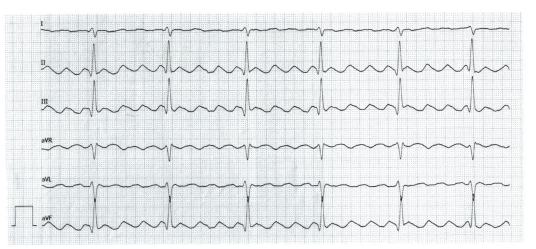

Abb. 5.35 Ruhe-EKG [M589]

### KASUISTIK
Die linksventrikuläre Funktion ist normal, kein Nachweis eines relevanten Vitiums. Keine Zeichen einer Rechtsherzbelastung, der linke Vorhof im oberen Normbereich.

### Welche Therapieoptionen haben Sie jetzt?
Zunächst Einleitung einer Antikoagulation. Dann entweder zeitnahe Kardioversion nach Ausschluss eines Thrombus mittels TEE oder zunächst Fortführung der Antikoagulation und Kardioversion nach 4 Wochen dokumentierter ausreichender Antikoagulation.

### KASUISTIK
Der Patient wird ausführlich über alle Befunde informiert und entscheidet sich für die Möglichkeit einer baldigen Kardioversion. Sie klären Ihn über diesen Eingriff sowie die TEE auf. Am nächsten Morgen erfolgt die TEE.

### Was sehen Sie und wie reagieren Sie auf den gezeigten Befund (➤ Abb. 5.36 und ➤ Abb. 5.37)?

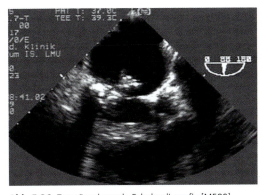

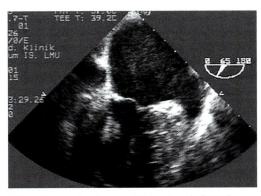

Abb. 5.36 Transösophageale Echokardiografie [M589]   Abb. 5.37 Transösophageale Echokardiografie [M589]

Es handelt sich links um einen Vorhofthrombus. Eine Kardioversion unter diesen Bedingungen könnte eine arterielle Embolie auslösen, vorwiegend Hirnembolien. Bei stabilen Kreislaufverhältnissen muss vor einem Kardioversionsversuch eine Antikoagulation für 3–4 Wochen durchgeführt werden. Rechts erkennt man spontanen Echokontrast im linken Vorhof und kleinen Herzohr als Risikofaktor für Thromboembolie.

Der Patienten wurde für vier Wochen mit einem NOAK antikoaguliert. Er stellt sich mit folgendem EKG vor (➤ Abb. 5.38). Erstellen Sie den Befund.

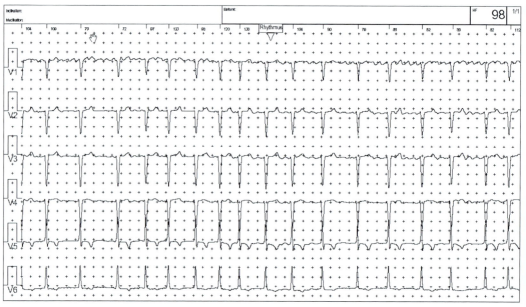

**Abb. 5.38** EKG-Befund [M589]

Es handelt sich jetzt um Vorhofflimmern. Die Herzfrequenz beträgt 98/min.

### Nennen Sie grundsätzliche Therapieziele bei Vorhofflimmern.
- Antikoagulation zur Vermeidung von Embolien
- Frequenzkontrolle oder
- Etablierung und Erhaltung eines Sinusrhythmus

### Welche therapeutischen Möglichkeiten gibt es?
Bei **Vorhofflimmern mit tachykarder Überleitung** ist zunächst eine Kontrolle der Kammerfrequenz notwendig. Dies kann nach Ausschluss eines Präexzitationssyndroms mit Kalziumantagonisten vom Verapamil-Typ oder Betablockern erreicht werden.

Bei erst **kurz andauerndem Vorhofflimmern** (< 24–48 h) ist die Spontankonversionsrate sehr hoch (ca. 60 %). Ansonsten kann unter Antikoagulation (unfraktioniertes odes niedermolekulares Heparin, NOAK) ein elektrischer oder medikamentöser Kardioversionsversuch unternommen werden. Für die medikamentöse Kardioversion kommen nach Ausschluss einer kardialen Strukturerkrankung Klasse-Ic-Antiarrhythmika infrage, wie Propafenon 2 mg/kg KG i. v. oder Flecainid 2 mg/kg KG. Bei Patienten mit strukureller Herzkrankung mit Z. n. Infarkt Amiodaron 5 mg/kg KG i. v. Darüber hinaus steht Vernakalant zur Verfügung (3 mg/kg KG i. v.), das aber aufgrund hoher Kosten eher selten eingesetzt wird.

Bei **länger als 48 Stunden anhaltendem Vorhofflimmern** muss vor einer Kardioversion entweder eine Antikoagulation durchgeführt worden sein oder zum Ausschluss eines Thrombus eine transösophageale Echokardiografie (TEE) erfolgen. Je länger das Vorhofflimmern anhält, desto geringer ist der Erfolg einer medikamentösen oder elektrischen Kardioversion (atriales Remodelling).

Zur **Rezidivprophylaxe** eignen sich Klasse-Ic-Antiarrhythmika bei fehlender kardialer Grunderkrankung bzw. Betablocker oder Amiodaron bei bekannter koronarer Herzkrankung oder Herzinsuffizienz bei kardialer Grunderkrankung. Die Rezidivprophylaxe unter Amiodaron ist am effektivsten, jedoch ist mit einer höheren Rate an Nebenwirkungen zu rechnen. Zahlreiche Arzneimittelinteraktionen sind zu beachten. Weiter steht Dronedaron zur Verfügung, das aber ein inzwischen sehr begrenztes Indikationsspektrum aufweist und daher kaum noch angewendet wird.

Die Pulmonalvenen gelten als Trigger für die Entstehung von Vorhofflimmern. Daher kann im Rahmen kathetergestützter Verfahren sehr effektiv eine **Pulmonalvenenisolation/-ablation** durchgeführt werden. Bei der Pulmonalvenenablation werden, v. a. beim paroxysmalem Vorhofflimmern, hohe Erfolgsraten (Rezidivrate < 30 % nach einem Jahr) erreicht. Schwerwiegende Komplikationen (Perikardtamponade, Schlaganfall, atrioösophageale Fistel, Phrenikusläsion) sind selten.

### Mit welchem Score schätzen Sie das Risiko einer embolischen Komplikation bei nichtvalvulärem Vorhofflimmern ab?

$CHA_2DS_2$-VASc-Score.

### Welche Faktoren beinhaltet dieser Score und wie werden sie gewichtet?

| | |
|---|---|
| **C**ongestive Heart Failure | 1 Punkt |
| **H**ypertension | 1 Punkt |
| **A**ge > 75 Jahre | 2 Punkte |
| **D**iabetes | 1 Punkt |
| **S**troke oder TIA anamnestisch | 2 Punkte |
| **V**ascular disease | 1 Punkt |
| **A**ge 65–74 Jahre | 1 Punkt |
| **S**ex (weibliches Geschlecht) | 1 Punkt |

### Geben Sie das Embolierisiko in Abhängigkeit von der Punktezahl an (➤ Tab. 5.8).

**Tab. 5.8** Jährliches Schlaganfallrisiko nach dem $CHA_2DS_2$-VASc-Score

| $CHA_2DS_2$-VASc-Score | adjustierte Schlaganfallrate (%/Jahr) |
|---|---|
| 0 | 0 % |
| 1 | 1,3 % |
| 2 | 2,2 % |
| 3 | 3,2 % |
| 4 | 4,0 % |
| 5 | 6,7 % |

### Wie lauten die Empfehlungen zur Antikoagulation?

Ab eine Score > 1 besteht die Indikation zu einer dauerhaften Antikoagulation, unabhängig von der Manifestation (paroxysmal, persistierend, permanent) oder dem Vorhandensein eines stabilen Sinusrhythmus. Weibliche Patienten unter 65 Jahren und ohne begleitende Risikofaktoren benötigen keine Antikoagulation (trotz Score von 1).

Neben Vitamin-K-Antagonisten stehen die sog. neuen oralen Antikoagulanzien zur Verfügung (NOAK). Diese sind mindestens gleichwertig in der Verhinderung von embolischen Komplikationen bei vergleichbarem oder vermindertem Blutungsrisiko. Derzeit sind vier Substanzen zugelassen (Dabigatran [Pradaxa®], Rivaroxaban [Xarelto®], Apixaban [Eliquis®] und Edoxaban [Lixiana®]). Die Substanzen unterscheiden sich u. a. hinsichtlich Target, Bioverfügbarkeit, Halbwertszeit und renaler Elimination. Bei Patienten mit mechanischen Kunstklappen (mit und ohne Vorhofflimmern) sind diese Substanzen derzeit nicht zugelassen. Die Indikation besteht außerdem nur für nichtvalvuläres Vorhofflimmern. Bei geplanten Eingriffen, bei denen die Antikoagulation unterbrochen werden soll, gelten je nach Substanz und Nierenfunktion unterschiedliche Zeitfenster für die präoperative Pausierung.

Wenn keine antithrombotische Therapie möglich und das thrombembolische Risiko hoch ist, stellt der interventionelle Verschluss des linken Vorhofohrs eine therapeutische Alternative dar. Welche Argumente können Sie für eine Kardioversion bzw. für eine Frequenzkontrolle mit dauerhafter Antikoagulation bei Patienten mit Vorhofflimmern anführen?
- **pro Kardioversion** (Rhythmuskontrolle): Abnahme der Ruhe- und Belastungsherzfrequenzen, Verbesserung der Belastbarkeit, Prognoseverbesserung bei Herzinsuffizienz
- **pro Frequenzkontrolle:** Beschwerdefreiheit unter Vorhofflimmern, Vermeidung proarrhythmischer Effekte oder anderer Nebenwirkungen von sinusrhythmusstabilisierenden Substanzen

Sie haben sich bei dem Patienten nach erneuter Durchführung eines TEE, bei dem jetzt keine Vorhofthromben mehr nachweisbar waren, für eine elektrische Kardioversion entschieden. Wie gehen Sie unter intensivmedizinischen Bedingungen vor?
- Kurznarkose: Midazolam 1–5 mg i. v. (z. B. Dormicum®), Etomidat 6–20 mg i. v. (z. B. Hypnomidate®), je nach Körpergewicht
- EKG-getriggerte Elektrokardioversion
- auf ausgeglichene Elektrolyte achten

Die elektrische Kardioversion unter Betablocker ist bei dem Patienten nicht erfolgreich.

### Würden Sie eine erneute Kardioversion durchführen?
Ein erneuter Kardioversionsversuch kann z. B. nach Aufsättigung mit Amiodaron erfolgen (vorher Schilddrüsendiagnostik).

### Nach der zweiten Kardioversion zeigt sich folgendes Ruhe-EKG bei dem Patienten (➤ Abb. 5.39). War die Kardioversion erfolgreich?

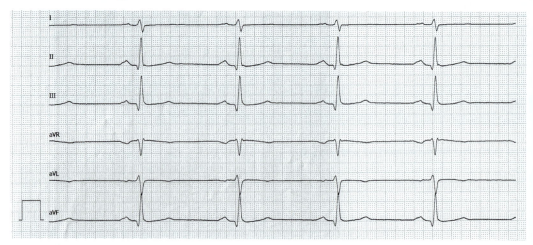

**Abb. 5.39** Ruhe-EKG [M589]

Es liegt ein Sinusrhythmus vor.

## Wie wird Vorhofflimmern eingeteilt?

- **paroxysmales Vorhofflimmern** (innerhalb 48 h bis maximal 7 Tage selbstterminierend)
- **persistierendes Vorhofflimmern** (anhaltendes Vorhofflimmern, das in den Sinusrhythmus überführt werden soll)
- **lang anhaltend persistierendes Vorhofflimmern** (besteht länger als ein Jahr und soll dennoch rhythmuserhaltend therapiert werden)
- **permanentes Vorhofflimmern** (Herzrhythmusstörung wird akzeptiert)

## Welche therapeutischen Konsequenzen leiten sich daraus ab?

- **paroxysmales Vorhofflimmern:** Bei selbstlimitierenden Episoden ist eine antiarrhythmische medikamentöse Therapie gewöhnlich nicht notwendig, sofern stabile Kreislaufverhältnisse bestehen. Bei Vorliegen von Risikofaktoren für thromboembolische Ereignisse sollte eine lebenslange Antikoagulation erfolgen. Bei häufig wiederkehrenden symptomatischen Episoden können eine medikamentöse Frequenz- oder Rhythmuskontrolle oder auch eine Ablation erforderlich werden.
- **persistierendes Vorhofflimmern:** Neben medikamentöser Frequenzkontrolle und Antikoagulation (s. o.) sollte bei Vorliegen von Symptomen eine rhythmuserhaltende Therapie (medikamentös oder mittels Ablation) angestrebt werden.
- **permanentes Vorhofflimmern:** Es erfolgen eine Frequenzkontrolle (falls notwendig) sowie eine Antikoagulation.

### KASUISTIK

Der Patient erhält jetzt eine Antikoagulation mit Apixaban 2 × 5 mg/d aufgrund eines $CHA_2DS_2$-VASc-Scores von 3 (Alter = 2 plus Hochdruck = 1) und weiterhin die Hochdruckmedikation mit Ramipril 10 mg/d.

➤ Tab. 5.9 gibt die aktuell (2018) zugelassenen NOAK und ihr Zulassungsspektrum wieder.

**Tab. 5.9** NOAK und ihr Zulassungsspektrum

|  | Apixaban | Rivaroxaban | Edoxaban | Dabigatran |
|---|---|---|---|---|
| Embolieprophylaxe nichtvalvuläres Vorhofflimmern | 2 × 5 mg | 1 × 20 mg | 1 × 60 mg | 2 × 150 mg |
| Therapie TVT/Lungenembolie | 2 × 10 mg für 7 Tage<br>2 × 5 mg ab Tag 8 | 2 × 15 mg für 21 Tage<br>1 × 20 mg ab Tag 22 | 1 × 60 mg* | 2 × 150 mg* |
| Prophylaxe Lungenembolie-/TVT-Rezidiv | 2 × 2,5 mg# | 1 × 20 mg | 1 × 60 mg | 2 × 150 mg |
| Primärprävention einer venösen Thrombembolie nach elektivem Hüft- oder Kniegelenksersatz | 2 × 2,5 mg | 1 × 10 mg | ----- | 2 × 110 mg |

\* vorab mind. 5-tägige initiale Gabe eines parenteralen Antikoagulans
# nach 6-monatiger Therapie mit 2x5 mg Apixaban oder anderer OAK
Die Dosisangaben entsprechen der Standarddosis pro Tag; je nach Nierenfunktion, Gewicht, Alter, Zusatzmedikation und Blutungsrisiko kann eine Reduktion der Einzeldosen erforderlich sein bei Dabigatran auf 110 mg (75 mg bei Thromboseprophylaxe nach TEP), Rivaroxaban 15 mg, Apixaban 2,5 mg, Edoxaban 30mg.

### KASUISTIK

Vier Monate später wird der Patient wegen belastungsabhängigen Brustschmerzen von seinem Hausarzt ins Krankenhaus eingewiesen. Es wird eine KHK invasiv gesichert und es werden mehrere DES in die LAD und in die LCx implantiert.

### Wie sieht jetzt die weitere antithrombotische Therapie aus?

Zunächst ist eine Kombination der oralen Antikoagulation (OAK = NOAK oder Vitamin-K-Antagonist) mit einer antithrombotischen Therapie notwendig. Die aktuellen Richtlinien machen die Zusammensetzung und Dauer der Kombinationstherapie von einerseits dem Blutungsrisiko und andererseits dem Risiko für eine Ischämie abhängig.

Ein hohes Risiko, z.B. ein stentbedingtes ischämisches Risiko (z. B. Stentthrombose), sind lange Stentlängen, mehre Stents in mehreren Gefäßen, diffuse Mehrgefäßerkrankung bei Diabetikern, chronische Niereninsuffizienz, vorausgegangene Stentthrombose. Ein erhöhtes Blutungsrisiko kann z. B. über den HAS-BLED-Score ermittelt werden (H = Hypertension; A = Abnormal liver und renal function; S = Stroke; B = Bleeding; L = Labile INR`s; E = Elderly > 65 J; D = Drugs or alcohol; jeweils 1 bzw. 2 Punkte). Ab einem Score von (einschließlich) 3 liegt ein erhöhtes Blutungsrisiko vor.

Bei unserem Patienten liegt kein erhöhtes Blutungsrisiko, aber ein erhöhtes ischämisches Risiko vor. Eine Triple-Therapie aus einem OAK und ASS und Clopidogrel kann für eine Dauer von 4 Wochen bis 6 Monate erwogen werden. Wir entscheiden uns für 6 Monate, anschließend für eine duale Therapie mit OAK und Clopidogrel für weitere 6 Monate.

### Welche Dosierung für Apixaban soll in diesem Zeitraum gewählt werden?

Für diese 12 Monate sollte die Apixaban-Dosis auf 2 × 2,5 mg/d reduziert werden. Generell gilt, dass ein NOAK auf die geringste, für die Prävention von Schlaganfällen getestete Dosis reduziert werden soll, wenn es in Kombination mit ASS und/oder Clopidogrel eingesetzt wird. Bei Dabigatran kann 2 × 150 mg erwogen werden, in Kombination mit entweder ASS oder Clopidogrel.

### Welches Schema ist zusätzlich möglich bei Patienten mit einem hohen Blutungsrisiko?

Hier kann für die gesamten 12 Monate eine duale Therapie mit einem OAK und Clopidogrel erfolgen. Bei jeder dieser Kombinationstherapien sollte zusätzlich ein PPI eingekommen werden. Grundsätzlich erlauben die aktuellen Leitlinien eine sehr individualisierte Therapie.

### Wie sieht die Therapie nach Ablauf dieser 12 Monate aus?

Nach 12 Monaten ist eine alleinige OAK-Therapie notwendig mit der individuell für die Embolie-Prävention erforderlichen Dosierung.

### Wie wird bei einem ACS vorgegangen?

Es gelten grundsätzlich die gleichen Überlegungen wie bei stabiler KHK, allerdings wird eine Triple-Therapie für eine Dauer von 6 Monaten empfohlen.

### Kann eine Triple-Therapie auch mit Prasugrel oder Ticagrelor erfolgen?

Nein, zumindest derzeit werden diese beiden Substanzen nicht im Rahmen einer Triple-Therapie empfohlen, es ist eine Umstellung auf Clopidogrel notwendig.

#### KASUISTIK

Sie werden erneut in die Notaufnahme gerufen. Dort ist ein 25-jähriger Patient eingetroffen, der seit einigen Stunden über Thoraxschmerzen in Verbindung mit Herzjagen klagt. Dies sei schon früher häufig vorgekommen, immer mit plötzlichem Beginn, jedoch bisher immer nach wenigen Minuten schlagartig wieder verschwunden. Im EKG sehen Sie folgendes Bild (➤ Abb. 5.40).

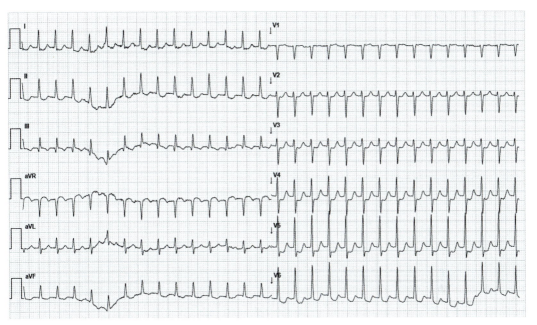

**Abb. 5.40** EKG [M589]

### Beschreiben Sie die Charakteristika dieser Rhythmusstörung. Um welche handelt es sich?
Es handelt sich um eine AV-Knoten-Reentrytachykardie. Dabei ist die P-Welle meist nicht sichtbar, da im QRS-Komplex verborgen, die Kammerkomplexe sind meist schmal. Kleine Deformierungen im terminalen Anteil des QRS-Komplexes können sichtbar sein.

### Wie gehen Sie, abhängig von der Kreislaufsituation, therapeutisch vor?
Patient ist **kreislaufstabil**:
- Karotissinusmassage unter Valsalva, nach Auskultation der Karotiden
- Adenosin 6–18 mg im Bolus i. v. (Adrekar®), Wiederholung mit höheren Dosierungen (**Cave:** pulmonale Obstruktion)
- Verapamil, 5 mg langsam i. v., EKG-Kontrolle
- Digitalis, insbesondere bei Herzinsuffizienz
- Ajmalin: bei Tachykardie mit breitem QRS-Komplex Mittel der Wahl, wenn Differenzierung zwischen supraventrikulärer und ventrikulärer Tachykardie nicht möglich ist

Bei **drohendem kardiogenem Schock**:
- Elektrokardioversion

### KASUISTIK
Nach i.v.-Gabe von 12 mg Adenosin ist der Sinusrhythmus wiederhergestellt.

## Was fällt Ihnen am EKG der Herzrhythmusstörung auf (➤ Abb. 5.41)?

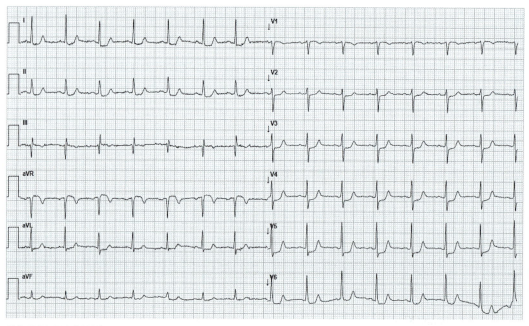

**Abb. 5.41** EKG [M589]

Es zeigen sich ubiquitäre ST-Strecken-Senkungen.

## Welche Erklärung haben Sie für diese EKG-Veränderungen bei diesem jungen Patienten?
Es handelt sich am ehesten um die Folgen der über Stunden anhaltenden Tachykardie.

## Wie gehen Sie weiter vor?
Nachdem der Patient ja bisher völlig beschwerdefrei war und keine Hinweise auf eine KHK vorliegen, könnte man ihn am Folgetag zu einem Kontroll-EKG einbestellen. Alternative ist die Durchführung einer Stressultraschalluntersuchung möglich.

### KASUISTIK
Der Patient fragt Sie nach Therapiemöglichkeiten, um solche Anfälle in Zukunft zu vermindern.

Zur Rezidivprophylaxe empfehlen sich Betablocker oder die Durchführung einer Ablationstherapie, die eine sehr hohe Erfolgsrate (> 90 %) mit kurativem Ansatz hat.

### LITERATUR
2016 ESC Guidelines for the management of atrial fibrillation developed in collaboration with EACTS. Eur Heart J 2016; doi:10.1093/eurheartj/.
2017 ESC focused update on dual antiplatelet therapy in coronary artery disease developed in collaboration with EACTS. Eur Heart J 2017; 0, 1–48; doi:10.1093/eurheartj/ehx419.

## 5.12 Leitbefund Hypertonie

### KASUISTIK
Eine 30-jährige Patientin wird aus der Abteilung für Gynäkologie in Ihre kardiologische Ambulanz überwiesen. Es besteht eine erste Schwangerschaft in der 24. Woche mit bislang gutem Verlauf. Während einer Routineuntersuchung wurde ein Blutdruck von 160/95 mmHg gemessen. Früher gemessene Werte waren eher niedrig gewesen.
**Körperliche Untersuchung** bei Aufnahme: Größe: 165 cm, Gewicht: 82 kg, RR: 140/80 mmHg, Frequenz: 75/min, Atemfrequenz: 12/min. Keine Jugularvenenstauung. Cor: HT rein, kein Hinweis auf relevantes kardiales Vitium; Pulmo: Klopfschall sonor, Vesikulärlatmung ubiquitär. Orientierende neurologische Untersuchung ist unauffällig.

### Wie häufig ist eine Hypertonie in der Schwangerschaft?
Hypertensive Erkrankungen treten in 6–8 % aller Schwangerschaften auf, tragen zu 20–25 % der perinatalen Mortalität bei und stehen in Europa an 1. bis 2. Stelle der mütterlichen Todesursachen. Dabei ist die Präeklampsie von besonderer Bedeutung (10–15 % aller maternalen Todesfälle stehen in Zusammenhang mit einer Präeklampsie/Eklampsie). In Europa beträgt die Inzidenz der Präeklampsie ca. 2 %

### Wie wird die Hypertonie bei Schwangeren unterteilt?
**Chronische arterielle Hypertonie:** Präkonzeptionell oder in der ersten Schwangerschaftshälfte (vor der 20. SSW) diagnostizierte Hypertonie ≥ 140/90 mmHg. Nur bei 3–5 % der Patientinnen treten Komplikationen auf.

**Gestationshypertonie** (> 140/90 mmHg, Auftreten ab der 20. Schwangerschaftswoche, keine Proteinurie oder Ödeme, Normalisierung des Drucks postpartal innerhalb von sechs Wochen) bedeutet nur ein geringes Risiko für Mutter und Kind. Vielmehr sollte nach möglichen Ursachen gefahndet werden, z. B. eine Plazentastörung. Außerdem sind engmaschige Kontrollen gefordert, da etwa die Hälfte dieser Schwangeren eine Präeklampsie entwickelt.

Eine schwangerschaftsunabhängige oder Gestationshypertonie kann ggf. ambulant betreut werden.

**Pfropfpräeklampsie (Synonym: Propfgestose):** chronische Hypertonie und neu aufgetretene/sich verschlechternde Proteinurie nach der 20. SSW oder Auftreten klinischer oder laborchemischer Merkmale der schweren Präeklampsie (s. o.).

**Cave:** In 17–25 % der Fälle entwickelt sich eine Pfropfpräeklampsie aus einer chronischen Hypertonie (50 % davon vor der 34. SSW).

**Präeklampsie:** Gestationshypertonie und Proteinurie (≥ 300 mg/24 h nachgewiesen im 24-h-Sammelurin oder > 30 mg/mmol Protein-Kreatinin-Ratio im Spontanurin), die nach der abgeschlossenen 20. SSW aufgetreten sind.

Eine Präeklampsie wird als schwer bezeichnet, wenn zusätzlich mindestens eines der folgenden Kriterien erfüllt ist:
- Blutdruck ≥ 160/110 mmHg
- Nierenfunktionseinschränkung (Kreatinin ≥ 79,6 µmol/l [entspricht 0,9 mg/dl] oder Oligurie < 500 ml/ 24 h)
- Leberbeteiligung (Transaminasenanstieg, persistierende Oberbauchschmerzen)
- Lungenödem
- hämatologische Störungen (Thrombozytopenie < 100 Gpt/l, Hämolyse)
- neurologische Symptome (starke Kopfschmerzen, Sehstörungen)
- fetale Wachstumsrestriktion (fetales Schätzgewicht < 5. Perzentile und/oder pathologischer Doppler der A. umbilicalis)

Das Ausmaß der Proteinurie ist kein Kriterium mehr für die Definition einer schweren Präeklampsie. Bei Verdacht auf eine Präeklampsie muss eine stationäre Einweisung erfolgen.

**Eklampsie:** Im Rahmen einer Präeklampsie auftretende tonisch-klonische Krampfanfälle, die keiner anderen Ursache zugeordnet werden können. Nach Durchbrechung des akuten Krampfanfalls und Stabilisierung der Patientin ist die sofortige Entbindung die Therapie der Wahl.

### Welche Diagnostik führen Sie neben der Blutdruckmessung durch?
Blutbild, Elektrolyte, Kreatinin, Harnstoff, CK, LDH, GOT, GPT, Urinstatus, ggf. 24-h-Sammelurin, EKG, Echokardiografie, ggf. 24-h-Blutdruckmessung.

### Wann ist die Indikation zu einer medikamentösen Therapie der arteriellen Hypertonie in der Schwangerschaft gegeben?
Das Vorgehen bei Hypertonie in der Schwangerschaft hängt vom Blutdruckwert, vom Gestationsalter und ggf. begleitender mütterlicher und fetaler Risikofaktoren ab.
Aktuelle Empfehlungen zur Hochdrucktherapie bei Schwangeren (ESC 2018):
- Blutdruckwerte > 170 mmHg systolisch oder > 110 mmHg diastolisch stellen eine Notfallsituation mit der Indikation zu einer stationären Behandlung dar (IC).
- Eine antihypertensive Therapie muss bei Werten > 150/95 mmHg eingeleitet werden (IC).
- Bei Patientinnen mit Gestationshypertonie, subklinischen Endorganschädigungen sowie Symptomen sollte eine antihypertenisve Therapie bei Blutdruckwerten > 140/90 mmHg erwogen werden (IC).

### Welche Medikamente würden Sie zur Hypertoniebehandlung einsetzen?
- 1. Wahl: α-Methyldopa 250–500 mg, 2–4 ×/d, max. 2 g (IB).
- 2. Wahl: Nifedipin retardiert, 20–60 mg, max. 120 mg/d (IC).
- 2. Wahl: Labetolol, in Deutschland nicht mehr zugelassen (sonst IC).
- Nicht empfohlen: Diuretika sollten für die Hochdruck-Dauertherapie nicht eingesetzt werden, da plazentare Minderperfusion und Wachstumsretardierung drohen.
- ACE-Hemmer und $AT_1$-Blocker sind kontraindiziert, in Analogie auch Rennininhibitoren.

### Was können Sie zur Behandlung akuter hypertensiver Entgleisungen einsetzen?
Empfohlen werden:
- α-Methyldopa oral
- Nifedipin oral 5–10 mg s.l., 10–20 mg alle 4–6 h
- Urapidil 6,25 mg i. v., danach 3–24 mg/h über Perfusor
- Dihydralazin 5 mg i. v., danach 2–20 mg/h über Perfusor
- Nitroprussid i. v.

### KASUISTIK
Nachdem die Blutdruckwerte jetzt nicht kritisch erhöht waren, empfehlen Sie der Patientin zunächst regelmäßige Blutdruckkontrollen. Eine antihypertensive Therapie ist derzeit nicht notwendig.

#### LITERATUR
ESC Guidelines on the management of cardiovascular diseases during pregnancy: The task force on the management of cardiovascular diseases during pregnancy oft the European Society of Cardiology (ESC). Eur Heart J 2018; 00: 1–83 doi:10.1093/eurheartj/ehy340.

# 5.13 Leitsituation präoperative kardiale Abklärung

## KASUISTIK
Ein 59-jähriger Patient wird aus der chirurgischen Klinik zur weiteren Abklärung in Ihre kardiologische Ambulanz überwiesen. Geplant ist eine femoro-popliteale Bypass-OP bei bekannter pAVK, es besteht keine kritische Ischämie. Aus der Anamnese erfahren Sie, dass eine arterielle Hypertonie und eine Hyperlipidämie bekannt sind. Bei der **körperlichen Untersuchung** präsentiert sich der Patient in adipösem EZ. RR: 150/80 mmHg, HF: 90/min, regelmäßig; Atemfrequenz: 15/min., keine Jugularvenenstauung. Cor: 2/6 Systolikum über Mitralis, fortgeleitet in die Axilla. Pulmo: Vesikuläratmung, keine Rasselgeräusche. Abdomen unauffällig. Prätibial Knöchelödeme bds. Die orientierende neurologische Untersuchung ist unauffällig. Im Labor LDL-Cholesterin 110 mg/dl unter Statin, Blutbild, Nierenwerte und Gerinnung unauffällig. Aktuelle medikamentöse Therapie: ASS 100 mg/d, Atorvastatin 20 mg/d, Ramipril 5 mg/d.

### Wie gehen Sie bei der perioperativen Risikoabschätzung vor?
Nach den gemeinsamen Richtlinien der ESC und ESA (European Society of Anaesthesiology) wird folgendes schrittweises Vorgehen empfohlen:
1. Abschätzung der klinischen Stabilität des Patienten
2. Abschätzung des Risikos des operativen Eingriffs
3. Beurteilung der funktionellen Kapazität des Patienten (nur bei Eingriffen mit mittlerem und hohem Risiko)
4. Beurteilung klinischer Risikofaktoren

Zu 1: Abschätzung der **klinischen Stabilität:**
- instabile Angina pectoris
- akute Herzinsuffizienz
- Arrhythmien
- symptomatisches Vitium
- kurz zurückliegender Herzinfarkt (< 30 Tage) oder Zeichen einer Ischämie

Bei unserem Patienten liegt keiner dieser Faktoren vor, sodass im nächsten Schritt die **Abschätzung des operativen Risikos des Eingriffs** erfolgt. Sollte aber eine klinische Instabilität vorliegen, muss die OP verschoben werden oder ein multidisziplinärer Ansatz erfolgen.
Zu 2: Abschätzen des operativen **Risikos des operativen Eingriffs** (➤ Tab. 5.10): Bei unserem Patienten ist ein Eingriff mit hohem Risiko geplant, daher muss im nächsten Schritt die **funktionelle Kapazität** beurteilt werden. Dies ist auch bei einem Eingriff mit mittlerem Risiko notwendig. Nur bei niedrigem OP-Risiko kann der Eingriff direkt angeschlossen werden.
Zu 3: Beurteilung **der funktionellen Kapazität** (gemessen in Metabolic Equivalents = MET): Die Beurteilung kann durch Erfragen von Alltagsaktivitäten erfolgen. Geht man beim Grundumsatz von 1 MET aus, so leistet ein Patient, der zwei Treppen hochsteigen oder einen Hügel hinaufgehen gehen kann, 4 MET. Eine funktionelle Kapazität < 4 MET ist mit einem erhöhten Risiko für postoperative kardiale Ereignisse verbunden.
  Da unser Patient aufgrund der pAVK in der Leistungsfähigkeit sehr limitiert ist (entsprechend < 4 MET), ist der nächste Schritt der Risikoabschätzung, nämlich die Beurteilung **klinischer Risikofaktoren** notwendig. Bei 4 MET oder darüber könnte die Operation sofort durchgeführt werden.
Zu 4: **Klinische Risikofaktoren:**
- KHK mit Angina pectoris und/oder vorausgegangenem Myokardinfarkt
- Herzinsuffizienz
- Z. n. Apoplex
- Niereninsuffizienz (Krea > 2 mg/dl oder GFR < 60 ml/min)
- insulinpflichtiger Diabetes mellitus

Unser Patient erfüllt keine dieser klinischen Risikofaktoren, es sollte aber neben einem Ruhe-EKG eine Echokardiografie erfolgen (II b B-C). Liegen 3 oder mehr dieser Risikofaktoren vor, so muss ein Belastungstest erfolgen, am besten eine Belastungsbildgebung.

**Tab. 5.10** Risikoeinschätzung operativer Eingriffe (siehe Leitlinie)

| Geringes Risiko < 1 % | Mittleres Risiko 1–5 % | Hohes Risiko > 5 % |
|---|---|---|
| Brustchirurgie | abdominelle Eingriffe | Aorten- und große Gefäßchirurgie |
| Zahneingriffe | Karotischirurgie | periphere Gefäßchirurgie |
| endokrine Chirurgie | periphere Angioplastie | Leberresektion |
| Augenchirurgie | endovaskuläre Therapie | Ösophagektomie |
| gynäkologische Eingriffe | Kopf- und Halseingriffe | Pneumektomie |
| rekonstruktive Chirurgie | Nierentransplantation | Lungen-/Lebertransplantation |
| kleinere orthopädische Eingriffe (Knie) | große orthopädische Chirurgie (Hüfte und Wirbelsäule) | Nebennierenresektion |
| kleinere urologische Eingriffe | große urologische und gynäkologische Eingriffe | Cholezystektomie |

Die Prozentangaben geben das 30-Tage Risiko für kardiovaskulären Tod und Myokardinfarkt an.

### Welche diagnostischen Schritte führen Sie durch?
- 12-Kanal-EKG
- Echokardiografie

### Wie befunden Sie das folgende EKG (➤ Abb. 5.42, ➤ Abb. 5.43)?

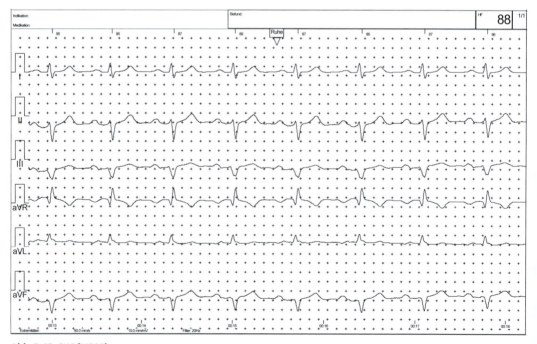

**Abb. 5.42** EKG [M589]

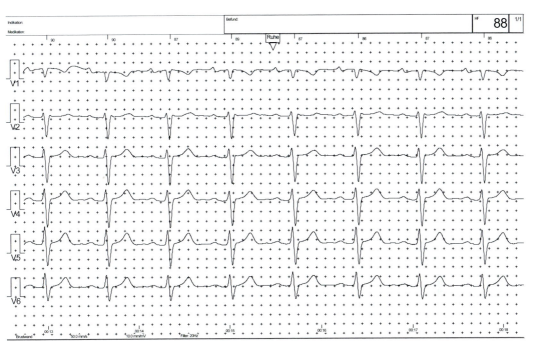

**Abb. 5.43** EKG [M589]

SR, üLT, HF: 88/min, linksanteriorer Hemiblock.

Die **transthorakale Echokardiografie** zeigt eine gering global eingeschränkte LV-Funktion, die Herzwände sind verdickt. Eine regionale Kontraktionsstörung ist nicht zu erkennen. Über der Mitralklappe zeigt sich ein geringer Insuffizienzjet, ansonsten keine höhergradigen Klappenvitien.

### Sind diese Informationen ausreichend, um den Patienten für die Operation freizugeben?
Nach den Richtlinien, die eher restriktiv sind, kann der Patient jetzt ohne weitere Diagnostik operiert werden. Aufgrund der pAVK, die oft mit einer KHK einhergeht, ist ein Belastungstest zu erwägen. Sie entscheiden sich daher für die Durchführung einer Myokardszintigrafie, in der eine Ischämie ausgeschlossen wird.

### Sie werden weiter gebeten, eine Stellungnahme zur aktuellen Medikation abzugeben.
Die Fortführung einer ASS-Therapie muss individuell entschieden werden, dabei ist das Blutungsrisiko gegen das Risiko für thrombotische Komplikationen abzuwägen (IIb B). In unserem Fall wird die ASS-Therapie nach Rücksprache mit dem Operateur fortgesetzt. Der ACE-Hemmer kann bei Patienten mit eingeschränkter LV-Funktion belassen werden, wobei es sich bei der nur gering eingeschränkten LV-Funktion bei unserem Patienten um eine individuelle Entscheidung handelt (IIa C). Die Statin-Therapie sollte nicht unterbrochen werden (I C). Eine Betablocker-Therapie kann bei Hochrisikoeingriffen präoperativ initiiert werden (IIb B), wobei Bisoprolol und Atenolol der Vorzug gegeben werden soll. Diese Medikation soll so titriert werden, dass die Ruhe-Herzfrequenz zwischen 60 und 70/min und der systolische Blutdruck > 100 mmHg liegt.

Ihnen wird nun ein Patient präoperativ präsentiert, der zusätzlich zu den o. a. Charakteristika 3 Monate zuvor eine Koronarintervention hatte. Die Medikation beinhaltet zusätzlich Prasugrel 10 mg/d.

### Welche Angaben interessieren Sie?
In welcher klinischen Situation erfolgte die Intervention?

> Die Tatsache, dass es sich um Prasugrel handelt, lässt den Schluss auf ein akutes Koronarsyndrom zu. Der Patient bestätigt, dass er bei plötzlich aufgetretenen Brustschmerzen vom hinzugerufenem Notarzt in eine Klinik eingewiesen wurde und dort bei einer sofort durchgeführten Herzkatheteruntersuchung zwei beschichtete Stents erhalten habe.

### Wie schätzen Sie jetzt die präoperative Situation ein?
Nach Implantation eines DES sollte eine duale Plättchenhemmung für mindestens 3 Monate erfolgen (IIa C). Diese zeitliche Vorgabe ist erfüllt. Prasugrel kann für die Operation pausiert werden, wenn diese jetzt erfolgen soll. Die Medikation mit ASS sollte jedoch perioperativ fortgeführt werden (IIb B). Prasugrel sollte 7 Tage vor dem Eingriff pausiert werden (IIa C).

Der vollständige, sehr ausführliche Algorithmus für die Risikoevaluation und die einzelnen diagnostischen Schritte können dem Diasatz (frei zugänglich) der zitierten Literatur entnommen werden (www.escardio.org, unter Guidelines 2014).

**LITERATUR**
2014 ESC/ESA Guidelines on non-cardiac surgery: cardiovascular assessment and management. The Joint Task Force on non-cardiac surgery: cardiovascular assessment and management of the European Society of Cardiology (ESC) and the European Society of Anaesthesiology (ESA). Eur Heart J 2014; 35: 2383–2431; doi:10.1093/eurheartj/ehu282.

## 5.14 Leitsymptom Ruhedyspnoe

**KASUISTIK**
> Sie machen Urlaubsvertretung in einer Praxis für Innere Medizin. Eine 76-jährige Patientin stellt sich ohne Anmeldung in der Praxis vor. Sie gibt an, dass sie in den letzten drei Tagen 2 kg an Gewicht zugenommen habe, die letzte Nacht habe sie wegen Atemnot außerdem fast nur sitzend im Bett verbringen können. Eigentlich wollte die Patientin die Urlaubszeit ihres Internisten abwarten, aber jetzt sei es ihr doch zu schlecht gegangen.
> Sie schauen sich daraufhin die Unterlagen der Patientin an. Sie ist seit vier Jahren in Behandlung, Diagnose Herzinsuffizienz bei wohl hypertensiver Herzerkrankung. Sie steht unter einer Therapie mit Ramipril 5 mg einmal täglich.

### Welchen Schritt unternehmen Sie nun?
Zunächst sollte eine körperliche Untersuchung erfolgen.

> Es präsentiert sich eine 165 cm große, 80 kg schwere Patientin in reduziertem Allgemeinzustand. Atemfrequenz 20/min. Sie tasten einen unregelmäßigen Puls mit einer Frequenz von 100–120 Schlägen pro Minute. Blutdruck 170/120 mmHg. Jugularvenendruck ca. 5 cm erhöht. Über dem Herzen 3/6 Systolikum mit P. m. über Erb und Fortleitung in die Axilla. Über der Lunge beidseits basal feuchte Rasselgeräusche, links basal zusätzlich abgeschwächtes Atemgeräuschgeräusch. Diskrete Unterschenkel- und Knöchelödeme.

### Wie lautet Ihre Verdachtsdiagnose?
Es könnte eine Stauungsherzinsuffizienz bei bekannter hypertensiver Herzerkrankung vorliegen.

> Aufgrund des akut sehr reduzierten Allgemeinzustands veranlassen Sie die Einweisung der Patientin in die nächste Klinik, Sie geben Kopien der Krankenunterlagen mit.
> Der Aufnahmearzt bestätigt den Untersuchungsbefund und fertigt ein EKG an.

Befunden Sie bitte das nachfolgende Ruhe-EKG der Patientin bei Aufnahme (➤ Abb. 5.44).

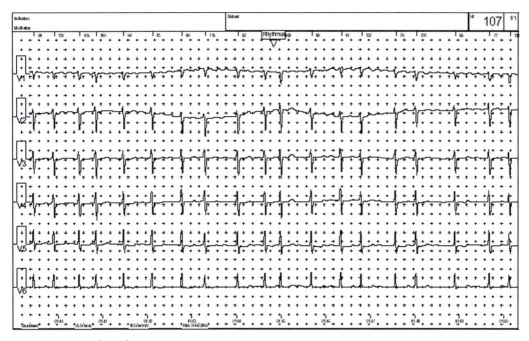

**Abb. 5.44** Ruhe-EKG [M589]

Vorhofflimmern, Herzfrequenz 107/min.

Aus den mitgegebenen Unterlagen geht hervor, dass die Patientin im letzten EKG, das vier Wochen zuvor angefertigt wurde, einen Sinusrhythmus hatte.

Wie beurteilen Sie den Röntgen-Thorax der Patientin bei Aufnahme (➤ Abb. 5.45)?

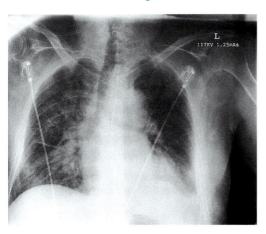

**Abb. 5.45** Röntgenaufnahme des Thorax [M589]

Linksventrikulär betontes Herz. Deutlicher Pleuraerguss links. Ein pneumonisches Infiltrat ist nicht sicher auszuschließen. Pulmonal-venöse Stauung.

### Welche technischen Untersuchungen würden Sie durchführen?
- Routine-Labor inkl.: Blutbild, Fe, Ferritin, Transferrinsättigung (Frage nach Anämie?), Na, K, Kreatinin, Harnstoff (Niereninsuffizienz?), Leberwerte, BNP/NT-proBNP, TSH, INR, Lipidprofil
- EKG: relevante Brady- oder Tachykardien, Vorhofflimmern, Kammerkomplexbreite?
- Echokardiografie: Ventrikel- und Vorhofgrößen, Thromben, Klappeninsuffizienzen (u. a. Druckgradient über der Trikuspidalklappe), Asynchronie?
- Röntgen-Thorax: Herzgröße, Stauungszeichen, Ergüsse, Infiltrate?

**KASUISTIK**

Folgende **Laborwerte** wurden bestimmt: NT-proBNP: 9.735 pg/ml erhöht (Norm bis 125 pg/ml), alle übrigen Werte normal.

### Wie ist der Stellenwert des Biomarkers NT-proBNP zur Diagnostik und Therapiesteuerung bei Herzinsuffizienz?

Die außerordentliche Rolle von NT-proBNP bei der Erstdiagnostik der akuten oder chronischen Herzinsuffizienz ist allgemein akzeptiert und wurde in den aktuellen Leitlinien als ein Standbein der Diagnostik implementiert. Ein erhöhtes NT-proBNP scheint auch ein Prognosemarker zu sein. Allerdings ist eine Therapieführung bei chronisch herzinsuffizienten Patienten anhand der NT-proBNP-Werte nicht ausreichend etabliert und evaluiert.

### Welche Therapie würden Sie jetzt einleiten?
- Legen eines peripheren Zugangs, EKG- und $O_2$-Monitoring, Oberkörper hochlagern
- intravenös Morphin, z. B. 2–3 ml (1 : 10 verdünnt)
- Diuretikum, z. B. Furosemid 40 mg i. v.
- Nitroglyzerin, sublingual oder intravenös

Nach zwei Stunden geht es der Patientin deutlich besser, die Atemfrequenz beträgt 14/min, der Blutdruck 140/90 mmHg. Die Herzfrequenz ist weiter tachykard (100–130/min), der Puls unregelmäßig.
**Echokardiografie:** Die Untersuchung zeigt einen vergrößerten linken Ventrikel mit einer einer LVEF von 33 %. Beide Vorhöfe sind ebenfalls vergrößert. Es bestehen eine mäßige Mitral- sowie eine schwere Trikuspidalinsuffizienz (PA-Druck ca. 50 mmHg).

Es handelt sich also um eine Herzinsuffizienz mit reduzierter linksventrikulärer Funktion (HFREF = heart failure with reduced left ventricular function, EF < 40 %). Dagegen ist die Herzinsuffizienz mit erhaltener linksventrikulärer Funktion abzugrenzen (HFpEF = heart failure with preserved ventricular function, EF > 50 %) sowie die Herzinsuffizienz mit gering eingeschränkter Funktion (HFmrEF = heart failure with mid-range ejection fraction, EF 40–50 %).

Die folgenden Therapieempfehlungen beziehen sich auf die Herzinsuffizienz mit eingeschränkter LV-Funktion. Die Therapiestudien bei Herzinsuffizienz mit erhaltener oder nur leicht eingeschränkter LV-Funktion waren bisher negativ, hier stehen die Therapie der Grunderkrankung (arterielle Hypertonie, Diabetes mellitus) sowie körperliches Training im Vordergrund.

### Nennen Sie neben der arteriellen Hypertonie/hypertensiven Herzerkrankung weitere Ursachen für eine akute Herzinsuffizienz.
- koronare Herzerkrankung, akuter Myokardinfarkt (akute Ischämie, akute Einschränkung der linksventrikulären Funktion, Papillarmuskeldysfunktion mit akuter Mitralklappeninsuffizienz, selten Ventrikelseptumdefekt)
- (akute) Myokarditis

- bakterielle Endokarditis (mit Klappendestruktion)
- brady- oder tachykarde Rhythmusstörung (bei bestehender diastolischer oder systolischer Funktionsstörung)
- Aortendissektion mit akuter Aortenklappeninsuffizienz
- dekompensierter Aorten- oder Mitralklappenfehler
- Perikarderguss mit Tamponade

### Was wissen Sie über die Epidemiologie der Herzinsuffizienz?
Die Herzinsuffizienz stellt eine der häufigsten internistischen Erkrankungen dar. In der Gesamtpopulation westlicher Länder treten pro Jahr 1–4/1.000 Neuerkrankungen auf. Prävalenz und Inzidenz sind deutlich altersabhängig. Im Erwachsenenalter leiden ca. 1 % der Bevölkerung an einer Herzinsuffizienz. Bei über 70-Jährigen sind dagegen mehr als 10 % betroffen. Die Prognose für Patienten mit reduzierter LV-Funktion ist deutlich schlechten verglichen mit Patienten mit erhaltener LV-Funktion.

### Was wissen Sie zur Pathophysiologie der Herzinsuffizienz?
Bei der überwiegenden Anzahl der herzinsuffizienten Patienten beruhen die Symptome auf einer ventrikulären Funktionsstörung. Die häufigste Ursache ist die koronare Herzerkrankung, die in 30–50 % von einer arteriellen Hypertonie begleitet ist. Eine isolierte arterielle Hypertonie wird in bis zu 20 % der Patienten als ursächlich angenommen, eine idiopathische Kardiomyopathie in bis zu 30 % aller Fälle. Seltenere Ursachen sind Herzvitien, Myokarditiden und Endokarditiden.

### Wie sieht die Prognose der Herzinsuffizienz aus?
Die Letalität nimmt mit dem Schweregrad der kardialen Dysfunktion zu und wird von der Therapie beeinflusst. Die 5-Jahres Sterberate beträgt ca. 50 % nach der Diagnosestellung Herzinsuffizienz. So reicht die Ein-Jahres-Sterblichkeit von etwa 10 % bei Patienten mit Stadium NYHA II–III unter ACE-Hemmer-Medikation bis etwa 50 % im Stadium IV ohne ACE-Hemmer. Die Sterblichkeit ist bei Männern etwa 25 % höher als bei Frauen.

Patienten mit primär diastolischer Herzinsuffizienz haben eine günstigere Prognose als Patienten mit systolischer Dysfunktion.

### Wie wird die chronische Herzinsuffizienz klassifiziert? Nennen Sie die einzelnen Stadien.
International erfolgt die Einteilung der chronischen Herzinsuffizienz nach der revidierten New York Heart Association(NYHA)-Klassifikation. Herzinsuffiziente Patienten werden entsprechend ihrer Leistungsfähigkeit in die funktionellen Stadien I–IV eingestuft:
- I Beschwerdefreiheit, keine Symptomatik
- II leichte Einschränkung der körperlichen Belastbarkeit
- III höhergradige Einschränkung der körperlichen Belastbarkeit bei gewohnten Tätigkeiten des Alltags
- IV Beschwerden bei allen körperlichen Tätigkeiten und in Ruhe

### Wie sichern Sie die Diagnose Herzinsuffizienz?
Die Sicherung der Diagnose einer chronischen Herzinsuffizienz beruht auf der typischen Symptomatik, dem Untersuchungsbefund sowie auf dem Nachweis einer zugrunde liegenden Herzerkrankung.

Nennen Sie Symptome und Untersuchungsbefunde bei chronischer Herzinsuffizienz. Nehmen Sie eine Zuordnung vor, wenn eine Rechts- bzw. Linksherzinsuffizienz führend ist.

| Rechtsherzinsuffizienz | Linksherzinsuffizienz |
|---|---|
| Druck in der Lebergegend<br>Meteorismus<br>Jugularvenendruck<br>druckdolente vergrößerte Leber<br>Ödeme<br>Aszites<br>Proteinurie | Belastungsdyspnoe<br>Orthopnoe<br>nächtliches Asthma cardiale<br>Lungenstauung<br>Lungenödem<br>Hämoptoe<br>protodiastolischer Galopp<br>Pulsus alternans<br>Zyanose<br>Leistungsminderung |

Mit welchen technischen Untersuchungen können Sie eine Herzinsuffizienz unklarer Ätiologie weiter abklären? Nennen Sie verschiedene Methoden und die Befunde, die Sie damit bei Patienten mit chronischer Herzinsuffizienz erheben können.

**EKG**
- Zustand nach Infarkt
- Hypertrophie
- tachykarde/bradykarde Rhythmusstörungen
- Blockbilder

**Belastungstests (Belastungs-EKG, Stress-Echokardiografie, Myokardszintigrafie)**
- Bei Verdacht auf koronare Herzerkrankung

**Echokardiografie**
- linksventrikuläre Funktion, regionale, globale Kontraktionsstörungen
- linksventrikulärer Diameter
- Wanddicken
- Vorhofgröße
- Klappenmorphologie, Klappenvitien
- Rechtsherzbelastung
- Perikarderguss

**Röntgen-Thorax**
- Herzgröße (linker und rechter Ventrikel, linker Vorhof)
- Stauungszeichen
- Erguss
- pulmonale Hypertonie

**Lungenfunktion, Ergospirometrie**
- Abklärung primär pulmonaler Ursachen bei Atemnot
- Objektivierung der kardiopulmonalen Leistungsfähigkeit

**Herzkatheteruntersuchung**
- Abgrenzung koronare Herzerkrankung vs. hypertensive Herzerkrankung/Kardiomyopathie
- linksventrikuläre Funktion
- globale/regionale Kontraktionsstörungen

- semiquantitative Bestimmung von Regurgitationen
- Hämodynamik (linksventrikuläre Drücke, system- und pulmonalarterielle Druckwerte, Widerstandsberechnung)
- Myokardbiopsie bei V. a. akute Myokarditis

**Lungenventilations-/Lungenperfusionsszintigramm**
- Verdacht auf Lungenembolien

**Computertomografie**
- Abklärung von Lungengerüsterkrankungen, Lungenembolie, KHK

**Kernspintomografie**
- Vitiendiagnostik
- Shunt- und Regurgitationsquantifizierung
- Nachweis von ischämischem oder vitalem Myokard
- Nachweis Myokarditis/Speicherkrankung

**Positronenemissionstomografie**
- Vitalitätsdiagnostik

## Wie lauten die Therapieziele bei chronischer Herzinsuffizienz?
- Letalitätssenkung
- Progressionshemmung
- Symptomverbesserung
- Senkung der Hospitalisationsrate

## Welche grundsätzlichen Therapiemöglichkeiten haben Sie?
- kausale Therapie
- nichtmedikamentöse Therapie
- Pharmakotherapie
- Device-Therapie (implantierbarer Cardioverter-Defibrillator [ICD], Resynchronisationstherapie [CRT])
- Herztransplantation

Bei jedem Patienten ist zunächst eine **kausale Therapie** der Grunderkrankung anzustreben:
- arterielle Hypertonie: antihypertensive Therapie
- koronare Herzerkrankung: medikamentöse Therapie, Revaskularisierung
- Vitien: Korrektur
- Perikarderguss, -konstriktion: Punktion, Perikardektomie
- tachykardieinduziert: Antiarrhythmika, Ablation, Kardioversion
- bradykardieinduziert: Schrittmacher

Die **nichtmedikamentöse Therapie** ruht auf den Eckpfeilern:
- Gewichtsnormalisierung
- Restriktion der Flüssigkeitszufuhr mit täglicher Gewichtskontrolle
- Kontrolle der kardiovaskulären Risikofaktoren
- körperliche Bewegung

### Nennen Sie die evidenzbasierte Pharmakotherapie der chronischen systolischen Herzinsuffizienz im Stadium I–IV (> Tab. 5.11).

- ACE-Hemmer/Angiotensin-II-Rezeptor-Blocker (Klasse IA, IB, IIb C)
- β-Blocker (Klasse IA)
- Aldosteron-Antagonisten (Klasse IA)
- Diuretika (Klasse I B, IIa C)
- Ivabradin (Klasse IIa-B, IIa C)
- Digoxin (Klasse IIb-B bei Sinusrhythmus)
- Sacubitril/Valsartan (Klasse I B)

**Tab. 5.11** Pharmakotherapie der chronischen systolischen Herzinsuffizienz im Stadium I–IV

| Medikament | NYHA II–NYHA IV |
| --- | --- |
| ACE-Hemmer | in Kombination mit Beta-Blockern |
| Betablocker | in Kombination mit ACE-Hemmern |
| Diuretika | bei klinischen Anzeichen und/oder Befunden von kardialer Stauung |
| Aldosteron-Antagonisten | bei Patienten, die trotz ACE-Hemmer und Betablocker symptomatisch bleiben |
| Angiotensin-II-Rezeptor-Blocker (ARB) | bei ACE-Hemmer-Intoleranz |
| Ivabradin | bei Herzfrequenz (> 70/min) |
| Herzglykoside | • bei Patienten mit tachykardem Vorhofflimmern, wenn andere Therapieoptionen versagen<br>• bei Patienten mit Sinusrhythmus, die trotz ACE-Hemmer/$AT_1$-Rezeptor-Antagonisten und Aldosteron-Antagonisten symptomatisch bleiben |
| Sacubitril/Valsartan | Ersatz des ACE-Hemmers bzw. Angiotensin-II-Rezeptor-Blocker (ARB) bei Patienten, die trotz ACE-Hemmer, Betablocker und Aldosteron-Antagonisten symptomatisch bleiben |

Bei asymptomatischen Patienten mit eingeschränkter LV-Funktion sind ACE-Hemmer unabhängig von der Ätiologie indiziert (Klasse I A, nach Myokardinfarkt, Klasse I B, andere Ätiologie), Beta-Blocker sind bei vorausgegangenem Myokardinfarkt Klasse I B) indiziert. Empagliflozin sollte bei Patienten mit Diabetes mellitus erwogen werden (Klasse IIa B), um die Entstehung einer Herzinsuffizienz zu verhindern oder zu verzögern und die Prognose zu verbessern.

### Nennen Sie Besonderheiten und die wichtigsten Nebenwirkungen der Pharmakotherapie.

- **ACE-Hemmer:** prognoseverbessernd, Basistherapie der Herzinsuffizienz. Bei unbehandelten Patienten kann die Pharmakotherapie mit dem ACE-Hemmer oder mit dem Beta-Blocker begonnen werden. Empfohlene Zieldosen sollten angestrebt werden. Nebenwirkungen: Reizhusten, Übelkeit, Hyperkaliämie, Agranulozytose, Angioödem, Hypotonie, Kreatininanstieg.
- **Angiotensin-II-Rezeptor-Blocker (ARB):** prognoseverbessernd. Die Head-to-head-Studien zur Therapie der chronischen Herzinsuffizienz zeigten keine Überlegenheit der ARB gegenüber den ACE-Hemmern. Die ARB gelten jedoch als gleichwertige Alternative bei ACE-Hemmer-Unverträglichkeit. Bestimmte ARB sind für die Therapie der chronischen Herzinsuffizienz ebenfalls zugelassen (Losartan, Valsartan, Candesartan). Wichtige Nebenwirkungen: Hyperkaliämie, Übelkeit, Hypotonie, Kreatininanstieg.
- **Betablocker:** Nur die Substanzen Metoprololsuccinat, Bisoprolol und Carvedilol sind prognoseverbessernd und gleichwertig einzusetzen. Nebivolol wird nur in Europa vertrieben, in der Indikation Herzinsuffizienz wurde die prognoseverbessernde Wirkung der Substanz nur bei älteren Patienten (≥ 70 J.) überprüft. Metoprololsuccinat sollte gegenüber Metoprololtartrat aufgrund besserer Wirkung bevorzugt werden. Die günstigen Wirkungen der Betablocker setzen meist nach mehreren Wochen ein. Wichtige

Nebenwirkungen: Bradykardien, AV-Blockierungen, Müdigkeit, Schwindel, Kopfschmerzen, Übelkeit, Bronchospasmus, Raynaud-Symptomatik, Verschlechterung einer Psoriasis, Hypotonie.
- Die **Kombination** ACE-Hemmer oder ARB mit einem der genannten Betablocker wird aus prognostischen Gründen empfohlen. Bei Betablockerunverträglichkeit sollte bei fortgeschrittener, symptomatischer Herzinsuffizienz der ACE-Hemmer oder der ARB eher mit einem Aldosteronantagonisten kombiniert werden (Klasse-IB-Empfehlung). Eine Dreifachkombination ACE-Hemmer, ARB und Aldosteronantagonist ist aufgrund der Gefahr einer Hyperkaliämie potenziell gefährlich.
- **Aldosteron-Antagonisten:** prognoseverbessernd. Spironolacton wurde bei Patienten mit fortgeschrittener Herzinsuffizienz (NYHA III–IV) untersucht, während die Wirkung des selektiven Aldosteronantagonisten Eplerenon an Postinfarktpatienten mit eher leichter Herzinsuffizienz überprüft wurde. Eine Kombinationstherapie mit ACE-Hemmer bzw. ARB mit Aldosteronantagonisten erhöht das Risiko für Hyperkaliämien. Von einer Dreier-Kombination ACEH, ARB und Aldosteronantagonisten wird wegen der Gefahr einer Hyperkaliämie abgeraten. Wichtige Nebenwirkungen: Hyperkaliämie, Hyponatriämie, Gynäkomastie (nur Spironolacton, nicht für Eplerenon). Durch die EMPHASIS-Studie aus dem Jahr 2011 wurde die Indikation für Eplerenon auch bei Patienten mit stabiler Herzinsuffizienz auf NYHA-Stadium II erweitert.
- **Digoxin:** Symptomatische Therapie. Für Digoxin gibt es lediglich eine randomisierte Studie, weswegen die Evidenzstufe im Jahr 2005 von I zunächst auf IIa B zurückgestuft wurde. In der jüngsten Leitlinie besteht für den Einsatz von Digoxin nur noch ein Evidenzlevel von IIb B. Die Empfehlung gilt eher für Patienten auf NYHA Stufe III–IV. Bei der Herzinsuffizienztherapie und Sinusrhythmus wird eher ein niedrig normaler Plasmaspiegel empfohlen. Zur Kontrolle der Kammerfrequenz bei Vorhofflimmern wird Digoxin nur empfohlen, wenn andere Optionen versagen. Wichtige Nebenwirkungen: grundsätzlich jede Form von Herzrhythmusstörungen, Übelkeit, Bauchschmerzen, Kopfschmerzen, Sehstörungen. Verschiedene Wechselwirkungen sind zu beachten.
- **Ivabradin:** Der $I_f$-Kanalblocker Ivabradin zeigte in der SHIFT-Studie 2010 bei Patienten mit chronischer Herzinsuffizienz und bereits etablierter medikamentöser Therapie einen zusätzlichen Nutzen, wenn die Herzfrequenz > 70/min lag. Die Mortalität konnte zwar nicht verbessert werden, Ivabradin führte aber zu einer signifikanten Reduktion von Krankenhausaufenthalten.
- **Diuretika:** Dienen der symptomatischen Behandlung, sind nicht prognoseverbessernd (Ausnahme Aldosteronantagonisten, s. o.). Die Substanzwahl (Thiazide ± Kaliumsparer, Schleifendiuretika, Kombinationstherapie als sequenzielle Nephronblockade) wird vom gewünschten Ausmaß der Diurese, der Nierenfunktion und dem Serum-Kalium mit beeinflusst.
- **Sacubitril/Valsartan:** Bei Entresto® handelt es sich um einen Angiotensin-Rezeptor-Neprilysin-Inhibitor, dessen Wirkmechanismus auf einer gleichzeitigen Hemmung von Neprilysin (neutrale Endopeptidase; NEP) durch LBQ657, dem aktiven Metaboliten des Prodrugs Sacubitril, und einer Blockade des Angiotensin-II-Typ-1(AT1)-Rezeptors durch Valsartan beruht. In der PARADIGM-HF-Studie wurden über 8.000 Patienten mit NYHA-Stadium II–IV und eingeschränkter LV-Funktion ≤40 %, später auf ≤35 % abgeändert, entweder mit Enalapril oder mit Entresto® behandelt. Entresto war Enalapril überlegen durch Reduzierung des Risikos für kardiovaskulären Tod oder Hospitalisierungen aufgrund von Herzinsuffizienz über 27 Monate. Die Substanz darf nicht mit ACE-Hemmern bzw. Sartanen kombiniert werden. Ebenso soll keine Kombination mit Aliskiren erfolgen. Entresto® kann die Wirkspiegel von Statinen erhöhen. BNP ist bei Patienten, die mit Entresto® behandelt werden, kein geeigneter Biomarker für eine Herzinsuffizienz, da BNP ein Substrat von Neprilysin ist. Dagegen kann NT-pro BNP weiter als Marker verwendet werden.

## Welche weiteren medikamentösen Therapieoptionen sind prinzipiell denkbar?
- **Digoxin:** Als symptombessernde Therapiemaßnahme könnte Digoxin zusätzlich verordnet werden, wenn alle anderen medikamentösen Optionen ausgeschöpft sind.
- **Ivabradin:** Auch Ivabradin könnte zusätzlich zum β-Blocker bei einer Herzfrequenz > 70/min als symptomverbessernde Therapieoption eingesetzt werden.

- **EisencarboymaltoseErythropoetin:** Die FAIR-HF- und die CONFIRM-HF-Studien zeigten, dass die intravenöse Gabe von Eisen zu einer Symptombesserung sowie zu einer Abnahme der Krankenhausaufenthalte führen kann; Mortalitätsdaten liegen nicht vor. Eine Eisensubstitution wird bei einem Eisenmangel (Serum Ferritin <100 µg/l oder Ferritin zwischen 100–299 µg/l und Transferrin Sättigung < 20 %) sowie einem Hämoglobin < 15 g/dl empfohlen (Klasse IIa A).
- **Aliskiren:** Die zusätzliche Gabe dieses Renin-Inhibitors zu Enalapril oder als Alternative zu Enalapril hat in der sog. Athmosphere-Studie bei der chronisch stabilen Herzinsuffizienz keine Vorteile gezeigt.

### Wann ist ein implantierbarer Cardioverter-Defibrillator (ICD) indiziert?

Bei Patienten mit erfolgreich überstandenem Herz-Kreislauf-Stillstand oder einer hämodynamisch gravierenden, anhaltenden ventrikulären Tachykardie ist eine ICD-Implantation indiziert, wenn die Lebenserwartung > 1 Jahr beträgt. Ein ICD kann bei diesen Patienten Arrhythmierezidive terminieren und die plötzliche Herztodesrate und Gesamtletalität im Vergleich zu einer antiarrhythmischen Therapie mit Amiodaron reduzieren (IA).

Auch im Rahmen einer Primärprävention bei Patienten mit einer eingeschränkten Pumpfunktion (LV-EF < 35 % trotz mindestens 3-monatiger optimaler medikamentöser Therapie bei nichtischämischer Ätiologie bzw. nach 40 Tagen nach Myokardinfarkt bei ischämischer Kardiomyopathie) und Herzinsuffizienz in den Stadien NYHA II–III wird eine ICD-Implantation empfohlen (IA).

Beide Patientengruppen haben nach ICD-Implantation eine geringere Sterblichkeitsrate aufgrund einer Reduzierung des plötzlichen Herztodes.

Voraussetzung für die ICD-Implantation ist immer eine optimierte medikamentöse Herzinsuffizienztherapie.

### Bei welchen Voraussetzungen ist eine kardiale Resynchronisationstherapie (CRT) zu empfehlen (➤ Tab. 5.12)?

Eine weitere Indikation für eine CRT-Therapie besteht bei Patienten mit eingeschränkter LV-Funktion und höhergradiger AV-Blockierung mit der Indikation zu einer ventrikulären Schrittmacherstimulation.

**Tab. 5.12** Empfehlungen zur CRT bei Patienten mit SR, LVEF ≤ 35%, NYHA II, III, IV, trotz adäquater medikamentöser Therapie

| | |
|---|---|
| LSB, QRS-Dauer ≥ 150 ms | Klasse I A |
| LSB, QRS-Dauer 130–149 ms | Klasse I B |
| Nicht-LSB, QRS-Dauer ≥ 150 ms | Klasse IIa B |
| Nicht-LSB, QRS-Dauer 130–149 ms | Klasse IIb B |
| QRS-Dauer < 130 ms | Klasse III A |

### KASUISTIK

Die Patientin kann nach einer Woche stationären Aufenthalts in eine Anschlussheilbehandlung verlegt werden. Ihr Zustand ist jetzt deutlich gebessert, sie ist normotensiv und wieder (spontan) im normofrequentem Sinusrhythmus. Die LV-EF ist auf 40 % angestiegen.
Bei Verlegung liegt folgende Therapie vor:

| | |
|---|---|
| Ramipril 5 mg | 1-0-0 |
| Torasemid 5 mg | 1-0-0 |
| Bisoprolol 5 mg | 1-0-0 |
| Spironolacton 25 mg | 1-0-0 |
| Rivaroxaban 20 mg | 1-0-0 |

Nach der Anschlussheilbehandlung ist eine engmaschige kardiologische Anbindung notwendig. Eine ICD-Therapie ist bei gebesserter LV-Funktion derzeit nicht indiziert.

Wann kommt eine Herztransplantation infrage? Welche absoluten und relativen Kontraindikationen sind für eine potenzielle Listung zu überprüfen?
- Tumorerkrankung
- chronische Infektionserkrankungen
- technische Limitationen
- Notwendigkeit einer kombinierten Herz-Lungen-Transplantation (HLTX?)
- Compliance des Patienten

**LITERATUR**
2016 ESC Guidelines for the diagnosis and treatment of acute and chronic heart failure. Eur Heart J 2016. doi:10.1093/eurheartj/ehw128.

# KAPITEL 6

Harald Rupprecht, mit einem Unterkapitel (6.14) von Michael Drey

# Nephrologie

| | | |
|---|---|---|
| 6.1 | Leitsymptom Agitiertheit | 384 |
| 6.2 | Leitsymptom Beinschwellung und Hauteinblutungen | 389 |
| 6.3 | Leitsymptom zunehmende Belastungsdyspnoe und rote Flecken im Gesicht | 397 |
| 6.4 | Leitsymptom Diarrhö | 404 |
| 6.5 | Leitsymptom zunehmende Fußschmerzen | 407 |
| 6.6 | Leitsymptom Gewichtszunahme | 413 |
| 6.7 | Leitbefund Hämaturie | 417 |
| 6.8 | Leitsymptom häufiger Harndrang und Miktionsbeschwerden | 421 |
| 6.9 | Leitsymptom schlecht einstellbare Hypertonie | 426 |
| 6.10 | Leitbefund Mikrohämaturie | 431 |
| 6.11 | Leitbefund gestörter Säure-Basen-Haushalt | 437 |
| 6.12 | Leitsymptom Übelkeit | 441 |
| 6.13 | Leitsymptom: Exzessive Blutdruckerhöhung und Anämie | 447 |
| 6.14 | Sturz älterer Patientin | 452 |

## 6.1 Leitsymptom Agitiertheit

**KASUISTIK**

Sie werden von den Angehörigen zu einem 67 Jahre alten, langjährigen Typ-2-Diabetiker gerufen. Der Patient ist Ihnen zwar bekannt, hat sich aber seit mehr als fünf Jahren nicht mehr in Ihrer Praxis sehen lassen.
Sie finden einen agitierten, teilweise aggressiven, verwirrt wirkenden Patienten vor.
Die Angehörigen zeigen Ihnen die Medikamentenliste des Patienten: Glibenclamid (z. B. Euglucon N® 3,5 mg) 1–0–1; ASS 100 1–0–0; Metoprolol (z. B. Beloc zok mite® 47,5 mg) 1–0–0. Er habe seine Medikamente regelmäßig eingenommen, auch seine Essgewohnheiten hätten sich nicht geändert. Er trinke keinen Alkohol, rauche allerdings etwa 10–15 Zigaretten pro Tag. Die Angehörigen berichten auch, dass der Blutzucker des Patienten, wenn er ihn auch nicht regelmäßig gemessen habe, in letzter Zeit sehr gut eingestellt gewesen sei. Dies könne man vom Blutdruck allerdings nicht behaupten.

### Welche Maßnahmen treffen Sie als Erstes?
Zunächst werden die Vitalparameter gemessen und der Blutglukosespiegel mittels Streifentest bestimmt.

Der Patient hat eine Herzfrequenz von 120/min, der Blutdruck beträgt 160/115 mmHg, die Atemfrequenz 24/min. Der Blutzuckerspiegel liegt bei 38 mg/dl (2,11 mmol/l).

### Welche Akutmaßnahmen treffen Sie bei einer schweren Hypoglykämie?
Der Patient erhält eine sofortige intravenöse Gabe von Glukose 40 %. Es sollten mindestens 50–100 ml gegeben werden, da die Glukose sofort in den Muskel abwandert und nach kurzer Zeit eine erneute Hypoglykämie eintreten kann. Empfehlenswert ist daher die zusätzliche Verabreichung einer Glukosedauerinfusion.

### Was tun Sie, wenn es Ihnen nicht gelingt, eine intravenöse Infusion zu verabreichen, weil der Patient zu agitiert ist?
In diesem Fall empfiehlt sich Glukagon 1 mg, da die Gabe subkutan oder intramuskulär erfolgen kann.

**ZUSATZINFORMATION**

Patienten mit häufigen Hypoglykämien sollten eine Ampulle Glukagon zu Hause aufbewahren. Patient sowie Angehörige sollten mit der Applikation des Glukagons vertraut gemacht werden.

### Nennen Sie klinische Zeichen der Hypoglykämie.
Bei leichter Hypoglykämie treten vorwiegend Allgemeinsymptome auf:
- Zittrigkeit, Tremor
- Tachykardie
- Hypertonie
- Heißhunger
- Schwitzen

Bei schwerer Hypoglykämie entsteht das Bild der Neuroglukopenie:
- Wesensänderung
- Verwirrtheit
- primitive Automatismen (Grimassieren, Greifen, Schmatzen)
- Konvulsionen und fokale Zeichen
- Aggressivität
- Somnolenz bis Koma

### Welche Hormonachsen dienen der Gegenregulation bei Hypoglykämie?
Bei einer Hypoglykämie werden folgende Hormonsysteme hochreguliert:
- Kortisol
- Glukagon
- Wachstumshormon
- Adrenalin und Noradrenalin

Dabei sind die wichtigsten Gegenregulatoren das Glukagon und das Adrenalin.

### Nennen Sie einige Ursachen für eine Hypoglykämie.
Exogen induzierte Hypoglykämie (die bei weitem häufigste Form):
- Überdosierung von Insulin oder Sulfonylharnstoffen bei Diabetespatienten
- Insulininjektionen (psychotisch, suizidal, kriminell) ohne Vorliegen eines Diabetes
- Alkoholexzess mit Nahrungskarenz
- Wechselwirkung von Medikamenten (z. B. Sulfonamide, NSAID) mit Antidiabetika
- starke körperliche Belastung eines Diabetikers

Reaktive (postprandiale) Hypoglykämie:
- Anfangsstadium eines Diabetes mellitus
- Magenentleerungsstörung infolge autonomer Neuropathie eines Diabetikers
- Dumping-Spätsyndrom nach Magenresektion

Nüchternhypoglykämie:
- Insulinome (Inselzellhyperplasie oder Tumor)
- extrapankreatische Tumoren
- schwere Lebererkrankungen (verminderte Glukoneogenese und Glukoseabgabe)
- Insuffizienz von Nebennierenrinde oder Hypophysenvorderlappen (Ausfall kontrainsulinärer Hormone)
- Glykogenosen

---

Nachdem Sie Ihrem Patienten erfolgreich 80 ml Glukose 40 % verabreichen konnten und sich seine Agitiertheit etwas gelegt hat, veranlassen Sie für ihn die Klinikeinweisung.
Folgende **Laborwerte** werden in der Notaufnahme bestimmt: Blutzucker 193 mg/dl (10,75 mmol/l), Hämoglobin 10,3 g/dl, Leukozyten 8.400/µl, Thrombozyten 245.000/µl, Natrium 140 mmol/l, Kalium 4,8 mmol/l, Kalzium 1,91 mmol/l, Kreatinin 3,6 mg/dl, Harnstoff-N 70 mg/dl, pH 7,29, Kreatinkinase 12 U/l, Troponin T negativ. Im Urin-Stix zeigte sich folgender Befund: Blut negativ, Leukos ++, Nitrit +, Protein +++.

---

### Was ist der wahrscheinlichste Grund für die Niereninsuffizienz des Patienten, was macht andere Diagnosen unwahrscheinlich?
Am wahrscheinlichsten liegt eine diabetische Nephropathie vor. Dafür spricht die ausgeprägte Proteinurie. Außerdem scheint eine schon länger bestehende Niereninsuffizienz vorzuliegen, da bereits eine Hypokalzämie sowie eine Anämie bestehen.

Der vermutliche Harnwegsinfekt per se kommt als Ursache für die Nierenfunktionseinschränkung nicht infrage. Eine Glomerulonephritis ist bei Fehlen einer Hämaturie ebenfalls unwahrscheinlich. Für eine akut interstitielle Nephritis erscheint die Proteinurie zu groß.

---

In der **Ultraschalluntersuchung der Nieren** zeigen sich die Nieren mit rechts 11,7 cm und links 12,2 cm Längsdurchmesser normal groß. Der Parenchymsaum ist mit 13 mm normal breit. Es besteht kein Aufstau, es finden sich keine Konkremente.

### Passt dieser Ultraschallbefund zu einer chronischen Nierenschädigung im Rahmen eines Diabetes mellitus?
Ja. Es ist für die diabetische Nephropathie geradezu typisch, dass sich in der Ultraschalluntersuchung normal imponierende Nieren finden.

### Welche weiteren Faktoren sprechen für die Annahme, dass ein Diabetiker, der eine Nierenfunktionseinschränkung und eine Proteinurie aufweist, eine diabetische Nephropathie entwickelt hat?
Folgende Faktoren sprechen für das Vorliegen einer diabetischen Nephropathie:
- Diabetesdauer von mehr als 10 Jahren
- Vorhandensein einer diabetischen Retinopathie
- Durchlaufen des Stadiums der Mikroalbuminurie vor der Entwicklung von Proteinurie und Nierenfunktionsverlust
- Fehlen von Akanthozyten oder Erythrozytenzylindern im Urinsediment

Besteht ein Diabetes mellitus Typ 1 weniger als 5 Jahre, hat der Diabetiker keine Retinopathie, trat die Proteinurie plötzlich ohne vorangehende Mikroalbuminurie auf oder zeigt sich ein nephritisches Urinsediment, so ist an eine andere renale Erkrankung zu denken.

> Bei Ihrem Patienten findet sich tatsächlich eine ausgeprägte diabetische Retinopathie mit vaskulärer Proliferation. Auch besteht bereits eine deutliche periphere Neuropathie. Die quantitative Bestimmung des Eiweißes im Urin ergibt 3,6 g/24 h.

### Was war der wahrscheinlichste Grund für die Hypoglykämie des Patienten?
Sulfonylharnstoffe können bei Niereninsuffizienz akkumulieren. Die sich verschlechternde Nierenfunktion hat bei dem Patienten somit zu erhöhten Wirkspiegeln geführt. Insbesondere das Glibenclamid (z. B. Euglucon N®) ist wegen seiner langen Halbwertszeit bei Nierenfunktionseinschränkung zu vermeiden. Hier ist dem kürzer wirkenden Gliquidon (z. B. Glurenorm®) oder anderen Substanzgruppen, insbesondere den Gliptinen, der Vorzug zu geben.

Bei Niereninsuffizienz kommt es außerdem zu einer niedrigeren Insulin-Clearance und eventuell einer niedrigeren tubulären Glukosurieschwelle, sodass hierdurch das Hypoglykämierisiko noch erhöht wird.

Bei einer Niereninsuffizienz besteht ein etwa fünffach erhöhtes Hypoglykämierisiko. Die in dem Fall von den Angehörigen geschilderte „gute Blutzuckereinstellung in der letzten Zeit" fügt sich ebenfalls in dieses Bild.

Weiterhin kann der vom Patienten eingenommene Betablocker eine Hypoglykämieneigung verstärken (Hemmung der durch Adrenalin über $\beta_2$-Adrenozeptoren induzierten Glykogenolyse in Hepatozyten und Skelettmuskelzellen).

### Ein PJ-Student in der Notaufnahme fragt Sie, ob bei einem solchen Patienten nicht die Gabe von Metformin anstelle von Sulfonylharnstoffen günstiger sei, da Metformin doch keine Hypoglykämien auslöse. Was antworten Sie ihm?
Es ist zwar richtig, dass Metformin keine Hypoglykämien auslöst. Es besteht jedoch eine Reihe von Kontraindikationen für die Gabe von Metformin. Eine davon ist eine Niereninsuffizienz, da diese oft mit einer metabolischen Azidose einhergeht und die Entwicklung einer metformininduzierten Laktatazidose triggern kann. Metformin sollte ab einer GFR von <45 ml/min nicht mehr neu angesetzt werden und ist ab einer GFR von < 30 ml/min absolut kontraindiziert.

### Warum kommt die Substanzgruppe der SGLT-2-Hemmer, von denen bekannt ist, dass sie sehr günstige Effekt auf die kardiovaskuläre Ereignisrate sowie auf renale Endpunkte hat, für diesen Patienten ebenfalls nicht in Frage?
SGLT-2-Hemmer hemmen die Reabsorption von glomerulär filtrierter Glukose (wird frei filtriert) und führen somit zu einer ausgeprägten Glukosurie. Bei stark eingeschränkter GFR wird deutlich weniger Glukose filtriert, sodass die Substanzgruppe ihre Wirksamkeit auf die Blutzucker-Einstellung verliert.

### Ist die Proteinurie bei der diabetischen Nephropathie tubulären oder glomerulären Ursprungs?
Es handelt sich klassischerweise um eine glomeruläre Proteinurie.

### Sie ärgern sich, dass sich Ihr Patient so lange nicht in Ihrer Praxis hat sehen lassen und Sie daher keine Chance hatten, das Auftreten der Nephropathie zu verhindern oder hinauszuzögern. Bei wie viel Prozent Ihrer diabetischen Patienten müssen Sie mit dem Auftreten einer diabetischen Nephropathie rechnen?
Etwa 30 % aller Diabetiker entwickeln eine diabetische Nephropathie im Rahmen eines diabetischen Spätsyndroms. Viele Diabetiker entwickeln trotz jahrzehntelanger Diabetesdauer und schlechter Blutzuckerkontrolle nie eine Nephropathie. Man geht daher von einer deutlichen genetischen Komponente für die Nephropathieentwicklung aus.

### Welchen Test hätten Sie zur Früherkennung des Auftretens einer diabetischen Nephropathie durchgeführt?
Dazu dient ein Test auf Mikroalbuminurie.

### Was versteht man unter einer Mikroalbuminurie, und wie ist sie definiert?
Bei der Mikroalbuminurie kommt es zur gesteigerten Ausscheidung von normalem Albumin aufgrund einer gesteigerten glomerulären Durchlässigkeit. Von einer Mikroalbuminurie spricht man bei einer Albuminkonzentration im Urin von 20–200 mg/l oder 30–300 mg/d oder 20–200 µg/min. Bei Albuminexkretionsraten im Urin oberhalb dieser Grenzen spricht man von einer Makroalbuminurie.

### Mit welchen Methoden testen Sie auf eine Mikroalbuminurie?
Man kann eine Mikroalbuminurie mithilfe eines Streifentestes erfassen. Hierfür sind besondere Mikroalbuminurie-Teststreifen erforderlich. Sie haben den Nachteil, dass sie relativ teuer und fehlerbehaftet, dafür aber einfach und schnell in der Praxis durchführbar sind.
 Eine exakte Quantifizierung der Albuminexkretion liefern Labormethoden, wie der ELISA, RIA oder Nephelometrie für Albumin.

### Wann ist ein Test auf Mikroalbuminurie bei einem Typ-1- bzw. Typ-2-Diabetiker indiziert?
Typ-1-Diabetiker sollten ab dem fünften Jahr nach Diagnosestellung, Typ-2-Diabetiker sofort nach Diagnosestellung einmal jährlich auf das Vorhandensein einer Mikroalbuminurie untersucht werden.

### Wie lange nach Diagnosestellung eines Diabetes mellitus tritt im Durchschnitt eine diabetische Nephropathie auf?
Hier sollte man unterscheiden, ob es sich um einen Typ-1- oder Typ-2-Diabetes mellitus handelt.
- Beim **Typ-1-Diabetiker** kommt es im Durchschnitt nach zehn bis 15 Jahren zur Entwicklung einer Nephropathie. Bei Auftreten einer Nierenerkrankung nach weniger als fünf bis zehn Jahren Krankheitsdauer sollte immer an eine andere Genese der Nierenerkrankung gedacht werden. Das Risiko, nach mehr als 30 Jahren noch eine diabetische Nephropathie zu entwickeln, ist ebenfalls klein. Hierzu scheinen genetische protektive Faktoren beizutragen.

- Beim **Typ-2-Diabetiker** gilt prinzipiell der gleiche zeitliche Ablauf. Das Problem beim Typ-2-Diabetiker ist jedoch, dass oft der Krankheitsbeginn nicht exakt festgemacht werden kann und schon über viele Jahre eine diabetische Stoffwechsellage besteht, bevor der Diabetes tatsächlich diagnostiziert wird. Daher ist beim Typ-2-Diabetiker das Intervall zwischen Diagnosestellung des Diabetes mellitus und der Entwicklung einer diabetischen Nephropathie im Mittel deutlich kürzer.

Beschreiben Sie eine gängige Stadieneinteilung der diabetischen Nephropathie (➤ Tab. 6.1).

Tab. 6.1 Stadieneinteilung der diabetischen Nephropathie

| Stadium | | | Albuminexkretionsrate (mg/l) | Kreatinin-Clearance (ml/min) |
|---|---|---|---|---|
| 1 | **Nierenschädigung mit normaler Nierenfunktion** | | | |
| | A | Mikroalbuminurie | 20–200 | > 90 |
| | B | Makroalbuminurie | > 200 | > 90 |
| | **Nierenschädigung mit Niereninsuffizienz** | | | |
| 2 | | leichtgradig | > 200 | 60–89 |
| 3 | | mäßiggradig | | 30–59 |
| 4 | | hochgradig | | 15–30 |
| 5 | | terminal | abnehmend | < 15 |

Beschreiben Sie die Veränderungen, die Sie in dieser Nierenbiopsie (➤ Abb. 6.1) sehen.

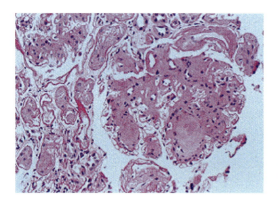

Abb. 6.1 Befund der Nierenbiopsie (aus: Atlas of Renal Pathology; Nachdruck mit freundlicher Genehmigung von Elsevier Ltd.) [F848–001]

Das Bild zeigt die typischen Veränderungen der diabetischen nodulären Glomerulosklerose. Es finden sich noduläre Ablagerungen relativ azellulärer mesangialer Matrix. Die afferente und die efferente Arteriole zeigen eine Hyalinose.

Welche Faktoren, die das Auftreten bzw. die Progression einer diabetischen Nephropathie begünstigen oder wahrscheinlich machen, kennen Sie?
- genetische Faktoren
- Vorhandensein einer diabetischen Retinopathie
- schlechte Blutzuckerkontrolle
- schlechte Blutdruckkontrolle
- Rauchen
- Hyperlipidämie

**Welche Blutdruckwerte würden Sie bei Ihrem Patienten anstreben, um eine Progression der diabetischen Nephropathie möglichst effektiv hinauszuzögern?**
Generell sind bei Diabetikern Blutdruckwerte systolisch < 140 mmHg und diastolisch zwischen 80–85 mmHg anzustreben. Bei Diabetikern mit diabetischer Nephropathie und einer Proteinurie von mehr als 1 g/d sollte der Blutdruck noch strenger kontrolliert werden, da die Höhe des Blutdrucks der wohl wichtigste Progressionsfaktor ist. Zielwerte bei systolisch < 125 mmHg sind anzustreben, die oft nur mit einer Vielfachkombination erreicht werden können.

**Welche beiden Gruppen von Antihypertensiva haben sich zur Progressionsverzögerung einer diabetischen Nephropathie besonders bewährt?**
- ACE-Hemmer
- Angiotensin-II-Typ-1-Rezeptor-Blocker

Beide Substanzgruppen haben einen über ihre blutdrucksenkende Wirkung hinausgehenden Effekt auf das Fortschreiten der diabetischen Nierenschädigung.

**Wie schätzen Sie die Mortalität von Diabetikern mit terminaler Niereninsuffizienz und Dialysepflichtigkeit ein?**
Die Prognose von dialysepflichtigen Diabetikern ist schlechter als die der meisten Tumorerkrankungen: Etwa 50 % der Patienten versterben innerhalb von zwei Jahren.

- Diabetes mellitus Typ 2 mit diabetischer Nephropathie im Stadium 4, diabetischer proliferativer Retinopathie und peripherer Neuropathie
- schwere Hypoglykämie unter Glibenclamidtherapie bei progredienter Nierenfunktionseinschränkung

## 6.2 Leitsymptom Beinschwellung und Hauteinblutungen

### KASUISTIK
Eine Ihnen zugewiesene 60-jährige Patientin klagt über seit einigen Monaten zunehmende Schwellung ihrer Unterschenkel sowie über Einblutungen in die Haut, die teilweise spontan, teilweise nach minimalen Traumen auftreten. Sie sei auch deutlich weniger leistungsfähig, müsse schon bei geringen Belastungen schwer atmen.
Bei der **körperlichen Untersuchung** fallen deutlich eindrückbare Ödeme der Unterschenkel auf. Der Blutdruck liegt bei 100/65 mmHg, die Herzfrequenz bei 94/min, die Atemfrequenz bei 16/min. Die Patientin ist afebril. Multiple kleinere, teils flächige Einblutungen im Gesicht sowie am Rumpf.
Bei der **initialen Laboruntersuchung** fallen eine Anämie, Hb 9,2 g/dl, eine milde Thrombopenie mit 134.000/µl, ein Serumkreatinin von 1,8 mg/dl, ein Serumalbumin von 36 g/l (35–53 g/l) und ein Serum-Gesamteiweiß von 68 g/l (66–83 g/l) sowie ein Cholesterin von 320 mg/dl auf.

**Bei welchen Krankheitsgruppen bzw. Syndromen treten hypoproteinämische Ödeme auf? Nennen Sie drei von vier aufgeführten.**
- nephrotisches Syndrom (hier liegt zusätzlich eine vermehrte Natrium- und Wasserretention als Ursache der Ödeme zugrunde)
- schwere Lebererkrankungen (hier zusätzlich ein sekundärer Hyperaldosteronismus?)
- exsudative Gastroenteropathie (Colitis ulcerosa, Polyposen, hypertrophe Gastropathie Ménétrier, idiopathische Sprue)
- Hungerödem (= Ödeme bei Kachexie)

### Welche weitere Laboruntersuchung interessiert Sie?
Eiweiß im Urin.

> Bei der Urinstix-Untersuchung fällt auf, dass das Feld für Eiweiß 4+ anzeigt.

### Wie beurteilen Sie den Befund?
Bei einem vierfach positiven Urinstreifentest für Eiweiß ist die wahrscheinlichste Ursache eine große Proteinurie mit nephrotischem Syndrom.

Zusätzlich könnte bei erniedrigtem Blutdruck von 100/65 mmHg, der anamnestisch beschriebenen Belastungsdyspnoe und der Tachypnoe der Patientin jedoch eine Herzinsuffizienz vorliegen.

> Bei der Bestimmung des Urinproteins finden Sie 6,2 g Eiweiß/g Kreatinin bzw. 5,7 g Eiweiß/24 Stunden. Die Bestimmung des Albumins im Urin zeigt, dass der Großteil des ausgeschiedenen Eiweißes Albumin ist mit 4,2 g Albumin/g Kreatinin im Urin.

### Welches sind die Kriterien für ein nephrotisches Syndrom? Nennen Sie alle der vier aufgeführten.
Folgende Befunde charakterisieren das Vollbild des nephrotischen Syndroms:
- große Proteinurie > 3,5 g/d
- generalisierte Ödeme
- Hyperlipidämie
- Hypoproteinämie

### Welche Diagnose stellen Sie bei Ihrer Patientin?
Hier sind alle Punkte bis auf die Hypoproteinämie erfüllt. Das Gesamteiweiß sowie das Albumin im Serum liegen an der Untergrenze des Normbereichs. Definitionsgemäß liegt somit ein inkomplettes nephrotisches Syndrom vor. Es besteht jedoch eine große Proteinurie (im nephrotischen Bereich).

Eine bei der Patientin durchgeführte Serumeiweißelektrophorese ergibt folgendes Bild (➤ Abb. 6.2).

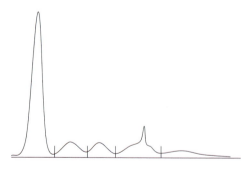

Abb. 6.2 Serumeiweißelektrophorese [P062]

### Benennen Sie die fünf Fraktionen der Absorptionskurve.
- Albumin
- $\alpha_1$-Globuline
- $\alpha_2$-Globuline
- $\beta$-Globuline
- $\gamma$-Globuline

### Was fällt Ihnen bei dieser Serumeiweißelektrophorese auf?
Es findet sich ein kleiner zusätzlicher Gradient im Bereich der $\beta_2$-Globuline, ein sogenannter M-Gradient. Meist finden sich M-Gradienten in der γ-Globulin-Fraktion. Bei monoklonaler Vermehrung von IgA kann ein Gradient jedoch durchaus auch in der β-Globulin-Fraktion wandern.

### Welche Untersuchungen würden Sie als Nächstes anordnen?
- Immunfixation im Serum
- Knochenmarkpunktion (um ein multiples Myelom auszuschließen oder zu sichern)

### Was können Sie in der Serum-Immunfixation der Patientin feststellen (> Abb. 6.3)?

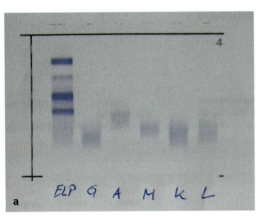
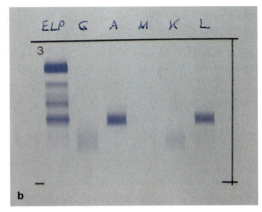

**Abb. 6.3 a, b** Serumimmunfixation [P062]

In der Kontrolle finden sich für γ-Schwerketten, α-Schwerketten und μ-Schwerketten sowie κ- und λ-Leichtketten breite Banden, die sich über einen weiten Molekulargewichtsbereich erstrecken, als Zeichen für die polyklonale Natur der jeweiligen Immunglobuline. Bei der Patientin findet sich für IgA und für λ eine distinkte schmale Bande, als Hinweis für eine monoklonale Vermehrung dieser Proteine.

> In der **Knochenmarkpunktion** findet sich eine Infiltration des Knochenmarks mit Plasmazellen, wobei der Gehalt an Plasmazellen etwa 30 % entspricht.

### Kennen Sie Diagnosekriterien für das multiple Myelom (Synonym: Plasmozytom)?
Folgende Diagnosekriterien für das multiple Myelom wurden von der International Myeloma Working Group erarbeitet (> Tab. 6.2). Es werden aber ebenso auch die Diagnosekriterien für das multiple Myelom nach Durie verwendet (> Tab. 6.3).

Zur Diagnosesicherung eines multiplen Myeloms wird eine der folgenden Kriterienkombinationen gefordert:
- I+b; I+c; I+d
- II+b; II+c; II+d
- III+a; III+c; III+d
- a+b+c; a+b+d

**Welche Stadieneinteilung für das multiple Myelom ist Ihnen geläufig?**
Die bislang gebräuchlichste Stadieneinteilung ist die nach Durie und Salmon ( ➤ Tab. 6.4).

**Tab. 6.2** Diagnosekriterien für das multiple Myelom der International Myeloma Working Group

|  | monoklonale Gammopathie unbestimmter Signifikanz (MGUS) | smouldering Myeloma | multiples Myelom (symptomatisch) |
|---|---|---|---|
| Monoklonales Protein | < 30 g/l im Serum | > 30 g/l im Serum oder > 500 mg/24 h im Urin | vorhanden im Serum und/oder Urin |
|  | und | und/oder | und/oder |
| Anteil Plasmazellen im Knochenmark | < 10 % | > 10–60 % | > 10 % oder extramedulläres MM |
|  | und | und | und |
| Organschädigung* | nein | nein | ja |
|  |  |  | oder |
| Biomarker einer Malignität |  |  | Plasmazellen im KM > 60 % iFLC/uFLC-Ratio > 100** 2 oder mehr Läsionen im MRT |

\* Als Organschädigung wurde definiert: $Ca^{2+}$ > 2,75 mmol/l, eGFR < 40 ml/min oder Krea > 2 mg/dl, Hb < 10 g/dl, 1 oder mehr Osteolysen in Röntgen, CT oder PET-CT
\*\* iFLC = involvierte freie Leichtkette, uFLC = nicht involvierte freie Leichtkette

**Tab. 6.3** Diagnosekriterien für das multiple Myelom nach Durie

| **Majorkriterien:** | |
|---|---|
| I | Plasmazelltumor |
| II | Knochenmarkplasmozytose mit > 30 % Plasmazellen |
| III | monoklonales IgG > 35 g/l oder monoklonales IgA > 20 g/l oder Bence-Jones-Proteinurie > 1 g/24 h |
| **Minorkriterien:** | |
| a | Knochenmarkplasmozytose mit 10–30 % Plasmazellen |
| b | monoklonales IgG < 35 g/l oder monoklonales IgA < 20 g/l |
| c | lytische Knochenläsionen |
| d | Suppression der polyklonalen Immunglobuline |

**Tab. 6.4** Stadieneinteilung nach Durie und Salmon

| Stadium I | Stadium II | Stadium III |
|---|---|---|
| normale Knochenstruktur oder solitäre Osteolyse | weder Stadium I noch Stadium III | fortgeschrittene Knochenläsionen |
| IgG < 50 g/IgA < 30 g/l | IgG 50–70 g/IgA 30–50 g/l | IgG > 70 g/IgA > 50 g/l |
| Leichtkettenausscheidung im Urin < 4 g/24 h | Leichtkettenausscheidung im Urin 4–12 g/24 h | Leichtkettenausscheidung im Urin > 12 g/24 h |
| Hb >10 g/dl | Hb 8,5–10 g/dl | Hb < 8,5 g/dl |
| Serumkalzium < 2,6 mmol/l | Serumkalzium < 3 mmol/l | Serumkalzium > 3 mmol/l |
| Subklassifikation in A: Serumkreatinin < 2 mg/dl B: Serumkreatinin > 2 mg/dl | | |

Eine weitere besonders einfache und praxisbezogene Stadieneinteilung des multiplen Myeloms bedient sich der Parameter $\beta_2$-Mikroglobulin und Albumin (➤ Tab. 6.5).

**Tab. 6.5** Stadieneinteilung anhand der Parameter $\beta_2$-Mikroglobulin und Albumin

| Stadium I | Stadium II | Stadium III |
|---|---|---|
| $\beta_2$-Mikroglobulin < 3,5 mg/l +Serumalbumin > 3,5 g/dl | weder Stadium I noch III | $\beta_2$-Mikroglobulin > 5,5 mg/l |
| medianes Überleben 62 Monate | medianes Überleben 44 Monate | medianes Überleben: 29 Monate |

Bei der Patientin haben Sie folgende weitere **Befunde** erhoben:
Low-Dose-CT (Schädelbasis bis einschließlich Femur beidseits): keine Osteolysen
IgG 4,7 g/l (7–16), IgA 8,1 g/l (0,7–5), IgM 0,3 g/l (0,4–2,8)
Serumkalzium 2,4 mmol/l
$\beta_2$-Mikroglobulin 33,2 mg/l (< 3,3)
Glomeruläre Filtrationsrate: 43 ml/min
Urin-Eiweißdifferenzierung: IgG 32 mg/dl (< 1,0 mg/dl), Albumin 316 mg/dl (< 2,0 mg/dl), $\alpha_1$-Mikroglobulin 8 mg/dl (< 1,2 mg/dl), κ-Leichtketten 4,5 mg/dl (< 1,5 mg/dl), λ-Leichtketten 55 mg/dl (< 1,0 mg/dl); damit deutliche glomeruläre Proteinurie (IgG, Albumin) sowie geringe tubuläre Proteinurie ($\alpha_1$-Mikroglobulin), weiterhin deutlich gesteigerte Ausscheidung von λ-Leichtketten im Vergleich zu κ-Leichtketten als Hinweis auf Ausscheidung monoklonaler Leichtketten vom Typ λ im Urin.
Sonografie des Abdomens: Hepatosplenomegalie, ansonsten unauffällig

### Wie würden Sie die Erkrankung Ihrer Patientin bisher klassifizieren?
Bei der Patientin liegt formell ein multiples Myelom im Stadium I vor.
Zusätzlich besteht eine doch deutlich eingeschränkte Nierenfunktion mit einer GFR von 43 ml/min (Niereninsuffizienz Stadium III) sowie eine ausgeprägte Proteinurie.

### Welche Formen der Nierenbeteiligung bei multiplem Myelom kennen Sie?
Akutes Nierenversagen, oft reversibel:
- Hyperkalzämie
- Hyperurikämie
- Kontrastmittelnephropathie (erhöhtes Risiko bei KM-Exposition bei multiplem Myelom)
- Cast-Nephropathie (Tubulusobstruktion durch Präzipitate von Leichtketten)
- Niereninfiltration durch Plasmazellen

Chronische Niereninsuffizienz:
- Cast-Nephropathie (führt bei längerem Bestehen zu chronischem Nierenversagen)
- AL-Amyloidose
- Monoclonal Immunoglobulin Deposition Disease (MIDD), insbesondere Light Chain Deposition Disease (LCDD)
- Sehr selten: monoklonale Gammopathie-assoziierte proliferative GN, immunotaktoide GN, kryoglobulinämische GN

Tubuläre Dysfunktion durch Tubulustoxizität der Leichtketten:
- Fanconi-Syndrom
- renal tubuläre Azidose Typ II (proximale Form, bedingt durch $HCO_3^-$-Verlust im proximalen Tubulus)

**Welche dieser Erkrankungen können zu einer so deutlichen glomerulären Proteinurie führen, wie Sie sie bei Ihrer Patientin festgestellt haben?**
**AL-Amyloidose:** Diese befällt in der Niere sehr häufig die Glomeruli und führt nicht selten zum Vollbild des nephrotischen Syndroms. Es könnten jedoch auch Tubuli und Gefäße Ablagerungen von Amyloid zeigen und entsprechende tubuläre oder vaskuläre Schäden auslösen.

**Monoclonal Immunoglobulin Deposition Disease (MIDD):** Hier kommt es zur Ablagerung von monoklonalen Immunglobulinen entlang der Kapillarschlingen. Diese Ablagerungen verursachen ebenfalls eine glomeruläre Proteinurie. In aller Regel findet sich eine Ablagerung von Immunoglobulin-Leichtketten (LCDD). Sehr selten werden auch schwere Ketten abgelagert (HCDD).

Auch die sehr seltenen Formen einer monoklonalen Gammopathie-assoziierten proliferativen GN, einer immunotaktoiden GN oder einer kryoglobulinämischen GN können zu einer glomerulären Proteinurie führen.

**Sie entschließen sich, eine Nierenbiopsie durchzuführen. Welche Spezialfärbung(en) fordern Sie an?**
Sie fordern eine Kongorot-Färbung an, mit der spezifisch der Nachweis von Amyloid erfolgen kann. Außerdem ist es sinnvoll, eine Färbung für Leichtketten (κ und λ) durchzuführen.

**Die durchgeführte Nierenbiopsie zeigt folgende Veränderungen (➤ Abb. 6.4, ➤ Abb. 6.5, ➤ Abb. 6.6). Was sehen Sie?**

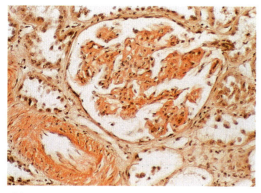

**Abb. 6.4** Nierenbiopsat, Kongorot-Färbung (aus: Atlas of Renal Pathology; Nachdruck mit freundlicher Genehmigung von Elsevier Ltd.) [F848–002]

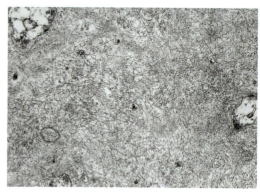

**Abb. 6.5** Nierenbiopsat, Elektronenmikroskopie (aus: Atlas of Renal Pathology; Nachdruck mit freundlicher Genehmigung von Elsevier Ltd.) [F848–002]

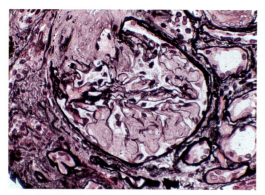

**Abb. 6.6** Nierenbiopsat, Silberfärbung (aus: Atlas of Renal Pathology; Nachdruck mit freundlicher Genehmigung von Elsevier Ltd.) [F848–002]

In der **Kongorot-Färbung** (➤ Abb. 6.4) zeigt sich eine deutliche Positivität in den Mesangialregionen des Glomerulus, aber auch in der links unten getroffenen kleinen Arterie. Bei Betrachtung des kongorotgefärbten Materials unter dem Polarisationsmikroskop sieht man die typische grüne Birefringenz, die letztlich das Vorliegen von Amyloid beweist.

In der **Elektronenmikroskopie** (➤ Abb. 6.5) zeigt sich Amyloid als zufällig angeordnete dünne Fibrillen von 10–12 nm Durchmesser.

Die **Silberfärbung** (➤ Abb. 6.6) zeigt eine Aufweitung der Mesangialräume und der peripheren Kapillarschlingen aufgrund der Ablagerung von amorphem, azellulärem, leicht eosinophilem Material.

Eine Färbung für κ- und λ-Leichtketten ergibt, wie hier gezeigt (➤ Abb. 6.7) eine spezifische Färbung für λ-Leichtketten. Eine Färbung für κ-Leichtketten ist negativ.

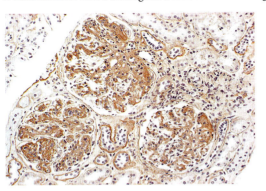

**Abb. 6.7** Nierenbiopsat, Leichtkettenfärbung [P062]

## Zu welcher Diagnose kommen Sie nun?
Bei der Patientin liegt somit eine histologisch gesicherte Amyloidose vor. Es handelt sich um eine AL-Amyloidose, wobei der Leichtkettenanteil aus λ-Leichtketten besteht. Typischerweise tritt eine Amyloidose bei κ-Leichtketten sezernierenden multiplen Myelomen wesentlich seltener auf.

## Welche Arten von Amyloidosen kennen Sie?
**AA-Amyloidose:** Kompliziert chronische Erkrankung mit dauerhafter oder rekurrierender Entzündungsaktivität, wie die rheumatoide Arthritis, chronische Infektionen oder periodische Fiebersyndrome (z. B. familiäres Mittelmeerfieber).

**AL-Amyloidose:** Die AL-Amyloid-Fibrillen enthalten Immunglobulin-Leichtkettenfragmente. Der AL-Amyloidose liegt eine Plasmazellerkrankung mit der Produktion eines monoklonalen Immunglobulins zugrunde. In den meisten Fällen handelt es sich um eine monoklonale Gammopathie unbestimmter Signifikanz (MGUS), seltener um ein manifestes multiples Myelom.

**Dialyse-assoziierte Amyloidose:** Hier werden Fibrillen, die sich von $β_2$-Mikroglobulin herleiten, abgelagert. Prädilektionsstellen sind osteoartikuläre Strukturen, insbesondere im Schulterbereich.

**Erbliche Amyloidosen:** Eine ganze Reihe von Mutationen führt zu hereditären Amyloidosen. Man muss diese jedoch nicht auswendig wissen. Ein Beispiel dieser Amyloidoseform ist die neuropathische und/oder kardiomyopathische Amyloidose durch Mutationen im Transthyretin-Gen (auch Präalbumin genannt).

**Senile systemische Amyloidose:** Die Ablagerung von ansonsten normalem Transthyretin im Myokard und an anderen Stellen wird als senile, systemische Amyloidose bezeichnet. Eine Nierenbeteiligung ist hier eher selten.

Schließlich gibt es noch einige seltene **organspezifische Amyloidosen** (Haut, Auge, Herz, Pankreas).

### Nennen Sie einige typische klinische Manifestationen der Amyloidose.
Die Amyloidose ist eine Systemerkrankung und prinzipiell kann jedes Organ Ablagerungen enthalten, auch wenn diese zu keinen klinisch fassbaren Erscheinungen führen.
- **Niere:** meistens asymptomatische Proteinurie bis hin zum Vollbild des nephrotischen Syndroms mit oder ohne Niereninsuffizienz. Die Ablagerungen können aber auch auf Gefäße oder Tubuli beschränkt sein. Patienten präsentieren sich dann mit Niereninsuffizienz ohne oder mit nur geringer Proteinurie.
- **Herz:** restriktive Kardiomyopathie mit Verdickung der Herzwände und systolischer oder diastolischer Funktionsstörung und Zeichen der Herzinsuffizienz. Andere mögliche Manifestationen sind das Auftreten von Überleitungsstörungen oder Myokardinfarkten.
- **Nervensystem:** periphere Neuropathie, typischerweise axonal, eventuell assoziiert mit autonomer Neuropathie. Häufig ist das Auftreten eines Karpaltunnelsyndroms.
- **Gastrointestinaltrakt:** Hepatomegalie und Splenomegalie, GI-Blutungen, Gastroparese, Obstipation, Malabsorption.
- **muskuloskelettales System:** Eine vergrößerte Zunge (Makroglossie) ist charakteristisch für die AL-Amyloidose. Häufig finden sich Arthropathien oder eine skapulohumerale Periarthritis der Schulter.
- **hämatologisches System:** Die Amyloidose kann direkt mit einer Blutungsdiathese assoziiert sein. Hier sind zwei Mechanismen verantwortlich: Faktor-X-Mangel aufgrund einer direkten Bindung an Amyloidfibrillen in Leber und Milz und verminderte Bildung von Gerinnungsfaktoren bei ausgedehntem Leberbefall. Weiterhin kann es zu einer Anämie bei Auftreten einer Niereninsuffizienz sowie einer Thrombopenie bei Splenomegalie kommen.
- **Haut:** wachsige Hautverdickungen, Verletzbarkeit der Haut, Ekchymosen, Purpura und subkutane Papeln und Knoten.

### Welche Organe sind bei Ihrer Patientin zumindest klinisch betroffen?
Niere (histologisch gesichert), Herz, Leber, Milz und Haut.

### Besteht bei der geschilderten Patientin ein Therapiebedarf?
Ja. Zwar liegt ein multiples Myelom im Stadium I vor, das per se noch keine Indikation zur Therapie darstellt. Hier wird Therapiebedarf erst bei einem Stadium II mit zunehmender Krankheitsaktivität oder im Stadium III gesehen. Es liegt jedoch eine schwerwiegende Komplikation des multiplen Myeloms vor, die AL-Amyloidose, die unbehandelt eine äußerst schlechte Prognose aufweist.

### Wie schätzen Sie grob die Prognose, gemessen an 1-, 5- und 10-Jahres-Überlebensraten bei der AL-Amyloidose, ein?
In einer großen Serie an 810 Patienten der Mayo-Klinik wurden 1-, 5- und 10-Jahres-Überlebensraten von 51 %, 16 % und 5 % beschrieben.

### Welche therapeutischen Optionen kommen infrage?
Klassische Therapieschemata:
- Melphalan plus Prednison (MP-Schema, Alexanian-Schema)
- Melphalan plus Dexamethason
- Bortezomib plus Dexamethason (Vd)
- Bortezomib, Melphalan plus Prednison (VMP-Schema)
- Bortezomib, Adriamycin plus Dexamethason (PAD-Schema)
- Bortezomib, Cyclophosphamid plus Dexamethason (VCD)
- Thalidomid oder Lenalidomid
- Hochdosis-Melphalan-Therapie gefolgt von autologer Stammzelltransplantation. Dies ist jedoch mit einer relativ hohen therapieassoziierten Mortalität vergesellschaftet. Patienten müssen daher gut selektiert

werden, insbesondere eine schwere kardiale Beteiligung ist eine absolute Kontraindikation. Die Indikation sollte daher ausschließlich in erfahrenen Zentren gestellt werden.

> AL-Amyloidose bei multiplem Myelom Stadium I mit klinischer Beteiligung von Niere (Niereninsuffizienz Stadium III und deutliche, vorwiegend glomeruläre Proteinurie), Herz, Leber, Milz und Haut.

## 6.3 Leitsymptom zunehmende Belastungsdyspnoe und rote Flecken im Gesicht

### KASUISTIK

Ein 46-jähriger Patient klagt über ein vermehrtes Auftreten von rötlichen Flecken im Gesicht (➤ Abb. 6.8). Weiterhin beklagt er, dass er bereits bei relativ geringer Belastung Luftnot bekomme. Er habe außerdem seit etwa zwei Wochen intermittierend Fieber. Insgesamt verspüre er schon seit mehreren Wochen ein Gefühl wie bei einem „grippalen Infekt" und sei nicht mehr so leistungsfähig wie früher. Er berichtet, auch er habe in den letzten Monaten immer wieder mit Schnupfen und Nasennebenhöhlenentzündungen zu kämpfen gehabt.

Bei der **körperlichen Untersuchung** finden Sie einen 76 kg schweren, 178 cm großen Patienten. Blutdruck 130/85 mmHg, Herzfrequenz 88/min, Atemfrequenz 18/min. Bei der Auskultation der Lunge fallen im linken Oberfeld feinblasige Rasselgeräusche auf.

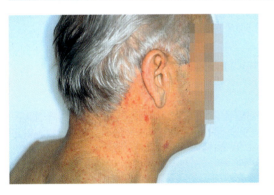

**Abb. 6.8** Patient mit rötlichen Flecken im Gesichtsbereich [P062]

### Welche Untersuchungen ordnen Sie an?

Wegen der Klinik mit Fieber und Belastungsdyspnoe, einer erhöhten Atemfrequenz und Ihres Auskultationsbefundes über der rechten Lunge ist an eine ambulant erworbene Pneumonie zu denken (möglicherweise nach einer Sinusitis). Deshalb ist eine Röntgenaufnahme des Thorax indiziert.

Außerdem sind die Routinelaborparameter inkl. eines Blutbildes und des C-reaktiven Proteins zu bestimmen.

> Das **Röntgenbild** (➤ Abb. 6.9) zeigt tatsächlich, wie Sie bereits vermuteten, ein Infiltrat im linken Oberfeld.

### Wie therapieren Sie diesen Patienten?

Unter dem Verdacht einer ambulant erworbenen Pneumonie bei einem relativ jungen Mann ist ein Makrolidantibiotikum wie Roxithromycin (z. B. Rulid®) indiziert. Es kann zunächst ein ambulanter Therapieversuch unternommen werden mit der Maßgabe an den Patienten, sich bei Befundverschlechterung sofort und ansonsten in 1–2 Wochen erneut vorzustellen.

# 6 Nephrologie

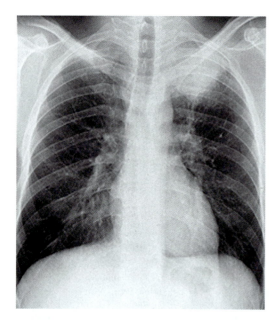

**Abb. 6.9** Röntgenaufnahme des Thorax [P062]

Die **Laboranalysen,** die am gleichen Nachmittag eintreffen, zeigen folgende Befunde: Hämoglobin 14,3 g/dl, Leukozyten 12.200/µl, Thrombozyten 423.000/µl, C-reaktives Protein 7,3 mg/dl (Norm < 0,5), Natrium 141 mmol/l, Kalium 4,3 mmol/l, Kreatinin 1,1 mg/dl, Laktatdehydrogenase 167 U/l, Bilirubin 0,4 mg/dl.

### Würden Sie aufgrund dieser Laborwerte Ihre Therapieentscheidung ändern?
Nein.

Nach zehn Tagen stellt sich Ihr Patient erneut vor. Er berichtet über keinerlei Besserung seines Befindens. Im Gegenteil, seine vorher schon bestehenden leichten Muskel- und Gelenkschmerzen hätten sich deutlich verschlechtert. Er bemerkt außerdem, dass er auf dem rechten Ohr schlechter hört als sonst. Die Atemnot sei ebenfalls schlimmer geworden.
Bei der Auskultation sind nach wie vor im linken Oberfeld der Lunge Rasselgeräusche auskultierbar.

### Welche diagnostischen Schritte unternehmen Sie nun?
Es ist eine erneute Röntgenaufnahme des Thorax (➤ Abb. 6.10) angezeigt.

### Wie gehen Sie nun vor?
Es erfolgt die stationäre Einweisung des Patienten bei therapierefraktären pulmonalen Infiltraten mit deutlicher Progredienz.

In der Klinik zeigt das **Labor** bei Aufnahme folgende Werte: Hämoglobin 13,1 g/dl, Leukozyten 13.200/µl, Thrombozyten 445.000/µl, C-reaktives Protein 9,2 mg/dl, Kreatinin 3,2 mg/dl, Harnstoff-Stickstoff 43 mg/dl.

### Welche diagnostischen Maßnahmen ergreifen Sie als Nächstes, um das Nierenversagen näher zu definieren?
- Sonografie der Nieren
- Urin-Stix
- Urinsediment

### 6.3 Leitsymptom zunehmende Belastungsdyspnoe und rote Flecken im Gesicht

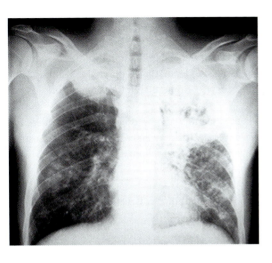

**Abb. 6.10** Röntgenaufnahme des Thorax [P062]

Die **Sonografie** der Nieren zeigt beidseits eher große Nieren mit 12,2 und 12,4 cm Längsdurchmesser und regelrecht breitem Parenchymsaum mit echoarm betonten Markpyramiden, passend zum akuten Nierenversagen. Es erfolgt kein Nachweis eines Aufstaus oder von Konkrementen.
Die Ergebnisse des Urin-Stix sind: Blut: ++, Leukozyten: +, Protein: ++, Nitrit: negativ.

Welche Strukturen erkennen Sie im Urinsediment (➤ Abb. 6.11, ➤ Abb. 6.12), zu dessen Beurteilung Sie von der Laborassistentin hinzugezogen werden? Worauf deuten diese Strukturen hin?

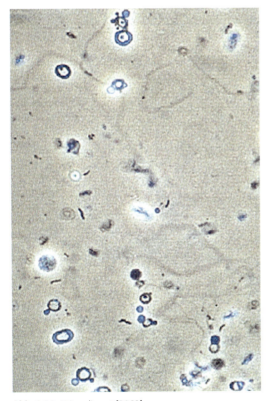

**Abb. 6.11** Urinsediment [P062]

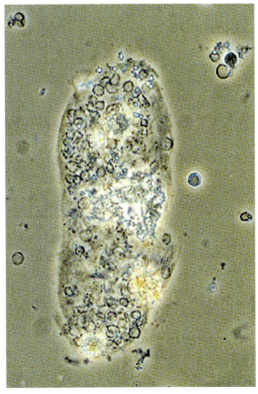

**Abb. 6.12** Urinsediment [P062]

- Es liegen Akanthozyten vor. Dies sind Erythrozyten, die während ihrer Passage durch das Nephron geschädigt wurden und Ausstülpungen ihrer Plasmamembran aufweisen (Micky-Maus-Ohren).
- Auch Erythrozytenzylinder sind zu sehen. Es finden sich Erythrozyten, eingebettet in hyalines Material in Form von Zylindern. Da sich Zylinder nur während der Passage des Primärharns durch das Tubulussystem formieren können, müssen die eingeschlossenen Erythrozyten glomerulären Ursprungs sein.

Sowohl Erythrozytenzylinder als auch Akanthozyten sind ein eindeutiger Hinweis auf eine glomeruläre Erkrankung. Stechapfelförmige Erythrozyten können auch bei anderen Ursachen einer Hämaturie durch osmotische Schwankungen entstehen und sind kein Zeichen für glomeruläre Erkrankungen.

### Wie lautet nun Ihre klinische Verdachtsdiagnose?
Es liegen eine rapid progressive Glomerulonephritis und pulmonale Infiltrate, z. B. bei systemischer Vaskulitis, vor.

### Welche Ursachen für ein pulmorenales Syndrom kennen Sie?
- Goodpasture-Syndrom
- systemische Vaskulitiden mit renaler Beteiligung: Wegener-Granulomatose, mikroskopische Polyangiitis, Churg-Strauss-Syndrom
- Lungenödem bei Glomerulonephritis mit schwerer Niereninsuffizienz
- systemischer Lupus erythematodes mit Vaskulitis oder Antiphospholipidantikörper-Syndrom
- Bronchuskarzinom mit Immunkomplexnephritis
- Lungenembolien bei nephrotischem Syndrom

### Welche Laborbestimmung ordnen Sie an, um ein Goodpasture-Syndrom auszuschließen?
Die Bestimmung von Antikörpern gegen glomeruläre Basalmembran (Anti-GBM-Ak). Die im Serum zirkulierenden Antikörper sind gegen die α4-Kette des Typ-IV-Kollagens gerichtet. Diese Kollagenform kommt vorrangig in den Basalmembranen der Glomeruli und der Alveolen vor. Daher ergibt sich die klassische Klinik mit Lungen- und Nierenbeteiligung.

> Die Antikörper gegen glomeruläre Basalmembran sind negativ.

### Um eine systemische Vaskulitis auszuschließen, ordnet Ihr Kollege zusätzlich eine Bestimmung der ANCA an. Wofür steht die Abkürzung ANCA? Wie wird der Nachweis geführt?
ANCA steht für „antineutrophile zytoplasmatische Antikörper".

Die Antikörper werden in einem indirekten Immunfluoreszenztest an fixierten humanen Granulozyten nachgewiesen.

### Man unterscheidet zwei verschiedene ANCA-Muster. Welche sind dies?
Man unterscheidet je nach Färbemuster in der Immunfluoreszenz zwei Muster, ein rein zytoplasmatisches (c-ANCA, ➤ Abb. 6.13) und ein perinukleäres (p-ANCA, ➤ Abb. 6.14) Muster. Die Zielantigene dieser Antikörper liegen in den azurophilen Granula von neutrophilen Granulozyten und auch Monozyten. Das wichtigste Zielantigen der c-ANCA ist die Proteinase-3 (PR3-ANCA), das wichtigste Zielantigen der p-ANCA ist die Myeloperoxidase (MPO-ANCA). Die Spezifität der ANCA für diese Zielantigene kann mittels eines ELISA-Tests nachgewiesen werden.

Der Nachweis von PR3-ANCA oder MPO-ANCA ist hoch spezifisch für das Vorliegen einer systemischen Vaskulitis.

## 6.3 Leitsymptom zunehmende Belastungsdyspnoe und rote Flecken im Gesicht

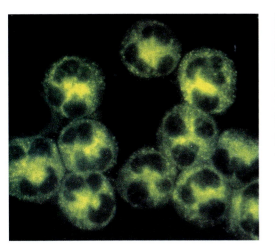

**Abb. 6.13** Immunfluoreszenz, c-ANCA mit zytoplasmatischem Färbemuster [P062]

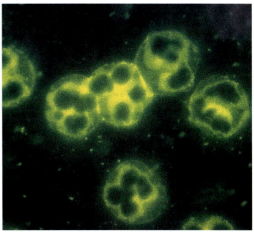

**Abb. 6.14** Immunfluoreszenz, p-ANCA mit perinukleärem Färbemuster [P062]

Bei Ihrem Patienten finden sich tatsächlich ANCA mit einem zytoplasmatischen Muster, also c-ANCA. Im ELISA zeigen sich diese spezifisch für die Proteinase 3, es handelt sich also um PR3-ANCA.
Sie äußern also den Verdacht auf eine systemische Vaskulitis mit renaler und pulmonaler Beteiligung.

### Geben Sie eine Einteilung der systemischen Vaskulitiden.
Man unterscheidet Vaskulitiden der großen, mittleren und kleinen Gefäße, wobei diese jeweils mit einer granulomatösen oder nichtgranulomatösen Entzündung einhergehen können (> Tab. 6.6).

**Tab. 6.6** Einteilung systemischer Vaskulitiden

|  | granulomatös | nichtgranulomatös |
|---|---|---|
| große Gefäße | • Takayasu-Arteriitis<br>• Riesenzellarteriitis |  |
| mittelgroße Gefäße |  | • Panarteriitis nodosa<br>• Kawasaki-Erkrankung |
| kleine Gefäße | • Granulomatose mit Polyangiits (GPA; früher M. Wegener)<br>• eosinophile Granulomatose mit Polyangiitis (EGPA; früher Churg-Strauss-Syndrom) | • mikroskopische Polyangiitis (MPA)<br>• kryoglobulinämische Vaskulitis<br>• kutane leukozytoklastische Vaskulitis<br>• Purpura Schoenlein-Henoch<br>• Goodpasture-Syndrom |

### Welche dieser Gefäßentzündungen sind mit dem Auftreten von ANCA assoziiert?
Klassischerweise sind dies die Granulomatose mit Polyangiitis und die mikroskopische Polyangiitis. Auch die eosinophile Granulomatose mit Polyangiitis (Churg-Strauss-Syndrom), die Panarteriitis nodosa und das Goodpasture-Syndrom gehen gelegentlich mit dem Nachweis von ANCA einher.

### Welcher ANCA-Typ kommt bei welcher Erkrankung besonders häufig vor?
Bei der Granulomatose mit Polyangiitis finden sich in 64 % c-ANCA und in 21 % p-ANCA, bei der mikroskopischen Polyangiitis in 23 % c-ANCA und in 58 % p-ANCA.

### Welches ist die häufigste Ursache für eine kryoglobulinämische Vaskulitis?

Häufigste Ursache für eine Kryoglobulinämie ist heutzutage die chronische Hepatitis-C-Infektion. Sie geht meist mit einer Kryoglobulinämie Typ II oder III einher.

### Was schlagen Sie dem Patienten vor, um die Verdachtsdiagnose einer ANCA-assoziierten Vaskulitis der kleinen Gefäße zu sichern?

Es sollte, wenn immer möglich, eine histologische Sicherung der Diagnose angestrebt werden. Wenn eine Nierenbeteiligung vorliegt, eignet sich die Niere hierzu besonders gut. Man sollte dem Patienten daher eine Nierenbiopsie vorschlagen.

### Welches Charakteristikum einer rapid progressiven Glomerulonephritis sehen Sie in der Biopsie des Patienten (➤ Abb. 6.15 und ➤ Abb. 6.16)?

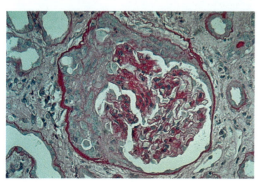

**Abb. 6.15** Nierenbiopsat bei rapid progressiver Glomerulonephritis [P062]

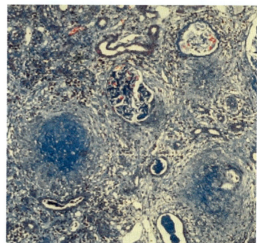

**Abb. 6.16** Nierenbiopsat bei rapid progressiver Glomerulonephritis mit Nachweis von Granulomen [P062]

Die typische histologische Veränderung der Niere bei rapid progressiver Glomerulonephritis im Rahmen einer Systemvaskulitis ist die nekrotisierende Glomerulonephritis mit extrakapillärer Proliferation, der sogenannten Halbmondbildung (➤ Abb. 6.15). Die extrakapilläre Proliferation findet also außerhalb der Kapillarschlingen im Bowman-Kapselraum statt. Es handelt sich hier größtenteils um Monozyten und Granulozyten. In der Übersicht sind außerdem Granulome zu sehen (➤ Abb. 6.16).

### Wie lautet jetzt Ihre Diagnose?

Granulomatose mit Polyangiitis (PR3-ANCA-positiv) mit folgender Organbeteiligung:
- HNO-Bereich (Schnupfen, Sinusitis, Hörverlust)
- Lunge (pulmonale Infiltrate)
- Niere (rapid progressive Glomerulonephritis)
- Haut (rötliche Papeln)

### Nach welchen Organbeteiligungen müssen Sie bei einem Patienten mit systemischer Vaskulitis suchen?

- **oberer Respirationstrakt**: orale Ulzerationen, Gingivitis, Otitis media, Hörverlust, Sinusitis, Nasenbluten, borkiges Nasensekret, Sattelnasendeformität, subglottische Stenose

- **Lunge**: Husten, Hämoptysen, Pleuritis, pulmonale Infiltrate, pulmonale Noduli, Pleuraerguss, diffuse pulmonale Hämorrhagien, progressive restriktive und obstruktive Ventilationsstörung
- **Auge**: Keratitis, korneale Ulzerationen, Skleritis, Episkleritis, Konjunktivitis, Uveitis, Exophthalmus bei orbitalem Pseudotumor, Tränengangobstruktion, Retinalarterien- oder -venenverschluss, Retrobulbärneuritis
- **Niere**: Hämaturie, Proteinurie, fokal nekrotisierende Glomerulonephritis, rapid progressive Glomerulonephritis mit Halbmondbildung
- **Herz**: Perikarditis, koronare Vaskulitis, Myokarditis
- **Gastrointestinaltrakt**: abdominale Schmerzen, Diarrhö, Blutung, Darmperforation, Pankreatitis, Cholezystitis
- **Haut**: Ulzerationen, palpable Purpura, subkutane Noduli, Raynaud-Phänomen, Livedo reticularis, Pyoderma gangraenosum
- **peripheres Nervensystem**: Mononeuritis multiplex, distal symmetrische Polyneuropathie
- **zentrales Nervensystem**: Hirnnervenbeteiligung, zerebrovaskuläre Ereignisse, Krampfanfälle
- **rheumatische Beschwerden**: Arthralgien, Myalgien, nichterosive Arthritis

## Wie behandeln Sie Ihren Patienten?

Die Standardtherapie zur Induktion einer Remission bei systemischer Vaskulitis besteht aus der Gabe von Glukokortikoiden und Cyclophosphamid in Form einer i. v. Bolustherapie. Alternativ zu Cyclophosphamid kann auch eine Induktionstherapie mit Rituximab durchgeführt werden. Bei Patienten mit schwerer Nierenbeteiligung (S-Kreatinin > 6 mg/dl oder Dialysepflicht) sowie bei Patienten mit ausgeprägten pulmonalen Hämorrhagien ist zusätzlich eine Plasmapheresetherapie angezeigt. Als remissionserhaltende Therapie eignet sich Azathioprin oder ebenfalls Rituximab.

## Über welche Nebenwirkungen klären Sie Ihren Patienten vor Beginn einer solchen Therapie auf?

Cyclophosphamid kann als Nebenwirkungen hervorrufen:
- Leukopenie
- Auftreten schwerer Infektionen
- hämorrhagische Zystitis
- erhöhtes Tumorrisiko (insbesondere cyclophosphamidinduziertes Blasenkarzinom)
- Haarausfall
- Leberschäden
- Infertilität

Bei Glukokortikoidtherapie kann es kommen zu:
- Cushing-Syndrom
- Osteoporose
- aseptischen Knochennekrosen
- Auftreten oder Verschlechterung eines Diabetes mellitus
- Katarakt und Glaukom
- Hypertonie
- Depression, Gereiztheit, Euphorie

Bereits eine Woche nach Beginn Ihrer Therapie fühlt sich der Patient deutlich wohler. Die pulmonalen Infiltrate sind deutlich regredient. Eine Kontrolle des Serumkreatinins zeigt einen Wert von 1,8 mg/dl.

## 6.4 Leitsymptom Diarrhö

**KASUISTIK**

Ein 78-jähriger Patient, der Ihnen seit vielen Jahren bekannt ist, lebt seit etwa zwei Jahren in einem Altenheim. Er leidet bereits seit mehreren Jahren an einer schweren Herzinsuffizienz auf dem Boden einer hypertensiven und koronaren Herzerkrankung. Sie hatten den Patienten bisher zu seiner und auch Ihrer Zufriedenheit sehr gut mit einer Kombination aus einem Diuretikum, einem Digitalisglykosid, einem ACE-Hemmer, einem Betablocker und seit dem Erscheinen der RALES-Studie auch mit Spironolacton therapiert. Der Patient war mobil, und es waren bislang keine Krankenhauseinweisungen erforderlich.

Bei Ihrer Visite im Altenheim wird Ihnen berichtet, dass Ihr Patient seit drei Tagen an Durchfällen leide (eine Norovirusinfektion mache gerade die Runde). Der alte Herr berichtet, er fühle sich sehr schwach und habe seit zwei Tagen nicht mehr aufstehen können, weil er keine Kraft mehr in den Beinen habe. Außerdem habe er einen Rückgang der Urinmenge bemerkt. Bei der körperlichen Untersuchung zeigt sich Ihr Patient in reduziertem Allgemeinzustand, er hat in den letzten Tagen 3 kg an Gewicht verloren und wiegt jetzt 63 kg bei einer Körpergröße von 182 cm. Die Herzfrequenz beträgt 84/min, wobei Sie häufige Extrasystolen tasten, der Blutdruck liegt bei 105/65 mmHg, die Atemfrequenz bei 20/min und die Temperatur bei 38,7 °C.

Da Ihnen bei Ihrem Patienten bisher unter der Therapie mit Betablocker und Digitalisglykosid noch nie Extrasystolen aufgefallen waren, schreiben Sie ein EKG (➤ Abb. 6.17).

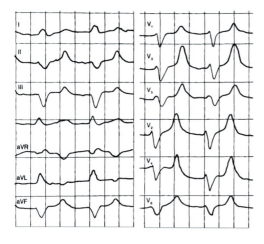

**Abb. 6.17** EKG [P062]

### Fällt Ihnen bei folgendem EKG irgendetwas auf?

Das EKG zeigt einen Sinusrhythmus mit noch erkennbaren, wenn auch abgeflachten P-Wellen. Der QRS-Komplex ist mit etwa 0,23 ms deutlich verbreitert. Er zeigt jedoch keine typische Schenkelblockdeformierung, sodass von einem diffusen ventrikulären Block ausgegangen werden muss. Die T-Welle ist ausgeprägt spitz positiv überhöht.

In dieser kurzen Registrierung sind keine Extrasystolen erkennbar. Bei längerer Ableitung sind Ihnen aber dann multiple polymorphe ventrikuläre Extrasystolen aufgefallen.

### Welche Ursachen für eine überhöhte T-Welle kennen Sie?
- Vagotonie (z. B. beim trainierten Sportler)
- Hyperkaliämie
- Initialstadium des Herzinfarkts (Erstickungs-T)
- vollständiger Linksschenkelblock

### Welche dieser Ursachen ist bei Ihrem Patienten die wahrscheinlichste?
Es handelt sich wohl entweder um eine Hyperkaliämie oder das Initialstadium eines Herzinfarkts.

Angesichts der bekannten KHK könnte ein Initialstadium eines Herzinfarkts vorliegen, auch wenn das Krankheitsbild seit einigen Tagen besteht und keine infarkttypische Symptomatik bietet. Wahrscheinlicher ist jedoch die Hyperkaliämie als Ursache. Im Rahmen des Diureserückgangs war es möglicherweise zu einer Exkretionsstörung für Kalium gekommen, und es hat sich unter der laufenden Medikation eine Hyperkaliämie entwickelt.

### Welche EKG-Veränderungen und klinischen Symptome finden sich bei einer Hyperkaliämie?
EKG-Veränderungen bei **leichter Hyperkaliämie**:
- Entwicklung hoher, spitzer T-Wellen vorwiegend in den präkordialen Ableitungen
- Reduktion der P-Wellen-Amplitude und später eventuell völliges Unsichtbarwerden der P-Welle (EKG kann dann einen AV-Knoten-Rhythmus simulieren)
- Amplitudenverminderung des QRS-Komplexes

EKG-Veränderungen bei **schwerer Hyperkaliämie**:
- Verbreiterung des QRS-Komplexes mit Auftreten von Schenkelblockbildern oder häufiger einer diffusen intraventrikulären Leitungsstörung bis hin zu sinusförmigen QRS-Komplexen
- Auftreten von ventrikulären Extrasystolen
- unregelmäßige Kammertätigkeit bis hin zu Kammerflattern und Asystolie

Klinische Symptome bei **Hyperkaliämie**:
- Parästhesien
- Muskelschwäche

### Welchen Schritt würden Sie als nächsten unternehmen?
Es sollte eine notfallmäßige Einweisung ins Krankenhaus unter ärztlicher Begleitung erfolgen. Falls tatsächlich eine Hyperkaliämie Ursache für die klinische Symptomatik der Muskelschwäche des Patienten und die EKG-Veränderungen ist, besteht eine lebensbedrohliche Situation, da der Patient durch schwerwiegende Herzrhythmusstörungen gefährdet ist.

> Sie begleiten Ihren Patienten selbst im Rettungswagen in die Klinik. Er ist am Monitor überwacht und zeigt sich rhythmusstabil mit einigen wenigen ventrikulären Extrasystolen. Auf dem Weg machen Sie sich Gedanken, welche Ursachen für eine Hyperkaliämie infrage kommen können.

### Welche Ursachen für eine Hyperkaliämie kennen Sie?
Interne Bilanzstörung – Verteilungsstörung:
- Azidose
- Insulinmangel
- $\beta_2$-Blockade, Succinylcholin, Digitalis
- hyperkaliämische periodische Paralyse (intermittierende tonisch-paralytische Attacken von ca. 1 h Dauer)

Kaliumfreisetzung aus Zellen:
- Rhabdomyolyse
- Hämolyse
- akutes Tumorlysesyndrom
- Verbrennungen, Crush-Syndrome
- Blutkonserven

**Externe Bilanzstörung – Ausscheidungsstörung:**
- Niereninsuffizienz mit glomerulärer Filtrationsrate unter 10 ml/min (häufigste Ursache)
- Aldosteronmangel (Morbus Addison, Aldosteronantagonisten)

**Externe Bilanzstörung – vermehrte Zufuhr:**
- Kaliumsubstitution

### Welche Medikamente können eine Hyperkaliämie auslösen oder verstärken?
- ACE-Inhibitoren
- Digitalis (Hemmung der Na/K-ATPase)
- Betablocker
- Aldosteronantagonisten
- andere kaliumsparende Diuretika (Triamteren, Amilorid)
- NSAID (Prostaglandin-Synthesehemmer verursachen einen hyporeninämischen Hypoaldosteronismus, da Prostaglandine die Reninfreisetzung vermitteln)
- Succinylcholin
- Ciclosporin (hemmt die renale Antwort auf Aldosteron)
- Heparin (inhibiert direkt die Aldosteronsynthese)

> Ihr Patient erhielt demnach vier Medikamente, die eine Hyperkaliämie verschlimmert haben könnten.
> In der Klinik zeigen sich im **Notfalllabor** folgende Werte: Kalium 8,2 mmol/l, Natrium 141 mmol/l, Kalzium 2,3 mmol/l, Kreatinin 4,3 mg/dl, Harnstoff-N 90 mg/dl, pH 7,25, Kreatinkinase 14 U/l, Troponin T negativ. Im Urin-Stix zeigten sich keine Auffälligkeiten außer einem hohen spezifischen Gewicht von 1,030.
> Ihr Verdacht auf Hyperkaliämie hat sich also bestätigt. Sie teilen den Kollegen der Notaufnahme weiterhin mit, dass das Serumkreatinin vor drei Wochen 1,2 mg/dl betragen habe.

### Welche akuten medikamentösen Maßnahmen können Sie treffen, um eine Hyperkaliämie zu beseitigen? Machen Sie sich auch Gedanken, wie schnell welche Maßnahme wirksam wird.
- Kalziumglukonat: 10 ml 10-prozentige Lösung in 1 min i. v., Wdh. nach 2–5 min, max. 30 ml; Wirkbeginn: 1–2 min; Wirkdauer: 30–60 min (**Cave** bei gleichzeitiger Digitalistherapie)
- Natriumbikarbonat: 50 mval über 5 min i. v., Wdh. 1 × nach 15 min, dann 100 mval in 1.000 ml Glukose 5 %; Wirkbeginn: 5 min; Wirkdauer: 1–2 h
- Insulin + Glukose: 50 IE Altinsulin in 500 ml Glukose 20 % innerhalb 60 min (engmaschige Blutzuckerkontrollen); Wirkbeginn: 30 min; Wirkdauer: 4–6 h
- Salbutamol (Sultanol®): 5–10 Hübe in 10 min; Wirkbeginn: 15–30 min; Wirkdauer: 2 h
- Ionenaustauscher
- Polystyrolsulfonsäure (z. B. Resonium® A): oral: 20–40 g in 150 ml Sorbit 20 % alle 4 h/rektal: 50 g in 200 ml Sorbit 20 %, Verweildauer 30–60 min; Wirkbeginn: 1–2 h; Wirkdauer: 4–6 h
- Furosemid (z. B. Lasix®) + NaCl: 40 mg Furosemid in 1.000 ml Vollelektrolytlösung

### Welche ist die effektivste Maßnahme, um dauerhaft Kalium aus dem Körper zu eliminieren?
Dies ist die Hämodialyse. Es bedarf jedoch einer gewissen Zeit, bis ein adäquater großlumiger zentralvenöser Zugang gelegt und die Dialysemaschine aufgebaut und betriebsbereit ist. Daher sollte bei lebensbedrohlichen Hyperkaliämien grundsätzlich mit schnell wirksamen medikamentösen Maßnahmen begonnen werden.

> Nach der Gabe von Salbutamol und Natriumbikarbonat können Sie am Monitor zusehen, wie sich das EKG rasch normalisiert und die QRS-Komplexe schmal werden. In der Kaliumkontrolle nach 15 Minuten ist das Serumkalium bereits auf 5,8 mmol/l abgefallen.

### Was war die wahrscheinlichste Ursache für das akute Nierenversagen Ihres Patienten?

Es handelt sich am ehesten um ein prärenales Nierenversagen. Bei dem Patienten mit vorbekannter Herzinsuffizienz und arterieller Hypertonie war es unter der diuretischen Vorbehandlung zu einer länger andauernden Diarrhö mit Blutdruckabfall auf systolische Werte um 105 mmHg gekommen. Hierdurch kam es zu einer renalen Minderperfusion mit Rückgang der Diurese und Nierenversagen. Hierfür spricht auch das hohe spezifische Gewicht des Urins, da die Niere versucht, maximal Wasser zu retinieren.

### Was ist der Unterschied zwischen einem prärenalen Nierenversagen und einer akuten Tubulusnekrose?

Beim prärenalen Nierenversagen handelt es sich um ein funktionelles Nierenversagen, bei dem es durch renale Minderperfusion zum Ausfall der Nierenfunktion kommt. Nach Repletion des Volumenhaushalts bzw. Normalisierung der Kreislauffunktion ist das Nierenversagen voll und sofort reversibel.

Bei der akuten Tubulusnekrose kommt es zu echten morphologischen Veränderungen der Niere mit Nekrose und Ablösung von Tubulusepithelien von der Basalmembran. Solche Tubulusepithelien können auch im Urinsediment gefunden werden. Prinzipiell ist eine akute Tubulusnekrose auch reversibel, die Ausheilung dauert jedoch Tage bis Wochen.

Ein prärenales Nierenversagen kann in eine akute Tubulusnekrose übergehen, wenn die renale Minderperfusion lange genug bestehen bleibt.

### Anhand welcher Laborparameter können prärenales Nierenversagen und akute Tubulusnekrose unterschieden werden (➤ Tab. 6.7)?

**Tab. 6.7** Parameter zur Unterscheidung zwischen prärenalem Nierenversagen und akuter Tubulusnekrose

|  | Harnstoff-N/Kreatinin | fraktionelle Na-triumexkretion | Urinnatrium (mosmol/l) | Urinosmolarität (mosmol/kg) | Urin-/Plasma-kreatinin |
|---|---|---|---|---|---|
| akute Tubulusnekrose | < 10–15 | > 1 % | 30–90 | < 350 | < 15 |
| prärenales Nierenversagen | > 20 | < 1 % | < 10 | > 500 | > 30 |

- prärenales Nierenversagen bei vorbestehender schwerer Herzinsuffizienz und Auftreten von Diarrhöen mit Exsikkose und Blutdruckabfall
- lebensbedrohliche Hyperkaliämie durch akutes Nierenversagen und Gabe von hyperkaliämieverstärkenden Medikamenten (ACE-Hemmer, Betablocker, Digitalis und insbesondere Spironolacton)

## 6.5 Leitsymptom zunehmende Fußschmerzen

**KASUISTIK**

Eine 71-jährige, 45 kg schwere Patientin wird zur angiografischen Darstellung der hirnversorgenden Gefäße bei bekannter Karotisstenose beidseits auf Station aufgenommen. Sie berichtet über zunehmende Schwäche, Abgeschlagenheit sowie Knochen- und Muskelschmerzen und Nachtschweiß in den letzten sechs Wochen sowie über an Intensität zunehmende Schmerzen in beiden Füßen.
Bei der **Laboruntersuchung** stellen Sie ein Serumkreatinin von 5,4 mg/dl fest.
Aus den vorliegenden Unterlagen geht hervor, dass die Patientin sechs Wochen zuvor stationär in einem externen Krankenhaus lag. Hier wurde bei peripherer arterieller Verschlusskrankheit eine Angiografie der Aorta sowie der Becken-Bein-Etage durchgeführt. Neben einer massiv atherosklerotisch veränderten Aorta zeigten sich dabei auch beidseitige Nierenarterienstenosen (➤ Abb. 6.18). Das Kreatinin lag vor dieser Untersuchung bei 1,6 mg/dl.

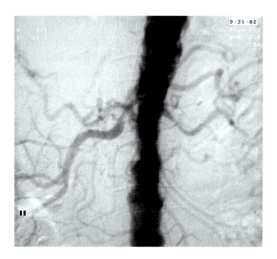

**Abb. 6.18** Beidseitige Nierenarterienstenosen in der Angiografie [P062]

### Welche drei Hauptgruppen kommen für die Genese eines Nierenversagens infrage?
Es kann sich um ein Nierenversagen prärenaler, renaler oder postrenaler Genese handeln.

### ZUSATZINFORMATION
Die glomeruläre Filtrationsrate (genauere Bestimmung über Kreatinin-Clearance im Sammelurin) lässt sich nach mehreren Formeln abschätzen. Zwei der gebräuchlichsten sind:

**MDRD-Formel:**

$$\text{GFR (ml/min/1,73 m}^2\text{)} = 186 \times (\text{S-Krea mg/dl})^{-1,154} \times (\text{Alter})^{-0,203} \ (\times\ 0{,}742,\ \text{wenn weiblich})$$

**Cockgroft-Gault-Formel:**

$$\text{GFR (ml/min)} = \frac{(140 - \text{Alter}) \times \text{KG (kg)}}{72 \times \text{S-Krea (mg/dl)}} \ (\times\ 0{,}85,\ \text{wenn weiblich})$$

Der große Vorteil der MDRD-Formel liegt darin, dass alle benötigten Parameter dem bestimmenden Labor vorliegen und die GFR daher direkt ausgerechnet werden und auf dem Laborausdruck erscheinen kann. Die Berechnung nach Cockgroft-Gault erfordert hingegen das Gewicht des Patienten.

### Wie war nach diesen Formeln die geschätzte glomeruläre Filtrationsrate vor der Angiografie?
Sie betrug nach MDRD etwa 34 ml/min/1,73 m² und nach Cockgroft-Gault etwa 22,9 ml/min.

### Was ist der Normalbereich?
90–120 ml/min; im Alter abnehmend.

### Eine postrenale Genese der Niereninsuffizienz war im Ultraschall leicht auszuschließen. Welche Differenzialdiagnosen kommen jedoch mit erhöhter Wahrscheinlichkeit in Betracht?
- Kontrastmittelnephropathie
- Nierenarterienverschluss
- Leichtkettennephropathie
- systemische Vaskulitis

## 6.5 Leitsymptom zunehmende Fußschmerzen

### Welche der Angaben zur Patientin würden jeweils zu diesen vier Differenzialdiagnosen passen?

- **Kontrastmittelnephropathie:** Die Patientin hatte vor sechs Wochen eine Angiografie mit Gabe von Kontrastmittel. Vor der Untersuchung lag das Serumkreatinin noch bei 1,6 mg/dl.
- **Nierenarterienverschluss:** Bei der Patientin wurden im Rahmen der Angiografie beidseitige Nierenarterienstenosen festgestellt. Das Risiko eines Verschlusses einer stenosierten Nierenarterie liegt bei etwa 10 % innerhalb von fünf Jahren. Die geschätzte Kreatinin-Clearance lag bei der Patientin bereits vor der Untersuchung bei nur 22 ml/min. Der Verlust einer Niere durch Verschluss könnte also durchaus zu einem Kreatininanstieg auf über 5 mg/dl führen.
- **Leichtkettennephropathie:** Die Patientin erscheint abgemagert, klagt über zunehmende Schwäche, Nachtschweiß sowie Knochenschmerzen. Dies lässt bei dem Alter der Patientin auch an ein Plasmozytom mit Leichtkettennephropathie denken.
- **systemische Vaskulitis:** Die Allgemeinsymptome der Patientin, verknüpft mit einer rapiden Nierenfunktionsverschlechterung, lassen auch immer an eine systemische Vaskulitis der kleinen Gefäße wie Wegener-Granulomatose oder mikroskopische Polyangiitis mit rapid progressiver Glomerulonephritis denken. Diese Gruppe von Erkrankungen hat ihren Altersgipfel im höheren Alter.

Aus den Akten ist zu eruieren, dass das Serumkreatinin 3 Tage nach der Angiografie stabil bei 1,6 mg/dl lag. Eine Kontrastmittelnephropathie ist damit sehr unwahrscheinlich, da diese meist unmittelbar nach Kontrastmittelgabe auftritt.

### Welche weiteren diagnostischen Schritte ergreifen Sie, um Ihre weiteren Differenzialdiagnosen zu erhärten oder auszuschließen?

- Duplexsonografie der Nieren oder Nierenperfusionsszintigramm

Die Duplexsonografie zeigt Ihnen, dass beide Nieren perfundiert sind. Zu sehen sind die vorbeschriebenen Nierenarterienstenosen beidseits.

- Serumelektrophorese

Es findet sich kein M-Gradient, in der Urinuntersuchung zeigt sich zwar eine Proteinurie, aber keine Bence-Jones-Proteinurie. Auch die Immunfixation in Serum und Urin ist unauffällig.

- Bestimmung der antinukleären Antikörper (ANA) sowie der antineutrophilen zytoplasmatischen Antikörper (ANCA)

Das Ergebnis ist negativ. Obwohl es auch ANCA-negative Kleingefäßvaskulitiden geben kann, erscheint diese Diagnose zunächst ebenfalls unwahrscheinlich.
Die schmerzhaften Füße belasten die Patientin derzeit am meisten, weshalb Sie sie sich nochmals genauer ansehen (➤ Abb. 6.19).

## Was erkennen Sie auf dem Bild?

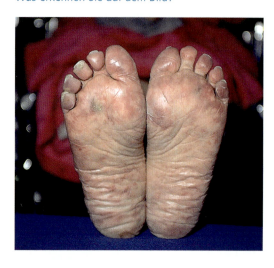

Abb. 6.19 Patientin mit schmerzenden Füßen [P062]

Das Bild zeigt eine massive, fleckig-livide Verfärbung der Füße mit Betonung der Zehen. Es handelt sich um das sogenannte Blue-Toe-Syndrom.

> Um Ihre jetzige Verdachtsdiagnose zu sichern, lassen Sie eine Nierenbiopsie durchführen. Histologisch zeigt sich folgendes Bild (➤ Abb. 6.20).

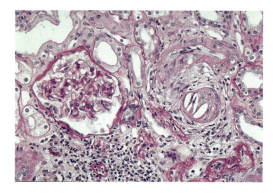

Abb. 6.20 Histologischer Schnitt der Nierenbiopsie [P062]

## Was erkennen Sie auf diesem histologischen Schnitt der Nierenbiopsie der Patientin?

Das Glomerulum auf der linken Bildhälfte zeigt eine normale Histologie. Auffällig ist das Blutgefäß auf der rechten Bildhälfte, das nahezu komplett obliteriert ist. Es zeigen sich deutlich die keilförmigen Aussparungen, die herausgelösten Cholesterinkristallen entsprechen, mit einer umgebenden Entzündungsreaktion. Das Bild ist beweisend für ein Cholesterinemboliesyndrom.

## Welche Auslöser für ein Cholesterinemboliesyndrom kennen Sie?
- gefäßchirurgische Eingriffe: Aneurysmaresektion, aortokoronarer Venenbypass, Karotis-Thrombendarteriektomie, Nierenarterienangioplastie, Bypass-Operationen der unteren Extremität. Je nach Lokalisation des Eingriffs ist eine Beteiligung der Nierengefäßstrombahn möglich oder nicht.

- Angiografien: Aortografien, Koronarangiografien, Karotisangiografien, Nierenarterienangiografien
- eine kürzlich eingeleitete Antikoagulationstherapie
- eine thrombolytische Therapie
- spontan

## Mit welchen Symptomen und klinischen Zeichen können sich Patienten mit Cholesterinemboliesyndrom präsentieren?

Das Cholesterinemboliesyndrom ist eine Multiorganerkrankung, die prinzipiell an jedem Organ manifest werden kann. Einige häufige Symptome und klinische Zeichen sind:

**Symptome:**
- Claudicatio intermittens, Ischämieschmerz                                                16 %
- gastrointestinale Blutung                                                                 15 %
- Gewichtsverlust                                                                           13 %
- Myalgien                                                                                   6 %
- Kopfschmerzen                                                                              5 %

**Klinische Befunde:**
- Hautveränderungen (Livedo reticularis, Blue-Toe-Syndrom, Gangrän)                         51 %
- arterielle Hypertonie (neu aufgetreten oder verschlimmert)                                15 %
- Fieber                                                                                    13 %
- Cholesterinkristalle in retinalen Gefäßen                                                 11 %

In der Abbildung sehen Sie solche Cholesterinkristalle, die bei der Fundoskopie entdeckt werden können (➤ Abb. 6.21). Sie werden auch als Hollenhorst-Plaques bezeichnet.

Ein Befall von ZNS, Pankreas, Leber, Milz, Nebenniere, Schilddrüse, Prostata und Hoden ist ebenfalls beschrieben.

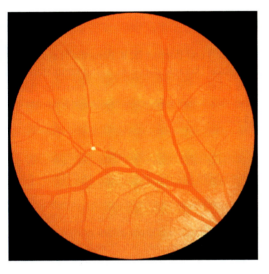

**Abb. 6.21** Cholesterinkristalle bei der Fundoskopie (aus: Dunlap et al., The fate of patients with retinal artery occlusion and Hollenhorst plaque. Journal of Vascular Surgery 2007; 46: 1125–1129; Nachdruck mit freundlicher Genehmigung) [F538–005]

## Welche vorbestehenden Erkrankungen finden sich bei Patienten mit Cholesterinemboliesyndrom häufig?
- arterielle Hypertonie                                                                     61 %
- ischämische Herzerkrankung                                                                44 %
- Herzinfarkt                                                                               24 %
- Angina pectoris                                                                           20 %

- Nierenfunktionsstörung — 34 %
- Aortenaneurysma — 25 %
- abdominale Erkrankung — 22 %
- thorakale Erkrankung — 3 %
- zerebrovaskuläre Erkrankung — 21 %
- Herzinsuffizienz — 21 %
- Diabetes mellitus — 11 %
- keine zugrunde liegende Vorerkrankung — 14 %

Welche Laborbefunde finden sich bei Patienten mit Cholesterinemboliesyndrom?
- Blutsenkungsgeschwindigkeit > 30 mm in 1h — 95 %
- Anämie (Hämatokrit < 36 %) — 46 %
- Leukozytose (> 10.000/µl) — 50 %
- Eosinophilie (> 3 %) — 75 %
- Thrombopenie — 20 %
- Komplementerniedrigung von C3 und C4 — 60 %
- Kreatininanstieg (> 2 mg/dl) — 80 %
- Amylaseanstieg — 60 %
- Anstieg der Transaminasen — 50 %
- Anstieg der Kreatinkinase (CK) — 37 %

Welche therapeutischen Möglichkeiten bieten sich für Patienten mit Cholesterinemboliesyndrom?
Es gibt keine spezifische Therapie des Krankheitsbildes. Versucht werden kann:
- das Vermeiden und, falls möglich, Absetzen von Antikoagulanzien, da eine Antikoagulanzientherapie per se Cholesterinembolien hervorrufen kann.
- eine antihyperlipidämische Therapie bei Hypercholesterinämie. Das Krankheitsbild muss aber keinesfalls immer mit einer Hyperlipidämie vergesellschaftet sein.

Bei Extremitätenschmerzen konnten Pentoxifyllin (z. B. Trental®) und Iloprost (z. B. Ilomedin®) symptomlindernd eingesetzt werden, stellen aber natürlich keine kausale Therapie dar. Eine antiinflammatorische Therapie mit Glukokortikoiden wurde zur Eingrenzung der lokalen Entzündungsreaktion versucht, führte aber nicht zu therapeutischen Erfolgen. Insgesamt handelt es sich beim Cholesterinemboliesyndrom um ein kaum behandelbares Krankheitsbild mit einer sehr hohen Letalität von 40–80 %.

### ZUSATZINFORMATION

Einige pathophysiologische Anmerkungen: Cholesterinembolien verlaufen häufig stumm und unbemerkt, wie autoptische Studien zeigen. Hier fanden sich bei Patienten mit Aortenaneurysmen in 24 % der Fälle und bei Patienten nach Aortografien in 27 % der Fälle asymptomatische Cholesterinembolien.
Es sind nicht die Cholesterinkristalle selbst, die zu einer Verlegung der Gefäßstrombahn führen, sondern vornehmlich die inflammatorische Reaktion, die durch die Kristalle ausgelöst wird. Cholesterinkristalle, fettiges Débris und zelluläre Bestandteile der exulzerierten atheromatösen Plaques bleiben je nach Größe in 150–200 µm großen Arteriolen stecken. Fettiges Débris und zelluläre Bestandteile verschwinden innerhalb von 24 Stunden, die Cholesterinkristalle persistieren jedoch und rufen eine Entzündungsreaktion mit einem perivaskulären Infiltrat mit Lymphozyten, Makrophagen und Eosinophilen hervor. Es handelt sich also im eigentlichen Sinn um eine echte Gefäßentzündung. Nach etwa zwei bis sieben Tagen werden die Kristalle durch Endothelialisierung in die Gefäßwand inkorporiert, und es können kleine Restlumina übrig bleiben. Oft perforieren die Kristalle die Gefäßwand und rufen so eine fibroblastische Reaktion mit konzentrischer Fibrose und schließlich Gefäßverschluss hervor. Die klinischen Zeichen des Cholesterinemboliesyndroms entwickeln sich daher klassischerweise erst Tage bis Wochen nach dem auslösenden Ereignis.

Cholesterinemboliesyndrom nach Aortografie mit akutem ischämischem Nierenversagen und Blue-Toe-Syndrom.

## 6.6 Leitsymptom Gewichtszunahme

**KASUISTIK**
Es stellt sich ein 63-jähriger Patient bei Ihnen vor. Er klagt, in den letzten 4–6 Wochen etwa 15 kg an Gewicht zugenommen zu haben. Außerdem habe er eine deutliche Schwellung beider Beine bemerkt (➤ Abb. 6.22).
Bei der körperlichen Untersuchung stellen Sie fest, dass die Ödeme an beiden Beinen eindrückbar sind. Er hat außerdem leichte Ödeme an den Händen sowie in der Sakralgegend. Der Blutdruck des Patienten liegt bei 115/70 mmHg, die Herzfrequenz bei 84/min, die Atemfrequenz bei 14/min.

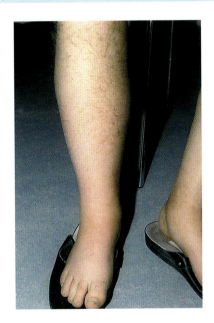

**Abb. 6.22** Schwellung der Beine bei 63-jährigem Patienten [P062]

### Nennen Sie mögliche Ursachen für das Auftreten von Ödemen.
Ödeme durch vermehrte Natrium- und Wasserretention:
- Herzinsuffizienz
- Diuretikaabusus (meist Frauen, die Diuretika zur Gewichtskontrolle einnehmen; nach Absetzen der Diuretika persistiert das Ödem für einige Wochen bis Monate, bis es dann völlig verschwindet und Hypokaliämie sowie erhöhte Reninspiegel sich normalisieren)
- iatrogene Ödeme durch übermäßige Zufuhr iso- oder hypertoner Lösungen oder Gabe bestimmter Medikamente

Hypoproteinämische Ödeme:
- nephrotisches Syndrom (hier liegt zusätzlich eine vermehrte Natrium- und Wasserretention als Ursache der Ödeme zugrunde)
- schwere Lebererkrankungen
- exsudative Gastroenteropathie (Colitis ulcerosa, Polyposen, hypertrophe Gastropathie Ménétrier, idiopathische Sprue)
- Hungerödem und Ödeme bei kachektischen Zuständen

Endokrin bedingte Ödeme: Myxödem (meist prätibial, lässt auf Fingerdruck meist keine Dellen zurück, Ablagerung von hydrophilen Mukopolysacchariden).

Lokalisierte Ödeme durch Abflussbehinderung:
- akute tiefe Venenthrombose
- chronisch venöse Insuffizienz
- primäres Lymphödem (angeborene Entwicklungsstörung mit Hypoplasie der Lymphgefäße)
- sekundäres Lymphödem (Tumoren im kleinen Becken, Lymphödem nach Mastektomie, maligne Lymphknotenaffektionen, Traumata, Bestrahlungsfolge, Erysipel, tropische Filariainfektionen)

Ödeme durch erhöhte Kapillarpermeabilität:
- allergische Ödeme (Quincke)
- hereditäres Angioödem (Permeabilitätsstörung aufgrund eines angeborenen, autosomal-dominant vererbten C1-Esterase-Inhibitor-Mangels)
- ischämisches und postischämisches Ödem (ischämische Kapillarwandschädigung)
- höhenbedingte lokale Ödeme (akute Bergkrankheit)

### Welche Medikamente können zur Ödembildung führen?
- Kalziumantagonisten
- Glukokortikoide
- orale Kontrazeptiva
- Hydralazin
- α-Methyldopa
- Minoxidil
- Phenylbutazon

Auf weiteres Nachfragen verneint der Patient Durchfälle oder eine bekannte Lebererkrankung. Er könne flach schlafen und habe keine Belastungsdyspnoe. Sie finden auch keine Stauung der Halsvenen oder einen positiven hepatojugulären Reflux.

### Welches ist die wahrscheinlichste Ursache für die relativ rasch aufgetretenen Ödeme?
Es liegt wohl eine Proteinurie bei nephrotischem Syndrom vor.

Der Patient bestätigt auf Nachfragen, dass sein Urin in letzter Zeit geschäumt habe (Zeichen für größere Mengen Eiweiß im Urin).

### Warum entstehen beim nephrotischen Syndrom Ödeme?
Die Ödeme beim nephrotischen Syndrom sind zum einen auf eine Hypoproteinämie, zum anderen auf eine vermehrte renale Wasser- und Salzretention zurückzuführen.

### Wie bestätigen Sie Ihre Verdachtsdiagnose?
- Urin-Streifentest (erkennt vorrangig Albumin)
- Quantifizierung der Proteinurie im 24-Stunden-Sammelurin mit Angabe als Gramm Protein pro Tag oder im „Spoturin" mit Angabe als Gramm Protein pro Gramm Kreatinin im Urin

### Welche Befunde charakterisieren das Vollbild des nephrotischen Syndroms?
- große Proteinurie mit > 3,5 g/Tag
- generalisierte Ödeme
- Hyperlipidämie
- Hypoproteinämie

Sie messen bei Ihrem Patienten eine Eiweißausscheidung von 12 g/Tag, das Serumcholesterin liegt bei 367 mg/dl, die Triglyzeride bei 322 mg/dl. Das Serumalbumin ist mit 1,9 g/dl deutlich erniedrigt, das Serumkreatinin liegt mit 1,1 mg/dl im Normbereich. Sie haben damit Ihre Verdachtsdiagnose eines nephrotischen Syndroms bestätigt.
Nun gilt es zu klären, welche Ursache das nephrotische Syndrom bei Ihrem Patienten hat. Sie wollen dies zwar einer Fachklinik überlassen, machen sich aber trotzdem schon mal einige Gedanken.

### Welche Krankheitsbilder können ein idiopathisches nephrotisches Syndrom bedingen?
- Minimal-Change-Nephropathie
- fokal segmentale Glomerulosklerose
- membranöse Glomerulonephritis
- proliferative Glomerulonephritisformen (führen seltener zum Vollbild eines nephrotischen Syndroms)

### Wie können diese Krankheitsbilder unterschieden werden?
Hier ist eine histologische Diagnosesicherung mittels Nierenbiopsie notwendig.

### Wenn der Fall eines Patienten mit nephrotischem Syndrom aufgearbeitet wird, müssen auch Gründe für ein sekundäres nephrotisches Syndrom ausgeschlossen werden. Nennen Sie solche Gründe.
- **Infektionen:**
  - bakteriell: Syphilis, Endokarditis, infizierter ventrikuloatrialer Shunt, postinfektiöse Glomerulonephritis
  - viral: Hepatitis B und C, CMV, HIV
  - Protozoen: Malaria, Toxoplasmose
- **Medikamente und Noxen:** Gold, Penicillamin, NSAID, Lithium, Captopril, Heroin, Quecksilber, Wismut
- **Systemerkrankungen:** systemischer Lupus erythematodes, rheumatoide Arthritis, Purpura Schoenlein-Henoch, Amyloidose, Polyarteriitis, Goodpasture-Syndrom, Sarkoidose, Kryoglobulinämie
- **Stoffwechselerkrankungen:** Diabetes mellitus, familiäres Mittelmeerfieber
- **maligne Tumoren:** Hodgkin-Lymphom, Non-Hodgkin-Lymphome, chronisch lymphatische Leukämie, Plasmozytom, Karzinome
- **kongenitale Erkrankungen:** Alport-Syndrom, Morbus Fabry, Nail-Patella-Syndrom, Sichelzellanämie
- **allergische Reaktionen:** Insektenstiche, Serumkrankheit, Pollenallergie

### Was sind die häufigsten Ursachen für ein nephrotisches Syndrom im Kindes- und im Erwachsenenalter?
Im Kindesalter ist die Minimal-Change-Nephropathie am häufigsten. Wichtigste Ursachen im Erwachsenenalter sind zum einen der Diabetes mellitus mit diabetischer Nephropathie, zum anderen die membranöse Nephropathie.

Bei Ihrem Patienten konnten Gründe für ein sekundäres nephrotisches Syndrom ausgeschlossen werden. Eine in der Klinik durchgeführte Nierenbiopsie ergab den histologischen Befund einer membranösen Glomerulonephritis. Bei dem Patienten finden sich außerdem Antikörper gegen den Phospholipase-A$_2$-Rezeptor, die bei der idiopathischen membranösen Glomerulonpehritis als pathogenetisch gelten und sich bei etwa 80 % der Patienten nachweisen lassen.

### Wie wird normalerweise verhindert, dass Plasmaproteine im Urin ausgeschieden werden?
Größermolekulare Proteine in der Größe des Albumins (68 kD) oder darüber werden vom glomerulären Filter zurückgehalten und erscheinen daher nicht im Primärharn. Die Filterfunktion der glomerulären Barriere beruht zum einen auf einer Größenselektivität, zum anderen auf einer Ladungsselektivität, wobei besonders negativ geladene Moleküle (z. B. Albumin) zurückgehalten werden. Die Hauptbarriere scheint dabei nach heutigem Wissen in den Schlitzdiaphragmen zwischen den Fußfortsätzen der Podozyten (viszerale Epithelzellen) zu liegen.

Kleinermolekulare Proteine werden normalerweise im Glomerulus durchaus filtriert und erscheinen daher im Primärharn. Sie werden jedoch im proximalen Tubulus fast komplett rückresorbiert. Der Endharn ist somit fast frei von Protein.

### Welche Eiweißausscheidung im Urin gilt als normal?
Als normale Proteinausscheidung im Urin gilt ein Wert < 150 mg/Tag.

### Welches Medikament ist zur symptomatischen Senkung einer Proteinurie besonders geeignet?
Die ACE-Hemmer senken durch eine Weitstellung des Vas efferens des Glomerulus den glomerulären Kapillardruck und damit die Proteinurie.

> Ihr Patient ist inzwischen wieder aus dem Krankenhaus entlassen. Man hat sich entschlossen, derzeit keine immunsuppressive Behandlung zu beginnen, sondern zunächst den Spontanverlauf der Erkrankung abzuwarten, da etwa ein Drittel der Fälle mit membranöser Glomerulonephritis in Spontanremission gehen. Der Patient wurde mit einem ACE-Hemmer sowie einem Diuretikum versorgt.
> Er stellt sich jetzt akut mit plötzlich aufgetretener Dyspnoe bei Ihnen vor.

### Welche Verdachtsdiagnose äußern Sie in Anbetracht der Vorgeschichte des Patienten?
Es liegt wahrscheinlich eine akute Lungenembolie vor.

### Nennen Sie einige häufige Komplikationen und ihre pathophysiologischen Ursachen bei Patienten mit nephrotischem Syndrom.
- Ödeme bis hin zu Anasarka
- Hypovolämie (das verminderte effektiv zirkulierende Blutvolumen kann zu renaler Minderperfusion bis hin zur prärenalen Nierenfunktionseinschränkung führen)
- Proteinmangelernährung (durch die teils extrem hohen Eiweißverluste über den Urin)
- Hyperlipidämie (mit gesteigertem Risiko kardiovaskulärer Erkrankungen)
- vermehrte Infektneigung (durch Verlust von Immunglobulinen im Urin)
- Funktionsstörungen des proximalen Tubulus (durch die massive Eiweißbelastung des proximalen Tubulus wird dieser Abschnitt geschädigt und es kommt zu Urinverlusten von Glukose, Phosphat, Aminosäuren, Kalium oder Bikarbonat)
- Hyperkoagulabilität (das nephrotische Syndrom hat die höchste Inzidenz thrombotischer Komplikationen in der Inneren Medizin; häufig verlaufen Thrombosen bei Patienten mit nephrotischem Syndrom stumm)

> Ihr Patient berichtet außerdem über einen leichten Druckschmerz in der linken Flanke.

### Wo vermuten Sie die Emboliequelle für die Lungenembolie?
Patienten mit nephrotischem Syndrom haben eine generell gesteigerte Thromboseneigung, und es finden sich gehäuft Thrombosen in allen venösen Stromgebieten. Besonders gesteigert ist jedoch die Inzidenz an Nierenvenenthrombosen. Dies kann zum einen am Verlust von antikoagulatorischen Proteinen über den Urin, zum anderen auch an einer Aktivierung der Gerinnung in den Glomeruli liegen.

### Wie sichern Sie Ihren Verdacht?
Diagnostisch werden hier am besten die Sonografie (➤ Abb. 6.23) und die Duplexsonografie eingesetzt (➤ Abb. 6.24).

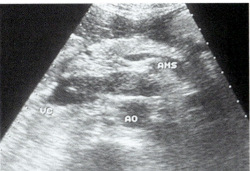
Abb. 6.23 Sonografie der abdominalen Gefäße [P062]

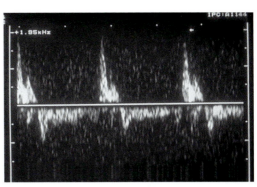
Abb. 6.24 Duplexsonografie der Nierenarterie [P062]

### Was sehen Sie?
Es zeigt sich Thrombusmaterial in einer erweiterten Nierenvene. Weiterhin findet sich in der Nierenvene kein Flusssignal mehr, und in der Nierenarterie findet sich wegen des hohen Ausflusswiderstands ein Pendelfluss.

Viele Thrombosen verlaufen bei Patienten mit nephrotischem Syndrom unbemerkt. Man sollte aufgrund der hohen Inzidenz daher auch bei asymptomatischen Patienten spezifisch danach suchen.

Nephrotisches Syndrom bei idiopathischer membranöser Glomerulonephritis mit Nierenvenenthrombose und Lungenembolie.

## 6.7 Leitbefund Hämaturie

**KASUISTIK**
Ein bisher gesunder 45-jähriger Mann wird zur Abklärung einer Mikrohämaturie überwiesen. Er berichtet, vor etwa einem Jahr eine einmalige Episode einer Makrohämaturie gehabt zu haben, die aber schnell spontan sistiert habe und wegen der er keinen Arzt konsultiert habe. Der Patient ist Raucher. In der Familie sei der Großvater des Patienten wohl an Nierenversagen gestorben. Die Mutter sei gesund, der Vater sei mit 40 Jahren an einer Hirnblutung verstorben. Der Patient hat zwei Geschwister im Alter von 39 und 37 Jahren, die beide gesund seien.

### Welche Untersuchungen führen Sie als Nächstes durch?
- Kontrolle des Urin-Streifentests
- Urinsediment
- sonografische Untersuchung der Nieren und Harnwege

Im Urin-Streifentest bestätigt sich die Hämaturie. Es liegt keine Proteinurie vor.

## Was erkennen Sie in diesem Urinsediment (➤ Abb. 6.25)?

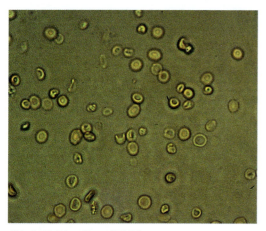

**Abb. 6.25** Urinsediment [M181]

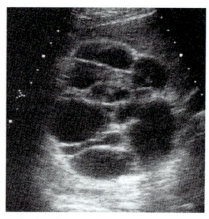

**Abb. 6.26** Ultraschall der Niere im Querschnitt [P062]

Es handelt sich um eine Mikrohämaturie. Akanthozyten oder Erythrozytenzylinder sind nicht erkennbar.

## Was zeigt Ihnen diese Ultraschalluntersuchung der rechten Niere im Querschnitt (➤ Abb. 6.26)?
Es zeigt sich eine nahezu komplett zystisch durchsetzte rechte Niere. Die Gegenseite zeigt ein identisches Bild.

## Wie lautet Ihre Diagnose?
Es liegt eine autosomal-dominante polyzystische Nierendegeneration (ADPKD, Zystennieren) vor.

Für die ADPKD wurden zwei verantwortliche Gene identifiziert, Polyzystin 1 und 2. Mutationen führen jeweils zu ADPKD 1 oder ADPKD 2. Eine ADPKD 1 liegt in 85–90 %, eine ADPKD 2 in 10–15 % der Fälle vor. Das mittlere Auftreten einer terminalen Niereninsuffizienz liegt bei der ADPKD 1 bei 57 Jahren, bei der ADPKD 2 bei 69,4 Jahren. Die autosomal-rezessive polyzystische Nierendegeneration führt bereits im frühen Kindesalter zu Symptomen.

## Welche Erkrankungen mit der Ausbildung von Nierenzysten kennen Sie?
- autosomal-dominante polyzystische Nierendegeneration
- autosomal-rezessive polyzystische Nierendegeneration (Tod häufig bereits im Kindesalter)
- juvenile Nephronophthise (autosomal-rezessiv, kortikomedulläre Zysten, progrediente Niereninsuffizienz im Kindesalter)
- medulläre zystische Nierenerkrankung (autosomal-dominant, kortikomedulläre Zysten, chronische Niereninsuffizienz mit Beginn im Erwachsenenalter)
- Markschwammnieren (medulläre Zysten, gutartig)
- multizystische Transformation der Nieren bei Niereninsuffizienz (zystische Degeneration von bereits stark vorgeschädigten Nieren)
- einfache Nierenzysten (einzeln oder multipel, gutartig)

Mit Nierenzysten gehen gehäuft zwei Systemerkrankungen einher, das Von-Hippel-Lindau-Syndrom und die tuberöse Sklerose. Beim Von-Hippel-Lindau-Syndrom treten außerdem retinale Angiome, Hämangioblastome des Zentralnervensystems, Phäochromozytome und Nierenzellkarzinome auf. Bei der tuberösen Sklerose finden sich weiterhin faziale und subunguale Angiofibrome, retinale Astrozytome und multiple Angiomyolipome der Niere.

> Ihr Patient hat einen Blutdruck von 150/90 mmHg. Das Serumkreatinin liegt bei 1,4 mg/dl.

### Was empfehlen Sie dem Patienten, um das Fortschreiten des Nierenfunktionsverlusts zu verzögern?
Es gibt eine Reihe von **Progressionsfaktoren** für Nierenerkrankungen:
- arterielle Hypertonie (wohl der wichtigste Progressionsfaktor)
- Proteinurie
- Hypercholesterinämie
- Rauchen
- nephrotoxische Medikamente (NSAID, Kontrastmittel, Analgetika)

Es ist daher eine strikte Blutdruckkontrolle mit Werten unter 140/90 mmHg zu empfehlen. Der Patient sollte unbedingt das Rauchen einstellen. Falls eine Hypercholesterinämie besteht, ist diese zu behandeln, bevorzugt mit HMG-CoA-Reduktase-Hemmern, da diese Substanzgruppe zumindest im Tierversuch auch zu einer Verlangsamung des Zystenwachstums geführt hat.

Zusätzlich besteht bei Patienten mit hohem Progressionsrisiko die Option, Tolvaptan, einen selektiven Antagonisten des Arginin-Vasopressin-Rezeptors 2, einzusetzen und so die Wirkung des antidiuretischen Hormons (ADH) auf das Zystenwachstum zu unterdrücken. Es konnten hierunter ein verlangsamtes Zystenwachstum, eine langsamere Progression der Niereninsuffizienz sowie weniger Schmerzen durch z.B. Zysteneinblutungen erreicht werden.

### Welche Nebenwirkung können Sie erwarten, wenn Sie die Wirkung von ADH unterdrücken?
Die Patienten entwickeln eine deutliche Polyurie, die durchschnittliche Diuresemenge beträgt unter der Therapie etwa 6 Liter. Zusätzlich müssen unter einer Therapie mit Tolvaptan die Leberwerte engmaschig kontrolliert werden.

### Sind die Geschwister des Patienten wirklich gesund?
Es ist, wenn man einen Patienten mit Zystennieren diagnostiziert hat, grundsätzlich zu fragen, ob er Verwandte hat, die ebenfalls erkrankt sein könnten. Im Fall dieses Patienten wäre es also indiziert, die beiden Geschwister auf die Erkrankung zu untersuchen.

### Wie würden Sie die Geschwister testen?
Durch eine sonografische Untersuchung der Nieren. Die Untersuchung ist jedoch frühestens ab dem 20.–25. Lebensjahr sinnvoll, da sich vorher noch keine Zysten ausgebildet haben und die Krankheit bei Fehlen von Zysten daher nicht sicher ausgeschlossen werden kann. Bei über 30-Jährigen kann die richtige Diagnose in nahezu 100 % der Fälle gestellt werden.

### Wie erklären Sie sich den frühen Tod des Vaters des Patienten?
Mit der autosomal-dominanten polyzystischen Nierendegeneration ist das gehäufte Auftreten von intrakraniellen Aneurysmen vergesellschaftet (in 4–10 %). Es ist also denkbar, dass auch der Vater an ADPKD litt und frühzeitig an einer Aneurysmablutung verstorben ist. Mehr als die Hälfte aller Aneurysmablutungen findet statt, bevor die Patienten terminal niereninsuffizient werden.

### Würden Sie Ihren Patienten auf das Vorhandensein von intrakraniellen Aneurysmen testen?
Eine prophylaktische Operation von intrakraniellen Aneurysmen führt in etwa 6 % zu schweren neurologischen Schäden. Es sollten also nur tatsächlich gefährdete Patienten gescreent werden. Dazu gehören:
- Patienten, bei denen Subarachnoidalblutungen in der Familie vorgekommen sind
- Patienten, die in Risikoberufen tätig sind (Sturzgefahr aus größerer Höhe).

Der Patient sollte aufgrund der wohl positiven Familienanamnese auf Aneurysmen untersucht werden.

### Wann ist eine Operation indiziert?
Eine Operation kommt bei Aneurysmen von > 10 mm Durchmesser infrage. Bei kleineren Aneurysmen ist die Rupturgefahr sehr gering.

> Bei der zerebralen **Angiografie** finden sich keine Hinweise auf intrakranielle Aneurysmen. Sie können Ihren Patienten beruhigen, der natürlich Angst hatte, ihn könne das gleiche Schicksal ereilen wie seinen Vater.
> Sie haben den Patienten nun etwa zwei Jahre bei sich in Betreuung. Das Serumkreatinin hat sich gering auf 1,9 mg/dl verschlechtert. Der Patient stellt sich jetzt mit einer Makrohämaturie und rechtsseitigen Bauch- und Lendenschmerzen vor.

### Was vermuten Sie?
Eine häufige Komplikation von Zystennieren ist die Einblutung in eine Zyste. Wenn diese Anschluss an das ableitende Harnsystem hat, kommt es dabei häufig auch zu einer Makrohämaturie. Etwa 42 % aller Patienten mit Zystennieren erleiden eine oder mehrere solcher Episoden einer Makrohämaturie.

### Welche weiteren Ursachen einer Makrohämaturie kommen infrage?
- Tumor
- Infektion
- Nephrolithiasis (kommt bei Zystenniere deutlich gehäuft vor)

### Welches bildgebende Verfahren ist zur Diagnose der Zysteneinblutung am sinnvollsten einsetzbar?
Die Computertomografie des Abdomens. In der sonografischen Untersuchung ist aufgrund der Fülle von Zysten eine Einblutung oder ein Tumor äußerst schwer zu diagnostizieren.

> Im **CT** findet sich tatsächlich eine Einblutung in eine Zyste. Außerdem sind nun auch Zysten in der Leber sowie eine Zyste im Pankreas erkennbar. Nach fünf Tagen sistiert die Blutung spontan.
> Der Patient stellt sich ein Jahr später erneut bei Ihnen vor. Diesmal plagen ihn linksseitige Bauchschmerzen. Bei der körperlichen Untersuchung tasten Sie im linken Unter- bis Mittelbauch eine schmerzhafte Resistenz, sind sich aber nicht ganz sicher, ob diese Resistenz von der zystisch vergrößerten Niere herrührt. Es finden sich Entzündungszeichen mit einer Leukozytose von 14.300/µl und einem C-reaktiven Protein von 6,3 mg/dl (normal < 0,5).

### Welche Ursachen für linksseitige Bauchschmerzen beziehen Sie in Ihre differenzialdiagnostischen Überlegungen mit ein?
- erneute Blutung in eine Nierenzyste
- Zysteninfektion
- Nephrolithiasis
- Milzinfarkt
- Niereninfarkt
- inferiorer Herzinfarkt
- chronisch-entzündliche Darmerkrankung (Morbus Crohn, Colitis ulcerosa)
- Pankreatitis
- Hernia inguinalis
- Kolondivertikulitis
- Adnexitis, stielgedrehte Ovarialzyste bei der Frau

> Die relevanten Laboruntersuchungen, um Ihre Differenzialdiagnosen abzuarbeiten, sind unauffällig. Sie veranlassen erneut ein Computertomogramm des Abdomens. Es zeigt sich diesmal ein Prozess im Colon sigmoideum, am ehesten einer Divertikulitis entsprechend.

**Hat die Kolondivertikulitis irgendetwas mit der Grunderkrankung des Patienten zu tun?**
Ja. Patienten mit autosomal-dominanter polyzystischer Nierendegeneration haben eine erhöhte Inzidenz an Kolondivertikeln und damit ein erhöhtes Risiko, eine Divertikulitis zu entwickeln.

**Führen Sie zusammenfassend nochmals extrarenale Manifestationen der polyzystischen Nierenerkrankung auf.**
- Leberzysten (ca. 75 %)
- kongenitale Leberfibrose (selten)
- Kolondivertikulose (eventuell mit konsekutiver Divertikulitis oder Perforation; 40–80 %)
- Herzklappenabnormitäten (insbesondere Mitralklappenprolaps; 0–30 %)
- intrakranielle Aneurysmen (4–10 %)
- thorakale und abdominale Aortenaneurysmen
- koronararterielle Aneurysmen (selten)
- ovarielle Zysten, testikuläre Zysten (Einzelfälle)
- Zysten der Arachnoidea (5–8 %)
- Milzzysten (Einzelfälle)
- Pankreaszysten (5–10 %)

---

- autosomal-dominante polyzystische Nierendegeneration
  - Pankreas- und Leberzysten
  - Z. n. Zysteneinblutung rechte Niere
  - Z. n. Kolondivertikulitis
  - Ausschluss intrakranieller Aneurysmen
- arterielle Hypertonie
- Tabakabusus

---

## 6.8 Leitsymptom häufiger Harndrang und Miktionsbeschwerden

**KASUISTIK**
Eine 26-jährige Frau stellt sich bei Ihnen in der Praxis wegen häufigen Harndrangs sowie Brennen bei der Miktion vor. Eine ähnliche Symptomatik habe sie bereits einmal vor 3–4 Jahren gehabt. Damals seien die Beschwerden spontan wieder verschwunden und sie sei nicht zum Arzt gegangen.

**Wie lautet Ihre Verdachtsdiagnose?**
Es liegt wahrscheinlich eine akute Zystitis vor.

**Was ist der wichtigste Risikofaktor für das Auftreten einer Zystitis bei jungen Frauen?**
Sexuelle Aktivität. Junge sexuell aktive Frauen haben etwa 0,5 Episoden von akuter Zystitis pro Jahr. Der Geschlechtsverkehr mit heutzutage selten genutzten spermizidenthaltenden Kontrazeptiva birgt dabei ein besonders hohes Risiko für eine Harnwegsinfektion.

**Welches sind die häufigsten Keime, die eine akute Zystitis auslösen?**
Am häufigsten sind *Escherichia-coli*-Stämme anzutreffen. Sie machen 75–80 % aller unkomplizierten Harnwegsinfektionen aus. Gefolgt werden die *E.-coli*-Stämme von *Staphylococcus saprophyticus*, *Proteus mirabilis*, Klebsiellen und Enterokokken.

Bei Frauen mit Dysurie und Leukozyturie, aber negativer Standard-Urinkultur sollte auch an das Vorliegen einer Chlamydieninfektion gedacht werden.

### Warum ist die akute Zystitis bei Männern so viel seltener anzutreffen?
- deutlich niedrigere Kolonisationshäufigkeit im Bereich der Urethra aufgrund der trockeneren periurethralen Umgebung
- deutlich längere Urethra
- antibakterielle Substanzen in der Prostataflüssigkeit

### Wie sichern Sie die Diagnose bei Ihrer Patientin?
Die Diagnosesicherung erfolgt durch Urin-Stix und Urinsediment:
- Eine Leukozyturie wird mit dem Streifentest mit einer Sensitivität von 75–96 % und einer Spezifität von 94–98 % erfasst.
- Im Sediment geben der Nachweis von mehr als 10 Leukozyten pro Gesichtsfeld und eventuell der zusätzliche Nachweis von uniform aussehenden Bakterien Hinweis auf einen Harnwegsinfekt.
- Der Nitrittest hat nur eine Sensitivität von 35–80 % und fällt bei Bakterien, die Nitrat nicht zu Nitrit reduzieren können, wie Enterokokken und Staphylokokken, negativ aus.

### Würden Sie bei dieser Patientin eine Urinkultur mit Resistenztestung anlegen?
Nein, es handelt sich um eine unkomplizierte Zystitis, das Keimspektrum ist relativ vorhersehbar. Meist erhält man die Resistenztestung sowieso erst zurück, wenn die Symptome der Patientin sich deutlich gebessert haben oder bereits abgeklungen sind.

### Unter welchen Bedingungen halten Sie eine Urinkultur mit Resistenztestung für indiziert?
Eine Urinkultur mit Resistenztestung ist bei einer komplizierten Zystitis indiziert, z. B.:
- antibiotikaresistente Zystitis
- urologische Anomalien
- schwangere Frauen
- sehr junge oder sehr alte Frauen
- Diabetiker
- immungeschwächte Personen
- jede Zystitis beim Mann

Eine Kultur mit Resistenztestung ist auch bei Verdacht auf eine Aszension des Harnwegsinfekts indiziert.

### Wie sollte der Urin für die Kultivierung gewonnen werden?
Für die Urinkultur wird Mittelstrahlurin gewonnen und in einem sterilen Gefäß eingesandt. Wichtig: Den Patienten genau erklären, was Mittelstrahlurin bedeutet, die korrekte Durchführung ist essentiell; wichtige Fehlerquelle im klinischen Alltag.

### Wie würden Sie die Patientin behandeln?
Therapie der Wahl für die unkomplizierte Zystitis ist die Einmalgabe von Fosfomycin 3 g oder alternativ Nitrofurantoin 4 × 50 mg für 7 Tage. Mittel der zweiten Wahl ist Ciprofloxacin (z. B. Ciprobay®) 2 × 250 mg für 3 Tage. Bei Kenntnis der lokalen Resistenzsituation kann bei einer *E.-coli*-Resistenz von weniger als 20 % auch Trimethoprim Sulfamethoxazol (z. B. Bactrim®) eingesetzt werden. Die Therapiedauer sollte 3 Tage betragen.

Eine Initialtherapie mit Ampicillin oder Sulfonamiden sollte nicht mehr durchgeführt werden, da hier eine relativ hohe Resistenzrate vorliegt.

### 6.8 Leitsymptom häufiger Harndrang und Miktionsbeschwerden

> Sie haben Ihre Patientin für drei Tage mit Bactrim® behandelt. Die Patientin hat sich daraufhin nicht mehr bei Ihnen gemeldet.
> Drei Monate später stellt sie sich erneut in Ihrer Praxis vor und gibt an, ähnliche Symptome zu haben. Zusätzlich klagt sie allerdings über rechtsseitige Flankenschmerzen und beginnende Übelkeit. Außerdem habe sie am Abend des Vortags Fieber gehabt.
> Bei der **körperlichen Untersuchung** können Sie ein klopfschmerzhaftes rechtes Nierenlager feststellen. Im Urinsediment sehen Sie massenhaft Leukozyten, einige Erythrozyten und auch Bakterien.

### Wie lautet Ihre Verdachtsdiagnose?
Es liegt eine akute Pyelonephritis rechts vor.

### Würden Sie in diesem Fall eine Urinkultur und Resistenztestung veranlassen?
Ja. Bei akuter Pyelonephritis sollten routinemäßig Kultur und Resistenztestung erfolgen, da bei Einsatz eines nicht wirksamen Antibiotikums schwere Folgeschäden auftreten können. Natürlich sollten diese Untersuchungen vor Beginn einer antibiotischen Therapie durchgeführt werden.

### Wie würden Sie die Patientin empirisch anbehandeln?
Fluorchinolone erreichen hohe Spiegel im Nierengewebe und sind daher Therapie der Wahl. Hierbei sind insbesondere Ciprofloxacin (z. B. Ciprobay®) und Levofloxacin (z. B. Tavanic®) zu nennen. Die neueren Fluorchinolone sollten nicht verwendet werden, da sie möglicherweise keine ausreichenden Konzentrationen im Urin erreichen. Aminoglykoside sind ebenfalls für eine initiale empirische Therapie geeignet, insbesondere wenn eine intravenöse Therapie indiziert ist.

Wenn eine hohe Wahrscheinlichkeit für eine Enterokokkeninfektion besteht (z. B. grampositive Kokken), sollte zusätzlich Amoxicillin gegeben werden.

Ampicillin und Sulfonamide sollten wegen der hohen Resistenzraten vermieden werden.

### Wann sollte eine Hospitalisierung und intravenöse antibiotische Therapie erfolgen?
Dies ist indiziert, wenn der Patient nicht in der Lage ist, ausreichend Flüssigkeit zu sich zu nehmen, oder aufgrund von Übelkeit und Erbrechen die oral verabreichten Medikamente nicht bei sich behalten kann. Auch bei schweren Erkrankungszeichen mit hohem Fieber, starken Flankenschmerzen oder bei unsicherer Patienten-Compliance sollte eine stationäre Behandlung erfolgen.

### Wie lange sollten Sie eine akute Pyelonephritis antibiotisch behandeln?
Die Gesamttherapiedauer sollte etwa 14 Tage betragen. Sechswöchige Regime sind einem 14-Tage-Regime nicht überlegen. Natürlich muss die Therapiedauer von der Klinik abhängig gemacht werden. In der Regel sind Symptome und Bakteriurie jedoch nach etwa sieben Tagen Behandlungsdauer verschwunden.

Es sollte frühzeitig von intravenöser auf orale Therapie umgestellt werden, falls initial eine intravenöse Behandlung indiziert war.

> Sie entschließen sich, Ihre Patientin ambulant zu behandeln. Sie gewinnen Mittelstrahlurin für eine Urinkultur mit Resistenztestung und verschreiben der Patientin Ciprofloxacin. Die Patientin solle sich bei Befundverschlechterung sofort, ansonsten in einer Woche wieder bei Ihnen vorstellen.
> Am Nachmittag erhalten Sie die **Laborwerte** zurück. Es finden sich bis auf eine Leukozytose von 12.000 Leukozyten/µl und ein C-reaktives Protein von 4,6 mg/dl keine Auffälligkeiten: Natrium 139 mmol/l, Kalium 4,2 mmol/l, Kreatinin 0,8 mg/dl.
> Nach drei Tagen erhalten Sie das Ergebnis der **Urinkultur** und Resistenztestung zurück. Bei dem Keim handelt es sich um *Enterococcus faecalis*, der nur intermediär auf ihr verordnetes Fluorchinolon sensibel ist. Volle Empfindlichkeit besteht für Amoxicillin, Aminoglykoside und Vancomycin.

Sie bestellen die Patientin ein und verschreiben ihr zusätzlich Amoxicillin. Die Patientin berichtet, die Schmerzen in der Nierengegend hätten schon etwas nachgelassen, seien aber noch nicht komplett verschwunden.
Weitere fünf Tage später stellt sich die Patientin erneut in Ihrer Praxis vor und klagt über Juckreiz. Das Brennen beim Wasserlassen und die Nierenschmerzen seien aber komplett verschwunden. Es zeigen sich folgende Hauteffloreszenzen (➤ Abb. 6.27).

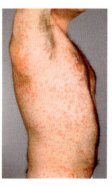
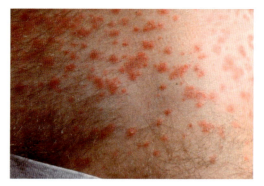

**Abb. 6.27** Hauteffloreszenzen mit Juckreiz [P107]

### Was ist die wahrscheinlichste Ursache für den Juckreiz und die Hauteffloreszenzen?
Es handelt sich am wahrscheinlichsten um eine allergische Reaktion auf eines der verordneten Antibiotika, am ehesten auf Amoxicillin, jedoch kommt auch Ciprofloxacin infrage.

Bei der von Ihnen veranlassten **Blutentnahme** fallen folgende Werte auf: Leukozyten 5.600/μl, Hämoglobin 13,2 mg/dl, Thrombozyten 324.000/μl, C-reaktives Protein 2,4 mg/dl; Kreatinin 3,7 mg/dl, Harnstoff-N 47 mg/dl.
Die **Ultraschalluntersuchung** zeigt normal große Nieren ohne Aufstau oder Konkremente.
Im **Urin-Stix** finden sich Leukozyten ++, Erythrozyten +, Protein ++. Das Urinsediment zeigt neben vielen Leukozyten folgende Struktur (➤ Abb. 6.28). Bakterien finden sich nicht mehr.

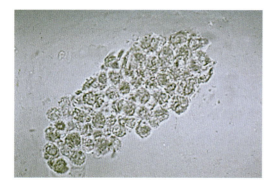

**Abb. 6.28** Urinsediment [P062]

### Worum handelt es sich bei dieser Struktur? Bei welchen Erkrankungen findet sie sich?
Dies sind Leukozytenzylinder. Sie beweisen eine entzündliche Infiltration des renalen Interstitiums, die sich findet bei:
- Pyelonephritiden
- interstitiellen Nephritiden
- Nierentuberkulose
- Transplantatabstoßung
- interstitieller Mitbeteiligung bei Glomerulonephritiden

Sie veranlassen aufgrund des akuten Anstiegs der Nierenretentionswerte eine stationäre Einweisung. In der Klinik finden sich in der Urinzytologie viele eosinophile Granulozyten. In der durchgeführten Nierenbiopsie zeigt sich ein dichtes interstitielles Infiltrat von mononukleären Lymphozyten und auffallend vielen Eosinophilen (➤ Abb. 6.29 und ➤ Abb. 6.30).

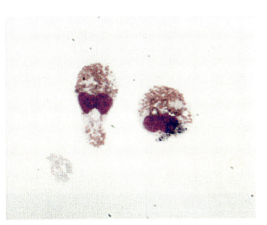
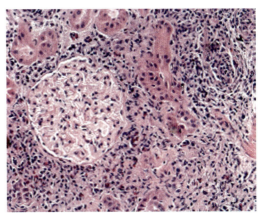

**Abb. 6.29** Eosinophile Granulozyten in der Urinzytologie [P062]

**Abb. 6.30** Nierenbiopsat mit Infiltration von mononukleären Lymphozyten und Eosinophilen [P062]

### Wie lautet Ihre Diagnose bezüglich des Nierenversagens?
Es liegt eine akute interstitielle Nephritis im Rahmen einer allergischen Reaktion auf Amoxicillin oder Ciprofloxacin vor.

### Benennen Sie einige Medikamente, die als Auslöser einer akuten interstitiellen Nephritis infrage kommen.
- Antibiotika: Penicillinderivate, Cephalosporine, Rifampicin, Co-trimoxazol und andere Sulfonamide, Ciprofloxacin und andere Fluorchinolone
- Protonenpumpen-Inhibitoren
- Diuretika: Thiazide, Furosemid, Torasemid, Etacrynsäure
- nichtsteroidale Antiphlogistika (NSAID)
- andere Medikamente: Allopurinol, Cimetidin, Ticlopidin, Mesalazin

### Wie würden Sie die Patientin weiterbehandeln?
Absetzen von Amoxicillin und Ciprofloxacin, da beide potenziell als Auslöser der akuten interstitiellen Nephritis infrage kommen. Da die Pyelonephritis bislang erst für acht Tage behandelt ist, wird die Therapie für eine weitere Woche mit Vancomycin fortgeführt (s. Resistenztestung).

Nach Absetzen von Amoxicillin und Ciprofloxacin blasst das Exanthem innerhalb weniger Tage ab und die Nierenretentionswerte liegen wieder im Normalbereich.

- akutes Nierenversagen bei akut medikamentös bedingter interstitieller Nephritis nach Amoxicillin- oder Ciprofloxacingabe
- akute Pyelonephritis und akute Zystitis

## 6.9 Leitsymptom schlecht einstellbare Hypertonie

**KASUISTIK**

Sie haben einen 73-jährigen Patienten seit mehreren Jahren wegen einer arteriellen Hypertonie in Ihrer ambulanten Behandlung. Anamnestisch ist bei dem Patienten ein Vorderwandinfarkt vor drei Jahren bekannt, der damals mittels PTCA und Stent versorgt worden ist. Er hat seit dem Ereignis keine kardialen Beschwerden mehr gehabt. Der Hypertonus war bisher unter einer Therapie mit Betablocker auf Werte um 140/90 mmHg eingestellt.
Der Patient stellt sich nun erneut vor, weil er immer wieder Kopfschmerzen habe und er bei Belastung schlechter Luft bekomme. Sie messen in Ihrer Praxis den Blutdruck und stellen Werte von 190/115 mmHg fest. In einer 24-Stunden-Blutdruckmessung bestätigt sich die ausgeprägte Hypertonie (Mittel über 24 Stunden: 175/105).
Sie beschließen, den Patienten zusätzlich mit einem ACE-Hemmer zu therapieren.

### Ab welchem Wert gilt ein Blutdruck als erhöht? Geben Sie eine Stadieneinteilung (➤ Tab. 6.8).

**Tab. 6.8** Stadieneinteilung der arteriellen Hypertonie bei der Gelegenheitsblutdruckmessung (WHO/ISH)

| Kategorie | Blutdruck (mmHg) | | |
|---|---|---|---|
| | systolisch | | diastolisch |
| optimal | < 120 | und | < 80 |
| normal | < 130 | und | < 85 |
| noch normal | 130–139 | oder | 85–89 |
| **Hypertonie** | | | |
| Stufe 1 (mild) | 140–159 | oder | 90–99 |
| Stufe 2 (mäßig) | 160–179 | oder | 100–109 |
| Stufe 3 (schwer) | > 180 | oder | > 110 |

### Benennen Sie auch Normgrenzen für die 24-Stunden-Blutdruckmessung.

Die Normwerte für die Langzeitblutdruckmessung (Deutsche Hochdruckliga) werden folgendermaßen angegeben:
- durchschnittlicher Blutdruck über 24 Stunden: < 130/80 mmHg
- durchschnittlicher Tagesmittelwert: < 135/85 mmHg
- Häufigkeit von Werten über 140/90 mmHg: < 20–25 %
- nächtlicher Blutdruckabfall: 10–15 %

### Welche Kriterien beurteilen Sie in der 24-Stunden-Blutdruckmessung?

Beurteilt werden bei der 24-Stunden-Blutdruckmessung:
- **Aufzeichnungsqualität:** Es sollten mindestens 50 verwertbare Messungen vorliegen.
- **Blutdruckwerte:** Diese sollten in Abhängigkeit von körperlicher Aktivität, Medikamenteneinnahme und vom Tag-Nacht-Rhythmus (Schichtarbeiter) des Patienten bewertet werden. Unter Medikation sollte auch nach hypotensiven Phasen gesucht werden.
- **nächtlicher Blutdruckabfall:** Ein Fehlen des nächtlichen Blutdruckabfalls findet sich gehäuft bei sekundären Hypertonieformen. Außerdem korreliert ein Fehlen des nächtlichen Blutdruckabfalls mit einem gehäuften Auftreten einer linksventrikulären Hypertrophie und von kardiovaskulären Komplikationen.
- **Herzfrequenz:** Die Aufzeichnung bietet die Möglichkeit, die Herzfrequenz zu beurteilen (z. B. Herzfrequenzstarre bei diabetischer autonomer Neuropathie).

Mit der 24-Stunden-Blutdruckmessung kann hervorragend eine Praxis- oder „Weißkittel"-Hypertonie von echten Hypertonieformen abgegrenzt werden. Eine reine Praxishypertonie ist nicht behandlungsbedürftig.

### Über welche Nebenwirkungen des ACE-Hemmers klären Sie den Patienten auf?
Folgende wichtige Nebenwirkungen können nach Gabe eines ACE-Hemmers auftreten:
- starker Blutdruckabfall mit Schwindel, Kopfschmerz, Sehstörungen, Synkope, Angina-pectoris-Beschwerden
- Hyperkaliämie
- trockener Reizhusten
- Verschlechterung einer Nierenfunktionsstörung
- angioneurotisches Ödem mit Schwellung von Rachen, Zunge oder Kehlkopf, Urtikaria, Pruritus
- Leberfunktionsstörungen

Beim Auftreten von Reizhusten soll der Patient das Präparat sofort wieder absetzen und sich in Ihrer Praxis vorstellen. Das Auftreten eines angioneurotischen Ödems ist ein absoluter Notfall und erfordert die sofortige Klinikeinweisung. Das angioneurotische Ödem kann auch noch Monate nach Beginn einer Therapie mit ACE-Hemmern auftreten. Insgesamt sind ACE-Hemmer jedoch eine sehr nebenwirkungsarme Substanzgruppe.

### Welche Kontrollen schlagen Sie dem Patienten vor?
Sie schlagen folgende Kontrollen vor:
- Kontrolle des Serumkaliumspiegels
- Kontrolle des Serumkreatininspiegels
- Kontrolle der Leberfunktionsparameter
- Blutdruckkontrollen

> Nach einer Woche stellt sich der Patient erneut in Ihrer Praxis vor. Sein Blutdruck ist jetzt mit 150/90 mmHg deutlich besser eingestellt. Als Sie am Abend die abgenommenen Laborwerte erhalten, stellen Sie fest, dass sein Serumkreatinin von vorher 1,4 auf 2,8 mg/dl angestiegen ist.

### Welche Verdachtsdiagnose äußern Sie?
Der Patient berichtete, die Verschlechterung des Blutdrucks sei erst in letzter Zeit aufgetreten. Es liegt also eine plötzliche Verschlechterung einer vorbestehenden Hypertonie bei einem älteren Patienten mit Atherosklerose (bekannte KHK) vor. Der Anstieg des Serumkreatinins nach Gabe eines ACE-Hemmers lässt daher an eine atherosklerotisch bedingte Nierenarterienstenose, möglicherweise sogar beidseits, denken.

### Warum kann die Gabe eines ACE-Hemmers zu einem Anstieg des Serumkreatinins führen?
Die glomeruläre Filtrationsrate hängt ab vom glomerulären Filtrationsdruck. Der glomeruläre Filtrationsdruck wird reguliert durch den Tonus von Vas afferens und Vas efferens des Glomerulus. Eine Weitstellung des Vas afferens und eine Engstellung des Vas efferens führen zu einer Druckerhöhung im Glomerulus, umgekehrt führen eine Engstellung des Vas afferens und eine Weitstellung des Vas efferens zu einer Druckerniedrigung. Angiotensin II kontrahiert das Vas efferens; eine Hemmung des Renin-Angiotensin-Aldosteron(RAA)-Systems durch ACE-Hemmer führt daher zu einer Dilatation des Vas efferens und damit zu einem Abfall des Filtrationsdrucks und der glomerulären Filtrationsrate (GFR). Dieser Effekt ist besonders ausgeprägt in einer poststenotischen Niere, wo ja die GFR gerade durch eine Stimulation des RAA-Systems aufrechterhalten wird.

### Welchen diagnostischen Test zum Nachweis einer Nierenarterienstenose kennen Sie? Nennen Sie Stellenwert sowie Vor- und Nachteile.

Als Goldstandard gilt nach wie vor die arterielle digitale Subtraktionsangiografie. Auch sie hat jedoch aufgrund der Zweidimensionalität der Darstellung den Nachteil, dass je nach Lage der Stenose zum Strahlengang diese falsch eingeschätzt wird. Studien zeigen, dass die untersucherabhängige Variabilität in der Einschätzung des Stenosegrades relativ groß ist. Sie hat außerdem den Nachteil der Invasivität und der Kontrastmittelexposition. Vorteil ist die sofort mögliche Intervention.

CT-Angiografie mit Kontrastmittel und insbesondere die MR-Angiografie mit Gadolinium sind die zuverlässigsten nichtinvasiven Tests. Gerade die MR-Angiografie bietet die Möglichkeit der dreidimensionalen Darstellung, und es sind Flussmessungen in der Nierenarterie möglich.

Die Duplexsonografie der Nierenarterien ist das preisgünstigste Screening-Verfahren, verfügt jedoch nicht ganz über die Sensitivität und Spezifität der anderen Methoden. Mit ihr lassen sich aber gute Aussagen über das Flussprofil in den Nierengefäßen treffen, und es zeigt sich, dass bestimmte duplexsonografische Parameter, wie der Resistance-Index, eine gewisse Vorhersagekraft aufweisen können, was den Erfolg einer Revaskularisation einer Nierenarterie anbelangt.

Der Captopril-Test oder auch das Captopril-Szintigramm sind wegen ihrer geringen Aussagekraft mittlerweile nahezu verlassen.

### Hier sehen Sie zwei Abbildungen (➤ Abb. 6.31 und ➤ Abb. 6.32), die Nierenarterienstenosen zeigen. Benennen Sie die zugrunde liegenden Erkrankungen.

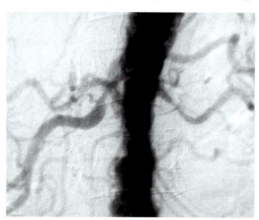
**Abb. 6.31** Nierenarterienstenose im Angiogramm [P062]

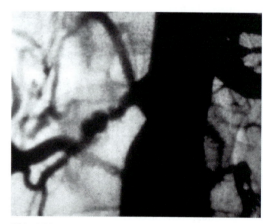
**Abb. 6.32** Nierenarterienstenose im Angiogramm [P062]

In ➤ Abb. 6.31 ist eine beidseitige, atherosklerotische Nierenarterienstenose zu sehen. Die Stenosen liegen meist abgangsnah. Die Aorta ist massiv atherosklerotisch verändert. Dies ist bei weitem die häufigste Ursache für eine Nierenarterienstenose.

In ➤ Abb. 6.32 ist das typische angiografische Bild einer fibromuskulären Dysplasie mit den multiplen einschnürenden Septen zu sehen. Hier liegt die Stenosierung oft im mittleren Drittel der Nierenarterie. Oft sind jüngere Frauen betroffen.

### Nennen Sie weitere Erkrankungen, die zu einer Nierenarterienstenose oder einem Verschluss führen können.

Weitere mögliche Ursachen für das Auftreten von **Nierenarterienstenosen** sind:
- Panarteriitis nodosa
- Takayasu-Aortitis

- mittleres Aortensyndrom
- Aneurysmen der Nierenarterien
- retroperitoneale Fibrose
- Neurofibromatose Recklinghausen
- Kompression der Nierenarterie von außen (Tumor, Zyste etc.)
- Wanderniere mit Abknickung des Nierenpols

Ursachen für einen **Nierenarterienverschluss** können sein:
- Aneurysma dissecans
- Atheroembolie in die Nierenarterie
- traumatischer Verschluss
- jede fortschreitende Nierenarterienstenose

### Nennen Sie andere Formen der sekundären Hypertonie.
Folgende sekundäre Hypertonieformen sollten unterschieden werden:
- renale Hypertonie
  - renovaskulär
  - renoparenchymatös (sie ist die häufigste sekundäre Hypertonieform)
- hormonell bedingte Hypertonieformen
  - Morbus Cushing
  - Akromegalie
  - Hyperaldosteronismus
  - Phäochromozytom
  - Hyperthyreose
  - reninsezernierende Nierentumoren (sehr selten)
  - primärer Hyperparathyreoidismus
- Schlafapnoe-Syndrom
- neurovaskuläres Kompressionssyndrom (dem Hirnstamm anliegende vergrößerte Schlinge der hinteren unteren Zerebellararterie [PICA], die dadurch zu einer Reizung der Blutdruckregulationszentren führt)
- Medikamente, die eine Hypertonie verschlechtern oder auslösen können:
  - Glukokortikoide
  - Ciclosporin A, Tacrolimus
  - Erythropoetin
  - Kontrazeptiva
  - nichtsteroidale Antiphlogistika (NSAID)

### Welche sekundäre Hypertonieform ist die häufigste?
Sekundäre Hypertonieformen machen insgesamt nur etwa 10 % aller Hypertoniefälle aus. Häufigste Form ist die renoparenchymatöse Hypertonie.

### Bei welchen Patienten sollte eine sekundäre Hypertonieform ausgeschlossen werden?
- junge Männer, deren Hypertonus nicht mit zwei Medikamenten einstellbar ist
- prämenopausale Frauen ohne orale Kontrazeption und ohne Adipositas
- schwere oder akzelerierte Hypertonie
- therapierefraktäre Hypertonie
- fehlende nächtliche Blutdruckabsenkung in der 24-Stunden-Messung
- auffälliger Urinbefund oder Serumkreatinin-Erhöhung
- Hypokaliämie ($K^+ < 3{,}3$ mmol/l)

- paroxysmale Blutdruckspitzen (Phäochromozytom, insbesondere beim Vorliegen der Trias Kopfschmerz, Palpitationen, Schwitzen)
- Hinweise auf Schlafapnoe-Syndrom (Schnarchen mit Atemstillstand und/oder Tagesmüdigkeit)
- Schwangerschaftshypertonie

### Welche Patienten sollten unbedingt auf eine Nierenarterienstenose gescreent werden?
- Hypertoniker unter 30 Jahre, die therapiebedürftig sind
- Hypertoniker, die mehr als eine Dreifachtherapie benötigen
- Hypertoniker mit progredienter Niereninsuffizienz
- Patienten mit plötzlichem Hypertoniebeginn
- Hypertoniker mit einem Größenunterschied der Nieren > 1,5 cm
- Patienten mit abdominalem Strömungsgeräusch
- Patienten mit schwerer Hypertonie und KHK oder pAVK
- Patienten mit Kreatininanstieg nach ACE-Hemmer- oder $AT_1$-Hemmer-Gabe

### Welches ist hierfür die Methode der Wahl?
Als Screening-Methode eignet sich die Duplexsonografie der Nierenarterien. Sie ist ein nichtinvasives Verfahren und kostengünstiger als CT-Angiografie oder MR-Angiografie.

### Welche Möglichkeiten der Revaskularisation einer Nierenarterienstenose kennen Sie?
- perkutane transluminale Angioplastie (Verfahren der Wahl bei fibromuskulärer Dysplasie)
- perkutane transluminale Angioplastie mit Stenteinlage (insbesondere bei ostiumnahen atherosklerotischen Nierenarterienstenosen)
- operative Verfahren (transaortale Thrombendarteriektomie, aortorenaler Bypass, extraanatomische Verfahren mit Neuanastomosierung an A. lienalis oder A. gastroduodenalis)

### Die perkutane transluminale Angioplastie hat die operativen Verfahren weitgehend verdrängt. Wann ist trotzdem die Operation die Methode der Wahl?
Sie ist indiziert
- zur Revaskularisierung bei kompletter Okklusion
- bei zusätzlich bestehendem Nierenarterienaneurysma
- bei Nierenarterienstenose aus einem großen Aortenaneurysma
- nach erfolgloser perkutaner transluminaler renaler Angioplastie

#### ZUSATZINFORMATION
Ziel einer Revaskularisierung einer Nierenarterienstenose muss die Verbesserung des Blutdrucks oder einer eingeschränkten Nierenfunktion sein. Eine Revaskularisierung von Nierenarterienstenosen führt bei unselektioniertem Patientengut jedoch weder zu einer Blutdruckverbesserung im Vergleich zu reiner medikamentöser Therapie noch zu einer Verbesserung der Nierenfunktion (etwa ein Drittel verbessert sich, ein Drittel bleibt gleich, ein Drittel verschlechtert sich sogar). Es müssen daher Patienten ausgewählt werden, die mit hoher Wahrscheinlichkeit von der Intervention profitieren. Auf keinen Fall sollten Patienten mit Nierenarterienstenose unreflektiert einer perkutanen transluminalen Angioplastie (PTA) zugeführt werden.

### Nennen Sie einige prädiktive Faktoren für eine erfolgreiche Revaskularisation einer Nierenarterienstenose.
Merkmale, die eine erfolgreiche Revaskularisation wahrscheinlicher machen, sind:
- ein Resistance-Index < 0,8 (duplexsonografisch gemessener Index mit hohem prädiktivem Wert, der einen niedrigen Widerstand der intrarenalen Gefäße anzeigt)
- eine rasche Abnahme der Nierenfunktion

- eine Nierengröße noch über 9 cm
- fehlende periphere arterielle Verschlusskrankheit
- eine Proteinurie < 1 g/d
- eine Kreatinin-Clearance > 40 ml/min
- jüngeres Alter
- kurze Hypertoniedauer

### Welche Untersuchungen führen Sie zum Ausschluss einer renoparenchymatösen Hypertonie durch?
- Bestimmung des Serumkreatinins oder besser der Kreatinin-Clearance (entweder gemessen im 24-Stunden-Sammelurin oder geschätzt nach Cockroft-Gault, MDRD-Formel oder CKD-EPI-Formel)
- Urin-Stix zum Nachweis einer Proteinurie oder Hämaturie; bei pathologischem Ergebnis des Urin-Stix: Anfertigung eines Urinsediments und Quantifizierung der Proteinurie
- Ultraschalluntersuchung der Nieren zur Beurteilung von Nierengröße, Parenchymbreite und -beschaffenheit etc.

### Welcher Laborwert lässt Sie am ehesten an einen Hyperaldosteronismus denken?
Verdächtig ist eine Hypokaliämie. Man muss aber bedenken, dass nicht jeder primäre Hyperaldosteronismus mit einer Hypokaliämie vergesellschaftet sein muss, d. h. auch ohne Hypokaliämie kann ein primärer Hyperaldosteronismus vorliegen. Als nächsten Screening-Schritt bestimmt man den Aldosteron/Renin-Quotienten im Serum, der bei einem primären Hyperaldosteronismus deutlich erhöht wäre.

### Was kann einem Hyperaldosteronismus zugrunde liegen?
Dem primären Hyperaldosteronismus liegt entweder ein Nebennierenrindenadenom (Conn-Syndrom) oder eine bilaterale Nebennierenrindenhyperplasie zugrunde. Sehr selten sind Karzinome der Nebennierenrinde als Ursache beschrieben.
Ein sekundärer Hyperaldosteronismus mit arterieller Hypertonie ist typisch für eine Nierenarterienstenose.

> Akzelerierte arterielle Hypertonie bei atherosklerotisch bedingter Nierenarterienstenose mit akuter Nierenfunktionsverschlechterung nach Gabe eines ACE-Hemmers.

## 6.10 Leitbefund Mikrohämaturie

> **KASUISTIK**
> Wie es der Zufall will, werden Ihnen am gleichen Tag drei Patienten zur Abklärung einer Hämaturie in die Praxis überwiesen.
> **Patient 1:** Ein 18-jähriger Mann, bei dem bei einer Musterungsuntersuchung ein positiver Streifentest auf „Blut im Urin" aufgefallen war, kommt zur weiteren Abklärung zu Ihnen. Er klagt über keinerlei Beschwerden, sei immer gesund gewesen. Er habe nie eine Verfärbung des Urins bemerkt.
> Die **körperliche Untersuchung** ergibt: Blutdruck 145/90 mmHg, Herzfrequenz 82/min, Atemfrequenz 14/min, Temperatur 36,5 °C. Das Serumkreatinin beträgt 0,9 mg/dl, die übrigen Laborparameter sind ebenfalls normal.

### Kann ein Streifentest auf „Blut im Urin" falsch positiv ausfallen?
Der Streifentest wird positiv bei > 5–10 Erythrozyten/μl Urin. Eine Oxidation, z. B. in Gegenwart von Desinfektionsmitteln, kann falsch positive, eine Reduktion, z. B. in Gegenwart von Vitamin C, falsch negative Resultate liefern. Positive Ergebnisse ohne das Vorhandensein von Erythrozyten finden sich außerdem bei einer Hämoglobinurie und einer Myoglobinurie.

Sie wiederholen den Streifentest und stellen ebenfalls ein einfach positives Ergebnis für Erythrozyten sowie ein zweifach positives Ergebnis für Protein fest.

### Welche Ursache der Mikrohämaturie vermuten Sie?
Bei gleichzeitigem Auftreten von Hämaturie und Proteinurie ist immer an das Vorliegen einer glomerulären Erkrankung zu denken.

### Welche Untersuchungen führen Sie als nächste durch?
Zunächst sollten die Anfertigung eines Urinsediments sowie die sonografische Untersuchung der Nieren und ableitenden Harnwege erfolgen.

### Was erkennen Sie in diesem Urinsediment (➤ Abb. 6.33)?

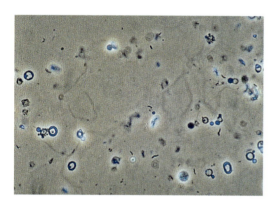

**Abb. 6.33** Urinsediment [P062]

Hier finden sich zahlreiche Akanthozyten. Akanthozyten sind Erythrozyten, die während ihrer Passage durch das Nephron geschädigt wurden und Ausstülpungen ihrer Plasmamembran aufweisen (Micky-Maus-Ohren).

### Worauf weist dieser Befund hin?
Sowohl Erythrozytenzylinder als auch Akanthozyten sind ein sehr starker Hinweis auf eine glomeruläre Erkrankung. Stechapfelförmige Erythrozyten können auch bei postrenaler Hämaturie durch osmotische Schwankungen entstehen und sind kein Zeichen für glomeruläre Erkrankungen.

Die sonografische Untersuchung ist vollkommen unauffällig.
Ihr Verdacht auf eine glomeruläre Erkrankung erhärtet sich somit. Eine Messung der Proteinurie zeigt, dass Ihr Patient 865 mg Protein/24 h ausscheidet. Es handelt sich hierbei vorwiegend um Albumin.

### Wie viel Proteinurie ist normal?
Bis zu 150 mg Protein/24 h gelten als normal.

### Welches ist die häufigste Glomerulonephritisform?
Dies ist die IgA-Nephropathie.

### Mit welchen klinischen Bildern kann sich eine IgA-Nephropathie manifestieren?
- asymptomatische Mikrohämaturie und Proteinurie (häufigste Manifestationsform, wie bei diesem Patienten)
- einzelne oder rezidivierende Episoden einer Makrohämaturie, häufig ein bis drei Tage nach Infektion des Schleimhautsystems (Infekt der oberen Luftwege, Gastroenteritis, Harnwegsinfekt), eventuell mit Hypertonie und Kreatininanstieg im Sinn eines akuten nephritischen Syndroms
- nephrotisches Syndrom (selten)
- Präsentation bereits im Stadium der chronischen Niereninsuffizienz

### Eine IgA-Nephropathie findet sich klassischerweise auch bei der Purpura Schoenlein-Henoch. Welche weiteren Symptome gehören zu dieser Erkrankung?
Die Purpura Schoenlein-Henoch wird auch als vaskulitische Verlaufsform der IgA-Nephropathie gesehen. Klassischerweise wird sie durch folgende Symptome beschrieben:
- Exanthem, typischerweise in Form einer Purpura mit Betonung der unteren Extremitäten
- Arthralgien, insbesondere der Knie- und Sprunggelenke
- Abdominalschmerzen und gastrointestinale Blutungen
- IgA-Nephropathie mit meist milder Verlaufsform

> Um Klärung über das Krankheitsbild Ihres Patienten zu erlangen, nehmen Sie Kontakt mit der nephrologischen Abteilung Ihres Krankenhauses auf und veranlassen eine Nierenpunktion. Als besonderen Service des Krankenhauses und der Pathologie erhalten Sie sogar zwei histologische Bilder der Niere Ihres Patienten (➤ Abb. 6.34 und ➤ Abb. 6.35).
> Man erkennt eine Vermehrung der Zellzahl im Glomerulus, und zwar im Mesangium. Es handelt sich somit um eine milde mesangioproliferative Glomerulonephritis. Die Immunfluoreszenz zeigt eine deutliche Färbung für IgA ebenfalls im Mesangium. Die Diagnose lautet also: IgA-Nephropathie.
> Da die Proteinurie kleiner als 1 g/d ist und die Histologie nur milde Veränderungen zeigt und die Prognose der IgA-Nephropathie damit als relativ gut anzusehen ist, wird keine immunsuppressive Therapie begonnen.

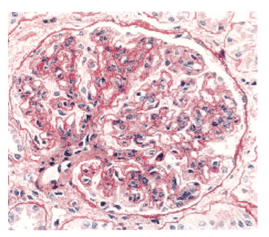

Abb. 6.34 Histologischer Befund der Niere [P062]

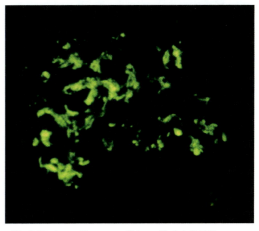

Abb. 6.35 Immunfluoreszenzfärbung für IgA [P062]

### Würden Sie den milden Hypertonus des Patienten behandeln? Wenn ja, wie?
Bei Patienten mit Nierenerkrankungen und zusätzlicher Proteinurie sollte unbedingt ein Blutdruck im niedrig normalen Bereich angestrebt werden (< 125/80 mmHg). Als effektivste Substanzgruppe zur Senkung der Proteinurie und zur Verhinderung der Progression einer Nierenerkrankung hat sich die Gruppe der ACE-Hemmer herausgestellt. Es empfiehlt sich daher ein Medikament dieser Gruppe.

- IgA-Nephropathie mit Mikrohämaturie und Proteinurie
- milde arterielle Hypertonie

**KASUISTIK**
**Patientin 2:** Es handelt sich um eine 68-jährige Frau, bei der bei einer Routinekontrolle des Urins eine Mikrohämaturie aufgefallen ist.
Aus der Krankengeschichte ist zu erfahren, dass sie vor 15 Jahren eine Cholezystektomie erhalten hat. Sie hat einen seit vier Jahren bekannten Bluthochdruck und ist hier mit einem Betablocker und einem Diuretikum gut eingestellt. Außerdem habe sie einen unregelmäßigen Herzschlag und ihr sei dafür Marcumar® verordnet worden.
Bei der **körperlichen Untersuchung** finden sich abgesehen von dem arrhythmischen Puls keine Auffälligkeiten.

### Welche Untersuchungen führen Sie als nächste durch?
- Kontrolle des Urin-Streifentests
- Urinsediment
- sonografische Untersuchung der Nieren und Harnwege

Im Urin-Streifentest bestätigt sich die Hämaturie. Es liegt keine Proteinurie vor.

### Was erkennen Sie in diesem Urinsediment (➤ Abb. 6.36)?

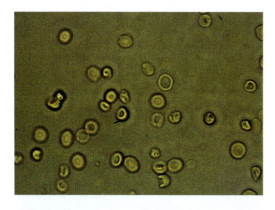

**Abb. 6.36** Urinsediment [M181]

Es handelt sich um eine Mikrohämaturie; Akanthozyten oder Erythrozytenzylinder sind nicht erkennbar. Da auch keine Proteinurie vorliegt, muss es sich um eine nichtglomeruläre renale oder postrenale Mikrohämaturie handeln.

## Was zeigt Ihnen die Ultraschalluntersuchung der linken Niere (➤ Abb. 6.37)?

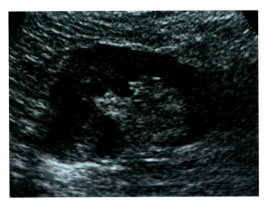

Abb. 6.37 Ultraschall der linken Niere [P062]

Sie zeigt ein typisches Nierenzellkarzinom: großer, überwiegend echoarmer Tumor im Bereich der kranialen Nierenhälfte links, dessen „Epizentrum" im Bereich des Parenchyms liegt.

- dringender Verdacht auf ein Nierenzellkarzinom
- unter Markumarisierung Auftreten einer tumorbedingten Hämaturie

### KASUISTIK

**Patient 3:** Der letzte Patient, der an diesem Tag zur Abklärung einer Mikrohämaturie kommt, ist 72 Jahre alt. Er erzählt Ihnen außerdem, dass er seit etwa einer Woche muskuläre Beschwerden („wie Muskelkater") habe.
Er hat eine koronare Herzerkrankung mit Zustand nach Myokardinfarkt vor vier Monaten. An kardiovaskulären Risikofaktoren bestehen eine Hypertonie, ein Diabetes mellitus, eine Hypercholesterinämie sowie ein Nikotinabusus.
Die Ergebnisse der **körperlichen Untersuchung**: Blutdruck 155/95 mmHg, Herzfrequenz 56/min, Atemfrequenz 14/min, afebril. Seine Medikation besteht aus: ACE-Hemmer, Betablocker, HMG-CoA-Reduktase-Hemmer, Gliquidon und Hydrochlorothiazid.
Sie bestätigen das Urinstreifentestergebnis (Blut ++) und fertigen ein Urinsediment an.

## Was fällt Ihnen bei diesem Urinsediment auf (➤ Abb. 6.38)?

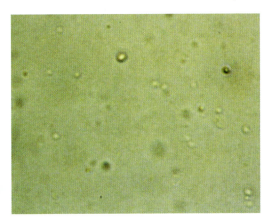

Abb. 6.38 Urinsediment [M181]

Nichts. Es ist ein völlig blandes Sediment ohne zelluläre oder kristalline Bestandteile. Es besteht keine Erythrozyturie oder Leukozyturie.

### Warum könnte der Streifentest trotzdem positiv für den Nachweis von Blut gewesen sein?

> Falls Sie nicht gleich draufkommen, hier eine kleine Hilfestellung. Sie haben bei dem Patienten aufgrund seiner Muskelschmerzen auch eine Kreatinkinase-Bestimmung veranlasst. Es zeigt sich ein Wert von 2.567 U/ml.

Der Streifentest reagiert nicht nur auf Erythrozyten, sondern auch auf freies Hämoglobin und Myoglobin. Bei diesem Patienten liegt also möglicherweise ein Untergang von Muskelgewebe mit der Freisetzung und renalen Exkretion von Myoglobin vor.

### Was könnte bei diesem Patienten eine Rhabdomyolyse verursacht haben?
Typische Nebenwirkung der HMG-CoA-Reduktase-Hemmer ist die Rhabdomyolyse.

> In der Tat ist bei dem Patienten vor zwei Wochen die Dosis dieses Medikaments verdoppelt worden.

> Rhabdomyolyse, ausgelöst durch HMG-CoA-Reduktase-Hemmer.

### Fassen Sie nochmals zusammen, welche Ursachen einer Hämaturie Sie kennen.
Glomeruläre Hämaturie:
- IgA-Nephropathie, postinfektiöse Glomerulonephritis, andere primäre Glomerulonephritiden
- Glomerulonephritis bei Vaskulitiden, SLE oder Kryoglobulinämie
- hereditäre glomeruläre Erkrankungen (Alport-Syndrom, Syndrom der dünnen Basalmembranen etc.)

Nichtglomeruläre renal-parenchymatöse Hämaturie:
- Malignome und Zysten der Niere
- vaskuläre Ursache (Niereninfarkt, Nierenvenenthrombose, arteriovenöse Fistel)
- metabolische Ursache (Hyperkalzämie, Hyperurikosurie)
- familiäre Ursachen (Zystennieren, Markschwammnieren)
- Papillennekrosen (Analgetikaabusus, Tuberkulose, Diabetes mellitus)
- Medikamente (medikamenteninduzierte akute interstitielle Nephritis, Antikoagulanzien)
- Trauma

Postrenale Hämaturie:
- Harnwegsinfektion
- Nephrolithiasis
- Tumoren (Ureter, Blase, Prostata)
- Endometriose
- Trauma
- übermäßige sportliche Betätigung (Radfahren)

## 6.11 Leitbefund gestörter Säure-Basen-Haushalt

**KASUISTIK**

Sie sollen in der Krankenpflegeschule etwas über Störungen des Säure-Basen-Haushalts erzählen. Zum Glück haben Sie sich von Ihrer Zeit auf der Intensivstation einige Blutgasanalysen und die dazugehörigen Krankengeschichten aufgehoben. Zu Ihrem Unglück merken Sie, dass Sie selbst nochmals über die Zusammenhänge des Säure-Basen-Haushalts nachdenken müssen.

### Das Zusammenspiel welcher drei Organe reguliert den Säure-Basen-Haushalt?
Leber, Lunge und Niere regulieren den Säure-Basen-Haushalt:
- Die Leber metabolisiert Proteine in unserer Standardkost, wobei eine Nettoproduktion von Protonen entsteht. Die hepatische Metabolisierung von organischen Säuren, wie Laktat, verbraucht Säureäquivalente und entspricht so einer Bikarbonatproduktion.
- In den Extrazellularraum abgegebene Säureäquivalente titrieren Bikarbonat zu $CO_2$ und $H_2O$. Dieses $CO_2$ sowie $CO_2$ aus dem zellularen Metabolismus werden über die Lungen ausgeschieden.
- Die Niere reabsorbiert filtriertes Bikarbonat und sezerniert akkumulierte Säureäquivalente.

### Im Stoffwechsel entstehen flüchtige und fixe Säuren. Nennen Sie die entstehenden Säuren und beziffern Sie in etwa die Größenordnung der Säurelast durch flüchtige bzw. durch fixe Säuren.
Die flüchtige Säure ist Kohlensäure. Sie wird über die Atemluft abgegeben. Im Körper entstehen täglich etwa 13.000–20.000 mmol als Folge des oxidativen Stoffwechsels.

Zu den fixen Säuren zählen z. B. Schwefelsäure, Phosphorsäure und auch Säuren, die bei Vergiftungen akkumulieren, wie z. B. Ameisensäure. Fixe Säuren werden renal eliminiert. In Abhängigkeit von der Zufuhr tierischer Proteine entstehen pro Tag etwa 40–100 mmol fixe Säuren. Die wichtigste ist Schwefelsäure, die beim Abbau schwefelhaltiger Aminosäuren (Zystin, Cystein, Methionin) entsteht. Phosphorsäure bildet sich beim Abbau von Phospholipiden.

### Der pH-Wert ist ja bekanntlich der negative dekadische Logarithmus der Protonenkonzentration im Blut. Wie ist die Protonenkonzentration bei einem pH-Wert von 7,4 bzw. bei einem pH-Wert von 7,0?
Bei einem pH von 7,0 ist die Protonenkonzentration $10^{-7}$ mol/l = 100 nmol/l. Bei einem pH von 7,4 ist sie $10^{-7,4}$ = 40 nmol/l.

Für Werte zwischen 7,2 und 7,5 besteht fast eine lineare Beziehung zwischen pH und Protonenkonzentration, wobei jede Änderung des pH-Werts um 0,01 einer Änderung der Protonenkonzentration um 1 nmol/l in gegenläufiger Richtung entspricht. Die Protonenkonzentration kann in etwa errechnet werden, indem man die Zahl hinter dem Komma von 80 abzieht, z. B. pH = 7,48, dann Protonenkonzentration 80 − 48 = 32 nmol/l.

### Nennen und beschreiben Sie die vier primären Störungen des Säure-Basen-Haushalts.
- Die metabolische Azidose entsteht durch Nettozunahme der Protonenkonzentration entweder durch eine Nettozunahme an nichtflüchtigen Säuren oder durch einen Nettoverlust an Bikarbonat.
- Die respiratorische Azidose entsteht durch Nettozunahme der Protonenkonzentration durch Einschränkung der Ventilation mit Retention von $CO_2$.
- Die metabolische Alkalose entsteht durch Nettoabnahme der Protonenkonzentration durch entweder Retention von Bikarbonat oder Säureverlust.
- Die respiratorische Alkalose entsteht durch Nettoabnahme der Protonenkonzentration durch gesteigerte Ventilation und Abatmung von $CO_2$.

### Was versteht man unter sekundären Störungen des Säure-Basen-Haushalts?
Man versteht darunter physiologische, kompensatorische Antworten auf primäre Störungen des Säure-Basen-Haushalts. Diese Kompensationsmechanismen verhindern zu starke Abweichungen des pH von der Norm. Dabei werden respiratorische Störungen metabolisch kompensiert und metabolische Störungen respiratorisch.

### Welche Kompensation erfolgt schneller, die respiratorische oder die metabolische? Wie lange dauern die jeweiligen Kompensationsmechanismen?
Die respiratorische Kompensation erfolgt deutlich schneller als eine metabolische Kompensation. Nach respiratorischer Kompensation stellt sich ein Steady State nach etwa zwölf Stunden ein. Die metabolische Kompensation einer respiratorischen Alkalose dauert etwa zwei bis vier Tage, die Kompensation einer respiratorischen Azidose zwei bis fünf Tage bis zum Erreichen eines neuen Steady States.

### Beschreiben Sie das Ausmaß physiologischer Kompensation primärer metabolischer Störungen des Säure-Basen-Haushalts.
- metabolische Azidose: Für einen Abfall von $[HCO_3^-]$ um 1 mmol/l kommt es zu einem kompensatorischen Abfall des $pCO_2$ um 1,0–1,5 mmHg.
- metabolische Alkalose: Für einen Anstieg von $[HCO_3^-]$ um 1 mmol/l kommt es zu einem kompensatorischen Anstieg des $pCO_2$ um 0,5–1,0 mmHg.

Fallen die entsprechenden Kompensationsmechanismen geringer aus als erwartet, so liegt eine Störung der Kompensation vor.

Liegt der Kompensationsgrad jedoch über den zu erwartenden Werten, besteht eine zusätzliche respiratorische Störung des Säure-Basen-Haushalts. Liegt also bei einer metabolischen Azidose der Abfall des $pCO_2$ über 1,5 mmHg pro Abfall des $[HCO_3^-]$ um 1 mmol/l, so besteht neben der metabolischen Azidose eine respiratorische Alkalose.

### Beschreiben Sie das Ausmaß physiologischer Kompensation primärer respiratorischer Störungen des Säure-Basen-Haushalts.
Da die metabolische Kompensation von respiratorischen Störungen langsam vonstattengeht, sollte man eine Kompensation im akuten und chronischen Stadium unterscheiden:
- respiratorische Azidose: Pro Anstieg des $pCO_2$ um 10 mmHg ist akut ein Anstieg von $[HCO_3^-]$ um 1,0–2,0 mmol/l, chronisch um 3,0–5,0 mmol/l zu erwarten.
- respiratorische Alkalose: Pro Abfall des $pCO_2$ um 10 mmHg ist akut ein Abfall von $[HCO_3^-]$ um 1,0–3,0 mmol/l, chronisch um 3,0–5,0 mmol/l zu erwarten.

Bei einer Kompensation, die diese zu erwartenden Werte übersteigt, muss davon ausgegangen werden, dass eine zusätzliche metabolische Störung des Säure-Basen-Haushalts vorliegt.

### Wie berechnen Sie die Anionenlücke?
Anionenlücke = $[Na^+] - ([HCO_3^-] + [Cl^-])$
Der Normwert liegt bei 12 ± 4 mmol/l.

### Was ist denn eine Anionenlücke?
In Wirklichkeit hat der Mensch weder unter normalen noch unter pathologischen Bedingungen eine Anionenlücke, da negative und positive Ladungen stets ausgeglichen sind. Die Anionenlücke ist ein rein rechnerischer Wert, der aus den regelmäßig gemessenen Anionen und Kationen im Serum ermittelt wird. Es gibt andere Anionen, wie das Phosphat, Urat und Albumin, und andere Kationen, wie Kalium, Magnesium und

Kalzium, die in diese Berechnung nicht eingehen. Das Albumin macht unter physiologischen Bedingungen den Hauptanteil der nicht gemessenen Anionen im Serum aus und ist somit hauptverantwortlich für die gemessene Anionenlücke beim Gesunden.

Die Akkumulation von anderen nicht gemessenen Anionen (z. B. Laktat, Ketonkörper etc.) führt, da ja immer Elektroneutralität gewahrt bleibt, zu einem Anstieg der gemessenen Anionenlücke. Deshalb gehören zu einer Untersuchung des Säure-Basen-Haushalts eines Patienten neben der Messung von $pCO_2$, $HCO_3^-$ und dem pH auch immer die Bestimmung der Anionenlücke und daher die Messung der Chloridkonzentration.

## KASUISTIK

**Fall 1:** Ein 63-jähriger Patient wird mit dem Verdacht auf einen akuten Myokardinfarkt bei starken linksseitigen thorakalen Schmerzen auf die Intensivstation verlegt. Sie entscheiden sich bei dem Patienten unter anderem dafür, eine Blutgasanalyse durchzuführen, um den Säure-Basen-Haushalt zu überprüfen.
Sie finden folgende Werte: pH 7,55, $HCO_3^-$ 21 mmol/l, $pO_2$ 80 mmHg, $pCO_2$ 25 mmHg; Natrium 140 mmol/l, Kalium 4,3 mmol/l, Chlorid 108 mmol/l.

### Wie hoch ist in etwa die Protonenkonzentration im Blut dieses Patienten?
Bei einem pH-Wert von 7,55 kann man die Protonenkonzentration wie oben angesprochen schätzen: 80–55 = 25 nmol/l. Die tatsächliche Protonenkonzentration bei einem pH von 7,55 beträgt $10^{-7,55}$ mol/l = 28,2 nmol/l.

### Welche Störung des Säure-Basen-Haushalts liegt bei diesem Patienten vor?
Es liegt eine rein respiratorische Alkalose vor.

### Nach welchem Auswertungsschema gehen Sie dabei vor?
1. Der **pH-Wert** liegt über 7,4. Es liegt also eine Alkalose vor.
2. Wenn der Patient alkalämisch und der **$pCO_2$** erniedrigt ist, liegt eine primäre respiratorische Alkalose vor. Ist er alkalämisch und der $pCO_2$ ist erhöht, besteht eine primäre metabolische Alkalose. Hier liegt also eine primäre respiratorische Alkalose vor.
3. Es ist zu fragen, ob eine adäquate Kompensation für die respiratorische Alkalose vorliegt. Adäquat wäre akut ein Abfall von $[HCO_3^-]$ um 1,0–3,0 mmol/l pro Abfall des $pCO_2$ um 10 mmHg, chronisch um 3,0 bis 5,0 mmol/l. Hier beträgt der Abfall 3,0 mmol/l bei einem Abfall des $pCO_2$ um 15 mmHg, d. h. also 2,0 mmol/l pro Abfall des $pCO_2$ um 10 mmHg. Dies würde demnach zu einer physiologischen akuten metabolischen Kompensation einer respiratorischen Alkalose passen.
4. Die **Anionenlücke** beträgt in diesem Fall 11 und ist damit normal.

## KASUISTIK

**Fall 2:** Ein 63-jähriger Patient wird mit Verdacht auf einen akuten Myokardinfarkt bei starken linksseitigen thorakalen Schmerzen auf die Intensivstation verlegt. Auch bei diesem Patienten entscheiden Sie sich dafür, unter anderem eine Blutgasanalyse durchzuführen, um den Säure-Basen-Haushalt zu überprüfen.
Sie finden folgende Werte: pH 7,45, $HCO_3^-$ 13,7 mmol/l, $pO_2$ 80 mmHg, $pCO_2$ 20 mmHg; Natrium 140 mmol/l, Kalium 4,3 mmol/l, Chlorid 99 mmol/l.

### Welche Störung des Säure-Basen-Haushalts liegt vor?
Es liegt eine respiratorische Alkalose und eine metabolische Azidose vor.

### Gehen Sie erneut systematisch vor.
1. Der pH-Wert liegt über 7,4, es liegt also eine Alkalose vor.
2. Der Patient ist alkalämisch und der $pCO_2$ erniedrigt, es liegt daher eine primäre respiratorische Alkalose vor.

3. Es ist wieder zu fragen, ob eine adäquate metabolische Kompensation vorliegt. Diese sollte bei eher akut aufgetretenem Krankheitsbild einen Abfall von [$HCO_3^-$] um 1,0–3,0 mmol/l pro Abfall der $pCO_2$ um 10 mmHg betragen. In diesem Fall wären dies also 2–6 mmol/l. Der tatsächliche Abfall liegt aber bei 24–13,7 = 10,3 mmol/l. Man kann daher daraus schließen, dass eine zusätzliche metabolische Azidose vorliegt.
4. Um diese metabolische Azidose näher zu charakterisieren, wird die **Anionenlücke** berechnet. Sie beträgt 140 – (99 + 13,7) = 27,3.

Es besteht also eine respiratorische Alkalose und eine metabolische Azidose mit hoher Anionenlücke.

> Tatsächlich zeigt sich bei diesem Patienten im Labor ein Kreatininwert von 4,7 mg/dl, sodass die metabolische Azidose am ehesten durch die Niereninsuffizienz bedingt sein dürfte.

### Warum haben Patient 1 und Patient 2 eine respiratorische Alkalose?
Die wahrscheinlichste Ursache ist eine Hyperventilation bei Angst und bei Schmerzen im Rahmen der ausgeprägten Angina-pectoris-Symptomatik.

### Welche anderen Ursachen der respiratorischen Alkalose kennen Sie?
- ZNS-Stimulation der Atmung:
  - physiologische Stimuli (Angst, Fieber, Schwangerschaft)
  - pathologische Stimuli (intrakranielle Blutung, zerebrale Ischämie, Tumoren, Hirnstammläsionen, Salicylate)
- periphere Stimulation der Atmung:
  - Reflexhyperventilation bei gestörter Lungen- oder Brustkorbmechanik (Lungenembolie, Myopathien, interstitielle Lungenerkrankungen)
  - arterielle Hypoxämie, Aufenthalt in großen Höhen
  - Schmerz
  - Herzinsuffizienz
  - Hypothermie
- Hyperventilation unter mechanischer Beatmung
- schwere Lebererkrankung

### Welche Ursachen für eine metabolische Azidose mit hoher Anionenlücke kennen Sie?
- Ketoazidose (Diabetes, Alkohol, Hungern)
- Urämie
- Salicylatvergiftung
- Methanolvergiftung
- Ethylenglykolvergiftung
- Laktatazidose

### Welches sind die häufigsten Ursachen für eine metabolische Alkalose?
Auf Chloridgabe ansprechend sind dies:
- Verlust von Magenflüssigkeit (Erbrechen, Magensonde)
- Diuretikatherapie
- Posthyperkapnie
- kongenitale Chloriddiarrhö

Auf Chloridgabe nicht ansprechend sind dies:
- primärer Aldosteronismus
- primärer Reninismus
- Hyperglukokortikoidismus
- Hypokaliämie
- Liddle-Syndrom
- Bartter-Syndrom

### KASUISTIK

**Fall 3:** Ein Patient wird mit 40 °C Fieber auf die Intensivstation verlegt. Er hat einen Blutdruck von 80/60 mmHg, eine Herzfrequenz von 130/min. Er gibt an, zu Hause bereits seit einigen Tagen wiederholt erbrochen zu haben. Es finden sich folgende Laborwerte: Natrium 140 mmol/l, Kalium 3,1 mmol/l, Chlorid 89 mmol/l, $HCO_3^-$ 24 mmol/l; Kreatinin 1,4 mg/dl, Harnstoff-N 21 mg/dl; pH 7,50, $pCO_2$ 27 mmHg, $pO_2$ 81 mmHg.

#### Welches ist die beste Beschreibung des Säure-Basen-Status dieses Patienten?
Es handelt sich um eine metabolische Alkalose, metabolische Azidose mit hoher Anionenlücke und primäre respiratorische Alkalose.

#### Gehen Sie wieder systematisch vor.
1. Der **pH-Wert** liegt bei 7,5, damit besteht eine primäre Alkalämie.
2. Wenn der Patient alkalämisch und der $pCO_2$ erniedrigt ist, liegt eine primäre respiratorische Alkalose vor. Ist der Patient alkalämisch und $pCO_2$ ist erhöht, liegt eine primäre metabolische Alkalose vor. Unser Patient hat also eine primäre respiratorische Alkalose.
3. Der Patient hat ein normales [$HCO_3^-$] trotz des Vorliegens einer respiratorischen Alkalose. Man hätte erwartet, dass das [$HCO_3^-$] auf etwa 20 mmol/l abgefallen wäre, um für die respiratorische Alkalose zu kompensieren. Daher liegt zusätzlich eine metabolische Alkalose vor, wohl am ehesten bedingt durch das Erbrechen des Patienten.
4. Die **Anionenlücke** beträgt bei diesem Patienten 27. Es liegt also per definitionem eine metabolische Azidose mit hoher Anionenlücke vor.

Das Szenario könnte bei diesem Patienten also folgendermaßen ausgesehen haben. Er entwickelte initial eine hypochlorämische metabolische Alkalose durch das Erbrechen und anschließend einen septischen Schock mit metabolischer Azidose und hoher Anionenlücke (Laktatazidose) und respiratorischer Alkalose bei Fieber.
Der letzte Fall war schon reichlich kompliziert. Er sollte aber nochmals aufzeigen, wie wichtig es ist, bei der Beurteilung des Säure-Basen-Haushalts systematisch vorzugehen, um kombinierte Störungen richtig zu erkennen.

## 6.12 Leitsymptom Übelkeit

### KASUISTIK
Eine 63-jährige Patientin wird zu Ihnen in die Notaufnahme gebracht. Sie wirkt etwas verlangsamt, berichtet über Übelkeit und Erbrechen in den letzten Tagen. Vor einigen Jahren sei einmal ein Bluthochdruck festgestellt worden. Ansonsten sei sie praktisch nie beim Arzt gewesen.
Sie erheben folgende Vitalparameter: Blutdruck 85/70 mmHg, Herzfrequenz 92/min, Atemfrequenz 18/min bei vertiefter Atmung, Temperatur 36,8 °C, Gewicht 52 kg, Größe 162 cm.
Bei der **körperlichen Untersuchung** auskultieren Sie beidseits basal feuchte Rasselgeräusche, die Herztöne sind leise, aber rein. Es finden sich mäßige Unterschenkelödeme beidseits. Die Patientin bietet Ihnen folgenden Aspekt (➤ Abb. 6.39).

## Was erkennen Sie auf dem Bild?

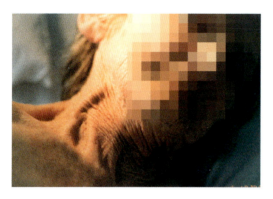

Abb. 6.39 Patientin mit Übelkeit in der Untersuchungssituation [P062]

Es ist eine ausgeprägte Stauung der Halsvenen zu sehen.

## Was kann eine solche Halsvenenstauung auslösen?
- Herzinsuffizienz
- obere Einflussstauung (Vena-cava-superior-Syndrom) bei Tumorleiden (z. B. Lymphom, Bronchialkarzinom etc.), retrosternaler Struma, Vena-cava-superior-Thrombose, Lungenembolie
- Perikarderguss

Über die Röntgenabteilung bekommen Sie bereits das gleich bei Einlieferung angefertigte Röntgenbild.

## Was erkennen Sie (➤ Abb. 6.40)? Welche der obigen Differenzialdiagnosen halten Sie für die wahrscheinlichste?

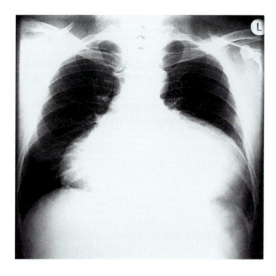

Abb. 6.40 Röntgenaufnahme des Thorax [P062]

Es ist ein massiv beidseits verbreitertes Herz mit sogenannter Bocksbeutelkonfiguration zu sehen. Hier liegt am ehesten ein ausgeprägter Perikarderguss vor.

## Wie sichern Sie Ihre Verdachtsdiagnose?
Mithilfe der Echokardiografie.

Hier (➤ Abb. 6.41) können Sie tatsächlich einen zirkulären, etwa 4–5 cm breiten Perikarderguss verifizieren. Es zeigt sich außerdem, dass der rechte Ventrikel diastolisch z. T. kollabiert. Es besteht also eine hämodynamische Wirksamkeit des Ergusses.

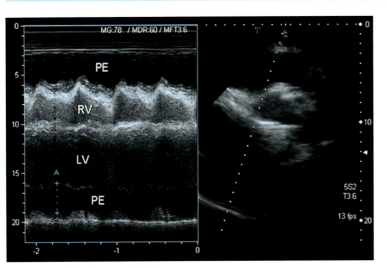

**Abb. 6.41** Echokardiogramm [P062]

## Welche möglichen Ursachen für einen Perikarderguss sind Ihnen bekannt?
- akute idiopathische Perikarditis
- tuberkulöse Perikarditis
- Perikarderguss nach Myokardinfarkt oder nach Herzoperation (Postperikardiotomie- und Postmyokardinfarktsyndrom)
- Thoraxtrauma
- Koronarruptur oder -perforation nach diagnostischem oder interventionellem Herzkatheter
- Ventrikelruptur nach Myokardinfarkt
- Dissektion der Aorta ascendens
- AIDS
- maligne Tumoren, insbesondere Bronchial-, Mammakarzinom, Mesotheliom, Hodgkin- und Non-Hodgkin-Lymphome
- mediastinale Bestrahlung
- Kollagenosen, insbesondere systemischer Lupus erythematodes
- Urämie
- Hypothyreose
- bestimmte Medikamente, wie Hydralazin, Phenytoin, Procainamid, Antikoagulanzien

## Was versteht man unter einem Pulsus paradoxus?
Der Begriff Pulsus paradoxus ist etwas irreführend. Schon unter Normalbedingungen findet sich bei tiefer Inspiration ein Abfall des systemischen Blutdrucks um bis zu 5 mmHg. Bei Perikardtamponade ist dieser Abfall deutlich verstärkt und beträgt bei Inspiration mehr als 10 mmHg, in ausgeprägten Fällen kann der Puls inspiratorisch sogar völlig verschwinden. Ein Pulsus paradoxus kann auch bei chronisch obstruktiver Lungenerkrankung, Asthma bronchiale und Lungenembolie auftreten.

Während Sie über die Genese des Perikardergusses nachgedacht haben, kommen die ersten **Notfall-Laborwerte** zurück: Leukozyten 6.700/µl, Hämoglobin 7,8 g/dl, Thrombozyten 140.000/µl, Kreatinin 15,8 mg/dl, Harnstoff-Stickstoff 170 mg/dl, Natrium 140 mmol/l, Chlorid 102 mmol/l, Kalium 5,8 mmol/l, Kalzium 1,92 mmol/l (normal: 2,15–2,6 mmol/l), Phosphat 7,8 mg/dl (normal: 2,5–4,8 mg/dl), $HCO_3^-$ 13 mmol/l.

### Was ist die wahrscheinlichste Genese des Perikardergusses bei Ihrer Patientin?
Es handelt sich wohl um einen urämischen Perikarderguss bei am ehesten chronischer, terminalisierter Niereninsuffizienz.

Sie entschließen sich in Anbetracht der hämodynamischen Wirksamkeit des Ergusses zu einer Perikardpunktion. Es entleeren sich 600 ml hämorrhagischen Ergusses. Der Blutdruck der Patientin steigt prompt auf Werte um 125/85 mmHg.

### Warum hat die Patientin eine vertiefte Atmung?
Es ist anzunehmen, dass bei der Patientin eine metabolische Azidose vorliegt.

Tatsächlich finden Sie in einer Blutgasuntersuchung einen pH von 7,14.

### Berechnen Sie die glomeruläre Filtrationsrate der Patientin.
Die glomeruläre Filtrationsrate lässt sich unter anderem nach folgenden Formeln abschätzen:

**MDRD-Formel:**
$$\text{GFR (ml/min/1,73 m}^2\text{)} = 186 \times (\text{S-Krea mg/dl})^{-1,154} \times (\text{Alter})^{-0,203} \; (\times\, 0{,}742, \text{ wenn weiblich})$$

**Cockgroft-Gault-Formel:**
$$\text{GFR (ml/min)} = \frac{(140 - \text{Alter}) \times \text{KG (kg)}}{72 \times \text{S-Krea (mg/dl)}} \; (\times\, 0{,}85, \text{ wenn weiblich})$$

Der große Vorteil der MDRD-Formel liegt darin, dass alle benötigten Parameter dem bestimmenden Labor vorliegen und die GFR daher direkt ausgerechnet werden und auf dem Laborausdruck erscheinen kann. Die Berechnung nach Cockgroft-Gault erfordert dahingegen das Gewicht des Patienten.

Für unsere Patientin ergibt sich damit eine errechnete GFR nach MDRD von 2 ml/min/1,73 m² und nach Cockgroft-Gault von 3 ml/min.

Es liegt also eine schwerste, wohl terminale Nierenfunktionseinschränkung vor.

### Berechnen Sie die Anionenlücke bei dieser Patientin.
Anionenlücke = Natrium (mmol/l) − [Chlorid (mmol/l) + $HCO_3^-$ (mmol/l)].

Hier errechnet sich also eine Anionenlücke von 140 − [102 + 13] = 25 mmol/l (normal: 12 ± 4 mmol/l). Die Anionenlücke ist also deutlich erhöht als Zeichen des Anfalls nicht gemessener Anionen bei Urämie.

### Nennen Sie andere Ursachen für eine Azidose mit erhöhter Anionenlücke?
- Ketoazidose
- Salicylatvergiftung
- Methanolvergiftung
- Ethylenglykolvergiftung
- Laktatazidose

### Warum handelt es sich am ehesten um eine schon länger bestehende Niereninsuffizienz?

Die Erhöhung von Serumkreatinin und Harnstoff kann natürlich auch bei einem akuten Nierenversagen in dieser Ausprägung auftreten. Die ausgeprägte Anämie ist jedoch ein Zeichen für eine schon länger bestehende Niereninsuffizienz mit renaler Anämie. Gleiches gilt für die Hypokalzämie und die Hyperphosphatämie, die in dieser Ausprägung meist erst bei länger bestehender Niereninsuffizienz zu finden sind.

### Welche Untersuchungen würden Sie als Nächstes durchführen, um mehr über die Genese der Niereninsuffizienz zu erfahren?

- Urin-Stix und Urin-Sediment
- Sonografie der Nieren (normal große oder vergrößerte Nieren bei akutem Nierenversagen, kleine geschrumpfte Nieren bei z. B. chronischer Glomerulonephritis oder vaskulärer Niereninsuffizienz)
- Familienanamnese (hereditäre Nierenerkrankungen)

Im Urin-Stix finden sich Erythrozyten einfach positiv und Protein zweifach positiv. Die Sonografie der Nieren zeigt Ihnen folgendes Bild (> Abb. 6.42).

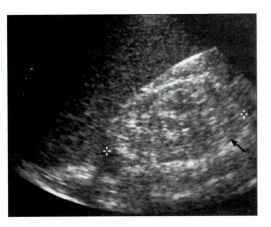

**Abb. 6.42** Sonogramm der Nieren [P062]

### Was fällt Ihnen an dieser Niere auf?

- deutlich geschrumpfte rechte Niere mit Organlängsdurchmesser von 63 mm
- auf etwa 3–4 mm verschmälerter Parenchymsaum
- verwaschene Parenchym-Pyelon-Grenze
- kein Aufstau, kein Konkrement

Die Veränderungen deuten demnach auf ein lange bestehendes Nierenleiden (z. B. chronische Glomerulonephritis, interstitielle Nephritis oder vaskuläre Nierenerkrankung) hin, das sich nun terminalisiert hat. Sie entschließen sich, trotzdem noch nach möglichen reversiblen Faktoren, die zu einer akuten Verschlechterung einer vorbestehenden Niereninsuffizienz geführt haben könnten, zu suchen.

### Nach welchen reversiblen Faktoren suchen Sie?

Potenziell reversible Ursachen einer Verminderung der glomerulären Filtrationsrate bei chronischer Niereninsuffizienz sind:
- prärenal (renale Minderperfusion):
  - Herzinsuffizienz (Perikarderguss)
  - Volumenmangel (z. B. diuretikainduziert)
  - renovaskuläre Erkrankung (beidseitige Nierenarterienstenosen, Aortenaneurysma)

- postrenal:
  - Steine
  - Papillennekrosen (z. B. bei Analgetikanephropathie oder diabetischer Nephropathie)
  - Prostatahypertrophie, -karzinom
  - gynäkologische Tumoren
- intrarenal:
  - medikamentöse Ursachen (z. B. akut interstitielle Nephritis durch Antibiotika o. Ä., nichtsteroidale Antirheumatika, Angiotensin-Converting-Enzym-Hemmer, Kontrastmittel)
  - Hyperkalzämie
  - infiltrative Erkrankungen (Lymphom, Sarkoidose etc.)
  - Systemerkrankungen (systemischer Lupus erythematodes, systemische Vaskulitis, systemische Sklerose)

### Nennen Sie die häufigsten zur terminalen Niereninsuffizienz führenden Grunderkrankungen.
- Diabetes mellitus (36 %)
- Glomerulonephritiden (15 %)
- vaskuläre Nephropathie, z. B. bei Hypertonie und Arteriosklerose (15 %)
- interstitielle Nephritiden (11 %)
- Zystennieren (6 %)
- Systemerkrankungen (4 %)

### Nennen Sie die drei wichtigsten akuten Dialyseindikationen bei terminaler Niereninsuffizienz.
- Hyperkaliämie
- Überwässerung mit Lungenödem
- Perikarderguss

> Aufgrund des Perikardergusses und der urämiebedingten Übelkeit mit Erbrechen sowie den Zeichen der beginnenden Überwässerung und der ausgeprägten Azidose haben Sie mit Ihrer Dialyseabteilung Kontakt aufgenommen. Die Patientin wird unmittelbar nach der Perikardpunktion dialysiert. Es wird nur eine kurze Dialyse durchgeführt, um ein Dysäquilibriumsyndrom zu vermeiden, und die Dialyse wird aufgrund des Perikardergusses mit möglichst wenig Heparin gefahren.

### Neben der exkretorischen Funktion der Nieren gehen bei Niereninsuffizienz auch endokrine Funktionen der Niere verloren. Nennen Sie die beiden wichtigsten.
- Bildung von Erythropoetin (Niere ist Hauptbildungsort, zu geringem Teil auch die Leber)
- Hydroxylierung von Vitamin $D_3$. Die Leber hydroxyliert das Vitamin $D_3$ an der 25-OH-Position, die Niere an der 1-OH-Position. Die Niere ist somit essenziell für die Bereitstellung des aktiven $1,25(OH)_2$-Vitamins $D_3$.

### Welche Ursachen für die schwere Anämie der Patientin kommen infrage?
Prinzipiell kann natürlich jede Art der Anämie auch bei Niereninsuffizienz auftreten. Wahrscheinlichste Ursachen sind jedoch:
- renale Anämie durch Mangel an Erythropoetin
- verkürzte Erythrozytenüberlebenszeit bei Urämie
- Anämie durch Blutungen aus Erosionen bei urämischer Gastritis und urämischer Thrombopathie mit Entwicklung eines Eisenmangels

Vor dem Beginn einer Erythropoetintherapie sollten andere Ursachen einer Anämie ausgeschlossen werden. Weiterhin muss vor Beginn der Therapie ein Eisenmangel ausgeglichen werden.

### Welche Auswirkungen hat der 1,25(OH)$_2$-Vitamin-D$_3$-Mangel?
Er trägt zusammen mit der Hyperphosphatämie und der Azidose zur Ausbildung eines sekundären Hyperparathyreoidismus und damit einer renalen Osteopathie bei. Durch den Mangel an 1,25(OH)$_2$-Vitamin D$_3$ kommt es zu verminderter Kalziumresorption in Niere und Darm und damit zum Abfall des Serumkalziums. Erniedrigtes Serumkalzium ist ein starker Stimulus der Parathormonsekretion durch die Nebenschilddrüsen. Außerdem unterdrückt 1,25(OH)$_2$-Vitamin D$_3$ normalerweise die Parathormonsekretion.

### Welche prophylaktischen Maßnahmen können Sie zur Prävention einer renalen Osteopathie ergreifen?
- Senkung erhöhter Serumphosphatspiegel (phosphatarme Diät, Phosphatsenker wie Kalziumkarbonat, Lanthancarbonat oder Sevelamer)
- Ausgleich einer metabolischen Azidose
- Substitution von 1,25(OH)$_2$-Vitamin D$_3$; es kann auch ein 1(OH)-Vitamin D$_3$ substituiert werden, da die 25-Hydroxylierung in der Leber ja noch intakt ist

- terminalisierte chronische Niereninsuffizienz bei Schrumpfnieren mit urämiebedingtem hämodynamisch wirksamem Perikarderguss und Erbrechen. Die zugrunde liegende renale Erkrankung lässt sich nicht mehr sicher klären
- renale Anämie und sekundärer Hyperparathyreoidismus

## 6.13 Leitsymptom: Exzessive Blutdruckerhöhung und Anämie

**KASUISTIK**
Eine 70-jährige Patientin stellt sich zunächst in einem externen Krankenhaus wegen exzessiv erhöhter Blutdruckwerte mit Werten um 230/110 mmHg vor. Bei ihr ist vorbestehend eine chronische Niereninsuffizienz im Stadium G4 bekannt mit Kreatininwerten um 3,2 mg/dl. Bei Aufnahme liegt der Kreatininwert bei 4,2 mg/dl. Im externen Krankenhaus wurden weiterhin eine Anämie mit einem Hb-Wert von 8,2 g/dl, einem Haptoglobin <6 mg/dl, einer LDH von 436 U/l sowie eine grenzwertige Thrombozytenzahl von 155.000/μl festgestellt.

### Um welche Form einer Anämie handelt es sich vermutlich?
Hämolytische Anämie.

### Welche Hauptkategorien hämolytischer Anämie sind Ihnen bekannt?
- Korpuskuläre hämolytische Anämien
- Extrakorpuskuläre hämolytische Anämien

### Nennen Sie drei Formen korpuskulärer hämolytischer Anämien.
- Membrandefekte (z. B. Sphärozytose, Elliptozytose)
- Enzymdefekte (z. B. Glukose-6-Phosphat-Dehydrogenase-Mangel, Pyruvatkinasemangel, erythropoetische Porphyrie)
- Hämoglobinopathien (z. B. Sichelzellanämie, Thalassämie)

### Nennen Sie zwei Gruppen extrakorpuskulärer hämolytischer Anämien
- Autoimmune hämolytische Anämien (z. B. Wärme-Ak, Kälteagglutinine)
- Nicht autoimmune extrakorpuskuläre hämolytische Anämien

Da die Patientin bereits 70 Jahre alt ist, erscheint eine korpuskuläre hämolytische Anämie eher unwahrscheinlich. Welchen Test würden Sie als nächstes anfordern?
Der zunächst durchzuführende Test ist der direkte Coombs-Test zur Differenzierung einer autoimmunen versus einer nicht-autoimmunen hämolytischen Anämie.

### KASUISTIK
Der direkte Coombs-Test war negativ. Es handelt sich demnach wahrscheinlich um eine nicht autoimmune hämolytische Anämie

Welche Differenzialdiagnose der nicht autoimmunen, extrakorpuskulären hämolytischen Anämie gibt es?
Folgende Formen müssen unterschieden werden:
- Anämien durch mechanische Schädigung der Erythrozyten
- Marschhämoglobinurie
- Mechanische Hämolyse durch Herzklappen und Gefäßprothesen
- Thrombotische Mikroangiopathien
- Toxische Anämien (z. B. Blei, Phenacetin)

Welche Veränderung würden Sie bei Bestimmung der Retikulozytenzahl erwarten?
Da es sich um eine mechanische Hämolyse handelt bei der keine Bildungsstörung vorliegt, sollten die Retikulozytenzahlen erhöht sein. Im vorliegenden Fall lagen die Retikulozyten bei 90 Promille (Normwert: 6–18 Promille).

Welche der Erkrankungsformen erscheint Ihnen in Anbetracht der Niereninsuffizienz, des Bluthochdrucks sowie der gleichzeitig erniedrigten Thrombozytenzahlen (die Zahl fiel im Verlauf im externen Krankenhaus auf 131.000/µl) am wahrscheinlichsten?
Niereninsuffizienz, Thrombopenie und nicht-autoimmun hämolytische Anämie sind typische Befunde bei einer thrombotischen Mikroangiopathie.

Welche Formen thrombotischer Mikroangiopathien sind Ihnen bekannt (sechs sind genannt, nennen Sie drei)?
- Thrombotisch-thrombozytopenische Purpura (TTP)
- Hämolytisch-urämisches Syndrom (HUS)
- Maligne Hypertonie
- Skleroderma renal crisis
- Antiphospholipid-Antikörper-Syndrom
- Vaskuläre Nierentransplantatabstoßung

Welche weitere Untersuchung ist sinnvoll, um Ihre Verdachtsdiagnose einer thrombotischen Mikroangiopathie weiter zu erhärten? Denken Sie dabei bitte zunächst an eine weitere Blutuntersuchung.
Ein Blutausstrich kann Ihnen helfen die thrombotische Mikroangiopathie zu sichern.

> Abb. 6.43 zeigt den Blutausstrich der Patientin. Was ist zu erkennen?

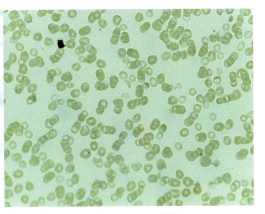

Abb. 6.43 Blutausstrich der Patientin [P062]

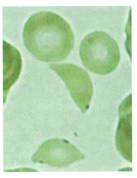

Abb. 6.44 Ausschnitt mit zwei normalen Erythrozyten (oben) und zwei Fragmentozyten (Mitte und unten) [P062]

Sie sehen einige typische sogenannte Fragmentozyten (> Abb. 6.44) als Zeichen der mechanischen Hämolyse in der Kleingefäßstrombahn.

Welche Organmanifestationen können Sie bei einer thrombotischen Mikroangiopathie feststellen (fünf häufige sind genannt, nennen Sie drei)?
- Nierenversagen
- ARDS
- Mesenterialischämie
- Hirninfarkte, Krampfanfälle, Kopfschmerz
- Extremitätenischämien

Außerdem können auftreten:
- Augenbeteiligung, Netzhautablösung
- Myokarditis, Kardiomyopathie
- Pankreatitis, Pankreasinsuffizienz, Hyperglykämie
- cholestatisches Leberversagen

Zusammenfassend lässt sich festhalten, dass Sie die Diagnose einer thrombotischen Mikroangiopathie stellen können, wenn Sie den Nachweis einer nicht-autoimmunen hämolytischen Anämie (LDH-Erhöhung, Haptoglobinerniedrigung, Coombs-Test negativ), einer Thrombopenie plus Fragmentozyten im Blutausstrich sowie den Nachweis einer klinischen Beteiligung, typischerweise des Gastrointestinaltrakts, der Niere oder des ZNS führen können.

### KASUISTIK

Die Patientin hatte bereits im externen Krankenhaus zusätzlich eine Nierenbiopsie erhalten. Der Bericht des Pathologen liest sich folgendermaßen:
- Nierenstanzzylinder mit mäßiger bis schwerer globaler (12/25) und leichter fokal-segmentaler (3/25) Glomerulosklerose sowie Endothelabhebung und doppel-konturierten Basalmembranen der Glomeruli, passend zu einer subakuten glomerulären thrombotischen Mikroangiopathie (TMA), bei klinisch berichteten Blutdruckspitzen, am ehesten hypertensiver Genese.
- Daneben mittelschwere Tubulusatrophie und interstitielle Fibrose (30–40%) sowie mittelschwere Ateriolosklerose.
- **Elektronenmikroskopie:** passend zu hypertensiver Schädigung mit subakuter glomerulärer TMA.

Die Patientin wird daraufhin mit einer antihypertensiven 4-fach-Kombination behandelt. Hierunter normalisieren sich die Blutdruckwerte, die hämolytische Anämie geht zurück, Haptoglobin normalisiert sich und das Serum-Kreatinin ist leicht rückläufig auf Werte um 3,4 mg/dl. Die Patientin wird daraufhin entlassen.

Fünf Wochen später wird die Patienten auf Ihrer Station aufgenommen. Die Blutdruckwerte sind erneut deutlich erhöht und die Nierenretentionswerte rapide angestiegen. S-Kreatinin liegt bei 6,0 mg/dl, S-Harnstoff bei 144 mg/dl. Im Blutbild fallen erneut eine Anämie mit einem Hb-Wert von 7,4 g/dl sowie eine Thrombopenie von 116.000/µl auf. Die LDH ist mit 488 U/l erhöht, das Haptoglobin auf < 8 mg/dl erniedrigt. Bei sich entwickelnder Anurie muss die Patienten nun dialysiert werden.

Da sich die Patientin trotz der antihypertensiven Therapie mit initial guter Einstellung und Remission der Hämolysezeichen nun offensichtlich erneut mit einem akuten Schub ihrer thrombotischen Mikroangiopathie vorstellt, gehen Sie nochmals die Differenzialdiagnose der thrombotischen Mikroangiopathie durch, um mögliche andere Ursachen als die maligne Hypertonie auszuschließen.

### Nennen Sie bitte erneut die Differenzialdiagnosen einer thrombotischen Mikroangiopathie?

- thrombotisch-thrombozytopenische Purpura
- Hämolytisch-urämisches Syndrom
- maligne Hypertonie
- Scleroderma renal crisis
- Antiphospholipid-Antikörper-Syndrom
- vaskuläre Nierentransplantatabstoßung

### KASUISTIK

Da die Patientin nicht transplantiert ist und weder in der Anamnese noch klinisch Hinweise für eine Kollagenose oder speziell eine Sklerodermie vorliegen, können Sie diese Entitäten praktisch ausschließen. Sie bestimmen trotzdem sicherheitshalber zumindest die ANAs, die auch negativ ausfallen. Auch die Antiphospholipid-Antikörper fallen negativ aus.

Machen wir uns nun also Gedanken zu den beiden verbleibenden Erkrankungen, der TTP und dem HUS. Fangen wir mit der TTP an.

### Welche Pathogenese liegt in den meisten Fällen einer thrombotisch thrombozytopenischen Purpura zugrunde?

Der TTP liegt in der Regel ein Mangel der Von-Willebrand-Faktor-Cleavage-Protease, des sogenannten ADAMTS13 (A disintegrin and metalloproteinasewiththrombospondin-like domaiin 13) zugrunde. Es gibt zwei Möglichkeiten wie ein Mangel an ADAMTS13 entstehen kann. Entweder hereditär, in diesem Fall sind meist Kinder betroffen. Im anderen Fall bilden sich Autoantikörper gegen die ADAMTS13, in diesen Fällen kann die Erkrankung in jedem Lebensalter auftreten und ist sozusagen eine Autoimmunerkrankung. vWF dient normalerweise dem Verschluss und der Reparatur von Endothelschäden, wo er sich anlagert, in eine mehr lineare Konformation ändert und damit der Thrombozytenanheftung dient. Damit dies nicht in der Zirkulation passiert, wo eine Thrombozytenaggregation unerwünscht ist, wird hier der vWF durch ADAMTS13 konstant in kleinere Fragmente zerlegt. Entsteht ein Mangel an ADAMTS13, wird vWF in der Zirkulation nicht mehr gespalten und es kommt zur Anheftung und Aggregation von Thrombozyten und damit zu Verschlüssen in der Mikrogefäßstrombahn und der Entwicklung einer thrombotischen Mikroangiopathie, häufig mit einem massiven Thrombozytenverbrauch. Die Thrombozytenzahlen können hier durchaus auf unter 10.000/µl abfallen.

### KASUISTIK

Die Bestimmung der ADAMTS13-Aktivität ergab bei Ihrer Patientin Normalwerte (115 %). Auch konnte kein Antikörper gegen ADAMTS13 nachgewiesen werden.

### Bleibt die Betrachtung des hämolytisch-urämischen Syndroms. Man unterscheidet zwei Hauptformen des HUS. Welche sind dies?

Die zwei Hauptformen des HUS sind das Shiga-like-Toxin produzierende Escherichia coli (STEC)-HUS und das atypische HUS (aHUS).

### Welche pathogenetischen Prinzipien liegen diesen beiden Formen des HUS zugrunde?

Das **STEC-HUS** wird durch das Shiga-like-Toxin ausgelöst. Das Toxin hat dabei eine hohe Affinität für Endothelien und führt so einem Endothelzellschaden in der Kleingefäßstrombahn in dessen Folge es zu Thrombenbildung und somit zur thrombotischen Mikroangiopathie mit all ihren Folgen kommt. Auslösende Bakterien sind meistens Shiga-like-Toxin produzierende *Escherichia-coli*-Stämme (STEC), in der Regel enterohämorrhagische *E. coli* (EHEC) oder enteroaggregative *E. coli* (EAEC).

Dem **atypischen HUS** liegt eine völlig andere Pathogenese zugrunde. Das aHUS ist eine Erkrankung des Komplementsystems, typischerweise kommt es zu einer Fehlregulation des alternativen Pathways des Komplementsystems. Gründe hierfür können genetische Mutationen in Komplement- oder komplementregulierenden Faktoren sein. Bei weiteren autoimmune Formen kommt es zur Antikörperbildung gegen komplementregulierende Faktoren. All dies führt zu einer Überaktivität des alternativen Pathways des Komplementsystems mit einer Schädigung von Endothelzellen. Die Erkrankung hat jedoch eine varialbe Expressivität und auch nur eine inkomplette Penetranz. So können in einer Familie von zwei Betroffenen mit identischem Genotyp der eine schwer erkrankt und der andere symptomfrei sein.

> **ZUSATZINFORMATION**
>
> Einige der nachgewiesene Genmutationen und Antikörper:
> aHUS, komplementmediierte, autoimmune Formen
> - Komplement-Faktor H (CFH)-Antikörper
>
> aHUS, komplementmediierte, genetische Formen
> - CFH, CFI, MCP (Membrane cofactorprotein) (inaktivierende Mutationen)
> - CFB (aktivierende Mutationen)
> - C3
> - CFHR5 (Complement factor H related peptide 5)
> - Rearrangements des CFH/CFHR1-5-Lokus
>
> (DEAP)-HUS, Komplement-mediiert genetisch plus autoimmun
> - homozygote CFHR1 (Complement factor H related peptide 1) und CFHR3-Deletion plus CFH-Antikörper
>
> aHUS, nicht komplementmediierte genetische Formen
> - Thrombomodulin
> - DGKE (Diacylglycerolkinaseepsilon)

### Die genetische Disposition alleine führt häufig nicht zur Erkrankung, sondern es bedarf dazu weiterer, sogenannter komplementverstärkender Faktoren. Was können solche Faktoren sein?

Folgende komplementverstärkenden Faktoren bzw. Faktoren, die als „second hit" fungieren können, sind bekannt:
- Infektionen (Influenza, Hepatitis, HIV, EBV, *S. pneumoniae*, *B. pertussis*, Campylobacter etc.)
- Impfungen
- Tumorleiden (Mamma, Ovar, Kolon, Magen, Lunge, Pankreas, Lymphome)
- Maligne Hyertonie
- Schwangerschaft
- Autoimmunerkrankungen (SLE, Sklerodermie, Antiphospholiipid-Ak-Syndrom, Dermatomyositis)
- Transplantation
- Cobalamin-C-Defekt

- Pankreatitis
- Medikamente (Calcineurin-Inhibitoren, Mitomycin, Quinin, Cisplatin, Gemcitabine, Clopidogrel, Alemtuzumab)

> **KASUISTIK**
> Sie haben bei Ihrer Patienten eine genetische Untersuchung angeordnet und sind tatsächlich fündig geworden. Zwei Mutationen wurden nachgewiesen, die eine im Faktor H-Gen (CFH) und eine weitere, die zu einem Hybridgen von CFHR3 und CFHR4 führt.

### Wie würden Sie bei der Patientin nun therapeutisch vorgehen, da sie sich in einem Rezidiv der Erkrankung mit dialysepflichtiger Niereninsuffizienz vorstellt und nachweisbare Mutationen aufweist?

Es ist möglich, therapeutisch in die Aktivierung des Komplementsystems einzugreifen. Eculizumab stellt einen Antikörper gegen den Komplementfaktor C5 dar und hemmt die Bildung des terminalen Membrane-Attack-Komplexes (C5b-9). Die Patienten sollte zusätzlich eine Meningokokkenimpfung erhalten und bis zum Einsetzen des Impfschutzes eine antibiotische Prophylaxe gegen Meningokokkeninfektionen, da unter Eculizumab ein gehäuftes Auftreten einer Meningokokkenmeningitis beschrieben ist.

> Bei der Patientin handelt es sich um ein genetisch bedingtes atypisches hämolytisch-urämisches Syndrom mit Nachweis zweier Mutationen. Die Erkrankung war initial als maligne Hypertonie interpretiert worden und hat zu einem dialysepflichtigen Nierenversagen geführt. Sie haben die Patienten dauerhaft mit Eculizumab, einem Komplement-Inhibitor therapiert. Es traten keine erneuten Schübe der **thrombotischen Mikroangiopathie** auf. Neun Monate nach Therapiebeginn erholte sich die Nierenfunktion, sodass die Dialysetherapie ausgesetzt werden konnte.

## 6.14 Sturz älterer Patientin
Michael Drey

> **KASUISTIK**
> **Anamnese:** Frau H. (82 Jahre) wird wegen starker immobilisierender Rückenschmerzen nach einem Sturz im Zimmer ihres Pflegeheims in die Klinik gebracht. Seit dem Sturz haben die vorbestehenden chronischen Schmerzen im Bereich der unteren Wirbelsäule zugenommen. Die Patientin berichtet, dass sie häufig am Tag dringend zur Toilette muss. Aufgrund ihrer Mobilitätseinschränkung nach einem Schlaganfall im vergangenen Jahr schafft sie es oftmals nicht rechtzeitig zur Toilette und stürzt in der Eile oftmals beinahe.
> **Vorerkrankungen:** arterielle Hypertonie, chronische Niereninsuffizienz, chronische Herzinsuffizienz bei ischämischer Kardiomyopathie, permanentes Vorhofflimmern, Z. n. Apoplex, chronisches Schmerzsyndrom bei degenerativen LWS-Veränderungen.
> **Medikation:** Candesartan 16 mg 1-0-0, Metoprololsuccinat 47,5 mg 1-0-0, Furosemid 40 mg 1-1-0, Paracetamol 500 mg 1-1-1, Fentanyl-Pflaster 25 µg, Phenprocoumon nach INR-Wert.
> **Sozialanamnese:** verwitwet, lebt im Pflegeheim, ein Sohn (200 km entfernt), Pflegegrad 2 nach dem Apoplex, mit Rollator mobil.
> **Körperliche Untersuchung:** 125/80 mmHg, 73/min, 58 kg, 171 cm (Body-Mass-Index: 19,8 kg/m$^2$), klopfschmerzhafte untere LWS, beinbetonte Hemiparese links.

### Wie ist ein Sturz definiert?
Als Sturz bezeichnet man ein unfreiwilliges, plötzliches, unkontrolliertes Herunterfallen oder Heruntergleiten des Körpers auf eine tiefere Ebene aus dem Stehen, Sitzen oder Liegen.

## ZUSATZINFORMATION
Als Sturz ist auch ein Beinahe-Sturz zu verstehen, wenn ein solches Ereignis nur durch Begleit-Umstände, die nicht im Patienten selbst begründet sind, verhindert wird, z. B. durch das Auffangen durch eine andere Person.

### Was können Ursachen für einen Sturz im Alter sein?
Der größte Teil der Stürze älterer Menschen ist multifaktoriell bedingt und nicht monokausal die Folge einer Krankheit oder eines Funktionsdefizits. Meist führt das Zusammenwirken situativer, intrinsischer und/oder extrinsischer Faktoren zum Sturz.
- *Intrinsische* Ursachen sind beispielsweise muskuläre Schwäche (Sarkopenie), reduzierte Beweglichkeit, Gleichgewichtsstörungen oder eine reduzierte Sehkraft. Zudem treten Stürze bei bestimmten Erkrankungen gehäuft auf, z. B. Demenz, Parkinsonsyndrom, persistierende neurologische Defizite nach z. B. Schlaganfall, Herz-Kreislauf-Erkrankungen mit Orthostase oder Bradykardie, Arthrose und Inkontinenz.
- *Extrinsische* Ursachen können iatrogen bedingt sein, z. B. potenziell inadäquate Medikamente, die das Sturzrisiko erhöhen (z. B. Benzodiazepine), eine Polymedikation, aber auch ein gefährdendes Wohnumfeld (z. B. mit Teppichen).

### Ist bei der Patientin ein geriatrisches Assessment indiziert?
Ja.

## ZUSATZINFORMATION
Ein geriatrisches Assessment sollte bei Patienten ab 70 Jahren mit Beschwerden oder Problemen in mehreren Organbereichen erwogen werden – diese Kriterien treffen bei Frau H. zu. Ziel des Assessments ist es, eingeschränkte Funktionen systematisch zu erfassen und frühzeitig zu erkennen. Daher sollten verschiedene Bereiche mit dem Assessment erfasst werden, besonders Alltagskompetenz und Mobilität sowie kognitive und emotionale Fähigkeiten. Eine Orientierung über die verschiedenen Assessmentinstrumente gibt das Kompetenzzentrum Geriatrie (https://kcgeriatrie.de), Praxistipps zu geriatrischen Patienten können der S1 Leitlinie für das geriatrische Assessment in der Hausarztpraxis entnommen werden.

**Tab. 6.9** Assessmentergebnisse der Patientin

| Domäne | Instrument | max. Punkte | Ergebnis Frau H. |
|---|---|---|---|
| Selbsthilfefähigkeit | Barthel-Index | 100 Punkte (volle Fähigkeit) | 85 Punkte: Einschränkung bei Baden, Urinkontrolle und Bewegung |
| Kognition | MMSE | 30 Punkte (volle Fähigkeit) | 29 Punkte: Punktabzug bei Erinnern |
| Mobilität | TUG | <10 s | 23 s: deutliche Mobilitätseinschränkung, Sturzgefährdung |
| Stimmung | GDS | 15 Punkte (>5: Hinweis auf Depression) | 3 Punkte: unauffällig |

MMSE: Mini Mental State Examination, TUG: Timed up and go, GDS: Geriatric Depression Scale

Das Assessment bei Frau B. ergibt einen Handlungsbedarf in den Bereichen Harninkontinenz und Mobilität (Sturzrisiko). In der Zusammenschau mit der Anamnese und der körperlichen Untersuchung zeigen sich weiterhin eine Polypharmazie und Schmerzen der Patientin. Für Frau H. steht die Harninkontinenz, die mit den Stürzen in Verbindung steht, im Vordergrund. Im weiteren Gespräch wird klar, dass die häufigen Toilettengänge schon seit Jahren bestehen, die Häufigkeit nach dem Apoplex aber nochmals zugenommen hat. Sie muss inzwischen tagsüber bis zu 8-mal auf die Toilette zum Wasserlassen. Dabei verspürt sie häufig eine Drangsymptomatik. Nachts muss sie 5- bis 6-mal aufstehen und zur Toilette gehen. Sie verlässt ihren Wohnbereich aus Angst vor dem „Toilettenproblem" und weiteren Stürzen nur noch selten.

### Was ist der nächste Schritt zur Abklärung der Harninkontinenz?
Die nächste Maßnahme ist eine Urinuntersuchung.

Gemäß der S2e-Leitlinie Harninkontinenz bei geriatrischen Patienten, Diagnostik und Therapie besteht die Basisdiagnostik aus einer **allgemeinen und gezielten Anamnese** (z.B. Anamnese von Miktion und Trinkgewohnheiten, Stuhlgewohnheit, gynäkologische Anamnese, Mobilität, Kognitive Funktion, Medikation), gefolgt von der **körperlichen Untersuchung.** Dem schließen sich die **Urinuntersuchung**, ein **Miktionstagebuch** und die sonografische **Restharnbestimmung** an.

> Bei Frau H. war der Urin-Stix unauffällig, die Urinkultur blieb steril. Die Restharnuntersuchung ergab 80 ml.

### Definieren Sie die asymptomatische Bakteriurie (die bei der geschilderten Patientin nicht vorliegt).
Bei Frauen ohne Beschwerden gelten zwei Urinkulturen mit identischem Erreger und einer Keimzahl von $10^5$ koloniebildenden Einheiten je Milliliter (KBE/ml) als hinreichend für die Diagnose ASB. Bei Männern ohne Beschwerden genügt *eine* positive Urinkultur. Bei katheterisierten Patienten ohne Symptome ist eine asymptomatische Bakteriurie ab einer Keimzahl über $10^2$ KBE/ml definiert.

> **ZUSATZINFORMATION**
> Ein Nutzen einer antibiotischen Behandlung einer **asymptomatischen Bakteriurie** im Hinblick auf die Verringerung von Rezidiven oder die Reduktion der Morbidität konnte bislang in keiner Studie nachgewiesen werden. Auch in der S3-Leitlinie Harnwegsinfektionen wird bei asymptomatischer Bakteriurie keine Therapie empfohlen. Die Prävalenz der asymptomatischen Bakteriurie steigt mit dem Alter bei beiden Geschlechtern erheblich. In der Literatur wird sie bei jungen, sexuell aktiven Frauen mit 1–5 %, im Alter von 65–80 Jahren mit 6–16 % und bei über 80-Jährigen mit 20 % angegeben. Bei jüngeren Männern kommt eine asymptomatische Bakteriurie sehr selten vor, jedoch steigt bei 80-Jährigen die Prävalenz auf bis zu 10 %.

### Unterscheiden Sie die untere Harnwegsinfektion von der oberen Harnwegsinfektion.
Untere Harnwegsinfektion (Zystitis): Symptome nur auf den unteren Harntrakt begrenzt, z. B. Schmerzen beim Wasserlassen (Algurie), imperativer Harndrang, Pollakisurie, Schmerzen oberhalb der Symphyse.

Obere Harnwegsinfektion (Pyelonephritis): zusätzlich Flankenschmerz, ein klopfschmerzhaftes Nierenlager und/oder Fieber (> 38,0 °C).

> **ZUSATZINFORMATION**
> Der **Harnwegsinfekt (HWI)** ist mit einem Anteil von 25 % nach der Pneumonie der zweithäufigste Grund für eine stationäre Aufnahme von Patienten über 65 Jahren, die in Pflegeheimen leben. Harnwegsinfektionen kommen in allen Altersgruppen, bei Frauen häufiger als bei Männern, vor. Bei jungen sexuell aktiven Frauen betrug die jährliche Inzidenz 50 bis 70 %. Im mittleren Lebensalter ist die Inzidenz rückläufig, aber ab dem 65. Lebensjahr steigt sie wieder deutlich an. 10 % der befragten Frauen im Alter von 65 Jahren und älter gaben an, eine HWI-Episode in den letzten 12 Monaten gehabt zu haben. In manchen Publikationen wird eine HWI-Inzidenz von bis zu 30 % bei 85-jährigen Frauen berichtet. Bei Männern zwischen dem 65. und 74. Lebensjahr lag die Inzidenz bei bis zu 5 %.

### Welche Einflussfaktoren begünstigen eine Harninkontinenz beim älteren Patienten? Nennen Sie mindestens drei.
Medikamente, Operationen im kleinen Becken, Komorbiditäten, gynäkologische Aspekte, Stuhlverhalt (➤ Tab. 6.10).

**Tab. 6.10** Einflussfaktoren, die eine Harninkontinenz begünstigen

| Einflussfaktor | Beispiele |
|---|---|
| Medikamente | Medikamente mit Wirkung auf Harnblasendetrusor und/oder Sphinkter z.B. Anticholinergika, trizyklische Antidepressiva, Opioide |
| Operationen | Denervierung/Verletzung des unteren Harntrakts durch Rektumresektion, Prostatektomie (transurethrale Resektion der Prostata), Hysterektomie |
| Komorbiditäten | Diabetes mellitus, Zustand nach Apoplex, Parkinsonsyndrom, Enzephalitis, Rückenmarksläsion, Demenz, Zustand nach Radiatio, Depression |
| Gynäkologische Aspekte | Anzahl und Art der Geburten und Schwangerschaften bzw. der möglichen Komplikationen |
| Stuhlverhalt | Stuhlmassen im Rektum können die Blasenkapazität verkleinern und damit eine Inkontinenzsymptomatik provozieren oder verstärken |

### ZUSATZINFORMATION

Die Harninkontinenz des älteren Menschen ist häufig ein komplexes Geschehen. Insbesondere bei geriatrischen Patienten ist ein erweitertes Assessment bei Vorliegen einer Urininkontinenz zu fordern. Die Pathogenese der Harninkontinenz bei dieser Patientengruppe ist meist multifaktoriell (motorische und kognitive Funktionsbeeinträchtigungen, Hilfsbedürftigkeit, Multimorbidität, Polymedikation). Häufig treten neben urologischen und gynäkologischen Problemen auch neurologische Erkrankungen, veränderte Verhaltensfaktoren, psychische Beeinträchtigungen, Erkrankungen, die den Flüssigkeitshaushalt verändern, funktionelle Beeinträchtigungen in unterschiedlicher Kombination auf, die die Urininkontinenz auslösen oder verstärken können. Negative Umgebungsfaktoren sowie inkontinenzverstärkende Medikamente sind bei der Befragung zu berücksichtigen.

### Welche Harninkontinenzformen sind in der Geriatrie relevant? Nennen Sie drei.

- Belastungsinkontinenz (auch als Stressinkontinenz bezeichnet)
- Dranginkontinenz
- Überlaufinkontinenz
- Mischformen

Die **Belastungsinkontinenz** wurde früher als Stressinkontinenz bezeichnet. Charakteristisch ist der unwillkürliche Harnverlust bei körperlicher Anstrengung. Auslöser ist die Druckerhöhung im Bauchraum, z. B. durch Husten und Niesen, aber auch durch Heben mit Betätigung der Bauchpresse. Ursache ist eine Insuffizienz des Sphincter internus (Blasenauslass) und des Sphincter externus (Beckenboden).

Die **Dranginkontinenz** wurde früher als Urge-Inkontinenz bezeichnet. Charakteristisch ist der unwillkürliche Harnverlust in Kombination mit starkem Harndrang, häufig auch Pollakisurie. Ursache ist eine Überaktivität des Detrusors bzw. der Blasenmuskulatur (Acetylcholinüberschuss) z. B. bei Z. n. zerebraler Ischämie, Demenz, Parkinsonsyndrom, oder durch afferente Impulse bei Infektionen, Koprostase, Tumoren.

Bei der **Überlaufinkontinenz** kann die Blase entweder aufgrund eines Abflusshindernisses (obstruktive Überlaufinkontinenz) oder wegen eines zu schwachen Blasenmuskels nicht vollständig entleert werden. Dadurch verbleibt dauerhaft Restharn, wodurch die Harnblasenfüllungskapazität eingeschränkt ist. Dies erhöht die Blasenentleerungsfrequenz und kann zu Inkontinenz führen. Die obstruktive Überlaufinkontinenz entsteht bei Männern häufig infolge einer gutartigen Vergrößerung der Prostata im Alter (benigne Prostatahyperplasie, BPH), welche die Harnröhre blockiert. Bei Frauen kann ein Absenken der Gebärmutter bzw. ein operativer Eingriff Ursache für eine Überlaufinkontinenz sein. Bei beiden Geschlechtern besteht darüber hinaus die Möglichkeit, dass eine Überlaufinkontinenz aufgrund eines bösartigen Tumors der Harnröhre, der Harnblase oder von Organen im Unterleib entsteht. Eine Unteraktivität der Blasenmuskulatur mit konsekutiver Überlaufinkontinenz kann durch Denervation (operative Nervenverletzung, Bandscheibenvorfall), durch anticholinerg wirkende Medikamente (➤ Tab. 6.10), bei neurologischen Begleiterkrankungen (Demenz, Parkinsonsyndrom) oder im Rahmen eines Diabetes (Polyneuropathie) auftreten.

> Auf Nachfrage gibt die Patientin keinen unwillkürlichen Urinabgang beim Husten, Niesen oder Heben von Dingen an. Eine Stressinkontinenz scheint nicht vorzuliegen. Ein erhöhtes Restharnvolumen als Hinweis für eine Überlaufinkontinenz konnte nicht nachgewiesen werden. Somit liegt aufgrund der Drangsymptomatik, der hohen Toilettenfrequenz tags und nachts eine **Dranginkontinenz** vor. Sie wird mit Darifenacin 7,5 mg (Urospasmolytikum) morgens behandelt, daraufhin reduziert sich die Anzahl der Toilettengänge deutlich. Die Wahrscheinlichkeit für zukünftige Stürze wurde damit gesenkt.

**Welche zwei harninkontinenzbegünstigenden Medikamente können Sie bei der Patientin darüber hinaus identifizieren?**

Furosemid und Fentanyl-Pflaster. Die Furosemideinnahme aufgrund der Herzinsuffizienz führt regelmäßig zu einer Pollakisurie. Dies erhöht unter anderem die Sturzgefahr. Deshalb könnte man die Therapie auf das weniger schnell wirksame Torasemid umstellen und die Dosis reduzieren. Statt Furosemid 40 mg 1-1-0 könnte man mit Torasemid 5 mg 1-0-0 therapieren. Die Patientin bzw. das Pflegepersonal sollte dann aber angehalten werden, ihr Gewicht täglich zu kontrollieren, um frühzeitig eine Wassereinlagerung zu erkennen. Zusätzlich könnte die Patientin an einer chronischen Obstipation leiden, die vermutlich durch die Opiattherapie bei chronischem Schmerzsyndrom mitverursacht wird. Wie dargestellt, können Stuhlmassen im Darm das Füllungsvolumen der Harnblase beeinträchtigen und eine Harninkontinenz begünstigen. Eine stuhlregulierende Therapie mit Macrogol 1–2 Beutel/Tag könnte Abhilfe schaffen.

**LITERATUR**

Bergert W et al. Geriatrisches Assessment in der Hausarztpraxis. AWMF-Leitlinie 053-015, Stand 29.3.2017, gültig bis 31.1.2020.

Becher K et al. Harninkontinenz bei geriatrischen Patienten, Diagnostik und Therapie. AWMF-Leitlinie 084-001, Stand 30.4.16, gültig bis 1.1.2019.

Wagenlehner F et al. Epidemiologie, Diagnostik, Therapie, Prävention und Management unkomplizierter bakterieller, ambulant erworbener Harnwegsinfektionen bei erwachsenen Patienten. AWMF-Leitlinie 043-044, Stand 30.4.17, gültig bis 31.12.21.

# KAPITEL 7

Amanda Tufman unter Mitarbeit von Kathrin Kahnert (7.5, 7.6, 7.8), Diego Kauffmann-Guerrero (7.4, 7.11, 7.14), Pontus Mertsch (7.3, 7.9), Zulfiya Syunyaeva (7.7, 7.12), mit einem Unterkapitel (7.1) von Uta Ochmann und Dennis Nowak sowie einem Unterkapitel (7.13) von Susanne Nährig

## Pneumologie

| | | |
|---|---|---|
| 7.1 | Leitsymptom Appetitlosigkeit und Gewichtsabnahme<br>Uta Ochmann und Dennis Nowak | 458 |
| 7.2 | Leitsymptom abnehmende körperliche Belastbarkeit | 462 |
| 7.3 | Leitsymptom Belastungsdyspnoe und Allgemeinsymptome | 469 |
| 7.4 | Leitsymptom Dyspnoe und Hustenreiz | 474 |
| 7.5 | Leitsymptom akut zunehmende Dyspnoe | 478 |
| 7.6 | Leitsymptom anfallsweise Dyspnoe | 483 |
| 7.7 | Leitsymptom rezidivierende Dyspnoe | 489 |
| 7.8 | Leitsymptom akutes hohes Fieber | 495 |
| 7.9 | Leitsymptom subakutes Fieber | 501 |
| 7.10 | Leitsymptom anhaltender produktiver Husten und Abgeschlagenheit | 503 |
| 7.11 | Leitsymptom verstärkter produktiver Husten | 507 |
| 7.12 | Leitsymptom Leistungsminderung und Husten<br>S. Nährig | 511 |
| 7.13 | Leitsymptom rezidivierende Pneumonien | 515 |
| 7.14 | Leitsymptom Tagesmüdigkeit | 520 |
| 7.15 | Leitsymptom Belastungsdyspnoe nach Immuntherapie | 522 |

## 7.1 Leitsymptom Appetitlosigkeit und Gewichtsabnahme
Uta Ochmann und Dennis Nowak

### KASUISTIK
Ein 71-jähriger schlanker Mann in leicht reduziertem Allgemeinzustand stellt sich mit seit mehreren Monaten bestehender Appetitlosigkeit und rezidivierenden diffusen Oberbauchschmerzen vor. Er habe in dieser Zeit ca. 6 kg Gewicht verloren. Der körperliche Untersuchungsbefund war unauffällig bis auf einen leichten Druckschmerz im Oberbauch.

#### Welche Differenzialdiagnosen kommen für „Appetitlosigkeit" infrage?
- chronische Gastritis
- Ulcus ventriculi oder Ulcus duodeni
- Karzinom
- chronische Pankreatitis
- Virus-Hepatitis
- Depression

#### Welche Untersuchungen veranlassen Sie?
- Labor
- Abdomensonografie
- Gastroduodenoskopie

Pathologische **Laborwerte:** BSG 45/74 mm; CRP 7,1 mg/dl; Erythrozyten 4,1T/l, Hb 11,8 g/dl, MCV 78 fl; Leukozyten 12,0 G/l.
**Sono:** Leber, Gallenblasenregion, Pankreas, Nieren, abdominale Gefäße unauffällig, keine pathologischen Lymphknoten und keine freie Flüssigkeit nachweisbar.
**Gastroduodenoskopie:** Erosionen im präpylorischen Antrum, kein Hinweis auf Neoplasie.

#### Welches sind häufige Ursachen einer erosiven Antrumgastritis?
- Antiphlogistika (NSAID)
- Kortikosteroide
- bakteriell *(Helicobacter pylori)*
- duodenaler Reflux
- Alkohol

#### Welche Therapiemöglichkeiten stehen zur Verfügung?
- Weglassen von Noxen
- Antazida (Magnesium-/Aluminiumhydroxid)
- $H_2$-Rezeptor-Antagonisten (Cimetidin, Ranitidin)
- Protonenpumpen-Inhibitoren

Unter einer Therapie mit Cimetidin verschlechtern sich die Beschwerden weiter, der Patient berichtet über zunehmende Schmerzen im Oberbauch und Nachtschweiß.

#### Welche Untersuchungen veranlassen Sie nun?
- Ileokoloskopie
- Abdomen-CT
- Röntgenbild des Thorax

Die Ileokoloskopie ist ohne pathologischen Befund. Das Abdomen-CT zeigt eine diskrete Aszitesbildung und eine Raumforderung (nicht näher zuordenbar) im Bereich der Gallenblase. Die Zytologie des Aszitespunktats ist unauffällig.

### Welche Differenzialdiagnosen des Aszites kennen Sie?
- Infektion des Peritoneums (bakteriell, tuberkulös)
- portale Hypertension
- Lymphabflussbehinderung
- Peritonealkarzinose
- Hypoproteinämie

### Beschreiben Sie bitte die Röntgenbilder des Thorax in zwei Ebenen (➤ Abb. 7.1a, b)

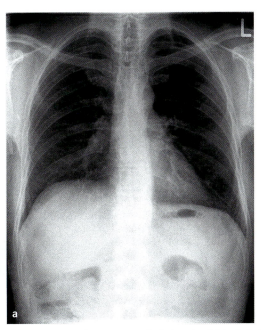
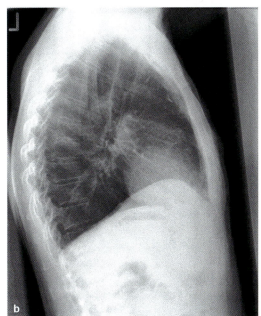

**Abb. 7.1** Röntgenthorax, **a** Frontalaufnahme **b** seitliche Aufnahme [P090]

- Zwerchfellhochstand rechts
- diskrete retikuläre Zeichnungsvermehrung über beiden Unterfeldern
- verkalkte Pleuraplaque retrosternal (nur im seitlichen Bild zu sehen)

## Was fällt Ihnen im Abdomen-CT mit angeschnittenen basalen Thoraxanteilen (➤ Abb. 7.2) auf?

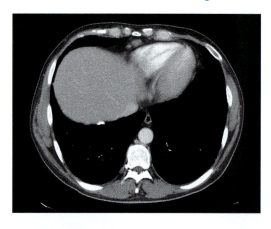

**Abb. 7.2** Abdomen-CT mit angeschnittenen basalen Thoraxanteilen [P090]

Es zeigt sich eine weitere verkalkte Pleuraplaque rechts diaphragmal, randständig zur Leberkuppe.

## Welche Differenzialdiagnosen von lokalen Pleuraveränderungen kennen Sie?
- Lipom
- benigner fibröser Pleuratumor
- Pleuraschwielen nach lokalen Entzündungen
- abgekapselte Pleuraergüsse oder Pleuraempyeme
- Mesotheliom

## Worüber müssen Sie den Patienten befragen?
Arbeitsanamnese, insbesondere früherer Asbestkontakt durch berufliche Tätigkeiten, aber auch durch Bystander-Exposition.

Der Patient ist gelernter Raumausstatter und wurde 1984 zum Bürokaufmann umgeschult. Im Zeitraum von 1971 bis 1984 hat er bei vielen verschiedenen Firmen Hilfsarbeiten als Isolierer ausgeführt. Zwischen 1972 und 1974 hat er Spritzasbest für Feuer- und Schallschutzisolierungen ohne persönlichen Atemschutz verarbeitet.

### ZUSATZINFORMATION
Unter der **Handelsbezeichnung Asbest** werden sechs verschiedene faserige Silikatmineralien zusammengefasst: Serpentin-Asbest Chrysotil (Weißasbest), die Amphibol-Asbeste Aktinolit, Tremolit und Amosit (Braunasbest), Krokydolith (Blauasbest) sowie Antophyllit. Asbestfaserstaub besitzt fibrinogene und lokal tumorerzeugende Wirkungen. Vor allem Fasern mit einer Länge > 5 µm, einem Durchmesser < 3 µm und einem Länge/Durchmesser-Verhältnis > 3 : 1 gelten als hochgradig kanzerogen. Im Alveolarbereich abgelagerte Fasern sind nicht bioloslich, können aufgrund ihrer Länge nicht phagozytiert werden und gelangen bis zur Pleura, wo sie Entzündungsprozesse induzieren. Pleuraplaques sind inselartige, teilweise verkalkte knorpelharte Verdickungen, v. a. der Pleura parietalis. (Die verkalkten Plaques sind bei der CT-Untersuchung im Weichteilfenster sofort auffällig, nach den unverkalkten muss man suchen.) Seit 1993 besteht in Deutschland ein Herstellungs- und Verwendungsverbot für Asbest und alle asbesthaltigen Produkte.
Die kumulative Asbestfaserstaubexposition wird in Faserjahren berechnet, ein Faserjahr entspricht einer arbeitstäglichen achtstündigen Einwirkung über ein Jahr von 1 Mio. Asbestfasern pro m³ Raumluft. Gefahrenquellen waren v. a.:
- Asbesttextilindustrie (Herstellung von Garnen, Geweben, Seilen)
- Asbestzementindustrie (Herstellung von Platten, Rohren, Formstücken)
- Bauindustrie (Verarbeitung von Asbestzementprodukten, asbesthaltigen Kitten, Spachtelmassen, Feuerschutzmaterialien)
- chemische Industrie (Asbesteinsatz als Füllstoff für Farben und Dichtungsmassen, Kunstharzpressmassen, Thermoplaste, Gummireifen)

## 7.1 Leitsymptom Appetitlosigkeit und Gewichtsabnahme

- Isolierbranche (Wärme-, Schall- und Feuerschutz)
- Asbest-Papierindustrie (Asbestpapiere und -pappen)
- Reibbelagindustrie (asbesthaltige Brems- und Kupplungsbeläge)

### Wozu sind Sie nach diesen Informationen aus der Arbeitsanamnese verpflichtet?
Anzeige des begründeten Verdachts auf eine Berufskrankheit bei der zuständigen Unfallversicherung oder bei dem Gewerbeaufsichtsamt: Asbeststaublungenerkrankung (Asbestose) oder durch Asbeststaub verursachte Erkrankung der Pleura: Berufskrankheit (BK) 4103.

### Benötigen Sie dafür das Einverständnis des Patienten?
Nein. Aber es ist sinnvoll, den Patienten darüber zu informieren.

Aufgrund des Abdomen-CT-Befunds wird eine **Laparoskopie** durchgeführt. Dabei zeigen sich ein Bild wie bei einer kleinknotigen Peritonealkarzinose und ein Konglomerattumor aus Gallenblase, Colon transversum und Duodenalanteilen. Die Histologie in Unkenntnis der Arbeitsanamnese ergibt ein solides, gering differenziertes Adenokarzinom ohne Hinweis auf den Primärtumor.

### Welche Tumoren können grundsätzlich die Ursache einer Peritonealkarzinose sein?
- Magenkarzinome
- kolorektale Karzinome
- Ovarialkarzinome

### Welche Tumorform ist in Kenntnis von Arbeitsanamnese und Vorbefunden bei dem Patienten am wahrscheinlichsten?
Es besteht der Verdacht auf ein Peritonealmesotheliom, zumal Magen- und kolorektales Karzinom durch unauffällige Endoskopien weitgehend ausgeschlossen worden sind.

### Welche histologischen Formen eines Mesothelioms sind beschrieben?
Es gibt rein epitheloide oder sarkomatoide sowie auch gemischte Formen.

**ZUSATZINFORMATION**
Die **histologische Diagnose eines Peritonealmesothelioms** ist durch spezielle immunhistochemische Färbungen möglich. In diesem Fall Nachweis einer kräftigen zytoplasmatischen Reaktion in den Tumorzellen auf Pankreatin, Vimentin, Calretinin und Mesothelin.

Die erneute **histopathologische Gewebeuntersuchung** mit immunhistochemischen Färbungen ergibt eine rein epitheliale Variante eines malignen Mesothelioms mit dem Phänotyp eines Adenokarzinoms. Es wird eine BK-Anzeige einer BK 4105, durch Asbest verursachtes Mesotheliom des Rippenfells, des Bauchfells oder des Perikards, erstattet.

**ZUSATZINFORMATION**
Die **Inzidenz des malignen Mesothelioms** in der Normalbevölkerung liegt bei 1 auf 1 Mio. Bei asbestexponierten Gruppen steigt die Häufigkeit um ein Vielfaches, ein signifikanter Anstieg zeigt sich bereits bei geringer beruflicher Exposition. Mehr als 80 % aller Mesotheliomerkrankungen in Deutschland müssen als asbestassoziiert eingestuft werden. Das Mesotheliom gilt somit als Signaltumor einer erhöhten Asbestexposition. Der überwiegende Anteil entsteht an der Pleura, die Häufigkeit von Peritonealmesotheliomen wird mit 5–17 % angegeben, Perikardmesotheliome sind wesentlich seltener. Vom diffusen malignen Peritonealmesotheliom ist das hochdifferenzierte papilläre Peritonealmesotheliom ohne

Asbestexposition abzugrenzen, das aufgrund seiner geringen Malignität erst bei Zeichen einer Tumorprogression therapiert werden sollte. Bei Nachweis einer beruflichen Asbestexposition und einer passenden Latenzzeit von 30–40(–50) Jahren ist ein Mesotheliom als Berufskrankheit BK 4105 anzuerkennen.

### Welche Therapiemöglichkeiten gibt es?
Wenn der Zustand des Patienten es zulässt, wird eine multimodale chirurgische Vorgehensweise mit Zytoreduktion (Peritonektomie) in Kombination mit perioperativer intraperitonealer Chemotherapie mit Cisplatin und Pemetrexed (hypertherme intraoperative Peritonealperfusion, HIPEC) empfohlen.

**ZUSATZINFORMATION**
Dabei stellt die zytoreduktive Operation einen wesentlichen Prognosefaktor dar und führt zu einer statistisch signifikanten Verbesserung der Überlebensrate für den Fall, dass der Tumor auf eine Größe reduziert werden kann, die eine vollständige Penetration der Zytostatika ermöglicht.

### Wie schätzen Sie die Prognose ein?
Die Prognose ist trotz neuer Behandlungsansätze schlecht. Die mittlere Überlebenszeit liegt bei weniger als einem Jahr, die 5-Jahres-Überlebensrate unter 5 %.

### Wie schätzen Sie die Entwicklung der Häufigkeit in den nächsten 20 Jahren ein?
Die Zahlen der jährlichen Anerkennungen liegen auf einem gleichbleibend hohen Niveau. Aufgrund der langen Latenzzeit wird der Zenit der Inzidenz möglicherweise erst in 2020 erreicht werden. In 2014 wurden 1040, in 2015 951, in 2016 1031 und in 2017 961 neue Fälle einer BK 4105 zur Anerkennung gebracht.

Erst die Synopsis von Arbeitsanamnese (nicht nur Berufsbezeichnung „Raumausstatter" oder „Isolierer", sondern gezieltes Nachfragen nach den tatsächlichen beruflichen Tätigkeiten, die eine massive Asbestexposition ergaben), Röntgenbild (Zeichen der basalen Fibrose, verkalkte Pleuraplaque) und Histologie (in Kenntnis der beruflichen Exposition) führte zur richtigen Diagnose. Die Anerkennung der Berufskrankheit hat eine lebenslange Rentenzahlung des Unfallversicherungsträgers an den Betroffenen und nach dessen Tod an die Hinterbliebenen zur Folge.

## 7.2 Leitsymptom abnehmende körperliche Belastbarkeit

**KASUISTIK**
Ein 32-jähriger sportlicher Mann stellt sich bei Ihnen vor, da seine körperliche Belastbarkeit abgenommen habe.

### Welche anamnestischen Angaben erfragen Sie zunächst?
Beginn und Verlauf der Symptomatik.

Er habe seit einigen Monaten eine „körperliche Schwäche" bemerkt. In sieben Monaten habe er 10 kg abgenommen. Außerdem bestehe Atemnot bei Belastung. Er habe ein Druckgefühl im Bauch und einen schnellen Herzschlag.

### Welche fünf wesentlichen Differenzialdiagnosen sehen Sie?
- Herzinsuffizienz
- schwere Lungenerkrankung, z. B. eine interstitielle Lungenerkrankung

- Tumorerkrankung, z. B. von Thorax oder Abdomen
- hämatologische Erkrankung, z. B. schwere Anämie
- Lungenembolie

### Welche weiterführenden Fragen stellen Sie?
- Sind frühere kardiale oder pulmonale Erkrankungen bekannt, wie Herzvitien, Asthma bronchiale, Bronchitis, Lungenentzündungen, Allergien?
- Bestehen kardiale Symptome: Angina pectoris, Schlafen mit erhöhtem Oberkörper, Nykturie?
- Bestehen bronchopulmonale Symptome: Husten, Auswurf, Atemnotanfälle, Geräusche beim Atmen?
- Besteht Nikotinkonsum?
- Wie ist es mit dem Appetit, gibt es Verdauungsprobleme oder Veränderungen des Stuhlgangs?
- Gab es Veränderungen der Beine? Thrombosen?
- Berufsanamnese
- Familienanamnese
- Gibt es Haustiere, Pflanzen in der Wohnung oder Verschimmelung?
- Bestehen Gelenkbeschwerden oder sonstige Hinweise auf eine Autoimmunerkrankung?

Bei der **Anamnese** berichtet der Patient über geringe Symptome eines Asthma bronchiale vor drei Jahren. Er habe sich mit Naturheilkunde behandeln lassen. Hustenreiz trete gelegentlich auf. Andere kardiale oder pulmonale Erkrankungen und/oder Symptome sind nicht zu eruieren.
Keine Allergien, keine Gelenkbeschwerden. Verdauungsstörungen seien nicht aufgefallen. Thrombosen bestünden nicht. Er habe keine Haustiere, keine Pflanzen, keine Feuchtigkeit in der Wohnung.
Er rauche seit zwei Jahren stark, insgesamt werden 12 Pack Years angegeben. Er arbeite als Ober und habe damit zunehmende Schwierigkeiten wegen der geringen Belastbarkeit.

### Auf welche Befunde achten Sie bei der körperlichen Untersuchung?
- periphere und zentrale Zyanose
- Zeichen der Rechtsherzinsuffizienz, z. B. Beinödeme
- kardialer Auskultationsbefund
- pulmonaler Auskultationsbefund

Die **körperliche Untersuchung** ergibt eine angedeutete zentrale Zyanose, leichte Beinödeme, Tachykardie, 2/6 Systolikum über der Klappe der A. pulmonalis, unauffälliger Perkussions- und Auskultationsbefund der Lunge, leicht vergrößerte Leber.

### Welche Untersuchungen schlagen Sie nun vor?
- Laboruntersuchungen (Blutbild, Elektrolyte, Leberwerte, Nierenfunktion)
- EKG
- Lungenfunktion, inkl. Diffusionskapazität und Messung der Blutgase in Ruhe und unter Belastung; wenn nichtobstruktiv: Überprüfung der bronchialen Hyperreagibilität
- Röntgen-Thorax p. a. und seitlich
- Oberbauchsonografie

Die orientierenden **Laboruntersuchungen** sind unauffällig.
Im **Ruhe-EKG** zeigt sich Sinusrhythmus, 70/min, Steiltyp, grenzwertig hohe P-Welle in II, präterminal negative Ts in $V_1$–$V_3$: Hinweis auf Rechtsherzbelastung?
Es wird eine Lungenfunktionsprüfung inkl. Diffusionskapazität und Messung der Blutgase unter Belastung durchgeführt (➤ Abb. 7.3 und ➤ Abb. 7.4).

# 7 Pneumologie

Befunden Sie die Lungenfunktion (➤ Abb. 7.3, ➤ Abb. 7.4 sowie ➤ Tab. 7.1, ➤ Tab. 7.2, ➤ Tab. 7.3).

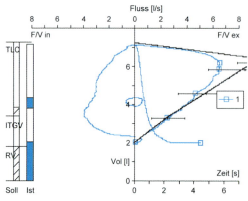

Abb. 7.3 Ergebnis der Lungenfunktionsprüfung [P090]

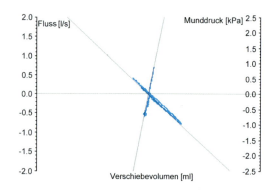

Abb. 7.4 Ergebnis der Lungenfunktionsprüfung [P090]

Tab. 7.1 Werte der Spirometrie und der Bodyplethysmografie

|  | Soll | Messwert | % Soll |
|---|---|---|---|
| R tot (kPa*s/l) | 0,30 | 0,16 | 53,9 |
| ITGV (l) | 3,40 | 3,80 | 111,8 |
| SR tot (kPa*s) | 1,18 | 0,66 | 56,3 |
| ERV (l) | 1,59 | 1,76 | 110,5 |
| RV (l) | 1,81 | 2,04 | 112,9 |
| TLC (l) | 7,30 | 7,17 | 98,2 |
| RV% TLC | 26,05 | 28,52 | 109,5 |
| VC MAX (l) | 5,46 | 5,12 | 93,8 |
| $FEV_1$ (l) | 4,35 | 4,38 | 110,6 |
| $FEV_1$ % VC MAX | 81,63 | 85,48 | 104,7 |
| PEF (l/s) | 9,87 | 6,53 | 66,2 |
| MEF 25 (l/s) | 2,55 | 2,49 | 97,7 |
| MEF 50 (l/s) | 5,51 | 4,65 | 84,4 |
| MEF 75 (l/s) | 8,46 | 6,46 | 76,4 |
| PIF (l/s) |  | 3,97 |  |

Tab. 7.2 Werte der Diffusionsmessung

|  | Soll | Messwert | % Soll |
|---|---|---|---|
| TLCO SB (mmol/min/kPa) | 11,92 | 8,96 | 75,2 |
| TLCOc SB (mmol/min/kPa) | 11,92 | 8,14 | 68,2 |
| TLCO/VA (mmol/min/kPa/l) | 1,63 | 1,35 | 82,9 |
| TLCOc/VA (mmol/min/kPa/l) | 1,63 | 1,23 | 75,3 |
| Hb (g/100 ml) |  | 18,80 |  |
| VA (l) | 7,15 | 6,62 | 92,6 |
| VC max (Spir) (l) |  | 5,12 |  |

Tab. 7.2 Werte der Diffusionsmessung *(Forts.)*

| | Soll | Messwert | % Soll |
|---|---|---|---|
| TLC-He (l) | 7,30 | 6,76 | 92,6 |
| RV-He (l) | 1,81 | 1,98 | 109,4 |
| RV%TLC-He (%) | 26,05 | 29,28 | 112,4 |
| ERV (l) | 1,59 | 1,18 | 74,2 |
| FI He (%) | | 9,45 | |
| FA He (%) | | 6,27 | |
| FI CO (%) | | 0,29 | |
| FA CO (%) | | 0,10 | |

Tab. 7.3 Blutgase in Ruhe und unter Belastung mit 60 Watt über 5 Minuten

| | Soll | Ruhe-Messwert | % Soll | Belastung |
|---|---|---|---|---|
| pH-Wert | 7,40 | 7,47 | 101,0 | 7,43 |
| CO$_2$-Partialdruck (mmHg) | 37,64 | 29,00 | 77,0 | 27 |
| O$_2$-Partialdruck (mmHg) | 93,33 | 54,20 | 58,1 | 49,6 |
| Standardbikarbonat (mmol/l) | | 23,50 | | 20,4 |
| Basenüberschuss (mmol/l) | – 0,90 | – 0,80 | 88,9 | – 4,6 |
| Belastung (W) Insp. O$_2$-Fraktion | | 0,21 | | |

- Spirometrie und Bodyplethysmografie: keine Restriktion, keine Obstruktion
- Diffusionsmessung: geringe Einschränkung der Diffusionskapazität (68 % vom Soll)
- Blutgase: sehr schwere Hypoxämie bei Hyperventilation, starke respiratorische, metabolisch nicht kompensierte Alkalose; Zunahme der Hyperventilation und der Hypoxämie unter geringer Belastung (dabei bereits Anfall saurer Valenzen)

Zusätzlich wird eine Methacholinprovokation zur Abklärung des Asthma bronchiale durchgeführt. Hierbei ergibt sich eine geringe bronchiale Hyperreaktivität.
In den **Röntgenaufnahmen des Thorax** zeigen sich ein prominentes rechtes Herz, keine Infiltrate, keine Stauung und keine Ergüsse. Es findet sich kein Hinweis auf einen Tumor.
**Sonografie des Abdomens:** Leber normal groß, Lebervenen etwas erweitert, V. cava erweitert, sonst alle abdominalen Organe unauffällig. Kein Hinweis auf einen Tumor.

## Wie lautet Ihre Verdachtsdiagnose?
Es besteht der V.a. eine pulmonale Hypertonie.

## Welches sind die Leitsymptome der pulmonalen Hypertonie?
- Atemnot insbesondere bei Belastung, Abnahme der Leistungsfähigkeit, Thoraxmissempfindungen
- bei Progression der Erkrankung Symptome der Rechtsherzinsuffizienz: gestaute Jugularvenen, Tachykardie, Beinödeme, Hepatomegalie, Ruhedyspnoe

## Welche Hauptunterteilung der pulmonalen Hypertonie ist für die weitere Einordnung und Therapie entscheidend?
Die ursprüngliche Einteilung in
- primäre pulmonale Hypertonie: wenn keine Ursache erkennbar ist, und

- sekundäre pulmonale Hypertonie als Folge einer kardialen oder pulmonalen Erkrankung, insbesondere der COPD, bei rezidivierenden Lungenembolien, als Begleiterscheinung einer Kollagenose oder nach längerem Aufenthalt in großen Höhen (> 2.500 m über Meeresspiegel)

wurde zugunsten der mehr pathophysiologisch und therapeutisch orientierten Einteilung und der Schweregradbeurteilung nach der Klassifikation der World Symposia on PAH, zuletzt von 2008 (Dana-Point), zuletzt in 2013 (Nice) modifiziert, verlassen:

**Gruppe 1: Pulmonal-arterielle Hypertonie (PAH)**
1. idiopathische PAH (IPAH)
2. familiäre PAH
3. arzneimittel- und toxininduziert
4. in Verbindung mit (APAH) Kollagenosen, HIV-Infektion, portaler Hypertonie, angeborenen systemisch-pulmonalen Shunts (u. a. Herzfehler), Bilharziose, chronisch hämolytischer Anämie
5. persistierende pulmonale Hypertonie des Neugeborenen (PPHN)

**Gruppe 1: Pulmonale venookklusive Erkrankung (PVOD) und/oder pulmonal kapilläre Hämangiomatose (PCH)**
**Gruppe 2: Pulmonale Hypertonie bei Linksherzerkrankungen**
**Gruppe 3: Pulmonale Hypertonie bei Lungenerkrankung und/oder Hypoxie**
**Gruppe 4: Pulmonale Hypertonie aufgrund chronischer Thrombembolien (CTEPH)**
**Gruppe 5: Pulmonale Hypertonie mit unklaren multifaktoriellen Mechanismen** (u. a. Sarkoidose, Histiozytose X, Lymphangiomatose, Kompression der pulmonalen Gefäße [Adenopathie, Tumor, fibrosierende Mediastinitis]).

**Schweregradeinteilung der pulmonal-arteriellen Hypertonie** (modifizierte NYHA-Klassifikation, 2003):
- Klasse I: Patienten mit PAH, aber ohne Einschränkung der körperlichen Aktivität. Die übliche körperliche Aktivität verursacht keine übermäßige Dyspnoe oder Ermüdung, Brustschmerzen oder beinahe Synkope.
- Klasse II: Patienten mit PAH und leichter Einschränkung der körperlichen Aktivität. Keine Beschwerden in Ruhe. Die übliche körperliche Aktivität verursacht übermäßige Dyspnoe oder Ermüdung, Brustschmerzen oder beinahe Synkope.
- Klasse III: Patienten mit PAH und starker Einschränkung der körperlichen Aktivität. Keine Beschwerden in Ruhe. Weniger als übliche körperliche Aktivität verursacht übermäßige Dyspnoe oder Ermüdung, Brustschmerzen oder beinahe Synkope.
- Klasse IV: Patienten mit PAH und der Unfähigkeit zur Durchführung von körperlicher Aktivität ohne Beschwerden. Manifeste Zeichen von Rechtsherzinsuffizienz. Dyspnoe und/oder Ermüdung eventuell bereits in Ruhe. Zunahme der Beschwerden bei jeglicher körperlicher Aktivität.

### Welche weiterführenden Untersuchungen schlagen Sie vor?
- Echokardiografie
- Computertomografie des Thorax
- Laboruntersuchungen, z. B. ANA; Cardiolipinantikörper
- Duplexsonografie der Beine

In der **Echokardiografie** ist der rechte Ventrikel deutlich vergrößert. Es besteht eine Trikuspidalinsuffizienz mit einem Ventrikel-Vorhof-Gradienten von 87 mmHg. Ansonsten finden sich keine Klappenfehler, keine größeren Septumdefekte. Die linksventrikuläre Funktion ist gut.
Es wird eine **Computertomografie des Thorax** durchgeführt (➤ Abb. 7.5 und ➤ Abb. 7.6).

## Beurteilen Sie diese CT-Schichten.

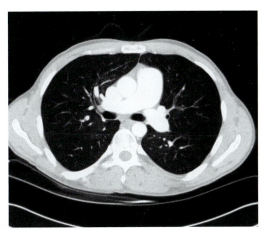

Abb. 7.5 Schnitt auf Höhe der Aufteilung der Pulmonalarterien im Lungenfenster [P090]

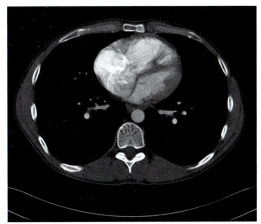

Abb. 7.6 Schnitt durch das Herz und im Weichteilfenster [P090]

- keine interstitiellen Veränderungen
- Pulmonalarterie kräftiger als die Aorta
- keine Hinweise auf eine Thrombose/Embolie in der abgebildeten Schicht
- Abbruch der Gefäße in der Peripherie

Die zusammenfassende **Beurteilung des CT-Thorax** lautet: Ausschluss einer Lungenparenchymerkrankung, keine zentralen Lungenembolien, einzelne periphere Lungenembolien, Zeichen der Rechtsherzbelastung.
Die speziellen Laborbestimmungen ergeben keine erhöhten Werte für ANA, keine Cardiolipinantikörper, keinen positiven Rheumafaktor.
In Doppler-/Duplexsonografie der Beinvenen finden sich keine Thrombosen.
Die Ergebnisse dieser Untersuchungen erhärten die Verdachtsdiagnose und schließen, zusammen mit den anamnestischen Angaben, eine sekundäre pulmonale Hypertonie weitgehend aus: keine schwere pulmonale Parenchymerkrankung, keine Herzvitien oder eingeschränkte linksventrikuläre Funktion (die Trikuspidalinsuffizienz ist im Echokardiogramm der Ausdruck der pulmonalen Hypertonie und ist nicht als Vitium zu sehen), keine Hinweise auf eine Kollagenose.
Bei fehlenden Thromben der tiefen Beinvenen und fehlenden zentralen Lungenembolien erscheint eine thromboembolische Genese der pulmonalen Hypertonie ebenfalls unwahrscheinlich.

## Wie wird die Diagnose der pulmonalen Hypertonie gesichert?
Durch einen Rechtsherzkatheter, ggf. mit Belastung und Testung der Reversibilität.

Die Ergebnisse des **Rechtsherzkatheters**:
PA (S, D, M) = 76/22/48 mmHg (normal: 25 ± 7/9 ± 4/13 ± 5)
PC (M) = 10 mmHg (normal: 8 ± 4)

## Beurteilen Sie diese Werte.
Die Untersuchung bestätigt das Vorliegen einer pulmonalen Hypertonie (deutlich erhöhte Drücke in der A. pulmonalis, normaler präkapillärer Wedge-Druck als Ausschluss einer Linksherzinsuffizienz).

## ZUSATZINFORMATION

Die Untersuchung wird in der Regel auch verwendet, um die Wirksamkeit von Therapien auf die Hämodynamik zu testen (Sauerstoffgabe, Gabe von Prostazyklinen oder NO-Inhalation als Test für die Reversibilität der pulmonalarteriellen Hypertonie). In diesem Fall konnte weder durch Sauerstoff noch durch die Inhalation mit dem Prostazyklin Ilomedin eine Senkung des pulmonalarteriellen Drucks erreicht werden. Die Wertigkeit solcher Tests in Bezug auf die langfristigen Aussichten einer Therapie ist jedoch nicht unumstritten.

### Wie kann die thromboembolische Genese definitiv ausgeschlossen werden?

Die Ventilations-Perfusions-Szintigrafie dient dazu, eine thromboembolische Genese weitgehend auszuschließen. Eine CT-Angiografie ist möglich, zeigt aber häufiger falsch negative Befunde. Bei der primären pulmonalen Hypertonie werden eine homogene Perfusion bis in die Peripherie und ein relativ zentraler Kalibersprung der Gefäße gezeigt.

Alternativ kann in manchen Zentren eine Kernspinangiografie der pulmonalen Arterien durchgeführt werden.

### Welche Therapiemöglichkeiten bestehen bei der pulmonalen Hypertonie?

- Diuretika
- Sauerstoff
- Antikoagulation, Thrombendarteriektomie
- Endothelinantagonisten
- Prostazykline
- Phosphodiesterase-V-Inhibition
- Stimulation der Guanylatzyklase (sGC)

### Wie ist der Wirkungsmechanismus der einzelnen Medikamente?

- **Diuretika** senken die Vorlast des rechten Herzens. Sie dürfen nicht überdosiert werden. Eine gewisse Vorlast ist für eine optimale Funktion nötig (Frank-Starling-Mechanismus).
- **Sauerstoff** erleichtert die Dyspnoe und hat eine vasodilatatorische Wirkung, vor allem bei bestehender alveolärer Hypoxie (COPD!).
- Der **Endothelinantagonist** Bosentan ist das erste zugelassene Medikament dieser Gruppe bei der PAH. Ein weiterer Stoff dieser Gruppe ist Ambrisentan. Eine drucksenkende Wirkung im pulmonalen Kreislauf bei meist geringer systemischer Wirkung ist für Patienten mit primärer pulmonaler Hypertonie oder solchen mit sekundärer pulmonaler Hypertonie als Folge einer Kollagenose (Sklerodermie) nachgewiesen. Außerdem verbessert bei diesen Indikationen das Medikament deutlich die Belastbarkeit (Sechs-Minuten-Gehtest!). Hauptnebenwirkung ist ein Anstieg der Leberenzyme.
- Die intravenöse **Prostazyklintherapie** ist nachgewiesen wirksam. Das Medikament muss jedoch kontinuierlich infundiert werden. Außerdem ist in der Langzeittherapie eine Dosissteigerung notwendig. Das inhalativ applizierbare Prostazyklin Iloprost hat die Vorteile einer längeren Halbwertszeit und der lokalen Applikation. Eine Dosissteigerung in der Langzeittherapie ist wohl nicht notwendig. Die Inhalation erfolgt mithilfe eines speziellen Inhalators. Die Hauptnebenwirkungen der Prostazykline sind vor allem bei systemischer Gabe Blutdruckabfall, Knochenschmerzen und Durchfall.
- Bei der pulmonalen Hypertonie als Folge von Lungenembolien ist die Begründung der **antikoagulativen** Therapie klar. Geeignete Patienten profitieren sehr von einer Thrombendarteriektomie. Bei der schweren pulmonalen Hypertonie anderer Genese wird die Antikoagulation folgendermaßen begründet: Das Risiko einer Thrombosierung ist in den verengten Gefäßen erhöht. Der Umbau der pulmonalen Gefäße (Remodelling) erhöht die zirkulierenden Thrombin- und Fibrinogenspaltprodukte, was ebenfalls die Bildung von Mikrothromben begünstigt.
- Die **Phosphodiesterase-V-Inhibition** mit Sildenafil und Tadalafil führt über die Beeinflussung des Stickstoffmonoxid/zyklischen Guanosinmonophosphat(cGMP)-Stoffwechsels (Erhöhung von cGMP durch

Hemmung des Abbaus) ebenfalls zu einer Senkung des pulmonalarteriellen Drucks. Die Zulassung ist bei PAH im Schweregrad III erfolgt.
- Der lösliche Guanylatzyklase(sGC)-Stimulator Riociguat wurde 2014 in Europa für die Therapie der pulmonalen-arteriellen Hypertonie (PAH) sowie der chronisch-thromboembolischen pulmonalen Hypertonie (CTEPH) zugelassen. Die Bindung von Stickstoffmonoxid an sGC führt u. a. zur Vasodilatation. Riociguat stimuliert sGC unabhängig von Stickstoffmonoxid und steigert zudem die Empfindlichkeit von sGC gegenüber vorhandenem Stickstoffmonoxid.
- Bei nicht ausreichender Wirkung werden in einigen Zentren Kombinationen der Substanzklassen eingesetzt.

### Welche Prognose hat eine pulmonale Hypertonie?
Bei der **pulmonalen Hypertonie** hängt die Prognose von der Art der Erkrankung, vom Zeitpunkt der Diagnosestellung und vom Erfolg der Therapie der primären Grunderkrankung ab. Beispielsweise ist bei der thromboembolisch verursachten pulmonalen Hypertonie von einer besseren Prognose auszugehen. Die sekundäre pulmonale Hypertonie wird bei der COPD unter Sauerstofflangzeittherapie selten zu einem Problem, wohl aber bei der Histiozytose X. Die **pulmonalarterielle Hypertonie** ist eine progrediente Erkrankung. Die Prognose unter den neuen Therapien ist bislang unklar, erste Daten weisen jedoch auf eine Verbesserung hin.

### Welche weitere Maßnahme muss überlegt werden?
Die Lungen- oder die Lungen-Herz-Transplantation wird als letzte Maßnahme eingesetzt. An eine frühzeitige Vorbereitung und Vorstellung des Patienten muss insbesondere bei der primären pulmonalen Hypertonie gedacht werden.

### LITERATUR
Taichman et al. Pharmacologic therapy for pulmonary arterial hypertension in adults. Chest Guideline and Expert Panel Report. Chest 2014; 146(2) 449–475.
Kim et al. Chronic thromboembolic pulmonary hypertension. Journal of the American College of Cardiology 2013; 62 (25) Suppl D.
Galie et al. 2015 ESC/ERS Guidelines for the diagnosis and treatment of pulmonary hypertension. Eur Heart J 2016; 37 (1) 67–119, https://doi.org/10.1093/eurheartj/ehv317.
Guidelines for the diagnosis and treatment of pulmonary hypertension. Eur Heart J 2009; 30: 2493–2537.
Simonneau, Gerald; Gatzoulis, Michael; Adatia, Jan et al. Updated Clinical Classification of Pulmonary Hypertension. Journal of the American College of Cardiology 2013; 62 (25) Suppl. D, 34–41.

## 7.3 Leitsymptom Belastungsdyspnoe und Allgemeinsymptome

### KASUISTIK
Eine 28-jährige Frau stellt sich bei Ihnen vor, da sie akut zunehmende Atemnot mit deutlicher Zunahme unter Belastung verspürt. Sie kann auf ebener Fläche nur noch weniger als 200 m ohne ausgeprägte Dyspnoe gehen.

### Welche Krankheiten gehen vor allem mit Belastungsdyspnoe einher?
- Linksherzinsuffizienz, z. B. Kardiomyopathie (postinfektiös)
- Rechtsherzbelastung, pulmonale Hypertonie, primär, sekundär
- Obstruktive Lungenerkrankungen, z. B. COPD oder belastungsinduziertes Asthma bronchiale
- Pneumonien
- interstitielle Lungenerkrankungen
- Lungenembolie
- Pleuraerguss
- Anämie

### Welche weiteren anamnestischen Aspekte interessieren Sie für die akute Vorgeschichte?
- Beginn
- zusätzliche Symptome

In der vorangegangenen Nacht seien sehr rasch Gliederschmerzen, Atemnot und allgemeines Krankheitsgefühl aufgetreten, jedoch subjektiv kein Fieber, Husten oder Auswurf. Thorakale Schmerzen sind nicht zu erfragen.

### Wie lauten Ihre Verdachtsdiagnosen?
- Pneumonie
    - atypische Pneumonie
    - Influenza
    - *Pneumocystis-jiroveci*-Pneumonie (PCP)
- interstitielle Lungenerkrankungen

### Worauf richten Sie Ihr Augenmerk bei der klinischen Untersuchung?
- Atemfrequenz
- Zeichen der Rechts-(und Links-)Herzinsuffizienz
- periphere und zentrale Zyanose
- Atemexkursion
- Auskultations- und Perkussionsbefund
- Uhrglasnägel und Trommelschlägelfinger

Die Atemfrequenz beträgt 36/min. Die Patientin kann sich aufgrund zunehmender Dyspnoe nicht hinlegen, Beinödeme liegen nicht vor. Es besteht eine zentrale und periphere Zyanose. Thoraxform und Atemexkursion sind adäquat. Es finden sich keine Uhrglasnägel oder Trommelschlägelfinger. Perkutorisch ergibt sich kein wegweisender Befund. Auskultatorisch findet sich endinspiratorisches Knisterrasseln (Sklerosiphonie).

### Wie interpretieren Sie den Auskultationsbefund der Lunge?
Es besteht der Verdacht auf eine interstitielle Lungenerkrankung.

### Was sagen Ihnen die übrigen Befunde?
- schwere respiratorische Insuffizienz
- vermutlich keine vorbestehende chronische Lungenerkrankung stärkeren Ausmaßes

### Was wollen Sie aus der Vorgeschichte sonst noch erfahren?
- Befinden in den Tagen vor dem akuten Ereignis
- Aufenthalt und Tätigkeiten in der Zeit vor dem akuten Ereignis
- erstmaliges Auftreten der Beschwerden und Entwicklung seitdem
- Vorerkrankungen, Medikamente

Die Patientin ist am Vortag aus einem 14-tägigen Urlaub in der Türkei zurückgekehrt, wo sie beschwerdefrei war.
Sie gibt weiterhin an, bereits seit 5 Monaten eine zunehmende Belastungsdyspnoe bemerkt zu haben. Sie habe dies auf eine schwere atypische Pneumonie zurückgeführt, die trotz adäquater antibiotischer Therapie einen protrahierten Krankheitsverlauf über acht Wochen genommen hatte. Serologisch findet sich im weiteren Verlauf ein Mykoplasmen-IgG-Titer (1 : 2.560) als Zeichen einer vor Kurzem durchgemachten, abgelaufenen Infektion.
Nikotinabusus oder regelmäßige Medikamenteneinnahme liegen nicht vor.

## 7.3 Leitsymptom Belastungsdyspnoe und Allgemeinsymptome

Welche Laborparameter helfen Ihnen eventuell weiter?
- Entzündungszeichen: Blutkörperchensenkungsgeschwindigkeit (BSG), C-reaktives Protein (CRP)
- Blutbild einschließlich Differenzierung (Eosinophilie)

Die BSG beträgt 44/76, CRP 7 mg/dl, Eiweiß 8,7 mg/dl, IgG 2 150 mg/dl.
Die Leukozyten betragen 7,5 × $10^3$/µl, die Differenzierung ist unauffällig.

Welcher Test aus der Lungenfunktionsdiagnostik interessiert Sie am meisten?
Die Blutgase in Ruhe und unter Belastung.

Die **Blutgasanalyse** ergibt Ruheblutgase von p$O_2$ 64,2 mmHg und p$CO_2$ 38,3 mmHg, die Werte unter leichter Belastung (< 40 Watt, 5 min) sind p$O_2$ 46,8 mmHg und p$CO_2$ 36,8 mmHg.

Beurteilen Sie die Blutgasanalyse.
Es besteht eine starke respiratorische (Partial-)Insuffizienz mit deutlicher Verschlechterung unter geringer Belastung.

Welche weiteren Parameter der Lungenfunktion sind bei den vermuteten Diagnosen von Bedeutung?
- Restriktion
- Diffusionskapazität

Beurteilen Sie die nachfolgenden Parameter der Spirometrie (➤ Tab. 7.4).

**Tab. 7.4** Ergebnisse der Spirometrie

|  | Soll | Messwert |
| --- | --- | --- |
| VC MAX (l) | 4,04 | 1,65 |
| IC (l) | 2,71 | 0,93 |
| ERV (l) | 1,33 | 0,72 |
| FVC (l) | 3,98 | 1,65 |
| $FEV_1$ (l) | 3,48 | 1,41 |
| $FEV_1$ % VC MAX | 83,97 | 85,66 |
| PEF (l/s) | 7,49 | 4,06 |
| MEF 75 (l/s) | 6,43 | 3,31 |
| MEF 50 (l/s) | 4,67 | 2,35 |
| MEF 25 (l/s) | 2,23 | 0,63 |

Soweit in der Spirometrie beurteilbar, liegt eine starke restriktive Ventilationsstörung vor.

Die Diffusionskapazität ist ebenfalls auf 45 % des Solls eingeschränkt.

### Welches diagnostische Verfahren würden Sie jetzt einsetzen?
Die Bildgebung mittels Röntgen-Thorax in zwei Ebenen, ggf. auch ein CT.

> Im **Röntgenbild des Thorax** in zwei Ebenen zeigen sich eine feinretikuläre Zeichnungsvermehrung und zusätzlich eine diffuse Schleierung/Trübung.

### Wie lautet jetzt Ihre Verdachtsdiagnose?
Es liegt wohl eine akute interstitielle Lungenerkrankung/interstitielle Pneumonie vor.

### Welche Krankheitsbilder subsumieren Sie darunter?
- akute interstitielle Pneumonie (AIP)
- exogen-allergische Alveolitis (EAA)
- kryptogen organisierende Pneumonie (COP/BOOP)

### Wie können Sie Ihre Verdachtsdiagnose weiter abklären?
Anhand einer Bronchoskopie mit bronchoalveolärer Lavage und perbronchialer Biopsie.

> In der **Bronchoskopie** finden sich im einsehbaren Bereich uncharakteristische entzündliche Veränderungen mit deutlicher Gefäßinjektion.
> In der bronchoalveolären Lavage besteht eine Erhöhung des Lymphozytenanteils auf 40 %, der $CD_4/CD_8$-Quotient beträgt < 1. Mikroskopisch gelingt kein Nachweis von säurefesten Stäbchen, kein Nachweis von *Pneumocystis jiroveci*.

### Welche Diagnose macht der Befund der bronchoalveolären Lavage in Zusammenschau mit dem Röntgenbild wahrscheinlich?
Eine exogen-allergische Alveolitis.

### Welche weiteren anamnestischen Angaben interessieren Sie bei der Diagnose einer exogen-allergischen Alveolitis?
Entscheidend ist die Suche nach dem Antigen; vor allem im Beruf und bei häuslicher Exposition.

> Die eingehende Befragung der Patientin erbringt keinen Hinweis auf Allergien; eine Exposition mit Haustieren oder eine berufliche Belastung mit Schadstoffen (Bürokraft in einem Autohaus) wird verneint. Die Patientin ist vor einigen Monaten aus einem feuchten Altbau in einen Neubau umgezogen. Die Beschwerden haben dennoch weiter zugenommen. Im Urlaub hätten sich die Symptome zurückgebildet.

### Welche weiteren Untersuchungen sind zur Sicherung der Diagnose sinnvoll?
- Computertomografie zur Differenzialdiagnose der interstitiellen Lungenerkrankungen
- spezifische IgG zur Erfassung des relevanten Antigens

> Es wird eine Computertomografie des Thorax angefertigt.

## 7.3 Leitsymptom Belastungsdyspnoe und Allgemeinsymptome

Beschreiben Sie die Auffälligkeiten in der abgebildeten CT-Schicht (➤ Abb. 7.7).

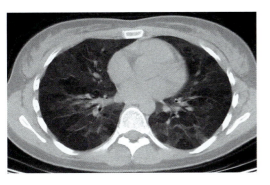

**Abb. 7.7** Computertomogramm des Thorax [P090]

Auffällig sind vor allem inhomogene milchglasartige Verschattungen, teilweise interstitielle Verdichtungen.

Der CT-Befund insgesamt ist vereinbar mit einer akuten interstitiellen Lungenerkrankung, möglicherweise mit bereits vorbestehenden Veränderungen (auf anderen Schichten besser erkennbar).
Die Untersuchung der antigenspezifischen IgG-Antikörper ergibt einen hochtitrigen Befund bezüglich *Aspergillus fumigatus*.
Die daraufhin durchgeführte Untersuchung der Wohnung ergibt einen Schimmelpilzbefall im Schlafzimmer der Patientin.

### Warum muss man bei exogen-allergischer Alveolitis die IgG untersuchen und nicht die IgE?
Weil der exogen-allergischen Alveolitis eine Typ-III-Reaktion und keine allergische Sofortreaktion (Typ I) zugrunde liegt. Dementsprechend treten die Symptome erst 3–12 Stunden nach Exposition auf.

### Welche abschließende Diagnose stellen Sie?
Es handelt sich um eine exogen-allergische Alveolitis bei Sensibilisierung gegenüber *Aspergillus fumigatus*.

### Welche weiteren interstitiellen Lungenerkrankungen kennen Sie?
- idiopatische Interstitielle Pneumonien (IPF, NSIP, RB-ILD, DIP, COP)
- sekundäre bedingte interstitielle Lungenerkrankungen
  - bekannte Auslöser (z. B. Medikamente, anorganische Pneumokoniosen)
  - bei Systemerkrankungen (z. B. Sarkoidose, EGPA)
  - seltene Entitäten (z. B. eosinophile Pneumonie, pulmonale Langerhans-Zell-Histiozytose)

### Welche Therapie leiten Sie bei einer exogen-allergischen Alveolitis ein?
- Antigenkarenz (im vorliegenden Fall Sanierung des Schlafzimmers)
- für die akute Situation systemisch Glukokortikoide (1 mg/kg KG Prednisolonäquivalent)
- Die Unterscheidung von anderen interstitiellen Lungenerkrankungen ist aufgrund unterschiedlicher Therapieansätze, aber auch bzgl. der Prognoseabschätzung sehr relevant.

#### LITERATUR
Sennekamp et al. Empfehlungen zur Diagnostik der exogen-allergischen Alveolitis. Pneumologie 2007; 61: 52–56.
ATS/ERS International multidisciplinary consensus classification of the idiopathic interstitial pneumonias. Am J Respir Crit Care Med 2002; 165: 277.
Raghu G, Collard HR, Egan JJ et al. An official ATS/ERS/JRS/ALAT statement: idiopathic pulmonary fibrosis: evidence-based guidelines for diagnosis and management. Am J Respir Crit Care Med 2011; 183: 788–824.
Travis, W. D. et al. An Official American Thoracic Society/European Respiratory Society Statement: Update of the International Multidisciplinary Classification of the Idiopathic Interstitial Pneumonias. Am J Respir Crit Care Med 2013, 188: 733–748.

## 7.4 Leitsymptom Dyspnoe und Hustenreiz

**KASUISTIK**

Eine 41-jährige Patientin wird Ihnen von einer externen Klinik zuverlegt. Sie wurde am Vortag laparoskopisch einseitig ovarektomiert und hat heute akut Atemnot entwickelt. Zudem besteht etwas Husten ohne Auswurf, kein Fieber. Bei Aufnahme zeigt sich eine leicht übergewichtige Patienten mit geringer Orthopnoe, Atemfrequenz 28/min, kein eindeutiger pulmonaler Auskultationsbefund.

### Nennen Sie Ihre Verdachtsdiagnosen.
- Pneumonie
- basale Atelektase
- Pleuraerguss
- Pleuritis

### Welche weiterführenden Untersuchungen sind erforderlich?
- körperliche Untersuchung
- Blutgase
- Blutbild, Entzündungsparameter, D-Dimer
- Röntgen-Thorax in zwei Ebenen

Bei der **körperlichen Untersuchung** finden sich über dem rechten Unterfeld ein abgeschwächtes Atemgeräusch sowie eine Dämpfung.

### Welche Differenzialdiagnosen kommen aufgrund der körperlichen Untersuchung infrage?
- Atelektase
- Pleuraerguss
- Zwerchfellhochstand

### Wie würde sich der körperliche Untersuchungsbefund bei einem Pneumothorax darstellen?
- aufgehobenes Atemgeräusch
- hypersonorer Klopfschall
- eventuell Verschiebung der Trachea zur Gegenseite
- tief stehende Zwerchfellgrenze auf der betroffenen Seite

### Welche Formen des Pneumothorax kennen Sie?
- Spontanpneumothorax mit den Unterformen primärer und sekundärer Spontanpneumothorax
- traumatischer Pneumothorax

In den Blutgasen findet sich eine respiratorische Partialinsuffizienz. Die **Röntgenaufnahmen des Thorax** in zwei Ebenen sind in ➤ Abb. 7.8 und ➤ Abb. 7.9 dargestellt.

### Wie interpretieren Sie das Thoraxbild?
- Zwerchfellhochstand rechts
- flächige Verschattung rechts basal, am ehesten Unterlappen
- kein Erguss
- diskrete Mediastinalverziehung
- unauffällige Hilusregion beidseits

### 7.4 Leitsymptom Dyspnoe und Hustenreiz

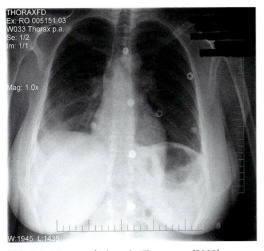

Abb. 7.8 Röntgenaufnahme des Thorax p. a. [P090]

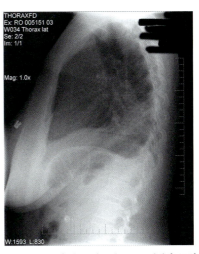

Abb. 7.9 Röntgenaufnahme des Thorax seitlich [P090]

Das D-Dimer liegt unter 1 mg/l, im Blutbild zeigt sich eine Leukozytose mit 14.000/ml. Die übrigen Laborwerte sind unauffällig.

#### Wie können Sie die Verdachtsdiagnosen weiter differenzieren?
- Sonografie des Thorax zum Ausschluss bzw. Nachweis eines Ergusses
- CT des Thorax mit Kontrastmittel

Es wird eine Computertomografie des Thorax angefertigt (➤ Abb. 7.10 und ➤ Abb. 7.11).

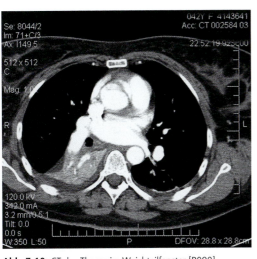

Abb. 7.10 CT des Thorax im Weichteilfenster [P090]

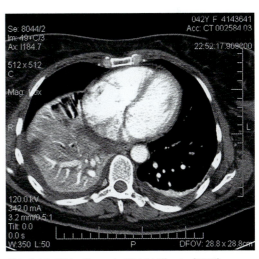

Abb. 7.11 CT des Thorax im Weichteilfenster [P090]

#### Bitte befunden Sie die beiden Schnitte.
Im CT des Thorax finden sich eine fast vollständige Atelektase des rechten Unterlappens, eine geringe Ergussbildung sowie eine unauffällige Darstellung der Pulmonalisgefäße sowie des übrigen Lungengerüsts.

Auf Nachfragen berichtet die Patientin, dass sie seit der Operation große Schmerzen im Bauch habe, die auch durch die verabreichten Schmerzmittel nicht zu beseitigen gewesen seien. Dadurch habe sie kaum husten können.

### Welche Diagnose stellen Sie?
Es handelt sich um eine Unterlappenatelektase rechts bei Sekretverlegung durch postoperativ schmerzbedingt eingeschränkten Hustenreiz. Eine Lungenembolie ist aufgrund des normalwertigen D-Dimers sowie des CT-Befunds ausgeschlossen.

### Welche Vorgehensweise wählen Sie nun?
- Sekretmobilisierung durch Krankengymnastik und CPAP-Beatmung
- adäquate Schmerztherapie
- Bronchoskopie zur Sekretabsaugung und zum Ausschluss einer lokalen Stenose

In der **Bronchoskopie** zeigt sich viel gelbliches Atelektasensekret im Bereich der dorsalen Unterlappenostien. Viel Sekret kann abgesaugt werden, allerdings zeigt sich, dass immer neues Sekret von unten nachkommt.
Durch ausreichende Analgesie gelingt es, einen regelrechten, schmerzfreien Hustenstoß zu erzielen. Die Patientin wird mobilisiert. Mittels CPAP-Beatmung und Krankengymnastik kann weiter viel Sekret abgehustet werden.
Am Folgetag wird eine erneute Bronchoskopie vorgenommen, dabei kann erneut viel Sekret abgesaugt werden. Die Patientin fühlt sich rasch besser und kann jetzt auch selbstständig aufstehen.

### Welche Verlaufskontrolle halten Sie für sinnvoll?
- Blutgasanalysen
- Lungenfunktion mit Spirometrie (Lungenvolumina)
- Röntgen-Thorax

Drei Tage nach Aufnahme in Ihre Klinik werden folgende **Röntgenaufnahmen** angefertigt (➤ Abb. 7.12 und ➤ Abb. 7.13).

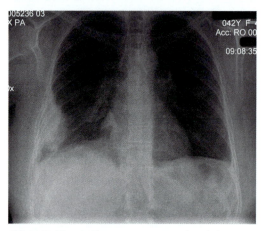

**Abb. 7.12** Röntgen-Thorax p. a. 3 Tage nach Aufnahme [P090]

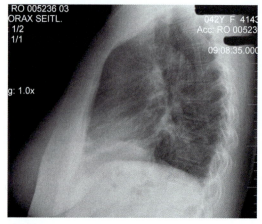

**Abb. 7.13** Röntgen-Thorax seitlich 3 Tage nach Aufnahme [P090]

### Wie beurteilen Sie die Röntgenaufnahme nach drei Tagen?
- Rückbildung der flächigen Verschattung rechts dorsobasal
- V. a. neu aufgetretenen gekammerten Erguss rechts basolateral

### Mit welcher Methode können Sie am raschesten einen Erguss feststellen?
Sonografie des Thorax.

### Welche Einteilungskriterien für Pleuraergüsse kennen Sie?
- Transsudat – Exsudat
- Einteilung nach Genese:
  - erhöhter hydrostatischer Druck (kardial bedingt)
  - verminderter onkotischer Druck (Eiweißmangel)
  - vermehrter negativer Druck im Pleuraspalt (durch Atelektase)
  - erhöhte Permeabilität im Mikrozirkulationsbereich (bei Entzündung oder Tumor)
  - Resorptionsstörung (durch Fibrose oder Tumor)
  - transdiaphragmaler Flüssigkeitstransport über Lymphgefäße (bei Abszess oder Pankreatitis)
- Einteilung nach Lokalisation:
  - subpulmonal
  - kostophrenischer Winkel
  - interlobär
  - gekammert

### Wie kann also die Genese des Ergusses weiter differenziert werden?
- Ergusspunktion
- Bestimmung von Eiweiß, pH, BZ, LDH, Leukozyten in Erguss und Blut
- zytologische Untersuchung
- bakteriologische Untersuchung

### Wie unterscheiden sich Transsudat und Exsudat?
- Eiweißquotient Pleuraerguss/Serum > 0,5 oder
- LDH-Erguss > 200 U/l oder
- Quotient LDH Erguss/Serum > 0,6 → Exsudat

### Welche Ergussursachen sind denkbar und welche ist die wahrscheinlichste?
Möglich sind ein parapneumonischer Erguss und eine Ergussbildung durch Atelektasenzug (e vacuo).

### Sind weitere invasive Maßnahmen notwendig?
Nein, es kann vorerst abgewartet und weiter eine intensive physikalische Therapie durchgeführt werden.

Nach zwei weiteren Tagen erfolgt eine sonografische Kontrolle, die eine weitgehende Rückbildung des rechtsseitigen Ergusses zeigt, die Patientin wird schließlich in die Anschlussheilbehandlung entlassen.

**LITERATUR**
Light RW. Pleural effusion. N Engl J Med. 2002 Jun 20; 346(25): 1971–7.
BTS guidelines for the investigation of a unilateral pleural effusion in adults. Thorax 2003; 58 (Suppl II): ii8–ii17.
BTS Pleural Disease Guideline 2010. Thorax 65 (2010), Supplement 2.

## 7.5 Leitsymptom akut zunehmende Dyspnoe

**KASUISTIK**
Ein 72-jähriger Patient stellt sich bei Ihnen wegen akut zunehmender Dyspnoe vor. Zuvor hatte er sich bei einem Kardiologen untersuchen lassen, der nach einer invasiven kardialen Diagnostik die Diagnose einer koronaren Ein-Gefäß-Erkrankung mit eingeschränkter linksventrikulärer Funktion ohne interventionsbedürftige Koronarstenose stellte. Die kardialen Befunde erklären die Dyspnoe nicht ausreichend.

### Wodurch könnte die Dyspnoe noch verursacht werden?
- chronische Bronchitis, COPD
- Asthma bronchiale
- interstitielle Lungenerkrankung
- Lungenembolie
- Anämie
- pulmonale Hypertonie

### Wonach fragen Sie?
- vorbestehender chronischer Husten
- Auswurf
- Nikotinabusus
- Allergien
- Lungenerkrankungen in der Familie
- Berufsanamnese

### Wann liegt nach Definition der WHO eine chronische Bronchitis vor?
Bei Husten und Auswurf über mindestens drei Monate in mindestens zwei aufeinanderfolgenden Jahren.

### Welche Untersuchung würden Sie als Erstes machen?
Eine Lungenfunktionsprüfung, wenn möglich, einschließlich Bodyplethysmografie.

Der Patient gibt an, dass er seit mindestens 5 Jahren vor allem bei körperlicher Belastung regelmäßig starke Atemnot verspüre. Es träten dabei auch Hustenanfälle und ein wenig weißlicher Auswurf auf. Insgesamt sei es in den beiden letzten Jahren zu einer Verschlechterung gekommen.
Der Patient war Lokführer, ist bereits seit 16 Jahren berentet. Vor 20 Jahren habe er mit dem Rauchen aufgehört.
Es wird eine Lungenfunktionsprüfung durchgeführt.

### Wie beurteilen Sie die Lungenfunktion (➤ Abb. 7.14 und ➤ Tab. 7.5)?
Es liegt eine schwere obstruktive Ventilationsstörung vor.

### Welche Verdachtsdiagnose stellen Sie?
Es könnte sich um eine chronisch-obstruktive Bronchitis handeln.

### Was ist Ihre nächste diagnostische Maßnahme?
Die Lungenfunktion sollte nach Inhalation eines bronchodilatatorisch wirksamen Medikaments wiederholt werden: primär inhalativ ein $\beta_2$-Mimetikum, eventuell zusätzlich ein Anticholinergikum.

Es wird eine Lungenfunktionsprüfung nach Inhalation von Salbutamol durchgeführt.

## 7.5 Leitsymptom akut zunehmende Dyspnoe

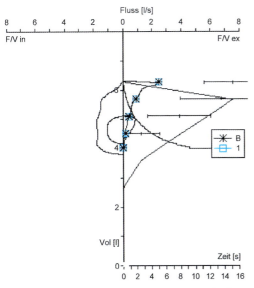

**Abb. 7.14** Exspiratorische Fluss-Volumen-Kurve und Tiffeneau-Manöver [P090]

**Tab. 7.5** Bodyplethysmografie

|  | Soll | Messwert | % Soll |
|---|---|---|---|
| R tot (kPa*s/l) | 0,3 | 0,84 | 280,8 |
| ITGV (l) | 3,53 | 4,32 | 122,4 |
| SR tot (kPa*s) | 1,18 | 3,98 | 338,2 |
| ERV (l) | 0,97 | 0,4 | 41,2 |
| RV (l) | 2,56 | 3,92 | 153,1 |
| TLC (l) | 6,5 | 6,36 | 97,7 |
| RV% TLC | 41,65 | 61,63 | 148 |
| VC MAX | 3,73 | 2,44 | 65,4 |
| $FEV_1$ (l) | 2,76 | 0,97 | 35,2 |
| $FEV_1$ % VC MAX | 74,43 | 39,81 | 53,5 |
| PEF (l/s) | 7,54 | 2,45 | 32,5 |
| MEF 25 (l/s) | 1,25 | 0,15 | 12,2 |
| MEF 50 (l/s) | 3,89 | 0,36 | 9,3 |
| MEF 75 (l/s) | 6,75 | 0,88 | 13 |
| PIF (l/s) |  | 1,83 |  |

Wie beurteilen Sie jetzt die Lungenfunktion (➤ Abb. 7.15 und ➤ Tab. 7.6)?

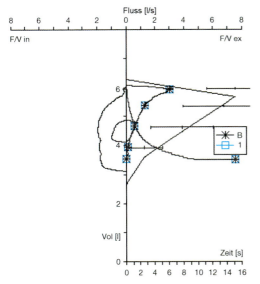

**Abb. 7.15** Exspiratorische Fluss-Volumen-Kurve und Tiffeneau-Manöver [P090]

**Tab. 7.6** Bodyplethysmografie

|  | Soll | Best | % Soll |
|---|---|---|---|
| R tot (kPa*s/l) | 0,3 | 0,48 | 158,5 |
| ITGV (l) | 3,53 | 4,09 | 115,9 |
| SR tot (kPa*s) | 1,18 | 2,14 | 182,1 |
| ERV (l) | 0,97 | 0,82 | 84,2 |
| RV (l) | 2,56 | 3,27 | 127,9 |
| TLC (l) | 6,5 | 6,14 | 94,4 |
| RV% TLC | 41,65 | 53,31 | 128 |
| VC MAX (l) | 3,73 | 2,87 | 76,8 |
| $FEV_1$ (l) | 2,76 | 1,32 | 47,7 |
| $FEV_1$ % VC MAX | 74,43 | 45,94 | 61,7 |
| PEF (l/s) | 7,54 | 3,01 | 39,9 |
| MEF 25 (l/s) | 1,25 | 0,12 | 9,9 |
| MEF 50 (l/s) | 3,89 | 0,56 | 14,4 |
| MEF 75 (l/s) | 6,75 | 1,3 | 19,2 |
| PIF (l/s) |  | 1,98 |  |

Es liegt eine schwere obstruktive Ventilationsstörung vor, die teilreversibel nach Inhalation eines $\beta_2$-Mimetikums ist.

### Was bedeutet die Abkürzung COPD und welche zwei wesentlichen Hauptgruppen sollten unterschieden werden?

COPD steht für „chronic obstructive pulmonary disease". Unterschieden werden Emphysem und chronische Bronchitis mit Obstruktion.

### Nennen Sie angeborene/frühkindliche Risikofaktoren für die Entwicklung einer COPD.
- $α_1$-Antitrypsin-Mangel
- bronchiale Hyperreagibilität
- Störungen des Lungenwachstums

### Welches sind die erworbenen Risikofaktoren für die Entwicklung einer COPD?
- Zigarettenrauchen
- berufsbedingte Noxen
- häufige Atemwegsinfektionen in der Kindheit
- Umwelteinflüsse

### Welche diagnostischen Verfahren führen Sie bei diesem Patienten in Ergänzung zu Anamnese und Lungenfunktion durch und warum?
- Röntgen-Thorax: zum Ausschluss anderer Ursachen, z. B. Raumforderungen, pneumonische Infiltrate
- Entzündungsparameter im Labor: zur Klärung einer möglichen infektiösen bakteriellen Ursache der Verschlechterung (die meisten infektiös ausgelösten Verschlechterungen einer COPD sind viral bedingt)
- bei grünlich oder bräunlich verfärbtem Sputum eventuell Sputumkultur

### Welche Laborparameter sind bei der Erstabklärung einer chronisch-obstruktiven Bronchopneumopathie (COPD), vor allem bei Auftreten im jüngeren Erwachsenenalter und beim Nichtraucher, sinnvoll?
- $α_1$-Antitrypsin ($α_1$-Proteinaseninhibitor)
- Immunglobulin G, ggf. mit nachfolgenden Subklassen

### Von welchen Erkrankungen sollte die COPD vor allem abgegrenzt werden?
- Asthma bronchiale (ein Asthma-COPD-Overlap-Syndrom ist auch möglich)
- Zilien-Dyskinesie-Syndrom, Kartagener-Syndrom, Bronchiektasen, Mukoviszidose
- Linksherzinsuffizienz
- Bronchiolitis obliterans

### Wodurch unterscheidet sich die COPD vom Asthma?
- meist höheres Lebensalter
- bei chronischer Bronchitis Husten und Auswurf
- primär Atemnot bei Belastung
- Obstruktion durch Gabe von Bronchodilatatoren meist nicht oder wenig reversibel
- kaum Ansprechen auf inhalatives Kortison

### Welchen Auskultationsbefund erwarten Sie bei einer COPD?
- abgeschwächtes Atemgeräusch, falls ein Emphysem vorliegt
- leise Herztöne, falls ein Emphysem vorliegt
- pfeifende Atemgeräusche, besonders bei forcierter Exspiration, falls eine aktuelle Obstruktion vorliegt oder eine stärkere bronchiale Instabilität besteht

### Welche Lungenfunktionsuntersuchungen korrelieren relativ gut mit dem pathologisch-anatomischen Schweregrad eines Lungenemphysems?
- CO-Diffusionskapazität
- intrathorakales Gasvolumen (funktionelle Residualkapazität), falls zum Untersuchungszeitpunkt keine relevante Obstruktion vorliegt

### Gibt es einen internationalen Vorschlag zur Einteilung und zum Management der COPD?
Die Schweregradeinteilung der stabilen COPD erfolgt mittels $FEV_1$-Werten (% vom Soll), gemessen nach Gabe eines Bronchodilatators (Einteilung der GOLD-Stadien I–IV). Zusätzlich werden die Häufigkeit von Exazerbationen und die subjektive Atemnot zur Einteilung in die GOLD-Gruppen A–D verwendet (➤ Abb. 7.16).

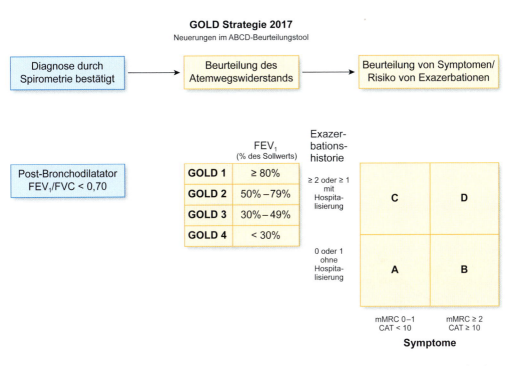

**Abb. 7.16** Schweregradeinteilung der stabilen COPD (nach Global Initiative for Obstructive Lung Disease, zuletzt aktualisiert 2017): Zur Beurteilung der Obstruktion erfolgt eine Einteilung in GOLD 1–4 anhand der postbronchodilatatorisch gemessenen $FEV_1$. Die Einteilung der GOLD Gruppen A–D erfolgt basierend auf der Symptombeurteilung anhand von mMRC oder CAT sowie der Exazerbationshäufigkeit. mMRC: modified Medical Research Council dyspnoea scale; CAT: COPD Assessment Test (Modifiziert nach ©2017 Global Initiative for Chronic Obstructive Lung Disease, all rights reserved) [P090]

### Erklären Sie kurz die Therapie der COPD.
- nichtpharmakologische Therapien: Raucherentwöhnung, körperliche Aktivität, Impfung (Grippe sowie Pneumokokken), bei GOLD-B–D-Lungenrehabilitation
- pharmakologische Therapien:
  - GOLD A: bei Bedarf kurz wirksame $\beta_2$-Sympathomimetika und/oder Anticholinergika
  - GOLD B: Behandlung mit einem langwirksamen Bronchodilatator ($\beta_2$-Sympathomimetika [LABA] oder Anticholinergika [LAMA]), bei schwerer Symptomatik zwei Bronchodilatatoren aus unterschiedlichen Klassen

– GOLD C und D: Bei bislang unbehandelten Patienten sollte die Therapie mit einem langwirksamen Anticholinergikum erfolgen, bei Patienten mit ausgeprägter Symptomatik (Gruppe D) sollte eine duale Bronchodilatation eingeleitet werden (LABA + LAMA). Inhalative Glukokortikoide (ICS) sollten früh eingesetzt werden, falls Anzeichen für ein sog. Asthma-COPD-Overlap-Syndrom bestehen. Kommt es unter der dualen Bronchodilatation zu weiteren Exazerbationen, kann eine Therapieintensivierung hingehend zu einer Tripel-Therapie (LABA/LAMA/ICS) erfolgen, alternativ die Kombination LABA/ICS.
- Zur Prävention von Exazerbationen kann bei Patienten mit chronischer Bronchitis und einer $FEV_1 < 50\ \%$/Soll Rofluminast eingesetzt werden.
- Weitere Therapieoptionen bei fortgeschrittener Krankheit: Langzeit-$O_2$-Therapie, Lungenvolumenreduktion, Lungentransplantation.

### Besteht bei der COPD eine Indikation für systemische Glukokortikoide?
Eine Indikation besteht nur im Rahmen einer schweren Exazerbation, für eine möglichst kurze Zeitspanne.

Unter einer Therapie mit Tiotropium inhalativ und einem lang wirksamen $\beta_2$-Sympathomimetikum inhalativ kommt es zu einer deutlichen Besserung der Beschwerden.
Drei Wochen später wird eine erneute Lungenfunktionsprüfung durchgeführt.

### Wie beurteilen Sie jetzt die Lungenfunktion (➤ Abb. 7.17 und ➤ Tab. 7.7)?

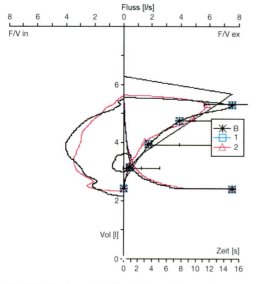

**Abb. 7.17** Exspiratorische Fluss-Volumen-Kurve und Tiffeneau-Manöver [P090]

**Tab. 7.7** Bodyplethysmografie

|  | Soll | Messwert | % Soll |
|---|---|---|---|
| R tot (kPa*s/l) | 0,30 | 0,13 | 42,4 |
| ITGV (l) | 3,53 | 3,07 | 87,0 |
| SR tot (kPa*s) | 1,18 | 0,43 | 36,5 |
| ERV (l) | 0,97 | 0,74 | 76 % |
| RV (l) | 2,56 | 2,33 | 91,2 |
| TLC (l) | 6,50 | 5,66 | 87,0 |
| RV% TLC | 41,65 | 41,56 | 99,8 |
| VC MAX (l) | 3,73 | 3,28 | 87,9 |
| $FEV_1$ (l) | 2,76 | 2,29 | 82,9 |
| $FEV_1$ % VC MAX | 74,43 | 69,72 | 93,7 |
| PEF (l/s) | 7,54 | 7,55 | 100,1 |
| MEF 25 (l/s) | 1,25 | 0,39 | 31,5 |
| MEF 50 (l/s) | 3,89 | 1,73 | 44,5 |
| MEF 75 (l/s) | 6,75 | 3,88 | 57,4 |
| PIF (l/s) |  | 4,08 |  |

- keine Obstruktion
- geringe Restriktion

### Wie lautet im Nachhinein Ihre Diagnose zum Zeitpunkt der Erstvorstellung?
Es handelte sich um eine akute Exazerbation einer chronisch-obstruktiven Lungenkrankheit.

### Welche zusätzlichen Maßnahmen sollte man Patienten mit COPD empfehlen?
- absolute Nikotinkarenz, Raucherentwöhnung
- Influenzaschutzimpfung, Pneumokokkenimpfung
- Atemtherapie, ggf. frühzeitig Rehabilitation mit Rekonditionierung
- in Phasen einer vermehrten Sekretion mit schwer abhustbarem Sekret unter Umständen Sekretolyse

### In welcher Situation darf derzeit die Indikation zur nichtinvasiven Beatmung einer COPD als gesichert gelten?
Sicher ist sie bei konservativ nicht beherrschbarer akuter Exazerbation einer COPD. Bei Ermüdung der Atempumpe im eher stabilen Krankheitsverlauf muss die Indikation individuell gestellt werden.

### Wodurch ist eine Exazerbation gekennzeichnet?
- vermehrte Dyspnoe
- vermehrter Husten
- vermehrter Auswurf

### Welche Therapie ordnen Sie in steigender Reihenfolge bei einer Exazerbation an?
- Steigerung der Bronchodilatatoren
- Antibiotikum bei Hinweis auf bakteriellen Infekt, vor allem bei höherem Schweregrad der COPD
- systemische Glukokortikoide

**LITERATUR**
Vogelmeier C, Buhl R, Burghuber O, Criée C-P, Ewig S, Godnic-Cvar J. Leitlinie zur Diagnostik und Therapie von Patienten mit chronisch obstruktiver Bronchitis und Lungenemphysem (COPD). Pneumologie 2018; 72(04): 253–308. doi:10.1055/s-0043-125031.
Vogelmeier CF, Criner GJ, Martinez FJ, Anzueto A, Barnes PJ, Bourbeau J et al. Global Strategy for the Diagnosis, Management, and Prevention of Chronic Obstructive Lung Disease 2017 Report. GOLD Executive Summary. Am J Respir Crit Care Med 2017; 195(5): 557–582. doi: 10.1164/rccm.201701-0218PP.

## 7.6 Leitsymptom anfallsweise Dyspnoe

**KASUISTIK**
Ein 22-jähriger Mann stellt sich bei Ihnen im März vor, weil am Vortag erstmalig ein schwerer Atemnotanfall aufgetreten war.

### Nach welchen Punkten fragen Sie?
- Art des Anfalls: in Ruhe, unter Belastung, nachts
- hörbares Atemgeräusch während des Anfalls
- thorakale Schmerzen
- sonstige Erkrankungen
- Familienanamnese

Der Anfall ist nach einem kurzen Lauf aufgetreten. Der Patient hörte dabei ein leises Giemen während des Atmens. Schmerzen bestanden nicht.
Der Patient war nie im Krankenhaus, internistische Erkrankungen seien ihm nicht bekannt. Die Mutter des Patienten leidet an einer Insektenstichallergie.

### Wie lautet Ihre derzeitige Verdachtsdiagnose?
Es könnte ein Asthma bronchiale vorliegen.

### Wie lautet die Definition des Asthma bronchiale?
Anfallsweise Atemnot bei hyperreagiblem Bronchialsystem mit variabler Atemwegsobstruktion und Entzündung der Atemwege.

### Welche Erkrankung ist bei anfallsweiser Atemnot, die mit hörbaren Atemgeräuschen einhergeht, differenzialdiagnostisch zu berücksichtigen? Dies gilt vor allem für Situationen, in denen kein adäquates Ansprechen auf die bronchodilatatorische Therapie erfolgt.
Bei einer Funktionsstörung der Stimmbänder kann es zu einer Stenosierung im Larynx kommen, die ein Asthma bronchiale vortäuschen kann. Die Bezeichnung für diese Erkrankung ist „vocal cord dysfunction".

### Welche weiteren anamnestischen Aspekte interessieren Sie?
- Hinweise auf eine allergische Erkrankung des Patienten wie Neurodermitis oder Heuschnupfen
- berufliche Exposition
- Haustiere
- inhalatives Zigarettenrauchen

> Als Säugling bzw. Kleinkind habe er Probleme mit Milchschorf und einer Neurodermitis gehabt. Seit dem achten Lebensjahr leide er unter Augenjucken und Niesreiz in den Monaten Februar bis April. Er rauche nicht. Eine berufliche Exposition liege bei seiner Bürotätigkeit nicht vor. Haustiere werden nicht gehalten.

### Welche Form des Asthma bronchiale liegt vermutlich vor?
Ein exogen-allergisches Asthma bronchiale.

### Welche weiteren Asthma-Formen unterscheidet man?
- intrinsisches Asthma bronchiale: Auslöser sind u. a. kalte Luft, Schmerzmittel (ASS), körperliche Belastung
- Mischformen sind möglich

Weitere Asthma-Formen werden oft anhand der Art bzw. Verteilung der Symptome beschrieben:
- nächtliches Asthma
- Husten-/„Cough-variant"-Asthma
- saisonales Asthma
- „Late-onset"-Asthma (Auftreten im hohen Lebensalter)
- belastungsinduzierbares Asthma bronchiale (Anstrengungsasthma)
- pharmakologisch ausgelöstes Asthma bronchiale
- chemisch-irritatives Asthma bronchiale

### Welche aktuelle Sensibilisierung vermuten Sie?
Früh blühende Bäume wie Hasel und Erle.

### Welche diagnostischen Untersuchungen veranlassen Sie?
- Lungenfunktionsprüfung
- Allergie-Hauttest
- Entzündungsparameter im Labor, Bluteosinophilie
- je nach Ergebnis des Hauttests spezifische IgE im Serum

Es findet sich eine Eosinophilie von 5 % bei einer Gesamtleukozytenzahl von 6.500.

**Hilft Ihnen diese Information für die Unterscheidung zwischen allergischem und intrinsischem Asthma bronchiale?**
Nein. Eine Bluteosinophilie kann bei allen Asthma-Formen vorkommen.

Im **Hauttest** findet sich eine +++-positive Reaktion auf Hasel- und Erlenpollen. Eine Lungenfunktionsprüfung wird durchgeführt.

Interpretieren Sie die dargestellte Lungenfunktion (➤ Abb. 7.18, ➤ Abb. 7.19 sowie ➤ Tab. 7.8, ➤ Tab. 7.9).

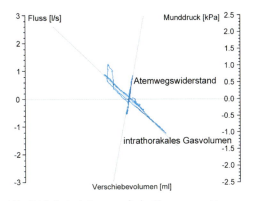

**Abb. 7.18** Bodyplethysmografische Messung von Atemwegswiderstand und intrathorakalem Gasvolumen (bodyplethysmografisch ermittelte funktionelle Residualkapazität [FRC]) [P090]

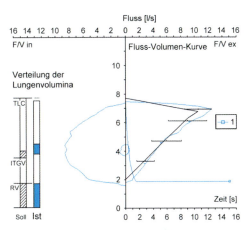

**Abb. 7.19** Spirometrie, Fluss-Volumen-Kurve und Volumenverteilung im Vergleich zum Normalwert bzw. Normalbereich. Die normalen Verhältnisse sind in Blau dargestellt [P090]

**Tab. 7.8** Blutgase in Ruhe

|  | Soll | Messwert | % Soll |
|---|---|---|---|
| pH-Wert | 7,40 | 7,42 | 100,2 |
| CO$_2$-Partialdruck (mmHg) | 38,03 | 41,30 | 108,6 |
| O$_2$-Partialdruck (mmHg) | 77,93 | 90,00 | 115,5 |
| Standardbikarbonat (mmol/l) |  | 26,00 |  |
| Basenüberschuss (mmol/l) | 0,90 |  |  |
| Belastung (W) Insp. O$_2$-Fraktion |  | 0,21 |  |

**Tab. 7.9** Werte der Bodyplethysmografie, Spirometrie und Fluss-Volumen-Kurve

|  | Soll | Messwert | % Soll |
|---|---|---|---|
| R tot (kPa*s/l) | 0,30 | 0,14 | 46,9 |
| ITGV (l) | 3,49 | 3,78 | 108,4 |
| SR tot (kPa*s) | 1,18 | 0,58 | 49,6 |
| ERV (l) | 1,77 | 2,11 | 119,4 |

**Tab. 7.9** Werte der Bodyplethysmografie, Spirometrie und Fluss-Volumen-Kurve *(Forts.)*

|  | Soll | Messwert | % Soll |
|---|---|---|---|
| RV (l) | 1,76 | 1,67 | 95,0 |
| TLC (l) | 7,78 | 7,54 | 96,8 |
| RV% TLC | 23,71 | 22,14 | 93,4 |
| VC MAX (l) | 6,00 | 5,87 | 97,8 |
| $FEV_1$ (l) | 4,78 | 5,10 | 106,6 |
| $FEV_1$ % VC MAX | 82,71 | 86,91 | 105,1 |
| PEF (l/s) | 10,50 | 12,35 | 117,7 |
| MEF 25 (l/s) | 2,86 | 2,74 | 95,8 |
| MEF 50 (l/s) | 5,92 | 5,11 | 86,3 |
| MEF 75 (l/s) | 8,96 | 9,21 | 102,8 |
| PIF (l/s) |  | 8,67 |  |

**Blutgase:** Normoxämie, grenzwertig normaler Säure-Basen-Haushalt.
   Spirometrie und Fluss-Volumen-Kurve: keine restriktive oder obstruktive Ventilationsstörung, kein Hinweis auf Bronchialkollaps.
**Bodyplethysmografie:** normaler Atemwegswiderstand, keine Überblähung.

### Welche Veränderungen würden Sie auf den Röntgenaufnahmen des Thorax erwarten?
Keine Auffälligkeiten, da das Asthma bronchiale in frühen Stadien primär keine röntgenologisch sichtbaren Veränderungen der Lunge hervorruft, der Patient akut keinen Asthmaanfall hat und im Intervall keine Überblähung vorliegt.

### Sie haben damit eine weitgehend normale Lungenfunktionsuntersuchung, eine geringe Bluteosinophilie und eine Sensibilisierung im Hauttest gegen früh blühende Bäume. Welche zwei Methoden können Sie zur weiteren Klärung des Krankheitsbildes als Nächstes einsetzen?
- unspezifische bronchiale Provokation
- ambulante Peak-Flow-Messungen

### Bitte erklären Sie Sinn und Hintergrund dieser beiden Untersuchungen.
Ein entscheidendes Kriterium eines Asthma bronchiale ist die gesteigerte Empfindlichkeit des Bronchialsystems auf unspezifische Reize wie Rauch, Staub, Gerüche, Kälte etc. Diese unspezifische bronchiale Hyperreagibilität kann im Labor durch die Provokation mit z. B. pharmakologischen Substanzen, wie Azetylcholin oder Methacholin, nachgestellt werden.
   Die Lungenfunktion weist eine zirkadiane Rhythmik auf. Eine einfache ambulante Methodik, um diese Schwankungen zu erfassen, ist die Messung des exspiratorischen Spitzenflusses (Peak-Flow) an vorgegebenen Zeitpunkten während des Tages. Beim Asthma bronchiale liegt im Vergleich zum Gesunden eine gesteigerte Schwankung der Lungenfunktion, hier des exspiratorischen Peak-Flows, vor.

### Es wird ein unspezifischer bronchialer Provokationstest durchgeführt (➤ Abb. 7.20 und ➤ Abb. 7.21).

### Wie lautet Ihre Interpretation der unspezifischen Provokation (➤ Abb. 7.20, ➤ Abb. 7.21 sowie ➤ Tab. 7.10)?

## 7.6 Leitsymptom anfallsweise Dyspnoe

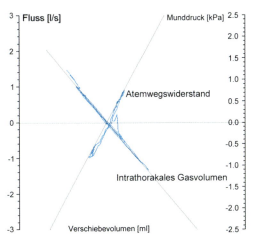

**Abb. 7.20** Bodyplethysmografische Messung von Atemwegswiderstand und intrathorakalem Gasvolumen (bodyplethysmografisch ermittelte funktionelle Residualkapazität [FRC]) nach unspezifischer bronchialer Provokation [P090]

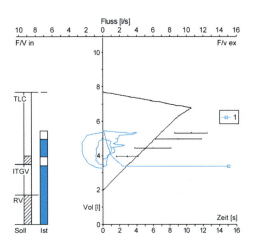

**Abb. 7.21** Spirometrie, Fluss-Volumen-Kurve und Volumenverteilung nach unspezifischer bronchialer Provokation. Die normalen Verhältnisse sind in Blau dargestellt [P090]

**Tab. 7.10** Werte der Bodyplethysmografie, Spirometrie und Fluss-Volumen-Kurve nach unspezifischer Provokation

|  | Soll | Messwert | % Soll |
|---|---|---|---|
| R tot (kPa*s/l) | 0,30 | 0,56 | 187,8 |
| ITGV (l) | 3,49 | 3,95 | 113,4 |
| SR tot (kPa*s) | 1,18 | 2,52 | 214,3 |
| ERV (l) | 1,77 | 0,52 | 29,3 |
| RV (l) | 1,76 | 3,44 | 195,5 |
| TLC (l) | 7,78 | 5,49 | 70,6 |
| RV% TLC | 23,71 | 62,53 | 263,7 |
| VC MAX (l) | 6,00 | 2,06 | 34,3 |
| $FEV_1$ (l) | 4,78 | 1,50 | 31,3 |
| $FEV_1$ % VC MAX | 82,71 | 72,76 | 88,0 |
| PEF (l/s) | 10,50 | 3,81 | 36,3 |
| MEF 25 (l/s) | 2,86 | 0,55 | 19,3 |
| MEF 50 (l/s) | 5,92 | 1,24 | 20,9 |
| MEF 75 (l/s) | 8,96 | 1,71 | 19,1 |
| PIF (l/s) |  | 2,54 |  |

Es besteht der Hinweis auf ein hyperreagibles Bronchialsystem, da ein Abfall des $FEV_1$ um mehr als 20 % und ein Anstieg des spezifischen Atemwegswiderstands um mehr als 100 % zu beobachten sind.

### Ist damit die Diagnose eines exogen-allergischen Asthma bronchiale hinreichend nachgewiesen?

Ja. Anamnestisch liegt ein belastungsinduzierbares Asthma bronchiale vor. Es besteht anamnestisch eine saisonale Rhinitis und Conjunctivitis allergica. Bei den Untersuchungen fanden sich eine dazu passende allergische Sensibilisierung im Prick-Test und ein unspezifisch hyperreagibles Bronchialsystem bei in Ruhe weitgehend normaler Lungenfunktion.

### Ist eine weitere Abklärung zu diesem Zeitpunkt notwendig?
Nein.

### Wie ist Ihr weiteres therapeutisches Vorgehen?
Kurz wirksames $β_2$-Mimetikum bei Bedarf, da einmaliges Ereignis und weiterer Krankheitsverlauf noch nicht beurteilbar.

### Welches sind die wesentlichen medikamentösen Prinzipien in der Therapie eines Asthma bronchiale?
- Bronchodilatation mit einem inhalativen $β_2$-Mimetikum
- antientzündliche Therapie mit einem inhalativen Glukokortikoid
- bei schwerem Asthma bronchiale an neue zielgerichtete Therapien, z. B. Anti-IgE und gegen IL-5 gerichtete Therapien, denken

### Welche Applikationsformen werden bei der inhalativen, insbesondere antientzündlichen Therapie des Asthma bronchiale bevorzugt?
Pulverinhalatoren oder Dosieraerosole mit Spacer ergeben die günstigste Deposition bei geringer Deposition in Mund und Rachen (damit reduzierte Nebenwirkungsrate, insbesondere der inhalativen Glukokortikoide) und relativ geringem Aufwand.

### Welche Formen von inhalativen $β_2$-Mimetika unterscheiden Sie?
- kurz wirksame $β_2$-Mimetika, z. B. Salbutamol (z. B. Sultanol®)
- lang wirksame $β_2$-Mimetika, a) mit schnellem Wirkungseintritt, z. B. Formoterol (z. B. Oxis®), b) mit verzögertem Wirkungseintritt, z. B. Salmeterol (z. B. Serevent®)

### Wie würden Sie den Patienten behandeln, wenn er an 2–3 Tagen pro Woche in der Nacht Beschwerden hätte?
Es wäre eine Kombination aus inhalativem Glukokortikoid und lang wirksamem $β_2$-Mimetikum indiziert.

### Welche wesentliche Nebenwirkung einer inhalativen Glukokortikoidtherapie kommt vor?
Ein Soorbefall im Mund; er ist allerdings bei richtiger Anwendung der Inhalation relativ selten.

### Wie ist diese Nebenwirkung weitgehend vermeidbar?
Reinigung des Mundes nach Inhalation des Steroids.

### Welche in der Regel nicht relevanten Nebenwirkungen einer inhalativen $β_2$-Mimetika-Therapie sind zu erwähnen?
- Hypokaliämie
- Tachykardie
- Tremor

### Welche weiteren Therapiemaßnahmen kommen beim exogen-allergischen Asthma bronchiale ggf. in Verbindung mit einer Konjunktivitis und Rhinitis allergica infrage?
- Allergenkarenz, z. B. bei Tierhaarallergie, oder Reduktion der Allergenexposition, z. B. bei der Allergie gegenüber Hausstaubmilben.
- Hyposensibilisierung, wenn relativ kurze Krankheitsanamnese, wenige Allergene und keine wesentlichen anatomischen Veränderungen (erkennbar in der Lungenfunktion).

- Bei Einschränkung der Lungenfunktion bzw. Symptomen oder Exazerbationen trotz adäquater inhalativer Therapie sollten Antikörpertherapien erwogen werden: Zugelassen sind Anti-IgE-Antikörper bei Nachweis einer ganzjährigen Aeroallergie und IgE-Erhöhung sowie IL-5- bzw. IL-5-Rezeptor-Antikörper bei Asthma mit Eosinophilie.

**LITERATUR**
Global Initiative for Asthma. GINA guidelines. www.ginasthma.com; Revised 2018.
Nationale VersorgungsLeitlinie: S2k-Leitlinie zur Diagnostik und Therapie von Patienten mit Asthma.

## 7.7 Leitsymptom rezidivierende Dyspnoe

**KASUISTIK**
Eine primär gesund wirkende 27-jährige Frau stellt sich bei Ihnen vor, da seit dem Vorabend wiederholt Atemnot auftritt.

### Welche wesentlichen Differenzialdiagnosen stellen Sie?
- kardiale Erkrankung
  - Rhythmusstörung
  - Mitralklappeninsuffizienz
  - Endokarditis
- Infektion
  - Endokarditis
  - Pneumonie
- pulmonale Erkrankung
  - Asthma bronchiale
  - Pneumothorax
  - Lungenembolie
- pulmonale Hypertonie
- psychische Grunderkrankung

### Welche weiterführenden Fragen stellen Sie?
- Liegen bekannte internistische oder psychiatrische Begleiterkrankungen vor?
- Welche Begleitsymptome sind vorhanden?
- Werden regelmäßig Medikamente eingenommen?
- Tritt die Atemnot in Ruhe oder unter Belastung auf?
- Ist die Atemnot konstant oder mit bestimmten Bedingungen/Auslösern assoziiert?
- Besteht dabei Husten?

Bei der weiteren **Anamnese** gibt die Patientin an, dass vor etwa einem Jahr ein M. Crohn festgestellt worden sei. Diese Erkrankung sei unter einer Therapie mit zuerst Kortison, anschließend Azathioprin zufriedenstellend eingestellt und bereite keine Probleme. Weitere Erkrankungen sind der Patientin nicht bekannt.
Die Patientin nimmt orale Kontrazeptiva ein. Sie treibt regelmäßig Sport einschließlich Skifahren.
Eine derartige Atemnot sei in den letzten Wochen wiederholt und kurz andauernd aufgetreten. Teilweise bemerkt die Patientin auch einen ziehenden atemabhängigen Schmerz, dessen Lokalisation wechselt.
Ein trockener Reizhusten ist zusätzlich aufgefallen.

# 7 Pneumologie

Können Sie die Differenzialdiagnosen eingrenzen?
- Lungenembolie
- pulmonale Hypertonie
- Rhythmusstörung

Welche Befunde der klinischen Untersuchung interessieren Sie?
- Atemfrequenz und Sauerstoffsättigung
- Herzfrequenz und Blutdruck
- kardialer und pulmonaler Auskultationsbefund
- Beinschwellung

Die **Aufnahmeuntersuchung** ergibt folgende wesentliche Befunde:
- Atemfrequenz in Ruhe: 40/min, 80 % $O_2$-Sättigung
- Herzfrequenz 100/min, Blutdruck 80/60 mmHg
- Auskultationsbefund: unauffällige Auskultation der Lunge
- Beinschwellung?

Welche diagnostischen Untersuchungen schlagen Sie vor?
Indiziert sind: EKG, Blutgasanalyse, Echokardiografie, CT-Thorax, Szintigrafie, Laboruntersuchung.

Zunächst wird ein Ruhe-EKG geschrieben (➤ Abb. 7.22 und ➤ Abb. 7.23). Was fällt Ihnen daran auf?

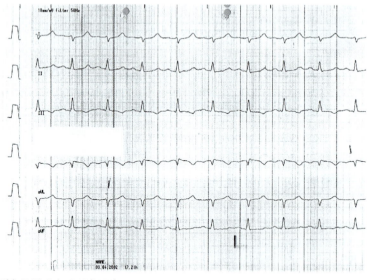

**Abb. 7.22** Ruhe-EKG [P090]

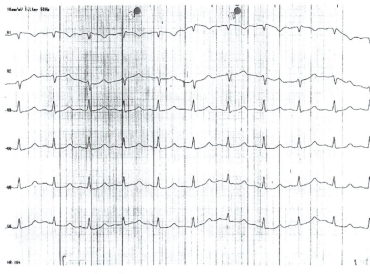

**Abb. 7.23** Ruhe-EKG [P090]

Rechtstyp, inkompletter RSB, S1(kleines)Q3; III inverse T-Welle.

Der Verlauf von arteriellen Blutgasen und $O_2$-Sättigung wird aufgezeichnet (➤ Tab. 7.11).

**Tab. 7.11** Blutgase/$O_2$-Sättigung

|  | 17:30 Uhr | 17:45 Uhr | 18:15 Uhr |
|---|---|---|---|
| p$O_2$ (mmHg) | 46 | 56 | 163 |
| pC$O_2$ (mmHg) | 35 | 47 | 59 |
| pH | 7,34 | 7,37 | 7,01 |
| Sa$O_2$ (%) | 80 | 87 | 97 |
| Basenüberschuss (mmol/l) | – 6 | 2,4 | – 14,9 |
| $O_2$-Zufuhr | 6 l $O_2$/min | 6 l $O_2$/min | beatmet, Fi$O_2$ 0,49 |
| **Atemfrequenz** | 40 | > 40 | 20 |

### Was beurteilen Sie in der Echokardiografie?
- Größe des rechten Ventrikels
- Trikuspidalinsuffizienz
- Druckgradient zwischen dem rechten Vorhof und Ventrikel

### Wonach suchen Sie im CT-Thorax?
- Kontrastmittelaussparung der A. pulmonalis
- Verlegung der A. pulmonalis von Hauptstamm und/oder peripheren Gefäßen
- Dilatation des rechten Ventrikels

### Ist eine Lungenembolie durch einen negativen Befund im CT-Thorax definitiv ausgeschlossen?
Nein, periphere kleine Embolien werden übersehen.

### Wie können Sie rezidivierende periphere Lungenembolien ausschließen?
In der Lungenperfusions- und -ventilationsszintigrafie vorliegende Missmatches der Ventilation und Perfusion sind hinweisend für rezidivierende Lungenembolien.
Normales D-Dimer schließt eine größere frische Lungenembolie aus.

### Kennen Sie Differenzialdiagnosen mit Ventilations-Perfusions-Defekten außer Lungenembolien?
- COPD
- pulmonale Hypertonie

### Was können Sie bei Lungenembolien im Röntgen-Thorax erkennen?
- Hilusamputation (Westermark-Zeichen)
- Betonung des rechten Ventrikels
- Infarktpneumonie mit Pleuraerguss

### Mit welcher Untersuchung kann man nach der Ursache der Lungenembolie suchen?
Mit einer Doppler-/Duplexsonografie der Beine kann man nach venösen Thromben suchen.

> Im **Doppler/Duplex** der Beine findet sich echoreiches Material in der V. femoralis communis, superficialis und V. poplitea links.

### Was ist anamnestisch außerdem interessant?
- Familienanamnese
- kurz zurückliegendes Trauma
- Immobilisation, z.B. durch eine Fernreise

> Bei der **Familienanamnese** bezüglich thromboembolischer Erkrankungen zeigt sich, dass die Mutter der Patientin eine Beinvenenthrombose erlitten hatte.
> Bei der Frage nach einem Trauma erinnert sich die Patientin, dass beim Skifahren vor Kurzem eine Bagatellverletzung des linken Unterschenkels aufgetreten ist. Seither habe sie intermittierend auch Beschwerden im Bein und sich daher körperlich etwas geschont.

### Nennen Sie typische Symptome einer kleinen Lungenembolie.
- akut: plötzliche Atemnot, Hyperventilation, Angst, Synkope, Tachykardie
- später: Husten, Hämoptoe, Pleuraschmerzen

### Wie oft treten Lungenembolien bei Beinvenenthrombosen auf?
Klinisch relevante Lungenembolien treten je nach Thromboembolierisiko bei 0,2 %, 1–8 %, 5–10 % der Patienten auf. Die Staffelung des Thromboembolierisikos sieht folgendermaßen aus:
- niedriges Risiko: unkomplizierte Operation ohne zusätzliche Risikofaktoren
- mittelhohes Risiko: Alter über 40 Jahre, Operationsdauer über eine Stunde, ein zusätzlicher Risikofaktor
- hohes Risiko: orthopädische Operation, frühere Thrombose oder Lungenembolie, Malignom, mehr als ein zusätzlicher Risikofaktor

Zusätzliche Risikofaktoren sind: Adipositas, höheres Alter, Immobilisation, Kontrazeption, Herzinsuffizienz, Varikosis.

## Welche Risikofaktoren für eine Lungenembolie kennen Sie?
- Trauma
- Malignom (Pankreas ca. 30 %, Lungenkarzinom 20 %, Prostata 15 %, Uterus 15 %)
- Familienanamnese
- Immobilisation, z.B. auch im Rahmen einer langen Reise
- Schwangerschaft
- orale Antikonzeptiva, Nikotinabusus
- postoperativ, insbesondere orthopädische Operationen
- Autoimmunerkrankungen (systemischer Lupus erythematodes [SLE], Kollagenose, Vaskulitis)

## Welche Labordiagnostik halten Sie für sinnvoll?
- D-Dimer
- PI, partielle Thromboplastinzeit (PTT), Antithrombin III, Protein C und S
- Blutbild
- Prothrombinmutation
- APC-Resistenz

## Kennen Sie eine weitere schwerwiegende Erkrankung bei einer jüngeren Patientin, die mit deutlich erhöhten D-Dimer-Werten einhergeht?
D-Dimer ist ein unspezifischer Marker für einen erhöhten Umsatz an Fibrin. Gering erhöhte Werte treten deshalb auch z. B. bei einer Pneumonie auf. Bei plötzlich aufgetretenen Thoraxschmerzen sollte neben einer Lungenembolie prinzipiell auch an ein Aortenaneurysma gedacht werden.

## Kennen Sie einen Score zur Risikostratifizierung der Lungenembolie (➤ Tab. 7.12)?

**Tab. 7.12** Score zur Risikostratifizierung der Lungenembolie

| Parameter | PESI | sPESI (vereinfachter Index) |
|---|---|---|
| Alter | in Jahren | 1 Punkt, wenn älter 80 Jahre |
| Männliches Geschlecht | + 10 Punkte | – |
| Malignom | + 30 Punkte | 1 Punkt |
| Chronische Herzinsuffizienz | + 10 Punkte | |
| Chronische Lungenerkrankung | + 10 Punkte | 1 Punkt |
| Puls ≥ 110/min | + 20 Punkte | 1 Punkt |
| Systolischer Blutdruck < 100 mmHg | + 30 Punkte | 1 Punkt |
| Atemfrequenz > 30/min | + 20 Punkte | – |
| Temperatur < 36 °C | + 20 Punkte | – |
| Bewusstseinseinschränkung | + 60 Punkte | – |
| Sauerstoffsättigung < 90% | + 20 Punkte | 1 Punkt |
| Risikostratifizierung | **Klasse I: ≤ 65 Punkte** sehr niedriges Mortalitätsrisiko (0–1,6 %) **Klasse II: 66–85 Punkte** niedriges Mortalitätsrisiko (1,7–3,5 %) | **0 Punkte** = 30-Tage Mortalitätsrisiko 1 % (95 % KI 0,0–2,1 %) |
| | **Klasse III: 86–105 Punkte** moderates Mortalitätsrisiko (3,2–7,1%) **Klasse IV: 106–125 Punkte** hohes Mortalitätsrisiko (4,0–11,4%) **Klasse V: > 125 Punkte** sehr hohes Mortalitätsrisiko (10,0–24,5%) | **≥ 1 Punkt** = 30 Tage Mortalitätsrisiko 10,9 % (95 % KI 8,5–13,2 %) |

### Nennen Sie klinische Hinweise auf eine Rechtsherzinsuffizienz.
- fixierte Spaltung des 2. Herztons
- Trikuspidalinsuffizienz
- gestaute Jugularvenen mit prominenter V-Welle
- Leber vergrößert und schmerzhaft
- Aszites
- Pleuraerguss
- periphere Ödeme
- Appetitlosigkeit

### Wie ändert sich die Lungenfunktion bei Lungenembolie?
- primär Hypoxie unter Raumluft, durch kompensatorische Hyperventilation Absinken des $paCO_2$
- Totraumventilation verstärkt
- Restriktion (bei 20 %)
- eventuell Obstruktion (Hyperämie)
- vergrößerte arterioalveoläre $O_2$-Differenz durch Ausbildung von Shunts
- Abnahme der DLCO

### Welche therapeutischen Schritte leiten Sie ein?
- Sauerstoffgabe zur Senkung des pulmonal-venösen Widerstands
- Oberkörper erhöht lagern
- venöser Zugang
- Antikoagulation sofort, bei Grad III–IV-Lungenembolie und Zeichen der instabilen Hämodynamik: systemische Lyse der Embolien
- Analgesie
- ggf. Beatmung

### Kennen Sie Kontraindikationen für eine systemische Lyse?
Absolute Kontraindikationen:
- aktuelle Blutung
- florides Ulcus ventriculi
- große Operation
- Zustand nach Schlaganfall oder Operation im ZNS innerhalb der letzten zwei Monate

Relative Kontraindikationen:
- bekannte Blutungsneigung oder Thrombopenie
- Trauma oder allgemeinchirurgische Eingriffe in den letzten zehn Tagen
- nicht eingestellte arterielle Hypertonie
- Contusio cerebri innerhalb der letzten vier Wochen
- Aortenaneurysma
- Endokarditis
- offenes Foramen ovale
- Thrombus im linken Ventrikel

### Ist Bettruhe erforderlich?
Bei hämodynamisch instabilen Patienten ist Bettruhe obligat. Unter Kompression der Beine ist bei kreislaufstabilen Patienten eine sofortige Mobilisierung nach suffizienter Antikoagulation möglich.

### Nennen Sie Probleme von rezidivierenden Lungenembolien.
- Cor pulmonale
- Infarktpneumonie in 15 %, langsame Rückbildung über drei bis fünf Wochen mit Ausbildung einer Infarktnarbe, dadurch Begünstigung der Entstehung von Bronchiektasen und Lungenemphysem
- Ausbildung einer chronisch thromboembolischen pulmonalen Hypertonie (CTEPH)

### Wie führen Sie die Antikoagulation durch?
Primär mit niedermolekularen Heparinen (NMH). Die Dosis wird dem Körpergewicht adaptiert. Überlappend mit NMH erfolgt der Beginn mit direkten oralen Antikoagulanzien (DOAK) oder Kumarinderivaten, z. B. 2–0–0 Tabletten Marcumar® über drei Tage. Bei kardiorespiratorisch nicht kompromittierten Patienten kann die Antikoagulation direkt mit DOAKs eingeleitet werden.

### Wie lange sollte der Patient antikoaguliert werden?
- bei vorübergehendem Risikofaktor: mindestens 3–6 Monate
- bei bleibendem Risikofaktor: lebenslang

> Innerhalb von 15 Minuten nach Aufnahme auf der Intensivstation sind bei der Patientin bei der Arbeitsdiagnose Lungenembolie Antikoagulation, Reanimation, Beatmung, systemische Lyse, mechanische Lyse eingeleitet. Trotzdem tritt der Tod durch Rechtsherzversagen und Hypoxie ein.

**LITERATUR**
British Thoracic Society guidelines for the management of suspected acute pulmonary embolism. Thorax 2003; 58: 470–484.
Konstantinides SV. 2014 ESC Guidelines on the diagnosis and management of acute pulmonary embolism. European Heart Journal 2014; 35(45): 3145–6.

## 7.8 Leitsymptom akutes hohes Fieber

**KASUISTIK**
Ein 49-jähriger Mann ohne wesentliche Vorerkrankungen stellt sich bei Ihnen vor, weil er seit drei Tagen Fieber bis über 40 °C mit Schüttelfrost hat. Zusätzlich hat er ein wenig Husten mit Auswurf. Er erscheint Ihnen akut krank und stark dyspnoisch.

### Welchen Verdacht haben Sie?
Der Verdacht auf eine Pneumonie liegt nahe.

### Welche weitere Differenzialdiagnose käme infrage?
Ein Virusinfekt mit akuter Bronchitis.

### Auf welche Befunde achten Sie besonders bei der körperlichen Untersuchung?
- Bestimmung des CRB-65 Scores (C: pneumoniebedingte Verwirrtheit (Confusion), R: Atemfrequenz ≥ 30 (Respiration), B: Blutdruck diastolisch ≤ 60 mmHg oder systolisch ≤ 90 mmHg (Blood pressure), 65: Alter ≥ 65 Jahre zur Abschätzung des individuellen Risikos
- Atemexkursion mit der Frage nach einer asymmetrischen Bewegung (z. B. bei Pleuritis)
- Auskultation mit der Frage nach Infiltration des Lungengewebes (Pneumonie) oder Pleurageräuschen (Pleuritis)
- Perkussion mit der Frage nach Dämpfung (Vorliegen eines Pleuraergusses, DD Pleuraempyem)

Welche weiteren zwei Techniken können Sie bei der körperlichen Untersuchung anwenden, wenn Sie eine Infiltration des Lungengewebes vermuten?
- Stimmfremitus
- Bronchophonie

Auskultatorisch und perkutorisch können Sie keinen sicheren Befund erheben. Die Atemfrequenz liegt bei 32/min, die Pulsfrequenz bei 126/min.

Welche weiterführenden Untersuchungen würden Sie vorschlagen?
- Blutgase
- Blutbild, Entzündungsparameter
- Röntgen-Thorax in zwei Ebenen

In den **Blutgasen** (hyperämisiertes Kapillarblut des Ohrläppchens) findet sich ein Sauerstoffpartialdruck von 59 mmHg, der Partialdruck für $CO_2$ liegt bei 32 mmHg, der pH-Wert beträgt 7,46. Im **Blutbild** finden Sie eine Leukozytose von 14.000/µl.

Befunden Sie die Blutgase.
- respiratorische Partialinsuffizienz
- respiratorische, vermutlich unkompensierte Alkalose

Es wird eine Röntgenaufnahme des Thorax in zwei Ebenen angefertigt (➤ Abb. 7.24 und ➤ Abb. 7.25).

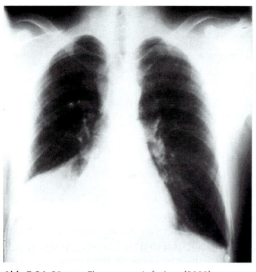
**Abb. 7.24** Röntgen-Thorax, p. a. Aufnahme [P090]

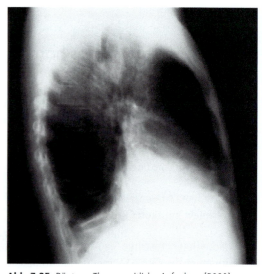
**Abb. 7.25** Röntgen-Thorax, seitliche Aufnahme [P090]

Beschreiben Sie die Veränderungen auf den Röntgenaufnahmen.
- p. a. Aufnahme: Verschattung im rechten Unterfeld
- seitliche Aufnahme: Verschattung in Projektion auf den Mittellappen und vermutlich ein zusätzliches Unterlappensegment

### Warum wurde möglicherweise bei der klinischen Untersuchung kein physikalisches Zeichen einer Pneumonie entdeckt?
Die Infiltration im Mittellappen ist nur bei gezielter Untersuchung über diesem Areal (seitlich!) zu entdecken.

### Welches ist das Hauptkriterium zur Sicherung der Diagnose einer Pneumonie?
Ein neues Infiltrat im Röntgenbild des Thorax.

### Welches sind die Nebenkriterien zur Sicherung der Diagnose einer Pneumonie?
- Fieber > 38,5 °C oder Hypothermie < 36,5 °C
- Leukozytose > 10.000/µl oder Leukopenie < 4.000/µl
- purulentes Sputum
- physikalische Zeichen der Pneumonie
- Nachweis eines typischen Erregers

### Wie sichert sich aus Haupt- und Nebenkriterien die Diagnose einer Pneumonie?
Eine Pneumonie gilt als gesichert, wenn das Hauptkriterium und mindestens zwei Nebenkriterien vorliegen.

> Sie haben bei diesem Patienten eine erhöhte Atemfrequenz, in den Blutgasen eine respiratorische Partialinsuffizienz, im Blutbild eine Leukozytose gefunden. Des Weiteren besteht eine relevante Tachykardie. In der p. a. **Thoraxaufnahme** sieht man eine Verschattung im rechten Unterfeld, im seitlichen Bild projiziert sich die Verschattung auf den Mittellappen und ein Unterlappensegment.

### Wie lautet nun Ihre Diagnose?
Es liegt eine ambulant erworbene Pneumonie vor.

### Welche zusätzliche Einteilung der ambulant erworbenen Pneumonie kennen Sie und was beinhaltet sie?
Man unterscheidet typische und atypische Pneumonien. Ein lobärer Befall im Röntgenbild und eine akut hochfieberhafte Erkrankung sprechen eher für eine typische Pneumonie. Eine weniger starke Temperaturerhöhung und radiologische Zeichen einer diffusen Infiltration sprechen eher für eine atypische Pneumonie. Die Unterscheidung ist jedoch nicht immer möglich und oft nicht hilfreich für das weitere Vorgehen.

### Welche Faktoren werden bei der Abschätzung des Schweregrades und des Risikos für Komplikationen einer Pneumonie, z. B. im IDSA-Scoring-System, berücksichtigt?
- Alter
- vorbestehende Begleiterkrankungen
- klinischer Untersuchungsbefund
- Labor- und Röntgenbefunde

### Kennen Sie weitere Scoring-Systeme (➤ Tab. 7.13)?
- CRB-Score
- CURB-Score
- CURB65-Score

**Tab. 7.13** CRB65-Score

| | | |
|---|---|---|
| C | Mental Confusion | Verwirrtheit, Desorientiertheit zu Person, Ort oder Zeit |
| R | Respiratory Rate | Atemfrequenz > 30/min |
| B | Blood Pressure | Blutdruck $RR_{diast.}$ < 60 mmHg oder $RR_{syst.}$ < 90 mmHg |
| 65 | Age | Alter > 65 Jahre |

Für jede erfüllte Variable wird 1 Punkt vergeben.

### Wobei sollen solche Scoring-Systeme unter anderem helfen?
Bei der Entscheidung für eine ambulante oder stationäre Therapie. Bei einem CRB- oder CRB-Index > 0 bzw. CRB65-Index ≥ 1 ist eine Einweisung zu erwägen. Im Fall einer Entscheidung zu einer ambulanten Behandlung (CRB bzw. CURB = 0) sollte eine Nachuntersuchung innerhalb der nächsten 24–48 Stunden geplant werden („second look"), da eine Verschlechterung häufig in diesem Zeitintervall auftritt. Zweifellos sind bei jeder Entscheidung bezüglich einer Hospitalisation neben klinischen auch nichtklinische (z. B. soziale) Gründe einzubeziehen.

### Nennen Sie fünf häufige bakterielle Erreger der ambulant erworbenen Pneumonie.
- *Streptococcus pneumoniae*
- *Haemophilus influenzae*
- *Chlamydia pneumoniae*
- *Mycoplasma pneumoniae*
- Legionellen

### Welche weiteren Erreger können eine ambulant erworbene Pneumonie verursachen?
- Influenzavirus A + B
- *Staphylococcus aureus*
- *Moraxella catarrhalis*

Aufgrund des akuten schweren Krankheitszustands wird der Patient über Nacht in ein Krankenhaus eingewiesen.

### Welche Therapie schlagen Sie vor?
Ampicillin plus Betalaktamaseinhibitor (z. B. Augmentan®), da es sich um eine typische ambulant erworbene Pneumonie handelt.

### Welche Faktoren würden gegen eine Therapie mit einem Penicillin sprechen?
- Bekannte Penicillinallergie
- Verdacht auf atypische Pneumonie
- Alter > 65 Jahre
- schwere Begleiterkrankungen
- Betalaktamtherapie innerhalb der letzten drei Monate
- Unterkunft im Pflegeheim
- Bronchiektasen/Mukoviszidose und andere vorbestehende Lungenerkrankungen
- immunsuppressive Therapie

## 7.8 Leitsymptom akutes hohes Fieber

Der Patient erhält intravenös Ampicillin. Bereits 24 Stunden später liegt die Temperatur bei 38 °C, sein subjektives Befinden hat sich deutlich gebessert. Im Röntgenbild nach einer Woche zeigt sich ein weitgehend normales Bild.
Ein anderer Patient wird vom Flughafen nach einem Auslandsaufenthalt in Südostasien direkt zu Ihnen in die Notaufnahme gebracht, da er in den letzten Wochen unproduktiven Husten entwickelt hat. In den letzten Tagen kamen Fieber und zunehmende Atemnot, zuletzt auch in Ruhe, hinzu. Vor allem aufgrund der Atemnot ist in der Notaufnahme keine weitergehende Anamnese möglich.

### Wie gehen Sie weiter vor?
Zunächst muss eine Untersuchung bezüglich der Vitalparameter erfolgen.

Die Atemfrequenz beträgt 40/min. Es liegt eine Tachykardie von 132/min vor. Der Blutdruck liegt bei 100/70 mmHg. Der Patient droht sich respiratorisch zu erschöpfen.

### Wie verfahren Sie weiter?
Aufgrund der kritischen Situation, vor allem respiratorisch, sollte noch in der Notaufnahme intubiert und der Patient auf die Intensivstation verlegt werden.

Auf der Intensivstation wird unter anderem eine Röntgenaufnahme durchgeführt (➤ Abb. 7.26).

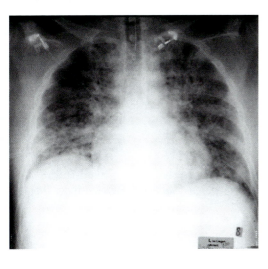

**Abb. 7.26** Röntgenaufnahme des Thorax [P090]

### Beurteilen Sie die Röntgenaufnahme.
- Aufnahme im Liegen
- intubierter Patient
- diffuse, relativ dichte Infiltrate in beiden Lungen

### Wie ist Ihr weiteres Vorgehen, welche Differenzialdiagnosen bedenken Sie?
Es ist eine invasive Diagnostik primär zur Erregerdiagnostik mittels flexibler Bronchoskopie unter Beatmung notwendig, da die Situation unklar und eine rasche Therapie erforderlich ist.
Differenzialdiagnostisch kommen in Betracht:
- akute schwer verlaufende bakterielle Pneumonie
- Pneumonie mit tropischem Erreger
- andere Infektion mit beginnendem ARDS

> In der bronchoalveolären Lavage wird in der Silberfärbung der Nachweis einer *Pneumocystis-jiroveci*-Infektion geführt.

### Wie ist Ihr weiteres therapeutisches Vorgehen?
- hoch dosierte Therapie mit Trimethropim-Sulfamethoxazol intravenös
- aufgrund des Schweregrads der Erkrankung zusätzlich systemische Glukokortikoide

### Welchen weiteren diagnostischen Test führen Sie durch?
Eine HIV-Serologie.

> Im HIV-Test findet sich eine positive Serologie.

### Wie lautet Ihre abschließende Diagnose?
Es handelt sich um eine *Pneumocystis-jiroveci*-Pneumonie bei AIDS.

### Von welcher anderen Form der Pneumonie ist die ambulant erworbene Pneumonie abzugrenzen?
Von der nosokomialen Pneumonie.

### Welches ist die wichtigste Einzelmaßnahme zur Vermeidung einer nosokomialen Pneumonie?
Die Krankenhaushygiene, insbesondere häufiges Händewaschen bzw. -desinfektion.

### Welche Keime verursachen vor allem eine nosokomiale Pneumonie?
- Enterobacter
- Klebsiella
- Proteus
- Serratia
- methicillinresistenter *Staphylococcus aureus*
- *Streptococcus pneumoniae*
- *Pseudomonas aeruginosa*

### Nach welchen beiden Kriterien werden die nosokomialen Pneumonien vor allem hinsichtlich der Therapie eingeteilt?
- beatmet – nicht beatmet
- früh auftretende Pneumonie – spät auftretende Pneumonie

### Welche Information ist von wesentlicher Bedeutung für die Behandlung einer spät aufgetretenen nosokomialen Pneumonie in Ihrer Abteilung?
Die lokale Erreger- und Resistenzsituation.

**LITERATUR**

Dalhoff K, Abele-Horn M, Andreas S, Deja M, Ewig S, Gastmeier P. Epidemiologie, Diagnostik und Therapie erwachsener Patienten mit nosokomialer Pneumonie – Update 2017 . Pneumologie 2018; 72(01): 15–63. doi:10.1055/s-0043-121734.

Ewig S, Höffken G, Kern W, Rohde G, Flick H, Krause R et al. Behandlung von erwachsenen Patienten mit ambulant erworbener Pneumonie und Prävention – Update 2016. Pneumologie 2016; 70(03): 151–200. doi:10.1055/s-0042-101873.

## 7.9 Leitsymptom subakutes Fieber

**KASUISTIK**

Eine 30-jährige Patientin stellt sich bei Ihnen vor, weil sie seit einigen Wochen zunehmend Husten, Atemnot, Fieber, Gliederschmerzen bemerkt. Eine vom Hausarzt eingeleitete antibiotische Therapie hatte keine wesentliche Änderung gebracht.
Bei der **körperlichen Untersuchung** ist kein eindeutiger physikalischer Befund über den Lungen zu erheben.

### An welche Krankheitsbilder denken Sie unter anderem?
- „atypische" Pneumonie
- virale Erkrankung
- immunologische Erkrankung

### Welche weiterführenden Untersuchungen führen Sie durch?
- Lungenfunktion
- Röntgen-Thorax
- Labor

### Welche Befunde erwarten Sie in der Lungenfunktion bei dem Bild einer atypischen Pneumonie?
- Hypoxämie in den Ruheblutgasen, Abfall des $pO_2$ unter Belastung bei zunehmender Hyperventilation
- eingeschränkte maximale Vitalkapazität und totale Lungenkapazität
- eingeschränkte Einsekundenkapazität bei normalem Tiffeneau-Index
- Einschränkung der Diffusionskapazität

In der **Lungenfunktion** zeigen sich bereits in Ruhe eine schwere respiratorische Insuffizienz und eine Restriktion mit einer Vitalkapazität und einer totalen Lungenkapazität unter 50 % des Sollwerts. Des Weiteren findet sich eine geringe Obstruktion.

### Wodurch ist eine atypische Pneumonie gekennzeichnet?
- häufig kein sehr hohes Fieber
- eher wenig Husten oder Auswurf
- oft massiverer Befund im Röntgenbild
- im Verhältnis zum Röntgenbefund teilweise relativ geringes Krankheitsgefühl

Es werden **Röntgenaufnahmen** des Thorax p. a. und links angefertigt.

Welche Veränderungen sehen Sie auf den Röntgenaufnahmen (➤ Abb. 7.27 und ➤ Abb. 7.28)?

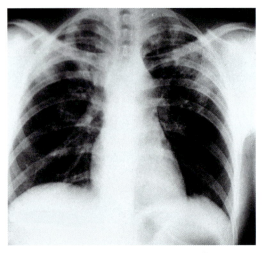

Abb. 7.27 Röntgenaufnahmen des Thorax p. a. [P090]

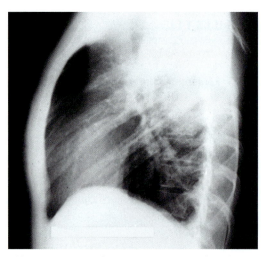

Abb. 7.28 Röntgenaufnahmen des Thorax links [P090]

Es sind diffuse Infiltrate, vor allem in beiden Oberfeldern zu sehen.

### Welche Differenzialdiagnosen zur atypischen Pneumonie gibt es?
- exogen-allergische Alveolitis und andere immunologische interstitielle Erkrankungen
- Bronchiolitis obliterans

Im **Labor** besteht eine Leukozytose von 19 000/µl. Im Differenzialblutbild beträgt der Anteil der Eosinophilen 15 %.

### Wie lautet jetzt Ihre Verdachtsdiagnose?
Es liegen eosinophile Lungeninfiltrate vor.

### Wie gehen Sie weiter vor?
- Abklärung möglicher Ursachen eosinophiler Lungenerkrankungen (Parasiten, Medikamente, EGPA, ABPA)
- invasive Diagnostik mittels Bronchoskopie (bronchoalveoläre Lavage, ggf. peribronchiale Biopsie)

Es findet sich kein Hinweis auf eine parasitäre Erkrankung. In der bronchoalveolären **Lavage** aus dem linken Oberlappen zeigt sich ein Eosinophilenanteil in der Zellverteilung von 50 %.

### Wie lautet jetzt Ihre Diagnose?
Es handelt sich um eine eosinophile Pneumonie.

### Wie würden Sie behandeln?
Mit einer immunsuppressiven Therapie, primär mit systemischen Glukokortikoiden.

Unter Gabe von oralen Glukokortikoiden bilden sich die Beschwerden und Befunde rasch zurück.

## LITERATUR

ATS/ERS International multidisciplinary consensus classification of the idiopathic interstitial pneumonias. Am J Respir Crit Care Med 2002; 165: 277.
Behandlung von erwachsenen Patienten mit ambulant erworbener Pneumonie und Prävention – Update 2016. S3-Leitlinie der Deutschen Gesellschaft für Pneumologie und Beatmungsmedizin, der Paul-Ehrlich-Gesellschaft für Chemotherapie, der Deutschen Gesellschaft für Infektiologie, des Kompetenznetzwerks CAPNETZ, der Österreichischen Gesellschaft für Pneumologie, der Österreichischen Gesellschaft für Infektionskrankheiten und Tropenmedizin und der Schweizerischen Gesellschaft für Pneumologie, www.awmf-online.de.

# 7.10 Leitsymptom anhaltender produktiver Husten und Abgeschlagenheit

## KASUISTIK

Eine 27-jährige, früher immer gesunde Frau stellt sich bei Ihnen vor, weil sie sich seit einigen Wochen schlapp fühlt. Auf Nachfrage berichtet sie über produktiven Husten.

### Welche weiterführenden Fragen stellen Sie?

Bestehen bzw. bestanden:
- Fieber, Nachtschweiß und/oder Gewichtsverlust?
- Erkrankungen in der Umgebung?
- frühere bzw. vorbestehende bronchopulmonale Erkrankungen?

Die Patientin gibt eine Gewichtsabnahme von etwa 2 kg im letzten Vierteljahr an. Bronchopulmonale Vorerkrankungen sind nicht bekannt. Die Körpertemperatur habe sie zwar nicht gemessen, aber Fieber sei der Patientin nicht aufgefallen. Eine vermehrte Schweißneigung vor allem während der Nacht bestehe aber wohl. Ihr dreijähriges Kind wird derzeit wegen Husten und Gedeihstörung in der Kinderklinik untersucht.

### Welche diagnostischen Untersuchungen veranlassen Sie?
- Röntgenaufnahme des Thorax in zwei Ebenen
- Laboruntersuchungen
- Sputumuntersuchung

Die **Röntgenaufnahmen** des Thorax p. a. und seitlich sind nachfolgend dargestellt.

### Welche Veränderungen sehen Sie auf den Röntgenaufnahmen (➤ Abb. 7.29 und ➤ Abb. 7.30)?

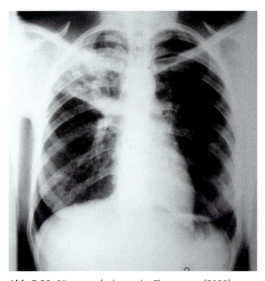

**Abb. 7.29** Röntgenaufnahmen des Thorax p. a. [P090]

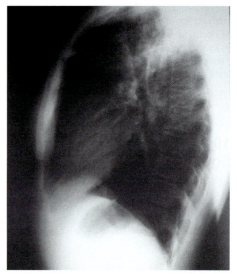

**Abb. 7.30** Röntgenaufnahmen des Thorax seitlich [P090]

Es ist eine Infiltration des posterioren Oberlappensegments rechts sowie eine Betonung des oberen rechten Hiluspols zu erkennen.

### Was erwarten Sie in den Laboruntersuchungen?
Wahrscheinlich ist eine Erhöhung der Entzündungsparameter.

### Welche Untersuchungen der Sputumprobe veranlassen Sie?
- mikroskopische Sputumuntersuchungen
- Kultur auf Bakterien
- Kultur auf Mykobakterien

### Wie lange dauert es, bis ein endgültiges negatives Ergebnis einer Kultur auf Mykobakterien vorliegt?
Dies dauert je nach Kulturverfahren und Keimzahl 6–8 Wochen.

> Die Patientin hat eine BSG von 12/26, das CRP liegt bei 2 mg/dl (normal < 0,5 mg/dl), es liegt keine Leukozytose vor. Das Sputum ist mikroskopisch ohne Bakteriennachweis, ebenso finden sich in der Auraminfärbung keine säurefesten Stäbchen.

### Was ist die wahrscheinlichste Diagnose dieser Patientin?
Tuberkulose, aber eine Bronchopneumonie ist noch nicht ausgeschlossen.

### Wie häufig ist eine Sputumprobe bei bestehender Lungentuberkulose mikroskopisch positiv?
Sie ist nur in 50–75 % der Fälle positiv.

### Was würden Sie als nächsten diagnostischen Test empfehlen?
Ratsam wäre eine flexible Bronchoskopie.

## 7.10 Leitsymptom anhaltender produktiver Husten und Abgeschlagenheit

> Die bronchoskopische Spülung und der Bürstenabstrich des rechten Oberlappens erbringen den mikroskopischen Nachweis von säurefesten Stäbchen.

### Wie sieht Ihr weiteres Vorgehen aus?
Es sollte, falls noch nicht verfügt, eine Isolierung erfolgen und eine antituberkulöse Therapie eingeleitet werden. Außerdem müssen unmittelbar nach Sicherung der Diagnose die Kinderklinik bezüglich des dreijährigen Kindes sowie das Gesundheitsamt benachrichtigt werden.

### Auf welchem Weg wird eine Lungentuberkulose übertragen?
Sie wird über eine Tröpfcheninfektion beim Husten weitergegeben.

### Welches sind die Standardmedikamente bei der Behandlung einer Tuberkulose?
- Isoniazid (INH)
- Rifampicin (RMP)
- Pyrazinamid (PZA)
- Ethambutol (EMB)
- Streptomycin (SMP)

### Welche Medikamentenkombination wählen Sie und wie lange würden Sie behandeln?
Möglich ist eine Vierfachkombination mit INH, RMP, PZA und EMB oder eine Dreifachkombination mit INH, RMP und PZA. Wegen der besseren Absicherung gegenüber anfangs nicht bekannten Resistenzen wird eine Vierfachkombination bevorzugt.

Die Vierfach- oder Dreifachkombination sollte für 2 Monate, anschließend INH und RMP für weitere 4 Monate gegeben werden.

> Nach Beginn der Therapie mit INH, RMP, PZA und EMB fühlt sich die Patientin innerhalb weniger Tage subjektiv gesund. Sie hat praktisch keinen Husten und Auswurf mehr.

### Wie lange müssen Sie die Patientin isolieren?
Bei nichtkavernöser Lungentuberkulose und dem Nachweis von säurefesten Stäbchen nur in der Bronchoskopie genügen 2–3 Wochen. Ansonsten muss die Isolierung bis zum fehlenden mikroskopischen Nachweis im Sputum oder zur negativen Kultur aufrechterhalten werden.

### Welche drei Problemkreise bestehen bei der Behandlung einer Tuberkulose?
- mögliche Medikamentenresistenz
- mangelnde Compliance
- Nebenwirkungen der Medikamente

### Welches sind die vier wichtigsten Nebenwirkungen der antituberkulösen Therapie?
- Hepatotoxizität, vor allem von INH, weniger RMP und selten PZA
- Schädigung des N. opticus (Retrobulbärneuritis) durch EMB
- Hyperurikämie und Gelenkbeschwerden (v. a. PZA)
- Blutbildveränderungen, insbesondere Thrombopenie (v. a. EMB)

Die Patientin wird nach 3 Wochen in die ambulante Betreuung durch einen Pneumologen entlassen. Sechs Wochen nach Abnahme wird sowohl in der Sputumprobe als auch in den bronchoskopischen Proben kulturell *Mycobacterium tuberculosis* nachgewiesen. Die Resistenztestung ergibt eine normale Empfindlichkeit des Erregers. Als Nebenwirkung der medikamentösen Therapie ist ein asymptomatischer Harnsäureanstieg festzustellen, am ehesten verursacht durch Pyrazinamid.

### Sind Änderungen des Therapieregimes erforderlich?
Es sind keine Änderungen erforderlich.

### Müssen Sie Maßnahmen bezüglich Kontaktpersonen ergreifen?
Es muss eine Umgebungsuntersuchung für Pflegepersonal und Patienten eingeleitet werden, die direkten Kontakt mit der Patientin hatten.

### Welche Untersuchungen führen Sie bei diesen Personen durch?
Für nicht bekanntermaßen bereits tuberkulinpositive Personen ist ein Tuberkulin-Test oder ein Interferon-γ-Release-Assay, für bereits tuberkulinpositive Personen eine Röntgenuntersuchung anzuordnen.

### Nennen Sie sechs extrapulmonale Tuberkuloseerkrankungen.
- tuberkulöse Lymphadenitis
- tuberkulöse Pleuritis
- Urogenitaltuberkulose
- Miliartuberkulose
- tuberkulöse Meningitis
- Knochentuberkulose

### Welche zwei Personengruppen entwickeln häufig eine Mykobakteriose mit atypischen Mykobakterien?
AIDS-Patienten und Patienten mit chronischen Lungenerkrankungen.

Sechs Monate nach Beginn der antituberkulösen Therapie wird die Behandlung beendet. Die Röntgenaufnahmen des Thorax p. a. und seitlich zeigen nur diskrete Restveränderungen. Die Patientin ist seit drei Wochen nach Beginn der Therapie völlig beschwerdefrei.

### Sind weitere Maßnahmen erforderlich?
Weitere Maßnahmen sind nicht erforderlich.

**LITERATUR**

Empfehlungen zur Therapie, Chemoprävention und Chemoprophylaxe der Tuberkulose im Erwachsenen- und Kindesalter. Deutsches Zentralkomitee zur Bekämpfung der Tuberkulose (DZK), Deutsche Gesellschaft für Pneumologie und Beatmungsmedizin (DGP) Pneumologie 2012 66(03): 133–171.

Neue Empfehlungen für die Umgebungsuntersuchungen bei Tuberkulose. Deutsches Zentralkomitee zur Bekämpfung der Tuberkulose. Pneumologie 2011 DOI http://dx.doi.org/10.1055/s-0030-1256439.

## 7.11 Leitsymptom verstärkter produktiver Husten

**KASUISTIK**
Eine 47-jährige Frau stellt sich bei Ihnen vor, weil sie seit mindestens einem Jahr Husten mit Auswurf hat. Dieser habe sich in den letzten vier Wochen jedoch deutlich verstärkt.

### Nach welchen weiteren Aspekten fragen Sie?
- Abhängigkeit von Tageszeit, Tätigkeit oder Belastung
- Fieber
- Beschaffenheit des Auswurfs
- Atemnot
- Allergien
- positive Familienanamnese bzgl. Allergien, Asthma bronchiale oder sonstigen Lungenerkrankungen
- Allgemeinsymptome

Der Husten sei unabhängig von der Tageszeit und von einer Belastung. Der Auswurf sei weißlich-gräulich.

### Was ist Ihr Vorgehen bei einem seit vier Wochen bestehenden Husten oder falls sich ein vorbestehender Husten über dieselbe Zeit verändert hat?
Bei einem persistierenden Husten ist eine sorgfältige Abklärung zum Ausschluss behandelbarer Ursachen, insbesondere eines Lungenkarzinoms, erforderlich.

Die weitere **Anamnese** ergibt einen einen Nikotinabusus von 30 Pack Years.

### Wie lautet die Definition der Pack Years?
Es ist das Produkt aus der Zahl der täglich gerauchten Zigarettenschachteln und den Raucherjahren.

### Was sind derzeit die wesentlichen Differenzialdiagnosen?
- chronische Bronchitis mit Exazerbation
- Lungenkarzinom

Die Patientin berichtet weiter, sie habe in den letzten Monaten etwa 7 kg an Gewicht verloren. In letzter Zeit habe sie häufiger das Gefühl, nicht mehr richtig durchatmen zu können.

### Was ist Ihr weiteres Vorgehen?
- körperliche Untersuchung
- Lungenfunktionsdiagnostik mit der Frage nach einer manifesten obstruktiven Ventilationsstörung, einer „small airways disease", einer bronchialen Hyperreagibilität oder Hinweisen auf eine Stenosierung in den großen Atemwegen
- Röntgenbild des Thorax p. a. und seitlich

Die **Lungenfunktion** zeigt eine geringe obstruktive Ventilationsstörung. Es wird ein Röntgenbild des Thorax in zwei Ebenen angefertigt (➤ Abb. 7.31 und ➤ Abb. 7.32).

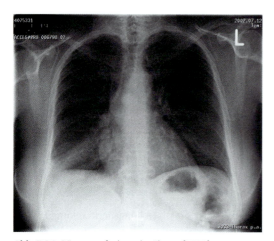
**Abb. 7.31** Röntgenaufnahme des Thorax [P090]

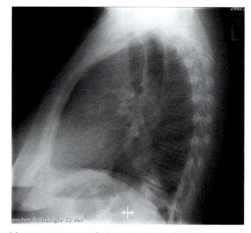
**Abb. 7.32** Röntgenaufnahme des Thorax [P090]

### Beschreiben Sie die wesentlichen Auffälligkeiten der Röntgenaufnahmen.
- Verschattung im rechten Unterfeld, vom Hilus ausgehend
- vergrößerter, verplumpter Hilus rechts, insbesondere den unteren Hiluspol betreffend
- auf der seitlichen Aufnahme zusätzliche Verschattung um die distale Trachea

### Wie lautet Ihre Verdachtsdiagnose?
Es besteht der Verdacht auf ein Lungenkarzinom mit Befall der mediastinalen Lymphknoten.

### Welche Ursachen hat das Lungenkarzinom?
- 85 % Rauchen
- 8 % berufsbedingte Karzinogene
- 5 % Umwelteinflüsse, vor allem Radon
- 2 % andere Faktoren (Narben, Röntgenstrahlen)

### In welcher Reihenfolge würden Sie die Basisdiagnostik bei Verdacht auf ein Lungenkarzinom durchführen?
- Anamnese
- klinische Untersuchung
- Basislabor
- Röntgen-Thorax
- Bronchoskopie mit Biopsie
- CT-Thorax

> Bei der ambulant durchgeführten flexiblen **Bronchoskopie** finden sich eine stark verbreiterte Hauptkarina, eine zunehmende Kompression des rechten Bronchialsystems ab dem Bronchus intermedius und in der Unterlappentrifurkation eine erheblich unruhige und verdickte Schleimhaut.

### Welche Maßnahme würden Sie bei fehlender histologischer oder zytologischer Sicherung des Lungenkarzinoms vorschlagen?
Eine Wiederholungsbronchoskopie unter stationären Bedingungen.

### 7.11 Leitsymptom verstärkter produktiver Husten

Bei der Vorstellung zur Bronchoskopie fallen Ihnen bei der Patientin zunehmende Sprachschwierigkeiten, insbesondere Wortfindungsstörungen auf.

### Worauf sind diese möglicherweise zurückzuführen? Welche weiterführende Diagnostik führen Sie durch?
Es besteht der Verdacht auf Hirnmetastasen. Aus diesem Grund ist eine Computertomografie des Schädels indiziert.

### Welche histologischen Typen des Lungenkarzinoms gibt es?
- kleinzellige Karzinome
- nichtkleinzellige Karzinome
  - Plattenepithelkarzinome
  - Adenokarzinome
  - adenosquamöse Karzinome
  - großzellige Karzinome
  - pleomorphe Karzinome

### Welche Histologien gehen relativ häufig mit frühen Hirnmetastasen einher?
- kleinzellige Lungenkarzinome
- Adenokarzinome

### Welche klinischen und pathologischen Stadieneinteilungen kennen Sie?
- TNM-System: Stadium 0 bis IV
- limited disease – extensive disease (veraltet – auch beim kleinzelligen Lungenkarzinom soll eine Einteilung nach dem TNM-System erfolgen)

### Welche weiteren Untersuchungen neben der histologischen Sicherung benötigen Sie zur Stadieneinteilung bzw. zur Festlegung der Therapie?
- Computertomografie des Thorax zur Frage der lokalen Ausdehnung und der Lymphknotenmetastasierung
- Frage nach Leber- und Nebennierenmetastasen (Sonografie oder Computertomografie)
- Bei Verfügbarkeit ist das kombinierte PET/CT der alleinigen Computertomografie vorzuziehen
- falls keine PET/CT oder PET: Skelettszintigrafie zur Frage von Knochenmetastasen

Bei den **Staging-Untersuchungen** finden sich neben dem Primärtumor im rechten Unterlappen eine pulmonale Metastasierung rechts, mediastinale, paraaortale und parakavale Lymphknotenmetastasen, eine große Nebennierenmetastase links und der Verdacht auf Leberfiliae sowie eine Nebennierenmetastase rechts. Ferner bestehen multiple zerebrale Filiae, von denen die größte links frontal liegt und bei perifokalem Ödem raumfordernde Wirkung hat. Beide Hauptbronchien sind bei den bronchoskopischen Biopsien bereits tumorinfiltriert, im linken Hauptbronchus findet sich eine 50-prozentige Stenose. Erhöhte Tumormarker sind ProGRP (753 pg/ml) sowie NSE (46,5 ng/ml).

### Wodurch ist das Stadium „limited disease" gekennzeichnet?
Befall eines Hemithorax mit oder ohne
- ipsilaterale hiläre Lymphknotenmetastasen,
- ipsi- oder kontralaterale mediastinale Lymphknotenmetastasen,
- Skalenus- oder supraklavikuläre Metastasen,
- Pleuraerguss.

### Welche paraneoplastischen Syndrome können beim Lungenkarzinom unter anderem auftreten?
- Lambert-Eaton-Syndrom (neuromuskulär)
- hypertrophe Osteoarthropathie
- Dermatomyositis
- Acanthosis nigricans
- Cushing-Syndrom
- Syndrom der inadäquaten ADH-Sekretion
- hämatologische paraneoplastische Syndrome (Leukozytose, Thrombozytosen, Koagulationsstörungen)

> Die **Histologie** der Biopsie ergibt den Befund eines kleinzelligen Lungenkarzinoms.

### Welchen histologischen Typ würden Sie eher bei einer peripheren Lage des Tumors erwarten?
Adenokarzinom (75 % der Adenokarzinome liegen peripher, bei Plattenepithel- oder kleinzelligen Karzinomen nur etwa 10 %).

### Wie lautet Ihre abschließende Diagnose bei dieser Patientin?
Es handelt sich um ein kleinzelliges Lungenkarzinom im Stadium IV (alte Nomenklatur: „extensive disease").

### Welche Tumormarker würden Sie bei histologisch nicht eindeutig zu klärendem Tumortyp bestimmen lassen? Welche wahrscheinliche histologische Differenzierung liegt bei den jeweiligen Tumormarkern vor?
- Eine Erhöhung von CYFRA 21–1 und CEA spricht eher für ein nichtkleinzelliges Lungenkarzinom.
- Eine Erhöhung von NSE und ProGRP deutet auf ein kleinzelliges Lungenkarzinom hin.

### Welche weitere Metastasierung tritt häufig bei Patienten mit Lungenkarzinom auf?
Knochenmetastasen.

### Welche Therapie schlagen Sie der Patientin vor?
Bei bestehendem Hirndruck sollte eine Therapie mit Dexamethason plus Radiatio des Schädels und Polychemotherapie durchgeführt werden.

### Welche Zytostatikakombinationen werden häufig in der „First-line"-Therapie des kleinzelligen Lungenkarzinoms eingesetzt?
- Cisplatin/Carboplatin und Etoposid ± Vincristin
- Adriamycin, Cyclophosphamid, Vincristin

### Welche Therapie würden Sie bei einem kleinzelligen Lungenkarzinom im Stadium „limited disease" vorschlagen?
- Polychemotherapie und frühe thorakale Bestrahlung
- bei guter Remission prophylaktische Ganzhirnbestrahlung

> Die Patientin erhält sechs Zyklen einer Chemotherapie mit Carboplatin, Vincristin und Etoposid sowie eine Schädelbestrahlung mit 45 Gy. Nach Abschluss der sechs Zyklen zeigt sich eine partielle Remission des Tumors. Insbesondere im Mediastinum sowie in der Nebenniere links finden sich noch Tumorreste. Die Tumormarker ProGRP und NSE liegen im Normbereich.

**In welchen Stadien eines nichtkleinzelligen Lungenkarzinoms stellt eine operative Therapie einen kurativen Ansatz dar?**
In den Stadien I und II. In Stadium IIIa kann eine multimodale Therapie mit Resektion plus Chemotherapie bzw. Bestrahlung indiziert sein.

**Wie sind die Fünf-Jahres-Überlebensraten eines kurativ resezierten nichtkleinzelligen Lungenkarzinoms im Stadium I?**
Sie liegen bei 60–70 %.

**Welche Therapie sollte im lokal fortgeschrittenen Stadium IIIB eines nichtkleinzelligen Lungenkarzinoms durchgeführt werden?**
Eine Radiochemotherapie. Bei fitten Patienten sollte diese in Form einer simultanen Radiochemotherapie erfolgen.

**Welche molekularbiologischen Veränderungen sind zur Therapieplanung beim fortgeschrittenen Adenokarzinom relevant?**
- EGFR-Mutation (Indikation zur Therapie mit einem EGFR-Tyrosinkinase-Inhibitor, z. B. Afatinib, Erlotinib, Gefitinib)
- EML4-ALK-Translokation (Indikation zur Therapie mit einem ALK-Tyrosinkinase-Inhibitor, z. B. Crizotinib)

**Welche Ziele stehen bei einer palliativen Therapie im Vordergrund?**
- Mitbetreuung durch Psychoonkologie, Sozialdienst
- Wiederherstellung bzw. Aufrechterhaltung der Durchgängigkeit zentraler Bronchien, in der Regel durch interventionelle bronchoskopische Verfahren
- Drainage und Sklerosierung eines rasch nachlaufenden malignen Pleuraergusses
- Schmerztherapie, Therapie der Atemnot
- operative oder strahlentherapeutische Versorgung von Hirn- und Skelettmetastasen

### LITERATUR
Prävention, Diagnostik, Therapie und Nachsorge des Lungenkarzinoms. Interdisziplinäre S3-Leitlinie der Deutschen Gesellschaft für Pneumologie und Beatmungsmedizin und der Deutschen Krebsgesellschaft. Pneumologie 2010; 64: e1–e164.
Reck et al. Metastatic Non-Small-Cell Lung Cancer: ESMO Clinical Practice Guidelines. Ann Oncol (2014) 25 (suppl 3): iii27–iii39.

## 7.12 Leitsymptom Leistungsminderung und Husten

**KASUISTIK**
Ein 27-jähriger Mann stellt sich bei Ihnen vor, da er zunehmend weniger leistungsfähig sei. Nachts und unter Belastung trete ein starker Husten mit glasigem Sputum auf.

**Nach welchen weiteren Aspekten fragen Sie ihn?**
- Vorerkrankungen
- Medikamenteneinnahme
- B-Symptomatik

Vor 3 Jahren erfolgte eine Diagnostik zum Ausschluss einer Tuberkulose bei bereits bestehender Dyspnoe. Innerhalb von 3 Monaten hatte er damals 9 kg Gewicht abgenommen.

## Welche Differenzialdiagnosen können Sie stellen?
- Malignom
- Infektion
  - atypische Pneumonie
  - HIV-Erkrankung
  - Tuberkulose
- autoimmune Erkrankung
- Bronchiektasien
- exogen-allergische Alveolitis
- Sarkoidose
- Lungenfibrose

## Worauf richten Sie Ihr Augenmerk bei der klinischen Untersuchung?
- Lymphknotenvergrößerungen
- Größe von Leber/Milz
- Auskultation der Lunge

Die **klinische Untersuchung** ergibt einen 174 cm großen und 74 kg schweren Patienten in gutem Allgemein- und Ernährungszustand ohne Beinödeme. Es liegen keine vergrößerten Lymphknoten vor. Die Leber ist vergrößert, die Milz nicht tastbar. Die orientierende neurologische Untersuchung ist unauffällig. Die Auskultation der Lunge ergibt beidseits basal endinspiratorisches Knisterrasseln (Sklerosiphonie).

## Welche diagnostischen Schritte leiten Sie ein?
Eine Lungenfunktionsprüfung.

## Beurteilen Sie die Lungenfunktion (➤ Abb. 7.33 und ➤ Tab. 7.14).

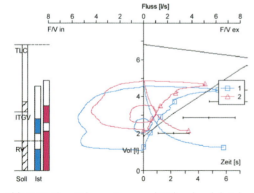

**Abb. 7.33** Fluss-Volumen-Kurve vor (–☐–) und nach (–△–) Inhalation von Salbutamol [P090]

**Tab. 7.14** Werte der Spirometrie und der Bodyplethysmografie

|  | Soll | Messwert | % Soll |
|---|---|---|---|
| R tot (kPa*s/l) | 0,30 | 0,28 | 93,1 |
| ITGV (l) | 3,22 | 2,05 | 63,6 |
| SR tot (kPa*s) | 1,18 | 0,69 | 58,3 |
| ERV (l) | 1,58 | 0,87 | 54,9 |
| RV (l) | 1,64 | 1,18 | 71,9 |
| TLC (l) | 6,82 | 4,63 | 67,9 |
| RV% TLC | 24,49 | 25,51 | 104,2 |
| VC MAX (l) | 5,21 | 3,45 | 66,3 |
| $FEV_1$ (l) | 4,21 | 2,13 | 50,7 |
| $FEV_1$ % VC MAX | 82,35 | 61,80 | 75,0 |
| PEF (l/s) | 9,67 | 6,15 | 63,6 |
| MEF 25 (l/s) | 2,50 | 0,54 | 21,6 |
| MEF 50 (l/s) | 5,41 | 1,40 | 25,9 |
| MEF 75 (l/s) | 8,25 | 2,55 | 30,9 |
| PIF (l/s) |  | 5,49 |  |

Es liegt eine restriktive Lungenerkrankung mit peripherer Obstruktion und Besserung (im Spirogramm) nach Broncholyse mit Salbutamol vor.

### Welche weiterführenden Untersuchungen der Lungenfunktion veranlassen Sie?
- Bestimmung der Diffusionskapazität
- Blutgase in Ruhe und unter Belastung

### Welche Ergebnisse erwarten Sie?
- Einschränkung der Diffusionskapazität, über das Ausmaß der Restriktion hinausgehend
- Ruhehypoxämie trotz Hyperventilation; die Hypoxämie und die Hyperventilation verstärken sich unter Belastung mit 60 Watt.

### Was fällt Ihnen am Röntgen-Thorax auf (➤ Abb. 7.34)?

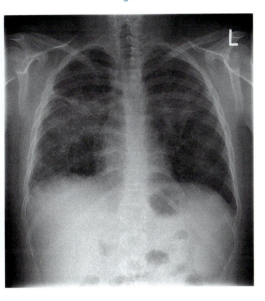

**Abb. 7.34** Röntgenaufnahme des Thorax [P090]

Ausgeprägte, z. T. scharf begrenzte, z. T. konfluierende Infiltrate beidseits im Mittelfeld ohne Mediastinalverziehung.

### Wie lauten jetzt Ihre Verdachtsdiagnosen?
- interstitielle Lungenerkrankung, z. B. Sarkoidose
- *Pneumocystis-jiroveci*-Pneumonie

### Welche weiteren diagnostischen Schritte sind erforderlich?
- CT-Thorax
- Bronchoskopie/Thorakoskopie

In der **CT-Thorax** stellen sich in den Mittelfeldern betont multiple Knoten von < 1 mm Größe dar. Darüber hinaus finden sich zentral betont in den Mittelfeldern konfluierende Knoten, dabei vor allem Ausprägung entlang der Interlobärsepten, geringer auch subpleural. Darüber hinaus gelingt im Mediastinum sowie hilär und paraaortal der Nachweis einiger vergrößerter Lymphknoten.

### Welche Untersuchungsverfahren werden Sie bei der Bronchoskopie einsetzen?
- bronchoalveoläre Lavage
- perbronchiale Biopsie

> **Ergebnisse der Bronchoskopie:** Histologie: nichtverkäsende epitheloidzellige Granulome mit Riesenzellen vom Langerhans-Typ; bronchoalveoläre Lavage: CD4/CD8-Quotient > 4 (dieser Quotient ist hochspezifisch für eine Sarkoidose). In der Erregerdiagnostik kein Nachweis von säurefesten Stäbchen, in der Kultur kein Nachweis von Mykobakterien, kein Nachweis von *Pneumocystis jiroveci*.

### Welche Diagnose können Sie jetzt stellen?
Es handelt sich um eine Sarkoidose.

### Um welches Stadium und welche Form der Sarkoidose handelt es sich bei diesem Patienten? Welche weiteren Untersuchungen würden Sie vornehmen?
Es liegt eine chronische Sarkoidose mit überwiegend pulmonalem Befall vor (Stadium II; ➤ Tab. 7.15). Die Untersuchung der Leber, die Suche nach Rhythmusstörungen und die Beurteilung des Augenhintergrunds sind erforderlich.

**Tab. 7.15** Stadieneinteilung der pulmonalen Sarkoidose

| Stadium | Röntgenbefund | Häufigkeit |
|---|---|---|
| I | bihiläre Lymphadenopathie | 50 % |
| II | bihiläre Lymphadenopathie mit Lungeninfiltraten | 25 % |
| III | Infiltrate ohne Lymphknoten | 15 % |
| IV | Fibrose | 10 % |

### Wie wird die akute Form der Sarkoidose genannt?
Die akute Sarkoidose wird als Löfgren-Syndrom bezeichnet und besteht aus der Trias bihiläre Lymphadenopathie, Arthritis und Erythema nodosum.

### Wie ist die Prognose der akuten Sarkoidose?
Spontanremissionen werden in bis zu 75 % der Patienten gesehen. Je akuter der Beginn, desto günstiger ist die Prognose.

### Welche Therapie leiten Sie ein?
Primär sollten engmaschig Verlaufskontrollen durchgeführt werden. Die Therapie einer Obstruktion oder bronchialen Hyperreagibilität wird empfohlen. Es wird nur bei anhaltenden Symptomen oder deutlicher Verschlechterung mit systemischen Glukokortikoiden bis zu einem Jahr ausschleichend therapiert.

Bei diesem Patienten würde man wegen der unklaren Dauer der Sarkoidose bei relativ starken Funktionseinschränkungen eine eher kurzfristige Verlaufskontrolle vornehmen.

### Welche Verlaufsparameter können Sie bei diesem Patienten einsetzen?
- ACE (Angiotensin-Converting-Enzym) im Serum
- Löslicher Interleukin-2-Rezeptor im Serum
- Neopterin im Serum
- Diffusionskapazität
- Vitalkapazität
- Blutgase in Ruhe und unter Belastung

Welche Komplikationen kann eine Sarkoidose unter anderem hervorrufen?
- kardial: Rhythmusstörungen, Einschränkung der diastolischen Funktion
- Haut: Erythema nodosum etc.
- Auge: Konjunktivitis, Uveitis (Vorstellung beim Augenarzt obligatorisch)
- Neurosarkoidose: Heerfordt-Syndrom mit Fazialisparese, Parotisschwellung und Uveitis anterior
- Hyperkalzämie und sekundäre Nierenschäden
- Hypophyseninsuffizienz (entsprechende Substitution)

### LITERATUR
Statement on sarcoidosis. Joint statement of the American Thoracic Society (ATS), the European Respiratory Society (ERS) and the World Association of Sarcoidosis and Other Granulomatous Disorders (WASOG). Am J Respir Crit Care Med 1999; 160: 736.
Dempsey et al. Sarcoidosis. BMJ 2009; 339: b3206.

## 7.13 Leitsymptom rezidivierende Pneumonien
S. Nährig

### KASUISTIK
Ein 38-jähriger Mann stellt sich bei Ihnen vor, nachdem er seit vielen Jahren wiederholt wegen rezidivierender Pneumonien in stationärer Behandlung gewesen ist. Auch zwischen den Krankenhausaufenthalten habe er viel Auswurf gehabt, der meist gelb-grünlich gewesen sei.

Welche anamnestischen Aspekte interessieren Sie?
- andere Infektionen
- Vorerkrankungen
- Diarrhöen, Bauchschmerzen
- sonstige Beschwerden

Nicht selten treten Infektionen der Nasennebenhöhlen auf. Zudem habe er Probleme, sein Gewicht zu halten, da er trotz guten Appetits und ausreichender Ernährung eher abnehmen würde.

Welche Differenzialdiagnosen fallen Ihnen ein?
- chronischer Infekt im Nasen-Rachen-Raum
- Immundefekt
- Tuberkulose
- Bronchiektasen/Wabenlunge
- Morbus Wegener
- bislang nicht diagnostizierte Mukoviszidose

Welche weiterführenden Untersuchungen nehmen Sie vor?
- körperliche Untersuchung mit Auskultation
- Blutbild mit Entzündungsparametern
- bakteriologische Untersuchung des Sputums
- Röntgen-Thorax
- Röntgen der Nasennebenhöhlen
- Bestimmung der Pankreaselastase im Stuhl

Bei der **körperlichen Untersuchung** präsentiert sich der Patient in reduziertem Allgemein- und deutlich reduziertem Ernährungszustand. An den Händen zeigen sich Trommelschlägelfinger und Uhrglasnägel. Die Thoraxform lässt an einen Glockenthorax denken. Der Klopfschall ist hypersonor. Bei kaum verschieblichen Lungengrenzen lässt sich ein leises Atemgeräusch mit exspiratorischem Giemen auskultieren. Zusätzlich hören Sie mittel- bis grobblasige Rasselgeräusche.

### Wie würden Sie diese Befunde in Zusammenschau mit der Anamnese interpretieren?
Es liegt eine obstruktive Lungenerkrankung mit rezidivierenden Infektionen vor.

Bei den **Laborwerten** auffällig sind die Erhöhung des IgG auf 2.083 mg/dl und ein niedriges Ferritin (28,8 µg/l).

### Worauf kann der erhöhte Wert des Immunglobulins G hinweisen?
Auf eine chronische Entzündung.

### Worauf kann der erniedrigte Ferritinwert bei sonst normalem Blutbild und fehlender Blutungsquelle hinweisen?
Auf Resorptionsprobleme für Eisen im Duodenum und erhöhten Hämoglobin-Turnover.

Im Sputumbefund finden sich keine Mykobakterien, aber drei Stämme von *Pseudomonas aeruginosa* (mucoid/non-mucoid). Diese sind empfindlich auf Meropenem, Piperacillin-Tazobactam, Ceftazidim, Ciprofloxacin, Tobramycin inhalativ und Colistin.

### Handelt es sich um einen 4-MRGN-Pseudomonas?
Nein, da die Pseudomonas-Stämme gegenüber Ceftazidim, Meropenem, Piperacillin-Tazobactam und Ciprofloxacin empfindlich sind.

Es wird eine Röntgenaufnahme des Thorax in zwei Ebenen angefertigt.

### Befunden Sie die beiden Abbildungen (➤ Abb. 7.35 und ➤ Abb. 7.36).

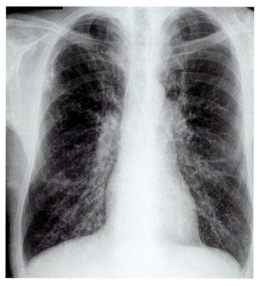
**Abb. 7.35** Röntgenaufnahme des Thorax [P090]

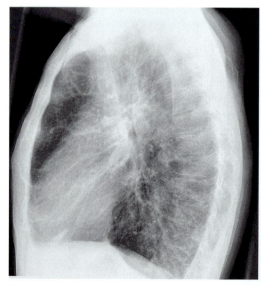
**Abb. 7.36** Röntgenaufnahme des Thorax [P090]

Der Befund des Röntgen-Thorax in zwei Ebenen liest sich wie folgt: Die Lunge erscheint beidseits überbläht, es findet sich eine ausgeprägte, streifige Lungengerüstvermehrung, insbesondere mit Betonung der Lungenunterfelder; diese ist rechts etwas stärker ausgeprägt als links. Es liegen fraglich Bronchiektasen vor. Herzgröße normal, keine Ergüsse, keine Stauungszeichen.

> Der **Röntgenbefund** der Nasennebenhöhlen o. m./o. f. ergibt folgendes Bild: ausgeprägte Schleimhautpolster im Sinus maxillaris beidseits, links > rechts. Darüber hinaus ist die mediale Kieferhöhlenwand auf beiden Seiten nicht regelrecht abgrenzbar, möglicherweise Z. n. Fensterung. Auch die Ethmoidalzellen sind beidseits verschattet, der Sinus frontalis relativ klein angelegt und rechtsseitig ebenfalls transparenzgemindert.
> Der Befund spricht für eine chronische Pansinusitis.
> Der Befund der Pankreaselastasebestimmung ergab einen Wert von 48 IE/g Stuhl, damit ist der Patient pankreasinsuffizient.

**Welche Verdachtsdiagnose erhärtet sich in Zusammenschau der beschriebenen Befunde und warum?**
Es liegt wohl eine Mukoviszidose beim Erwachsenen vor. Dies ist zu schließen aus den Hinweisen auf eine duodenale Resorptionsstörung, der Pseudomonasbesiedlung, den rezidivierenden Pneumonien, der Pan-Sinusitis sowie den Gewichtsproblemen.

**Der Patient wird zusätzlich zur Lungenfunktionsprüfung geschickt. Befunden Sie die Daten (> Abb. 7.37 und > Tab. 7.16).**

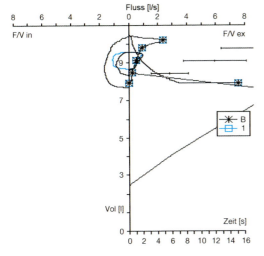

**Abb. 7.37** Exspiratorische Fluss-Volumen-Kurve und Tiffeneau-Manöver [P090]

**Tab. 7.16** Werte der Fluss-Volumen-Kurve und der Bodyplethysmografie vor Therapie

|  | Soll | Messwert | % Soll |
|---|---|---|---|
| R tot (kPa*s/l) | 0,3 | 0,79 | 263,8 |
| ITGV (l) | 3,86 | 8,4 | 217,6 |
| SR tot (kPa*s) | 1,18 | 7,14 | 606,7 |
| ERV (l) | 1,68 | 0,6 | 35,6 |
| RV (l) | 2,19 | 7,81 | 357 |
| TLC (l) | 8,66 | 10,52 | 121,5 |
| RV% TLC | 28,78 | 74,18 | 257,8 |
| VC MAX (l) | 6,3 | 2,72 | 43,1 |
| $FEV_1$ (l) | 4,88 | 1,11 | 22,8 |
| $FEV_1$ % VC MAX | 80,37 | 40,91 | 50,9 |
| PEF (l/s) | 10,61 | 2,39 | 22,5 |
| MEF 25 (l/s) | 2,81 | 0,21 | 7,6 |
| MEF 50 (l/s) | 5,94 | 0,47 | 7,9 |
| MEF 75 (l/s) | 9,18 | 0,9 | 9,8 |
| PIF (l/s) |  | 1,68 |  |

- starke Restriktion bezüglich VC (43,1 % v. Soll), nicht bezüglich TLC (121,5 % v. Soll)
- sehr schwere Obstruktion (spezifische Resistance deutlich erhöht, Tiffeneau-Index 50,9 % v. Soll)
- mäßige Einschränkung der Diffusionskapazität entsprechend der Restriktion

In der **Blutgasanalyse** zeigt sich folgendes Bild: schwere Hypoxämie bei Globalinsuffizienz, geringe respiratorische und metabolische Azidose ($pO_2$ 55,5 mmHg, $pCO_2$ 50,1 mmHg, pH 7,36).

### Welche Therapie lassen Sie dem Patienten aufgrund der Lungenfunktion zukommen?
- inhalatives Glukokortikoid (z. B. Budesonid)
- lang wirksames $\beta_2$-Mimetikum (z. B. Formoterol)
- lang wirksames Anticholinergikum (z. B. Tiotropiumbromid)

### Welche weiterführenden Untersuchungen führen Sie durch?
- Schweißtest
- Genetik bezüglich Mukoviszidose
- Glukose-Toleranztest

Der **Schweißtest** bei salzarmer Kost zeigt zweimal massiv erhöhte und damit pathologische Werte für Na und Cl innerhalb einer Woche.
Die **Genetik** beweist die Mukoviszidose. Der Patient ist heterozygoter Merkmalsträger mit Delta F 508 und 2789–5G->A Spleißstellen Mutation in Intron 14b.
Der **Glukose-Toleranztest** ergibt folgendes Ergebnis bei 75g Glukose: Nüchtern-Blutzucker 82 mg/dl, nach 60 min 220 mg/dl, nach 120 min 160 mg/d, nach 180 min 63 mg/dl.

### Wie deuten Sie das Ergebnis des Glukose-Toleranztests?
Da der 120-min-Wert zwischen 140 und 199 mg/dl liegt, liegt einer gestörte Glukose-Toleranz vor.

### Welche bronchopulmonale Therapie erscheint zusätzlich sinnvoll?
- inhalative mukolytische Therapie (NaCl 0,9–6 %, oder Dornase alfa [Pulmozyme®])
- inhalative antiobstruktive Therapie
- inhalative antibiotische Therapie (z. B. Tobramycin, Colistin oder Aztreonam)
- orale Mukolytika (z. B. ACC 600)

### Welche weiteren Therapiemaßnahmen erscheinen sinnvoll?
- Pankreasenzyme-Substitution
- Vitaminsubstitution (A, D, E, K)
- Atem-/Physiotherapie

Bei deutlicher Befundverschlechterung kommt auch eine stationäre oder ambulante intravenöse antibiotische Therapie nach Antibiogramm infrage.

Nach drei Wochen wird ein zusätzlicher Lungenfunktionstest durchgeführt. Beurteilen Sie den Verlauf (➤ Abb. 7.38 und ➤ Tab. 7.17).

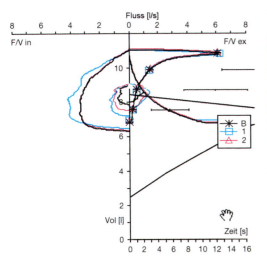

**Abb. 7.38** Fluss-Volumen-Kurve vor und nach Inhalation von Salbutamol [P090]

**Tab. 7.17** Werte der Bodyplethysmografie und der Fluss-Volumen-Kurve nach drei Wochen Therapie

| | Soll | Messwert | % Soll |
|---|---|---|---|
| R tot (kPa*s/l) | 0,3 | 0,33 | 110 |
| ITGV (l) | 3,86 | 7,59 | 196,6 |
| SR tot (kPa*s) | 1,18 | 2,74 | 232,6 |
| ERV (l) | 1,68 | 1,15 | 68,7 |
| RV (l) | 2,19 | 6,44 | 294,6 |
| TLC (l) | 8,66 | 11,11 | 128,3 |
| RV% TLC | 28,78 | 57,97 | 201,4 |
| VC MAX (l) | 6,3 | 4,67 | 74,1 |
| FEV$_1$ (l) | 4,88 | 1,82 | 37,3 |
| FEV$_1$ % VC MAX | 80,37 | 38,91 | 48,4 |
| PEF | 10,61 | 6,09 | 57,3 |
| MEF 25 (l/s) | 2,81 | 0,23 | 8,1 |
| MEF 50 (l/s) | 5,94 | 0,54 | 9,1 |
| MEF 75 | 9,18 | 1,47 | 16 |
| PIF | | 3,42 | |

- keine Restriktion bezüglich TLC, geringe Restriktion bezüglich VC
- bei Ruheatmung nur angedeutete Resistance-Erhöhung und damit Rückgang der bronchialen Obstruktion
- ausgeprägte periphere Obstruktion

Insgesamt zeigt sich eine deutliche Besserung der Lungenfunktion im Verlauf im Vergleich zum Vorbefund.

Der Patient berichtet, es gehe ihm aktuell etwas besser. Er führe regelmäßig die inhalative antiobstruktive Therapie durch, ferner inhaliere er zweimal täglich mit Tobramycin. Ciprofloxacin habe er über die 3 Wochen oral eingenommen. Außerdem gehe er regelmäßig zu einer atemtherapeutischen Physiotherapie.

### LITERATUR
Mogayzel PJ Jr, Naureckas ET, Robinson KA, Mueller G, Hadjiliadis D, Hoag JB et al. Cystic fibrosis pulmonary guidelines. Chronic medications for maintenance of lung health. Am J Respir Crit Care Med 2013 Apr 1; 187(7): 680–9. Review.
Castellani C, Duff AJA, Bell SC, Heijerman HGM, Munck A, Ratjen F et al. ECFS best practice guidelines: the 2018 revision. Cyst Fibros 2018; 17(2): 153-178. doi: 10.1016/j.jcf.2018.02.006. Epub 2018 Mar 3.

## 7.14 Leitsymptom Tagesmüdigkeit

> **KASUISTIK**
> Ein 47-jähriger adipöser Mann stellt sich bei Ihnen vor, weil er eine zunehmende Einschränkung seiner Leistungsfähigkeit feststellt und ständig müde ist.

### Welche vier wesentlichen Differenzialdiagnosen sehen Sie?
- Depression
- Schlafstörungen, schlafbezogene Atemstörungen
- Hypothyreose und andere schwerere metabolische Erkrankungen
- andere schwere organische Erkrankungen

> Bei der **Anamnese** finden sich mit Ausnahme einer arteriellen Hypertonie keine wesentlichen internistischen oder neurologischen Vorerkrankungen. Die orientierende Exploration ergibt auch keinen Hinweis auf eine psychiatrische Erkrankung, insbesondere auf eine Depression. Es liegen keine Schichtarbeit oder sonstige Störungen des Schlaf-Wach-Rhythmus vor. Die Umgebungsbedingungen für einen ungestörten Schlaf sind vorhanden.
> Auf Nachfragen berichtet der Patient über morgendliche Kopfschmerzen. Tagsüber würde er in einer ruhigen Minute leicht einschlafen.

### Auf welche Verdachtsdiagnose bringen Sie die letzten Aussagen?
Sie legen den Verdacht auf eine Schlafstörung nahe.

### Welche vier Formen von Schlafstörungen werden nach der Internationalen Klassifikation der Schlafstörungen (ICSD) unterschieden?
- Dyssomnien
- Parasomnien
- medizinische und psychiatrische Erkrankungen
- sonstige vorgeschlagene Schlafstörungen

### Wie definieren Sie Dyssomnie?
Dyssomnien sind Schlafstörungen, die durch Insomnie (Ein- und Durchschlafstörungen), exzessive Schläfrigkeit oder abnorme Schlaf-Wach-Rhythmen gekennzeichnet sind.

### Wie definieren Sie Parasomnie?
Parasomnien sind Schlafstörungen, die durch ein abnormes Verhalten oder abnorme Ereignisse charakterisiert sind, die während des Schlafs oder der Übergänge zwischen Schlaf- und Wachzustand auftreten. Typischerweise verursachen sie keine Insomnie oder exzessive Schläfrigkeit.

### Welche wichtige Zusatzinformation können Sie bei der vermuteten Diagnose von Bettpartnern bekommen?
Diese könnten über Schnarchen berichten.

> Der Patient berichtet, dass seine Ehefrau sich wegen seines Schnarchens erheblich gestört fühle. Beim Autofahren muss er sich zwingen, wach zu bleiben, er habe jedoch noch keinen Unfall verursacht. Wegen des arteriellen Hypertonus nehme er einen Betablocker ein. Sonst seien ihm keine Erkrankungen bekannt.

### Welche Befunde interessieren Sie speziell bei der körperlichen Untersuchung?
- Körpergewicht
- Halsumfang
- Behinderungen der Atmung im oberen Respirationstrakt

Der Patient ist übergewichtig mit einem Body-Mass-Index von 30 und hat einen großen Halsumfang. Sonstige anatomische Besonderheiten im oberen Respirationstrakt finden sich nicht.

### Welche Verdachtsdiagnose stellen Sie?
Es liegt wohl eine obstruktive Schlafapnoe vor.

### Welche weiteren Formen der schlafbezogenen Atemstörung kennen Sie?
- zentrale Schlafapnoe
- gemischte obstruktive und zentrale Schlafapnoe
- zentrale alveoläre Hypoventilation

### In welche Gruppe der ICSD werden die obstruktive und zentrale Schlafapnoe eingeordnet?
Sie werden den Dyssomnien zugeordnet.

### Was sind die Unterschiede zwischen einer obstruktiven und einer zentralen Apnoe?
Bei der obstruktiven Apnoe ist der Atemantrieb erhalten, aber die Passage im Pharynx-/Larynx-Bereich behindert und damit die Atmung ineffektiv. Bei der zentralen Apnoe kommt es zu den Atempausen aufgrund des fehlenden Atemantriebs.

### Wann sollte der Verdacht auf eine Schlafapnoe geäußert werden? Nennen Sie vier wesentliche Symptome.
- Tagesmüdigkeit
- Schnarchen
- Adipositas
- arterielle Hypertonie

### Was ist der nächste wesentliche Untersuchungsschritt?
Es sollte eine Polygrafie durchgeführt werden.

Bei der ambulanten **Polygrafie** finden Sie einen Respiratory Disturbance Index (RDI, respiratorische Ereignisse) von 30/h.

### Was sind Ihre nächsten Schritte?
- Vorstellung HNO-Arzt zum Ausschluss behebbarer anatomischer Veränderungen (Muschelhyperplasie, starke Septumdeviation, hypertrophierte Tonsillen)
- Polysomnografie

Polysomnografisch findet sich ein Apnoe-Hypopnoe-Index (AHI) von 29/h. Es liegt eine obstruktive Schlafapnoe vor. Die HNO-ärztliche Untersuchung ergibt keine relevanten Auffälligkeiten.

### Welche gesicherten Therapiemöglichkeiten empfehlen Sie dem Patienten?
Die konservative Therapie besteht aus Gewichtsabnahme, Vermeidung von Sedativa und Alkohol etc. Zusätzlich ist eine nasale CPAP(continuous positive airway pressure)-Therapie empfehlenswert.

### Um bis wie viel Prozent kann der Apnoe-Hypopnoe-Index durch eine Gewichtsabnahme von 10 % reduziert werden?
Etwa 25 % sind möglich.

### Wie greift die nasale CPAP-Therapie in den zugrunde liegenden Pathomechanismus einer obstruktiven Schlafapnoe ein?
Der Tonusverlust der Schlundmuskulatur während des Schlafs führt zu dem Auftreten des Passagehindernisses. Die nasale CPAP-Therapie bewirkt über die pneumatische Schienung ein Offenhalten der Atemwege.

### Welche anderen Therapieoptionen sind Ihnen bekannt, die eventuell zum Einsatz kommen, wenn die nCPAP-Therapie nicht akzeptiert wird?
Infrage kommen eine prothetische Versorgung (Vorverlagerung des Unterkiefers etc.) sowie eine Uvulopalatopharyngoplastie und Modifikationen.

### Warum gelten diese Therapieformen nicht als Mittel erster Wahl?
Sie bewirken eine zu geringe und variable Abnahme der obstruktiven Schlafapnoe.

### Für welche Aspekte der Einschränkung durch die obstruktive Schlafapnoe liegen gesicherte Daten (randomisierte Studien) vor, dass die nasale CPAP-Therapie effektiv und gerechtfertigt ist?
- Abnahme der Tagesmüdigkeit
- Zunahme der Lebensqualität
- Verbesserung der Stimmungslage
- Abnahme der Verkehrsunfälle

> Der Patient wird unter polysomnografischer Kontrolle auf eine nasale CPAP-Therapie mit einem Druck von 7 mmHg eingestellt. Dabei besteht kein Schnarchen mehr. Weiterhin finden sich keine Apnoen oder Hypopnoen. Die erste Kontrolluntersuchung nach sechs Wochen zeigt einen beschwerdefreien Patienten.

**LITERATUR**
Leitlinie S3: Nicht erholsamer Schlaf/Schlafstörungen. Deutsche Gesellschaft für Schlafforschung und Schlafmedizin (DGSM). Somnologie 2009; 13: 4–160.

## 7.15 Leitsymptom Belastungsdyspnoe nach Immuntherapie

**KASUISTIK**
Eine 75 Jahre alte Frau stellt sich in der Notaufnahme mit zunehmender Belastungsdyspnoe und trockenem Husten seit einer Woche vor. Vor acht Monaten sei ein Lungenkarzinom im Stadium IV diagnostiziert worden. Nachdem es nach der Erstlinienchemotherapie zu einer Tumorprogression gekommen ist, wurde vor zwei Wochen eine Immuntherapie eingeleitet.

## 7.15 Leitsymptom Belastungsdyspnoe nach Immuntherapie

**Nennen Sie mögliche Ursachen für Dyspnoe bei Lungenkrebspatienten.**
- Anämie
- Lungenembolie
- akutes Koronarsyndrom
- Pneumonie (in der Neutropenie)
- Retentionspneumonie, Atelektase
- Pleuraerguss
- Pneumothorax
- Pneumonitis (Strahlenpneumonitis, autoimmun, medikamentös-toxisch)

**Welche anamnestischen Angaben können die Differenzialdiagnosen eingrenzen?**
Das Bestehen von Fieber, Auswurf, Schmerzen und Vorerkrankungen.

Der Husten und die Atembeschwerden seien neu aufgetreten und würden zunehmen. Die Vitalparameter zeigen eine tachypnoeische Patientin (AF 21/min, HF 83/min, RR 130/80 mmHg, T 36,8 °C). In der **klinischen Untersuchung** besteht ein verlängertes Exspirium bei bekannter COPD. Es finden sich keine feuchten oder trockenen RGs und keine Beinödeme.

**Welche Untersuchungen veranlassen Sie?**
Arterielle Blutgasanalyse (➤ Tab. 7.18), Röntgen-Thorax, Lungenfunktionsprüfung mit Bestimmung der Diffusionskapazität (➤ Abb. 7.39).

**Tab. 7.18** Kapilläre Blutgasanalyse

|  | Soll | Ist |
|---|---|---|
| pH | 7,40 | 7,48 |
| $pCO_2$ (mmHg) | 38,03 | 29,80 |
| $pO_2$ (mmHg) | 77,93 | 73,10 |
| Standard Bicarb (mmol/l) |  | 26,21 |
| BE (mmol/l) | −0,90 | 1,06 |

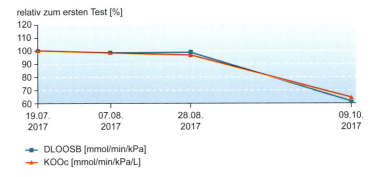

**Abb. 7.39** Verlauf der Diffusionskapazität an vier Messpunkten [L231]

### Wie interpretieren Sie die Lungenfunktion/den Verlauf?
In der kapillären Blutgasanalyse zeigt sich eine respiratorische Alkalose mit leichter Hypoxämie trotz Hyperventilation. Die Darstellung des Verlaufs zeigt einen Abfall der Diffusionskapazität um >30 % im Vergleich zu den Voruntersuchungen.

### Sie entscheiden sich zur Durchführung einer CT-Thorax-Untersuchung. Wie interpretieren Sie die Bilder (➤ Abb. 7.40)?

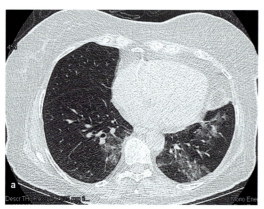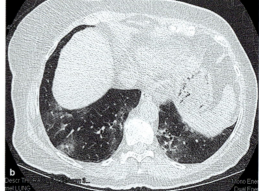

**Abb. 7.40** Axiale CT-Aufnahmen des Thorax im Lungenfenster [P527]

Die CT-Thorax-Untersuchung zeigt Milchglasinfiltrate in beiden Unterlappen, die bis an die Pleura reichen. Die Befunde sind mit einer Pneumonitis gut vereinbar.

### Welche weiteren diagnostischen Schritte können Ihnen bei der Diagnosestellung einer Pneumonitis helfen?
Bronchoskopie mit bronchoalveolärer Lavage und, wenn möglich, transbronchialer Biopsie.

### Welche Immuntherapien sind beim Lungenkarzinom zugelassen?
Aktuell sind Checkpointinhibitoren in der Erst- und Zweitlinie zugelassen. Bei hoher PDL1 Expression kann Pembrolizumab in der Erstlinie gegeben werden. Die PD1-Antikörper Pembrolizumab und Nivolumab sowie der PDL1-Inhibitor Atezolizumab können bei bereits chemotherapeutisch vorbehandelten Patienten eingesetzt werden.

### Welche anderen Nebenwirkungen treten unter der sog. Checkpointinhibition auf?
Checkpointinhibitoren können eine verstärkte Immunreaktion bewirken. Hiervon kann jedes Organ betroffen sein, sodass die Nebenwirkungen sehr vielfältig ausfallen können. Neben ansteigenden Leber- und Nierenwerten, Hautausschlägen, Durchfällen und Blutbildveränderungen können auch Endokrinopathien, z. B. eine Hypophysitis oder Pankreatitis, auftreten.

### Wie werden Nebenwirkungen der Immuntherapie behandelt?
Je nach Schweregrad muss die Immuntherapie pausiert oder beendet und eine immunsuppressive Therapie eingeleitet werden. Die immunsuppressive Therapie besteht in der Regel aus Glukokortikoiden, bei der symptomatischen Pneumonitis z. B. mit 1–2 mg/kg Körpergewicht Prednisolonäquivalent pro Tag. Bei schwereren Verläufen werden aber auch Mycophenolat, Calcineurininhibitoren oder TNF-alpha-Blocker eingesetzt. Bei gutem Ansprechen kann die Immunsuppression reduziert und ausgeschlichen werden.

**LITERATUR**

Khunger M, Rakshit S, Pasupuleti V, Hernandez AV, Mazzone P, Stevenson J et al. Incidence of programmed death 1 and programmed death-ligand 1 inhibitors in non-small cell lung cancer. Chest 2017; 152(2): 271–281.

Chuzi S, Tavora F, Cruz M, Costa R, Chae YK, Carneiro BA, Giles FJ. Clinical features, diagnostic challenges and mangement strategies in checkpoint inhibitor-related pneumonitis. Cancer Manag Res 2017; 9: 207–213.

# KAPITEL 8

Stefan Schewe und Claudia Dechant

# Rheumatologie

| | | |
|---|---|---|
| 8.1 | Leitsymptom Arthralgien bei Hautveränderungen an den Unterschenkeln | 528 |
| 8.2 | Leitsymptom diffuser wechselnder Gelenkschmerz | 533 |
| 8.3 | Leitsymptom Fingergelenk- und Hüftgelenkschmerzen | 538 |
| 8.4 | Leitsymptom Knieschwellung | 544 |
| 8.5 | Leitsymptom akuter Kreuzschmerz | 550 |
| 8.6 | Leitsymptom symmetrische Schwellung der Metakarpophalangealgelenke | 556 |
| 8.7 | Leitsymptom Raynaud-Symptomatik mit Arthralgien | 564 |
| 8.8 | Leitsymptom Schulterschmerzen beidseits | 570 |
| 8.9 | Leitsymptom Zehenschwellung | 576 |
| 8.10 | Leitsymptom unklares Fieber | 583 |

# 8.1 Leitsymptom Arthralgien bei Hautveränderungen an den Unterschenkeln

### KASUISTIK
Eine 34-jährige frühere Krankenschwester, jetzige Hausfrau, stellt sich mit seit wenigen Tagen bestehenden Hauterscheinungen an den Unterschenkeln vor mit deutlichem Krankheitsgefühl sowie starken Schmerzen in den Knie- und Sprunggelenken, jedoch ohne Schwellung. Vor zwei Wochen habe sie einen Virusinfekt mit Halsschmerzen und laufender Nase erlitten, vielleicht von einem ihrer zwei Kinder aus dem Kindergarten angeschleppt. Sie habe wegen der Gelenkschmerzen Ibuprofen genommen. Sie berichtet über seit Jahren immer wieder auftretende Schmerzen in beiden Schultern, Hüftgelenken, Knien und Füßen. Die Dauer der Schmerzen in einem Gelenk liege im Bereich von 1–2 Monaten, sie vergingen dann von alleine wieder. Vor Jahren habe sie sich als Krankenschwester mit Hepatitis C infiziert, die Kontrollen der Leberwerte seien jedoch im Verlauf der Jahre meist normal und nur selten minimal erhöht.

Die **klinische Untersuchung** der deutlich krank wirkenden Frau mit einer Größe von 163 cm, einem Gewicht von 53 kg, einem Blutdruck von 130/80 mmHg, einer Herzfrequenz von 80/min, einer Atemfrequenz von 16/min zeigt keine Gelenkschwellungen, alle Gelenke sind frei beweglich. Die Tonsillen sind zwar leicht vergrößert, aber nicht gerötet, Schleimhautveränderungen sind nicht vorhanden, die Hautefloreszenzen sind auf die Beine (hier besonders Unterschenkel, ➤ Abb. 8.1) beschränkt. Die einzelnen Herde sind etwas erhaben tastbar, nicht druckschmerzhaft, nicht juckend.

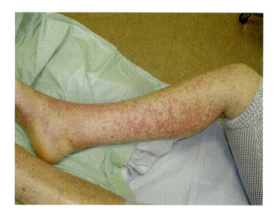

**Abb. 8.1** Patientin mit Hauteffloreszenz der Beine [P092]

### Welche orientierenden Laboruntersuchungen ordnen Sie an?
Differenzialblutbild, Thrombozyten, C-reaktives Protein, Blutsenkungsgeschwindigkeit, Elektrolyte, Harnstoff, Kreatinin, Transaminasen, Rheumafaktor, Immunglobuline quantitativ (inkl. IgA), Urinstatus mit Urinsediment und Protein pro Gramm Kreatinin.

Pathologisch oder grenzwertig pathologisch sind: Hämoglobin 11,0 g/dl, Hämatokrit 34,7 %, keine Linksverschiebung, keine pathologische Zellformen; pathologisch sind: C-reaktives Protein 1,3 mg/dl, Blutsenkungsgeschwindigkeit 32/68 mm, γ-GT 36 U/l, Rheumafaktor 1.880 IU/ml. IgM liegt mit 365 mg/dl (normal 40–230) oberhalb der Norm, IgG und IgA im Normbereich. Die übrigen Werte liegen im Normbereich.

### Welche Differenzialdiagnosen erwägen Sie?
- Granulomatose mit Polyangiitis (GPA; früher: Wegener-Granulomatose) oder andere Vaskulitis der kleinen Gefäße
- IgA-Vaskulitis (früher: Purpura Schoenlein-Henoch)
- kutane leukozytoklastische Vaskulitis
- kryoglobulinämische Vaskulitis
- sekundäre Vaskulitis, medikamentös durch Ibuprofen induziert

- Meningokokkensepsis
- sekundäre Vaskulitis bei rheumatoider Arthritis

**Beschreiben Sie jeweils das Krankheitsbild und nennen Sie damit vereinbare Symptome und Befunde bei der Patientin.**
- Die **GPA**[1] beginnt meist im Hals-Nasen-Ohren-Bereich und breitet sich von dort aus, betrifft vor allem die für die Prognose entscheidenden Organe Niere und Lunge. Viele Organe können zusätzlich betroffen sein, darunter die Nerven und die Haut (palpable Purpura). Die Arthralgien (seltener Arthritiden) sind ebenso charakteristisch wie eine Allgemein- und B-Symptomatik, wie bei unserer Patientin. Erklärungsbedürftig wäre allerdings der sehr hohe Rheumafaktor. Andere Vaskulitiden mit ähnlichem Hautbild und Organbeteiligung könnten eine Polyarteriitis nodosa (eher mittelgroße Gefäße betroffen, häufiger Hepatitis-B-assoziiert), eine mikroskopische Polyangiitis (praktisch immer mit Nierenbeteiligung) und eosinophile Granulomatose mit Polyangiitis (früher: Churg-Strauss-Syndrom) (Asthma- und Eosinophilie-assoziiert) und andere nicht-ANCA assoziierte Vaskulitiden sein.
- Die **IgA-Vaskulitis** (früher: Purpura Schoenlein-Henoch) ist klinisch charakterisiert durch eine Kombination aus Purpura (wie bei der Patientin), Arthritis, Bauchschmerzen und Glomerulonephritis, der entscheidende Befund ist eine histologisch nachzuweisende **IgA-Ablagerung,** oft mit IgA-Erhöhung im Serum. Meist kommt diese Erkrankung bei Kindern vor, deutlich seltener bei jungen Erwachsenen, oftmals infolge eines Infekts der oberen Atemwege. Die länger bestehenden Arthralgien, das normale IgA und die fehlenden Zeichen einer Glomerulonephritis (keine Proteinurie, keine Erythrozyturie) passen nicht dazu.
- Die **kutane leukozytoklastische Vaskulitis** ist eine auf die Haut beschränkte Form der Vaskulitis der kleinen Gefäße, die im Frühstadium durch eine Biopsie mit dem histologischen Nachweis von Leukozyteninfiltraten in den postkapillären Venolen charakterisiert ist. Eine Organmitbeteiligung ist bei diesem Krankheitsbild im Gegensatz zu den vorgenannten Vaskulitiden nicht nachzuweisen. Der sehr hohe Rheumafaktor passt nicht zu diesem Krankheitsbild, nur selten sind die Gelenke mit betroffen. Eine mit einer Urtikaria einhergehende Vaskulitisform wird klinisch davon abgegrenzt.
- Die **kryoglobulinämische Vaskulitis** könnte alle angegebenen Punkte erklären, wie die relativ kurze Dauer der Erkrankung, die Anamnese einer Hepatitis C, die Vaskulitis der Haut sowie den sehr hohen Rheumafaktor (eine Immunkomplexbildung aus Hepatitis-C-Virus-Antigen und IgM-Antikörpern, die als Kryopräzipitate am Endothel sich ablagern können und dort zur Entzündungsreaktion führen).
- Eine **sekundäre Vaskulitis**, medikamentös durch Ibuprofen induziert, ist durchaus eine Möglichkeit, da gewisse Medikamente – wie auch die nichtsteroidalen Antiphlogistika – zu einer Vaskulitis führen können.
- Die **Meningokokkensepsis** und auch die Sepsis bei anderen Erregern (z. B. im Rahmen einer subakuten Endokarditis) wären Alternativen, die insbesondere wegen der schlechten Prognose überlegt werden sollten. Die Erkrankung kann relativ diskret und symptomarm verlaufen. Bei der genannten Patientin werden jedoch einige zu erwartende Symptome vermisst, wie Fieber, Kopfschmerzen, Übelkeit, Erbrechen, Benommenheit, Nachtschweiß. Die Hautveränderung bei Sepsis wird durch Endothelläsion durch Bakterientoxine ausgelöst. Im vorliegenden Fall wären die Entzündungszeichen für diese Erkrankung zu wenig erhöht.
- **sekundäre Vaskulitis bei rheumatoider Arthritis (RA):** Der hohe Rheumafaktor (bei RA meist nicht so hoch) würde für diese Diagnose sprechen, es fehlt jedoch die Synovitis (klinisch nachweisbare Gelenkschwellung); eine sekundäre Vaskulitis bei RA tritt meist im späten Verlauf der Erkrankung auf und nicht zu Anfang.

---

[1] Aufgrund der NSDAP-Mitgliedschaft von Friedrich Wegener empfehlen das American College of Rheumatology und die American Society of Nephrology, von Granulomatose mit Polyangiitis, GPA, (englisch: granulomatosis with polyangiitis) zu sprechen. (In den nächsten Jahren kann die Bezeichnung „Wegener" noch in Klammern mitgeführt werden.)

### Was spricht bei der Patientin gegen einen protrahierten Virusinfekt mit Hautbeteiligung?
Ein Virusinfekt, der zu einer Hauteffloreszenz führt, ist üblicherweise noch aktuell und nicht seit zwei Wochen abgeklungen. Meist kommt es am Beginn der klinischen Symptomatik zu Hauterscheinungen, auch wenn dies variieren kann. Ein auf die Unterschenkel beschränkter Hautausschlag ist ungewöhnlich.

### Nennen Sie einige Virusinfektionen, die mit makulopapulösen Hautveränderungen einher gehen.
Infektionen mit Masern-, Röteln-, Epstein-Barr-, Adenoviren, HIV und möglicherweise auch Hepatitis-C-Virus.

### Welche weiteren Anamnesefragen sind von Bedeutung und warum?
- Bestehen **Organsymptome** betreffend Herz (Angina pectoris, Atemnot, Beinödeme), Lunge (Husten, Schmerzen beim Atmen, Atemnot), Pankreas, Gallenwege (Oberbauchschmerzen), Darm (Durchfall, Blut im Stuhl), Niere (Ödeme, Blut im Urin, neu erhöhter Blutdruck), länger bestehende HNO-Symptomatik (Sinusitis, chronischer produktiver Ausfluss, evtl. mit Blutbeimengungen), Augen (Episkleritis u. a., rotes schmerzhaftes Auge)? Jede Form einer Vaskulitis kleiner Gefäße kann Organsymptome verursachen. Entzündlich-rheumatische Erkrankungen sind Systemkrankheiten, die jedes Organ mit betreffen können.
- Tritt eine **Raynaud**- oder eine andere Kollagenose-Symptomatik (Sicca, Sonnenempfindlichkeit der Haut, Haarausfall, proximale Muskelschwäche, Aphten) auf? Die anfallsartige Weißverfärbung einzelner Finger unter Kälteinwirkung oder psychischer Belastung ist ein führendes Symptom vieler Kollagenosen (s. unten). Die im Bild gezeigte Hautveränderung als Vaskulitishinweis kann ähnlich beim systemischen Lupus erythematodes vorkommen, seltener auch bei anderen Kollagenosen, sodass in diesem Zusammenhang nach kollagenoseassoziierten Symptomen zu fragen ist.
- Gab es **Gelenkschwellungen** in der Vergangenheit? Vaskulitiden der Haut können im Rahmen von Infektionserkrankungen, von rheumatischen Systemerkrankungen, von paraproteinbildenden, tumorassoziierten Erkrankungen oder unabhängig davon (primäre Vaskulitis) auftreten. Gelenkschmerzen und -schwellungen sind ebenfalls Symptome all dieser Erkrankungen. Die Art der Gelenkschwellung (Symmetrie, mehr kleine Gelenke betroffen) gibt Hinweis auf die zugrunde liegende Erkrankung.
- Ist eine ausgeprägte **Morgensteifigkeit über 60 Minuten** oder **abends betonter Schmerz** zu beobachten? Die länger dauernde Morgensteifigkeit unterscheidet zwischen Erkrankungen, die mit Synovitis einhergehen und dem entzündlich rheumatischen Bereich zuzuordnen sind, und Erkrankungen an den Gelenken mit lokalen Gelenkproblemen (z. B. degenerative Gelenkerkrankungen, Verletzungsfolgen etc.). Auch ohne sichtbare Gelenkschwellung ist eine länger dauernde, deutlich betonte Morgensteifigkeit zumindest ein Grund, bei der Gelenkuntersuchung näher nach Synovitiden zu fahnden, den Ultraschall der Gelenke einzusetzen und entsprechende Laboruntersuchungen zu veranlassen.
- Bestehen **Kopfschmerzen,** Übelkeit, Erbrechen? Diese Symptome könnten auf eine Meningitis hinweisen, auch wenn sie für sich allein genommen unspezifisch sind.
- Sind **Viruserkrankungen** mit Hautbeteiligung bei den Kindergartenkindern in Erscheinung getreten? Morbilliforme Exantheme in der Umgebung der Patientin wären ein starker Hinweis auf eine virale Genese des jetzt bestehenden Hautausschlags.
- Bestehen **Allgemeinsymptome** mit Fieber, Gewichtsabnahme, Leistungsknick, Nachtschweiß? Eine B-Symptomatik wäre bei allen Ursachen einer Hautvaskulitis (palpable Purpura, leukozytoklastische Vaskulitis), die das Bild darstellt, zu erwarten. Sie differenzieren nicht die unterschiedlichen Ursachen der Vaskulitis, aber unterstreichen Ursachen mit systemischer Beteiligung: primäre Vaskulitiden, entzündlich-rheumatische Systemerkrankungen, Infektionserkrankungen, Erkrankungen mit Paraproteinbildung oder paraneoplastische Syndrome.

### Welche zusätzlichen klinischen Untersuchungen sind in diesem Fall hilfreich?
- **neurologische Untersuchung der peripheren und zentralen Nerven:** Die Beteiligung des peripheren und zentralen Nervensystems ist eine der Hauptmanifestationen einer Vaskulitis der kleinen Gefäße.

## 8.1 Leitsymptom Arthralgien bei Hautveränderungen an den Unterschenkeln

- **internistische Untersuchung aller Organsysteme:** Insbesondere erforderlich sind die genaue Auskultation des Herzens (subakute Endokarditis mit pathologischem Strömungsgeräusch?), der Lunge (Pleuritis-Reiben, Rasselgeräusche?), die Untersuchung der Nieren (Ödeme, neue Hypertonie) und die Inspektion und Palpation von Lymphknoten an Hals, Axilla und inguinal (z. B. Lymphadenopathie als Symptom einer Kollagenose oder eines Lymphoms mit Begleitvaskulitis).
- **Testung bezüglich Meningismus:** Sollte immer überprüft werden, wenn Hautveränderungen wie die gezeigten auftreten.

> Die Patientin berichtet auf Ihre Nachfrage: Trotz des ausgeprägten Krankheitsgefühls und der Gelenkschmerzen habe sie weder Fieber gehabt noch an Gewicht abgenommen oder an Raynaud-, Sicca- oder anderer kollagenoseassoziierter Symptomatik gelitten. Die jetzt neu aufgetretenen Gelenkprobleme sind eher morgens verstärkt mit einer Steifigkeit von etwa 30 Minuten.
> Bei der systematischen Befragung werden keine Augen- oder Kopfschmerzprobleme berichtet, ebenso bleiben die Fragen nach Beschwerden seitens Hals-Nase-Ohren, Lunge, Herz, Nieren, Abdomen und Nervensystem unauffällig.
> Die erweiterte **körperliche Untersuchung** zeigt bei der internistischen Untersuchung von Mund, Herz, Lunge, Nieren, von allen Abdominalorganen, Lymphknoten und Nervensystem (Hirnnerven, periphere Reflexe, Sensibilität, grobe Kraft, Meningismus) keinen auffälligen Befund. Lediglich der beschriebene Hautbefund ist zu erkennen.

### Welche zusätzliche Labordiagnostik halten Sie für unumgänglich und warum?

- **antineutrophile zytoplasmatische Antikörper** (ANCA): Als Screening-Verfahren für die ANCA-assoziierten Vaskulitiden ist diese Untersuchung unumgänglich. Ein negativer Befund schließt allerdings eine Vaskulitis als Ursache der Hautveränderung nicht aus. Der positive Nachweis würde jedoch deutlich in eine diagnostische und damit auch therapeutische Richtung weisen. p-ANCA (MPO-ANCA) wären mehr hinweisend auf die eosinophile Granulomatose mit Polyangiitis (EGPA, früher Churg-Strauss-Syndrom), mikroskopische Polyangiitis (MPA) und andere Vaskulitisformen, c-ANCA (PR3-ANCA) auf die Granulomatose mit Polyangitis (GPA, früher M. Wegener).
- **Kryoglobuline, Kälteagglutinine:** Die kryoglobulinämische Vaskulitis ist eine der wichtigsten Differenzialdiagnosen im vorgegebenen Fall, der sowohl die Symptome der Arthralgien, des Hautbefundes, der früheren Hepatitis-C-Infektion als auch die Laborveränderungen in Einklang bringen könnte. Die Bestimmung und Quantifizierung der Kryoglobuline stellt die wichtigste diagnostische Maßnahme dar.

### Welche sonstigen Labor- und apparativen Untersuchungen würden Sie veranlassen?

- erweiterte Labordiagnostik: antinukleäre Antikörper (ANA), ds-DNS Antikörper, Komplement C3 und C4, Immunelektrophorese, eventuell Hepatitis-C-RNA quantitativ
- Ultraschall des Abdomens (Milzvergrößerung, Lymphknoten abdominal, Leber)
- Röntgen-Thorax (Lungen-, Herzbeteiligung bei Vaskulitis, Hiluslymphknoten)

> Die erweiterte Diagnostik im **Labor** zeigt in der PCR auf Hepatitis-C-Viren einen Genotyp Ib mit 190.000 Kopien/ml, somit eine mittlere Aktivität der Hepatitis-C-Virusinfektion. Die Kryoglobuline sind mit 0,8 g/dl erhöht. Die Immunelektrophorese zeigt ein monoklonales IgM-Paraprotein vom κ-Typ. Die ANA und ANCA sind negativ.
> Die **Ultraschalluntersuchung** des Abdomens ergibt keine Lymphknotenvergrößerung paraaortal, die Milz ist im Normbereich, ebenso die Leber und Gallenwege. Nach Erhalt dieser Ergebnisse wird wegen der monoklonalen Paraproteinämie eine Knochenmarkbiopsie durchgeführt; sie bleibt jedoch ohne Hinweis auf ein Lymphom oder Plasmozytom. Das Thoraxröntgenbild ist normal.

### Welche Diagnose stellen Sie nun?

Es liegt eine kryoglobulinämische Vaskulitis bei aktiver Hepatitis-C-Virusinfektion und IgM-Paraproteinämie ohne Hinweis auf ein Lymphom oder Plasmozytom vor.

### Welche Therapie schlagen Sie der Patientin vor?
Die kryoglobulinämische Vaskulitis als extrahepatische Manifestation einer Hepatitis C stellt bereits eine Therapieindikation dieser Infektion dar (unabhängig vom Schädigungsgrad der Leber), daher ist der Patientin eine antivirale Therapie der Hepatitis C vorzuschlagen. Moderne, direkt wirkende Substanzen aus verschiedenen Wirkungsklassen (z. B. Polymeraseinhibitoren, NS5A-Inhibitoren, NS3/4A-Inhibitoren [= Proteaseinhibitoren]) stehen zur Verfügung. Die Auswahl der individuellen Therapiestrategie ist generell abhängig vom Hepatitis-C-Genotyp, von der Vorbehandlung, dem Zustand der Leber (Zirrhose/dekomp. Zirrhose?), den Begleiterkrankungen und der Begleitmedikation.

Die Ausheilungschance bei einer antiviralen Therapie beträgt üblicherweise > 90 % nach einer 8- bis max. 24-wöchigen Therapie.

> Die Patientin lehnt die Therapie aufgrund der Angst vor Nebenwirkungen und der spontan wieder abblassenden Hautveränderungen ab. Ihr werden die hohen Chancen einer Ausheilung der Hepatitis C durch eine antivirale Therapie erklärt und es wird vereinbart, dass sie sich in einem hepatologischen Zentrum zur weiteren Beratung vorstellt.

### Würden Sie der Patientin wegen der Hauteffloreszenzen eine Steroidtherapie empfehlen?
Bei der aktiven Hepatitis-C-Virusinfektion sollte eine Glukokortikoidtherapie möglichst vermieden werden. Sollten die Hautveränderungen allerdings sehr stark ausgeprägt sein, kann eine passagere Glukokortikoidtherapie sinnvoll sein.

### Sehen Sie im Nachhinein einen Zusammenhang zwischen dem Virusinfekt mit Halsschmerzen und der kryoglobulinämischen Vaskulitis?
Eventuell könnte der Virusinfekt mit Halsschmerzen ein Auslöser der klinischen Manifestation der Kryoglobulinämie mit Vaskulitis und palpabler Purpura gewesen sein (etwa durch virusinduzierte Aktivierung des Immunsystems).

### Nennen Sie eine Einteilung der Vaskulitiden.
Die Einteilung von 1994 ist durch die Einteilung der Vaskulitiden nach der revidierten Chapel-Hill-Consensus-Conference-Nomenklatur von 2012 ersetzt worden, sie verzichtet weitgehend auf Eigennamen, unterscheidet aber weiterhin primäre (idiopathische) und sekundäre Vaskulitiden sowie nach der Größe der am stärksten betroffenen Gefäße (Einteilungskriterien von Vaskulitiden sind nie endgültig, sie werden immer wieder stark überarbeitet und damit auch in Zukunft modifiziert werden; ➤ Tab. 8.1).

**Tab. 8.1** Einteilung der Vaskulitiden nach Chapel-Hill-Consensus-Conference-Nomenklatur von 2012 (adaptiert nach Jennette et al. Arthritis & Rheumatism 2013)

| | |
|---|---|
| **1. Großgefäßvaskulitis** | Riesenzellarteriitis |
| | Takayasu-Arteriitis |
| **2. Vakulitis mittlerer Gefäße** | Polyarteriitis nodosa |
| | Kawasaki-Erkrankung |
| **3. Vaskulitiden kleiner Gefäße** | |
| ANCA-assoziierte Vaskulitiden | Granulomatose mit Polyangiitis (GPA; früher: Wegener-Granulomatose) |
| | mikroskopische Polyangiitis (MPA) |
| | eosinophile Granulomatose mit Polyangiitis (EGPA; früher: Churg-Strauss-Syndrom) |

**Tab. 8.1** Einteilung der Vaskulitiden nach Chapel-Hill-Consensus-Conference-Nomenklatur von 2012 (adaptiert nach Jennette et al. Arthritis & Rheumatism 2013) *(Forts.)*

| Immunkomplexkleingefäßvaskulitiden | Anti-GBM-Krankheit (früher: Goodpasture-Syndrom) |
| --- | --- |
| | IgA-Vaskulitis (früher: Schoenlein-Henoch-Purpura) |
| | kryoglobulinämische Vaskulitis |
| | hypokomplementämische Urtikaria-Vaskulitis (Anti-C1q-Vaskulitis) |
| **4. Vaskulitis einzelner Organe** | kutane leukozytoklastische Vaskulitis |
| | primäre ZNS-Vaskulitis u. a. |
| **5. Sekundäre Vaskulitis bei Systemerkrankung** | M. Behçet, Cogan-Syndrom, rheumatoide Arthritis u. a. |
| **6. Vaskulitis mit wahrscheinlicher Ätiologie** | infektassoziiert: HCV, HBV, HIV u. a.; paraneoplastisch; medikamentös induziert u. a. |

## 8.2 Leitsymptom diffuser wechselnder Gelenkschmerz

### KASUISTIK

Eine 45-jährige Sekretärin in einem Anwaltsbüro hat seit ca. neun Monaten wechselnde Schmerzen in den Schultern, Hand- und Hüftgelenken, Knien und Füßen. Die Dauer der Schmerzen in einem Gelenk liegt im Bereich von Tagen, dann wechselt der Schmerz in andere Gelenke. Meist sind mehrere Gelenke gleichzeitig betroffen. Zusätzlich bestehen Schmerzen im Nacken, Rücken und Kreuz in wechselnder Ausprägung.
Die Schmerzen sind unabhängig von der Tageszeit, nachts jedoch ausgeprägter, weshalb deutliche Schlafstörungen bestehen. Schmerzmittel (Acetylsalicylsäure, Diclofenac, Celecoxib) haben bisher nicht geholfen. Es besteht ein deutliches Krankheitsgefühl mit Müdigkeit und Leistungsminderung, jedoch ohne Gewichtsabnahme, Fieber oder Nachtschweiß.
Die **klinische Untersuchung** zeigt eine leicht depressiv wirkende Frau mit einer Größe von 163 cm, einem Gewicht von 63 kg, einem Blutdruck von 130/80 mmHg und einer Herzfrequenz von 80/min. Sie zeigt keine Gelenkschwellungen (Synovitiden), alle Gelenke sind frei beweglich. Entlang der Brustwirbelsäule sind paravertebrale Myogelosen rechts verstärkt tastbar. Druckschmerzen werden vor allem an den Sehnenansätzen angegeben. Die Muskelkraft ist regelrecht. Die internistische Untersuchung ergibt keinen auffälligen Befund an Herz, Lunge, Abdomen und Nierenlager.
Folgende **Laborwerte** liegen im Normbereich: Blutbild, C-reaktives Protein, Blutsenkungsgeschwindigkeit, Natrium, Kalium, Kalzium, Phosphat, Harnstoff, Kreatinin, Transaminasen, alkalische Phosphatase, Kreatinphosphokinase, Urinstatus.

**An welche Differenzialdiagnosen denken Sie als Erstes? Erläutern Sie Ihre Überlegungen durch Beschreibung des Krankheitsbildes und Vereinbarkeit mit Symptomen und Befunden der Patientin.**

- **Fibromyalgie:** Der generalisierte über mehrere Monate anhaltende Schmerz (rechte und linke Körperhälfte, oberhalb und unterhalb der Gürtellinie zusammen mit Wirbelsäulenschmerzen) oft mit wechselndem Charakter ist das Hauptsymptom der Fibromyalgie. Meist kommen Schlafstörungen und andere vegetative Störungen hinzu (Magen-Darm, Blase, Genitalorgane, Herz, Nerven). Zusätzlich passen das Hauptmanifestationsalter von 20–65 Jahren und das Geschlecht der Patientin (deutlich häufiger bei Frauen als bei Männern). Diese Diagnose ist die wahrscheinlichste, zumal alle Laborwerte normal sind.
- **Polymyalgia rheumatica:** Diese Erkrankung kommt bei den älteren Patienten vor (meist deutlich über 50 Jahre), sie ist charakterisiert durch vor allem morgens betonte Schulter- und Oberschenkelschmerzen beidseits mit ausgeprägter Morgensteifigkeit über Stunden und hohen systemischen Entzündungszeichen im Labor. Da die Patientin < 50 Jahre alt ist und die systemischen Entzündungsparameter normwertig sind, ist diese Diagnose jedoch sehr unwahrscheinlich.
- **Polymyositis:** Das Manifestationsalter würde passen, jedoch ist diese Erkrankung weniger durch Muskelschmerzen als vielmehr durch eine Muskelschwäche der proximalen Extremitätenmuskulatur gekenn-

zeichnet, so gut wie immer ist die CK (Kreatinphosphokinase) erhöht. Die CK sollte bei jedem Verdacht auf eine entzündliche Rheumaerkrankung mitbestimmt werden, da das Symptom der Muskelschwäche erst spät auftritt und die Anfangssymptomatik sehr uncharakteristisch sein kann. Bei normwertiger CK ist die Diagnose einer Polymyositis eher unwahrscheinlich.
- **depressive Störungen:** Monatelange, vor allem auch wechselnde Schmerzen im Bewegungsapparat sind ein häufiges Symptom der Depression, unabhängig von deren Genese (reaktiv, endogen). Zusätzlich passt die Schlafstörung hierzu.
- **chronisches Müdigkeitssyndrom:** Eine Diagnose, die nur sehr schwer zu fassen ist und viel Überschneidungen zur Depression und zur Fibromyalgie zeigt. Zu der seit mindestens sechs Monaten bestehenden, durch keine objektiv fassbare Erkrankung bedingten Müdigkeit mit über 50 % Einschränkung der Leistungsfähigkeit kommen weitere Kriterien dazu (Lymphknotenschwellungen, Arthralgien, Myalgien, Schlafstörungen, neue generalisierte Kopfschmerzen, lang dauernde Müdigkeit > 24 Stunden nach einer körperlichen Anstrengung, akuter Beginn, Störungen der Konzentration und des Kurzzeitgedächtnisses), von denen wenigstens vier gleichzeitig vorhanden sein müssen. In den Laborwerten ist kein pathologischer Befund zu erkennen.
- **Hyper- oder Hypothyreose:** Schilddrüsenfunktionsstörungen (sowohl Hyper- als auch Hypothyreose) können mit vielen Symptomen einhergehen. Bei beiden können Arthralgien und Myalgien im Vordergrund stehen, ebenso sind Allgemeinsymptome möglich. Je älter ein Patient bei Erstmanifestation der Schilddrüsenerkrankung ist, umso diskreter (monosymptomatisch) kann das Krankheitsbild ablaufen. Das Fehlen der typischen Symptome einer Schilddrüsenfunktionsstörung schließt diese keinesfalls aus. Die Bestimmung des TSH (sofern TSH pathologisch, auch der freien Schilddrüsenhormone und der Schilddrüsenautoantikörper) ist somit zur Ergänzung der Labordiagnostik unabdingbar.

### Welche Erkrankungen sollten Sie ausschließen, bevor Sie die Diagnose „Fibromyalgie" stellen?
Immer sind eine andere, vor allem entzündliche Rheumaerkrankung mit sekundärem generalisiertem Schmerz auszuschließen sowie andere internistische Erkrankungen mit Allgemeinsymptomen und generalisierten Gelenk- und Muskelschmerzen (meist durch die Anamnese möglich).

### Welche Erkrankungen ziehen Sie bei generalisierten Arthralgien in Betracht?
- Infektionserkrankungen, z. B. Virushepatitis, bakterielle Enteritiden, Endokarditis u. v. a.
- Tumorerkrankungen
- endokrine Erkrankungen, z. B. Schilddrüsenfunktionsstörungen, Addison-Krankheit
- Magen-Darm-Erkrankungen, z. B. chronisch-entzündliche Darmerkrankungen
- Kollagenosen, Vaskulitiden

### Welche weiteren Anamnesefragen sind von Bedeutung?
- Bestehen Organsymptome (HNO einschl. Mundschleimhaut, Augen, Herz, Gefäße, Blutdruck, Lunge, Magen-Darm, Pankreas, Leber, Gallenwege, Niere, Gynäkologie, Haut betreffend)?
- Tritt eine Raynaud-, Sicca-Symptomatik, Sonnenempfindlichkeit der Haut, ungewöhnlich starker Haarausfall auf?
- Gab es Gelenkschwellungen in der Vergangenheit?
- Besteht eine Morgensteifigkeit von über 60 Minuten oder ein abends betonter Schmerz?
- Bestehen neurologische Symptome (u. a. Gefühlsstörungen, Lähmungen, Sehstörungen)?
- Gibt es psychische Belastungen in Beruf oder Sozialumfeld?
- Finden sich Allgemeinsymptome mit Fieber, Gewichtsabnahme, Leistungsknick, Nachtschweiß?

## 8.2 Leitsymptom diffuser wechselnder Gelenkschmerz

### Welche Erkrankungsgruppen ziehen Sie in Erwägung, wenn Sie nach der Raynaud-Symptomatik fragen?
Ein führendes Symptom vieler Kollagenosen ist die Raynaud-Symptomatik. Darüber hinaus können die Kollagenosen Arthralgien und Myalgien verursachen. Bei Frauen, besonders jüngeren, aber auch mittleren Alters, sollte deshalb in diese Richtung gefragt werden. Zusatzsymptome, die neben wechselnden Arthralgien und Myalgien ebenfalls auf eine Kollagenose hindeuten, sind Sicca-Symptomatik (Sjoegren-Syndrom), Aphthen (SLE, Behcet), Sonnenempfindlichkeit der Haut (SLE), Hautverdickungen (systemische Sklerose), Haarausfall (SLE), B-Symptomatik (alle Kollagenosen), Muskelschwäche der proximalen Extremitätenmuskulatur (Polymyositis) sowie objektive Gelenkschwellungen.

Viel häufiger ist die anfallsartige kälteabhängige Weiß-Blau-Verfärbung der Finger ohne erkennbare Grunderkrankung, das idiopathische Raynaud-Syndrom mit guter Prognose (langfristiger Übergang in eine systemische Sklerose jedoch möglich). Hinzu kommen als Ursache von verfärbten Fingern Gefäßverschlüsse durch Vibrationstraumen, Thoracic-Outlet-Syndrom, Thrombosen bzw. Embolien, Medikamentennebenwirkungen (z. B. orale Antikonzeptiva in Kombination mit Rauchen, Betablocker) u. a.

### Warum stellen Sie die Frage nach neurologischen Symptomen?
Bei einem diffusen Gelenkschmerzproblem ist die Beteiligung des Nervensystems immer zu erfragen, da z. B. bestimmte Vaskulitisformen sich zuerst mit einem neurologischen Defizit äußern können. Psychotische Zustände mit Arthralgien, Myalgien und vermehrter Schmerzempfindlichkeit können zudem wesentliches Merkmal vieler primär neurogener Erkrankungen sein.

### Welche zusätzlichen klinischen Untersuchungen sollten Sie unbedingt durchführen?
- Untersuchung aller Gelenke nach Synovitis (u. a. Gaenslen-Zeichen): zum Ausschluss einer entzündlichen Erkrankung der kleinen Gelenke, selbstverständlich besteht auch die Möglichkeit einer Polyarthrose
- Depressionsevaluation (z. B. mittels standardisiertem Fragebogen)
- Untersuchung der Lymphknoten an Hals, Axilla, inguinal
- Fibromyalgiespezifische Untersuchung: Testung der Fibromyalgie-Tender-Points, Dokumentation einer generalisierten Schmerzhaftigkeit (mit Zusatzsymptomen) sowie einer erhöhten Schmerzempfindlichkeit.

### Warum tasten Sie die Lymphknotenstationen ab?
Eine Lymphknotenvergrößerung ist ein Hinweis auf einen entweder lokal entzündlichen Prozess im Einstrombereich des Lymphknotens oder auf eine systemische Erkrankung mit Beteiligung der Lymphozyten. Insbesondere die Kollagenosen und Vaskulitiden können mit Lymphknotenschwellung einhergehen.

### Erklären Sie die „Tender Points" bei der Fibromyalgie etwas näher.
Die Fibromyalgie wird teilweise durch Nachweis einer vermehrten Schmerzempfindlichkeit auf Druck an 18 (9 parallelen) definierten Tender Points (11 von 18 Punkten müssen positiv sein) verifiziert, nach neueren Diagnosekriterien von 2010 werden der generalisierte Schmerz und die Schwere einer Zusatzsymptomatik mit einbezogen. Der Druck auf die definierten 18 Tender Points ist immer von Bedeutung, wenn ein diffuses, wechselndes Schmerzbild vorliegt. Die Schmerzempfindlichkeit ist grundsätzlich erheblich von subjektiven Faktoren abhängig (aufseiten des Patienten, aufseiten des Arztes – mit welcher Druckkraft wird gedrückt und was wird als Schmerz angesehen?), somit nur als Hinweis, nicht als Beweis für eine Fibromyalgie zu sehen.

### Wo sind die definierten Tender Points lokalisiert (➤ Abb. 8.2)?
Anmerkung: Die Schmerzwahrnehmung an den Fibromyalgie-Tender-Points ist sehr subjektiv, ihr diagnostischer Wert ist umstritten, aktuelle Diagnosekriterien der Fibromyalgie von 2010 sind im Internet zu finden.

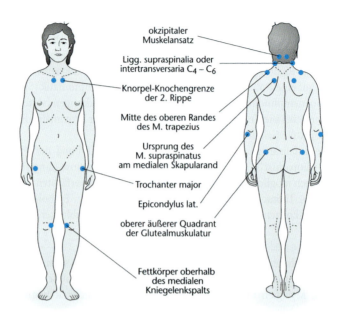

**Abb. 8.2** Definierte Tender Points [L106]

### Wenn 11 von 18 Punkten druckschmerzhaft sind, dürfen Sie dann ohne Weiteres die Diagnose Fibromyalgie stellen?

Auch bei positivem Befund muss nach weiteren Erkrankungen mit hoher prognostischer Relevanz gesucht werden, z.B. Endokarditis, entzündlich rheumatische Systemerkrankung (Kollagenosen, rheumatoide Arthritis, Vaskulitiden, Spondyloarthritiden), endokrine Funktionsstörung oder Infektionserkrankungen. Die bei diesen Erkrankungen mögliche sogenannte sekundäre Fibromyalgie (heute spricht man eher von zwei unabhängigen Krankheitsentitäten) kann mit der primären verwechselt werden. Positive Tender Points alleine sind unspezifisch! Auch die neueren Kriterien von 2010 sind nur nach Ausschluss anderer Erkrankungen gültig!

Die Patientin gibt an, sie habe trotz des ausgeprägten Krankheitsgefühls und der Schlafstörungen nie Fieber gehabt. Sie berichtet auch von keiner Raynaud- oder Sicca-Symptomatik. Sonne vertrage sie gut, keine Hautveränderungen, auch in wärmeren Gegenden im Urlaub fühle sie sich fast schmerzfrei, kein vermehrter Haarausfall. Gelenkschwellungen seien eigentlich nie aufgetreten, es bestünden keine Morgensteifigkeit und auch keine objektive Muskelschwäche. Deprimiert sei sie eigentlich nicht, wenn auch diese ewigen Schmerzen ihr schwer zusetzen. Die Arbeit mache ihr Spaß, sie sei mit das Einzige, womit sie sich von den Schmerzen ablenken könne. Sie lebt allein in einer Neubauwohnung in München.
Bei der **anamnestischen Systemübersicht** werden folgende Probleme angegeben:
- Hals-Nase-Ohren, Augen: keine Symptome
- Herz: immer wieder Herzstolpern, kurzfristig für wenige Minuten dauernd, vor allem nachts auftretend, keine Belastungsdyspnoe, keine abendlichen prätibialen Ödeme
- Lunge: keine Atemnot, kein Husten oder Auswurf, kein atemabhängiger Schmerz
- Abdomen: Leber, Gallenwege unauffällig, Magen-Darm; wechselnd mal Verstopfung, mal Durchfall, Unterbauchkrämpfe immer wieder mal, sie nehme keine Abführmedikamente, keine Magenschmerzen, keine Übelkeit, kein Erbrechen
- Niere: keine Ödeme, kein erhöhter Blutdruck, kein Blut im Urin
- urogenital: gelegentliche Hitzewallungen, Periodenblutung jedoch normal; keine Aborte; häufig Brennen beim Wasserlassen, Besserung meist bei viel Trinken von Blasentees
- Gefäße: ohne Besonderheiten, allerdings rauche sie etwa zehn Zigaretten am Tag
- Haut: keine Psoriasis selbst oder in der Familie, keine sonstigen Hautveränderungen, keine Alopezie

## 8.2 Leitsymptom diffuser wechselnder Gelenkschmerz

> Die erweiterte körperliche Untersuchung zeigt eine ausgeprägte Druckschmerzhaftigkeit an 14 der 18 definierten Fibromyalgie-Tender-Points. Eine Gelenkschwellung lässt sich nicht objektivieren. Ebenso sind die Haut, die Lymphknoten, das Abdomen, das Herz (es wurde genau auf pathologische Herzgeräusche geachtet) und die Lunge sowie der orientierende neurologische Status normal.

### Welche zusätzliche Labordiagnostik halten Sie für sinnvoll?
Sinnvoll sind antinukleäre Antikörper, TSH basal, eventuell 25-OH-Vitamin D.

### Warum bestimmen Sie die antinukleären Antikörper (ANA) und nicht zusätzlich die antineutrophilen zytoplasmatischen Antikörper (ANCA)?

Mit der **ANA-Bestimmung** kann die Diagnose einer Kollagenose wahrscheinlicher gemacht werden, vorausgesetzt ein ausreichend sensitives Testverfahren (Immunfluoreszenztest) wird eingesetzt. Da es sich hier um eine Frau im mittleren Alter mit Leistungsminderung handelt und nicht ganz klar ist, ob früher Gelenkschwellungen bestanden haben, ist diese Untersuchung vielleicht sinnvoll, wenn auch sonst keine kollagenoseverdächtige Symptomatik vorliegt und die Laborwerte unauffällig sind (bei den Kollagenosen gibt es oft keine klaren Entzündungszeichen; insbesondere die Leukozyten und Thrombozyten können eher vermindert sein). Die ANA sind häufig unspezifisch und niedrig-titrig falsch positiv, deshalb wäre ein positives Ergebnis hier noch kein Beweis für eine Kollagenose. Die Bestimmung der ANA ohne jede spezifische klinische Symptomatik ist deshalb problematisch.

Die **ANCA** sind Marker für bestimmte Formen von Vaskulitiden (ANCA-assoziierte Kleingefäßvaskulitiden), die alle zwar mit wechselnden Arthralgien einhergehen können, aber gleichzeitig meist auch mit beträchtlichen Allgemeinsymptomen und hohen systemischen Entzündungsparametern. Zusätzlich bestehen zumeist Organsymptome. Da hierfür bei der Patientin kein Anhalt besteht, ist die Bestimmung der ANCA nicht unbedingt erforderlich.

Manchmal zeigt eine **Vitamin-D-Bestimmung** eine deutliche Hypovitaminose an (abhängig von Sonnenexposition der Haut), die mit generalisierten Arthralgien und Myalgien einhergehen kann, wegen der einfachen Therapiekonsequenz ist diese Bestimmung vertretbar. Zudem fanden sich bei Untersuchungen von Fibromyalgie-Patienten im Vergleich zu Kontrollgruppen signifikant niedrigere Vitamin-D-Serumspiegel.

### Ist die Bestimmung des Rheumafaktors bzw. der CCP-Ak bei dieser Patientin sinnvoll?
Die Antwort hängt davon ab, ob Gelenkschwellungen objektiv gesehen wurden und wann im Tagesverlauf die Gelenkprobleme besonders ausgeprägt sind. Bei deutlicher Morgensteifigkeit sind beide Tests sinnvoll, da als Vorläufer einer rheumatoiden Arthritis häufig über Monate Arthralgien und Myalgien mit morgendlicher Betonung bestehen. Andererseits sind der Rheumafaktor und die ANA sehr unspezifische Marker, insbesondere wenn sie nur schwach positiv ausfallen. Der CCP-Ak-Test ist deutlich spezifischer. Auch das positive Ergebnis eines Rheumafaktors würde in diesem Fall bei fehlenden objektivierbaren Arthritiden und Synovitiden keinesfalls die Diagnose einer rheumatoiden Arthritis rechtfertigen. Positive Testergebnisse, insbesondere der CCP-Ak, würden zumindest zu einer engmaschigen Kontrolle der Patientin veranlassen.

> Der Rheumafaktor, die CCP-Ak und die ANA sind negativ, die Schilddrüsenparameter (TSH, $fT_3$, $fT_4$) und Vitamin D im Normbereich. Bei großer Sorge um ihre Zukunft und Angst vor einer Krebserkrankung (die Mutter ist mit 64 Jahren an Mammakarzinom verstorben) werden zusätzlich ein Röntgenbild der Lunge und ein Haemoccult-Test durchgeführt, die ebenso unauffällig sind wie der Ultraschall des Abdomens. Zusätzlich wird eine gynäkologische Vorsorgeuntersuchung empfohlen.

### Wie lautet Ihre Diagnose aufgrund der vorliegenden Untersuchungsergebnisse?
Sie lautet Fibromyalgie.

## Wie gehen Sie bei der Patientin weiter vor?

Es sollte eine ausführliche Aufklärung der Patientin über das Krankheitsbild Fibromyalgie und die Gutartigkeit der Erkrankung erfolgen: Die Patienteninformation über die Erkrankung stellt die wichtigste Therapie dar!

Gleichzeitig ist die Empfehlung notwendig, das Rauchen einzustellen. (Rauchen ist mit einer Vielzahl von entzündlich rheumatischen Systemerkrankungen assoziiert, deren Beginn und Verlauf durch das Beenden des Nikotinkonsums günstig beeinflusst werden können.)

Zusätzlich bedarf es der Erläuterung der wichtigen **Therapieprinzipien** bei der Fibromyalgie:
- körperliches Fitnesstraining in einer als positiv empfundenen Sportart, die möglichst umfassend alle muskuloskelettalen Bereiche trainiert (es kommt auf Konsequenz und Regelmäßigkeit, nicht auf Leistung an).
- ein psychosomatisch ausgerichtetes Gespräch, um zusätzliche Faktoren der Schmerzverstärkung zu erfahren und sie ggf. mitbehandeln zu können, bei Hinweisen auf Depressivität muss der Psychiater einbezogen werden, multimodale Therapie (biopsychosoziale Therapieansätze müssen gleichzeitig verfolgt werden).
- eine medikamentöse Therapie mit einem trizyklischen Antidepressivum oder Duloxetin, insbesondere auch zur Verbesserung der Schlafstörungen, zeitlich befristet. Pregabalin ist eine zusätzliche Option.
- Übliche Schmerzmedikamente, wie NSAID und peripher wirksame Analgetika, sind meist nicht ausreichend wirksam und mit höherem Nebenwirkungsrisiko verbunden, sie sollten vermieden werden, insbesondere bei gleichzeitiger Antidepressiva-Einnahme.
- Lokal schmerzverstärkende Befunde, wie Triggerpunkte oder Myogelosen, können lokal und symptomatisch mitbehandelt werden (siehe auch AWMF-Leitlinie Fibromyalgiesyndrom: www.awmf.org/leitlinien/detail/ll/041–004.html; ➤ Abb. 8.2).
- Vor operativen/invasiven Maßnahmen ist zu warnen (Verstärkung der Schmerzwahrnehmung), hier müssen klare Indikationen für solche Maßnahmen herausgearbeitet werden, die nicht ausschließlich auf einer Schmerzäußerung des Patienten beruhen.

## 8.3 Leitsymptom Fingergelenk- und Hüftgelenkschmerzen

**KASUISTIK**

Eine 75-jährige Witwe, frühere Verwaltungsangestellte, stellt sich mit Schmerzen in der linken Leiste vor. Sie habe dort seit Jahren immer wieder leichte Schmerzen. Vor zwei Tagen sei sie bei einer Wanderung über eine Baumwurzel gestolpert, aber nicht gefallen. Seither seien diese Schmerzen stärker. Sie seien deutlicher bei den ersten Schritten, z. B. nach längerem Sitzen und nach längerer Belastung, sie verschwänden nachts praktisch vollständig, nur beim Umdrehen im Bett seien sie zu spüren. Sie strahlen bis unterhalb des linken Knies aus.
Darüber hinaus bestehen seit Jahren Verdickungen der Fingergelenke, die aber nur selten schmerzhaft seien.
Bei der **klinischen Untersuchung** der gesund wirkenden Frau mit einer Größe von 163 cm, einem Gewicht von 71 kg, Blutdruck 155/100 mmHg, Herzfrequenz 80/min ist das linke Hüftgelenk bei der Rotation vor allem endgradig in der Bewegung eingeschränkt. Alle anderen Gelenke sind frei beweglich. Einzelne distale Interphalangealgelenke sind knöchern verdickt und zeigen ein Streckdefizit.

## Wie beurteilen Sie die Gelenke auf der Abbildung (➤ Abb. 8.3)?

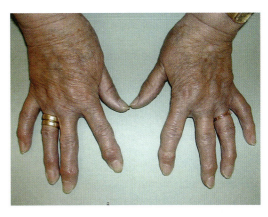

**Abb. 8.3** Abbildung der Hände [P092]

Die Abbildung der Hände zeigt Gelenkverdickungen der distalen Interphalangealgelenke, wie bei der Heberden-Arthrose. Es handelt sich aber nicht um Schwellungen im Sinn einer Arthritis, sondern um knöcherne Ausstülpungen der Gelenkflächen (Osteophyten, Heberden-Knoten). Es ist deutlich zu unterscheiden zwischen einer weichen schmerzhaften Verdickung der Synovialis (Synovitis, Synovialitis) in Höhe des Gelenkspalts und einer harten, knöchernen, oftmals nicht schmerzhaften Verdickung bei Fingerpolyarthrose.

## Welche weiteren typischen Gelenkmanifestationen an den Händen und Füßen sind bei Arthrose zu erwarten?

Die Fingerpolyarthrose ist eine symmetrische Veränderung der Gelenke an den Fingern: der distalen Interphalangealgelenke (DIP) bei der Heberden-Arthrose, der proximalen Interphalangealgelenke (PIP) bei der Bouchard-Arthrose und des Karpometakarpalgelenks I (CMC I) bei der Rhizarthrose. Zusätzlich häufig betroffen sind die Handgelenke (Skaphoid, Trapezium, Trapezoideum) und die Zehengrundgelenke (v. a. Großzehe, Hallux valgus, rigidus).

> Bei der Patientin liegen folgende **Laborwerte** vor, die vom Hausarzt erhoben wurden: Blutbild, C-reaktives Protein, Blutsenkungsgeschwindigkeit, Elektrolyte, Kreatinin, Transaminasen, Harnsäure, Urinstix und -sediment. Bis auf eine leichte Erhöhung von Kreatinin (1,3 mg/dl), γ-GT (36 U/l) und eine leichte Proteinurie lagen die Werte jeweils im Normbereich.

## Welche Ursachen halten Sie bei den Beschwerden der Patientin für wahrscheinlich und warum?

- Für eine **Coxarthrose** sprechen die Symptome (Anlaufschmerz, belastungsabhängiger Schmerz, gleichzeitige Beteiligung der Fingergelenke im Sinn einer Fingerpolyarthrose), der klinische Untersuchungsbefund (Einschränkung bei der Rotation) und die fehlenden systemischen Entzündungsparameter im Labor. Die Fingerpolyarthrose (Heberden-Arthrose) ist assoziiert mit Arthrosen der großen Gelenke (Bedeutung der Vererbung).
- Bei einem leichten Trauma ist auch eine **Infraktion bei Osteoporose** denkbar. Der Schenkelhals ist eine häufige Lokalisation, das Alter und die Postmenopause passen ebenfalls dazu. Nur wäre die Schilderung der Beschwerden normalerweise dramatischer, die Patientin hätte sicher ihre Wanderung nicht beenden können.
- **Periarthropathia coxae** (u. a. Bursitis, Tendinitis calcarea): Wie beim Schultergelenk gibt es auch (allerdings deutlich seltener) Kalkablagerungen (Kalziumapatit, Kalziumpyrophosphatdihydrat) im Sehnenbereich um das Hüftgelenk herum, die eine lokale Entzündungsreaktion verursachen können. Eine Bursitis unterhalb des Tractus iliotibialis hätte ähnliche Folgen. Die damit verbundenen Schmerzen können durchaus belastungsabhängig auftreten, werden jedoch in ihrer Symptomatik sich eher dem entzündlichen Schmerztyp nähern.

### Sprechen die fehlenden systemischen Entzündungsparameter nicht gegen eine Bursitis?

Nein, in der Regel sind bei einer lokalen Bursitis keine sytemischen Entzündungsparameter im Labor (Blutbild, Blutkörperchensenkungsgeschwindigkeit, C-reaktives Protein) zu erwarten.

### Welche weiteren Punkte sprechen neben den fehlenden systemischen Entzündungsparametern gegen eine reaktive Arthritis mit Coxitis bzw. gegen eine bakterielle Coxitis?

Gegen eine **reaktive Arthritis** spricht der fehlende Infekt vor Beginn der Beschwerden (in der Regel 1–4 Wochen vorher). Auch zeigt die Symptomatik nicht die Charakteristika einer entzündlichen Gelenkerkrankung. Der fehlende Ruheschmerz spricht gegen eine Coxitis, gleich welcher Ursache. Im Untersuchungsbefund wäre jede auch kleinere Bewegung im Hüftgelenk schmerzhaft und nicht primär die Rotation nur bei endgradiger Bewegung eingeschränkt.

Die durch hämatogene Streuung verursachte **bakterielle Coxitis** verläuft gewöhnlich akut mit deutlichem Krankheitsgefühl, eventuell auch Fieber. Bei älteren Patienten verlaufen bakterielle Infekte (z. B. tuberkulöse Coxitis) jedoch oftmals weniger dramatisch. Immer ist ein Ruheschmerz wahrscheinlich; das fast vollkommene Verschwinden der Schmerzen im Liegen und das Fehlen von systemischen Entzündungsparametern im Labor sprechen gegen diese Erkrankung.

### Bei dem Alter der Patientin könnte auch eine pathologische Fraktur des Hüftgelenks infrage kommen. Welche anamnestischen Angaben sprechen dagegen?

Gegen die Diagnose spricht die Anamnese des Anlaufschmerzes, der nach kurzer Bewegung wieder verschwindet und nach längerer Belastung erneut zunimmt. Hier wäre ein Schmerz zu erwarten, der bei jeder Bewegung auftritt, soweit eine Bewegung überhaupt noch möglich ist. Weiterhin gibt es keine anamnestischen Hinweise auf maligne Erkrankungen. Anhand der Anamnese alleine ist natürlich eine pathologische Fraktur nicht auszuschließen.

### Bei welchem Patientenalter erwägen Sie auch die Diagnose Hüftkopfnekrose?

Die Hüftkopfnekrose ist eine Erkrankung des jugendlichen, kindlichen Alters zwischen 8 und 12 Jahren (idiopathische juvenile Hüftkopfnekrose, Morbus Perthes), auch wenn die Beschwerden infolge der Veränderungen des Hüftgelenks durch eine Hüftkopfnekrose erst deutlich später auftreten können (im Alter von 30–40 Jahren). Bei einer 75-jährigen Frau wäre das allerdings deutlich zu spät.

### Gibt es eine Hüftkopfnekrose bei älteren Patienten?

Es gibt seltene Ursachen einer Hüftkopfnekrose bei älteren Patienten, z. B. als Folge einer lokalen Durchblutungsstörung oder einer internistischen Ursache (Embolien, thrombotische Verschlüsse, Zustand mit erhöhter Koagulabilität des Blutes etc.). Der Hüftkopf ist allerdings vergleichsweise selten von einer solchen Durchblutungsstörung betroffen.

Andere erfragbare Ursachen einer Hüftkopfnekrose sind z. B. Hüftkopfnekrose infolge einer höher dosierten Glukokortikoidtherapie oder anderer Therapieformen (z. B. Chemotherapien), bei einer Sichelzellanämie oder anderen hämatologischen Erkrankungen, Tumoren, Bestrahlungen, Alkoholabusus oder Algodystrophie.

### Welche Anamnesefragen stellen Sie der Patientin zur weiteren Abklärung?

- Bestehen Organsymptome Niere, Blase, Genitale, Darm, Gefäße betreffend?
- Bestehen Allgemeinsymptome mit Fieber, Gewichtsabnahme, Leistungsknick, Nachtschweiß?
- Traten in der Vergangenheit Gelenkschwellungen auf?
- Sind die Hüftschmerzen abhängig von bestimmten Bewegungen?
- Fällt das Treppabsteigen schwerer als das Treppaufsteigen?

### Was erwarten Sie von der Frage nach dem Treppensteigen?

Treppabsteigen belastet alle Gelenke der unteren Extremität durch den dabei auftretenden Stoß; insbesondere das Knie wird stark belastet. Dies ist einer der Gründe, weshalb z. B. ältere Frauen mit Gonarthrose rückwärts die Treppe heruntersteigen. Beim Treppaufsteigen bzw. Rückwärts-die-Treppe-Hinuntersteigen wird ein Großteil der Belastung von der Muskulatur aufgefangen. Beim Hüftgelenk ist diese Abhängigkeit seltener zu erfragen, aber auch da hinweisend auf ein degeneratives Problem. Wenn die Hauptschmerzen beim Treppaufsteigen auftreten, besteht entweder ein Muskelproblem oder ein durch Muskelkontraktion ausgelöstes Schmerzproblem, z. B. bei einer Retropatellararthrose.

### Welche zusätzlichen klinischen Untersuchungen helfen Ihnen, den Grad der Funktionsstörung des Hüftgelenks nachzuweisen?

- **Rotation, Flexion und Extension im Hüftgelenk:** Bei einer beginnenden Coxarthrose ist zuerst die Rotation eingeschränkt, deshalb kann die Überprüfung der Rotation am liegenden Patienten ersten Anhalt für ein Problem im Hüftgelenk selbst geben. Die Flexion und Extension ist deutlich später betroffen. Sie würde somit schon eine höhergradige Einschränkung der Funktion des Hüftgelenks bedeuten.
- **Trendelenburg-Zeichen:** Im Einbeinstand sinkt die Hüfte auf der gesunden Seite ab, da vor allem die kleine Gesäßmuskulatur (Mm. glutei medius und minimus) der kranken Seite das Becken unter der Belastung im Einbeinstand nicht halten kann. Ein pathologisches Ergebnis ist also immer dann zu erwarten, wenn diese Muskulatur insuffizient wird, z. B. bei Lähmungen oder bei länger bestehenden Hüftgelenkproblemen. Bei länger bestehender Coxarthrose ist diese Untersuchung deshalb von Bedeutung.
- **Thomas-Handgriff:** Mit diesem Handgriff wird in Rückenlage unter der Lendenwirbelsäule getastet, ob eine Beugekontraktur im Hüftgelenk, z. B. als Folge einer Coxarthrose, besteht (keine Lücke unter der LWS erkennbar). Bei maximaler Flexion der gesunden Seite wird die kontrakte Seite sich frühzeitig mitbewegen, am besten erkennbar durch Beckenkippung. Das Ausmaß der Kontraktur kann dann bei fixiertem Becken (Patient hält sein flektiertes Bein selbst fest) durch Extension des kontrakten Beins auch in Seitenlage untersucht werden.

### Welche klinischen Untersuchungen helfen Ihnen bei der Unterscheidung zwischen einem Problem der LWS oder des Iliosakralgelenks (ISG) und einem Hüftproblem?

- Überprüfung einer **Klopfschmerzhaftigkeit** der Dornfortsätze der Lendenwirbelsäule.
- **Schober-Test:** Beim stehenden Patienten werden zwei Stellen auf der Haut markiert, die eine in Höhe Dornfortsatz S1 und die andere 10 cm oberhalb; Patient beugt sich mit durchgestreckten Kniegelenken so weit wie möglich nach vorne und die Verlängerung des Abstandes zwischen den Marken wird gemessen.
- **Mennell-Test in Seitenlage:** Beim auf der Seite liegenden Patienten mit gebeugtem Hüft- und Kniegelenk des unteren Beins wird bei Fixierung des Beckens das oben liegende Hüftgelenk überstreckt. Bei positivem Mennell gibt der Patient Schmerzen in Höhe des Iliosakralgelenks an.
- **Drei-Stufen-Hyperextensionstest:** In Bauchlage: 1. Stufe: Hyperextension im Hüftgelenk bei lateraler Fixierung des Beckens. 2. Stufe (Mennell-Test): Hyperextension im ISG bei Fixierung des Sakrums, 3. Stufe: Hyperextension in der unteren LWS bei Fixierung der unteren LWS.
- **Vorlaufphänomen** (= Standing-Flexion-Test): Der Untersucher palpiert am stehenden Patienten von hinten mit den Daumen beide Spinae iliacae posteriores superiores; der Patient führt dann – mit durchgestreckten Knien – Rumpfbeugung aus; bei normaler Beweglichkeit der ISG stehen die Spinae iliacae posteriores superiores zu Beginn und am Ende der Rumpfbeuge in gleicher Höhe; besteht ein Unterschied, kann dies auf ein Problem in den ISG hindeuten (cave: bei der Beurteilung des Vorlaufphänomens müssen Asymmetrien des Beckens und Beinlängendifferenzen berücksichtigt werden!).
- **Spine-Test:** Der Untersucher palpiert von hinten am stehenden Patienten mit den Daumen die Spina iliaca posterior superior und auf gleicher Höhe die Crista sacralis mediana; der Patient hebt dann das gleich-

seitige Bein an und schiebt das Knie so weit wie möglich nach vorn; bei Normalbefund sinkt das Becken auf der zu untersuchenden Seite ab; bei ISG-Blockierung unterbleibt das Absinken.
- **Rotation** im Hüftgelenk, im Liegen auf dem Rücken.
- Thomas-Handgriff.

### Wenn Sie bei einem Patienten eine Atrophie des Quadrizeps sehen, denken Sie dann ebenfalls an eine Hüftgelenkerkrankung?

Eine Quadrizepsatrophie ist eher hinweisend auf ein chronisches Kniegelenkproblem, weniger auf ein Hüftgelenkproblem. Immer müssen auch die benachbarten Gelenke (Knie, Lendenwirbelsäule) untersucht werden. Als Ursache einer Quadrizepsatrophie kommt auch eine neurogene Ursache in Betracht.

### Welche differenzialdiagnostischen Hinweise gibt Ihnen die Abduktion des Hüftgelenks gegen Widerstand?

Mit der Abduktion im Hüftgelenk gegen Widerstand am auf dem Rücken liegenden Patienten wird nach pathologischen Prozessen gefahndet, die an der Außenseite des Oberschenkels (z. B. im Bereich des Tractus iliotibialis oder des Trochanter major) liegen.

> Die Patientin berichtet auf Nachfrage: Bestimmte Bewegungen verstärkten den Leistenschmerz, vor allem das Gehen auf unebenem Boden. Das Treppabsteigen falle ihr schwer. Gelenkschwellungen jetzt oder früher werden bis auf die Fingergelenke nicht angegeben (diese nicht schmerzhaften Schwellungen habe auch ihre Mutter gehabt, sie bestehen seit Jahren). Es besteht keine relevante Morgensteifigkeit in den Fingergelenken. Auch habe sie keine Kreuzschmerzen. Fieber, Krankheitsgefühl oder Gewichtsabnahme bestehen nicht.
> Bei der systematischen Befragung wird hinweisende Symptomatik in allen Organsystemen verneint. Der etwas erhöhte Blutdruck wechsle schon seit Jahren mit auch normalen Werten ab, eine Therapie mit Blutdruckmedikamenten sei bisher nicht durchgeführt worden.
> Die genauere **Untersuchung der Lendenwirbelsäule** (Schober-Test, Klopfschmerz Dornfortsätze) und der Iliosakralgelenke (Mennell-Test) erbringt unauffällige Befunde. Die Flexion und Extension beider Hüftgelenke ist nicht eingeschränkt, jedoch die Rotation links mehr als rechts, das Trendelenburg-Zeichen und der Thomas-Handgriff sind negativ, es besteht keine Beinlängendifferenz. Die **internistische Untersuchung** ergibt keinen auffälligen Befund an Herz, Lunge, Abdomen, Nierenlager und Gefäßen (Aorta, Aa. iliacae communes).

### Welche apparative Diagnostik ordnen Sie als Nächstes an?
Es ist eine Röntgen-Beckenübersichtsaufnahme erforderlich.

### Was können Sie in einer Beckenübersicht beurteilen?
- die beiden Hüftgelenke im Vergleich
- die Iliosakralgelenke
- den Lendenwirbelsäulen-Sakrum-Übergang
- die Knochen des Beckens und der Hüftgelenke
- periartikuläre Weichteilverkalkungen

**Cave:** Radiologische Gelenkveränderungen korrelieren nur schwach, wenn überhaupt, mit dem klinischen Befund und der Schmerzursache. Entscheidend sind immer die Anamnese und der klinische Untersuchungsbefund zusammen mit dem Befund der Bildgebung.

### Welche typischen Veränderungen sind in ➤ Abb. 8.4 zu erkennen?

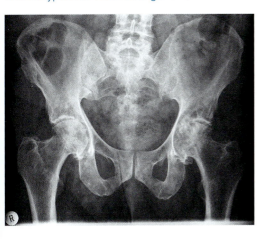

**Abb. 8.4** Röntgenaufnahme des Beckens [P092]

Alle Stadien einer Coxarthrose (links ausgeprägter als rechts) sind zu erkennen: Gelenkspaltverschmälerung im Bereich der stärksten Belastung, subchondrale Sklerose, subchondrale Zysten, beginnende Entrundung des Femurkopfs, geringe Osteophytenbildung. Die Schmerzsymptomatik ist für die doch deutlichen röntgenologischen Befunde relativ gering ausgeprägt.

### Wann ordnen Sie als erste Untersuchung einen Ultraschall beider Hüftgelenke an?

Die Ultraschalluntersuchung der Hüftgelenke ist vor allem dazu geeignet, einen Erguss im Hüftgelenk bzw. Entzündungsprozesse im Rahmen der Coxarthrose (Power-Doppler) nachzuweisen. Zudem lässt sich im Ultraschall beurteilen, inwieweit eine begleitende Bursitis vorliegt. Wenn diese Fragestellungen beantwortet werden sollen, gibt der Ultraschall als erstes Screening-Verfahren wertvolle Hinweise. Die Indikation zum Ultraschall ist dann gegeben, wenn aus Anamnese, Untersuchungsbefund und Labor keine eindeutige Zuordnung möglich ist. Bei unserer Patientin spricht jedoch alles für die Coxarthrose, insofern wird eine Ultraschalluntersuchung nicht wesentlich weiterhelfen.

### Veranlassen Sie zusätzlich eine gezielte Röntgenaufnahme des Hüftgelenks in zwei Ebenen?

Nein, für die Therapieentscheidung ist diese Aufnahmetechnik selten zusätzlich hilfreich (mehr für traumatologische Fragestellungen). Sie wird heute weitgehend durch die Kernspintomografie ersetzt aufgrund der sehr viel höheren Sensitivität und der Möglichkeit, Weichteilstrukturen im und um das Gelenk und Mitbeteiligungen des Knochens (Knochenmarködem) abzubilden und voneinander zu trennen.

### Worauf führen Sie letztendlich die Beschwerden der Patientin zurück?

Die Kombination aus klassischer Anamnese mit bewegungsabhängigen Leistenschmerzen links, Anlaufschmerzen und Zunahme der Schmerzen bei längerer Belastung (Gehen von mehr als 100 m) sprechen zusammen mit dem Untersuchungsbefund (Rotationseinschränkung) und dem Röntgenbild für eine Coxarthrose links > rechts.

### Wie sind die anfänglich beschriebene Proteinurie und Kreatininerhöhung einzuordnen? Welche Konsequenzen haben sie?

Sie sind am ehesten Folge der arteriellen Hypertonie und des Alters der Patientin. Es sollte zusätzlich die Kreatinin-Clearance bestimmt und die Proteinurie quantifiziert werden (letztere z. B. mittels Bestimmung der Proteinausscheidung pro Gramm Kreatinin im Spontanurin; auch für die Entscheidung über die spätere Schmerztherapie von Bedeutung; **cave:** bei eingeschränkter Nierenfunktion keine nichtsteroidalen Antiphlogistika!).

Differenzialdiagnostisch ist auch an eine interstitielle Nephritis zu denken, ausgelöst z. B. durch Schmerzmedikamente.

Auf gezielte Befragung gibt die Patientin an, bisher kaum Schmerzmedikamente eingenommen zu haben.

### Welche Therapiemaßnahmen empfehlen Sie der Patientin?

Generell kann bei Arthrose symptomatisch eine analgetische Therapie, z. B. mit Paracetamol oder einem nichtsteroidalen Antiphlogistikum (unter Beachtung der Nierenfunktion und des Blutdrucks), erfolgen, wobei der systemische Einsatz von NSAID immer nur so kurz wie nötig und in der niedrigsten wirksamen Dosis erfolgen sollte. Da die Nierenfunktion bei der Patientin eingeschränkt ist, sollte nach Möglichkeit auf die systemische Verabreichung von nichtsteroidalen Antiphlogistika verzichtet werden. Als wesentliche Maßnahme ist jedoch verstärkte Bewegung anzuraten, am besten in einem warmen Bewegungsbad (da Entlastung der Gelenke durch den Wasserauftrieb). Eventuell können die Teilnahme an einer Seniorensportgruppe oder Funktionstraining sowie Übungsbehandlungen und Erlernen eines häuslichen Übungsprogramms mit Kontrolle durch einen Physiotherapeuten sinnvoll sein.

Zusätzlich sind eine Gewichtsreduktion und eine Behandlung der arteriellen Hypertonie anzuraten (z. B. bei Bestätigung der Proteinurie mit einem ACE-Hemmer unter Kontrolle des Serumkaliums und des Serumkreatinins). Auch die erhöhte γ-GT (evtl. auf vermehrten Alkoholkonsum zurückzuführen, entsprechende Beratung der Patientin) sollte kontrolliert werden.

## 8.4 Leitsymptom Knieschwellung

### KASUISTIK

Ein 40-jähriger übergewichtiger Mann, Größe 172 cm, Gewicht 98 kg, kommt zu Ihnen. Das linke Kniegelenk ist erstmals geschwollen (➤ Abb. 8.5).
Die Gelenkschwellung ist vor 2 Tagen plötzlich innerhalb von wenigen Stunden aufgetreten und trotz zweier Aspirin-Tabletten nicht mehr vergangen. Ein vorausgegangenes Trauma ist nicht erinnerlich, das Knie habe bisher noch nie Probleme gemacht. Weder früher noch jetzt waren bzw. sind andere Gelenke betroffen. Bei Anamnesefragen zu Organsymptomen werden keine Nierensteine oder Koliken berichtet.
Die **klinische Untersuchung** bestätigt ein deutlich geschwollenes und leicht überwärmtes Kniegelenk links mit erheblichem Gelenkerguss.
Folgende pathologische **Laborwerte**, ermittelt vom Hausarzt, liegen vor: Leukozyten 11.500/μl, C-reaktives Protein 2,7 mg/dl, Blutkörperchensenkungsgeschwindigkeit 45/67 mm, γ-GT 34 U/l, Rheumafaktor 24 U/ml. Im Normbereich liegen Erythrozytenzahl, Hämoglobin, Erythrozytenvolumen (MCV), Thrombozytenzahl, Elektrolyte, Harnstoff, Kreatinin, Harnsäure, Glutamatpyruvattransaminase (GPT/ALT) und Kreatinkinase.

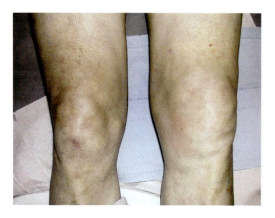

**Abb. 8.5** Schwellung des linken Kniegelenks [P092]

### An welche Differenzialdiagnosen dieser Monarthritis denken Sie?
Am wahrscheinlichsten ist ein Gichtanfall. Darüber hinaus kommen andere Erkrankungen infrage, z. B.:
- rheumatoide Arthritis
- septische Arthritis
- Spondylitis ankylosans (M. Bechterew) mit peripherer Gelenkbeteiligung
- Lyme-Borreliose
- Psoriasisarthritis
- reaktive Arthritis

### Warum halten Sie Gicht für die wahrscheinlichste Diagnose?
Diese Diagnose ist allein schon aus der Anamnese einer akuten Monarthritis bei einem übergewichtigen Mann mittleren Alters hochwahrscheinlich.

### Stört es Sie nicht, dass die Harnsäure im Normalbereich liegt?
Nein, denn im akuten Anfall fällt die Harnsäure im Serum ab, wahrscheinlich durch die Ausfällung der Natriumuratkristalle. Sichtet man allerdings frühere Laborbestimmungen, wird die Harnsäure wahrscheinlich zuvor erhöht gewesen sein. Im Verlauf dürfte sie auch etwa 1–2 Wochen nach Abklingen der aktuellen Episode erhöht sein, sofern keine harnsäuresenkende medikamentöse Therapie eingeleitet wird.

### Am häufigsten ist bei der Gicht das Großzehengrundgelenk betroffen, hier jedoch das Kniegelenk. Passt diese Lokalisation zu Ihrer Verdachtsdiagnose?
Grundsätzlich kann bei der Gicht jedes Gelenk akut betroffen sein. Das Kniegelenk ist nach dem Großzehengrundgelenk und dem Vorfuß am dritthäufigsten betroffen.

### Begründen Sie die weiteren genannten Differenzialdiagnosen (Beschreibung des Krankheitsbildes, vereinbare Symptome und Befunde beim beschriebenen Patienten).
- Eine akute erstmalige Kniegelenkschwellung kann zwar durch eine **rheumatoide Arthritis** verursacht sein (jede Form einer objektivierbaren Gelenkschwellung ohne vorausgegangenes Trauma kann grundsätzlich eine rheumatoide Arthritis sein), jedoch sprechen der akute Beginn und die reine Monarthritis dagegen. Per definitionem kann von einer rheumatoiden Arthritis erst gesprochen werden, wenn eine objektivierbare Arthritis mindestens sechs Wochen besteht. Insofern kann diese Diagnose noch nicht gestellt werden. Da jedoch in etwa 15 % die rheumatoide Arthritis monoartikulär beginnt, ist auch an diese Erkrankung zu denken. Der leicht erhöhte Rheumafaktor ist wahrscheinlich unspezifisch, er kann aber als ein Punkt für diese Diagnose gedeutet werden. Um diese Differenzialdiagnose besser abgrenzen zu können, können die CCP-Ak (Antikörper gegen zyklisches citrulliniertes Peptid) bestimmt werden.
- Eine **septische Arthritis** ist eine direkte Infektion eines Gelenks (auch mehrere Gelenke können betroffen sein), wobei der Erreger entweder durch einen direkten Eingriff bzw. ein Trauma oder hämatogen in das Gelenk eindringt. Es tritt eine starke akute Gelenkschwellung häufig mit Rötung der Haut über dem Gelenk auf, durchaus zu verwechseln mit einer Gicht. Der Infektionsweg ist nicht immer offensichtlich.
- Das Kniegelenk ist am häufigsten von allen peripheren Gelenken bei den **Spondyloarthritiden** betroffen. Zu dieser Gruppe von Erkrankungen zählen neben der Spondylitis ankylosans, die reaktive Arthritis, die Psoriasisarthritis und die Arthritis bei chronisch-entzündlicher Darmerkrankung. Da gerade die reaktive Arthritis hoch akut verlaufen kann, stellt sie eine wichtige Differenzialdiagnose zur Gicht dar. Bei den restlichen Erkrankungen aus dem Formenkreis der Spondyloarthritiden wäre allerdings ein nicht so hoch akuter Beginn zu erwarten. Andere Kennzeichen der Spondyloarthritiden sind darüber hinaus nicht berichtet: Daktylitis (Wurstzehe, Wurstfinger), Enthesitis (z. B. Sehnenansatzentzündung der Achillessehne), entzündlicher Rückenschmerz, Iritis, entzündliche Darmerkrankung, Psoriasis, HLA-B27-Assoziation.

- Das Knie ist die häufigste Lokalisation der durch Borrelien verursachten **Lyme-Arthritis,** es kommt in mehr als 90 % der Fälle zu einer ausgeprägten, aber nicht sehr schmerzhaften Schwellung (meist Monarthritis). Seltener kommt es zu kurzfristigen Schwellungszuständen über wenige Tage oder gar Stunden im Sinne eines **palindromen Rheumatismus.** Der akute Beginn und die starken Schmerzen sprechen in diesem Fall eher dagegen. Allerdings ist die Erkrankung damit auch nicht auszuschließen.
- Ein Subtyp der **Psoriasisarthritis** ist die Monarthritis, und hier ist meist das Kniegelenk betroffen (bei der Psoriasisarthritis unterscheidet man die Subtypen Mon-, Oligo-, Poly- und DIP-Arthritis). Bei der Psoriasisarthritis beginnt die Arthritis meist nicht akut, sondern innerhalb von mehreren Tagen oder Wochen, kann aber dann auch hoch schmerzhaft und hoch entzündlich verlaufen.

### In Ihren Verdachtsdiagnosen erwähnten Sie weder die Gonarthrose noch die Pseudogicht. Warum nicht?
- Die **Gonarthrose** kann zwar mit akuten Schmerzen beginnen (sehr viel häufiger beginnt sie ganz allmählich), es kommt aber so gut wie nie zu einer spontanen, starken, hoch schmerzhaften Schwellung. Ein Gelenkerguss und eine Baker-Zyste sind jedoch auch bei einer Gonarthrose manchmal vorhanden (aktivierte Arthrose, Schmerzverstärkung und Schwellung nach stärkerer Belastung, länger bestehende Schmerzen).
- Gegen die Diagnose **Pseudogicht** sprechen Alter und Geschlecht des Patienten: Die Pseudogicht kommt bei postmenopausalen Frauen oder bei Männern in deutlich höherem Alter (meist über 60 Jahre) vor. Bei einem Hyperparathyreoidismus allerdings wäre diese Diagnose auch bei diesem Mann möglich. Die Assoziation mit einer Arthrose und Chondrokalzinose müsste beachtet werden.

**ZUSATZINFORMATION**
Der akute Pseudogichtanfall wird durch Kalziumpyrophosphatdihydratkristalle ausgelöst, die sich im Gelenk ablagern und eine Entzündungsreaktion hervorrufen. Bei mono- oder oligoartikulärem Befall ist meist das Knie betroffen. Wie der Name besagt, verläuft dieser Anfall sehr ähnlich dem Gichtanfall.

### Welche weiteren Anamnesefragen sind von Bedeutung und warum?
- Bestehen **Fieber, Nachtschweiß, Gewichtsabnahme?** Jede akute Form einer entzündlich rheumatischen Erkrankung kann mit Allgemeinsymptomen einhergehen. Da die über eine hämatogene Streuung verursachte septische Arthritis gewöhnlich eine Monarthritis ist, die akut beginnt und im Anschluss an eine Verletzung, Operation oder einen diagnostischen Eingriff auftreten kann, wird man hier insbesondere febrile Körpertemperaturen erfragen können.
- Bestehen Rücken**schmerzen vom entzündlichen Typ**? Die Spondyloarthritiden zeigen bei peripherer Gelenkbeteiligung meist eine Mon- oder Oligoarthritis (bei Oligoarthritis bis zu 4 Gelenke gleichzeitig betroffen) mit präferentiellem Befall von Gelenken der unteren Extremität. Diese Frage ist zur differenzialdiagnostischen Einordnung somit durchaus berechtigt. Sie sollte sich nicht nur auf den augenblicklichen Zustand, sondern auch auf die Vergangenheit beziehen. Beim entzündlichen Rückenschmerztyp besteht ein nachts und morgens betonter, eher tief sitzender Rücken- oder ein Kreuzschmerz mit länger dauernder Morgensteifigkeit und Besserung auf Bewegung.
- Ist ein **Zeckenbiss** Monate vorher erinnerlich? Auch diese Frage ist bei einer Monarthritis des Knies berechtigt. Allerdings erinnern sich selbst bei bestehender Lyme-Arthritis weniger als 30 % der Patienten an einen vorausgegangenen Zeckenbiss. Die Frage hat somit keine hohe Bedeutung zum Ausschluss einer Lyme-Borreliose. Wenn allerdings zuvor ein Erythema chronicum migrans bestanden hätte, wäre das von großer diagnostischer Bedeutung.
- Besteht eine **Psoriasis vulgaris** beim Patienten selbst oder in der Familie? Diese Frage ist von hoher Bedeutung (auch die Familienanamnese muss wegen genetischer Prädisposition erfragt werden), da die Arthritis primär auftreten kann mit erst späterer Hautbeteiligung oder die Psoriasis nur an versteckten Stellen besteht, die dem Patienten bisher nicht aufgefallen sind (hinterm Ohr, Haaransatz, Rima ani, Bauchnabel, Nägel).

- Gab es **Infektionserkrankungen** vor Beginn der Knieschwellung? Als Auslöser einer reaktiven Arthritis sind vor allem Infektionen des Urogenitalsystems (z. B. mit Chlamydien), des Gastrointestinalsystems (z. B. mit Yersinien, *Campylobacter jejuni*) oder des Oropharynx (z. B. Streptokokken) zu erfragen. Diese Infektion mit entsprechender Lokalsymptomatik liegt meist Tage bis Wochen zurück und ist normalerweise bereits abgeheilt, wenn die Arthritis beginnt. Die Arthritisform ist präferentiell eine asymmetrische Mon- oder Oligoarthritis der unteren Extremität, die manchmal auch hoch akut beginnen kann.
- Bestanden **Augenentzündungen** über längere Zeit vorher? Das Symptom der Augenentzündung vor oder zusammen mit der Gelenkentzündung (reaktive Arthritis) ist ein rotes, schmerzhaftes Auge bei der Konjunktivitis, Skleritis (mit Vaskulitiden assoziiert) bzw. eine Lichtempfindlichkeit bei der Iritis (mit allen Spondyloarthritiden assoziiert). Die Augenentzündung (Dauer über Tage bis Wochen) kann der Arthritis Monate oder Jahre vorausgegangen sein.
- Weitere anamnestisch erfragbare **Symptome der Spondyloarthritiden** neben dem entzündlichen Rückenschmerz sind Daktylitis, Enthesitis (Achillessehne häufiger betroffen) sowie Sternoklavikulararthritis und Durchfall (als Symptom einer entzündlichen Darmerkrankung). Alle diese Symptome können auch in deutlichem zeitlichem Abstand voneinander auftreten.

## Welche zusätzlichen klinischen Untersuchungen helfen Ihnen bei der Diagnosefindung am meisten?

- Die **Untersuchung aller Gelenke** bezüglich Druckschmerzhaftigkeit und synovialitischer Schwellung ist auf jeden Fall erforderlich, denn es kann sein, dass der Patient selbst den arthritischen Befall noch nicht bemerkt hat. Gerade bei der rheumatoiden Arthritis kann z. B. im Zehenbereich eine progrediente Arthritis vorliegen, ohne dass der Patient davon viel merkt (man läuft nicht auf den Metatarsophalangealgelenken, sondern auf den Köpfchen der Metatarsalknochen außerhalb vom Gelenk).
- Die genaue Untersuchung der **Haut nach Gichttophi** (z. B. an der Ohrmuschel) ist bei jedem Verdacht auf Gicht sinnvoll. Sie sagt im positiven Fall etwas über die Menge der abgelagerten Harnsäure aus, ist somit eher ein Spätsymptom der Gicht (chronische Gicht). Außer an der Ohrmuschel sind diese meist nicht druckschmerzhaften Knoten an den Streckseiten der Gelenke (insbesondere im Bereich der Ellbogen, Hände und Füße) zu finden, damit mit Rheumaknoten zu verwechseln. Bei einer erstmaligen Arthritis (Gichtanfall) wird man allerdings selten Tophi finden.
- Die Suche nach **klassischen und versteckten Psoriasisherden** ist bei einer Monarthritis immer zu empfehlen, auch wenn in der Anamnese keine Psoriasis angegeben wurde. Versteckte (das heißt oft übersehene) Stellen einer Psoriasis sind hinter dem Ohr, im äußeren Gehörgang, am Haaransatz der Kopfhaut, im Bauchnabel, perianal – genital sowie an den Finger- und Zehennägeln. Klassische Psoriasisherde (oft juckende Rötung mit Schuppen, nicht reine Hyperkeratosen) findet man an den Streckseiten der Gelenke (v. a. Knie, Ellenbogen).
- Als Untersuchung auf Sakroiliitis ist der **Mennell-Test** geeignet (Kompression der Iliosakralgelenke durch Überstrecken eines Beins in Bauch- oder Seitenlage). Mit dem **Schober-Test** wird die Beweglichkeit der unteren Lendenwirbelsäule getestet. Beide Tests sind sicher nicht sehr spezifisch, sollten aber als klinischer Hinweis auf eine beginnende Spondyloarthritis im vorliegenden Fall untersucht werden.
- Das **vergleichende Abtasten der Kniekehlen** ist ein wichtiger Test zum Nachweis einer Baker-Zyste, die allerdings eher bei chronischen Arthritiden oder chronischen Reizzuständen des Knies, z. B. bei aktivierter Gonarthrose, zu finden ist.
- Gelegentlich kann eine Unterschenkelvenenthrombose infolge einer Arthritis des Kniegelenks auftreten, insbesondere wenn eine größere Baker-Zyste vorhanden ist. Die Untersuchung der **Wade auf Druckschmerzhaftigkeit** ist deshalb von Bedeutung. Allerdings besitzen alle klinischen Untersuchungen zum Nachweis einer tiefen Beinvenenthrombose nur eine geringe Sensitivität und Spezifität. Bei Wadenschmerz zusätzlich zu einer Arthritis oder Arthrose sollte immer an die Differenzialdiagnose einer rupturierten Baker-Zyste gedacht werden.

Der Patient berichtet auf Ihre Nachfrage: Er fühle sich sonst eigentlich ganz wohl, wenn nicht der verfluchte Schmerz im Knie wäre; es besteht weder Fieber noch Nachtschweiß. In der Familie oder bei ihm selbst ist keine Psoriasis bekannt, keine früheren Gelenkschwellungen, ebenso kenne er den Namen Bechterew nicht. Rücken- oder Kreuzschmerzen oder Probleme mit dem Stuhlgang oder Wasserlassen habe er in den Wochen zuvor nicht gehabt. Auch an einen Zeckenbiss kann er sich nicht erinnern.

Das ganze deutlich geschwollene Knie ist mehr diffus druckschmerzhaft, leicht überwärmt, die Haut darüber nicht gerötet. Auch die Kniekehle ist im Vergleich zur linken Seite voller tastbar (Baker-Zyste möglich). Die Waden sind unauffällig. Alle anderen Gelenke sind ohne pathologischen Befund. Die Suche nach Tophi, Rheumaknoten oder Psoriasis ist unergiebig. Die Untersuchung der Lendenwirbelsäule ist trotz der Adipositas nicht weiter auffällig (Schober- und Mennell-Test im Normbereich).

### Welche zusätzliche apparative Diagnostik halten Sie für unumgänglich bzw. sinnvoll?

- Die Gelenk**punktion** ist die wichtigste Untersuchungsmethode, da hiermit zweifelsfrei durch Kristalle induzierte Arthritiden erkannt, eine septische Arthritis diagnostiziert (jede trüb aussehende Gelenkflüssigkeit muss bakteriologisch untersucht werden) und ein Hämarthros (z. B. bei einem Blutergelenk) als Ursache der Gelenkschwellung erkannt werden kann. Es muss allerdings die entsprechende Untersuchung der Synovialflüssigkeit angeschlossen werden.
- Die entscheidende Untersuchung zur Objektivierung der Kristalle in der Gelenkflüssigkeit ist die **polarisationsmikroskopische Untersuchung der Synovia,** denn durch den Nachweis von intrazellulären Harnsäurekristallen im Gelenkpunktat kann die Diagnose einer Gicht zweifelsfrei bewiesen werden. Natriumurat- und Kalziumpyrophatdihydrat(CPPD)-Kristalle sind einfach zu erkennen. Sie leuchten im einfach polarisierten Licht hell auf und erscheinen in der kompensierten Polarisation gelb/türkis und sind durch ihre Form sowie Doppelbrechung eindeutig zu klassifizieren (Natriumuratkristalle sind nadelförmig und stark negativ doppelbrechend, CPPD-Kristalle sind kleiner, selten nadelförmig, rechteckig oder rhomboid sowie schwächer und mit variabler Intensität positiv doppelbrechend).
- Alternativ zum polarisationsmikroskopischen Nachweis von Harnsäurekristallen im Gelenkpunktat lässt sich die Diagnose einer Gicht auch durch Nachweis von Uratablagerungen im Gewebe mittels **Dual-Energy-Computertomografie** nachweisen. Es muss allerdings bedacht werden, dass durch einen positiven Dual-Energy-CT-Befund die Gichtdiagnose zwar gesichert, aber bei einem negativen Befund die Diagnose nicht komplett ausgeschlossen werden kann (da erst ab einer gewissen Harnsäurebeladung des Gewebes sich diese bildgebend nachweisen lässt).
- Die hoch auflösende **Ultraschalluntersuchung** liefert Informationen bezüglich des Vorhandenseins bzw. des Ausmaßes des Gelenkergusses, synovialer Proliferationen (letztere nachweisbar eher bei chronischer Verdickung der Gelenkinnenhaut), der entzündlichen Aktivität (mittels Doppler-Untersuchung der Synovialis) und bezüglich des Vorhandenseins einer Baker-Zyste. Neueren Untersuchungen zufolge gibt es zudem spezifische sonografische Zeichen für die Gicht (Doppelkonturzeichen, echoreiche Harnsäureaggregate oder Tophi an verschiedenen Lokalisationen [z. B. intraartikulär, extraartikulär, intratendinös]), die von geübten Untersuchern erkannt werden können (Spezifität bis 80 %); sollte sich dies klinisch weiter bewähren, ersetzt möglicherweise in Zukunft der Ultraschall die Gelenkpunktion (letztere ist weiterhin der Goldstandard der Gichtdiagnose).

#### ZUSATZINFORMATION
Eine reine Entlastungspunktion (aus therapeutischen Gründen durchaus sinnvoll) ohne Untersuchung der Synovia ist obsolet, es sei denn, die Diagnose ist bekannt. Eine bekannte Gonarthrose ist kein ausreichender Grund, die Synovialflüssigkeit nicht zu untersuchen, da die Gicht sich häufiger in einem vorgeschädigten Gelenk manifestieren kann.

### Warum ordnen Sie keine Röntgenaufnahme der Kniegelenke an?
Ein **Röntgenbild** des betroffenen Gelenks ist in den meisten Fällen einer akuten Arthritis zu Anfang sinnlos, denn mehr, als die Klinik bietet, ist durch das Röntgenbild auch nicht zu entdecken. Es gibt wenige Ausnahmen:

- Pseudogicht: Nachweis der Chondrokalzinose, die Hinweise auf eine CPPD-assoziierte Kristallarthropathie liefern kann
- Trauma: durch die Anamnese klar zu erfragen
- Tumor: absolute Rarität, die nur selten mit einer akuten Arthritis einhergeht
- septische Arthritis: Auch bei einer septischen Arthritis kann ein Ausgangsbefund sinnvoll sein, da hier innerhalb kurzer Zeit eine Gelenkdestruktion eintreten kann.

Ein Röntgenbild als Ausgangspunkt für eine Verlaufsbeobachtung ist allerdings sinnvoll, wenn es zu einer länger anhaltenden, chronischen Arthritis (Sechs-Wochen-Grenze der Rheumatoide-Arthritis-Definition beachten) gekommen ist.

Bei der **Kniegelenkpunktion** werden 80 ml einer trüben Flüssigkeit aus dem Gelenk entfernt. Zytologisch wird die Zellzahl mit 20.000/µl bestimmt, davon 90% Granulozyten. Die bakteriologische Untersuchung der Synovialflüssigkeit ergibt einen negativen Befund.

### Bei der polarisationsmikroskopischen Untersuchung sehen Sie folgendes Bild (➤ Abb. 8.6). Beschreiben Sie den Befund.

Auf der Abbildung sind negativ doppelbrechende, nadelförmige Kristalle, die Natriumuratkristallen entsprechen, zu sehen, teilweise intra-, teilweise extrazellulär.

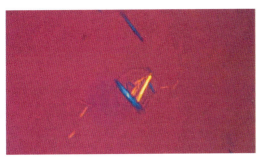

**Abb. 8.6** Polarisationsoptische Untersuchung, Befund [P092]

### Wie lautet nach diesen Untersuchungsergebnissen Ihre endgültige Diagnose?
Die Diagnose lautet Gichtanfall (Arthritis urica).

### Welche Therapie schlagen Sie dem Patienten vor?
- Sofern die Nierenfunktion normal ist, zuerst eine höher dosierte Therapie mit nichtsteroidalen Antiphlogistika, z. B. Diclofenac 3–4 × 50 mg/d, Indometacin 200 mg/d oder andere.
- Eine harnsäuresenkende Therapie meist beginnend mit Allopurinol, eventuell auch mit Febuxostat nach Beendigung des Gichtanfalls. Jede harnsäuresenkende Therapie sollte mit langsam steigenden Dosen (z. B. Allopurinol initial 50–100 mg/d) durchgeführt werden, da sich damit das erhöhte Anfallsrisiko unter dieser Therapie vermindern lässt. Ein Serumharnsäure-Zielwert von < 6 mg/dl sollte angestrebt werden (entsprechende Kontrolluntersuchungen der Serum-Harnsäure sind deshalb notwendig); hierzu muss dann ggf. die Dosis der harnsäuresenkenden Therapie angepasst werden!

Zusätzlich sollte man den Patienten darüber informieren, dass bei der bestehenden Adipositas und der Gicht das Risiko für Diabetes mellitus und Arteriosklerose erhöht ist, folglich eine Gewichtsabnahme sinnvoll ist. Ebenso sind vermehrter Alkoholkonsum und eine hoch purinhaltige Kost zu vermeiden zugunsten einer mehr laktovegetabilen Kost.

### Wann ist eine Therapie mit Colchicin indiziert?

Eine Therapie mit niedrig dosiertem Colchicin (bei normaler Nierenfunktion in einer Dosierung von 0,5 mg 2–3/d) kann als Alternative zur Therapie mit nichtsteroidalen Antiphlogistika bereits zur Anfallstherapie eingesetzt werden. Zudem ist für die folgenden 3–6 Monate eine Anfallsprophylaxe mit Colchicin sinnvoll, da das Risiko für Rezidivanfälle unter einer harnsäuresenkenden Therapie allein deutlich erhöht ist.

### Welchen Stellenwert haben Glukokortikosteroide in der Anfallstherapie?

Zur Anfallstherapie einer Arthritis urica können auch systemische Glukokortikoide eingesetzt werden (insbesondere bei Nierenfunktionsstörung sind Glukokortikoide Mittel der ersten Wahl). Dabei sind als gleichwertig wirksam nichtsteroidale Antirheumatika (in hoher Dosis) und Prednisolon (40–60 mg/d) bei kurzzeitigem Einsatz einzuschätzen. Intraartikuläre Injektionen von Glukokortikoiden sind ebenfalls möglich.

Entscheidend ist der möglichst rasche Beginn jeder Therapie (je rascher, umso sicherer kann der Anfall unterdrückt werden).

> **ZUSATZINFORMATION**
> Eine Therapie des Gichtanfalls mit hoch dosiertem **Colchicin** wird heute nicht mehr durchgeführt, da sie ein zu hohes Nebenwirkungsrisiko (v. a. Durchfall, Nierenfunktionsstörung, Knochenmarkdepression) birgt. Alternativ kann eine deutlich niedriger dosierte Colchicin-Therapie (z. B. 2 Tabl. Colchicin 0,5 mg, nach einer Stunde 1 weitere Tabl.) bei gleicher Effektivität und deutlich geringeren Nebenwirkungen versucht werden.
> Bei Patienten, bei denen häufige Gichtanfälle auftreten und bei denen nichtsteroidale Antirheumatika und Colchicin kontraindiziert oder nicht verträglich sind oder keine ausreichende Wirkung gezeigt haben und für die wiederholte Glukokortikoidtherapien nicht infrage kommen, kommt eine Interleukin-1-blockierende Therapie mit Canakinumab infrage.

## 8.5 Leitsymptom akuter Kreuzschmerz

> **KASUISTIK**
> Ein 34-jähriger, leicht übergewichtiger Mann (Verwaltungsangestellter) will wieder aktiver werden und entscheidet sich, Tennis zu spielen. Nach einer Drehbewegung beim Return verspürt er plötzlich einschießende Schmerzen im unteren Lendenwirbelsäulenbereich, die bis zum Oberschenkel rechts ausstrahlen. Wegen der starken Schmerzen bei jeder Bewegung muss er sein Tennisspiel beenden und kommt noch in Tenniskleidung zu Ihnen.
> Die **klinische Untersuchung** des gesund wirkenden Mannes mit einer Größe von 176 cm, einem Gewicht von 80 kg, Blutdruck 165/100 mmHg, Herzfrequenz 80/min ist weitgehend unauffällig. Die Schmerzen werden etwa in Höhe LWK5/SWK1 angegeben, in der LWS besteht eine globale ausgeprägte schmerzhafte Bewegungseinschränkung.

### Welche Diagnosen sind die wahrscheinlichsten?

Bandscheibenvorfall oder muskulärer Wirbelsäulenschmerz.

### Welche der genannten Diagnosen ist häufiger?

Wesentlich häufiger als die echten Bandscheibenvorfälle sind muskuläre Schmerzprobleme an der Wirbelsäule, die durch Muskelverkürzungen oder einseitige Muskelkontrakturen verursacht werden. Sie nehmen einen pseudoradikulären Verlauf.

> **ZUSATZINFORMATION**
> „Faustregel": Kreuzschmerzen, die bis zum Knie ausstrahlen, sind eher unspezifisch (**Cave:** eine seltene L3-Läsion strahlt ebenfalls nicht über das Knie hinaus).
> Schmerzen, die über das Knie hinaus zum Fuß ausstrahlen, sind oft neurogen radikulär verursacht.

### Welche weiteren anamnestischen Angaben interessieren Sie und warum?
- Entscheidend ist die Frage nach **früheren Wirbelsäulenproblemen.** Werden diese bejaht, ist das Kreuzschmerzproblem anders einzuschätzen, mit diagnostischen (frühzeitiger ausgedehntere Diagnostik) und therapeutischen Konsequenzen (genaue Befragung über bisherige Therapiemaßnahmen).
- Die Frage nach **neurologischer Symptomatik** wie Pelzigkeit, Schwäche oder Stolpern beim Gehen ist für eine Mitbeteiligung der Nerven von Bedeutung und sollte immer gestellt werden. Bei Vorliegen werden in den meisten Fällen die Beschwerden spontan geäußert, trotzdem ist die Frage danach immer notwendig.

### Welche zusätzlichen klinischen Untersuchungen sind in dieser Akutsituation diagnoseweisend?
- Prüfung des Lasègue-Zeichens
- Neurologische Untersuchung der peripheren Nerven (Sensibilität, Patellarsehnenreflex, Achillessehnenreflex)
- Zehen-Hacken-Stand, die aktive Dorsalextension der Großzehe gegen Widerstand

### Beschreiben Sie die korrekte Prüfung des Lasègue-Zeichens.
Mit dieser Untersuchung wird versucht, einen muskulären Schmerz von einem neurogenen Kompressionsschmerz zu unterscheiden.

Innerhalb der ersten 30–40° passive Flexion des gestreckten Beins im Hüftgelenk am auf dem Rücken liegenden Patienten wird sicher keine Wirbelsäulenmuskulatur angespannt und es handelt sich somit um einen neurogenen Schmerz. Wenn hier bereits Schmerzen auftreten, sollte immer versucht werden, diese durch eine zusätzliche Flexion im Sprunggelenk zu verstärken (Ischiasdehnung; Bragard-Zeichen). Eine Schmerzverstärkung spricht dann für eine Beteiligung des Nervus ischiadicus oder seiner Wurzeln oder der Meningen.

Jeder Schmerz, der bei Flexion im Hüftgelenk > 40° auftritt, kann muskulärer oder neurogener Ursache oder eine Kombination aus muskulärer und neurogener Schmerzursache sein.

**Cave:** Bei der Lasègue-Testung wird nur der vom Patienten lumbal oder gluteal wahrgenommene Schmerz positiv bewertet (eine anderweitige Schmerzlokalisation kann z. B. auch durch Sehnenverkürzungen hervorgerufen werden).

### Welchen Hinweis gibt Ihnen die aktive Dorsalextension der Großzehe?
Schwäche bei der aktiven Dorsalextension der großen Zehe gegen Widerstand (z. B. auch beim Hackenstand) ist ein wesentliches Merkmal und oft das einzige Zeichen für den häufigsten **Bandscheibenvorfall** (LWK4/LWK5). Der Vergleich beider Seiten ist besonders bedeutsam. Die oben erwähnten neurologischen Untersuchungen reichen nicht aus, es ist immer zusätzlich die Kraft im Extensor der Großzehe als wichtigster Kennmuskel für die Wurzel L5 zu testen. Lässt sich eine motorische Beteiligung nachweisen, zeigt dies immer einen relevanten radikulären Schaden an.

---

Der Patient berichtet auf Ihre Nachfrage: Früher traten ab und zu mal kurz dauernde (wenige Minuten) Kreuzschmerzen auf, die durch Bewegung wieder vergingen. Besonders das lange Arbeiten am PC habe dazu geführt, weshalb er sich bereits einen besonderen Stuhl angeschafft habe. Nachts oder morgens habe er nie Kreuzschmerzen, keine Gelenkschmerzen oder -schwellungen. Er fühle sich sonst vollkommen gesund, Probleme mit dem Magen-Darm-Trakt oder den Nieren hatte er nie.
Die **neurologische Untersuchung** ergibt normale Patellar- (PSR) und Achillessehnenreflexe (ASR) sowie normale Ergebnisse bei Sensibilität und Kraft in der Großzehe bei Dorsalextension. Der Lasègue-Test ist rechts wie links ab etwa 50° positiv.

### Welche zusätzliche apparative Diagnostik ist indiziert?
Bei diesem Patienten ist keine weitere Diagnostik erforderlich (keine Bildgebung, kein Labor), da anamnestische Hinweise auf andere Erkrankungen fehlen.

**ZUSATZINFORMATION**

Entscheidend für die Einleitung einer weiterführenden Diagnostik sind die Anamnese und die neurologische Untersuchung. Sie ist erforderlich, wenn es Hinweise auf eines der nachfolgenden „OMINOUS"-Probleme gibt:
- **O**steomyelitis (Fieber, Bakteriämie, Drogen etc.)
- **m**etabolische Knochenerkrankung (Glukokortikoide, Osteoporose, Osteomalazie etc.; nächtlicher Schmerz)
- **i**nflammatorische Erkrankungen (Spondylitis, Sakroiliitis; entzündlicher Rückenschmerz)
- **N**eoplasien (Allgemeinsymptome)
- „**o**thers" (Abszess; Antikoagulanzien, Gefäßrisikofaktoren und höheres Alter; Aortenaneurysma)
- „**u**nstable spine" (Fraktur, Spondylolisthesis; vorausgegangenes Trauma, früher länger Kreuzschmerz)
- **S**pinalkanalerkrankungen (Cauda-equina-Syndrom, Rückenmarktumor; nächtlicher Schmerz, Probleme mit Stuhlgang, Wasserlassen, Inkontinenz)

### Was halten Sie von einer Röntgenaufnahme der Lendenwirbelsäule in zwei Ebenen, die in der Praxis häufig in solch einem Fall durchgeführt wird?
Mit einer Wahrscheinlichkeit von unter 1 : 2.000 wird man mit dieser Untersuchung einen Befund bekommen, der bei der weiteren Abklärung und Therapieentscheidung hilft. Manchmal wird diese Röntgenaufnahme durchgeführt, um bei einer chiropraktischen Manipulation an der Wirbelsäule rechtlich abgesichert zu sein. Auch für eine Bogenwurzelanomalie (Ursache sehr seltener neurologischer Störungen nach der Manipulation) besteht nur eine sehr geringe Wahrscheinlichkeit, sodass es aus statistischen und Kosten-Nutzen-Erwägungen nicht gerechtfertigt ist, diese Aufnahme bei unauffälliger Anamnese durchzuführen.

### Was sind Hinweise auf einen entzündlichen Rückenschmerz?
- Beginn im Alter < 45 Jahren
- langsamer, schleichender Beginn
- Besserung bei Bewegung
- keine Besserung in Ruhe
- Morgensteifigkeit > 30 Minuten
- nächtliche Schmerzen (Aufwachen in der zweiten Nachthälfte mit Besserung durch Aufstehen)
- wechselnde Ausstrahlung nach rechts und links in das Gesäß
- Ansprechen auf nichtsteroidale Antiphlogistika

### Zusammenfassend, wie lautet Ihre Verdachtsdiagnose?
Es liegt ein muskuläres Wirbelsäulenschmerzsyndrom vor.

### Welche Therapiemaßnahmen halten Sie für sinnvoll?
Die **Schmerztherapie** steht zunächst im Vordergrund. Die Art der Schmerztherapie ist dabei nicht entscheidend. Am häufigsten werden nichtsteroidale Antiphlogistika verwandt, kurzfristig sind aber auch andere Schmerzmedikamente möglich (Opioide).

Die wichtigste Maßnahme zur Vermeidung der Schmerzchronifizierung ist die **weitere Bewegung** (so gut wie möglich). Eine die Wirbelsäule stark belastende Tätigkeit (Heben schwerer Lasten etc.) ist zu vermeiden (deshalb ist Krankschreiben bei schwerer körperlicher Arbeit manchmal nicht zu umgehen). Trotzdem sollte man außer durch Schmerztherapie möglichst wenig intervenieren und den Patienten dazu anhalten, sich weiterhin so gut es geht zu bewegen.

Diese Therapiestrategie ohne weitere Diagnostik darf aber nur erfolgen, sofern bei dem Patienten im Verlauf keine neuen klinischen Aspekte auftreten. Der Patient muss entsprechend instruiert werden, sich dann umgehend wieder in ärztliche Behandlung zu begeben (insbesondere dann, wenn im Verlauf neurologische Ausfallssymptome auftreten sollten).

### Warum verordnen Sie dem Patienten keine Muskelrelaxanzien oder injizieren ein Gemisch aus Glukokortikoid und Lokalanästhetikum an die Nervenwurzel?

Die Therapie mit oralen Muskelrelaxanzien wurde früher zwar angewandt, erfolgt aber leitliniengerecht aufgrund der Zulassungsbeschränkung bzw. des ungünstigen Nutzen-/Nebenwirkungs-Profils nicht mehr.

Die lokale Injektionstherapie wird häufig durchgeführt, aber auch hierzu ist die Datenlage nicht ausreichend. Der Effekt scheint dem einer Placeboinjektion nicht eindeutig überlegen.

### Empfehlen Sie dem Patienten eine Chirotherapie?

Einige Studien belegen eine etwas raschere Schmerzerleichterung durch chiropraktische Manipulationen. Die Dauer des Schmerzes insgesamt und der Chronifizierungsanteil werden dadurch jedoch nicht beeinflusst, bei vergleichsweise höheren Kosten (meist mehrfache Arztbesuche notwendig). Zur rascheren Schmerzlinderung sind diese Maßnahmen dennoch sinnvoll, sie müssen jedoch immer längerfristig mit krankengymnastischen Maßnahmen kombiniert werden.

---

Drei Wochen später stellt sich der Patient erneut vor: Unter weiterer Bewegung (der Patient ging weiterhin zur Arbeit) und einer Therapie mit Ibuprofen 3 × 600 mg/d sind die Schmerzen etwas gebessert, jedoch längst nicht verschwunden. Die Schmerzstärke wird mit 6 (auf einer Skala von 0–10) auf einer visuellen Analogskala angegeben. Sie verstärken sich bei bestimmten Haltungen. Nachts im Liegen habe er kaum Schmerzen und auch keine Schlafstörungen. Geringgradige Magenschmerzen sind dazugekommen. Ansonsten bestehen keine zusätzlichen Beschwerden (insbesondere keine Organsymptome: Magen-Darm, Nieren, Gefäße, OMINOUS).
Die **klinische Untersuchung** zeigt immer noch eine deutliche Bewegungseinschränkung in der unteren Lendenwirbelsäule und paravertebrale Muskelverhärtungen. Die neurologische Untersuchung ist unauffällig (Achillessehnen- und Patellarsehnenreflex, Sensibilität am Fuß und Extension der Großzehe). Diesmal nehmen Sie ein Labor ab und fertigen eine Röntgenaufnahme der Lendenwirbelsäule in zwei Ebenen an.
Sowohl das Routinelabor (kleines Blutbild, Kreatinin, GPT, γ-GT, CRP, Urinstatus) als auch die Röntgenaufnahmen sind unauffällig.

---

### Welche Diagnose halten Sie jetzt für die wahrscheinlichste?

Die Diagnose eines mechanisch bedingten muskulären Schmerzproblems ist unverändert gültig. Dafür sprechen der Auslösemechanismus, die weiterhin vorhandene Muskelverhärtung, die fehlenden klinischen (Anamnese, Untersuchung) Hinweise auf eine relevante Organbeteiligung und die normalen Laborergebnisse. Auch die Besserung des Schmerzes ist durchaus mit dieser Diagnose zu vereinbaren, auch wenn er noch deutlich zu spüren ist.

### Wenn bei diesem Patienten im CT oder Kernspintomogramm ein Bandscheibenvorfall nachgewiesen worden wäre, würden Sie ihn operationsbedürftig einschätzen?

Fehlende neurologische Defizite sind eine klare Kontraindikation gegen jedwede operative Maßnahme. Ein in der Bildgebung erkennbarer Bandscheibenvorfall spricht nur dann für ein operatives Vorgehen, wenn der neurologische Befund dazu passt. Und selbst dann würde man zuerst konservativ therapieren und erst bei fehlender Wirksamkeit des konservativen Therapieversuchs operieren.

### Nennen Sie absolute Operationsindikationen bei lumbalen Wurzelkompressionssyndromen.
- progrediente neurologische Ausfälle, insbesondere bei Entwicklung von Blasen- und Mastdarmstörungen (Cauda-equina-Syndrom)
- akut einsetzende erhebliche motorische Defizite (Kraftgrad ≤ 3/5) bei nachgewiesenem Bandscheibenvorfall

### Wie äußern sich die Ausfälle der sakralen Nervenwurzeln beim Cauda-equina-Syndrom?
- Sensibilitätsstörungen der sakralen Dermatome in der Analgegend (Reithosenhyp- oder -anästhesie), der anschließenden Oberschenkelinnenseite sowie der Dorsalseite des Ober- und Unterschenkels bis zum äußeren Fußrand
- Abnahme des Analsphinktertonus, erloschener Analreflex, Stuhlinkontinenz
- Blasenlähmung mit Harninkontinenz oder Harnverhalt
- Potenzstörungen
- bilaterale Parese des M. triceps surae, der kleinen Fußmuskeln und meist auch der Gesäßmuskulatur
- abgeschwächter Achillessehnenreflex

### Welche weiteren Anamnesefragen stellen Sie dem Patienten?
- Besteht nun eine **neurologische Symptomatik** wie Pelzigkeit, Schwäche oder Stolpern beim Gehen? Die neurologische Abklärung ist unverändert von großer Bedeutung, wenn auch die Wahrscheinlichkeit eines relevanten Bandscheibenvorfalls mit der Zeit abnimmt.
- Hat es **psychische Stresssituationen** (Beruf, Partner, Familie) gegeben? Chronische Kreuzschmerzen haben sehr häufig einen psychodynamischen Hintergrund, deshalb ist diese Frage relevant für den weiteren Verlauf. Je länger der Kreuzschmerz anhält, umso wahrscheinlicher wird dieser Hintergrund von Bedeutung sein. Ein wichtiger Aspekt ist die Flucht in die Krankheit, wenn Probleme am Arbeitsplatz oder in der Familie bestehen.
- Bestehen jetzt weitere **Organsymptome** (Niere, Gastrointestinaltrakt, Aorta, Genitalbereich)? Je länger der Kreuzschmerz anhält, umso relevanter wird die Frage nach anderen Ursachen als eine rein muskuläre Überanstrengung. Bei jedem Arztbesuch sollten diese wichtigen Fragen nach den OMINOUS-Erkrankungen gestellt werden (siehe Zusatzinformation oben).

**ZUSATZINFORMATION**

Als besondere **Warnsignale** („red flags", weitere Abklärung notwendig) sind bei länger anhaltenden Kreuzschmerzen zu verstehen:
- Alter bei Erstmanifestation über 50 Jahre
- anamnestische Hinweise auf zurückliegendes Trauma!
- bestehende bakterielle, entzündliche, metabolische oder maligne Erkrankung
- Claudicatio intermittens
- Immunsuppression
- Drogenabhängigkeit
- Antikoagulation
- allgemeines Krankheitsgefühl, Gewichtsverlust, ausgeprägte nächtliche Schmerzen, Fieber, Blässe
- spezifische viszerale und/oder neurologische Symptome
- weiter progrediente Schmerzsymptomatik

### Welche klinischen Untersuchungen führen Sie im Verlauf erneut durch und warum?
- Bei länger bestehenden Kreuzschmerzen ist die erneute **Inspektion der Wirbelsäule im Stehen** von hinten und von der Seite hilfreich und kann Aufschluss geben über eventuelle Ursachen an der Wirbelsäule selbst (Haltungsanomalien, Skoliosen, Hyperlordose und anderes), die zu Anfang schmerzbedingt nicht zu beurteilen waren.

- **Abtasten der paravertebralen Muskulatur im Lendenwirbelsäulen-Bereich:** Fast jede Pathologie an der Wirbelsäule führt zu einer lokalen muskulären Reaktion und tastbaren Muskelverhärtungen. Fehlen diese Veränderungen, sollte man sich fragen, ob der Kreuzschmerz nicht unabhängig von der Wirbelsäule zu sehen ist, mit allen Konsequenzen bei der Anamnese und diagnostischen Abklärung.
- **Messung einer Beinlängendifferenz:** Beckenschiefstand und Verkrümmung der Wirbelsäule sind Folgen einer Beinlängendifferenz, die bei länger dauerndem Kreuzschmerz gemessen werden sollte.
- Die **Abschätzung des Bewegungsumfangs der Lendenwirbelsäule** ist in allen Ebenen notwendig. Sie sollte bei einem länger bestehenden Schmerzproblem versucht werden, soweit das annähernd schmerzfrei möglich ist. Blockierungen einzelner Wirbel können so erkannt und unter Umständen gezielt angegangen werden.
- Erneute **neurologische Untersuchung der peripheren Nerven** (Sensibilität, Patellar- und Achillessehnenreflex sowie Zehen-Hacken-Stand oder Extension der Großzehe). Bei eindeutigen Ausfällen sind weitergehende Untersuchungen notwendig, eventuell ist ein Neurologe zuzuziehen.

---

Drei Wochen später wird der Patient von Ihnen erneut befragt und ausführlich untersucht. Er gibt an, dass die Schmerzen zwar weiter besser geworden, aber noch nicht verschwunden sind (Schmerzstärke jetzt bei 4/10 auf einer visuellen Analogskala). Unverändert gebe es keine Ausstrahlung der Schmerzen bis in den Fuß, keine Pelzigkeit oder andere neurologische Symptomatik; zudem keine morgendlich oder nächtliche Schmerzverstärkung.
Die **klinische Untersuchung** zeigt weiterhin keine neurologischen Auffälligkeiten (Patellar- und Achillessehnenreflex, Sensibilität, Muskelkraft bei Dorsalflexion der Großzehe), paravertebral sind unverändert Myogelosen im Lendenwirbelsäulenbereich links mehr als rechts tastbar. Die Beinlänge ist beidseits gleich.

---

### Welche zusätzliche apparative Diagnostik halten Sie jetzt nach insgesamt 6 Wochen Verlaufsbeobachtung für unumgänglich?

Keine Bildgebung, kein weiteres Labor. Diese Vorgehensweise ist nach 6 Wochen noch adäquat, immer unter der Voraussetzung, dass durch Abfragen der Red-Flag-Symptomatik (Zusatzinformation) kein Hinweis auf eine OMINOUS-Erkrankung (Zusatzinformation) zu erhalten ist. Gäbe es solche Hinweise, wären insbesondere die Bildgebung und auch ein weitergehendes Labor notwendig.

### Wie verfahren Sie weiter mit diesem Patienten?

- Bei länger bestehendem Kreuzschmerz werden **aktive Bewegungsübungen** (verstärkte Dehnübungen, aufbauende Wirbelsäulengymnastik, Rückenschule) zunehmend bedeutsam. Die Bewegungsübungen müssen langsam aufbauend dosiert werden, ohne zusätzlich Schmerzen zu verursachen. Bewegung ist meist besser als Ruhigstellung.
- Empfehlung, sich **weiter zu bewegen,** so gut es geht: Auch die ungezielte Bewegung ist deutlich effektiv bei länger bestehenden Kreuzschmerzen. Jede aktive Bewegung ist positiv, nur mit ihr kann langfristig ein Erfolg aufrechterhalten bleiben.
- **Massage mit Wärmeanwendung** bringen auch beim länger dauernden Kreuzschmerz Vorteile. Randomisierte Studien haben dieses belegen können, allerdings nur für die Kombinationstherapie mit aktiven Bewegungsübungen (Rückenschule). Akupunktur, Elektroakupunktur sind ebenfalls wirksam, allerdings auch hier in Kombination mit gezielter Bewegung.
- Eventuell sollte die **medikamentöse Schmerztherapie verstärkt** werden. Bei ausreichender Verträglichkeit wird das NSAID maximal dosiert. Bei noch immer ungenügender Wirkung kommen zusätzliche Schmerzmedikamente hinzu, wobei die Opioide Verwendung finden. Wesentlich ist immer, dass diese Medikamente nicht nach Bedarf, sondern nach Wirkdauer therapiert werden. Eine Kombinationstherapie von Schmerzmedikamenten ähnlich den Empfehlungen des WHO-Stufenschemas kann angezeigt sein.
- Bei mittel- bis längerfristiger Beschwerdepersistenz ist ein multimodaler Therapieansatz anzustreben (v. a. medikamentöse Therapie, Physiotherapie und Psychotherapie).

### Wie lautet Ihre Diagnose nach dem geschilderten Verlauf? Erläutern Sie die Diagnose zusammenfassend.

Die Diagnose lautet: muskulär ausgelöster Wirbelsäulenschmerz. Bei fehlenden neurologischen Symptomen ist ein operationswürdiger Bandscheibenvorfall sehr unwahrscheinlich. Ebenso fehlen Hinweise auf eine entzündlich-rheumatische Wirbelsäulenerkrankung. Risikofaktoren für eine ernsthafte Wirbelsäulenerkrankung sind nicht zu erkennen. Die weiterhin fehlenden Hinweise auf eine OMINOUS-Erkrankung und die fehlende neurologische Symptomatik sowie der normale neurologische Befund bestärken die oben genannte Diagnose.

## 8.6 Leitsymptom symmetrische Schwellung der Metakarpophalangealgelenke

### KASUISTIK

Eine 55-jährige Sekretärin eines Chefarztes kommt in Ihre Praxis und berichtet von leichten, aber zunehmenden Schmerzen und Schwellungen der Fingergrundgelenke beidseits seit Wochen. Die Handgelenke seien seit etwa acht Wochen immer wieder mal rechts und auch links zusätzlich betroffen. Insbesondere das Schreiben am Computer bereite ihr zunehmend Probleme. Sie fühle sich, wohl durch ihre stressige Arbeit, zunehmend müde und abgeschlagen. Eine arterielle Hypertonie sei lange bekannt und werde mit einem Betablocker behandelt. Sie sei Rechtshänderin. Hinweise auf Organbeteiligungen (HNO, Auge, Lunge, Herz, Niere, GI-Trakt, Haut, Nerven, Gynäkologie) bestehen nicht.
In ➤ Abb. 8.7 sehen Sie die Hände der Patientin.

### Was fällt Ihnen auf?

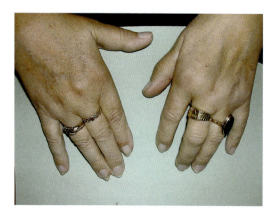

**Abb. 8.7** Symmetrische Schwellung der Metakarpophalangealgelenke [P092]

Die Fingergrundgelenke sind leicht geschwollen.

Die **klinische Untersuchung** zeigt eine gesunde, aktiv wirkende Frau mit einer Größe von 165 cm, einem Gewicht von 68 kg, Blutdruck 145/90 mmHg, Herzfrequenz 76/min regelmäßig, Atemfrequenz 14/min. Eine Synovitis ist insbesondere an den Metakarpophalangealgelenken 2 und 3 beidseits zu tasten, einzelne proximale Interphalangealgelenke sind druckschmerzhaft, aber ohne Synovitis.
Das **Labor** erbringt folgende Werte: Leukozyten 10300/μl, C-reaktives Protein 1,8 mg/dl, Blutkörperchensenkungsgeschwindigkeit 35/57 mm, Harnsäure 7,8 mg/dl, antinukleärer Antikörpertiter 1 : 240. Im Normbereich liegen Erythrozytenzahl, Hämoglobin, Erythrozytenvolumen (MCV), Thrombozyten, Natrium, Kalium, Kalzium, Harnstoff, Kreatinin, Kreatinkinase und Transaminasen.

### Welche Verdachtsdiagnosen sind unter Beachtung aller Informationen die wahrscheinlichsten und warum?

- **rheumatoide Arthritis:** Die symmetrische Beteiligung der kleinen Fingergelenke, der objektivierte Nachweis der Synovitiden bei der klinischen Untersuchung sowie die erhöhten systemischen Entzündungsparameter passen gut hierzu. Ebenso ist die Allgemeinsymptomatik (Müdigkeit, Abgeschlagenheit) durchaus bei der rheumatoiden Arthritis zu finden.
- **systemischer Lupus erythematodes:** Auch hier können meist symmetrische Polyarthritiden auftreten (sofern Gelenkschwellungen vorkommen; häufiger sind reine Arthralgien ohne objektivierbare Arthritis). Zum systemischen Lupus erythematodes passt gut die Allgemeinsymptomatik, weniger gut passt, dass abgesehen von den Gelenkproblemen keine Organbeteiligung berichtet wird (Haut, Herz, Lunge, Niere, Nerven etc.). Der nur leicht erhöhte ANA-Titer ist zwar ein Argument dafür, die Höhe dieses Titers ist jedoch eher unspezifisch, er kann auch bei anderen entzündlich-rheumatischen Erkrankungen auftreten. Die nur leicht erhöhten systemischen Entzündungsparameter sind allerdings mit einem systemischen Lupus erythematodes zu vereinbaren (nicht obligat).
- **Sjögren-Syndrom** oder **Sharp-Syndrom**/Mischkollagenose: Beide Sonderformen einer Kollagenose können mit einer symmetrischen Polyarthritis der kleinen Gelenke einhergehen. Allerdings fehlen typische Organsymptome dieser Erkrankungen (Sicca-Symptomatik für das Sjögren-Syndrom; Raynaud, Muskelschwäche, Sonnenempfindlichkeit der Haut und andere für das Sharp-Syndrom).
- **systemische Sklerose:** Sie ist am Anfang durch eine meist diffuse Schwellung der Hände charakterisiert und weniger durch eine symmetrische Polyarthritis. Diese kann allerdings wie auch bei anderen Kollagenosen vorkommen. Hinzu kommt so gut wie immer eine Raynaud-Symptomatik. Die Veränderungen der Haut im Sinne von Verdickungen und Verhärtungen an den Fingern und Händen, von distal nach proximal fortschreitend, treten erst in einem späteren Zeitpunkt auf.
- **ANCA-assoziierte Kleingefäßvaskulitis wie Granulomatose mit Polyangiitis (GPA) mit Gelenkbeteiligung:** Als Vaskulitisform kann die GPA durchaus mit einer meist symmetrischen Polyarthritis einhergehen, häufiger sind jedoch wie bei den Kollagenosen Arthralgien ohne Gelenkschwellung. Die Allgemeinsymptome würden passen, ebenso die Entzündungszeichen. Die komplett fehlende Organsymptomatik (insbesondere HNO, Auge, Lunge, Niere, Haut) passt hingegen nicht.
- **Hämochromatose:** Sie wäre zwar möglich, da sie Arthralgien und auch Morgensteifigkeit (Entzündungsreaktion in den Gelenken infolge von Eisenablagerung in Synovialis und Knorpel) insbesondere in den Metakarpophalangeal(MCP)-Gelenken (Signalgelenke sind die MCP 2 und 3 beidseits) verursachen kann, ist jedoch für Frauen eher ungewöhnlich. Die Gelenksymptomatik kann durchaus allen anderen Folgeschäden, wie Diabetes mellitus (Bronzediabetes) und Leberzirrhose, vorausgehen. Die Laborkonstellation mit deutlichen Entzündungszeichen passt jedoch weniger zu diesem Bild.

### Die Patientin zeigt einen leicht erhöhten Harnsäure-Wert. Warum kommt die Verdachtsdiagnose Gicht nicht für Sie infrage?

Der leicht erhöhte Harnsäure-Wert könnte zwar auf Gicht hinweisen, jedoch verursacht die Gicht zumindest am Anfang keine Polyarthritis, sondern eine akute (nicht langsam zunehmende) Monarthritis, die mit und ohne Therapie meist nach 2–3 Wochen wieder abklingt. Somit ist diese Diagnose hoch unwahrscheinlich, auch wenn Alter und Geschlecht (Postmenopause) zur Gicht passen würden.

#### ZUSATZINFORMATION

Als „Daumenregel" gilt: Frauen mit normaler Menstruationsblutung bekommen keine Gicht, erst Jahre nach der Menopause tritt sie häufiger auf. Männer hingegen können etwa ab dem 20. Lebensjahr eine Gicht bekommen. Denkbare Gründe für die Harnsäureerhöhung sind neben der genetisch bedingten Ausscheidungsschwäche für Harnsäure und einer Nierenfunktionsstörung: Essen von purinhaltigen Nahrungsmitteln, Alkohol, besonders eine Diuretikatherapie u. a. Ganz seltene Ausnahme sind angeborene Stoffwechseldefekte (Familienanamnese für Gicht?).

### Was spricht bei der Patientin gegen eine Psoriasisarthritis?

Nichts spricht gegen eine Psoriasisarthritis (bezüglich einer Psoriasis muss die (Familien-)Anamnese erhoben und die Patientin untersucht werden). Diese Erkrankung kann identisch wie die rheumatoide Arthritis verlaufen, sie beginnt in etwa der Hälfte der Fälle ebenfalls polyartikulär. Ob dabei eine Symmetrie zu beobachten ist oder nicht, ist nur abhängig von der Zahl der betroffenen Gelenke. Die Psoriasisarthritis stellt somit immer eine Differenzialdiagnose zur rheumatoiden Arthritis dar. Besonders charakteristisch und praktisch beweisend für diese Erkrankung sind zusätzliche spezifische Symptome der Spondyloarthritiden wie Daktylitis, Enthesitis, Mon- oder Oligoarthritis großer Gelenke, Iritis, Iliosakralarthritis, die auch Jahre vorher bestanden haben können. Als Besonderheit der Psoriasisarthritis ist die entzündliche Beteiligung der distalen Interphalangealgelenke festzuhalten, der sogenannte Transversalbefall der Psoriasisarthritis. Üblicherweise ist die Psoriasisarthritis rheumafaktornegativ.

> **ZUSATZINFORMATION**
>
> Entscheidend für die **Diagnose einer Psoriasisarthritis** ist der objektivierte Nachweis einer Arthritis (unabhängig von der Zahl oder Verteilung der betroffenen Gelenke), einer Enthesitis oder einer entzündlichen Wirbelsäulenbeteiligung *plus* entweder der Nachweis einer Psoriasis früher oder aktuell oder eine positive Familienanamnese *plus* typischer Psoriasisbefall der Nägel *plus* Daktylitis aktuell oder früher *plus* Rheumafaktor-Negativität *plus* röntgenologischer Nachweis einer gelenknahen Knochenneubildung. (CASPAR-Diagnose-Kriterien: Drei von diesen fünf Symptomen müssen vorhanden sein, eine aktuelle Psoriasis bekommt zwei Punkte.)

### Welche zusätzlichen Angaben der Patientin interessieren Sie?
- Dauert die Morgensteifigkeit länger als 60 Minuten, ist sie ausgeprägt?
- Waren früher andere Gelenke geschwollen?
- Besteht eine Psoriasis vulgaris bei der Patientin selbst oder in der Familie?
- Liegt eine Sonnenempfindlichkeit der Haut oder vermehrter Haarausfall vor?
- Gibt es Hautprobleme (Fleckbildungen, besonders am Unterschenkel, z. B. Erythema nodosum)?
- Bestehen Allgemeinsymptome mit Fieber, Gewichtsabnahme, Leistungsknick?

### Wieso fragen Sie die Patientin nach der Morgensteifigkeit über 60 Minuten?

Ausgeprägte Morgensteifigkeit („Wie lange dauert es, bis Sie Ihre Hände morgens wieder normal bewegen können?") ist das klassische Symptom der meisten entzündlich-rheumatischen Gelenkerkrankungen. Deshalb sollte man diese Frage immer bei Gelenkschmerzen stellen, die unabhängig von einer Verletzung auftreten. Selbst bei nicht objektivierbaren Gelenkschwellungen ist bei Vorliegen einer ausgeprägten, länger anhaltenden Morgensteifigkeit der Verdacht auf eine entzündliche im Gegensatz zu einer degenerativen Gelenkerkrankung gegeben. Eine intensivere Suche in der Differenzialdiagnose entzündlicher Rheumaerkrankungen ist dann notwendig.

### An welche Differenzialdiagnosen denken Sie bei Ihrer Frage nach der Sonnenempfindlichkeit der Haut und nach Hautproblemen?
- Sonnenempfindlichkeit der Haut mit Hautefloreszenzen, die sich Stunden nach der Sonnenexposition entwickeln, und vermehrter Haarausfall weisen auf einen systemischen Lupus erythematodes hin. Zusätzlich hierzu sollte immer auch nach einer Raynaud-Symptomatik („Sind Ihre Hände ungewöhnlich kälteempfindlich? Verfärben sich Ihre Hände bei Kälte?", DD systemische Sklerose), einer Sicca-Symptomatik (DD Sjögren-Syndrom) und Muskelschwäche der proximalen Extremitätenmuskulatur (DD Polymyositis) und Aphten der Schleimhäute (DD SLE M. Behcet) gefragt werden.

## 8.6 Leitsymptom symmetrische Schwellung der Metakarpophalangealgelenke

- Hautveränderungen, die stark variieren können (von kleinen Papeln, Bläschen über palpable Purpura bis zu Ulzera, Nekrosen), können im Rahmen von Vaskulitiden und Kollagenosen auftreten. Zudem können auch sehr flüchtige Hauterscheinungen vorkommen (z. B. beim Morbus Still ein pathognomonisches, flüchtiges, häufig abends/nachts auftretendes Exanthem). Da Hautprobleme oftmals mit entzündlich-rheumatischen Erkrankungen assoziiert sind, ist es sinnvoll, danach zu fragen und die Haut gezielt zu untersuchen.

Die Patientin berichtet auf Ihre Nachfrage: Es besteht eine deutliche Morgensteifigkeit von etwa zwei Stunden, frühere Gelenkschwellungen kenne sie jedoch nicht. Es besteht weder eine Raynaud- noch eine Sicca-Symptomatik, keine Sonnenempfindlichkeit, keine Schwäche, außer in den Fingern, keine Aphten; überhaupt wurden noch nie Hautveränderungen ernsthafter Art beobachtet. Weder vor noch in den etwa acht Wochen seit Beginn der Gelenkbeschwerden habe sie Durchfall oder Brennen beim Wasserlassen gehabt.
Der **anamnestische Systemüberblick** ergibt keine Hinweise auf eine Erkrankung aus dem Bereich HNO, Augen, Herz, Lungen, Gastrointestinaltrakt, Leber, Gallenwege, Nieren, Genitaltrakt, Lymphknoten, Nervensystem. Die Menopause sei mit 48 Jahren ziemlich schlagartig eingetreten.

### Nennen Sie vier klinische Untersuchungen, die Sie ebenfalls durchführen möchten, und nennen Sie Ihre Gründe.

- Untersuchung der **Fingergelenke auf Synovitis** (u. a. Gaenslen-Zeichen): Die genaue Suche nach Synovitiden (mit den Daumen der beiden Hände am Gelenkspalt der kleinen Finger- und Zehengelenke) ist bei jeder Gelenkschwellung von Bedeutung. Synovitiden können auf diese Art objektiviert werden, auch wenn von den Patienten keine Gelenkschwellung angegeben wird. Als Diagnosekriterium der rheumatoiden Arthritis ist die vom Arzt objektivierte Gelenkschwellung mit einer Dauer von mehr als 6 Wochen von erheblicher Bedeutung.
- Untersuchung der **Zehengelenke nach Synovitiden:** Die rheumatoide Arthritis beginnt etwa gleich häufig an den Zehen wie an den Fingern. Daher sollte zu Beginn der Erkrankung besonders sorgfältig im Bereich der Zehengelenke nach Zeichen einer Synovitis gesucht werden. Bedacht werden muss allerdings, dass sich Synovitiden im Bereich der Zehen weniger sensitiv und spezifisch im Vergleich zu den besser erreichbaren Metakarpophalangealgelenken nachweisen lassen.
- **Lymphknotenschwellungen an Hals, Axilla und inguinal:** Die Untersuchung der Lymphknotenstationen ist für alle Kollagenosen von Bedeutung, da diese mit Lymphknotenschwellungen einhergehen können. Zusätzlich ist aus differenzialdiagnostischen Gründen bei jeder B-Symptomatik nach Lymphknotenvergrößerungen zu fahnden. Insofern ist diese Untersuchung häufiger Bestandteil der rheumatologischen Untersuchung.
- Ausführliche internistische **Untersuchung von Herz, Lunge, Abdomen, Niere, Nervensystem, Haut:** Ebenso wie der ausführliche Systemüberblick über alle Organe bei der Anamnese von Bedeutung ist, ist die klinische Untersuchung aller inneren Organe wichtig. Im Fokus stehen Organbeteiligungen bei Kollagenosen und Vaskulitiden, die durch die Therapie entweder verhindert oder gestoppt werden sollen. Ein Ausgangsbefund ist deshalb immer notwendig, selbst wenn keine Anamnesehinweise auf eine Schädigung vorliegen. Bei einer Systemerkrankung ist somit die Untersuchung des gesamten Organsystems unabdingbar.

Die intensive **klinische Untersuchung** zeigt zusätzlich ein positives Gaenslen-Zeichen im Bereich der Metatarsophalangealgelenke. Die anderen Gelenke sind nicht geschwollen, die Wirbelsäule ist unauffällig. Herz und Lunge sind auskultatorisch ebenfalls unauffällig, ebenso Abdomen, Nieren und Gefäße. Der HNO-Bereich, die Haut, die Lymphknoten, die Nerven sind bei orientierender Untersuchung ebenfalls unauffällig.

### Welche Labordiagnostik ordnen Sie zur weiteren Abklärung an?
- Rheumafaktor im Serum
- CCP-Ak (Antikörper gegen zyklisches citrulliniertes Peptid)
- ANA-Differenzierung (SS-A/B-Ak, Sm-Ak, Scl70-Ak, RNP-Ak etc.)
- antineutrophile zytoplasmatische Antikörper (ANCA)
- Urinstatus

#### ZUSATZINFORMATION
**Cave:** Schwach erhöhte Rheumafaktoren können unspezifisch positiv sein (finden sich auch bei Gesunden, insbesondere bei höherem Alter), sehr hohe Rheumafaktoren können als Phänomen einer Immunkomplexbildung anderer Genese vorkommen (z. B. kryoglobulinämische Vaskulitis). CCP-Ak sind spezifischer für eine rheumatoide Arthritis als der Rheumafaktor bei gleicher Sensitivität (alternative Bezeichnung der Gruppe anticitrullinierter Peptid/Protein-Antikörper, von denen es mehrere gibt: ACPA). Zusätzlich haben Rheumafaktor und CCP-Ak prognostische Bedeutung für eine rheumatoide Arthritis (beide sind mit einer stärkeren Progression destruierender Veränderungen und häufigerer Organbeteiligung assoziiert).

### Welche zusätzliche Information erwarten Sie von der weiteren ANA-Differenzierung und von der Bestimmung der ANCA?
Zur Differenzierung möglicher Kollagenosen ist die **ANA**-Differenzierung erforderlich, da diese in der Zusammenschau mit der Klinik differenzialdiagnostische und prognostische Hinweise erlaubt. Zusätzlich sollten die ds-DNS-Ak und die Komplemente C3 und C4 bestimmt werden, da letztere bei einem akuten systemischen Lupus erythematodes und Immunkomplexablagerung abfallen (prognostische Bedeutung).

Die Bestimmung der **ANCA** ist immer dann sinnvoll, wenn eine Vaskulitis in der Differenzialdiagnose von Bedeutung ist. Bei einer symmetrischen Polyarthritis (oder Polyarthralgien) mit Allgemeinsymptomen sollte diese Untersuchung durchgeführt werden, auch wenn klinisch keine Organveränderungen erkennbar sind.

### Welche Veränderungen bei entzündlichen Rheumaerkrankungen können im Urin erkennbar sein?
Jede Nierenmitbeteiligung bei einer entzündlichen Rheumaerkrankung (direkt durch die Erkrankung oder indirekt durch die Therapie) führt zu Veränderungen, die im Urin nachweisbar sind: z. B. bei der Glomerulonephritis dysmorphe Erythrozyten, Zylinder, Proteinurie, bei der interstitiellen Nephritis Leukozyten, Proteinurie. Auch können Zeichen eines Harnwegsinfekts (Leukozyten, Bakterien) im Urin nachweisbar sein (hierauf ist insbesondere bei Patienten unter immunmodulierender Therapie zu achten). Die Differenzialdiagnose Kollagenose – Vaskulitis zwingt zur Urinuntersuchung (ein Urinstix ist somit nicht ausreichend, ein Urinsediment muss mikroskopisch angeschaut werden!).

### Welche Röntgenuntersuchungen veranlassen Sie bei der Patientin und warum?
- **Röntgenbild der Hände beidseits** (Hände d. v.): Nach wenigen Wochen Dauer der Polyarthritis ist nicht anzunehmen, dass im Röntgenbild der Hände typische Veränderungen einer rheumatoiden Arthritis zu erkennen sein werden (dazu ist eine Mindestdauer von ca. 6 Monaten notwendig). Dennoch ist diese Aufnahme *beider* Hände erforderlich, da es als Ausgangsbefund für Veränderungen dient, die möglicherweise im weiteren Verlauf zu erwarten sind (z. B. bei rheumatoider Arthritis).
- **Röntgenbild beider Vorfüße** d.p.: Bei Verdacht auf eine rheumatoide Arthritis sollte immer auch ein Röntgenbild der Vorfüße erstellt werden (auch wenn keine Beschwerden bestehen), da hier oft früher erosive Veränderungen zu erkennen sind als an den Händen (die Symptome an den Füßen können den radiologischen Veränderungen deutlich hinterherhinken). Alle Röntgenaufnahmen sollten bei V.a. rheumatische Systemerkrankungen zum Vergleich immer beidseits angefertigt werden, selbst wenn nur einseitig ein Gelenk betroffen ist. Erosive Veränderungen beginnen vor allem an den Metatarsophalangealgelenken 5 beidseits, hierauf muss besonders geachtet werden.

- **Röntgenbild der Lunge:** Die Mitbeteiligung der Lunge ist bei Kollagenosen, Vaskulitiden und rheumatoider Arthritis vielfältig. Am häufigsten ist der Pleuraerguss zu finden, es können jedoch Lymphknotenvergrößerungen am Hilus, interstitielle Veränderungen des Lungenparenchyms, intrapulmonale Rundherde (z. B. Rheumaknoten in der Lunge bei rheumatoider Arthritis, Granulome bei GPA) und Blutungen infolge der Vaskulitis auftreten. Alle diese Befunde sind im Thorax-Röntgenbild unter Umständen sichtbar, auch wenn der Auskultationsbefund nicht auffällig ist. Außerdem ist diese Aufnahme als Ausgangspunkt vor einer Therapie bedeutsam, die an der Lunge Nebenwirkungen verursachen kann, z. B. die Methotrexattherapie, bzw. zum Ausschluss/Nachweis einer alten oder frischen Tuberkulose vor einer Biologika-Therapie.

### Stellen hochauflösender Ultraschall (inkl. Doppersonografie der Synovia) oder Kernspintomografie (Stir-Sequenz, Kontrastmittel) sinnvolle Ergänzungen zum Röntgen dar?

Ja. Durch beide Methoden lassen sich entzündliche Veränderungen im Bereich sowohl der Gelenke als auch der Sehnen sensitiv nachweisen. Zudem erfassen beide Methoden frühe Erosionen sicherer als das Röntgenbild.

### Beschreiben Sie verlaufstypische röntgenologische Veränderungen bei einer rheumatoiden Arthritis.

Erste Zeichen sind Weichteilschwellungen, gelenknahe Demineralisation und subchondrale Zysten. Sie sind jedoch unspezifisch (kommen auch bei Kollagenosen und Vaskulitiden vor). Spezifische Zeichen einer rheumatoiden Arthritis sind **Erosionen** (Synonym: Usuren); die Gelenkspaltverschmälerung ist erst sekundär sichtbar, während sie bei degenerativen Gelenkerkrankungen das primäre Zeichen darstellt.

Im Endstadium finden sich subchondrale Geröllzysten, Destruktionen, Ankylosen und Fehlstellungen (Luxation/Subluxation); oft ist dann die Genese der Veränderung nicht mehr zuzuordnen.

### Befunden Sie die Röntgenbilder der Hände und Füße der Patientin (➤ Abb. 8.8 und ➤ Abb. 8.9).

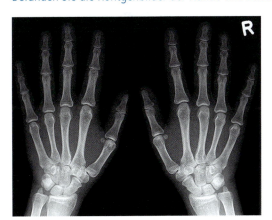

Abb. 8.8 Röntgenaufnahme der Hände [P092]

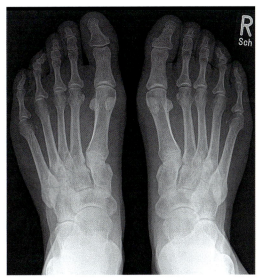

Abb. 8.9 Röntgenaufnahme der Füße [P092]

Die Röntgenaufnahmen sind unauffällig, insbesondere sind keine erosiven Veränderungen zu erkennen.

> Die Röntgenaufnahme des Thorax zeigt keinen pathologischen Befund. Im Labor ist der Rheumafaktor mit 80 IU/ml (normal bis 10) deutlich positiv, die ANCA und ANA-Differenzierung (SS-A/B-Ak, Sm-Ak, RNP-Ak, Scl70-Ak) sowie die ds-DNS-Ak sind negativ. Komplement C3 und C4 liegen im Normbereich. Die CCP-Ak sind positiv.

### Zu welcher Diagnose kommen Sie aufgrund der vorliegenden Informationen?

Bei den objektiv nachweisbaren symmetrischen Synovitiden der Metakarpophalangeal- und eventuell auch der Metatarsophalangealgelenke sowie der ausgeprägten Morgensteifigkeit ist trotz der bislang fehlenden Röntgenveränderungen angesichts der Entzündungszeichen, des hohen Rheumafaktors und der positiven CCP-Ak die Diagnose einer rheumatoiden Arthritis weitgehend gesichert. Kollagenosen und Vaskulitiden sind weitgehend ausgeschlossen (fehlende Anamnese, Untersuchungsbefunde und negative spezifische Labortests; ➤ Tab. 8.2).

**Tab. 8.2** ACR/EULAR-Kriterien der rheumatoiden Arthritis 2010 (adaptiert nach Aletaha et al.: Ann Rheum Dis 2010)

| Gelenkbeteiligung | Dauer der Symptome | Akutphaseparameter | Serologie |
|---|---|---|---|
| 1 mittleres – großes Gelenk (0) | < 6 Wochen (0) | weder CRP noch BSG pathologisch (0) | RF und/oder CCP-Ak negativ (0) |
| 2–10 mittlere – große Gelenke (1) | | | mindestens einer der beiden Tests ist niedrigtitrig positiv, definiert als ≤ 3× ULN (2) |
| 1–3 kleine Gelenke (2) | > 6 Wochen (1) | erhöhtes CRP oder BSG (1) | |
| 4–10 kleine Gelenke (3) | | | mindestens ein Test ist hochtitrig positiv, definiert als > 3× ULN (3) |
| mehr als 10 kleine Gelenke (5) | | | |

große Gelenke: Schulter, Ellbogen, Hüfte, Knie, Sprunggelenke; kleine Gelenke: MCP, PIP, MTP 2–5, IP, Handgelenke
Bei 6 oder mehr erreichten Punkten kann die Diagnose RA gestellt werden.

### Welches Behandlungskonzept empfehlen Sie der Patientin?

- Eine Therapie mit einem Basismedikament ist notwendig, am ehesten mit Methotrexat (beginnend mit einer Dosierung von 15 mg einmal pro Woche, oral oder s. c.), dem Standard-Basismedikament bei rheumatoider Arthritis mit insgesamt guter Wirksamkeit und relativ niedriger Nebenwirkungsrate (da bei der Patientin weder ein Nieren- noch ein Lungenproblem bei normalem Thoraxröntgenbild und keine Hinweise auf eine Leberschädigung vorliegen, besteht keine Kontraindikation für Methotrexat).
- Als symptomatische Therapie sollte ein niedrig dosiertes Glukokortikoid (z. B. Prednisolon 20–30 mg/d) begonnen werden. Die Dosierung sollte innerhalb von acht Wochen in z.B. 2,5-mg-Schritten auf eine Tagesdosis von ≤ 5mg gesenkt werden.
- Spätestens nach drei Monaten sollte überlegt werden, ob die Methotrexattherapie allein weitergeführt werden kann oder ob zusätzliche oder andere Basismedikamente (oder Biologika oder Januskinase(JAK)-Inhibitor) gegeben werden müssen (Remissionskriterien bzw. Kriterien einer guten Wirksamkeit sind durch DAS28 oder SDAI definiert, werden diese nicht erreicht, ist eine Therapieintensivierung erforderlich).
- Ziel ist es, die Glukokortikoidtherapie nach einem Zeitraum von 3–6 Monaten abzusetzen und dann nur noch mit dem Basismedikament (DMARD = disease modifying antirheumatic drug, internationale Bezeichnung der Basistherapie) als Monotherapie oder in Kombination mit einem anderen DMARD oder mit einem Biologikum oder mit einem JAK-Inhibitor zu behandeln. Das Infektions- und Nebenwirkungsrisiko einer dauerhaften Glukokortikoidtherapie (> 5 mg/d) ist höher als bei einer DMARD-Therapie einschließlich Biologika.
- Eine Auffrischung der Standardimpfungen bzw. zusätzliche Impfungen gegen Pneumokokken, evtl. Meningokokken, evtl. Hepatitis B und regelmäßige Grippeschutzimpfungen sollten entsprechend den Empfehlungen der STIKO für Immunsupprimierte zur Prophylaxe bei erhöhtem Infektionsrisiko aufgrund der Erkrankung und der Therapie durchgeführt werden (Impfungen gegen Herpes zoster können ergänzt werden).

## 8.6 Leitsymptom symmetrische Schwellung der Metakarpophalangealgelenke

> **ZUSATZINFORMATION**
>
> Eine konsequente und ausreichende Therapie kann nicht nur die Mortalität deutlich senken, sondern auch Folgeerkrankungen verhindern. Moderne Therapiestrategien unter Verwendung von konventionellen DMARD, **Biologika** (TNF-Blocker, Interleukin-6-Rezeptor-Antagonisten, CTL4-Ig-Co-Stimulationsblocker, B-Zell-depletierende Antikörper u. a.) und JAK-Inhibitoren sind heute in der Lage, den Krankheitsprozess weitgehend zu stoppen. Ziel der Therapie ist eine Remission (dies wird ca. alle drei Monate im Verlauf beurteilt, z. B. anhand der DAS28-Kriterien und des SDAI). Ist das Therapieziel einer Remission nicht erreicht, ist eine Therapieänderung indiziert.
> Weitere Informationen können auch der S2e-Leitlinie zur Therapie der rheumatoiden Arthritis mit krankheitsmodifizierenden Medikamenten entnommen werden.

### Wie sollten die Verlaufskontrollen bei der Patientin aussehen?
- regelmäßige Verlaufskontrollen ca. alle drei Monate bei einem internistischen Rheumatologen
- zu Anfang 14-tägig, dann alle vier Wochen, später alle 6–8 Wochen Laborkontrollen beim Hausarzt (Blutbild, C-reaktives Protein, Blutkörperchensenkungsgeschwindigkeit, Kreatinin, GPT, GGT, Urinstatus)

### Wie ist die Prognose bei der Patientin einzuschätzen, was sind für die Prognose entscheidende Faktoren?
Wie bereits erwähnt, sprechen positiver Rheumafaktor und die positiven CCP-Ak für einen progressiven Verlauf (rasche Destruktionstendenz von Gelenken durch die Erkrankung). Weitere ungünstige Prognosefaktoren sind:
- hohe Krankheitsaktivität zu Anfang (DAS, ACR-Kriterien)
- erosive Veränderungen bei Krankheitsbeginn
- schlechtes Ansprechen auf eine antientzündliche Therapie (einschl. Glukokortikoiden)
- verminderte Funktionalität von Gelenken und Organen (ermittelbar mit Funktionsfragebogen, z. B. HAQ)
- weibliches Geschlecht

Die Prognose hängt entscheidend von der effektiven Unterdrückung der Entzündungsaktivität ab (Ziel: keine geschwollenen Gelenke, normale Entzündungsparameter). Deshalb sind regelmäßige Verlaufskontrollen beim internistischen Rheumatologen mit Adaptierung der Basistherapie an die Entzündungsaktivität notwendig. Die Entzündungsaktivität kann z. B. durch Scores wie **DAS28** (Disease Activity Score beruhend auf der klinischen Untersuchung von 28 Gelenken mit Ausnahme der Fuß- und Zehengelenke – Zahl geschwollener Gelenke, Zahl druckschmerzhafter Gelenke –, Patientenselbsteinschätzung und systemische Entzündungsparameter), **SDAI** (simplified disease activity index; neben der Anzahl schmerzhafter und geschwollener Gelenke, des CRP und der Patientenselbsteinschätzung kommt die Einschätzung des Arztes hinzu), HAQ (Health Assessment Questionnaire, Funktionsfragebogen), radiologische Scores u. a. eingeschätzt werden.

Patienten mit rheumatoider Arthritis haben eine erhöhte Mortalität, die wesentlich von der Entzündungsaktivität der Erkrankung, Nebenwirkungen der Therapie (insbesondere Glukokortikoide) und Begleitfaktoren (z. B. kardiovaskuläre Risikofaktoren) abhängt. Folgen der nicht ausreichend behandelten Entzündungsaktivität sind z. B.:
- Gelenkdeformität mit Behinderung
- Infektionsanfälligkeit (insbesondere bei Prednisolonäquivalent > 5 mg/d)
- Vaskulitis mit Organbeteiligung (z. B. Amyloidose, Lungenbeteiligung)
- progrediente Arteriosklerose

Die Prognose der Patientin ist bei ausreichender Kontrolle der Krankheitsaktivität gut.

## 8.7 Leitsymptom Raynaud-Symptomatik mit Arthralgien

**KASUISTIK**

Eine 45-jährige Informatikerin kommt in Ihre Praxis und berichtet von Gelenkschmerzen. Die Beschwerden seien mal mehr in den Fingern, mal mehr in den Handgelenken und ab und zu auch in den Schultern beidseits lokalisiert. Eine leichte, diffuse Schwellung der Hände liege seit Monaten vor. Morgens bestehe eine Bewegungseinschränkung (insbesondere beim Faustschluss), die aber unter der täglichen Arbeit (jetzt Hausfrau mit zwei Kindern) langsam besser wird. Besonders beim Spülen und Hantieren mit kaltem Wasser bemerke sie seit etwa einem Jahr den Wechsel von Weiß- und Blauverfärbung einzelner Finger, die unter Wärme meist wieder schnell vergeht. Insgesamt fühle sie sich müde und abgeschlagen, habe im letzten Halbjahr etwa 2 kg Gewicht verloren.

Die orientierende **klinische Untersuchung** ist unauffällig bis auf leicht geschwollen erscheinende Finger und die im Bild (➤ Abb. 8.10) gezeigten Veränderung im Bereich der Nägel.

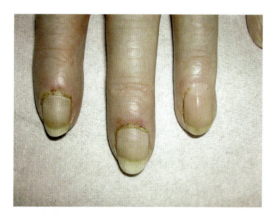

Abb. 8.10 Veränderungen in Bereich der Fingernägel [P092]

### Wie interpretieren Sie diesen Befund?

Der Nagelfalz erscheint entzündet, ferner sind Einblutungen zu erkennen. Es könnte sich zum einen um Folgen einer mechanischen Schädigung handeln. Im Kontext der von der Patientin geschilderten Symptome ist zum anderen aber auch an ein vaskulitisches Geschehen oder an dermatomyositisassoziierte Nagelfalzveränderungen (periunguales Erythem, dilatierte Kapillarschlingen, Einblutungen, Hyperkeratose; sogenanntes Keinig-Zeichen) zu denken.

Bereits einen Monat zuvor wurden auf Veranlassung des Hausarztes Röntgenbilder der Hände und Füße angefertigt.

## 8.7 Leitsymptom Raynaud-Symptomatik mit Arthralgien

Wie beurteilen Sie das Röntgenbild der Hände und der Füße (➤ Abb. 8.11 und ➤ Abb. 8.12)?

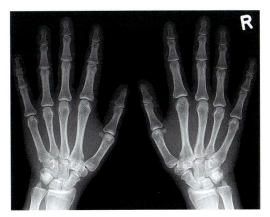

**Abb. 8.11** Röntgenaufnahme der Hände [P092]

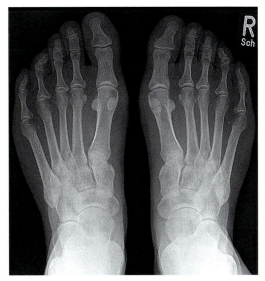

**Abb. 8.12** Röntgenaufnahme der Füße [P092]

Das Röntgenbild der Hände und der Füße ist unauffällig: normale Gelenke, keine Erosionen, keine gelenknahe Demineralisation, keine Kalkablagerung in den Weichteilen.

Folgende **Laborwerte** liegen, ebenfalls vom Hausarzt veranlasst, vor: Leukozyten 3.500/µl, Thrombozyten 149.000/µl, C-reaktives Protein 1,3 mg/dl, Blutkörperchensenkungsgeschwindigkeit 35/57 mm, Harnsäure 7,8 mg/dl, antinukleäre Antikörper (ANA) Titer 1 : 800, Rheumafaktor 23 IU/ml. Urinstix: Blut, 25 Erythrozyten/µl, keine Proteinurie, alles andere normal. Im Normbereich liegen Erythrozytenzahl, Hämoglobin, Erythrozytenvolumen (MCV), Natrium, Kalium, Harnstoff, Kreatinin, Transaminasen.

Eine Raynaud-Symptomatik kann bei allen Kollagenosen auftreten. Welche Kollagenosen kommen in diesem Fall infrage?
- systemischer Lupus erythematodes
- systemische Sklerose
- Sjögren-Syndrom
- Polymyositis/Dermatomyositis
- Mischkollagenose/Overlap-Syndrom

Welche differenzialdiagnostischen Überlegungen stellen Sie daraufhin an?
Die wichtigste Differenzialdiagnose im vorliegenden Fall ist aufgrund der Nagelfalzveränderungen eine Dermatomyositis, gefolgt von einem Overlap-Syndrom oder einer Mischkollagenose. Aber auch die anderen Kollagenoseformen sind möglich.

Erläutern Sie Ihre Differenzialdiagnosen ausführlicher (Beschreibung von Krankheitsbild, Symptomen, charakteristischen Laborbefunden und klinischen Befunden bei der beschriebenen Patientin).
- Bei der **Polymyositis/Dermatomyositis** können alle beschriebenen Symptomenkomplexe auftreten. Leitsymptom ist eine Schwäche der proximalen Extremitätenmuskulatur. Klassisch für die Dermatomyositis sind zusätzlich rötlich-livide, lichenoide Hautveränderungen über den Streckseiten der Fingergelenke (so-

genannte Gottron-Papeln), ein livides Erythem (heliotropes Erythem) an den Augenlidern (oft in Assoziation mit einer periorbitalen Schwellung), Erytheme am übrigen Gesicht, Hals, Dekolleté oder im Bereich der Streckseiten von Armen und Beinen sowie die bei der Patientin beobachtete **Nagelfalzentzündung**. Die Leukopenie und die erhöhten systemischen Entzündungsparameter im Labor passen ebenfalls zu dieser Diagnose. Typischerweise findet sich im Labor eine erhöhte CK; sie müsste noch bestimmt werden.

- Als **Mischkollagenosen/Overlap-Syndrom** (Synonym: Sharp-Syndrom) werden Erkrankungen verstanden, die Manifestationen verschiedener Kollagenosen und der rheumatoiden Arthritis in unterschiedlicher Ausprägung aufweisen. Sie gehen in der Regel mit positiven ANA einher und können anhand bestimmter Autoantikörper weiter differenziert werden (z. B. Antikörper gegen U1-RNP bei der Mischkollagenose, Antikörper gegen PmScl bei dem Überlappungssyndrom Polymyositis/systemische Sklerose). Eine derartige Erkrankung könnte bei der Patientin vorliegen.
- Beim **systemischen Lupus erythematodes** kommt es zu Arthralgien oder Arthritiden überwiegend der kleine Gelenken, häufig bestehen nur Arthralgien ohne objektivierbare Gelenkschwellung. Die Raynaud-Symptomatik, die Morgensteifigkeit, die erhöhten ANA-Titer sowie die Leukopenie sind Symptome des systemischen Lupus erythematodes. Auch eine Vaskulitis der Nagelfalzkapillaren kann, allerdings selten, auftreten. Das Alter der Patientin (auch wenn der Lupus erythematodes üblicherweise früher beginnt) und das weibliche Geschlecht unterstützen diese Diagnose. Selten fehlt allerdings eine Sonnenempfindlichkeit der Haut, die hier nicht angegeben ist. Der Rheumafaktor kann unspezifisch leicht erhöht sein, meist ist er allerdings negativ. dsDNS-Ak und Sm-Ak sind Leitantikörper für diese Erkrankung; sie sollten bestimmt werden (Memo: als weitere typische, wenngleich nicht spezifische Laborveränderungen können beim SLE eine Komplementerniedrigung (C3, C4, C1q u.a.) und Antikörper gegen SS-A, U1-RNP und Phospholipide gefunden werden).
- Das **Sjögren-Syndrom** ist eine Erkrankung aus der Gruppe der Kollagenosen mit den führenden Symptomen Trockenheit von Mund und Augen (**Sicca-Symptomatik**). Darüber hinaus kann jede sonstige Kollagenose-Symptomatik vorliegen, also auch ein Raynaud-Syndrom, Arthritiden oder Arthralgien, erhöhte ANA-Titer (bei der Differenzierung dann oft positive SS-A- oder SS-B-Ak [SS steht für Sjögren-Syndrom]), seltener eine Leukopenie. Ohne Sicca-Symptomatik ist diese Erkrankung zwar unwahrscheinlicher, aber möglich.
- Die **systemische Sklerose** zählt ebenfalls zu den Kollagenosen. Leitsymptom ist neben der Hautverhärtung (die erst im Verlauf von Jahren klinisch manifest werden kann; am Beginn steht oft eine diffuse Schwellung der Haut über beiden Händen) die **Raynaud-Symptomatik.** Weibliches Geschlecht, Morgensteifigkeit, Polyarthralgien, erhöhte ANA und Leukopenie (selten) unterstützen in diesem Fall diese Diagnose. An den Fingerspitzen sind oft punktförmige Nekrosen („Rattenbissnekrosen") und infolgedessen Hyperkeratosen zu erkennen, Nagelfalzentzündungen sind seltener, aber möglich, Kapillarerweiterungen im Nagelfalz (einzelne rote Flecken) gehören jedoch zu diesem Krankheitsbild.

### Warum erwägen Sie nicht auch die rheumatoide Arthritis als Differenzialdiagnose?

Leitsymptom der rheumatoiden Arthritis ist die symmetrische, objektiv nachweisbare Polyarthritis der kleinen Gelenke über mehr als 6 Wochen Dauer. Bei dieser Patientin besteht keine objektivierbare Arthritis, sondern Polyarthralgien, die allerdings Prodromalsymptom einer rheumatoiden Arthritis sein können.

Eine Morgensteifigkeit von über 60 Minuten Dauer ist ebenfalls ein wichtiges Symptom der rheumatoiden Arthritis, aber für sich genommen nicht spezifisch, sondern kommt bei jeder Form einer Synovitis vor.

Die Raynaud-Symptomatik kann zwar ein Symptom der rheumatoiden Arthritis sein, spricht aber sehr viel eher für eine Erkrankung aus der Gruppe der Kollagenosen.

Der leicht erhöhte Rheumafaktor könnte die rheumatoide Arthritis als Verdachtsdiagnose stützen, jedoch sprechen die Nagelfalzentzündung und die fehlende Arthritis deutlich dagegen. Als spezifischer Parameter für eine rheumatoide Arthritis ist die CCP-Ak-Bestimmung sinnvoll (siehe auch Klassifikationskriterien einer rheumatoiden Arthritis).

## 8.7 Leitsymptom Raynaud-Symptomatik mit Arthralgien

**Welche anamnestischen Fragen sollten Sie der Patientin zur weiteren Abklärung stellen?**
- Können Sie ohne Unterstützung durch die Arme von einem Stuhl aufstehen? Können Sie Treppen steigen? Haben Sie Schwierigkeiten beim Kämmen oder bei anderen Arbeiten über Kopf? (Muskelschwäche der proximalen Muskulatur ist Leitsymptom der Polymyositis und Dermatomyositis.)
- Treten nach Sonnenbestrahlung Hauterscheinungen auf oder bestehen Hautveränderungen an lichtexponierten Stellen (Sonnenempfindlichkeit der Haut)? Haben Sie ungewöhnlich starken Haarausfall bemerkt (Kardinalsymptome des systemischen Lupus erythematodes)?
- Besteht ein Fremdkörpergefühl in den Augen mit Rötung, Brennen und Schwellung oder Mundtrockenheit mit Kau- und Schluckschwierigkeiten (Sicca-Symptomatik)? (Gilt als Kardinalsymptom des Sjögren-Syndroms, kann als Keratoconjunctivitis sicca jedoch ebenso bei der rheumatoiden Arthritis und anderen Kollagenosen auftreten.)
- Sind Herz- (z. B. Tachykardien, Rhythmusstörungen), Lungen- (z. B. Pleuritis, atemabhängige Brustschmerzen, Atemnot), Darm- (z. B. Durchfälle), Nierenerkrankungen (z. B. hoher Blutdruck, Ödeme) oder Krankheiten des Nervensystems (Polyneuropathie oder Mononeuritis multiplex), des Knochenmarks (Anämie, Blutungen), der Schleimhäute (Aphthen) bekannt? (Kollagenosen können auch die inneren Organe, vor allem Herz, Lunge, Niere, Nervensystem, Blutbildung, endokrine Organe, seltener den Darm betreffen.)

**Welche zusätzlichen klinischen Untersuchungen helfen Ihnen bei der Diagnosestellung weiter?**
- Untersuchung der Haut auf **Vaskulitiszeichen,** Verhärtung, Farbveränderungen, Rhagaden an den Fingern (mechanic hands), Aphthen der Mund- oder Genitalschleimhäute oder digitale Ulcera, Hyperkeratosen der Finger-Zehenspitzen
- Untersuchung der Fingergelenke auf Synovitiden (Gaenslen-Zeichen, Faustschluss, Palpation der einzelnen Gelenke)
- ausführliche internistische Untersuchung von Herz, Lunge, Abdomen, Gefäßen und Niere
- neurologische Untersuchung (periphere und zentrale Nerven). Aufgrund der möglichen Mitbeteiligung des peripheren und zentralen Nervensystems bei jeder Form einer Vaskulitis der kleinen Gefäße ist diese Untersuchung bedeutsam.

> Die Patientin macht auf Ihre gezielten Nachfragen folgende Angaben: Eine Muskelschwäche habe sie nicht bemerkt, auch keine Trockenheit im Mund oder der Augen, keine Aphthen, kein verstärkter Haarausfall. Eine „Mallorca-Akne" habe sie jedoch gehabt (Hautbläschen beim Liegen in der Sonne vor Jahren, sie meide seitdem intensive Sonnenbestrahlung).
> Die ausführliche **klinische Untersuchung** von Haut, Gelenken, inneren Organen, Gefäßen und Nervensystem ist unauffällig.

**Welche zusätzliche Labordiagnostik/apparative Diagnostik halten Sie für unumgänglich? Begründen Sie Ihre Vorgehensweise.**
- **Kreatinkinase (CK)** und **Laktatdehydrogenase (LDH):** Diese beiden Laborparameter geben Hinweise auf eine strukturelle Mitbeteiligung der Muskulatur. Die CK sollte bei Patienten mit Polyarthralgien oder Polyarthritiden immer mitbestimmt werden, da die Symptomatik an der Muskulatur oftmals unspezifisch angegeben wird und die Muskelschwäche erst spät bemerkt werden kann.
- Weitere **ANA-Differenzierung:** SS-A/B-Ak (auch Ro-/La-Antikörper genannt), Sm-Ak, Scl70-Ak, CENP-B-Ak, U1-RNP-Ak. Bei bereits erhöhten ANA ist diese Untersuchung unabdingbar, sie trägt zur Unterscheidung der einzelnen Kollagenosen bei.

- Bestimmung von **myositisspezifischen Autoantikörpern** bei erhöhter CK: Bei Myositiden kann der Nachweis von myositisspezifischen Autoantikörpern einen Hinweis auf den Subtyp der autoimmunen Myositis geben (z. B. Antikörper gegen Mi2 bei Dermatomyositis, Antikörper gegen TIF 1-gamma bei paraneoplastischer Myositis, Antikörper gegen SRP bei schwer verlaufender Polymyositis, Antikörper gegen PmScl oder Ku bei Overlap-Syndromen, Antikörper gegen Jo-1 bei Antisynthetase-Syndrom).
- **Antineutrophile zytoplasmatische Antikörper (ANCA):** Sie sind Labormarker für eine Reihe von Vaskulitiden (siehe Einteilung der Vaskulitiden, > Tab. 8.1). Da ANCA-positive Vaskulitiden unbehandelt eine eher schlechte Prognose haben, sollten bei Vorhandensein vaskulitisverdächtiger klinischer Symptome die ANCA bereits mitbestimmt werden, um eine solche Erkrankung nicht zu übersehen.
- **Urinstatus** (Sediment und Urinstix): Jede Nierenbeteiligung bei einer entzündlichen Rheumaerkrankung führt zu Veränderungen, die im Urin nachweisbar sind. Die Differenzialdiagnose Kollagenose – Vaskulitis zwingt zur ausführlichen, auch mikroskopischen Untersuchung. Unabhängig vom Ergebnis des Urinstix (erst recht, wenn dieser eine Erythrozyturie oder Proteinurie anzeigt) ist immer eine mikroskopische Untersuchung des Sediments erforderlich (bei Glomerulonephritis dysmorphe Erythrozyten, Zylinder – insbesondere Erythrozytenzylinder erwartbar). Bei Proteinurie ist eine Quantifizierung in mg/g Kreatinin erforderlich. Eine alleinige Urinstix-Untersuchung reicht nicht aus!
- **Echokardiografie transthorakal:** Sie dient zur Abklärung einer bei Kollagenosen möglichen Perikarditis oder Herzmuskelbeteiligung im Sinne einer Kardiomyopathie, ggf. einer Pulmonalarterienhypertonie bei systemischer Sklerose. Bei Vorliegen ist die Prognose der Patienten schlechter und damit die Therapie aggressiver zu wählen.
- **Röntgenbild der Lunge:** Der Auskultationsbefund bei der Patientin ist zwar normal, damit ist die Wahrscheinlichkeit für einen pathologischen Befund im Röntgenbild gering. Da jedoch auch diskrete klinische Veränderungen mit hoher prognostischer Bedeutung vorliegen können, sollte ein Röntgenbild der Lunge angefertigt werden. Jo-1-Antikörper sind mit interstitieller Lungenbeteiligung assoziiert.
- **Kapillarmikroskopie:** Bei jeder neu aufgetretenen Raynaud-Symptomatik ist eine Kapillarmikroskopie indiziert. Bei der systemischen Sklerose und bei den Myositiden gibt es relativ spezifische Muster, sodass die Kapillarmikroskopie wertvolle Hinweise auf diese Krankheitsentitäten geben kann.
- **Muskelbiopsie mit Histologie/Immunhistologie:** Eine Muskelbiopsie ist bei CK-Erhöhung, wenn diese wiederholt gemessen wird und deren Ursache nicht mit anderweitiger Diagnostik geklärt werden konnte, indiziert. Sie sollte in einer Erkrankungsphase mit bestehender CK-Erhöhung erfolgen, damit eine möglichst hohe Sensitivität der Untersuchung gegeben ist. Das histologische Ergebnis kann Hinweise auf die Art der zugrunde liegenden Muskelerkrankung liefern (z. B. CD4$^+$/CD8$^+$-T-Zell-Infiltrate vom perifaszikulären Verteilungsmuster bei Dermatomyositis, CD4$^+$/CD8$^+$-T-Zell-Infiltrate vom perimysialen Verteilungsmuster bei Polymyositis).

### Können Sie mit der weiteren ANA-Differenzierung die Diagnose einer bestimmten Kollagenose beweisen?

Der Beweis einer bestimmten Kollagenoseform kann durch eine ANA-Differenzierung (= Bestimmung von Antikörpern gegen extrahierbare nukleäre Antigene [ENA]; dabei wird getestet, gegen welches Antigen des Zellkerns die antinukleären Antikörper gerichtet sind) nicht geführt werden. Da die Sensitivität der einzelnen Autoantikörper nicht über 50 % liegt, kann trotz nachgewiesener bzw. hochwahrscheinlicher Kollagenose ein negativer Befund vorliegen. Auch gibt es Limitationen bei der Spezifität: Einige dieser Antikörper gelten zwar als relativ spezifisch für bestimmte Kollagenoseformen (z. B. dsDNS-Ak und Sm-Ak für den systemischen Lupus erythematodes oder Scl70-Ak für die systemische Sklerose) und deren Nachweis legt das Vorliegen einer derartigen Kollagenoseform nahe. Um zu beurteilen, ob diese Kollagenoseform vorliegt oder nicht, muss aber auch das klinische Bild berücksichtigt werden; der alleinige Nachweis eines bestimmten Antikörpers ohne das entsprechende klinische Bild reicht für die Diagnose einer Kollagenose nicht aus. Des Weiteren kommen bestimmte Antikörper, z. B. U1-RNP-Ak oder SS-A-Ak, überlappend bei mehreren unterschiedlichen Kollagenoseformen vor und sind somit wenig spezifisch für eine einzelne Kollagenoseform. Mittels der ANA-Differenzierung ist daher der Beweis einer bestimmten Kollagenose nicht möglich.

> ANA-Differenzierung, ds-DNS-Ak und Jo-1-Ak der Patientin sind negativ, ebenso wie die ANCA. C3-, C4-Komplement normal. Das Urinsediment zeigt keine Glomerulonephritis an. Die Kreatinkinase ist mit 750 U/l deutlich erhöht, die Laktatdehydrogenase mit 250 U/l ebenfalls. Die nachfolgende Bestimmung myositisspezifischer Autoantikörper ergibt den Nachweis von Antikörpern gegen Mi-2. Das Röntgenbild des Thorax und die Echokardiografie sind unauffällig. Aufgrund des Nachweises der Autoantikörper gegen Mi-2 wird auf eine Muskelbiopsie verzichtet.

### Wie lautet Ihre Diagnose?
Aufgrund des klinischen Bildes, der CK-Erhöhung und des Nachweises von Antikörpern gegen Mi-2 ergibt sich die Diagnose einer Dermatomyositis.

### Welche Therapie schlagen Sie der Patientin vor?
Empfehlenswert ist initial eine Glukokortikoidtherapie (bei insgesamt gering ausgeprägter Symptomatik z. B. initial Prednisolon 20 mg/d und nachfolgende Dosisreduktion in 2,5-mg-Schritten alle ca. 2–4 Wochen). Ob zusätzliche immunmodulierende Medikamente (z. B. Methotrexat, Azathioprin) eingesetzt werden müssen, wird der weitere Verlauf zeigen.

### Welche Verlaufskontrollen empfehlen Sie dem Hausarzt?
- Labor: Kreatinkinase, C-reaktives Protein, Blutkörperchensenkungsgeschwindigkeit, Blutbild, Kreatinin, GPT, GGT, Urinstatus
- Verlauf des Hautbefundes am Nagelfalz
- klinische Untersuchung der Niere (Blutdruck), Lunge, Nervensystem und Haut
- subjektives Befinden der Patientin

> Bei der erneuten Vorstellung 6 Wochen später haben sich die Beschwerden der Patientin deutlich gebessert. Es bestehen allerdings weiterhin Gelenkschmerzen, eine leichte, diffuse Schwellung der Finger und die Raynaud-Symptomatik. Die CK ist mit 440 U/l erhöht. Sie entscheiden sich, bei der Patientin eine weitere immunmodulierende Medikation zu beginnen.

### Welche Medikamente ziehen Sie in Erwägung. Nennen Sie auch die Dosierung.
- parallel zur Glukokortikoidtherapie Azathioprin 2 mg/kg KG/d
- alternativ Methotrexat 15 mg an einem Tag der Woche peroral oder parenteral oder Ciclosporin A 3–5 mg/kg KG/d
- Hochdosisimmunglobuline oder Rituximab werden erst im Falle eines weiter therapierefraktären Verlaufs in Erwägung gezogen.

### Empfehlen Sie der Patientin eine Malignomabklärung?
Da insbesondere bei der Dermatomyositis Malignome gehäuft auftreten (bis zu 25 %; bei der Polymyositis ist das Tumorrisiko geringer) – gerade in den ersten Jahren nach Erkrankungsbeginn –, ist eine Tumorsuche sinnvoll.

## 8.8 Leitsymptom Schulterschmerzen beidseits

**KASUISTIK**

Eine 65-jährige Frau (frühere Lehrerin) kommt in Ihre Praxis und berichtet von zunehmenden Schmerzen in beiden Schultern (rechts mehr als links) mit deutlichem Krankheitsgefühl. Die Beschwerden hätten vor wenigen Wochen plötzlich begonnen. Insbesondere nachts und morgens könne sie sich praktisch nicht bewegen. Im Tagesverlauf würden die ziehenden Schmerzen zwar weniger, verschwänden aber nie. Seit wenigen Tagen seien jetzt noch Schmerzen im Gesäß, ausstrahlend in beide Oberschenkel, dazugekommen. Die Schmerzen seien jetzt so stark, dass sie sogar die Hilfe ihres Mannes morgens beim Aufstehen brauche. Sie habe zusätzlich leichtes Fieber und eine Gewichtsabnahme bemerkt.

Die **klinische Untersuchung** der depressiv und deutlich krank wirkenden Frau mit einer Größe von 168 cm, einem Gewicht von 69 kg, einem Blutdruck von 140/80 mmHg, einer regelmäßigen Herzfrequenz von 80/min und normaler Atemfrequenz von 14/min ergibt außer einer diffusen Druckschmerzhaftigkeit über der Oberarm- und Oberschenkelmuskulatur keinen wegweisenden Befund. Insbesondere sind die Gelenke nicht geschwollen. Die aktive Abduktion der Arme über die Horizontale ist beidseits wegen der Schmerzen praktisch unmöglich, passiv können die Arme jedoch uneingeschränkt mit wenig Schmerzen bewegt werden.

### Welche Laborwerte bestimmen Sie zur ersten Orientierung?

Anzuordnen sind: Blutbild, Thrombozyten, C-reaktives Protein, Blutkörperchensenkungsgeschwindigkeit, Elektrolyte, Harnstoff, Kreatinin, CK, Transaminasen, Harnsäure, Urinstatus.

Pathologische **Werte** liegen vor bei: Leukozytenzahl 14100/µl, Hämoglobin 11,3 g/dl, Thrombozyten 379000/µl, C-reaktives Protein 10,1 mg/dl, BSG 88/137 mm, Harnstoff 24 mg/dl, Harnsäure 8,2 mg/dl. Im Normbereich liegen Hämatokrit, Erythrozytenvolumen (MCV), Elektrolyte, Kreatinin, Kreatinkinase und Transaminasen. Der Urinstatus ist normal.

### Welche Verdachtsdiagnosen sind die wichtigsten?
- Polymyalgia rheumatica
- Riesenzellarteriitis
- subakute Endokarditis
- rheumatoide Arthritis
- Kleingefäßvaskulitis, z. B. Granulomatose mit Polyangiitis (Wegener) mit Gelenkbeteiligung
- Lambert-Eaton-myasthenes Syndrom

### Welche Überlegungen führen Sie zu den genannten Verdachtsdiagnosen?
- **Polymyalgia rheumatica:** Klassisch ist der nachts beginnende, morgens betonte Schmerz im Schulter- und/oder Beckengürtel mit ausgeprägter Morgensteifigkeit, der oft plötzlich beginnt. Trotz der beträchtlichen Schmerzen in den Schultergelenken sind diese nicht geschwollen. (Eine sichtbare Schwellung des Schultergelenks ist selbst bei akuter Arthritis meist nicht zu bemerken!) Ebenfalls passen bei der Patientin die hohe Blutkörperchensenkungsgeschwindigkeit, das erhöhte C-reaktive Protein, die Anämie und die leichte Leukozytose. Auch ist die Polymyalgia rheumatica eine häufige Erkrankung des höheren Lebensalters, bei Menschen unter 50 Jahren kommt sie praktisch nicht vor.
- **Riesenzellarteriitis:** Diese kann sich ebenfalls mit einem polymyalgiformen Beschwerdebild manifestieren. Auch das geschilderte Krankheitsgefühl und die B-Symptomatik (Fieber, Gewichtsabnahme) kommen bei der Riesenzellarteriitis vor (sie gehört bei älteren Personen zu den häufigsten Differenzialdiagnosen für ein Fieber unklarer Genese!). Auch die bei der Patientin bestehenden entzündlichen Laborveränderungen sind bei einer Riesenzellarteriitis zu erwarten; ebenso passt dazu das höhere Lebensalter.
- **subakute Endokarditis:** Eine sehr bedeutsame Differenzialdiagnose sind Polyarthralgien bei Infektionserkrankungen, hier insbesondere wegen der schlechten Prognose die Endokarditis. Die Arthralgien einschließlich der ausgeprägten Morgensteifigkeit können einer Polymyalgia rheumatica zum Verwechseln

ähneln. Weiter hinweisend, jedoch nicht differenzierend sind die B-Symptomatik und die entzündlichen Laborveränderungen.
- Die **rheumatoide Arthritis** zeigt im höheren Alter häufig eine polymyalgische Komponente, die im Vordergrund der Beschwerden stehen kann. Zudem ist die ausgeprägte Morgensteifigkeit über Stunden ein diagnostischer Hinweis, allerdings unspezifisch und ein Zeichen für Synovitiden allgemein. Die hochgradigen Entzündungszeichen können ebenfalls passen. Allerdings kommt bei der rheumatoiden Arthritis immer eine nachweisbare Gelenkschwellung meist mehrerer Gelenke hinzu, die bei unserer Patientin durch den klinischen Untersuchungsbefund nicht objektiviert wurde.
- **Granulomatose mit Polyangiitis (GPA) mit Gelenkbeteiligung:** Die Gelenkbeteiligung ist variabel, die häufigsten muskuloskelettalen Symptome sind Arthralgien und Myalgien, seltener Arthritiden. HNO- und Augensymptome, Lungen- oder Nierenbeteiligung sind oft vorhanden. Auch bei höherem Alter ist die GPA möglich. Die systemischen Entzündungsparameter sind bei der GPA meist erhöht.
- **Lambert-Eaton-myasthenes Syndrom:** Eine seltene, hoch mit malignen Erkrankungen, insbesondere kleinzelligem Bronchialkarzinom, assoziierte Erkrankung mit spezifischen EMG-Veränderungen, die dieses Syndrom von der Myasthenia gravis unterscheiden. Meist kommen weitere Störungen des vegetativen Nervensystems hinzu: trockener Mund, Ptosis der Augenlider, vermindertes Schwitzen etc.

## Warum kommt als Differenzialdiagnose bei der oben genannten Patientin eine Periarthritis humeroscapularis oder eine Fibromyalgie nicht infrage?

- Der wichtigste Befund bei der **Periarthritis humeroscapularis** (Tendinitis calcarea der Supraspinatussehne) ist der schmerzhafte Bogen (Schmerzen beim Heben der Arme, meist in einem Bereich zwischen 60 und 140 Grad; nicht jedoch Schmerzen im gesamten Bewegungsumfang wie bei der Patientin). Die hohen systemischen Entzündungsparameter, die B-Symptomatik, die Beidseitigkeit sowie die ausgeprägte Morgensteifigkeit passen jedoch nicht zu diesem Krankheitsbild. Da diese Erkrankung ebenfalls im Alter häufiger auftritt, manchmal auch beide Schultern betreffen kann, ist eine Abklärung (Nachweis der Kalkeinlagerung) durch bildgebende Verfahren (Röntgen, Ultraschall) sinnvoll.
- Bei der **Fibromyalgie** ist ein generalisiertes Schmerzsyndrom mit mehr wechselndem Schmerz, der sich auf den gesamten Körper ausdehnt, von Bedeutung. Häufig ist eine Depression assoziiert. Allerdings gehören die deutliche Morgensteifigkeit und B-Symptomatik nicht zu den charakteristischen Zeichen dieser Erkrankung, ebenso passen die ausgeprägten systemischen Entzündungsparameter nicht.

## Welche weiteren Anamnesefragen sind von Bedeutung, insbesondere für die Prognose? Begründen Sie Ihre Fragen.

- Bestanden Organsymptome hinsichtlich **Infektionserkrankung** (HNO, Augen, Herz, Lunge, Niere-Blase, Abdomen usw.)? Infektionserkrankungen treten häufig als Auslöser von Arthralgien und Myalgien auf (parainfektiöse Arthralgien). Folgen einem Infekt nach etwa zwei und mehr Wochen Arthritiden, insbesondere der großen Gelenke der unteren Extremität, sollte an eine reaktive Arthritis gedacht werden. Kollagenosen und Vaskulitiden können sich infolge einer Infektionserkrankung verstärken. Organsymptome von Infektionserkrankungen können mit Manifestationen von Rheumaerkrankungen verwechselt werden, z. B. Pleuritis, Perikarditis. Arthralgien und Myalgien sind unspezifische Symptome. Immer ist jede Organbeteiligung (sei sie nun Ausdruck einer Infektion des betroffenen Organs oder einer Manifestation einer rheumatischen Systemerkrankung) von erheblicher Bedeutung für die weitere Prognose.
- Kommt es **bei Belastung** zu **Atemnot, atemabhängigem Brustschmerz?** Dieses Symptom kann sowohl auf ein pulmonales als auch auf ein kardiales Problem hinweisen. Herz und Lunge sind wichtige Organe, die bei Kollagenosen oder Vaskulitiden mitbeteiligt sein können; eine Beteiligung ist für die Prognose unter Umständen von entscheidender Bedeutung. Der atemabhängige Brustschmerz kann auf eine Pleuritis hindeuten (Kollagenosen).

- Sind ungewöhnliche **Kopfschmerzen** aufgetreten? Kopfschmerzen, die erstmalig in hohem Alter auftreten oder deutlich anders sind als frühere, sollten immer an eine Riesenzellarteriitis denken lassen, insbesondere wenn gleichzeitig deutlich erhöhte systemische Entzündungsparameter im Labor nachgewiesen sind. Schmerzen im Kiefer beim Kauen sind ebenso hinweisend.
- Sind **Sehstörungen** neu aufgetreten? Neu aufgetretene Sehstörungen, die gleichzeitig mit symmetrischen Schulter- und Beckengürtelschmerzen bei erhöhten systemischen Entzündungsparametern im Labor auftreten, sind stark hinweisend auf eine Riesenzellarteriitis. Der sofortige Beginn einer höher dosierten Glukokortokoidtherapie ist die Konsequenz. Damit ist diese Frage von erheblicher Bedeutung für die Prognose (Erblindung, Amaurose). Kurzfristige Visusstörungen assoziiert mit erhöhten systemischen Entzündungsparametern im Labor sind beim älteren Patienten auch ohne Polymyalgie stark hinweisend auf eine Riesenzellarteriitis.
- Wie hoch war das **Fieber,** wie stark die **Gewichtsabnahme,** seit wann besteht der **Leistungsknick?** Dies sind wichtige Zusatzinformationen, die bei jeder Fieberangabe abgefragt werden sollten. Sie geben jedoch nur einen Hinweis auf die systemische Mitbeteiligung bei dem Krankheitsbild und sind nicht spezifisch. Sehr hohes, remittierendes Fieber ist bei einer Polymyalgia rheumatica oder anderen Vaskulitiden selten, aber möglich; bei hohem Fieber müssen sicher zuerst Infektionserkrankungen ausgeschlossen werden, bevor man an eine systemische rheumatische Erkrankung denkt. Für die Prognose der Erkrankung hat diese Aussage Bedeutung, da man unterstellen kann, dass eine systemische Mitbeteiligung bei einer entzündlich-rheumatischen Erkrankung mit höherer Wahrscheinlichkeit prognostisch ungünstiger ist, als wenn keine B-Symptomatik vorliegt.

### Welche weiteren klinischen Hinweise würde man neben den polymyalgiformen Schmerzen und der Allgemein- und B-Symptomatik bei einer Riesenzellarteriitis erwarten können?

- Schmerz, Verhärtung und/oder Pulslosigkeit im Bereich der Arteria temporalis
- Schmerzen beim Kauen
- einseitiger, neu aufgetretener, ungewöhnlicher Kopfschmerz
- Überempfindlichkeit der Kopfhaut
- Sehstörungen (auch kurzfristige in den Tagen bis Wochen vorher)
- Claudicatio der Extremitäten (v. a. der oberen Extremitäten)

**Merke**: Eine Kauclaudicatio und Sehstörungen sind bei Patienten mit Riesenzellarteriitis als Warnzeichen für ischämische Komplikationen (insbesondere irreversibler Visusverlust) anzusehen. Um eine Erblindung zu verhindern, ist es erforderlich, bei diesen Warnzeichen unmittelbar eine hochdosierte Glukokortikoidtherapie einzuleiten (selbst dann, wenn nur der Verdacht auf die Diagnose besteht und die Diagnose noch nicht weiter bestätigt ist; viele Patienten erleiden einen irreversiblen Sehverlust, bevor die Diagnose gesichert werden kann)!

### Welche zusätzlichen klinischen Untersuchungen helfen Ihnen im vorliegenden Fall bei der Unterscheidung zwischen einer Polymyalgia rheumatica und einer Riesenzellarteriitis und bei der Abgrenzung gegenüber anderen Differenzialdiagnosen?

- Palpation der A. temporalis: **Schläfendruckschmerz, eine Verhärtung und/oder Pulslosigkeit** sind als Hinweise auf eine Mitbeteiligung der A. temporalis bei Riesenzellarteriitis zu werten. Die klinisch fassbare Arteriitis temporalis ist mit einem höheren Risiko für eine Mitbeteiligung des Auges verbunden, insofern ist dieser Test für die Prognose von Bedeutung. Nicht jede tastbare Arteria temporalis ist gleich eine Arteriitis, verkalkte Temporalgefäße gibt es auch ohne Entzündungsreaktion. Umgekehrt schließt eine fehlende Druckschmerzhaftigkeit keine Riesenzellarteriitis aus.
- Zur Differenzialdiagnose einer Meningitis sollte bei älteren Patienten immer der **Meningismus** als klinisches Zeichen geprüft werden, da diese Diagnose bei ähnlicher Symptomatik für die Prognose entscheidend sein kann.

- **Schmerzen beim Kauen** kommen bei bis zu zwei Drittel der Fälle von Riesenzellarteriitis vor und werden daher als hinweisendes Symptom für eine klinisch relevante Riesenzellarteriitis angesehen. Allerdings ist dieses Zeichen wie auch andere klinische Parameter weder sensitiv noch spezifisch, zumal Zahn- und Kieferprobleme im Alter häufiger sind.
- **Gefäßstatus peripherer Gefäße und Karotiden** (Auskultation und Tastbefund): Der nicht tastbare periphere Puls an einer der beiden oberen Extremitäten, ein Blutdruckunterschied und ein zu auskultierendes Strömungsgeräusch über der Subklavia oder der Karotis sind die wichtigsten Untersuchungsbefunde, die eine Mitbeteiligung des Aortenbogens bei den Vaskulitiden der großen Gefäße (Riesenzellarteriitis, Takayasu-Arteriitis bei jüngeren Patienten) anzeigen.
- Verschiedene Kollagenosen sind mit einer **Vergrößerung von Lymphknoten an Hals, Axilla und inguinal** assoziiert, insbesondere der systemische Lupus erythematodes und das Sjögren-Syndrom. Bei einem entsprechenden klinischen Verdacht ist diese Untersuchung von besonderer Bedeutung. Zudem können Lymphome auch mit Gelenkbeschwerden einhergehen, sodass diese klinische Überprüfung immer erfolgen sollte.
- Die subakute Endokarditis ist eine wichtige Differenzialdiagnose zu Erkrankungen, die mit Arthralgien und Myalgien bei erhöhten systemischen Entzündungsparametern im Labor einhergehen, deshalb ist die genaue und bewusste **Auskultation des Herzens** entscheidend. Da im Alter Strömungsgeräusche über den Herzklappen häufiger sind, ist dann ein Ausschluss durch eine Echokardiografie und Blutkulturen oftmals notwendig. Eine fehlerhafte Therapie einer Endokarditis mit Glukokortikoiden (unter der Vorstellung z. B. einer Polymyalgia rheumatica) kann tödliche Konsequenzen haben.
- **Aktiver und passiver Bewegungsumfang beider Schultergelenke und der Halswirbelsäule:** Bei Schmerzen im Schultergürtel sind immer die Schultergelenke und die Halswirbelsäule zu untersuchen. Die klinische Untersuchung der Schultergelenke sollte zwischen einer Erkrankung des Schultergelenks selbst und einer Erkrankung der Muskulatur (Rotatorenmanschette) und der Weichteile um das Schultergelenk unterscheiden können (wie schmerzhafter Bogen, Rotationseinschränkung, Heben der Arme gegen Widerstand). Für die Differenzialdiagnose sind diese Untersuchungen somit unabdingbar, weniger jedoch für die Prognose.

### Warum überweisen Sie die Patientin nicht zum Augenarzt zur Spiegelung des Augenhintergrunds?

Bei den meisten Augenbeteiligungen bei entzündlich-rheumatischer Erkrankungen ist die augenärztliche Mitbetreuung unabdingbar. Es gibt aber auch Erkrankungen, bei denen trotz drohender Augenbeteiligung der augenärztliche Befund nicht wesentlich weiterhilft. Dies trifft z. B. bei der Riesenzellarteriitis zu, denn solange keine Sehstörung eingetreten ist, ist bei der Mehrzahl der Patienten kein pathologischer Befund am Auge zu erheben.

Umgekehrt ist es bei vielen Patienten zu spät für eine heilende Therapie am betroffenen Auge, wenn der Augenarzt bei Amaurosis die Folge der Ischämie am Nervus opticus erkennt. Wichtig ist, dass bei klinischem Eintreten eines Visusverlusts sofort eine höher dosierte Glukokortikoidtherapie eingeleitet wird, um möglichst das Sehvermögen am betroffenen Auge zu retten und zumindest die Erblindung am noch nicht befallenen Auge zu verhindern.

---

Die Patientin verneint auf Ihre Nachfragen das Vorliegen von Atemnot und Herzproblemen.
Die weitergehende **klinische Untersuchung** erbringt weder einen pathologischen Befund im HNO-Bereich noch sind objektivierbare Veränderungen an folgenden Organen erkennbar: Lunge, Herz, Abdomen, Leber, Milz, Nierenlager, große Gefäße, Haut und Nerven. Der Tastbefund über der A. temporalis ist unauffällig (kein Druckschmerz, keine verdickte Arterie), Lymphknoten sind nicht vergrößert tastbar.

### Welche zusätzliche apparative Diagnostik würden Sie der Patientin empfehlen und warum?

- **Ultraschall der Schulter- und Hüftgelenke und deren periartikulärer Strukturen:** Bei Patienten mit einer Polymyalgia rheumatica lassen sich in der Mehrzahl der Fälle entzündliche Veränderungen im Bereich der Bursa subacromialis/Bursa subdeltoidea, der Bizepssehne, des Glenohumeralgelenks, der Hüftgelenke, der Bursa trochanterica und den interspinösen Bursen an der HWS und LWS nachweisen. Da gerade die entzündlichen Veränderungen im Bereich der Schultern und Hüften im Ultraschall gut nachweisbar sind, ist diese Untersuchung der Patientin zu empfehlen. (**Memo:** Bei der Polymyalgia rheumatica finden sich bei einem Teil der Patienten auch entzündliche Veränderungen im Bereich der interspinösen Bursen der LWS und/oder der HWS, wenngleich nur ein geringer Teil der Patienten mit einer Polymyalgia rheumatica Rückenschmerzen aufweist; diese können durch sehr geübte Untersucher sonografisch teils zur Darstellung gebracht werden; die Suche nach diesen Veränderungen hat in der klinischen Routine keine Bedeutung, vielmehr fallen diese entzündlichen Veränderungen an der Wirbelsäule als Zufallsbefund bei anderen schnittbildgebenden Verfahren [wie MRT oder F-18 FDG-PET/CT] auf, die aus anderen Gründen zur Beschwerdeabklärung veranlasst worden sind.)
- evtl. **Ultraschall der A. temporalis und der A. axillaris:** Es kann trotz fehlender Klinik (Schläfenkopfschmerz) bei einer Riesenzellarteriitis ein Befall dieser Gefäße vorliegen mit therapeutischen Konsequenzen, der im Ultraschall nachgewiesen werden kann (Halo-Zeichen um Gefäß), sodass diese Untersuchung erwogen werden kann.
- evtl. **Biopsie der A. temporalis:** Die Wahrscheinlichkeit, durch eine Biopsie der A. temporalis die Diagnose einer Riesenzellarteriitis zu stellen, liegt in einem Fall wie diesem unter 30 % (keine abnormen Kopfschmerzen, keine Visusstörungen, kein Schmerz beim Kauen, keine Schläfenkopfschmerzen, kein Druckschmerz über der A. temporalis und kein veränderter Tastbefund), sie ist deshalb nicht unbedingt notwendig. Eine Biopsie der A. temporalis sollte bei einer Polymyalgia rheumatica nur angestrebt werden, wenn trotz klinischer Hinweise für eine Riesenzellarteriitis bildgebende Verfahren unklare Befunde erbringen, da eine langfristige Therapie mit Glukokortikoiden und deren Nebenwirkungsrisiken die Konsequenz wäre.
- **Bestimmung der antineutrophilen zytoplasmatischen Antikörper** (ANCA): Arthralgien und Myalgien mit B-Symptomatik und hohen systemischen Entzündungsparametern im Labor können auch Ausdruck einer ANCA-positiven Vaskulitis sein, wenn auch diese Erkrankungsgruppe wesentlich seltener ist als die Riesenzellarteriitis bzw. die Polymyalgia rheumatica.
- **Knochendichtemessung mit Doppel-Photonen-Absorptiometrie** (DXA): Die Diagnose einer Polymyalgia rheumatica oder einer Riesenzellarteriitis würde eine lang dauernde Glukokortikoidtherapie zur Folge haben (mittlere Dauer: 1,5–2 Jahre). Bei einer postmenopausalen Frau ist die Wahrscheinlichkeit einer vorher bestehenden Osteoporose bzw. Osteopenie groß. Da diese Information zur weiteren Therapieentscheidung benötigt wird, sollte diese Untersuchung durchgeführt werden.
- evtl. **Ultraschall des Abdomens:** Die Suche nach Tumoren oder Lymphknotenvergrößerungen bei einer älteren Patientin mit B-Symptomatik ist durchaus akzeptabel, sie dürfte nur in seltenen Fällen bei der vorliegenden Symptomatik wirklich weiterhelfen. Die Differenzialdiagnose eines Tumors ist bei Polyarthralgien und Polymyalgien selten, die bei der Patientin im Vordergrund stehende Morgensteifigkeit ist bei Tumorerkrankungen noch seltener. Bei der Seltenheit dieser Kombination ist die Tumorsuche nicht obligat. Bei den geringen Kosten des Ultraschalls wird er zusammen mit einem Thorax-Röntgenbild sowie einem Test auf okkultes Blut im Stuhl oftmals im Sinn einer „kleinen Tumorsuche" durchgeführt; notwendig ist diese Suche jedoch nur bei zusätzlichen Hinweisen auf eine Tumorerkrankung oder bei Therapieresistenz auf Glukokortikoide.
- **Röntgenaufnahmen** der Schultergelenke zum Nachweis einer Periarthritis humeroscapularis mit Kalkeinlagerungen um das Schultergelenk herum (Kalziumpyrophosphat bzw. -apatit) sind sinnvolle Ergänzungen (diese tritt allerdings nur selten beidseitig auf).

## 8.8 Leitsymptom Schulterschmerzen beidseits

Die **Ultraschalluntersuchung** der A. temporalis und der A. axillaris erbringt keinen auffälligen Befund. Eine kleine Tumorsuche mit Röntgenbild des Thorax, Ultraschall des Abdomens und Test auf okkultes Blut im Stuhl wird durchgeführt, bleibt aber ohne pathologischen Befund. Bei einer Ultraschalluntersuchung der Schulter- und Hüftgelenke finden sich beidseits ein Flüssiggkeitssaum um die Bizepssehne (im Sinne einer Tenosynovitis) und rechtsseitig eine Flüssigkeitsansammlung in der Bursa subdeltoidea (im Sinne einer Bursitis).

### Stellen Sie Ihre zusammenfassende Diagnose.

Die Kombination aus ausgeprägter Morgensteifigkeit, ziehenden Schmerzen im Schultergürtel und beginnend im Beckengürtel mit Ausstrahlung in die Extremitäten, Allgemein- und B-Symptomatik sowie die erhöhten systemischen Entzündungsparameter im Labor und der Nachweis entzündlicher Veränderungen im Bereich der Schulterregion sind nach weitgehendem Ausschluss anderer Erkrankungen ausreichend, die Diagnose einer Polymyalgia rheumatica zu stellen.

### Wie therapieren Sie die Patientin?

Mit niedrig dosierten Glukokortikoiden (niedrigste wirksame individualisierte Dosis und Dauer). Initial empfiehlt sich die Therapie mit z.B. 15–25 mg Prednisolon (höhere Dosis ist zu erwägen bei Risikopatienten für Rezidiv und niedrigem Risiko für Nebenwirkungen; bei Patienten mit relevanten Komorbiditäten [Diabetes mellitus, Osteoporose, Glaukom] und anderen Risikofaktoren für glukokortikoidinduzierte Nebenwirkungen sollte eine niedrigere Dosis bevorzugt werden). Nach klinischer Besserung und Normalisierung der systemischen Entzündungsparameter sollten die Glukokortikoide unter regelmäßigem Monitoring von Krankheitsaktivität, Laborparametern und Nebenwirkungen individualisiert ausgeschlichen werden; bei unauffälliger Klinik, weiter normalisierten systemischen Entzündungsparametern und fehlenden relevanten Nebenwirkungen z.B. nach folgendem Schema: zunächst Reduktion auf 10 mg/Tag Prednisolon innerhalb von 4–8 Wochen; anschließend dann um 1 mg alle vier Wochen.

Tritt ein Rezidiv auf, sollte das Prednisolon wieder auf die vorher bestehende Dosis erhöht und nachfolgend innerhalb von 4–8 Wochen bis zu der Prednisolon-Dosis, bei der das Rezidiv auftrat, schrittweise reduziert werden. Für die weitere Prednisolon-Reduktion empfehlen sich Schritte um 1 mg alle 4 Wochen.

Insgesamt sollte die Dauer der Glukokortikoidtherapie mindestens 1 Jahr betragen. Bei ca. 50 % der Polymyalgia-rheumatica-Patienten ist eine Therapiedauer von mehr als 2 Jahre erforderlich.

Bei Patienten mit hohem Rezidivrisiko und/oder prolongierter Glukokortikoidtherapie sowie in Fällen, in denen Risikofaktoren, Komorbiditäten und/oder Begleitmedikationen bestehen, die glukokortikoidassoziierte Nebenwirkungen wahrscheinlicher machen, sollte auch der frühzeitige Einsatz von Methotrexat erwogen werden.

**Cave:** Bei älteren Patienten ist häufiger mit einer Niereninsuffizienz zu rechnen. Bei eingeschränkter Nierenfunktion ist eine Methotrexat-Dosisreduktion erforderlich; bei einer Einschränkung der Kreatinin-Clearance auf < 30 ml/min darf Methotrexat nicht mehr angewendet werden (siehe auch EULAR-Empfehlungen zur Behandlung der Polymyalgia rheumatica von 2015).

Bei allen Patienten unter lang dauernder Glukokortikoidtherapie (insbesondere bei der postmenopausalen Frau) ist eine zusätzliche Vitamin-D-Substitution (z.B. Cholecalciferol 1.000 IE/d) zu empfehlen (Kalzium in Tablettenform nur bei nicht ausreichender Kalziumzufuhr über die Ernährung, dann möglichst verteilt auf mehrere Dosen pro Tag). Bei bestehender Osteopenie mit T-Score < -1,5 oder gar Osteoporose sollte zusätzlich eine osteoporosespezifische Therapie (z. B. Bisphosphonat) verordnet werden, da eine Vitamin-D- und Kalzium-Prophylaxe dann nicht ausreicht.

#### LITERATUR

Weitere Informationen können auch der S3-Leitlinie zur Behandlung der Polymyalgia rheumatica von 2017 (AWMF-Register Nr. 060/006) entnommen werden.

## 8.9 Leitsymptom Zehenschwellung

**KASUISTIK**

Eine 35-jährige Sekretärin in einem Anwaltsbüro kommt in Ihre Praxis und berichtet von einer langsam zunehmenden Schwellung des 4. Zehs links (➤ Abb. 8.13).
Die Schwellung habe ohne vorausgegangenes Trauma vor jetzt fast 14 Tagen allmählich begonnen. Zuerst habe die Patientin an einen Mückenstich gedacht, aber als Schmerzen in der linken Schulter, den Händen und am Knie (ohne Schwellungen) hinzukamen, habe sie sich zum Arztbesuch entschlossen.
Der 4. Zeh links ist insgesamt druckschmerzhaft.

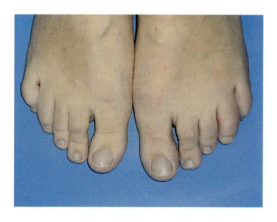

**Abb. 8.13** Zehenschwellung 4. Zeh links [P092]

### Welche orientierenden Laboruntersuchungen ordnen Sie an?
Blutbild, C-reaktives Protein, BSG, Elektrolyte, Leberwerte, Kreatinkinase, Harnstoff, Kreatinin und Rheumafaktor, Urinstatus.

Im Normbereich liegen Blutbild, Elektrolyte, Leberwerte (bis auf γ-GT: 34 U/l), Kreatinkinase, Harnstoff, Kreatinin und Urinstatus. Erhöht sind C-reaktives Protein 0,9 mg/dl (Normalwert < 0,5 mg/dl), Blutkörperchensenkungsgeschwindigkeit 25/47 mm, Harnsäure 7,1 mg/dl (Normalwert 3,0–6,5 mg/dl). Der Rheumafaktor ist negativ.

### Ist ein Röntgenbild der Vorfüße beidseits indiziert?
Für die Diagnose ist ein Röntgenbild ohne Bedeutung, damit also nicht indiziert (Symptome erst seit 14 Tagen). Für die Verlaufsbeurteilung kann ein Röntgenbild jedoch von Wert sein, da Frühveränderungen am Gelenk (Erosion) – im Verlauf im Vergleich zur vorliegenden Aufnahme – von hoher Bedeutung für die Diagnose und Therapieentscheidung sind. Mittels hochauflösenden Ultraschalls oder Kernspintomografie können Erosionen deutlich früher entdeckt werden; diese Untersuchungen sind aktuell nicht zwingend notwendig, könnten aber zusätzliche Informationen über zugrunde liegende entzündliche Veränderungen als Ursache der Zehenschwellung liefern (sie sind indiziert, wenn die Ursache der Zehenschwellung weiter unklar bleibt).

Ein Röntgenbild der Hände und Füße ist unauffällig.

### Welche Verdachtsdiagnosen sind die wahrscheinlichsten?
Am wahrscheinlichsten ist eine Erkrankung aus der Gruppe der Spondyloarthritiden, sodass folgende Erkrankungen infrage kommen:

- röntgenologische axiale Spondyloarthritis (Spondylitis ankylosans)
- nichtröntgenologische axiale Spondyloarthritis
- Psoriasisarthritis
- Spondyloarthritis nach vorangegangenen Infektionen (reaktive Arthritis)
- Spondyloarthritis assoziiert mit chronisch-entzündlicher Darmerkrankung
- undifferenzierte periphere Spondyloarthritis

### Warum kommt bei der Patientin eine Gicht als Verdachtsdiagnose nicht infrage?
Die Gicht ist sehr unwahrscheinlich, denn sie ist im Anfangsstadium so gut wie immer eine Monarthritis (Großzehengrundgelenk, Kniegelenk, Mittelfuß u. a.) und beginnt plötzlich. Außerdem betrifft sie nicht einen ganzen Zeh oder einen ganzen Finger (keine Daktylitis!), auch wenn manchmal eine ausgeprägte Umgebungsreaktion um ein akut geschwollenes Gichtgelenk die Unterscheidung schwer macht. Gegen eine Gicht spricht trotz der leicht erhöhten Harnsäure auch, dass sie so gut wie nie bei menstruierenden Frauen auftritt. Sehr seltene Ausnahmen sind bestimmte Defekte des Harnsäurestoffwechsels.

### Begründen Sie die oben genannten Verdachtsdiagnosen.
Klassischerweise ist die Daktylitis ( ➤ Abb. 8.13) ein Symptom aller **Spondyloarthritiden.**

Die Gruppe der Spondyloarthritiden umfasst mehrere Erkrankungen, denen bestimmte klinische und genetische Merkmale gemeinsam sind. Diese Merkmale umfassen eine Entzündung des Achsenskeletts (ISG und Wirbelsäule; Manifestation mit den Charakteristika des entzündlichen Rückenschmerzes), periphere Arthritis (überwiegend asymmetrische, oligoartikuläre und eher die untere Extremität betreffende Arthritis), Daktylitis, Enthesitis, Iritis, Psoriasis, entzündliche Darmerkrankung (Morbus Crohn sehr viel häufiger als die Colitis ulcerosa) und die Assoziation mit HLA-B27. Je nachdem, welche klinischen Manifestationen im Vordergrund stehen, werden bei der Spondyloarthritis verschiedene **Subtypen** unterschieden:
- röntgenologische axiale Spondyloarthritis (= Spondylitis ankylosans [= M. Bechterew]; hier liegen bereits strukturelle Veränderungen am ISG vor)
- nichtröntgenologische axiale Spondyloarthritis (hier liegen keine strukturellen Veränderungen am ISG vor)
- Spondyloarthritis bei Psoriasis bzw. die Psoriasisarthritis
- Spondyloarthritis nach vorangegangenen Infektionen (reaktive Arthritis)
- Spondyloarthritis assoziiert mit chronisch-entzündlichen Darmerkrankungen
- undifferenzierte periphere Spondyloarthritis.

Klinisch ist insbesondere eine Zuordnung bezüglich prädominanter axialer oder peripherer Beteiligung bei der Klassifikation einer Spondyloarthritis von Bedeutung, da Unterschiede in der Therapie bestehen (z. B. der axiale Befall spricht auf klassische DMARD nicht an). Für die Klassifikation der Spondyloarthritiden wurden von der ASAS (Assessment of Spondyloarthritis International Society) in den letzten Jahren Klassifikationskriterien für die axiale und die periphere Spondyloarthritis entwickelt.

### ASAS-Klassifikationskriterien für axiale Spondyloarthritis:
Patienten mit mit chronischem Rückenschmerz ≥ 3 Monaten und Symptombeginn vor dem 45. Lebensjahr und Sakroiliitis in der Bildgebung **plus** ≥ 1 SpA-Parameter oder HLA-B27 *plus* ≥ 2 SpA-Parameter.

### Sakroiliitis in der Bildgebung:
- aktive (akute) Entzündung in der MRT, gut vereinbar mit einer SpA-assoziierten Sakroiliitis.
- definitive röntgenologische Sakroiliitis (Strukturveränderungen) gemäß modifizierten NY-Kriterien.

**SpA-Parameter:**
- entzündlicher Rückenschmerz
- periphere Arthritis
- Enthesitis (Ferse)
- Uveitis
- Daktylitis
- Psoriasis
- M. Crohn/Colitis ulcerosa
- gutes Ansprechen auf NSAID
- positive Familienanamnese für SpA
- HLA-B27
- erhöhtes CRP

**ASAS-Klassifikationskriterien für periphere Spondyloarthritis:**
Patienten mit nur peripheren Symptomen (Arthritis oder Enthesitis oder Daktylitis) und ≥ 1 SpA-Parameter:
- Uveitis
- Psoriasis
- M. Crohn/Colitis ulcerosa
- vorangehende Infektion
- HLA-B27
- Sakroiliitis in der Bildgebung

oder ≥ 2 andere SpA-Parameter:
- Arthritis
- Enthesitis
- Daktylitis
- entzündlicher Rückenschmerz (jemals)
- positive Familienanamnese für SpA

Die Kriterien für die periphere Spondyloarthritis bei Psoriasis und die Psoriasisarthritis (CASPAR-Kriterien) überschneiden sich teilweise. Im klinischen Alltag wird von den meisten Rheumatologen eher der Begriff Psoriasisarthritis verwendet und der Begriff periphere Spondyloarthritis dann verwendet, wenn periphere Spondyloarthritissymptome vorliegen und keine Psoriasis besteht.

Seit einigen Jahren hat sich etabliert, bei Patienten mit entzündlichen Veränderungen am Achsenskelett (am ISG Sakroiliitis, an der Wirbelsäule Spondylitis, Spondylodiszitis, Spondyloarthritis [= Entzündung der kleinen Wirbelgelenke], Syndesmophyten) von einer axialen Spondyloarthritis zu sprechen. Die Unterscheidung zwischen nichtröntgenologischer Spondyloarthritis und röntgenologischer axialer Spondyloarthritis hat eher historische Gründe und Gründe, die mit der Möglichkeit einer frühzeitigen effektiven Therapie vor röntgenmanifesten Veränderungen am Achsenskelett einhergehen (für die Klassifikation als Spondylitis ankylosans [= M. Bechterew] sind höhergradige strukturelle röntgenologische Veränderungen an den ISG [entsprechend bilateral Grad II oder unilateral Grad III oder IV nach den modifizierten New-York-Kriterien] erforderlich; inzwischen weiß man, dass ein gewisser Anteil von Patienten, die anfangs keine röntgenologischen Veränderungen aufweisen, nach einigen Jahren das Vollbild einer röntgenologisch manifesten Spondyloarthritis zeigen [als Anhaltspunkt: ca. 10 % entwickeln innerhalb von zwei Jahren röntgenologische Veränderungen; bei anfangs ausgeprägten Entzündungszeichen im MRT oder im Labor sogar 20 %]).

### Welche weiteren Anamnesefragen sind von Bedeutung?
- Besteht eine Morgensteifigkeit, die länger als 60 Minuten anhält?

- Waren früher andere Gelenke geschwollen?
- Liegen Rückenschmerzen vom entzündlichen Typ vor? Das bedeutet: War der Beginn langsam (v. a. in jüngerem Alter [unter 45 Jahren]), treten die Schmerzen nachts auf mit morgendlicher Betonung und Morgensteifigkeit, wacht die Patientin durch diese Schmerzen nachts auf, bessern sich die Schmerzen unter Bewegung?
- Leidet die Patientin selbst oder jemand in der Familie an Psoriasis vulgaris?
- Ist eine Infektionserkrankung dem Beginn der Zehenschwellung vorangegangen?
- Hat irgendwann einmal eine Augenentzündung (Iritis) über längere Zeit bestanden?
- Wurden Schmerzen oder Schwellungen an den Sehnenansätzen (Achillessehne, Fußsohle) bemerkt (Enthesitis)?
- Sind Stuhlunregelmäßigkeiten oder Blut im Stuhl aufgetreten?

## Warum interessieren diese anamnestischen Angaben?

- **Morgensteifigkeit** ist das klassische Symptom jeder entzündlich-rheumatischen Gelenkerkrankung, deshalb sollte man diese Frage bei Gelenk-, aber auch bei Wirbelsäulenproblemen immer stellen.
- Die Frage nach **früheren Gelenkschwellungen** ist wichtig, da bei Spondyloarthritiden die Symptomatik oftmals wellenförmig verläuft. Häufig berichten die Patienten erst auf die dezidierte Frage hin, dass in der Vergangenheit unklare, nicht auf Verletzungen bezogene Gelenkschwellungen vorlagen.
- **Rückenschmerzen vom entzündlichen Typ** sind immer ein Hinweis auf eine entzündliche Achsenskelettererkrankung (axiale Spondyloarthritis). Deshalb ist diese Differenzierung aus der Anamnese sehr wichtig. Auch andere entzündliche Wirbelsäulenerkrankungen (z. B. bakterielle Spondylitis) müssen beachtet werden.
- Nachdem die **Psoriasis** die häufigste „Ursache" der Daktylitis darstellt, ist die genaue Anamnese bezüglich Psoriasis bei der Patientin oder ihrer Familie immer von Bedeutung, wie bei jeder anderen entzündlichen Rheumaerkrankung.
- **Reaktive Arthritiden** werden durch Infektionserkrankungen gastrointestinal, urogenital (oder oropharyngeal) ausgelöst. Die Infektionen liegen meist einige Tage bis wenige Wochen vor dem Beginn der Gelenkschwellung. Es ist daher sinnvoll, nach derartigen vorangegangenen Infektionen zu fragen.
- **Augenentzündungen** sind neben Gelenk- und Wirbelsäulenentzündungen (besonders des Iliosakralgelenks) ein klassisches Symptom einer Spondyloarthritis. Symptome der hier besonders zu nennenden Iritis sind Schmerzen, Rötung, Lichtempfindlichkeit und Tränen eines Auges über Tage bis Wochen. Die zusätzliche Augenanamnese ist also bei jedem Verdacht auf diese Krankheitsgruppe wesentlich. Eine Iritis kann der Iliosakralgelenkarthritis um Jahre vorausgehen.
- **Enthesitiden** sind ein weiteres klassisches Merkmal der Krankheitsgruppe. Symptome sind Schmerz und Schwellung an Sehnenansätzen, offensichtlich an der Achillessehne, wo die Schwellung meist zu sehen ist (oft fehlgedeutet als Läsion durch neue Schuhe, Fersensporn etc.), weitere klassische Prädilektionsstellen der Enthesitis sind die Plantarfasziitis, die Schmerzsymptomatik an den Sehnenansätzen unterhalb der Patella, am Beckenkamm oder Os ischiadicum u. v. a. Durch hochauflösende bildgebende Verfahren (Ultraschall oder Kernspintomografie) kann die Entzündung im Zweifelsfall nachgewiesen werden.
- Änderungen der **Stuhlfrequenz** (Durchfall, Wechsel zwischen Durchfall und Verstopfung) und der **Stuhlbeschaffenheit** bei gleichzeitiger Daktylitis können hinweisend auf eine chronisch-entzündliche Darmerkrankung sein, die manchmal kaum durch andere Symptome in Erscheinung tritt.

## Welche zusätzlichen klinischen Untersuchungen helfen Ihnen bei der Diagnosefindung?

- Untersuchung der kleinen Gelenke auf Synovitiden (Gaenslen-Zeichen, Faustschluss, Palpation der einzelnen Gelenke)
- Suche nach klassischen und versteckten Psoriasisherden
- Überprüfung des Mennell-Zeichens (in Seitenlage oder 2. Stufe des Drei-Stufen-Hyperextensionstests), Schober-Test

- Überprüfung der Druckschmerzhaftigkeit der Weichteile und Gelenke des betroffenen Zehs
- Überprüfung der Druckschmerzhaftigkeit der klassischen Sehnenansätze (Enthesen)

### Beschreiben Sie die exakte Untersuchung der kleinen Gelenke.
Mit zwei Fingern einer Hand oder den Daumen beider Hände wird über dem Gelenkspalt nach einer verdickten, druckschmerzhaften und nach einer durch Gelenkerguss leicht federnden Synovitis (genau: Synovialitis; oft vereinfachend Synovitis genannt) gesucht, die das objektive Kriterium für die Gelenkschwellung der kleinen Gelenke darstellt. Bei jedem Verdacht auf eine entzündliche Gelenk- oder Wirbelsäulenerkrankung sollten deshalb die Gelenke so untersucht werden. Das Gaenslen-Zeichen (Händedruck über den Metakarpo- bzw. Metatarsophalangealgelenken) kann als Screening-Verfahren betrachtet werden.

### Wo sind Psoriasisherde zu suchen?
Klassische Lokalisationen für Psoriasisherde sind die Streckseiten der Gelenke, am Stamm und an den Extremitäten. Weitere klassische Lokalisationen, die wegen ihrer versteckten Lage oft übersehen werden, sind hinter den Ohren, im äußeren Gehörgang, am Haaransatz auf der Kopfhaut, im Bauchnabel, perianal und im Genitalbereich, an den Finger- und Zehennägeln. Deshalb ist z. B. die Suche nach einer perianalen Psoriasis bei einer Schwellung eines Kniegelenks oder einer Daktylitis von erheblicher diagnostischer Bedeutung.

### Welche weiteren klinischen Untersuchungen (neben dem Mennell-Zeichen und dem Schober-Test) sind für eine Spondyloarthritis ankylosans bedeutsam?
Insbesondere für den Verlauf bedeutsame Untersuchungen sind der Schober-Test (Aufdehnung der LWS bei Flexion), der Tragus-Wand-Abstand, die zervikale Rotation, die Seitneigung (laterale lumbale Flexion) der LWS und die intermalleoläre Distanz (internationale Standards sind vorgegeben im BASMI, Bath ankylosing spondylitis measurement index), bedeutsame Zusatzinformation kann über die Differenz des Thoraxumfangs zwischen Inspiration und Exspiration (Betroffenheit der Rippen-Brustwirbelsäule-Gelenke, oftmals zuerst nachweisbar) erhalten werden. Klinisches Zeichen der **ISG-Arthritis** ist das Vorlaufzeichen: Beim Vorbeugen bewegt sich die Spina iliaca posterior superior (mit den Daumen auf beiden Seiten fixiert) stärker mit, wenn das Iliosakralgelenk durch eine Entzündung blockiert ist, oder der Spine-Test; hierbei lässt sich das normale Absinken der Spina iliaca posterior superior beim Anheben eines Beines im Stehen auf der betroffenen Seite im Vergleich zur gesunden Seite nicht erkennen (einseitige Blockierung des Iliosakralgelenks).

> Die Patientin berichtet auf Ihre Befragung: Sie habe früher keine Gelenkprobleme gehabt, die jetzigen Gelenkschmerzen seien erträglich. Nur bei der Frage nach Rückenschmerzen berichtet die Patientin, dass sie häufig Kreuzschmerzen ohne Ausstrahlung in die Beine habe, die sie immer auf ihr langes Sitzen vor dem Computer bezogen habe, sie seien auch durch Gymnastik (sie geht seit Jahren regelmäßig zum Aerobic-Training) meist wieder besser geworden. Nachts habe sie selten damit zu tun gehabt. Zum Arzt ist sie damit nie gegangen. Morgens sei ihr die Steifigkeit im Kreuz schon aufgefallen, sie sei meist nach etwa 30 Minuten und einigen Turnübungen vergangen. Das Gehen sei durch die Zehenschwellung leicht behindert. Im Bett verspüre sie die Schmerzen im Zeh auch, sie könne aber trotzdem schlafen. Die Mutter habe seit Jahren eine Schuppenflechte, jedoch keine Gelenkprobleme.
> Die **Systemübersicht** ergibt keine wesentlichen Probleme im HNO-Bereich, keine Augenprobleme, keine Herzen-, Lungen- oder Gastrointestinaltraktbeschwerden. Es finden sich auch keine vorausgegangenen Infektionserkrankungen, kein Problem mit den Nieren, dem Nervensystem oder der Haut.
> Die **klinische Untersuchung** zeigt bis auf den geschwollenen Zeh links keine relevante Veränderung, alle peripheren Gelenke und Enthesen sind unauffällig. Die genaue Untersuchung nach Psoriasisherden zeigt eine Rötung im Perianalbereich (➤ Abb. 8.14), die sich bei der Patientin jedoch nur selten als Juckreiz bemerkbar gemacht hat.
> Die übrige Haut und die Nägel sind unauffällig. Der Schober-Test ist mit 10/14 cm normal, der Mennell-Test ist negativ. Der Tragus-Wand-Abstand beträgt 10 cm, die lumbale Flexion im Schober-Test beträgt über 4 cm, die zervikale Rotation > 70°, die laterale lumbale Flexion > 10 cm, die intermalleoläre Distanz > 100 cm (alle diese Tests sind normal), das Vorlaufzeichen ist rechts positiv, im Spine-Test kommt es zu keinem normalen Absinken der Spina iliaca posterior superior rechts, die in-/exspiratorische Thoraxdifferenz ist mit 8 cm normal.

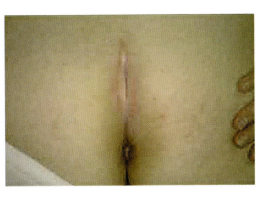

**Abb. 8.14** Rötung im Perianalbereich [P092]

### Welche zusätzliche apparative Diagnostik halten Sie für notwendig?
- Röntgenbild der Iliosakralgelenke (Beckenübersicht)
- MRT der Iliosakralgelenke (bei der gebärfähigen Frau eher vorzuziehen)
- HLA-B27

### Warum ist eine Röntgenaufnahme, aber auch eine MRT des Beckens indiziert?
Bei der Kreuzschmerzsymptomatik der Patientin ist eine Information zur längerfristigen Beteiligung der Iliosakralgelenke (z. B. durch ein Röntgenbild) sinnvoll, da dies auch therapeutische Konsequenzen mit sich bringt. Trotz der normalen klinischen Befunde (Mennell-, Schober-Test, BASMI, jedoch pathologische Vorlaufzeichen und Spine-Test) ist eine Iliosakralarthritis wahrscheinlich. Zur definitiven Diagnose einer entzündlichen Beteiligung der Wirbelsäule ist das Röntgenbild (bei der jüngeren Frau eher verzichtbar) und/oder die MRT der Iliosakralgelenke (hiermit Diagnostik der entzündlichen Veränderungen in aktiven und bereits auch frühen Stadien der Sakroiliitis möglich) notwendig (siehe auch Klassifikationskriterien einer axialen Spondyloarthritis).

> Die Patientin lehnt wegen der Strahlenbelastung (Kinderwunsch) eine Röntgenuntersuchung ab.

### Welche Alternative können Sie ihr vorschlagen?
Die Kernspintomografie ist die sensitivste Methode, ohne Strahlenbelastung eine akute Sakroiliitis oder entzündliche Veränderungen einer länger bestehenden Iliosakralgelenkarthritis nachzuweisen. Ein weiterer Vorteil besteht darin, dass sie auch bei jüngeren Frauen unbedenklich durchgeführt werden kann. Nachteilig sind die höheren Kosten. Die Kernspintomografie der Iliosakralgelenke ist nach neuesten Kriterien zur Frühdiagnose einer Spondyloarthritis geeignet. Entzündliche Veränderungen (z. B. Knochenmarködeme) sind als Diagnosekriterium akzeptiert. Ein Röntgenbild sollte trotzdem angefertigt werden. **Cave:** bei ca. 20 % der sportlich Aktiven kann das MRT mit KM-Ödem falsch positiv ausfallen!

### Was versprechen Sie sich von der Untersuchung auf HLA-B27?
Das positive HLA-B27 ist ein wichtiges diagnostisches Kriterium für die Gruppe der Spondyloarthritiden, wenn der klinische Verdacht hoch ist. Dies ist mit der Daktylitis gegeben, auch wenn bei der Psoriasis mit Wirbelsäulenbeteiligung (entzündlicher Kreuzschmerz) das HLA-B27 nur in etwa 50 % nachweisbar ist. Ein negativer Befund schließt somit diese Erkrankungsgruppe nicht aus, ein positives Ergebnis beweist sie bei gleichzeitiger Daktylitis.

Die Patientin verweigert angesichts eines dringenden Kinderwunschs („erst seit Kurzem verheiratet") jede diagnostische Maßnahme, auch die Kernspintomografie will sie nicht durchführen lassen. Die weitere Labordiagnostik ergibt ein positives HLA-B27. Der hinzugezogene Dermatologe bewertet die perianale Effloreszenz ebenfalls als eine Psoriasis.

### Wie lautet jetzt Ihre endgültige Diagnose?

Die Kombination aus Daktylitis, entzündlichem Kreuzschmerz, positivem Vorlaufphänomen beidseits, positivem HLA-B27, negativem Rheumafaktor, perianaler Psoriasis und positiver Familienanamnese für Psoriasis vulgaris sichert praktisch die Diagnose. Das Ausmaß einer Mitbeteiligung der Wirbelsäule kann nur anhand bildgebender Verfahren beurteilt werden.

Die Diagnose lautet damit: Psoriasisarthritis mit Daktylitis und wahrscheinlicher entzündlicher Wirbelsäulenmitbeteiligung (Iliosakralgelenk, andere Wirbelsäulenabschnitte).

### Welche therapeutischen Empfehlungen geben Sie der Patientin?

Die wichtigste Therapiekonsequenz ist die regelmäßige **Bewegung der Wirbelsäule** im Rahmen eines Gymnastiktrainings (Bechterew-Turnen). Wichtig ist in diesem Zusammenhang, die Patientin zu bestärken, körperlich aktiv zu bleiben.

Zur **medikamentösen Therapie** der Psoriasisarthritis stehen heute zahlreiche Therapieansätze zur Verfügung, wie NSAID, konventionelle DMARD (Methotrexat, Sulfasalazin, Leflunomid, Ciclosporin A), Biologika (TNF-Blocker, IL12/23-Blocker, IL17-Blocker, CTL4-Ig-Co-Stimulationsblocker), PDE4-Inhibitoren. Zur Therapie des psoriatischen Hautbefalls können zusätzlich glukokortikoidhaltige Externa, Phototherapie und JAK-Inhibitoren, Fumarate und Retinoide eingesetzt werden.

Die verschiedenen artikulären und extraartikulären Manifestationen der Psoriasisarthritis (z. B. Arthritis, Enthesitis, Wirbelsäulenbeteiligung, Daktylitis, Hautbefalll, Nagelbefall etc.) sprechen unterschiedlich auf die jeweiligen Therapeutika an. Vor Beginn einer Therapie ist es daher wichtig, sich ein Bild zu machen, welche Manifestationen bei dem jeweiligen Patienten vorliegen und ein Therapeutikum auszuwählen, dessen Wirkspektrum möglichst viele der vorliegenden Manifestationen abdeckt.

Da bei unserer Patientin aktuell von den Manifestation einer Daktylitis, einer möglichen, aber die Patientin kaum beeinträchtigenden axialen Beteiligung und einer geringgradig ausgeprägten Hautbeteiligung auszugehen ist, wäre z. B. folgendes Therapieregime anzuraten: Zunächst Beginn mit NSAID (da sowohl bei Daktylitis als auch bei einem axialen Befall Ansprechen auf NSAID möglich). Sollte die Daktylitis im Verlauf nicht ansprechen und weiterhin weder der axiale Befall noch der Hautbefall klinisch vordergründig sein, wäre ein Wechsel auf ein konventionelles Basistherapeutikum sinnvoll (wegen des geschilderten Kinderwunsches am ehesten Sulfasalazin unter ergänzender Gabe von Folsäure; bei Kinderwunsch Kontraindikation für Methotrexat und Leflunomid; für detailliertere Informationen zu Therapiemöglichkeiten einer Psoriasisarthritis siehe auch GRAPPA-Behandlungsempfehlung Psoriasisarthritis von 2015).

### LITERATUR
Coates LC et al. Group for Research and Assessment of Psoriasis and Psoriatic Arthritis 2015 Treatment Recommendations for Psoriatic Arthritis. Arthritis Rheumatol 2016; 68: 1060.

## 8.10 Leitsymptom unklares Fieber

### KASUISTIK
Eine bislang rüstige 72-jährige pensionierte Lehrerin geht wegen zunehmendem Krankheitsgefühl und allgemeiner Schwäche Mitte September zum Hausarzt, der Blut abnimmt. Am Tag nach dem Arztbesuch treten Erkältungssymptome mit etwas laufender Nase und Husten mit gelblich gefärbtem Auswurf (ca. 1 Teelöffel) auf. Der Hausarzt verschreibt ein Antibiotikum (Cefpodoxim), weil er erhöhte systemische Entzündungsparameter im Blut feststellt (s. unten). Trotz des Antibiotikums wird der Husten nicht weniger, der Auswurf bleibt gleich, es kommen im Verlauf von 2 Wochen Nackenschmerzen, Schwindelzustände, leichtes Fieber (38,5 °C) und frontale Kopfschmerzen hinzu. Die Patientin nimmt einen pflanzlichen Hustensaft ein, der Husten und der Schnupfen verschwinden daraufhin. Ibuprofen lindert die Nacken- und Kopfschmerzen etwas. Nachdem bei einer weiteren Kontrolle 4 Wochen später die systemischen Entzündungsparameter im Labor weiterhin erhöht sind, wird ein zweites Antibiotikum (Cefuroxim) verordnet. Die Antibiose bewirkt keine Änderung der Symptomatik, jedoch kommt es zu schleimigen, weichen Stuhlgängen (3–4x/Tag tagsüber, nicht in der Nacht). Vorbekannt sind eine AV-Knoten-Reentry-Tachykardie seit 20 Jahren (gut eingestellt mit einem Betablocker) und ein Diabetes mellitus seit 4 Jahren (behandelt mit Metformin). Keine Beinödeme, keine Atemnot, Belastbarkeit beim Treppensteigen etwas eingeschränkt (kurze Pause nach 2 Stockwerken). Kein Auslandsaufenthalt in den letzten Jahren.
Das **Labor** beim Hausarzt zeigt Normalwerte für Elektrolyte, Harnstoff, Kreatinin, Transaminasen, alkalische Phosphatase, Harnsäure und Urinstatus. Es fallen eine geringgradige normochrome, normozytäre Anämie (Hämoglobin 11,5 g/dl, Hämatokrit 33,7 %), erhöhte Thrombozyten (433.000/μl) und eine Erhöhung des C-reaktiven Proteins (4,6 mg/dl, Normalwert < 0,5) auf.

### Welche klinischen Untersuchungen halten Sie generell für sinnvoll, ehe eine antibiotische Therapie in Erwägung gezogen werden sollte?
Eine komplette körperliche Untersuchung der Patientin ist sinnvoll. Dabei sollte insbesondere auf folgende Punkte geachtet werden:
- Messung der Vitalparameter (inklusive Bestimmung der Körpertemperatur und Atemfrequenz)
- Inspektion der Mundhöhle (Rachenring gerötet?)
- Auskultation der Lungen (pathologische Atemgeräusche?)
- Auskultation des Herzes (Herzgeräusch?)
- Untersuchung des Abdomens (Resistenzen, Abwehrspannung?)
- Untersuchung des Nierenlagers (Klopfschmerz?)
- Lymphknotenstatus
- Testung der HWS-Beweglichkeit (inklusive Testung bezüglich Meningismus)
- Hautuntersuchung
- Untersuchung des Gefäßstatus (Strömungsgeräusche? / Pulsdefizit?)

### Welche weitere Diagnostik ist vor der Verordnung der antibiotischen Therapie sinnvoll?
Da gerade auch zu beachten ist, dass sich Patienten mit einer Pneumonie mit steigendem Lebensalter zunehmend oligosymptomatisch präsentieren können und eine Abgrenzung zwischen Pneumonie versus anderer unterer Atemwegsinfektion (z. B. Bronchitis) bezüglich der Indikationsstellung zu einer Antibiotika-Therapie wichtig ist, wäre eine Röntgen-Thorax-Untersuchung noch sinnvoll gewesen. Eine mikrobiologische Untersuchung des Sputums war, da allenfalls von einer leichtgradigen, ambulant erworbenen Pneumonie auszugehen war, dagegen noch nicht zwingend erforderlich. Bei Persistenz des Hustens trotz Antibiose und bei Auftreten von Fieber ergibt sich im Verlauf jedoch die Indikation zu einer infektiologischen Diagnostik (z. B. Sputum, Blutkultur).

### Welche Differenzialdiagnosen ziehen Sie bei unserer älteren Patientin, insbesondere bei Vorhandensein von Allgemeinsymptomen, Fieber und erhöhten systemischen Entzündungsparametern, in Betracht und warum?
- **Infekt:** Bei produktivem Husten ist insbesondere an die Differenzialdiagnosen Pneumonie und andere untere Atemwegsinfektion zu denken (sowohl bakterieller als auch viraler Genese). Nachdem der Husten sich im Verlauf zurückgebildet hatte, sind natürlich auch andere Infektionskrankheiten zu berücksichti-

gen: Eine sehr wichtige ist in diesem Zusammenhang die Endokarditis. Aufgrund der Nackenschmerzen und der Kopfschmerzen stellen eine bakterielle Osteomyelitis und eine bakterielle Meningitis weitere wichtige Differenzialdiagnosen dar.
- **Tumorerkrankung,** insbesondere da deren Inzidenz mit zunehmendem Lebensalter steigt.
- **Entzündlich rheumatische Erkrankung** – z. B. Vaskulitis oder Kollagenose oder adulter M. Still, da Allgemeinsymptome, Fieber und erhöhte systemische Entzündungsparameter auch in diese Richtung weisen können.

### Welche der Diagnosen hielten Sie bei der Patientin anfangs für die wahrscheinlichste? Halten Sie diese im Verlauf für weiter am wahrscheinlichsten?

Zu Anfang war eine beginnende untere Atemwegsinfektion (z. B. Pneumonie oder Bronchitis) die wahrscheinlichste Diagnose.

Nach fehlendem Ansprechen auf die Antibiose, Auftreten neuer Symptome (Nackenschmerzen, Schwindel, leichtes Fieber, Kopfschmerzen) und deren Persistenz über mehrere Wochen sowie Verschwinden des Schnupfens und Hustens wird eine alleinige Genese der Symptomatik durch diese Diagnose jedoch unwahrscheinlich. Im Verlauf müssen die Beschwerden eher an eine der anderen Differenzialdiagnosen (andere Infektionserkrankung, Tumorerkrankung, entzündlich-rheumatische Erkrankung) denken lassen. Da die bei der Patientin bestehende Klinik und Befundkonstellation vieldeutig ist, müssen alle diese Differenzialdiagnosen in Erwägung gezogen werden.

Die im Verlauf aufgetretenen Durchfälle dürften eher Folge der antibiotischen Therapie sein, da die Patientin vorher keine Magen-Darm-Probleme hatte.

### Warum kommen degenerative Wirbelsäulenveränderungen mit paravertebralen Myogelosen als Ursache der Nackenschmerzen für Sie weniger infrage?

Bei einer 72-jährigen Patientin sind mit hoher Wahrscheinlichkeit im Röntgenbild degenerative Veränderungen zu erwarten (deshalb sollte ein Röntgenbild der HWS ohne Traumaanamnese oder weitere Symptome s.unten primär nicht durchgeführt werden). Jedoch sprechen das Auftreten der Nackenschmerzen zeitgleich mit den anderen Symptomen (Fieber, Schwindel, Kopfschmerzen) und die erhöhten systemischen Entzündungsparameter im Labor gegen eine alleinige Genese der Nackenschmerzen durch degenerative Wirbelsäulenveränderungen. Neu auftretende Nackenschmerzen sollten bei älteren Patienten immer Veranlassung zur weiteren Diagnostik geben (OMINOUS). Es wäre gefährlich, die Schmerzen lediglich auf ein degeneratives Wirbelsäulenproblem abzuschieben. Schmerzhafte Muskelverhärtungen sind unspezifisch. Sie kommen sowohl bei unproblematischen muskulären Reaktionen ohne pathologisches Substrat vor, sie können aber auch sekundär bei schweren Veränderungen der Wirbelsäule (z. B. Frakturen, Metastasen oder Osteomyelitis) auftreten. Deshalb ist eine genauere klinische Untersuchung zumindest der HWS erforderlich.

### Welche zusätzlichen klinischen Untersuchungen helfen Ihnen bei der differenzialdiagnostischen Einordnung der von der Patientin geschilderten Nackenschmerzen am meisten?

- Testung der Klopfschmerzhaftigkeit über den einzelnen Wirbelkörpern und bezüglich paravertebralen muskulären Triggerpunkten und muskulärem Hartspann
- Überprüfung der Schmerzhaftigkeit und des Bewegungsumfangs der Halswirbelsäule (Rotation unter Flexion – obere HWS, Rotation unter Extension – untere HWS, siehe Zusatzinformation unten)
- Testung bezüglich schmerzhafter Nackensteifigkeit (Meningismus)
- Überprüfung des aktiven und passiven Bewegungsumfangs der Schultergelenke beidseits: zur Differenzialdiagnose von Schultergelenkserkrankungen mit Ausstrahlung in den Nacken
- Erhebung des Gefäßstatus umgebender peripherer Gefäße vergleichend beidseits (Auskultation und Tastbefund, eventuell Blutdruckmessung an beiden Armen)

## ZUSATZINFORMATION

Eine Einschränkung der Rotation in der HWS bei maximaler Flexion deutet auf ein pathologisches Problem der oberen HWS hin, eine Rotationseinschränkung bei maximaler Extension in der HWS auf ein pathologisches Problem der unteren HWS.
Eine von der HWS ausgehende Schmerzsymptomatik zeigt bei der klinischen Untersuchung der HWS in der Regel einen pathologischen Befund. Einschränkend ist anzumerken, dass bei einer älteren Patientin eine Rotationseinschränkung aufgrund degenerativer HWS-Veränderung fast schon die Regel sein dürfte und somit wenig Rückschluss auf die Ursache der Nackenschmerzen zulässt. Der Meningismus sollte in jedem Fall geprüft werden, bei Nachweis einer Schmerzhaftigkeit und Einschränkung der Nackenbeweglichkeit muss eine Meningitis weiter abgeklärt werden.

---

Im Verlauf der folgenden 3 Wochen nehmen unter Ibuprofen die Nacken- und Kopfschmerzen zunächst langsam ab und das Schwächegefühl bessert sich. Stuhlgang weiterhin ca. 3–4×/Tag mit anhaltend weicher Konsistenz.
Wegen ausgeprägtem Schwindel, Durchfall und Übelkeit wird die Patientin dann Mitte Dezember in der ihr bekannten kardiologischen Abteilung eines großen Krankenhauses aufgenommen. Ein Rezidiv der AV-Knoten-Reentry-Tachykardie wird diagnostiziert und mit Adenosin erfolgreich beendet (anschließend zeigt sich im 24-Stunden-Langzeit-EKG ein stabiler Sinusrhythmus). Bei initial erhöhtem Troponin und Verdacht auf NSTEMI wird koronarangiografisch eine stenosierende KHK ausgeschlossen. Eine Endokarditis wird mittels Blutkulturen und einer transösophagealen Echokardiografie ausgeschlossen. Echokardiografisch zeigt sich eine gute Ventrikelfunktion bei physiologischen Herzklappen.
**Abdomensonografie:** Normalbefund, Aortenwandsklerose. Röntgen-Thorax Normalbefund. Bei der 24-Stunden-Langzeit-Blutdruckmessung zeigen sich hoch normale RR-Werte, nächtlich normotensiv, tagsüber hypertensiv mit im Mittel 150/80 mmHg. Im Labor finden sich unverändert deutlich erhöhte Entzündungswerte, eine Anämie und eine Thrombozytose ohne Veränderung gegenüber den Vorbefunden des Hausarztes; Procalcitonin im Normbereich; Rheumafaktor, CCP-Ak, ANA und ANCA negativ; $HbA_{1c}$ 8,4 %. Stuhlkulturen: kein Nachweis darmpathogener Erreger, kein Nachweis von Clostridium-difficile-Toxin. Ein drittes Antibiotikum (Moxifloxacin) wird eingesetzt ohne Änderung der Laborkonstellation. Zu Weihnachten wird die Patientin mit der Empfehlung entlassen, sich im neuen Jahr bei einem Rheumatologen vorzustellen.
Bei der hausärztlichen Kontrolle der **Blutwerte** am 9. Januar zeigen sich weiter ansteigende systemische Entzündungsparameter (CRP 10,2 mg/dl, BSG 110 mm in der ersten Stunde).
Aktuell stellt sich nun die Patientin erstmals bei Ihnen am 15. Januar vor. Sie schildert erträgliche Kopfschmerzen unter Ibuprofen, der Allgemeinzustand hat sich nicht verbessert, Fieber besteht immer wieder mal, allerdings nicht über 38,7 °C, vor allem nachts stärkeres Schwitzen, sie muss deshalb häufiger die Bettwäsche wechseln, sie hat bei normalem Appetit 2 kg abgenommen, weiterhin ca. 3–4×/Tag schleimiger Stuhlgang. Die Nackenschmerzen, der Schwindel und die Übelkeit sind verschwunden. Der Schlaf ist nicht eingeschränkt. Die Patientin muss sich allerdings häufig hinlegen und schläft meist sofort ein. Kein Schläfenkopfschmerz, keine Sehstörungen, keine Schmerzen beim Kauen. Keine Gelenkschmerzen, keine Gelenkschwellungen. Keine Sonnenempfindlichkeit der Haut, kein Haarausfall, keine Sicca-Symptomatik, keine Raynaud-Symptomatik. Keine Muskelschmerzen, die Kraft in den proximalen Extremitätenmuskeln ist zwar insgesamt weniger geworden, sie kann aber z.B. ein kleines Kind heben.
Bei der von Ihnen durchgeführten **internistischen Durchuntersuchung** fällt auskultatorisch ein Strömungsgeräusch im Bereich der A. carotis links und über den Ae. axillares bds. auf. Die A. radialis links ist nicht zu tasten. Die übrigen peripheren Pulse an den oberen und unteren Extremitäten und an beiden Aa. temporales sind jeweils tastbar. Die Temporalarterien sind nicht prominent und nicht druckdolent. Der übrige Untersuchungsbefund (NNH, Lymphknoten, Lunge, Abdomen, Nierenlager, Gelenke, Wirbelsäule, Nackenbeweglichkeit, Haut) ist unauffällig.

---

### Welche Diagnose halten Sie aufgrund der von Ihnen erhobenen Befunde nun für wahrscheinlich?

Bei dem nicht tastbaren Radialispuls links und den Strömungsgeräuschen über der linken A. carotis und über den Ae. axillares in Kombination mit der Symptomatik der Patientin und den deutlich erhöhten systemischen Entzündungswerten im Labor ist die Riesenzellarteriitis die wahrscheinlichste Diagnose. Zudem ergab sich anhand der Befunde der zuvor erfolgten Diagnostik bislang kein Hinweis auf ein infektiöses oder malignes Geschehen.

### Welche Diagnostik bei klinisch bestehendem Verdacht auf Riesenzellarteriitis ist nun vordringlich indiziert?

Gemäß den aktuellen EULAR-Empfehlungen von 2017 wird eine frühzeitige Bildgebung – am besten vor Therapieeinleitung oder baldmöglichst nach Therapiebeginn (am besten innerhalb einer Woche) – ergänzend zu Anamnese, klinischem Befund und Labor angeraten. Diese hat heutzutage weitgehend den Stellenwert der Biopsie der A. temporalis im diagnostischen Algorithmus der Riesenzellarteriitis abgelöst.

**ZUSATZINFORMATION**

Zur Bildgebung bei Großgefäßvaskulitis empfiehlt die EULAR (European League Against Rheumatism, Dejacco et al. 2018):

1. Bei Verdacht auf GCA (Riesenzellarteriitis) wird zur Ergänzung der klinischen Befunde eine frühe Bildgebung – eine rasche Verfügbarkeit und eine hohe fachliche Expertise in der Bildgebungsmethode vorausgesetzt – empfohlen; diese sollte den Beginn einer Therapie nicht verzögern.
2. Zur Diagnose einer GCA ist bei hohem klinischen Verdacht eine positive Bildgebung ausreichend; ebenso kann eine GCA bei niedrigem klinischen Verdacht und negativer Bildgebung als unwahrscheinlich angesehen werden; bei allen anderen Konstellationen ist weitere Diagnostik (z.B. andere Bildgebungsmodalität oder Biopsie) erforderlich.
3. Die Sonografie der Temporal- und Axillararterien wird als erstes bildgebendes Verfahren bei Verdacht auf GCA mit prädominanter kranialer Gefäßbeteiligung empfohlen. Ein nicht komprimierbares Halo-Zeichen ist der am meisten für die GCA suggestive Ultraschallbefund.
4. Zur Untersuchung einer Gefäßwandentzündung kann eine hoch auflösende MRT der kranialen Arterien alternativ zum Ultraschall bei der Diagnostik der GCA verwendet werden, wenn dieser nicht verfügbar oder der Ultraschallbefund nicht eindeutig ist.
5. CT und PET werden nicht zur Erfassung entzündlicher Veränderungen der kranialen Arterien empfohlen.
6. Ultraschall, PET, MRT und/oder CT können zum Nachweis einer muralen Entzündung und/oder von Lumenveränderungen in extrakranialen Arterien zur weiteren Bestätigung der Diagnose einer GCA mit Großgefäßbeteiligung verwendet werden. Die Sonografie hat bei der Beurteilung einer Aortitis nur einen limitierten Wert.
7. Bei Verdacht auf TAK sollte eine MRT zur Untersuchung einer Gefäßwandentzündung und/oder von Lumenveränderungen – eine rasche Verfügbarkeit und eine hohe fachliche Expertise in der Bildgebungsmethode vorausgesetzt – als erstes bildgebendes Verfahren eingesetzt werden.
8. PET, CT und/oder Sonografie können als alternative Bildgebungsmodalitäten bei Verdacht auf TAK eingesetzt werden. Die Sonografie hat bei der Beurteilung der thorakalen Aorta nur einen limitierten Wert.
9. Konventionelle Angiografie wird weder für die Diagnose der GCA noch der TAK empfohlen, da sie durch die anderen Bildgebungsmodalitäten abgelöst wurde.
10. Bei Verdacht auf Rezidiv einer LVV (GCA oder TAK) kann Bildgebung zur Bestätigung oder zum Ausschluss hilfreich sein. Bei klinischer und laborchemischer Remission wird ihr routinemäßiger Einsatz nicht empfohlen.
11. Bei Patienten mit LVV (GCA oder TAK) können MRA, CTA und/oder Sonografie zum Langzeit-Monitoring struktureller Schäden – insbesondere zur Erfassung von Stenosen, Verschlüssen, Erweiterungen und/oder Aneurysmen – eingesetzt werden. Die Untersuchungsfrequenz sowie die Bildgebungsmethode müssen individuell ausgewählt werden.
12. Die bildgebende Untersuchung sollte von einem erfahrenen Spezialisten mit geeigneter Geräteausstattung sowie adäquaten Arbeitsabläufen und Einstellungen durchgeführt werden. Durch ein spezifisches Training kann die Reliabilität der Bildgebung verbessert werden.

GCA = Riesenzellarteriitis (giant cell arteritis), TAK = Takayasu-Arteriitis, LVV = Großgefäßvaskulitis (large vessels vasculitis) PET = [18F]-Fluorodeoxyglucose-Positronenmissionstomografie, CT = Computertomografie, MRT = Magnetresonanztomografie, MRA = Magnetresonanzangiografie, CTA = CT-Angiografie

### Kann bei unauffälligem histologischem Befund eines Temporalarterienbiopsats die Diagnose einer Riesenzellarteriitis als ausgeschlossen angesehen werden?

Bei der Interpretation eines unauffälligen histologischen Befundes eines Temporalarterienbiopsats muss die insgesamt geringe Sensitivität der Methode beachtet werden (diese betrug in der vor kurzem publizierten TABUL-Studie lediglich 39 %). Dies kann unter anderem dadurch erklärt werden, dass bei der Riesenzellarteriitis die entzündlichen Veränderungen die Gefäßwand meist nicht kontinuierlich, sondern nur segmental befallen. Auch ist beschrieben, dass bei Patienten mit einem prädominanten Großgefäßbefall die Sensitivität der Temporalarterienbiopsie niedriger liegt im Vergleich zu Patienten mit einem kranialen Gefäßbefall der Riesenzellarteriitis. Somit schließt ein unauffälliger Temporalarterienbefund die Diagnose einer Riesenzellarteriitis nicht aus.

Bei der Patientin wird eine duplexsonografische Untersuchung der Gefäße durchgeführt. Was fällt Ihnen auf dem abgebildeten Ultraschall-Bild (➤ Abb. 8.15) der linksseitigen A. axillaris auf?

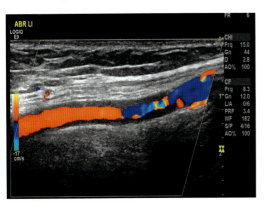

**Abb. 8.15** Ultraschall der linksseitigen A. axillaris [P524]

Im Farbduplexsonogramm der linken Axillararterie ist eine langstreckige homogene echoarme Gefäßwandverdickung zu sehen, die bereits zu einer hämodynamisch relevanten Stenosierung der Arterie geführt hat (die Stenosierung der Arterie ist zu erkennen am lokalen Farbumschlag – sogenanntes Alias-Phänomen – im Bereich der sichtbaren Lumenreduktion). Die auf diesem Bild dargestellte Gefäßwandverdickung ist pathognomonisch für eine Vaskulitis und somit bei unserer Patientin hinweisend auf die Diagnose einer Riesenzellarteriitis.

### ZUSATZINFORMATION
Das sogenannte Halo-Zeichen im Bereich der Temporalarterien stellt den wichtigsten Ultraschall-Befund bei Riesenzellarteriitis dar. Es ist definiert als eine homogene, echoarme Wandverdickung, die gut zur Gefäßlumenseite abgegrenzt ist und sowohl im Längs- als auch im Querschnitt zur Darstellung kommt und am häufigsten im Querschnitt konzentrisch erscheint. Typischerweise sind die Wandverdickungen durch leichten Druck mit dem Schallkopf nicht komprimierbar.

### KASUISTIK
Bei der Patientin ergibt sich folgender **duplexsonografischer Befund:** Duplexsonografie der Karotiden, Schulter- und Temporalarterien: Ausschluss hämodynamisch relevanter Stenosen der A. carotis communis, interna und externa bds. bei atherosklerotischen, vorwiegend echoarmen Plaques im Karotisbulbus und am Abgang der A. carotis interna bds. A. vertebralis bds. orthograd perfundiert, rechts mit echoarmer Wandverdickung im V2-Segment bis 0,17 cm. Vaskulitistypische Veränderungen im Sinne von echoarmen langstreckigen Wandverdickungen der A. subclavia und A. axillaris bds. (A. subclavia links max. 0,3 cm, A. subclavia rechts max. 0,28 cm; A. axillaris links max. 0,33 cm, A. axillaris rechts max. 0,35 cm). Hochgradige Stenose der A. axillaris links (PSV 290 cm/s, Index 3,4), mittelgradige Stenose der A. axillaris rechts (PSV 205 cm/s, Index 2,2). Ramus frontalis der A. temporalis superficialis rechts kompressionssonografisch deutlich wandverdickt mit Halo-Phänomen (max. 0,12 cm), R. frontalis links und R. parietalis rechts ohne Halo mit grenzwertiger Wanddicke nach Kompression (0,06 cm).

Wie lautet jetzt Ihre zusammenfassende Diagnose?
Riesenzellarteriitis mit kranialer und extrakranialer Beteiligung.

### Halten Sie weitere diagnostische Schritte für erforderlich?

Zunächst ist es wichtig, dass bei unserer Patientin vor jeder weiteren Diagnostik unverzüglich eine Glukokortikoidtherapie eingeleitet wird, da gerade bei Patienten mit der Erstmanifestation einer Riesenzellarteriitis ein erhöhtes Risiko für einen permanenten Visusverlust besteht. Da dieses Risiko nur durch eine frühzeitige Diagnosestellung und rasche Therapieeinleitung signifikant gesenkt werden kann, darf die Therapieeinleitung durch weitere Diagnostik nicht verzögert werden!

Jedoch ist es wichtig, bei jedem Patienten mit Erstdiagnose einer Riesenzellarteriitis insbesondere das Risiko für glukokortikoidassoziierte Folgeschäden zu erfassen. Aus dieser Notwendigkeit kann sich die Indikation zu weiterer Diagnostik, z. B. Bestimmung von $HBA_{1c}$, Lipidstatus, Knochendichtemessung, augenärztliche Vorstellung, ergeben.

**ZUSATZINFORMATION**

Zu den Erkrankungen, die mit einem erhöhten Risiko für glukokortikoidassoziierte Folgeschäden verbunden sind, zählen arterieller Hypertonus, Diabetes mellitus/pathologische Glukoseintoleranz, kardiovaskuläre Erkrankungen, Dyslipidämie, peptisches Ulkus, Osteoporose (vor allem in Verbindung mit vorherigen Frakturen), Katarakt, Glaukom und chronische oder wiederholt auftretende Infektionen. Auch bestimmte Medikamente, z. B. nichtsteroidale Antiphlogistika, sind mit einem erhöhten Risiko für glukokortikoidassoziierte Folgeschäden assoziiert.

### Welche Therapie leiten Sie ein?

Bei allen Patienten mit begründetem Verdacht auf eine Riesenzellarteriitis sollte unverzüglich mit einer Glukokortikoidtherapie begonnen werden (Initialdosis 1 mg/kg KG Prednisolonäquivalent; bei Ischämie oder drohendem Visusverlust Methylprednisolon 250 mg bis 1.000 mg über drei Tage).

**KASUISTIK**

Es wurde eine Prednisolon-Therapie mit 60 mg/Tag noch am gleichen Tag begonnen, weitere Prednisolon-Einnahme gleich früh am nächsten Morgen auf einmal nüchtern. Zusätzlich wird ASS 100 mg/Tag verordnet, ein Protonenpumpenhemmer und Vitamin D 1.000 IE/Tag.
Die Kontrolluntersuchung drei Tage später zeigte ein Verschwinden praktisch aller Symptome (Fieber, eingeschränkter Allgemeinzustand, Nackenschmerzen, Kopfschmerzen, auch der Durchfälle).

### Welche weitere Medikation zur Vermeidung einer hohen kumulativen Glukokortikoid-Gesamtdosis ist in Erwägung zu ziehen?

Da bei einer alleinigen Glukokortikoidtherapie bei der Riesenzellarteriitis mit häufigen Rezidiven (Rezidiv bei mehr als die Hälfte der Patienten im ersten Jahr!) und einer langfristigen Therapiedauer (mediane Therapiedauer in Kohortenstudien: zwei Jahre) zu rechnen ist, sollte eine glukokortikoidsparende Medikation erwogen werden. Besonders bei Patienten mit einem hohen Risiko für glukokortikoidassoziierte Folgeschäden (z.B. Patienten mit Diabetes mellitus, Osteoporose, Glaukom) oder einem erhöhten Risiko für ein späteres Rezidiv (Risikofaktoren für späteres Rezidiv: hohe Entzündungswerte, Aortitis, Fieber, extrakranielle Gefäßbeteiligung, Frauen) ist die primäre Einleitung einer glukokortikoidsparenden Medikation als sinnvoll anzusehen.

Zur Therapie der Riesenzellarteriitis ist derzeit nur Tocilizumab, ein monoklonaler Antikörper gegen den Interleukin-6-Rezeptor, zugelassen. Alternativ kann der Einsatz von Methotrexat in Erwägung gezogen werden (Off-Label-Therapie).

### KASUISTIK

Bei der Patientin ist der Diabetes mellitus unzureichend eingestellt (HbA$_{1c}$ im Krankenhaus 8,4 %), weswegen die medikamentöse Diabeteseinstellung intensiviert wird. Zudem wird eine Knochendichtemessung veranlasst, bei der sich der Befund einer Osteoporose ergibt.
Zur Glukokortikoideinsparung wird insbesondere aufgrund des bestehenden erhöhten Risikoprofils für glukokortikoidassoziierte Folgeschäden eine Therapie mit Tocilizumab 162 mg s.c. einmal wöchentlich eingeleitet. Vor Beginn der Tocilizumab-Therapie wird ein Tuberkulose-Screening mittels Tb-Quantiferon-Test komplettiert (die während des stationären Aufenthalts durchgeführte Röntgen-Thorax-Untersuchung hatte bereits einen unauffälligen Befund erbracht). Bei der näheren Befragung berichtet die Patientin zwar über vor ca. 10 Jahren festgestellte Sigmadivertikel; Divertikulitis-Symptome oder intestinale Ulcerationen werden jedoch verneint und in einem mitgebrachten Endoskopie-Befund von 2006 sind lediglich einzelne, reizlose Divertikel beschrieben.
Im **Verlauf** der nächsten Monate wird im Rahmen regelmäßiger Kontrolluntersuchungen immer wieder die Krankheitsaktivität der Riesenzellarteriitis anamnestisch, klinisch und laborchemisch evaluiert und die Prednisolondosis langsam schrittweise reduziert. Bei Erreichen einer Prednisolondosis von < 20 mg/Tag werden ausstehende Schutzimpfungen gemäß den Empfehlungen der STIKO für Immunsupprimierte durchgeführt.
Aufgrund des Osteoporose-Nachweises wird neben einer klaziumreichen Ernährung und der Fortsetzung der Vitamin-D-Substitution eine Bisphosphonattherapie eingeleitet (**Cave**: aufgrund der zur Ulkusprophylaxe – wegen der Kombination von Prednisolon und ASS – erfolgenden Protonenpumpenblockertherapie ist mit einer eingeschränkten Kalziumresorption zu rechnen, auf eine kalziumreiche Ernährung muss deshalb umso mehr geachtet werden). Zusätzlich wird die Patientin instruiert, auf ein regelmäßiges Bewegungsprogramm zu achten (z. B. Osteoporose-Sportgruppe).
In den nächsten Wochen werden die Blutdruckwerte regelmäßig kontrolliert (**Cave**: bei Stenosen an den supraaortalen Gefäßen ist mit falsch niedrigen Messwerten zu rechnen und ggf. auch eine Blutdruckmessung an den unteren Extremitäten sinnvoll). Zudem werden regelmäßige Blutzuckerkontrollen durchgeführt und die Antidiabetika weiter angepasst.

### Was ist eine gefürchtete Langzeitkomplikation einer Riesenzellarteriitis?

Als Folge einer chronischen muralen Inflammation kann es zu strukturellen Veränderungen der Aorta (Dilatation/Aneurysma) kommen. Dabei ist die thorakale Aorta häufiger als die abdominelle Aorta betroffen. Lebensbedrohliche Komplikationen eines Aneurysmas sind die Dissektion und die Ruptur, wobei das Risiko für deren Auftreten mit der Aneurysmagröße und der Geschwindigkeit der Größenzunahme steigt (**Cave**: Bei einem inflammatorischen Aneurysma ist mit einer schnelleren Größenprogredienz im Vergleich zum nicht-entzündlichen Aneurysma zu rechnen). Wenngleich strukturelle Schäden der Aorta auch schon früh im Krankheitsverlauf auftreten können, ist eher nach mehreren Jahren damit zu rechnen. Es ist sinnvoll, Patienten mit Riesenzellarteriitis bezüglich dieser Veränderungen bildgebend zu überwachen.

### ZUSATZINFORMATION

Die Symptome einer Riesenzellarteriitis werden in der klinischen Praxis häufig fehlgedeutet. Die Riesenzellarteriitis stellt eine wichtige Differenzialdiagnose bei Patienten in höherem Lebensalter mit Fieber unklarer Genese dar.
An die Riesenzellarteriitis sollte gedacht werden bei Patienten im Alter von ≥ 50 Jahren – gerade wenn die systemischen Entzündungsparameter im Labor erhöht sind – mit einem oder mehreren der folgenden Symptome:
- neu aufgetretene Kopfschmerzen
- Kauschmerzen
- Sehstörungen (plötzlich auftretender passagerer oder anhaltender Visusverlust, Doppelbilder)
- Fieber
- ungewollter Gewichtsverlust
- Ischämiesymptome (Claudicatio) an den Extremitäten.

Zudem sollte auch bei polymyalgiformen Beschwerden eine Riesenzellarteriitis differenzialdiagnostisch bedacht werden, da polymyalgiforme Beschwerden bei ca. 50 % der Patientin mit einer Riesenzellarteriitis anzutreffen sind.
Eine klinische Untersuchung der großen Arterien (Pulse, Auskultation) ist bei V. a. Riesenzellarteriitis obligat, zudem sollte frühzeitig eine bildgebende Diagnostik zur weiteren Diagnosesicherung eingeleitet werden.
Bei begründetem Verdacht auf eine Riesenzellarteriitis sollte unverzüglich mit einer Glukokortikoidtherapie begonnen werden, insbesondere um einen permanenten Visusverlust zu vermeiden.

# Verzeichnis der Diagnosen

| Diagnosen | Leitsymptom oder -befund | Kapitel | |
|---|---|---|---|
| **A**drenogenitales Syndrom (AGS) | **Hirsutismus** | Endokrinologie | ➤ Kap. 2.16 |
| Akromegalie | Kurzfall: Erstmalig festgestellter **Diabetes mellitus** | Endokrinologie | ➤ Kap. 2.6 |
| | Spannungsgefühl der **Hände** und Schmerzen in den großen Gelenken | Endokrinologie | ➤ Kap. 2.11 |
| Akute digitale Ischämie | Anfallsartige **Weißfärbung** der Finger | Angiologie | ➤ Kap. 1.10 |
| Akuter arterieller Verschluss | Akuter **Beinschmerz** | Angiologie | ➤ Kap. 1.1 |
| Akute Aortendissektion | Akute **Brustschmerzen** | Kardiologie | ➤ Kap. 5.8 |
| Akutes Koronarsyndrom | Akute **Brustschmerzen** | Kardiologie | ➤ Kap. 5.7 |
| ALL (siehe Leukämie: akute lymphatische) | | | |
| Alveolitis: exogen-allergische | **Belastungsdyspnoe** und Allgemeinsymptome | Pneumologie | ➤ Kap. 7.3 |
| AML (siehe Leukämie: akute myeloische) | | | |
| Amyloidose | **Beinschwellung** und Hauteinblutungen | Nephrologie | ➤ Kap. 6.2 |
| Anämie: aplastische | **Panzytopenie** | Hämatologie | ➤ Kap. 4.12 |
| Anämie: autoimmunhämolytische | Hämolytische **Anämie** I | Hämatologie | ➤ Kap. 4.1 |
| Anämie: makrozytäre | **Kurzatmigkeit** | Gastroenterologie | ➤ Kap. 3.6 |
| Anämie: megaloblastäre | **Makrozytäre Anämie** | Hämatologie | ➤ Kap. 4.4 |
| Anämie: mikrozytäre | **Kurzatmigkeit** | Gastroenterologie | ➤ Kap. 3.6 |
| Anämie: perniziöse | **Makrozytäre Anämie** | Hämatologie | ➤ Kap. 4.4 |
| Angina pectoris: instabile | **Brustschmerzen unter Belastung** | Kardiologie | ➤ Kap. 5.9 |
| Angina pectoris: stabile | **Brustschmerzen unter Belastung** | Kardiologie | ➤ Kap. 5.9 |
| Aortenklappeninsuffizienz | Große **Blutdruckamplitude** | Kardiologie | ➤ Kap. 5.6 |
| ARDS | progrediente **Dyspnoe** | Endokrinologie | ➤ Kap. 2.3 |
| Arthritis urica | **Knieschwellung** | Rheumatologie | ➤ Kap. 8.4 |
| | Akute Schmerzen im **Großzehengrundgelenk** | Endokrinologie | ➤ Kap. 2.10 |
| Asbestose | **Appetitlosigkeit** und Gewichtsabnahme | Pneumologie | ➤ Kap. 7.1 |
| Asthma bronchiale: exogen-allergisches | Anfallsweise **Dyspnoe** | Pneumologie | ➤ Kap. 7.6 |
| Aszites | **Bluterbrechen** | Gastroenterologie | ➤ Kap. 3.1 |
| Autoimmunhepatitis | **Transaminasenerhöhung** II | Gastroenterologie | ➤ Kap. 3.13 |
| **B**auchaortenaneurysma (BAA) | Pulsatiler **Tumor** im Abdomen | Angiologie | ➤ Kap. 1.8 |
| β-Thalassämie | Hämolytische **Anämie** III | Hämatologie | ➤ Kap. 4.3 |
| Bronchialkarzinom | Anhaltender produktiver **Husten** und Abgeschlagenheit | Pneumologie | ➤ Kap. 7.11 |
| Bronchitis: chronisch obstruktive (siehe COPD) | | | |
| B-Zell-Non-Hodgkin-Lymphom (HDL) | Obere **Einflussstauung** | Hämatologie | ➤ Kap. 4.6 |

| Diagnosen | Leitsymptom oder -befund | Kapitel | |
|---|---|---|---|
| **C**auda-equina-Syndrom | **Akuter Kreuzschmerz** | Rheumatologie | ➤ Kap. 8.5 |
| Cholesterinembolie-Syndrom | Zunehmende **Fußschmerzen** | Nephrologie | ➤ Kap. 6.5 |
| CLL (siehe Leukämie: chronische lymphatische) | | | |
| *Clostridium-difficile*-Infektion | Akute **Diarrhö** | Gastroenterologie | ➤ Kap. 3.2 |
| CML (siehe Leukämie: chronische myeloische) | | | |
| Colitis ulcerosa | Schmerzen im rechten **Unterbauch** | Gastroenterologie | ➤ Kap. 3.14 |
| Conn-Syndrom | **Kopfschmerzen** | Endokrinologie | ➤ Kap. 2.19 |
| COPD | Akut zunehmende **Dyspnoe** | Pneumologie | ➤ Kap. 7.5 |
| Coxarthrose | **Hüftgelenkschmerz** | Rheumatologie | ➤ Kap. 8.3 |
| Cushing-Syndrom (siehe Hyperkortisolismus) | | | |
| **D**iabetes insipidus: centralis | Vermehrtes **Durstgefühl** und Kopfschmerzen | Endokrinologie | ➤ Kap. 2.5 |
| Diabetes insipidus: renalis | Vermehrtes **Durstgefühl** und Kopfschmerzen | Endokrinologie | ➤ Kap. 2.5 |
| Diabetes mellitus: Typ 1 | Schwindende **Muskelkraft**, Hautjucken, Candidose | Endokrinologie | ➤ Kap. 2.20 |
| | **Übelkeit** und Erbrechen | Endokrinologie | ➤ Kap. 2.3 |
| Diabetes mellitus: Typ 2 | Zunehmende **Erschöpfbarkeit** und Übergewicht | Endokrinologie | ➤ Kap. 2.6 |
| Dystope Schilddrüse | Kurzfall: **Hypothyreose** | Endokrinologie | ➤ Kap. 2.14 |
| **E**chinokokkenzyste | **Leberrundherd** | Gastroenterologie | ➤ Kap. 3.7 |
| Eisenmangelanämie | **Mikrozytäre Anämie** | Hämatologie | ➤ Kap. 4.5 |
| Endokarditis: infektiöse | Akutes **Fieber** | Kardiologie | ➤ Kap. 5.10 |
| Enteropathie (siehe glutensensitive Enteropathie) | | | |
| Epiphyseolysis capitis humeri | Kurzfall: **Hüftschmerzen** | Endokrinologie | ➤ Kap. 2.5 |
| Erythromelalgie | **Gesichtsrötung** und Juckreiz | Hämatologie | ➤ Kap. 4.8 |
| Exsudat (siehe Pleuraerguss) | | | |
| Extremitätenischämie | Akuter **Beinschmerz** | Angiologie | ➤ Kap. 1.1 |
| **F**avismus (siehe Glukose-6-Phosphatdehydrogenase-Mangel) | | | |
| Fibromyalgie | Diffuser wechselnder **Gelenkschmerz** | Rheumatologie | ➤ Kap. 8.2 |
| Folsäuremangel | **Makrozytäre Anämie** | Hämatologie | ➤ Kap. 4.4 |
| FUO (fever of unknown origin) | **Fieber** und Schwäche des linken Arms | Angiologie | ➤ Kap. 1.4 |
| **G**ammopathie (siehe monoklonale Gammopathie) | | | |
| Gastrointestinaler Stromatumor | **Synkope** und positiver Test auf okkultes Blut | Gastroenterologie | ➤ Kap. 3.10 |
| Gastroösophageale Refluxerkrankung | **Retrosternale Schmerzen** | Gastroenterologie | ➤ Kap. 3.8 |
| Gicht: chronische (siehe Hyperurikämie: persistierend) | | | |
| Gicht: primäre (siehe Arthritis urica) | | | |
| Gicht: sekundäre (siehe Hyperurikämie) | | | |
| Glukose-6-Phosphatdehydrogenase-Mangel | Hämolytische **Anämie III** | Hämatologie | ➤ Kap. 4.3 |

| Diagnosen | Leitsymptom oder -befund | Kapitel | |
|---|---|---|---|
| Glutensensitive Enteropathie | **Kurzatmigkeit** | Gastroenterologie | ➤ Kap. 3.6 |
| Großgefäßvaskulitis | **Fieber** und Schwäche des linken Arms | Angiologie | ➤ Kap. 1.4 |
| **H**ämochromatose | **Transaminasenerhöhung I** | Gastroenterologie | ➤ Kap. 3.12 |
| Harnwegsinfekt | **Sturz** älterer Patientin | Nephrologie | ➤ Kap. 6.14 |
| Hepatitis A | **Transaminasenerhöhung I** | Gastroenterologie | ➤ Kap. 3.12 |
| Hepatitis B: akute | **Transaminasenerhöhung I** | Gastroenterologie | ➤ Kap. 3.12 |
| Hepatitis B: chronische | **Transaminasenerhöhung I** | Gastroenterologie | ➤ Kap. 3.12 |
| Hepatitis C | **Transaminasenerhöhung I** | Gastroenterologie | ➤ Kap. 3.12 |
| Hepatozelluläres Karzinom | **Leberrundherd** | Gastroenterologie | ➤ Kap. 3.7 |
| Herzinsuffizienz: akute | **Ruhedyspnoe** | Kardiologie | ➤ Kap. 5.14 |
| Herzinsuffizienz: chronische | **Ruhedyspnoe** | Kardiologie | ➤ Kap. 5.14 |
| HIV-Infektion | **Fieber** | Gastroenterologie | ➤ Kap. 3.4 |
| Hodgkin-Lymphom (siehe M. Hodgkin) | | | |
| Hyperkortisolismus (adrenales Cushing-Syndrom) | Kurzfall: **Adipositas** | Endokrinologie | ➤ Kap. 2.9 |
| Hyperkortisolismus: ACTH-abhängig | **Gewichtszunahme** und Adynamie | Endokrinologie | ➤ Kap. 2.9 |
| Hyperkortisolismus: ACTH-unabhängig | **Gewichtszunahme** und Adynamie | Endokrinologie | ➤ Kap. 2.9 |
| Hyperkaliämie | **Diarrhö** | Nephrologie | ➤ Kap. 6.4 |
| Hyperkalzämie | **Abgeschlagenheit** und Flankenschmerz | Endokrinologie | ➤ Kap. 2.1 |
| Hyperkalzämie-Syndrom | **Abgeschlagenheit** und Flankenschmerz | Endokrinologie | ➤ Kap. 2.1 |
| Hyperparathyreoidismus: asymptomatischer | **Abgeschlagenheit** und Flankenschmerz | Endokrinologie | ➤ Kap. 2.1 |
| Hyperparathyreoidismus: chronischer | **Abgeschlagenheit** und Flankenschmerz | Endokrinologie | ➤ Kap. 2.1 |
| Hyperparathyreoidismus: primärer | **Abgeschlagenheit** und Flankenschmerz | Endokrinologie | ➤ Kap. 2.1 |
| Hyperparathyreoidismus: sekundärer | **Abgeschlagenheit** und Flankenschmerz | Endokrinologie | ➤ Kap. 2.1 |
| Hyperprolaktinämie: Entzügelungshyperprolaktinämie | Unerfüllter **Kinderwunsch** | Endokrinologie | ➤ Kap. 2.18 |
| Hyperprolaktinämie: Frau | Unerfüllter **Kinderwunsch** | Endokrinologie | ➤ Kap. 2.18 |
| Hyperprolaktinämie: Mann | Unerfüllter **Kinderwunsch** | Endokrinologie | ➤ Kap. 2.18 |
| Hypertensive Krise | **Belastungsdyspnoe** und **Angina pectoris** | Kardiologie | ➤ Kap. 5.2 |
| Hyperthyreose | **Herzklopfen** bei Anstrengung, Stimmungslabilität | Endokrinologie | ➤ Kap. 2.15 |
| Hypertonie | **Kopfschmerzen** | Endokrinologie | ➤ Kap. 2.19 |
| Hypertonie: arterielle | **Belastungsdyspnoe I** | Kardiologie | ➤ Kap. 5.2 |
| Hypertonie: arterielle (bei Schwangerschaft) | **Hypertonie** | Kardiologie | ➤ Kap. 5.12 |
| Hypertonie: sekundäre | Schlecht einstellbare **Hypertonie** | Nephrologie | ➤ Kap. 6.9 |
| Hypertonie: renoparenchymatöse | Schlecht einstellbare **Hypertonie** | Nephrologie | ➤ Kap. 6.9 |
| Hypertriglyzeridämie: sekundäre | **Hyperlipoproteinämie** | Endokrinologie | ➤ Kap. 2.17 |

| Diagnosen | Leitsymptom oder -befund | Kapitel | |
|---|---|---|---|
| Hyperurikämie | Akute Schmerzen im **Großzehengrundgelenk** | Endokrinologie | ➤ Kap. 2.10 |
| Hyperurikämie: persistierende | Akute Schmerzen im **Großzehengrundgelenk** | Endokrinologie | ➤ Kap. 2.10 |
| Hyperventilationssyndrom | Kurzfall: **Pfötchenstellung der Hände** | Endokrinologie | ➤ Kap. 2.23 |
| Hypoglykämie | **Agitiertheit** | Nephrologie | ➤ Kap. 6.1 |
| Hypokalzämie | **Pelzigkeitsgefühl und Krämpfe** | Endokrinologie | ➤ Kap. 2.24 |
| Hyponatriämie | **Dysphagie** | Gastroenterologie | ➤ Kap. 3.3 |
| | Kurzfall: **Krampfanfall** | Endokrinologie | ➤ Kap. 2.5 |
| Hypoparathyreoidismus | **Pelzigkeitsgefühl und Krämpfe** | Endokrinologie | ➤ Kap. 2.24 |
| Hypophysen-Adenom | **Gewichtszunahme** und Adynamie | Endokrinologie | ➤ Kap. 2.9 |
| Hypophysenvorderlappeninsuffizienz | Kurzfall: **Minderwuchs** | Endokrinologie | ➤ Kap. 2.5 |
| Hypophysenvorderlappeninsuffizienz (siehe hypothalamisch-hypophysäre Erkrankungen) | | | |
| Hypothalamisch-hypophysäre Erkrankungen | Vermehrtes **Durstgefühl** und Kopfschmerzen | Endokrinologie | ➤ Kap. 2.5 |
| Hypothyreose | Spannungsgefühl der **Hände** und Schmerzen in den großen Gelenken | Endokrinologie | ➤ Kap. 2.11 |
| Hypothyreose: primäre | **Kinderwunsch** und sekundäre Amenorrhö | Endokrinologie | ➤ Kap. 2.8 |
| Hypothyreose: sekundäre | **Kinderwunsch** und sekundäre Amenorrhö | Endokrinologie | ➤ Kap. 2.8 |
| **I**kterus: intrahepatischer | **Ikterus** | Gastroenterologie | ➤ Kap. 3.5 |
| Ikterus: posthepatischer | **Ikterus** | Gastroenterologie | ➤ Kap. 3.5 |
| Ikterus: prähepatischer | **Ikterus** | Gastroenterologie | ➤ Kap. 3.5 |
| Immunthrombozytopenie (ITP) | **Thrombopenie** | Hämatologie | ➤ Kap. 4.14 |
| Ischämischer Insult | Plötzlicher einseitiger **Visusverlust** | Angiologie | ➤ Kap. 1.9 |
| **K**älteagglutininkrankheit | Hämolytische **Anämie I** | Hämatologie | ➤ Kap. 4.1 |
| Kardiomyopathie: dilatative | Umfangsvermehrung der **Beine** | Kardiologie | ➤ Kap. 5.1 |
| Kardiomyopathie: hypertrophische | Umfangsvermehrung der **Beine** | Kardiologie | ➤ Kap. 5.1 |
| Kardiomyopathie: restriktive | Umfangsvermehrung der **Beine** | Kardiologie | ➤ Kap. 5.1 |
| Karotisstenose | Plötzlicher einseitiger **Visusverlust** | Angiologie | ➤ Kap. 1.9 |
| Ketoazidose | Tachypnoe | Endokrinologie | ➤ Kap. 2.3 |
| Kolonkarzinom | **Vorsorgeuntersuchung** | Gastroenterologie | ➤ Kap. 3.15 |
| Koloskopie | **Vorsorgeuntersuchung** | Gastroenterologie | ➤ Kap. 3.15 |
| Koronare Herzkrankheit (KHK) | **Hyperlipoproteinämie** | Endokrinologie | ➤ Kap. 2.17 |
| Krebsfrüherkennung | **Vorsorgeuntersuchung** | Gastroenterologie | ➤ Kap. 3.15 |
| **L**DL-Hypercholesterinämie: primäre | **Hyperlipoproteinämie** | Endokrinologie | ➤ Kap. 2.17 |
| Leberzelladenom | **Leberrundherd** | Gastroenterologie | ➤ Kap. 3.7 |
| Leberzellkarzinom | **Leberrundherd** | Gastroenterologie | ➤ Kap. 3.7 |
| Leberzirrhose | **Bluterbrechen** | Gastroenterologie | ➤ Kap. 3.1 |
| | **Transaminasenerhöhung I** | Gastroenterologie | ➤ Kap. 3.12 |
| | **Transaminasenerhöhung II** | Gastroenterologie | ➤ Kap. 3.13 |
| Leukämie: akute lymphatische | **Fieber** | Hämatologie | ➤ Kap. 4.7 |

# Verzeichnis der Diagnosen

| Diagnosen | Leitsymptom oder -befund | Kapitel | |
|---|---|---|---|
| Leukämie: akute myeloische | **Fieber** | Hämatologie | ➤ Kap. 4.7 |
| Leukämie: chronische lymphatische | **Lymphozytose** | Hämatologie | ➤ Kap. 4.11 |
| Leukämie: chronische myeloische | **Leukozytose** | Hämatologie | ➤ Kap. 4.10 |
| Lipasämie | Akute **Diarrhö** | Gastroenterologie | ➤ Kap. 3.2 |
| Lungenembolie | Einseitige **Beinschwellung** | Angiologie | ➤ Kap. 1.2 |
| | Rezidivierende **Dyspnoe** | Pneumologie | ➤ Kap. 7.7 |
| Lungenembolie: akute | **Gewichtszunahme** | Nephrologie | ➤ Kap. 6.6 |
| Lungenerkrankung: akute interstitielle | **Belastungsdyspnoe** und Allgemeinsymptome | Pneumologie | ➤ Kap. 7.3 |
| Lungenkarzinom | Verstärkter produktiver **Husten** | Pneumologie | ➤ Kap. 7.11 |
| | **Belastungsdyspnoe** nach Immuntherapie | Pneumologie | ➤ Kap. 7.15 |
| Lungentuberkulose | Anhaltender produktiver **Husten** und Abgeschlagenheit | Pneumologie | ➤ Kap. 7.10 |
| Lymphödem: primäres | **Ödem** der unteren Extremitäten | Angiologie | ➤ Kap. 1.7 |
| Lymphödem: sekundäres | **Ödem** der unteren Extremitäten | Angiologie | ➤ Kap. 1.7 |
| **M**. Basedow | Kurzfall: **Augenschmerzen** | Endokrinologie | ➤ Kap. 2.15 |
| M. Basedow (siehe Hyperthyreose) | | | |
| M. Crohn | Schmerzen im rechten **Unterbauch** | Gastroenterologie | ➤ Kap. 3.14 |
| M. Hodgkin | **Gewichtsverlust** | Hämatologie | ➤ Kap. 4.9 |
| M. Whipple (siehe Whipple-Erkrankung) | | | |
| M. Takayasu | Plötzlicher einseitiger **Visusverlust** | Angiologie | ➤ Kap. 1.9 |
| Magenkarzinom | **Teerstuhl** | Gastroenterologie | ➤ Kap. 3.11 |
| Malaria tropica | **Fieber** | Gastroenterologie | ➤ Kap. 3.4 |
| Malignes Melanom | **Lymphknotenschwellung** | Hämatologie | ➤ Kap. 4.15 |
| Mallory-Weiss-Syndrom | **Bluterbrechen** | Gastroenterologie | ➤ Kap. 3.1 |
| Mesotheliom | **Appetitlosigkeit** und Gewichtsabnahme | Pneumologie | ➤ Kap. 7.1 |
| Metabolische Alkalose | Gestörter **Säure-Basen-Haushalt** | Nephrologie | ➤ Kap. 6.11 |
| Metabolische Azidose | Gestörter **Säure-Basen-Haushalt** | Nephrologie | ➤ Kap. 6.11 |
| | **Übelkeit** und Erbrechen | Endokrinologie | ➤ Kap. 2.3 |
| Metabolisches Syndrom | **Adipositas** | Endokrinologie | ➤ Kap. 2.2 |
| Mitralklappeninsuffizienz: akute | Große **Blutdruckamplitude** | Kardiologie | ➤ Kap. 5.6 |
| Mitralklappeninsuffizienz: chronische | Große **Blutdruckamplitude** | Kardiologie | ➤ Kap. 5.6 |
| Mukoviszidose | Rezidivierende **Pneumonien** | Pneumologie | ➤ Kap. 7.13 |
| Multiples Myelom | **Beinschwellung** und Hauteinblutungen | Nephrologie | ➤ Kap. 6.2 |
| Myelodysplastisches Syndrom | **Panzytopenie** | Hämatologie | ➤ Kap. 4.12 |
| Myokarditis | Umfangsvermehrung der **Beine** | Kardiologie | ➤ Kap. 5.1 |
| **N**ebennierenrinden-Adenom | **Gewichtszunahme** und Adynamie | Endokrinologie | ➤ Kap. 2.9 |
| Nebennierenrindeninsuffizienz: primäre | **Gewichtsverlust** und sekundäre Amenorrhö | Endokrinologie | ➤ Kap. 2.8 |
| Nebennierenrindeninsuffizienz: sekundäre (hypophysäre) | **Gewichtsverlust** und sekundäre Amenorrhö | Endokrinologie | ➤ Kap. 2.8 |

| Diagnosen | Leitsymptom oder -befund | Kapitel | |
|---|---|---|---|
| Nephritis: akute interstitielle | Häufiger **Harndrang** und Miktionsbeschwerden | Nephrologie | ➤ Kap. 6.8 |
| Nephropathie: diabetische | **Agitiertheit** | Nephrologie | ➤ Kap. 6.1 |
| Nephropathie: IgA | **Mikrohämaturie** | Nephrologie | ➤ Kap. 6.10 |
| Nephrotisches Syndrom | **Gewichtszunahme** | Nephrologie | ➤ Kap. 6.6 |
| Nierenarterienstenose | Schlecht einstellbare **Hypertonie** | Nephrologie | ➤ Kap. 6.9 |
| Niereninsuffizienz | **Übelkeit** | Nephrologie | ➤ Kap. 6.12 |
| Nierenversagen: prärenales | **Diarrhö** | Nephrologie | ➤ Kap. 6.4 |
| Nierenzellkarzinom | **Mikrohämaturie** | Nephrologie | ➤ Kap. 6.10 |
| Ödem | **Gewichtszunahme** | Nephrologie | ➤ Kap. 6.6 |
| Ösophaguskarzinom | **Dysphagie** | Gastroenterologie | ➤ Kap. 3.3 |
| Ösophagusvarizen | **Bluterbrechen** | Gastroenterologie | ➤ Kap. 3.1 |
| Osteomyelitis Fußskelett | Akrale **Nekrose** | Angiologie | ➤ Kap. 1.6 |
| Osteomyelofibrose | **Gesichtsrötung** und Juckreiz | Hämatologie | ➤ Kap. 4.8 |
| Osteoporose: primäre | **Osteoporoserisiko** | Endokrinologie | ➤ Kap. 2.22 |
| Osteoporose: sekundäre | **Osteoporoserisiko** | Endokrinologie | ➤ Kap. 2.22 |
| Osteoporose: steroidinduzierte | **Osteoporoserisiko** | Endokrinologie | ➤ Kap. 2.22 |
| Pankreaskarzinom | **Ikterus** | Gastroenterologie | ➤ Kap. 3.5 |
| Paroxysmale nächtliche Hämoglobinurie (PNH) | Hämolytische **Anämie II** | Hämatologie | ➤ Kap. 4.2 |
| pAVK | **Belastungsschmerz** der unteren Extremität | Angiologie | ➤ Kap. 1.3 |
| | Belastungsabhängiger **Fußschmerz** | Angiologie | ➤ Kap. 1.5 |
| | Akrale **Nekrose** | Angiologie | ➤ Kap. 1.6 |
| PCO-Syndrom | **Hirsutismus** | Endokrinologie | ➤ Kap. 2.16 |
| Perikarderguss | **Übelkeit** | Nephrologie | ➤ Kap. 6.12 |
| Phäochromozytom | **Kopfschmerzen** | Endokrinologie | ➤ Kap. 2.19 |
| Pleuraerguss: Exsudat | **Dyspnoe** und Hustenreiz | Pneumologie | ➤ Kap. 7.4 |
| Pleuraerguss: Transsudat | **Dyspnoe** und Hustenreiz | Pneumologie | ➤ Kap. 7.4 |
| Pneumonie | Zunehmende **Belastungsdyspnoe** und rote Flecken im Gesicht | Nephrologie | ➤ Kap. 6.3 |
| Pneumonie: ambulant erworbene | Akutes hohes **Fieber** | Pneumologie | ➤ Kap. 7.8 |
| Pneumonie: atypische | Subakutes **Fieber** | Pneumologie | ➤ Kap. 7.9 |
| Pneumonie: nosokomiale | Akutes hohes **Fieber** | Pneumologie | ➤ Kap. 7.8 |
| Pneumonie: *Pneumocystis jirovecii* | Akutes hohes **Fieber** | Pneumologie | ➤ Kap. 7.8 |
| Pneumonitis | **Belastungsdyspnoe** nach Immuntherapie | Pneumologie | ➤ Kap. 7.15 |
| Pneumothorax | **Dyspnoe** und Hustenreiz | Pneumologie | ➤ Kap. 7.4 |
| Polycythaemia vera | **Gesichtsrötung** und Juckreiz | Hämatologie | ➤ Kap. 4.8 |
| Polyglanduläre Autoimmunsyndrome: PGAS 1 | **Gewichtsverlust** und sekundäre Amenorrhö | Endokrinologie | ➤ Kap. 2.8 |
| Polyglanduläre Autoimmunsyndrome: PGAS 2 | **Gewichtsverlust** und sekundäre Amenorrhö | Endokrinologie | ➤ Kap. 2.8 |
| Polyglobulie | **Gesichtsrötung** und Juckreiz | Hämatologie | ➤ Kap. 4.8 |

# Verzeichnis der Diagnosen

| Diagnosen | Leitsymptom oder -befund | Kapitel | |
|---|---|---|---|
| Polymyalgia rheumatica | **Schulterschmerzen** beidseits | Rheumatologie | ➤ Kap. 8.8 |
| Polymyositis | **Raynaud-Symptomatik** mit Arthralgien | Rheumatologie | ➤ Kap. 8.7 |
| Polyzystische Nierendegeneration: autosomal-dominante | **Hämaturie** | Nephrologie | ➤ Kap. 6.7 |
| Poplitealaneurysma | Pulsatiler **Tumor** im Abdomen | Angiologie | ➤ Kap. 1.8 |
| Popliteales Entrapment (Poplitea-Entrapment-Syndrom) | Belastungsabhängiger **Fußschmerz** | Angiologie | ➤ Kap. 1.5 |
| Primäres Leberzellkarzinom | **Leberrundherd** | Gastroenterologie | ➤ Kap. 3.7 |
| Prolaktinom | Kurzfall: **Unerfüllter Kinderwunsch** (Mann) | Endokrinologie | ➤ Kap. 2.18 |
| Prolaktinom (Frau) | **Galaktorrhö** und sekundäre Amenorrhö | Endokrinologie | ➤ Kap. 2.7 |
| Pseudothrombozytopenie | **Thrombopenie** | Hämatologie | ➤ Kap. 4.14 |
| Psoriasis arthropathica | **Zehenschwellung** | Rheumatologie | ➤ Kap. 8.9 |
| Pulmonale Hypertonie | Abnehmende körperliche **Belastbarkeit** | Pneumologie | ➤ Kap. 7.2 |
| Pulmorenales Syndrom | Zunehmende **Belastungsdyspnoe** und rote Flecken im Gesicht | Nephrologie | ➤ Kap. 6.3 |
| Purpura Schoenlein-Henoch | **Mikrohämaturie** | Nephrologie | ➤ Kap. 6.10 |
| Pyelonephritis: akute | Häufiger **Harndrang** und Miktionsbeschwerden | Nephrologie | ➤ Kap. 6.8 |
| **R**aynaud-Phänomen: primäres | Anfallsartige **Weißfärbung** der Finger | Angiologie | ➤ Kap. 1.10 |
| Raynaud-Phänomen: sekundäres | Anfallsartige **Weißfärbung** der Finger | Angiologie | ➤ Kap. 1.10 |
| Rechtsherzinsuffizienz | Rezidivierende **Dyspnoe** | Pneumologie | ➤ Kap. 7.7 |
| Refluxerkrankung (siehe gastroösophageale Refluxerkrankung) | | | |
| Refluxösophagitis | **Retrosternale Schmerzen** | Gastroenterologie | ➤ Kap. 3.8 |
| Reizdarmsyndrom | Schmerzen im rechten **Unterbauch** | Gastroenterologie | ➤ Kap. 3.14 |
| Respiratorische Alkalose | Gestörter **Säure-Basen-Haushalt** | Nephrologie | ➤ Kap. 6.11 |
| Rhabdomyolyse | **Mikrohämaturie** | Nephrologie | ➤ Kap. 6.10 |
| Rheumatoide Arthritis | Symmetrische Schwellung der **Metakarpophalangealgelenke** | Rheumatologie | ➤ Kap. 8.6 |
| Riesenzellarteriitis | Plötzlicher einseitiger **Visusverlust** | Angiologie | ➤ Kap. 1.9 |
| | Unklares **Fieber** | Rheumatologie | ➤ Kap. 8.10 |
| **S**arkoidose | **Leistungsminderung** und Husten | Pneumologie | ➤ Kap. 7.12 |
| Schilddrüsenkarzinom: follikuläres | Schmerzlose einseitige **Halsschwellung** | Endokrinologie | ➤ Kap. 2.14 |
| Schilddrüsenkarzinom: medulläres | Schmerzlose einseitige **Halsschwellung** | Endokrinologie | ➤ Kap. 2.14 |
| Schilddrüsenkarzinom: papilläres | Schmerzlose einseitige **Halsschwellung** | Endokrinologie | ➤ Kap. 2.14 |
| Schlafapnoe: obstruktive | **Tagesmüdigkeit** | Pneumologie | ➤ Kap. 7.14 |
| Schlafapnoe: zentrale | **Tagesmüdigkeit** | Pneumologie | ➤ Kap. 7.14 |
| Schlafstörungen | **Tagesmüdigkeit** | Pneumologie | ➤ Kap. 7.14 |
| Sekundärer Hypogonadismus | Kurzfall: **Hüftschmerzen** | Endokrinologie | ➤ Kap. 2.5 |

| Diagnosen | Leitsymptom oder -befund | Kapitel | |
|---|---|---|---|
| Sekundärer Hypogonadismus (siehe hypothalamisch-hypophysäre Erkrankungen) | | | |
| Sichelzellanämie | Hämolytische **Anämie III** | Hämtologie | ➢ Kap. 4.3 |
| Sphärozytose (Kugelzellanämie) | Hämolytische **Anämie III** | Hämatologie | ➢ Kap. 4.3 |
| Staphylokokken-Aortenklappen-Endokarditis (siehe Endokarditis) | | | |
| Struma uninodosa | Druckgefühl am **Hals** | Endokrinologie | ➢ Kap. 2.12 |
| | Kurzfall: **Müdigkeit** | Endokrinologie | ➢ Kap. 2.12 |
| Synkope | Reversibler **Bewusstseins- und Tonusverlust** | Kardiologie | ➢ Kap. 5.5 |
| **T**akayasu-Arteriitis | **Fieber** und Schwäche des linken Arms | Angiologie | ➢ Kap. 1.4 |
| Thrombangiitis obliterans | Belastungsabhängiger **Fußschmerz** | Angiologie | ➢ Kap. 1.5 |
| Thrombophilien | Einseitige **Beinschwellung** | Angiologie | ➢ Kap. 1.2 |
| Thrombozythämie: essenzielle | **Gesichtsrötung** und Juckreiz | Hämatologie | ➢ Kap. 4.8 |
| Thyreoiditis: abakterielle radiogene Thyreoiditis | Akute einseitige **Halsschmerzen** | Endokrinologie | ➢ Kap. 2.13 |
| Thyreoiditis: bakterielle Thyreoiditis | Akute einseitige **Halsschmerzen** | Endokrinologie | ➢ Kap. 2.13 |
| Thyreoiditis: Riedel-Tyreoiditis | Akute einseitige **Halsschmerzen** | Endokrinologie | ➢ Kap. 2.13 |
| Thyreoiditis: Thyreoiditis de Quervain | Akute einseitige **Halsschmerzen** | Endokrinologie | ➢ Kap. 2.13 |
| Thyreoprive Hypothyreose | Kurzfall: Adynamie und **Gewichtszunahme** | Endokrinologie | ➢ Kap. 2.8 |
| Tiefe Beinvenenthrombose | Einseitige **Beinschwellung** | Angiologie | ➢ Kap. 1.2 |
| TIA (transitorisch ischämische Attacke) | Plötzlicher einseitiger **Visusverlust** | Angiologie | ➢ Kap. 1.9 |
| Transsudat (siehe Pleuraerguss) | | | |
| Tumor: maligner | Kurzfall: **Hyperkalzämie** | Endokrinologie | ➢ Kap. 2.4 |
| **U**lcus duodeni | **Teerstuhl** | Gastroenterologie | ➢ Kap. 3.11 |
| Ulcus ventriculi | **Teerstuhl** | Gastroenterologie | ➢ Kap. 3.11 |
| **V**askulitis: kryoglobulinämische (bei aktiver Hepatitis-C-Infektion) | **Arthralgien** bei Hautveränderungen an den Unterschenkeln | Rheumatologie | ➢ Kap. 8.1 |
| Vaskulitis: systemische | Zunehmende **Belastungsdyspnoe** und rote Flecken im Gesicht | Nephrologie | ➢ Kap. 6.3 |
| Vitamin-$B_{12}$-Mangel | **Makrozytäre Anämie** | Hämatologie | ➢ Kap. 4.4 |
| Vorhofflimmern | **Herzrasen** | Kardiologie | ➢ Kap. 5.11 |
| **W**erlhof-Krankheit (siehe Immunthrombozytopenie) | | | |
| Whipple-Erkrankung | **Kurzatmigkeit** | Gastroenterologie | ➢ Kap. 3.6 |
| Wirbelsäulenschmerz-Syndrom: muskuläres | Akuter **Kreuzschmerz** | Rheumatologie | ➢ Kap. 8.5 |
| Wurzelkompressionssyndrom | Akuter **Kreuzschmerz** | Rheumatologie | ➢ Kap. 8.5 |
| **Z**erebrale Durchblutungsstörung (siehe ischämischer Insult) | | | |
| Zerebrale Durchblutungsstörung (siehe TIA) | | | |
| Zystitis: akute | Häufiger **Harndrang** und Miktionsbeschwerden | Nephrologie | ➢ Kap. 6.8 |

# Verzeichnis der Leitsymptome und -befunde

| Leitsymptom oder -befund | Kapitel | Kap.-Nummer | Diagnosen |
|---|---|---|---|
| **Abgeschlagenheit** und Flankenschmerz | Endokrinologie | ➤ Kap. 2.1 | Hyperkalzämie |
| | | | Hyperparathyreoidismus: chronischer |
| | | | Hyperparathyreoidismus: primärer |
| | | | Hyperkalzämie-Syndrom |
| | | | Hyperparathyreoidismus: asymptomatischer |
| | | | Hyperparathyreoidismus: sekundärer |
| **Adipositas** | Endokrinologie | ➤ Kap. 2.2 | Metabolisches Syndrom |
| | Endokrinologie | ➤ Kap. 2.9 (Kurzfall) | Hyperkortisolismus (adrenales Cushing-Syndrom) |
| **Adynamie** und Gewichtszunahme | Endokrinologie | ➤ Kap. 2.8 (Kurzfall) | Thyreoprive Hypothyreose |
| | Endokrinologie | ➤ Kap. 2.9 | Hyperkortisolismus: ACTH-abhängig |
| | | | Hyperkortisolismus: ACTH-unabhängig |
| | | | Nebennierenrinden-Adenom |
| | | | Hypophysen-Adenom |
| **Agitiertheit** | Nephrologie | ➤ Kap. 6.1 | Hypoglykämie |
| | | | Nephropathie: diabetische |
| Hämolytische **Anämie** | Hämatologie | ➤ Kap. 4.1 | Anämie: autoimmunhämolytische |
| | | | Kälteagglutininkrankheit |
| | Hämatologie | ➤ Kap. 4.2 | Paroxysmale nächtliche Hämoglobinurie (PNH) |
| | Hämatologie | ➤ Kap. 4.3 | β-Thalassämie: Minorform |
| | | | β-Thalassämie: Majorform |
| | | | Sichelzellanämie |
| | | | Glukose-6-Phosphatdehydrogenase-Mangel (Synonym Favismus) |
| | | | Sphärozytose (Kugelzellanämie) |
| **Appetitlosigkeit** und Gewichtsabnahme | Pneumologie | ➤ Kap. 7.1 | Asbestose |
| | | | Mesotheliom |
| **Arthralgien** bei Hautveränderungen an den Unterschenkeln | Rheumatologie | ➤ Kap. 8.1 | Vaskulitis: kryoglobulinämische (bei aktiver Hepatitis-C-Infektion) |
| **Augenschmerzen** | Endokrinologie | ➤ Kap. 2.15 (Kurzfall) | M. Basedow |
| Umfangsvermehrung der **Beine** | Kardiologie | ➤ Kap. 5.1 | Myokarditis |
| | | | Kardiomyopathie: dilatative |
| | | | Kardiomyopathie: hypertrophische |
| | | | Kardiomyopathie: restriktive |
| Akuter **Beinschmerz** | Angiologie | ➤ Kap. 1.1 | Extremitätenischämie |
| | | | Akuter arterieller Verschluss |
| Einseitige **Beinschwellung** | Angiologie | ➤ Kap. 1.2 | Tiefe Beinvenenthrombose |
| | | | Lungenembolie |
| | | | Thrombophilien |

| Leitsymptom oder -befund | Kapitel | Kap.-Nummer | Diagnosen |
| --- | --- | --- | --- |
| Beinschwellung und Hauteinblutungen | Nephrologie | ➤ Kap. 6.2 | Multiples Myelom |
| | | | Amyloidose |
| Abnehmende körperliche Belastbarkeit | Pneumologie | ➤ Kap. 7.2 | Pulmonale Hypertonie |
| Belastungsdyspnoe nach Immuntherapie | Pneumologie | ➤ Kap. 7.15 | Lungenkarzinom |
| | | | Pneumonitis |
| Belastungsdyspnoe und Allgemeinsymptome | Pneumologie | ➤ Kap. 7.3 | Lungenerkrankung: akute interstitielle |
| | | | Alveolitis: exogen-allergische |
| Zunehmende Belastungsdyspnoe und rote Flecken im Gesicht | Nephrologie | ➤ Kap. 6.3 | Pneumonie |
| | | | Pulmorenales Syndrom |
| | | | Vaskulitis: systemische |
| Belastungsdyspnoe und Angina pectoris | Kardiologie | ➤ Kap. 5.2 | Hypertensive Krise |
| | | | Hypertonie: arterielle |
| Belastungsschmerz der unteren Extremität | Angiologie | ➤ Kap. 1.3 | pAVK |
| Reversibler Bewusstseins- und Tonusverlust | Kardiologie | ➤ Kap. 5.5 | Synkope |
| Große Blutdruckamplitude | Kardiologie | ➤ Kap. 5.6 | Aortenklappeninsuffizienz |
| | | | Mitralklappeninsuffizienz: akute |
| | | | Mitralklappeninsuffizienz: chronische |
| Bluterbrechen | Gastroenterologie | ➤ Kap. 3.1 | Ösophagusvarizen |
| | | | Leberzirrhose |
| | | | Aszites |
| | | | Mallory-Weiss-Syndrom |
| Akute Brustschmerzen | Kardiologie | ➤ Kap. 5.7 | Akutes Koronarsyndrom |
| | Kardiologie | ➤ Kap. 5.8 | Akute Aortendissektion |
| Brustschmerzen unter Belastung | Kardiologie | ➤ Kap. 5.9 | Angina pectoris: instabile |
| | | | Angina pectoris: stabile |
| Erstmalig festgestellter Diabetes mellitus | Endokrinologie | ➤ Kap. 2.6 (Kurzfall) | Akromegalie |
| Diarrhö | Nephrologie | ➤ Kap. 6.4 | Hyperkaliämie |
| | | | Nierenversagen: prärenales |
| Akute Diarrhö | Gastroenterologie | ➤ Kap. 3.2 | Lipasämie |
| | | | *Clostridium-difficile*-Infektion |
| Vermehrtes Durstgefühl und Kopfschmerzen | Endokrinologie | ➤ Kap. 2.5 | Diabetes insipidus: centralis |
| | | | Diabetes insipidus: renalis |
| | | | Hypothalamisch-hypophysäre Erkrankungen: 1) Hypophysenvorderlappeninsuffizienz, 2) Sekundärer Hypogonadismus |
| Dysphagie | Gastroenterologie | ➤ Kap. 3.3 | Hyponatriämie |
| | | | Ösophaguskarzinom |
| Akut zunehmende Dyspnoe | Pneumologie | ➤ Kap. 7.5 | COPD (chronisch obstruktive Bronchitis) |
| Anfallsweise Dyspnoe | Pneumologie | ➤ Kap. 7.6 | Asthma bronchiale: exogen allergisches |

# Verzeichnis der Leitsymptome und -befunde

| Leitsymptom oder -befund | Kapitel | Kap.-Nummer | Diagnosen |
|---|---|---|---|
| Rezidivierende **Dyspnoe** | Pneumologie | ➤ Kap. 7.7 | Lungenembolie |
| | | | Rechtsherzinsuffizienz |
| **Dyspnoe** und Hustenreiz | Pneumologie | ➤ Kap. 7.4 | Pneumothorax |
| | | | Pleuraerguss: Exsudat |
| | | | Pleuraerguss: Transsudat |
| Obere **Einflussstauung** | Hämatologie | ➤ Kap. 4.6 | B-Zell-Non-Hodgkin-Lymphom (HDL) |
| Zunehmende **Erschöpfbarkeit** und Übergewicht | Endokrinologie | ➤ Kap. 2.6 | Diabetes mellitus: Typ 2 |
| **Fieber** | Gastroenterologie | ➤ Kap. 3.4 | Malaria tropica |
| | | | HIV-Infektion |
| | Hämatologie | ➤ Kap. 4.7 | Leukämie: akute myeloische (AML) |
| | | | Leukämie: akute lymphatische (ALL) |
| Akutes **Fieber** | Kardiologie | ➤ Kap. 5.10 | Endokarditis: infektiöse (Staphylokokken-Aortenklappen-Endokarditis) |
| Akutes hohes **Fieber** | Pneumologie | ➤ Kap. 7.8 | Pneumonie: ambulant erworbene |
| | | | Pneumonie: nosokomiale |
| | | | Pneumonie: *Pneumocystis jirovecii* |
| Subakutes **Fieber** | Pneumologie | ➤ Kap. 7.9 | Pneumonie: atypische |
| Unklares **Fieber** | Rheumatologie | ➤ Kap. 8.10 | Riesenzellarteriitis |
| **Fieber** und Schwäche des linken Arms | Angiologie | ➤ Kap. 1.4 | FUO (fever of unknown origin) |
| | | | Großgefäßvaskulitis |
| | | | Takayasu-Arteriitis |
| Belastungsabhängiger **Fußschmerz** | Angiologie | ➤ Kap. 1.5 | pAVK |
| | | | Thrombangiitis obliterans |
| | | | Popliteales Entrapment (Poplitea-Entrapment-Syndrom) |
| Zunehmende **Fußschmerzen** | Nephrologie | ➤ Kap. 6.5 | Cholesterinembolie-Syndrom |
| **Galaktorrhö** und sekundäre Amenorrhö | Endokrinologie | ➤ Kap. 2.7 | Prolaktinom (Frau) |
| Diffuser wechselnder **Gelenkschmerz** | Rheumatologie | ➤ Kap. 8.2 | Fibromyalgie |
| **Gesichtsrötung** und Juckreiz | Hämatologie | ➤ Kap. 4.8 | Polyglobulie |
| | | | Polycythaemia vera |
| | | | Erythromelalgie |
| | | | Osteomyelofibrose |
| | | | Thrombozythämie: essenzielle |
| **Gewichtsverlust** | Hämatologie | ➤ Kap. 4.9 | M. Hodgkin (Synonym Hodgkin-Lymphom) |
| **Gewichtsverlust** und sekundäre Amenorrhö | Endokrinologie | ➤ Kap. 2.8 | Nebennierenrindeninsuffizienz: primäre |
| | | | Nebennierenrindeninsuffizienz: sekundäre (hypophysäre) |
| | | | Polyglanduläre Autoimmunsyndrome: PGAS 1 |
| | | | Polyglanduläre Autoimmunsyndrome: PGAS 2 |
| | | | Hypothyreose: primäre |

| Leitsymptom oder -befund | Kapitel | Kap.-Nummer | Diagnosen |
|---|---|---|---|
| **Gewichtszunahme** | Nephrologie | ➤ Kap. 6.6 | Ödem |
| | | | Nephrotisches Syndrom |
| | | | Lungenembolie: akute |
| **Gewichtszunahme** und Adynamie | Endokrinologie | ➤ Kap. 2.8 (Kurzfall) | Thyreoprive Hypothyreose |
| | Endokrinologie | ➤ Kap. 2.9 | Hyperkortisolismus: ACTH-abhängig |
| | | | Hyperkortisolismus: ACTH-unabhängig |
| | | | Nebennierenrinden-Adenom |
| | | | Hypophysen-Adenom |
| **Hämaturie** | Nephrologie | ➤ Kap. 6.7 | Polyzystische Nierendegeneration: autosomal-dominante |
| Spannungsgefühl der **Hände** und Schmerzen in den großen Gelenken | Endokrinologie | ➤ Kap. 2.11 | Akromegalie |
| | | | Hypothyreose |
| Druckgefühl am **Hals** | Endokrinologie | ➤ Kap. 2.12 | Struma uninodosa |
| Akute einseitige **Halsschmerzen** mit Palpationsschmerz | Endokrinologie | ➤ Kap. 2.13 | Thyreoiditis: abakterielle radiogene Thyreoiditis |
| | | | Thyreoiditis: bakterielle Thyreoiditis |
| | | | Thyreoiditis: Riedel-Tyreoiditis |
| | | | Thyreoiditis: Thyreoiditis de Quervain |
| Schmerzlose einseitige **Hals-schwellung** | Endokrinologie | ➤ Kap. 2.14 | Schilddrüsenkarzinom: papilläres |
| | | | Schilddrüsenkarzinom: follikuläres |
| | | | Schilddrüsenkarzinom: medulläres |
| Häufiger **Harndrang** und Miktionsbeschwerden | Nephrologie | ➤ Kap. 6.8 | Zystitis: akute |
| | | | Pyelonephritis: akute |
| | | | Nephritis: akute interstitielle |
| **Herzklopfen** bei Anstrengung, Stimmungslabilität | Endokrinologie | ➤ Kap. 2.15 | Hyperthyreose (Synonym M. Basedow) |
| **Herzrasen** | Kardiologie | ➤ Kap. 5.11 | Vorhofflimmern |
| **Hirsutismus** | Endokrinologie | ➤ Kap. 2.16 | Adrenogenitales Syndrom (AGS) |
| | | | PCO-Syndrom |
| **Hüftgelenkschmerz** | Rheumatologie | ➤ Kap. 8.3 | Coxarthrose |
| Verstärkter produktiver **Husten** | Pneumologie | ➤ Kap. 7.11 | Lungenkarzinom |
| Anhaltender produktiver **Husten** und Abgeschlagenheit | Pneumologie | ➤ Kap. 7.10 | Lungentuberkulose |
| **Hyperlipoproteinämie** | Endokrinologie | ➤ Kap. 2.17 | LDL-Hypercholesterinämie: primäre |
| | | | Hypertriglyzeridämie: sekundäre |
| | | | Koronare Herzkrankheit (KHK) |
| **Hypertonie** | Kardiologie | ➤ Kap. 5.12 | Hypertonie: arterielle (bei Schwangerschaft) |
| Schlecht einstellbare **Hypertonie** | Nephrologie | ➤ Kap. 6.9 | Nierenarterienstenose |
| | | | Hypertonie: sekundäre |
| | | | Hypertonie: renoparenchymatöse |
| **Hypothyreose** | Endokrinologie | ➤ Kap. 2.14 (Kurzfall) | Dystope Schilddrüse |

# Verzeichnis der Leitsymptome und -befunde

| Leitsymptom oder -befund | Kapitel | Kap.-Nummer | Diagnosen |
|---|---|---|---|
| **Ikterus** | Gastroenterologie | ➤ Kap. 3.5 | Pankreaskarzinom |
| | | | Ikterus: intrahepatischer |
| | | | Ikterus: posthepatischer |
| | | | Ikterus: prähepatischer |
| Gesichtsrötung und **Juckreiz** | Hämatologie | ➤ Kap. 4.8 | Polyglobulie |
| | | | Polycythaemia vera |
| | | | Erythromelalgie |
| | | | Osteomyelofibrose |
| | | | Thrombozythämie: essenzielle |
| **Kopfschmerzen** | Endokrinologie | ➤ Kap. 2.19 | Conn-Syndrom |
| | | | Hypertonie |
| | | | Phäochromozytom |
| Akuter **Kreuzschmerz** | Rheumatologie | ➤ Kap. 8.5 | Wirbelsäulenschmerz-Syndrom: muskuläres |
| | | | Cauda-equina-Syndrom |
| | | | Wurzelkompressionssyndrom |
| **Kurzatmigkeit** | Gastroenterologie | ➤ Kap. 3.6 | Anämie: makrozytäre |
| | | | Anämie: mikrozytäre |
| | | | Glutensensitive Enteropathie |
| | | | Whipple-Erkrankung (Synonym M. Whipple) |
| **Leberrundherd** | Gastroenterologie | ➤ Kap. 3.7 | Echinokokkenzyste |
| | | | Leberzelladenom |
| | | | Primäres Leberzellkarzinom |
| **Leistungsminderung** und Husten | Pneumologie | ➤ Kap. 7.12 | Sarkoidose |
| **Leukozytose** | Hämatologie | ➤ Kap. 4.10 | Leukämie: chronische myeloische (CML) |
| **Lymphknotenschwellung** | Hämatologie | ➤ Kap. 4.15 | Malignes Melanom |
| **Lymphozytose** | Hämatologie | ➤ Kap. 4.11 | Leukämie: chronische lymphatische (CLL) |
| **Makrozytäre Anämie** | Hämatologie | ➤ Kap. 4.4 | Vitamin-$B_{12}$-Mangel |
| | | | Anämie: megaloblastäre |
| | | | Anämie: perniziöse |
| | | | Folsäuremangel |
| Symmetrische Schwellung der **Metakarpophalangealgelenke** | Rheumatologie | ➤ Kap. 8.6 | Rheumatoide Arthritis |
| **Mikrohämaturie** | Nephrologie | ➤ Kap. 6.10 | Nephropathie: IgA |
| | | | Purpura Schönlein-Henoch |
| | | | Nierenzellkarzinom |
| | | | Rhabdomyolyse |
| **Mikrozytäre Anämie** | Hämatologie | ➤ Kap. 4.5 | Eisenmangelanämie |
| **Müdigkeit** | Endokrinologie | ➤ Kap. 2.12 (Kurzfall) | Struma uninodosa |
| Schwindende **Muskelkraft**, Hautjucken, Candidose | Endokrinologie | ➤ Kap. 2.20 | Diabetes mellitus: Typ 1 |

| Leitsymptom oder -befund | Kapitel | Kap.-Nummer | Diagnosen |
|---|---|---|---|
| Akrale **Nekrose** | Angiologie | ➤ Kap. 1.6 | pAVK |
| | | | Osteomyelitis Fußskelett |
| **Ödem** der unteren Extremitäten | Angiologie | ➤ Kap. 1.7 | Lymphödem: primäres |
| | | | Lymphödem: sekundäres |
| **Osteoporoserisiko** | Endokrinologie | ➤ Kap. 2.22 | Osteoporose: primäre |
| | | | Osteoporose: sekundäre |
| | | | Osteoporose: steroidinduzierte |
| **Panzytopenie** | Hämatologie | ➤ Kap. 4.12 | Anämie: aplastische |
| | | | Myelodysplastisches Syndrom |
| **Pelzigkeitsgefühl** und Krämpfe | Endokrinologie | ➤ Kap. 2.24 | Hypokalzämie |
| | | | Hypoparathyreoidismus |
| Rezidivierende **Pneumonien** | Pneumologie | ➤ Kap. 7.13 | Mukoviszidose |
| **Raynaud-Symptomatik** mit Arthralgien | Rheumatologie | ➤ Kap. 8.7 | Polymyositis |
| **Retrosternale Schmerzen** | Gastroenterologie | ➤ Kap. 3.8 | Gastroösophageale Refluxerkrankung |
| | | | Refluxösophagitis |
| **Ruhedyspnoe** | Kardiologie | ➤ Kap. 5.14 | Herzinsuffizienz: akute |
| | | | Herzinsuffizienz: chronische |
| Gestörter **Säure-BasenHaushalt** | Nephrologie | ➤ Kap. 6.11 | Metabolische Alkalose |
| | | | Metabolische Azidose |
| | | | Respiratorische Alkalose |
| **Schulterschmerzen** beidseits | Rheumatologie | ➤ Kap. 8.8 | Polymyalgia rheumatica |
| **Sturz** älterer Patientin | Nephrologie | ➤ Kap. 6.14 | Harnwegsinfekt |
| **Synkope** und positiver Test auf okkultes Blut | Gastroenterologie | ➤ Kap. 3.10 | Gastrointestinaler Stromatumor |
| **Tagesmüdigkeit** | Pneumologie | ➤ Kap. 7.14 | Schlafstörungen |
| | | | Schlafapnoe: obstruktive |
| | | | Schlafapnoe: zentrale |
| **Teerstuhl** | Gastroenterologie | ➤ Kap. 3.11 | Ulcus duodeni |
| | | | Ulcus ventriculi |
| | | | Magenkarzinom |
| **Thrombopenie** | Hämatologie | ➤ Kap. 4.14 | Immunthrombozytopenie (ITP) (Synonym Werlhof-Krankheit) |
| | | | Pseudothrombozytopenie |
| **Transaminasenerhöhung I** | Gastroenterologie | ➤ Kap. 3.12 | Leberzirrhose |
| | | | Hepatitis B: chronische |
| | | | Hepatitis B: akute |
| | | | Hepatitis C |
| | | | Hepatitis A |
| | | | Hämochromatose |
| **Transaminasenerhöhung II** | Gastroenterologie | ➤ Kap. 3.13 | Autoimmunhepatitis |
| | | | Leberzirrhose |

# Verzeichnis der Leitsymptome und -befunde

| Leitsymptom oder -befund | Kapitel | Kap.-Nummer | Diagnosen |
|---|---|---|---|
| Pulsatiler **Tumor** im Abdomen | Angiologie | ➤ Kap. 1.8 | Bauchaortenaneurysma (BAA) |
| | | | Poplitealaneurysma |
| **Übelkeit** | Nephrologie | ➤ Kap. 6.12 | Perikarderguss |
| | | | Niereninsuffizienz |
| Unerfüllter **Kinderwunsch** (Mann) | Endokrinologie | ➤ Kap. 2.18 | Prolaktinom |
| Schmerzen im rechten **Unterbauch** | Gastroenterologie | ➤ Kap. 3.14 | Colitis ulcerosa |
| | | | M. Crohn |
| | | | Reizdarmsyndrom |
| Plötzlicher einseitiger **Visusverlust** | Angiologie | ➤ Kap. 1.9 | Ischämischer Insult (Synonym zerebrale Durchblutungsstörung) |
| | | | Transitorisch ischämische Attacke (TIA) (Synonym zerebrale Durchblutungsstörung) |
| | | | M. Takayasu |
| | | | Riesenzellarteriitis |
| | | | Karotisstenose |
| **Vorsorgeuntersuchung** | Gastroenterologie | ➤ Kap. 3.15 | Krebsfrüherkennung |
| | | | Kolonkarzinom |
| | | | Koloskopie |
| Anfallsartige **Weißfärbung** der Finger | Angiologie | ➤ Kap. 1.10 | Raynaud-Phänomen: primäres |
| | | | Raynaud-Phänomen: sekundäres |
| | | | Akute digitale Ischämie |
| **Zehenschwellung** | Rheumatologie | ➤ Kap. 8.9 | Psoriasis arthropathica |

# Register

## Symbole
5-Aminosalizylsäure  215
24-Stunden-Blutdruckmessung  426
β$_2$-Mimetika  488

## A
Abgeschlagenheit  49, 503
Abszess
– paravalvulärer  356
ACE-Hemmer
– bei Angina pectoris  350
– bei Proteinurie  416
– Serumkreatinin  427
Acetylsalicylsäure
– bei akuter digitaler Ischämie  45
– bei pAVK  16
– bei zerebraler Ischämie  41
Achalasie  185
Acute Respiratory Distress Syndrome  58
Addison-Krise  79
Adipositas  53
– bei metabolischem Syndrom  53
– Chirurgie  55
– stammbetonte  55
ADPKD  418
Adrenogenitales Syndrom  105
Agitiertheit  384
Akanthozyten  400, 432
Akrale Nekrose  28
Akromegalie  74, 88
AL-Amyloidose  394, 395
Alfacalcidiol  131
Alkalose
– metabolische  438
– respiratorische  438, 439, 440
Alprostadil  29
Alveolitis, exogen-allergische  472
Amenorrhö
– post pill  105
– sekundäre  75, 76, 111
Amputation
– bei pAVK  31
Amyloidose  395
ANA  560
Anämie  447
– aplastische  272, 273
– bei Kolonkarzinom  246
– hämolytische  232, 235, 236
– makrozytäre  163, 241
– megaloblastäre  242, 244
– mikrozytäre  159, 245
– perniziöse  245
– renale  446
Anämien
– Einteilung  247
ANCA  400, 531, 537, 560, 568
Angina pectoris
– Differenzialdiagnose  335
Angina pectoris, stabile  347
Angiodysplasie  9
Angiografie
– bei pAVK  29
Angiografie, bei pAVK  16
Anionenlücke  438
Anlaufschmerz  539
Antibiotika
– bei ambulant erworbener Pneumonie  498
Anti-CCP-Test  537
Antidiuretisches Hormon
– Substitutionstherapie  67
Antihypertensiva
– bei Diabetikern  72
Antikoagulation
– bei pulmonaler Hypertonie  468
Antikoagulation, orale  7
Antinukleäre Antikörper  537
Antiretrovirale Therapie  152
Antituberkulotika  505
Antriebslosigkeit  81
Antrumgastritis  458
Aorteninsuffizienz  326
Aortenklappenersatz  314
Aortenklappeninsuffizienz
– chirurgische Therapie  331
– Langzeitprognose  331
– Pathomechanismus  328
– technische Befunde  327
Aortenklappenstenose  311, 327
Aortenstenose  312
APC-Resistenz  13
Appetitlosigkeit  458
Arthralgie  528, 564
– diffuse, wechselnde  533
Arthritis
– Lyme  546
– reaktive  540
– rheumatoide  545, 557, 562, 571
– septische  545
Arzneimittelexanthem  529
Asbest  460
– Faserjahre  460
Asbestose  461
Asthma bronchiale  484
– exogen-allergisches  484
– Formen  484
– Therapie  488
Aszites  138, 459
Atelektase  476
Auer-Stäbchen  253
Autoimmunadrenalitis  78
Autoimmunhepatitis  211, 212
autoimmun-polyglanduläre Syndrom  131
Autonomie, multifokale  93
AV-Knoten-Reentrytachykardie  365
Azathioprin  212, 282
Azidose
– bei Diabetes mellitus  57
– metabolische  57, 438, 439, 440
– respiratorische  438

## B
Baker-Zyste  547, 548
Barrett-Ösophagus  182
Barrett-Syndrom  182
Bauchaortenaneurysma  35
– endovaskuläre Therapie  37
– Ruptur  36
BCLC-Stadium (Barcelona Clinic Liver Cancer-Klassifikation)  168
Beckenübersichtsaufnahme  542
Beinödem  32
Beinschmerz
– akuter  2
– belastungsabhängiger  14
Beinschwellung  290, 389
– einseitige  7
Beinvenenthrombose
– Therapie  12
Beinvenenthrombose, tiefe  8, 9
Belastbarkeit
– Abnahme  462
Belastungsdyspnoe  159, 307, 397
Belastungsschmerz
– Bein  14
– Fuß  23
Bevacizumab  228
Bewusstseinsverlust  321
Binet-Klassifikation  269
Blue-toe-Syndrom  410
Blutdruckamplitude, große  326
Bluterbrechen  134
Blutungsneigung  280
Body-Mass-Index  54
Bosentan, bei pulmonaler Hypertonie  468
Bronchitis
– chronisch obstruktive  478
Bronchoalveoläre Lavage  514
Bronchopneumonie  504
Bronchoskopie  472, 499
Brustschmerzen
– akute  340
– unter Belastung  346
Budd-Chiari-Syndrom  236

Budesonid oral 212
Bypass
– bei pAVK 31
– Operation 351

**C**
CA 19–9 157
Cauda-equina-Syndrom 554
CCP-Ak-Test 560
CD 117 187
Cephalosporine 174
Cetuximab 228
$CHA_2DS_2$-VASc-Score 361
Charcot-Fuß 28
Checkpointinhibitoren 524
Child-Pugh-Kriterien 137
Cholangiopankreatikografie 176
Cholangitis 175
– primär biliäre 137
Choledocholithiasis 174
Cholesterin 107
Cholesterinemboliesyndrom 410
Cholesterinkristallembolie 28
Cholezystektomie 174
Cholezystitis 172, 173
– Komplikationen 174
Chronisch obstruktive Bronchitis 478
– Schweregradeinteilung 481
Chvostek-Zeichen 129
Ciclosporin, bei Polymyositis 569
Cilostazol 17
Ciprofloxacin 422
Claudicatio intermittens 15, 28
Clopidogrel
– bei pAVK 16
– bei zerebraler Ischämie 41
Cockroft-Gault-Formel 408
Colchicin 550
Colitis ulcerosa 178, 214
– Komplikationen 217
– Schweregrade 217
Conn-Syndrom 115
COPD 478
– Schweregradeinteilung 481
Cor pulmonale 495
Coxarthrose 539, 543
Coxitis, bakterielle 540
CPAP-Therapie, nasale 522
CRB65-Score 498
Cushing-Syndrom 53, 83, 84, 306
Cyclophosphamid 403

**D**
Dabigatran 7
Dana-Point-Klassifikation 466
D-Dimer 9, 11, 493

Dermatomyositis 569
Dexamethason-Hemmtest 83
Diabetes insipidus 64
Diabetes mellitus
– Nephropathie 385
– sekundärer 74
– Typ 1 117
– Typ 2 69
Diabetes mellitus Typ 1 59, 117
– Komplikationen 60
Diabetisches Fußsyndrom 28
Diarrhö 61, 404
– akute 142
Dipyridamol, bei zerebraler Ischämie 41
Diuretika
– Abusus 413
Diuretika, bei pulmonaler Hypertonie 468
Dobutamin-Stressechokardiografie 312
Donath-Landsteiner-Test 234
Druckgefühl, Hals 90
Duke-Kriterien
– Endokarditis 354
Dukes-Klassifikation 226
Duplexsonografie, bei pAVK 16
Durstversuch 64
DXA-Messung 124
Dysphagie 144, 184
Dysplasie
– fibromuskuläre 428
Dyspnoe 474, 483
– bei Belastung 307, 469
– rezidivierende 489
– zunehmende 478
Dyssomnie 520

**E**
Echokardiografie
– bei Lungenembolie 11
ECOG-Gradeinteilung 252
Eculizumab 236
Einflussstauung, obere 249
Eisenmangelanämie 160, 245
Eklampsie 368
Ektasie
– Arteria poplitea 26
Elefantiasis 33
Embolie
– arterielle 3
– kardiale 4
– Vena-cava-Schirm bei 13
Endokarditis 573
– akute 354
– Komplikationen 356
– Prophylaxe 358

– subakute 570
Endokarditisprophylaxe 357
Enteropathie, glutensensitive 161
Enthesitis 558, 579
Entlastungspunktion 548
Entrapment, popliteales 25
Entzügelungshyperprolaktinämie 112
Epithelkörperchenadenom 50
Ernährungsberatung
– bei Diabetes mellitus 119
Erschöpfbarkeit, zunehmende 69
Erysipel 8
Erythromelalgie 260
Erythrozytenzylinder 400
European Leukemia Network (ELN)
– Klassifikation 255
Exogen-allergische Alveolitis 472
Exsikkose 117
Exsudat 477
Extremitätenischämie 3

**F**
Faktor-V-Leiden-Mutation 13
Favismus 240
Ferritin 246, 247
Fettleber 206
Fibrinolyse
– bei Lungenembolie 13
– bei tiefer Beinvenenthrombose 13
Fibromyalgie 533, 535
Fieber 146, 252
– akutes 352
– akutes hohes 495
– subakutes 501
– unklarer Genese 18, 19
Fingerpolyarthrose 539
– Bouchard-Arthrose 539
– Heberden-Arthrose 539
– Rhizarthrose 539
Flankenschmerz 49
Fludrokortison, Substitution 78
Fluoxetin, bei Raynaud-Phänomen 43
Flush-Syndrom 61
Fogarty-Embolektomie 5
Folsäuremangel 245
Fondaparinux 12
Fontaine-Klassifikation 2, 15
Forrest-Klassifikation 189
Fosfomycin 422
Fragmentozyten 237
Französische Tripeltherapie 192
Fundoplicatio nach Nissen 184
Funikuläre Spinalerkrankung 243
Fußschmerzen
– belastungsabhängige 23

– zunehmende 407
Fußsyndrom
– diabetisches 118
Fußsyndrom, diabetisches 28

**G**
Gaenslen-Zeichen 580
Galakthorrö 75
Gammopathie
– monoklonale 275
Gammopathie, monoklonale 275
Gastrointestinaler Stromatumor 186
Gelenkschmerz 528, 564
– diffuser, wechselnder 533
Gesichtsrötung 258
Gestationsdiabetes 73
Gestationsyhyperthyreose 101
Gewichtsabnahme 458
Gewichtsverlust 76, 262
Gewichtszunahme 82, 413
Gicht 557
– Anfall 545
– Tophi 547
Glibenclamid 386
Glockenthorax 516
Glomeruläre Filtrationsrate 408
Glomerulonephritis
– mesangioproliferative 433
– rapid progressive 400
Glomerulosklerose, diabetische noduläre 388
Glukokortikoid
– bei Dermatomyositis 569
– bei rheumatoider Arthritis 562
Glukokortikoidtherapie
– Nebenwirkungen 403
Glukose-6-Phosphat-Dehydrogenase-Mangel 240
Gonarthrose 546
Goodpasture-Syndrom 400
Gottron-Zeichen 566
Graft-versus-Host-Disease 258
Granulomatose mit Polyangiits GPA 529
Granulomatose mit Polyangitis 571
Großgefäßvaskulitis 586
Guanylatzyklase(sGC)-Stimulator
– bei pulmonaler Hypertonie 469
Gumprecht-Kernschatten 268

**H**
Hals
– einseitige Schmerzen 95
– einseitige Schwellung 97
Halsvenenstauung 442
Hämatemesis 134, 140
Hämaturie 417, 432

Hämochromatose 208, 209
– Gelenkbeteiligung 557
Hämoglobin, glykolysiertes 207
hämolytisch-urämisches Syndrom 451
Hämosiderin 247
Harndrang 421
Harninkontinenz 454, 455
Hauteinblutungen 389
Heberden-Arthrose 539
Helicobacter-pylori-Eradikation 191, 193
Heparininduzierte Thrombozytopenie 13
Hepatitis A 204
– Impfung 205
– Postexpositionsprophylaxe 205
Hepatitis B
– chronische 198
– Impfung 205
– Postexpositionsprophylaxe 202
Hepatitis C 531
Hepatitis D 204
Herzinsuffizienz
– akute 372
– Pharmakotherapie 378, 379
– Rechtsherz- 494
Herzkatheter 351
Herzrasen 358
Herztransplantation 381
– Kontraindikationen 381
HFE-Gen 208
Hirsutismus 105
HIV-Infektion 151
HLA-B27 581
HMG-CoA-Reduktase-Hemmer 110
Hodgkin-Lymphom 262
– Klassifikation 262
– Therapie 263
Hollenhorst-Plaques 411
Hüftgelenkschmerzen 538
Hüftkopfnekrose 540
Hunter-Glossitis 243
Husten 511
– produktiver, chronischer 503
– produktiver, verstärkter 507
Hydrokortison
– Substitution 78
– Substitutionstherapie 66
Hydroxyurea 260
Hyperaldosteronismus 114, 431
Hyperglykämie
– bei Diabetes 59
Hyperkaliämie 405
– EKG-Veränderungen 405
– medikamentöse Maßnahmen 406
Hyperkalzämie 49

– symptomatische Therapie 52
Hyperkalziämiesyndrome 51
– erbliche 51
Hyperkortisolismus 83
Hyperparathyreoidismus 50
– chronischer 49
– sekundärer 52
– tertiärer 52
Hyperprolaktinämie 75, 111
Hypertension
– portale 138
Hypertensive Krise 300
– i. v.-Therapie 300
– Therapie 301
Hyperthyreose 93, 99
– Arthralgien bei 534
– immunogene 101
Hypertonie 302
– maskierte 302
– portale 137
– pulmonale 465
– schlecht einstellbare 426
– Schwangerschaft 367
– sekundäre 429
– Stadieneinteilung (WHO) 426
Hypertonie, arterielle 301
Hypertonieformen
– sekundäre 306
Hypertriglyzeridämie 110
Hyperventilationssyndrom 129
Hypoglykämie 384
Hypogonadismus
– sekundärer 111
Hypogonadismus, sekundärer 209
Hypokalzämie 130
– chronische 52
Hypokortisolismus 146
Hyponatriämie 68, 86, 146
Hypoparathyreoidismus 130, 131
Hypophysenadenom 84
Hypophysenvorderlappeninsuffizienz 66
Hypothenar-Hammer-Syndrom 43
Hypothyreose 91, 98
– Laborkonstellationen 80
– manifeste 80
– Neugeborenen-Screening 91
– primäre 79

**I**
IgA-Nephropathie 433
IgA-Vaskulitis 529
IgM-Paraproteinämie 531
Ikterus 153, 157, 240
Iliosakralgelenkarthritis 581
Iloprost 412
– bei akuter digitaler Ischämie 45

– bei pulmonaler Hypertonie 468
Imatinib 188, 267
Immunthrombozytopenie 281
– Stadieneinteilung 282
Inaktivität 81
Infarktpneumonie 495
Insuffizienz, chronisch-venöse 8
Insulinhypoglykämietest 64
Insulinpumpentherapie 120
Insulintherapie 59
– intensivierte 120
– konventionelle 119
Interferon-Therapie 200
Interstitielle Lungenerkrankung 470
Iritis 579

## J
Jodbedarf 91
Juckreiz 258

## K
Kälteagglutininkrankheit 233
Kalzitriol 131
Kalziumantagonisten
– bei Angina pectoris 349
Kalziumglukonat
– bei Hyperglykämie 406
Kardiomyopathie
– dilatative 294
– hypertrophische 295, 296
– restriktive 295
Karotisstenose
– Revaskularisation 42
Karpaltunnelsyndrom
– bei Akromegalie 89
Karzinoid 61
Karzinom
– hepatozelluläres 167, 201
Ketoazidose 57, 117
– Klinik 57
Kinderwunsch, unerfüllter 111
Knieschwellung 544
Knöchelarteriendruckmessung 15
Knowlesi-Malaria 147
Kolonkarzinom
– Eisenmangelanämie bei 246
– UICC-Stadium 229
Koloskopievorbereitung 223
Kompartmentsyndrom 7
Kompressionssonografie 9, 11
Kompressionstherapie
– bei Lymphödem 34
Konglomerattumor 215
Kontrastmittelnephropathie 409
Kopfschmerzen 114
Koronarangiografie
– Indikation 350

Koronare Herzkrankheit
– erhöhtes Risiko 107
Kraniopharyngeom 65
Kretinismus 91
Kreuzschmerz
– Bandscheibenvorfall 551
– entzündlicher 552
Kreuzschmerz, akuter 550
Krise
– akute hämolytische 234
Kryoglobulinämie 402
Kugelzellanämie 241
Kugelzellen 241
Kurzatmigkeit 159
Kutane leukozytoklastische Vaskulitis 529

## L
Laktasemangel 162
Laktose-H2-Atemtest 161
Lambert-Eaton myasthenes Syndrom 571
Lamivudin 200
Lasègue-Zeichen 551
Laufbandergometrie 15
Leberhautzeichen 138
Leberkarzinom, primäres 168
Lebertransplantation 137
Leberzelladenom 166
Leberzellkarzinom
– Therapie 168
Leberzirrhose 136, 137, 167, 211
– Komplikationen 138
Leichtkettennephropathie 409
Leistungsminderung 511
Leukämie
– akute lymphatische 257
– akute myeloische 253, 274
– chronische lymphatische 268
– chronische myeloische 266
Leukozytose 265
Lipasämie 143
Lipaseerhöhung 144
Lipödem 32
Löfgren-Syndrom 514
Losartan, bei Raynaud-Phänomen 44
Lungenembolie 11, 416, 492
– bei Beinvenenthrombose 492
– Fibrinolyse bei 13
– nach Beinvenenthrombose 10
– Therapie 494
Lungenkarzinom 508
– Checkpointinhibitoren 524
– Chemotherapie 510
– Histologie 509
– limited disease 509

– Metastasen 509
– paraneoplastische Syndrome 510
– Stadien 509
– Therapie 511
– Tumormarker 510
Lungenperfusionsszintigrafie 11
Lungentuberkulose 505
Lyme-Arthritis 546
Lymphknotenschwellung 284
Lymphödem 9, 33
– kongenitales hereditäres 33
– primäres 33
– sekundäres 33
– sporadisches 33
– Stadieneinteilung 33
– Typ Meige 33
– Typ Milroy 33
Lymphozytose 268
Lyse, systemische 494

## M
Magenkarzinom 195, 196
– Laurén-Klassifikation 195
Magnetresonanztomografie, bei zerebraler Ischämie 40
Makroalbuminurie 387
Makroamylasämie 179
Makrohämaturie 420
Malabsorptionssyndrom 163
Malaria 148
– Komplikationen 149
– Prophylaxe 150
Malaria quartana 147
Malaria tertiana 147
Malaria tropica 147
Mallory-Weiss-Syndrom 140
Malum perforans 28
Mediastinaltumor 250
Mehretagen-Oszillogramm 15
MELD-Score 137
Menell-Test 547
Meningitis 572
Meningokokkensepsis 529
Mennell-Test 541
Mesotheliom 461
metabolisches Syndrom 53
Metakarpophalangealgelenkschwellung 556
Metformin 71, 386
Methotrexat
– bei rheumatoider Arthritis 562
Metronidazol 144
M-Gradient 275
Midazolam 176
Mikroalbuminurie 387
Mikrohämaturie 431, 434, 435
Miktionsbeschwerden 421

Milzvergrößerung 232
Minderwuchs 67
Mineralokortikoidhypertonie 114
Minimale residuale Erkrankung 258
Mischkollagenosen 566
Mitralklappenersatz
– Indikationen 319
Mitralklappeninsuffizienz 332
Mitralklappenrekonstruktion
– Indikationen 319
Mitralklappenstenose 316
– Pathophysiologie 317
– Schweregrade 316
Mitralklappenvalvuloplastie
– Indikationen 319
Monoclonal immunoglobulin deposition disease 394
Morbus Crohn 214
– Fisteln 215
– Komplikationen 216
Morbus Takayasu 40
Morbus Whipple 164
Morgensteifigkeit 558
Müdigkeit 94
Müdigkeitssyndrom, chronisches 534
Mukoviszidose 517
Multiple endokrine Neoplasie 62, 98
Multiples Myelom 276, 391
Mundwinkelrhagaden 243
Myelodysplastisches Syndrom 273, 274
Myokarditis 291, 292
– Erreger 293
Myositiden 568

## N

Nackenschmerzen 584
Nagelfalzentzündung 564
Natriumbikarbonat
– bei Hyperglykämie 406
Nebennierenadenom 84
Nebennierenrindenadenom 84
Nebennierenrindeninsuffizienz 77
Nebennierenrindeninsuffizienz, primäre 76
Nebennierenzufallstumor 120
Nekrose, akrale 28
Nephritis 560
Nephritis, akute interstitielle 425
Nephropathie, diabetische 385
Nephrotisches Syndrom 390, 414
Nierenarterienstenose 428
Nierenarterienverschluss 409
Nierendegeneration
– autosomal-dominante polyzystische 418

Niereninsuffizienz 179, 385
– akute 424
– prärenale 407
Nierenzellkarzinom 435
Nierenzysten 418
Nifedipin
– bei Raynaud-Syndrom 44
Nitrate
– bei Angina pectoris 350
Non-Hodgkin-Lymphom 250, 251
Non-ST-Elevation Acute Coronary Syndrome 337
NSTEMI 337
– Therapie 339
Nüchternhypoglykämie 385
Nukleosid- und Nukleotidanaloga
– bei Hepatitis 199

## O

Oberbauchschmerzen 172
Oberschenkelvenenthrombose 10
Ödem 413
– hypoproteinämisches 389
– untere Extremitäten 32
Oligomenorrhö 105
OMINOUS-Probleme 552
Orbitopathie
– endokrine 102, 104
Orlistat 55
Ösophagitis 134
Ösophaguskarzinom 144, 194
– Risikofaktoren 146
– Stadieneinteilung 145
Ösophagusvarizen 134, 135
Osteomalazie 131
Osteomyelofibrose 261
Osteopathie, renale 447
Osteoporose 539
– Risiko 121
– sekundäre 123
Osteoporosebasislabor 123
Ovarialinsuffizienz 77

## P

pack years 507
Palpitationen 99, 358
Pankreasinsuffizienz 180
Pankreasinsuffizienz, exogene 180
Pankreaskarzinom 154
Pankreatitis, akute 178
Pansinusitis 517
Panzytopenie 271
Parasomnie 520
Paroxysmale nächtliche Hämoglobinurie 235
PCSK9-Hemmer 109
Peak Bone Mass 124

Pentoxifyllin 412
Periarthritis humeroscapularis 571
Periarthropathia coxae 539
Perikarderguss 443
– urämischer 444
Perikarditis 294
Periphere arterielle Verschlusskrankheit 2, 15
– Schweregrade 15
– Unterschenkeltyp 24
– Ursachen 15
Peritonealmesotheliom 461
Perkutane koronare Intervention 350
Perkutane transluminale Angioplastie 430
Phäochromozytom 115, 116, 306
pH-Wert 437
PIG-A-Gen 235
Pikazismus 246
Plasmodium falciparum 147
Plasmodium malariae 147
Plasmodium ovale 147
Plasmodium vivax 147
Plasmozytom 391
Pleuraerguss 476, 477
Pleuraplaque 460
Plummer-Vinson-Syndrom 245
Pneumocystis jiroveci 500
Pneumonie 495
– ambulant erworbene 397, 497
– atypische 501
– eosinophile 502
– nosokomiale 500
– rezidivierende 515
Pneumonitis 524
Pneumothorax 474
Poikilozytose 237
Polycythaemia vera 259
Polydipsie 63
Polyglanduläres Autoimmunsyndrom 77
Polyglobulie 259
Polymyalgia rheumatica 533, 570, 575
Polymyositis 533, 565
Polystyrolsulfonsäure
– bei Hyperglykämie 406
Popliteaaneurysma 39
Poplitea-Entrapment-Syndrom 27
Post-pill-Amenorrhö 105
Präeklampsie 367
Präoperative kardiale Abklärung 369
Prazosin
– bei Raynaud-Phänomen 44
Prednison 232, 282

– bei Takayasu-Arteriitis 22
Primaquin 150
Prolaktinom 75, 89
Propofol 176
Prostaglandin, bei Thrombangiitis obliterans 25
Proteinurie 414, 432
Protonenpumpenhemmer 192
Protonenpumpeninhibitoren 183
Pseudogicht 546
Pseudoperitonitis 79
Pseudothrombozytopenie 283
Psoriasis 547
– arthropathica 546, 580
– vulgaris 546
Psoriasisarthritis 558, 578, 582
Pulmonale Hypertonie 465
Pulmonalisangiografie 11
pulmorenales Syndrom 400
Pulsus paradoxus 443
Purpura
– Schönlein-Henoch 529
Purpura Schoenlein-Henoch 433
Pyelonephritis 423

**Q**
Quadrizepsatrophie 542

**R**
Radiojodtherapie 103
Radspeichenbild 170
Rattenbissnekrosen 566
Raynaud-Phänomen 43
– sekundäres 43
– Therapie 44
Raynaud-Symptomatik 535, 564
Raynaud-Syndrom 535
Rechtsherzinsuffizienz 494
Refluxerkrankung 182
Refluxösophagitis 183
Reithosenhypästhesie 554
Reizdarmsyndrom 219
Remission
– bei akuter Leukämie 256
Residualklassifikation 156
Retinopathie
– diabetische 118
Reversibles ischämisches neurologisches Defizit 41
Rhabdomyolyse 436
Rheumafaktor 537
Riedel-Thyreoiditis 96
Riesenzellarteriitis 21, 40, 570, 572, 585, 587
– Therapie 588
Rituximab 282
Rivaroxaban 7

Ruhedyspnoe 372
Rutherford-Klassifikation 2, 15

**S**
Salbutamol 519
– bei Hyperglykämie 406
Sarkoidose 514
Säure-Basen-Haushalt 437
Schilddrüse, dystope 99
Schilddrüsenkarzinom, medulläres 98
Schilddrüsensonografie 79
Schilddrüsenszintigrafie 92
Schilling-Test 244, 245
Schlafapnoe 521
Schmerzen
– Fuß, zunehmende 407
– Hüftgelenk 538
– Lendenwirbelsäule, akute 550
– retrosternale 181
– Schulter 570
Schober-Test 547
Schulterschmerzen 570
Schwangerschaftshypertonie 367
Schweißtest 518
Sehstörungen 572
Sensitivität 222
Serumkreatinin (ACE-Hemmer) 427
Sharp-Syndrom 557
Sichelzellanämie 239
Sichelzellkrankheit 239
Sildenafil, bei pulmonaler Hypertonie 469
Sjögren-Syndrom 557, 566
Sklerenikterus 232
Sklerodermie 557, 566
Sklerosiphonie 470
Smoldering CLL 269
Soor-Ösophagitis 184
Sorafenib 168
Spezifität 222
Sphärozytose 241
Spine-Test 580
Spiral-Computertomografie 11
Splenektomie 238
Spondylarthritis ankylosans 580
Spondylarthropathie 545, 577
Sprue 161
Stanford-Klassifikation 343
Statine
– bei Angina pectoris 350
Struma 91
Struma nodosa 91, 92
Struma uninodosa 95, 97
Sturz 452
Sturzneigung 85

Sulfonylharnstoffe 71
Syndrom der inadäquaten ADH-Sekretion (SIADH) 68
Syndrom der polyzystischen Ovarien 105
Syndrom, hepatorenales 139
Synkope 185, 321, 322
Synovitis 535, 566
Systemischer Lupus erythematodes 557, 566

**T**
T3-Hypothyreose 100
Tagesmüdigkeit 520
Takayasu-Arteriitis 21, 22
Tannenbaumphänomen 126
Targetzellen 237
Teerstuhl 134, 185, 189, 194
Tender points 535
Teriparatid 126
Testosteronindex
– freier 106
Testosteron, Substitutionstherapie 67
Tetanie 129
Thalassaemia major 238
Thalassämie 197, 237
Thomas-Handgriff 541
Thoracic-Outlet-Syndrom 43
Thrombangiitis obliterans 24
– Therapie 25
Thrombektomie 13
Thrombendarteriektomie 42
Thrombopenie 280
– heparininduzierte 283
Thrombophilie 14
Thrombophlebitis 8
Thrombophlebitis saltans 24
Thrombose, arterielle 4
Thrombozytämie
– essentielle 261
Thrombozytopenie, heparininduzierte 13
Thyreoiditis 95
– de Quervain 96
– Riedel 96
Thyroxin 81
TNM-Klassifikation 156
Tonusverlust 321
Transaminasenerhöhung 197, 210
Transferrin 247
Transferrinsättigung 208
Transitorisch ischämische Attacke 39
Transsudat 477
Trendelenburg-Zeichen 541
Trijodthyronin 80

Tropheryma whippelii 164
Troponinerhöhung 291
Trousseau-Phänomen 129
Tuberkuloseerkrankungen
– extrapulmomale 506
Tuberöse Sklerose 418
Tubulusnekrose, akute 407
Tumoranämie 246
Tumor des gastroenteropankreatischen Systems 61
Tumorhyperkalziämie 52
Typ-A-Gastritis 244

## U
Übelkeit 441
UICC-Stadium 229
Ulcus ventriculi 189, 192
Urinstatus 568

## V
Valvuloplastie 313
Vancomycin 144
Vaskulitis 565
– bei RA 529
– eosinophile Granulomatose mit Polyangiitis EGPA 529
– Klassifikation 532
– kryoglobulinämisch 532
– kryoglobulinämische 529, 531
– kutane leukozytoklastische 529
– mikroskopische Polyangiitis 529
– Polyarteriitis nodosa 529
– systemische 401, 409
Vena-cava-Schirm, bei Embolie 13
Ventilationsstörung 478
Visusverlust, einseitiger 39
Vitamin-B12-Mangel 163, 242, 244
Vitamin-D-Mangel 447
Vitamin-K-Antagonisten 12
vocal cord dysfunction 484
von Hippel-Lindau-Erkrankung 418
Vorhofflimmern 290, 360
– Therapie 360, 363
Vorsorgeuntersuchung 221
Vortestwahrscheinlichkeit 9

## W
Wachstumshormon
– Substitutionstherapie 67
Wegener-Granulomatose 402
– Gelenkbeteiligung 557
Weißkittel-Hypertonie 301
Werlhof-Krankheit 281
Westermark-Zeichen 10, 492
Whipple-Operation 155
Wilkins-Score 318
Wirbelkörperfraktur 124
Wirbelsäulenschmerzsyndrom 552
Witwenbuckel 126

## Z
Zehenschwellung 576
Zöliakie 161
Zystennieren 418
Zystitis, akute 421

# Für alle Fälle gut gerüstet

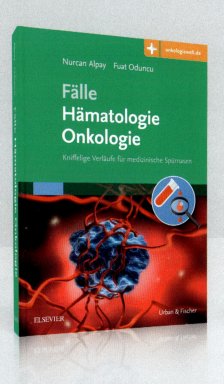
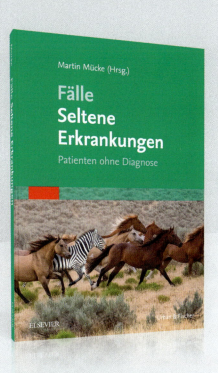

Melden Sie sich für unseren Newsletter an unter
www.elsevier.de/newsletter

Diese und viele weitere Titel wie auch die aktuellen Preise finden Sie in Ihrer Buchhandlung vor Ort und unter **shop.elsevier.de**

# Klinikwissen für die Kitteltasche

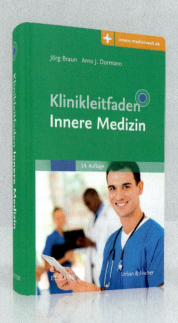
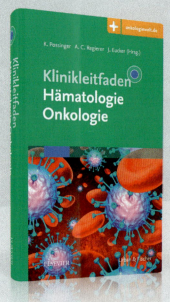
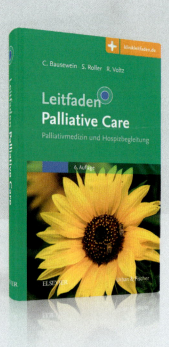

Melden Sie sich für unseren Newsletter an unter www.elsevier.de/newsletter

Diese und viele weitere Titel wie auch die aktuellen Preise finden Sie in Ihrer Buchhandlung vor Ort und unter **shop.elsevier.de**